PUDNER
Enfermería en el paciente quirúrgico

PUDNER
Enfermería en el paciente quirúrgico

Cuarta edición

Editado por

Ian Peate
OBE, FRCN, EN(G) RGN, DipN(Lond), RNT B.Ed (Hons), MA, LLM
Head of School, School of Health Studies, Gibraltar Health Authority, Gibraltar;
Editor in Chief, British Journal of Nursing:
Visiting Professor, St George's University of London and Kingston University London;
Visiting Professor, Northumbria University;
Visiting Senior Clinical Fellow, University of Hertfordshire, UK

Jay Macleod
BSc (Hons), DipHE ODP, PCTHE
Postgraduate Certificate in Coaching and Mentoring
Fellow of The Higher Education Academy
Lecturer and Placement Lead of Operating Department Practice Oxford Brookes University, Oxford, UK

ELSEVIER

ELSEVIER

Avda. Josep Tarradellas, 20-30, 1.°, 08029, Barcelona, España

Previous editions:
Third edition 2010
Second edition © Elsevier Science Ltd 2005
First edition © Harcourt Publishers 2000
ISBN: 978-0-7020-7865-1

This translation of *Pudner's Nursing the Surgical Patient,* 4e, by Ian Peate and Jay Macleod, was undertaken by Elsevier España, S.L.U., and is published by arrangement with Elsevier Ltd.

Esta traducción de *Pudner's Nursing the Surgical Patient,* 4e, de Ian Peate y Jay Macleod, ha sido llevada a cabo por Elsevier España, S.L.U., y se publica con el permiso de Elsevier Ltd.

Pudner. Enfermería en el paciente quirúrgico, 4.ª ed., de Ian Peate y Jay Macleod

ISBN: 978-84-1382-134-4
eISBN: 978-84-1382-254-9

Revisión científica:
Doctoranda M.ª Isabel Guzmán Almagro
Diplomada en Enfermería, Universidad de Jaén.
Profesora Asociada de Salud, Universidad Autónoma, Madrid.
Unidad Quirúrgica del Hospital Universitario La Paz, Madrid.

Servicios editoriales: GEA CONSULTORÍA EDITORIAL S.L.
Depósito legal: B.17.045-2021
Impreso en Italia

Editores

Ian Peate, OBE, FRCN, EN(G) RGN, DipN(Lond), RNT B.Ed (Hons), MA, LLM

Ian comenzó su carrera de enfermería en el Central Middlesex Hospital, se tituló en enfermería y ejerció en una unidad de cuidados intensivos. Más tarde estudió otros 3 años de enfermería en los hospitales Central Middlesex y Northwick Park y pasó a ser enfermero de plantilla y después enfermero supervisor. Desde 1989 ha trabajado como profesor de enfermería. Sus principales áreas de interés son la práctica y la teoría de la enfermería. Es autor de numerosas publicaciones. Ian fue galardonado con un OBE en la lista de honores del 90 cumpleaños de la reina de Inglaterra por sus servicios a la enfermería y la formación en enfermería, y en 2017 se le concedió una beca del Royal College of Nursing.

Jay Macleod, BSc (Hons), DipHE ODP, PCTHE, Postgraduate Certificate in Coaching and Mentoring, Fellow of The Higher Education Academy

Tras pasar varios años en otros sectores, Jay se formó en la práctica de quirófano (ODP) en la Oxford Brookes University como estudiante mayor de 21 años. Trabajó como ODP en el Royal United Hospital, Bath, antes de ser contratado por la Oxford Brookes University, primero como Teaching Fellow a tiempo parcial y luego como profesor a tiempo completo y líder de proyectos internacionales. La pasión de Jay es promover la profesión de ODP y ayudar a los estudiantes a alcanzar su máximo potencial, preparándolos para que sean los líderes de este campo en el futuro.

Colaboradores

Los editores desean reconocer y agradecer la contribución de todos los colaboradores de las ediciones anteriores, sin los cuales esta nueva edición no habría sido posible.

Katie Adams, FRCS
Consultant Colorectal & General Surgeon
Department of Colorectal Surgery
Guy's & St Thomas' NHS Foundation Trust
London, UK

Adèle Atkinson, MEd, BA(Hons), RN, RNT, ENB 264, SFHEA
Formerly Associate Professor
School of Nursing, Faculty of Health, Social Care & Education, Kingston University & St. George's, University of London, Kingston Hill Campus, Kingston upon Thames, UK

Claire Badger, BN (Hons) Nursing, Post Grad Dip Perioperative Specialist Practice, MSc Advancing Practice, MSc by Research in Clinical Practice
Consultant Nurse Lead Pre-Operative Assessment Service
University Hospitals Coventry and Warwickshire
Coventry, UK

Melanie Baker, RD, BSc (Hons), MSc
Clinical & Speciality Lead, Nutrition Support Team
Nutrition & Dietetic Service
University Hospitals of Leicester NHS Trust, Leicester, UK

Kevin Barrett, RN BSc(Hons) MRes PgCHSCE SFHEA
Senior Lecturer
School of Health Sciences, University of Brighton
Brighton, UK

Louise Best, PGdip, BSc (Acute Clinical Care), NMP
Advanced Nurse Practitioner in Cardiac Surgery
Royal Sussex County Hospital, Brighton & Sussex University Hospitals
Brighton, UK

Chris Brunker, MRes, RGN
Clinical Nurse Specialist
Neuro-ICU, St George's University Hospitals NHS Foundation Trust

Nigel Conway, MSc, BA (Hons), PGCert, RODP
Programme Leader, Faculty of Health & Life Sciences
Department of Psychology, Health & Professional Development
Oxford Brookes University
Oxford, UK

Ali Curtis, RN DipN, Bsc (Hons)
Matron and Clinical Operations Manager
Benenden Hospital, Cranbrook
Kent, UK

Nuala Davison, B.Nurs (Hons) in Adult Nursing
Clinical Nurse Specialist in Obesity Surgery
Department of General Surgery, Chelsea and Westminster Healthcare NHS Foundation Trust
London, UK

Marie Digner
Deputy Divisional Director of Operations/Clinical Manager
Diagnostics and Support Services Division
Bolton Hospitals NHS Foundation Trust
Greater Manchester, UK

Giles Farrington, RODP MAcadMEd
Senior Operating Department Practitioner
Operating Department, York Teaching Hospital NHS Foundation Trust
York, North Yorkshire, UK

Helen Gibbons, MSc, PGCert Medical Education, BA Hons
Clinical Lead Nurse Education
Course Director MSc Clinical Ophthalmic Practice
Moorfields Eye Hospital NHS Trust
London, UK

Efua Hagan, DipHE Operating Department Practice, Bsc Health Studies
Practice Development Operating Department Practitioner
King's College Hospital, NHS Foundation Trust
London, UK

Fiona Hibberts, BSc (Hons) RN, MSc, PGCert, FHEA
Head of the Nightingale Academy/Consultant Nurse
Guy's and St. Thomas' NHS Foundation Trust
London, UK

Barry Hill, MSc. PGCAP. BSc (Hons), DipHE. O.A. Dip. SFHEA); NMC: TCH, RN
Director of Employability for Nursing, Midwifery and Health

Programme Leader BSc (Hons) Adult Nursing
Northumbria University, Faculty of Health and Life Sciences (HLS), Department of Nursing, Midwifery and Health, Newcastle upon Tyne, UK

Jane Holden, RN ENB 264; BA Hons; PGC; MSc
Lead Clinical Nurse in Plastic Surgery
Department of Plastic Surgery,
St. George's University Hospital's NHS Foundation Trust
London, UK

Bhuvaneswari Krishnamoorthy, BSc (Hons), DNDM, DRCS, NMP, MPhil, PhD, SFHEA, PFHEA, FFPCEd
Postdoctoral NIHR fellow and Senior Lecturer for MSc Surgical Practice
Edge Hill University and Manchester Foundation Trust
Manchester, UK

Georgina Lewis, BSc MSc
Surgical Care Practitioner (Gynaecology), Gloucestershire Hospitals NHS Foundation Trust
Gloucestershire, UK

Joseph Mahaffey, RODP, DipHE
Divisional Clinical Educator
Surgery, Women's and Oncology Division
Oxford University Hospitals NHS Foundation Trust
Oxford, UK

Jo Mahoney, BSc (Hons), RN, V300
National Clinical Specialist Pre-Operative Assessment
Spire Healthcare
London, UK

Sarah McKenna, DipHE ODP
Associate Lecturer for Oxford Brookes University
and Resuscitation Officer (Operating Department Practitioner)
Great Western Hospital Foundation Trust
Swindon, UK

Julie McLaren, RN, BN, BSc Hons, AFHEA
Lecturer
School of Health and Life Science
University of West of Scotland
Lanarkshire, UK

Janice Minter, BSC Adult Nursing
Lead Cancer Nurse
St Georges University Hospitals NHS Foundation Trust
London, UK

Helen Ord
Senior Specialist Dietitian, Training and Education
Nutrition and Dietetic Service, University Hospitals of Leicester NHS Trust
Leicester, UK

Chloe Rich, RODP, FHEA, PCTHE, BSc (Hons), DipHe
Programme Lead; Senior Lecturer, Operating Department Practice
University of Bolton
Bolton, UK

Deborah Robinson, MSc Ed, ODP
Faculty Director of Professional External Engagement
Faculty of Health Sciences
University of Hull
Hull, UK

Madhini Sivasubramanian, RN, RSCN, RNT, Paediatric ICU Nursing, FHEA, MSc, PGdip, PGCE (Mphil/PhD)
Senior Lecturer Adult Nursing
Simulation Lead
University of East London
Stratford London, UK

Lee Wadsworth, RGN MSc Clinical Nursing V300
Nurse Clinician/Clinical Trainer
A & L Healthcare Consultancy & Training
Macclesfield, Cheshire, UK

Ashleigh Ward, MSc PgDip BScHons RN
Lecturer
Faculty of Health Sciences and Sport
University of Stirling
Stirling, UK

Kate Woodhead, RGN, DMS
Director, KMW (Healthcare Consultants) Ltd
Leeds, UK

Anne Wright, BSc (Hons)Nursing, Post Grad Dip Advanced Clinical Practice
Senior Sister Preassessment Services
Hywel Dda University Health Board, Withybush General Hospital
Haverfordwest, Pembrokeshire, UK

Prefacio

Para nosotros fue una gran satisfacción que Elsevier nos propusiera hacernos cargo de la actualización de la tercera edición de una obra tan exitosa y reconocida como *Enfermería en el paciente quirúrgico*. Las ediciones anteriores recibieron excelentes críticas, y todo tipo de lectores han encontrado en esta obra una herramienta clave para el estudio y la práctica clínica.

En esta cuarta edición, cuyo título ha cambiado a *Pudner. Enfermería en el paciente quirúrgico*, nos hemos esforzado por mantenernos fieles al propósito original de la obra: ayudar a los lectores a establecer conexiones entre los conceptos teóricos de la enfermería quirúrgica y su aplicación a la práctica clínica, del tipo que sea. Hemos conservado el enfoque de lectura fácil y accesible que Rosie Pudner empleó durante años, asegurándonos de que el lector adquiere una buena comprensión de la especialidad, siempre cambiante, de los cuidados quirúrgicos.

Cada uno de los 24 capítulos que integran esta obra ha sido exhaustivamente revisado y actualizado ya sea por los autores originales o por nuevos colaboradores, que se hacen eco de los más avanzados procedimientos quirúrgicos e innovaciones tecnológicas, de los últimos progresos en la práctica clínica, del envejecimiento de la población, de la complejidad de las necesidades de cuidados sanitarios, de los crecientes retos que plantean las enfermedades crónicas y de las dimensiones epidémicas de la morbilidad asociada al estilo de vida.

Desde la publicación de la edición anterior, el Nursing and Midwifery Council ha publicado e implementado *Future nurse: Standards of Proficiency for Registered Nurses* (NMC, 2018a) y *Standards of Proficiency for Nursing Associates* (NMC, 2018b), así como la actualización de *The Code* (NMC, 2018c). Todos ellos se han tenido en cuenta en esta cuarta edición para dar testimonio de que los nuevos estándares de enfermería están creando la oportunidad de redefinir la esencia de la práctica profesional.

En esta última década, los cuidados ambulatorios han experimentado un desarrollo considerable, y actualmente es posible realizar muchos procedimientos con seguridad sin necesidad de estancia hospitalaria, o bien con una sola noche de hospital. Ello ha transformado el modo en que se proporcionan los cuidados quirúrgicos. Dicha transformación de la administración de cuidados, respaldada por la British Association of Day Surgery y por los propios pacientes, ofrece grandes beneficios potenciales tanto para los servicios de atención sanitaria como para los propios pacientes, que son capaces de volver a su vida cotidiana con la mayor rapidez. Dado que el postoperatorio es breve y la monitorización no es tan intensiva, la cirugía ambulatoria solo es adecuada para procedimientos de bajo riesgo y para pacientes sin comorbilidades importantes, en los que hay una baja probabilidad de problemas intraoperatorios de gravedad.

Independientemente de todos estos desarrollos y avances, el aspecto esencial del cometido y de la función de aquellos profesionales que proporcionan cuidados a pacientes quirúrgicos es que el paciente ocupe en todo momento una posición central. Al igual que las anteriores, esta cuarta edición se apoya en una base de evidencia actualizada sobre la cual configurar la práctica profesional y ofrecer cuidados a personas que a menudo se hallan en un momento de gran vulnerabilidad, ya se estén preparando para una intervención quirúrgica, sometiéndose a ella o recuperándose de ella.

Este libro está principalmente orientado a aquellas enfermeras que ofrecen cuidados y apoyo a pacientes quirúrgicos, pero reconociendo que no es posible separar los cuidados quirúrgicos de otros aspectos médicos asociados a la atención de estos pacientes. En consecuencia, también se dirige al lector a otras fuentes de información, así como a libros de texto especializados sobre enfermería y a páginas *web* que puedan ser de utilidad.

El presente libro seguirá siendo de gran ayuda para estudiantes del grado en Enfermería, con énfasis en el paciente adulto. Mantiene el enfoque claro, de fácil lectura y comprensión, que lo ha caracterizado hasta ahora y que lo convierte en una gran herramienta tanto para el estudio como para la consulta clínica.

En la sección I se abordan los aspectos de los cuidados enfermeros que se aplican a todos aquellos pacientes que se someten a cirugía. La sección II se centra en áreas específicas de los cuidados quirúrgicos. Estos capítulos proporcionan un abordaje detallado de los diversos procedimientos y los cuidados enfermeros asociados, y ayudan al lector a comprender la complejidad de las intervenciones de cirugía.

El método adoptado en este libro se caracteriza por centrarse en el paciente y por emplear un enfoque basado en la evidencia y orientado a la resolución de problemas. Los cuidados requeridos por los pacientes quirúrgicos se exponen en consonancia con las guías y estándares oficiales. Se incluyen casos clínicos y planes de cuidados para demostrar cómo abordar los cuidados desde una perspectiva de resolución de problemas. Se anima al lector a reflexionar sobre su propia práctica enfermera, a emplear un método de pensamiento crítico y a asegurarse de que los cuidados que proporciona son seguros y compasivos.

Una vez más, un aspecto esencial de la obra es el uso de la más sólida evidencia y los mejores resultados de investigación disponibles, ya que se espera que la administración de cuidados descanse sobre una sólida base de evidencia científica. Además de la bibliografía al final de cada capítulo, se ofrece una lista de lecturas recomendadas y enlaces a páginas *web* para animar a los lectores a profundizar, a ampliar sus conocimientos y a cultivar su espíritu de curiosidad.

La presente obra se propone proporcionar una guía acerca de los aspectos teóricos y prácticos que se requieren para ofrecer cuidados quirúrgicos seguros y eficaces. No es un libro que deba leerse en orden secuencial, de principio a fin; la idea es más bien que el lector consulte puntualmente los capítulos y secciones relevantes al cuidado de sus pacientes.

Los diversos capítulos han sido redactados por un amplio abanico de colaboradores que incluye tanto profesionales clínicos que desarrollan su práctica en departamentos de cirugía como profesores que desarrollan actividad asistencial; con ello se pretende potenciar la aspiración de relacionar la teoría con la práctica.

Esperamos que el lector encuentre, en esta nueva edición revisada y actualizada, una herramienta útil para esforzarse por proporcionar a sus pacientes cuidados apropiados y, sobre todo, seguros. Ha sido un placer editar el libro, y esperamos que leerlo también lo sea. Nuestra expectativa es que, a través de esta obra, el lector se anime a profundizar en el campo, siempre apasionante y en desarrollo, de los cuidados quirúrgicos. Tomar el relevo de Rosie Pudner ha sido un privilegio y una valiosa experiencia que nos ha ofrecido la oportunidad de dar continuidad a su legado y a su pasión por fomentar los cuidados de los pacientes quirúrgicos.

Ian Peate y Jay Macleod

Bibliografía

Nursing and Midwifery Council (NMC). (2018a). *Future nurse: Standards of proficiency for registered nurses*. Available at: <www.nmc.org.uk/globalassets/sitedocuments/education-standards/future-nurse-proficiencies.pdf>.

Nursing and Midwifery Council (NMC). (2018b). *Standards of proficiency for nursing associates*. Available at: <www.nmc.org.uk/globalassets/sitedocuments/education-standards/nursing-associates-proficiency-standards.pdf>.

Nursing and Midwifery Council *(NMC). (2018c). The code. Professional standards of practice and behaviour for nurses, midwives and nursing associates*. Available at: <www.nmc.org.uk/standards/code>.

Agradecimientos

Ian desea dar las gracias a su pareja, Jussi Lahtinen, por su constante apoyo, así como a Mrs. Frances Cohen por el respaldo ofrecido. También querría dar gracias al personal de las bibliotecas de la School of Health Studies de Gibraltar y del Royal College of Nursing de Londres.

Jay desea dar las gracias a su esposa, Jo, a sus hijos, Connor y Mia, y al resto de su familia por el continuo apoyo, consejo y aliento que le han ofrecido en todos sus proyectos.

Ambos desean expresar su agradecimiento a los autores que contribuyeron a las ediciones anteriores y a la editora original, Rosie Pudner.

Glosario

Abducción Movimiento de alejamiento de una extremidad respecto a la línea media del cuerpo.
Absorción Paso de sustancias al tejido circundante.
Aceptación de un injerto de piel Adherencia y cicatrización de un injerto de piel.
Aclorhidria Estado anormal en el que hay una ausencia de ácido clorhídrico en el estómago.
Acomodación Proceso por el que el poder de refracción del cristalino aumenta por la contracción del músculo ciliar, que provoca un aumento del grosor y la curvatura del cristalino que permite enfocar los objetos cercanos en la retina.
Acúfenos Ruidos en el oído; zumbidos, silbidos o pitidos.
Adherencias Después de un proceso inflamatorio se unen dos superficies que normalmente no están unidas.
Aducción Movimiento de una extremidad hacia la línea media del cuerpo.
Adyuvante Sustancia o tratamiento que se puede utilizar para mejorar la acción de un analgésico.
Afaquia Ausencia del cristalino del ojo después de una cirugía de cataratas o un traumatismo.
Agnosia Incapacidad para reconocer objetos debido a lesiones en las vías sensitivas.
Alambre o aguja de Kirschner Alambre fino que puede atravesar un hueso.
Alineación Estado de estar colocado en la posición anatómica correcta.
Ambliopía Visión anormal asociada a estrabismo debido a la falta de estimulación de la retina en los primeros años de vida.
Amenorrea Ausencia de períodos (menstruaciones).
Analgesia multimodal Uso de diferentes tipos de analgésicos para mejorar la analgesia y reducir los efectos secundarios.
Anastomosis Unión de dos estructuras huecas, generalmente mediante sutura, durante una intervención quirúrgica (p. ej., de dos secciones del colon, del estómago al intestino delgado o de vasos sanguíneos).
Anemia perniciosa Anemia causada por la ausencia de absorción de vitamina B_{12}.
Anestesia Administración de un régimen de fármacos y/o gases y/o sustancias volátiles para abolir las sensaciones.
Aneurisma Dilatación local de un vaso sanguíneo, generalmente una arteria, causada por un fallo en la pared debido a un defecto, enfermedad o lesión, que produce una inflamación pulsátil sobre la que puede oírse un soplo.
Aneurisma ventricular Abombamiento, adelgazamiento y agrandamiento de parte de la pared del ventrículo debido a un infarto de miocardio.
Angina Dolor que se produce en el corazón debido a la irrigación sanguínea inadecuada del miocardio; se irradia hacia el pecho, la mandíbula y el brazo izquierdo.
Angiogenia Proceso de formación de nuevos vasos sanguíneos.
Angiografía Radiografía del sistema arterial con la inyección de un medio de contraste radiopaco.
Angiografía por sustracción digital (DSA) Método computarizado de angiografía sin información de fondo (p. ej., huesos, intestino).
Angioplastia transluminal percutánea (ATP) Se introduce un catéter con balón en el lumen de la arteria en el sitio de la estenosis, generalmente con anestesia local, y se infla el balón para dilatar la estenosis.
Anorexia Disminución o pérdida total del apetito que puede causar desnutrición y/o inanición.
Antiácido Sustancia que tampona, neutraliza o absorbe los efectos del ácido clorhídrico en el contenido del estómago.
Antibióticos intratecales Antibióticos que se introducen en el líquido cefalorraquídeo dentro del conducto raquídeo.
Antisépticos Soluciones destinadas a inhibir la proliferación de patógenos.
Aperiente Laxante suave que estimula la actividad intestinal.
Aposición Unión de dos estructuras opuestas.
Apósito primario Apósito que se aplica directamente sobre la superficie de la herida.
Apósito secundario Apósito que mantiene un apósito primario en su lugar.
Arritmia Ritmo cardíaco anormal que puede ser regular o irregular.
Arterioesclerosis/ateroesclerosis Degeneración de la arteria, con engrosamiento y pérdida de elasticidad de las paredes arteriales.
Arteriotomía Corte o apertura de una arteria.
Artrodesis Operación para producir la fusión ósea a través de una articulación.
Artroplastia Reconstrucción quirúrgica de una articulación.

Artroscopia Exploración de una articulación usando un artroscopio.
Asepsia Prevención de la contaminación de una herida utilizando únicamente instrumentos y soluciones estériles.
Asimétrico No idéntico en ambos lados de una línea central.
Astigmatismo Irregularidad de la córnea en uno o más planos.
Aterectomía Extirpación de un ateroma obstructivo con cortadores de alta velocidad.
Ateroma Depósitos de placas amarillas duras de material lipoide en la capa íntima de las arterias.
Atetosis Movimientos de contorsión lentos e involuntarios.
Atrofia Degeneración de las células que da como resultado el debilitamiento de cualquier parte del cuerpo.
Aumento de la presión intracraneal Presión en el interior del cráneo debido a una lesión que ocupa espacio.
Autoconcepto Percepciones, conceptos y evaluaciones de una persona sobre sí misma, incluida la imagen que cree que los demás tienen de ella y de la persona que le gustaría ser.
Autoestima Resultado del proceso de autoevaluación y autovaloración, es decir, pensar favorablemente de uno mismo; evaluación de la propia valía.
Bacteriemia Presencia de bacterias en la sangre.
Biopsia con aguja Tru-Cut Biopsia por incisión en la que se toma un pequeño núcleo de tejido para el diagnóstico histológico.
Blefaro Trastornos relacionados con los párpados.
Bocio Dilatación de la glándula tiroidea que se presenta como una inflamación pronunciada en el cuello.
Bradiarritmia Ritmo cardíaco anormal, regular o irregular, con una frecuencia inferior a 60 latidos/min, que puede causar hipotensión e hipoperfusión.
Broncoscopia Examen endoscópico de los bronquios principales.
Buftalmos Glaucoma congénito, también conocido como «ojo de buey».
Bujía Instrumento flexible que se utiliza para dilatar un órgano tubular, como el esófago.
Carcinoma ductal *in situ* Carcinoma ductal preinvasivo de la mama.
Carcinoma ductal invasivo Cáncer invasivo que se origina en los conductos de la mama.
Carcinoma lobulillar invasivo Cáncer invasivo que se origina en los lobulillos de la mama.
Catarata Opacidad del cristalino.
Catéter biotomo Dispositivo de catéter intravascular con una boca capsular pequeña que se abre y se cierra y que puede tomar pequeñas muestras de tejido del corazón.
Ceguera cortical Ceguera causada por una lesión en el lóbulo occipital.
Centro terciario Hospital que ofrece atención terciaria, incluidos tratamientos muy especializados, como neurocirugía, trasplantes, quemaduras y cirugía plástica.
Cetosis Cantidad anormal de cetonas en la sangre y la orina debido al metabolismo ineficaz de los hidratos de carbono.
Chalazión/quiste de Meibomio/orzuelo interno Dilatación y bloqueo de la glándula de Meibomio.
Cianosis Discromía azulada de la piel causada por una disminución relativa de la saturación de oxígeno dentro de los capilares.
Cicatriz hipertrófica Aumento del volumen del tejido producido por el agrandamiento de las células existentes.
Cicatriz queloide Tipo de cicatriz que se produce por la formación de grandes cantidades de tejido cicatricial alrededor de la herida.
Cicloplejía Parálisis del músculo ciliar.
Cierre asistido por vacío Aplicación de presión negativa tópica en una herida, para ayudar al cierre de las heridas que cicatrizan por segunda intención y después de la aplicación de injertos de piel.
Circuncisión Extirpación quirúrgica del prepucio.
Cistectomía Extirpación quirúrgica de la vejiga.
Cistocele Hernia y descenso de la vejiga a través de la pared vaginal anterior.
Cistoscopia Visualización endoscópica de la uretra y la vejiga utilizando una fuente de luz de fibra óptica.
Citología Estudio de las células utilizado en el diagnóstico de enfermedades premalignas.
Claudicación intermitente Dolor repentino e intenso en las pantorrillas, los muslos o los glúteos que se produce después de caminar una cierta distancia; está causado por un suministro de sangre inadecuado a los músculos.
Colgajo Tejido que se traslada de una parte del cuerpo a otra y lleva consigo su propia irrigación sanguínea.
Colgajo del dorsal ancho Colgajo de músculo y piel extraído del músculo dorsal ancho de la espalda para una cirugía reconstructiva de la mama o la cabeza y el cuello.
Colgajo miocutáneo de los músculos recto y transverso del abdomen Colgajo de músculo y piel extraído del músculo abdominal para reconstruir la mama.
Cólico Episodio espasmódico de dolor intenso causado por una contracción muscular involuntaria.
Colirio Gotas para los ojos.
Conjuntivitis Inflamación de la conjuntiva, generalmente causada por una infección bacteriana o vírica.
Contracción Unión de los bordes de una herida.
Contralateral Perteneciente al lado opuesto.
Contratracción Fuerza aplicada para oponerse a la tracción.
Corea Movimientos repentinos involuntarios que son tanto flexores como extensores.
Cuadrantectomía Escisión de un cuadrante de la mama.
Cuerpo extraño Material que se encuentra en el organismo y que normalmente no pertenece a él, como material protésico, suturas o grapas.
Dacriocistorrinostomía Formación de una abertura entre el saco lagrimal y la cavidad nasal.
Dehiscencia Apertura de una herida cerrada quirúrgicamente.
Dermatoma Área del cuerpo que corresponde a una raíz nerviosa determinada.
Derrame pleural (hidrotórax) Acumulación de líquido en el espacio pleural.
Desatención sensitiva Incapacidad para detectar el tacto o el dolor en ambas extremidades cuando el estímulo se aplica

en ambas extremidades simultáneamente, provocada por una lesión en el lóbulo parietal.

Descorticación Cirugía para extirpar la corteza gruesa que se forma como resultado de un empiema dentro de la cavidad pleural.

Desnervado Que carece de terminaciones nerviosas.

Desnutrición Trastorno que se produce cuando se agota la nutrición del organismo.

Despolarización Oleada de partículas cargadas que provocan la contracción muscular.

Dilatación y legrado Dilatación suave del cuello uterino y raspado (legrado) del endometrio con fines de diagnóstico.

Diplopía Visión doble.

Disartria Dificultad para articular el habla.

Discalculia Dificultad para calcular.

Disección Desgarro o separación, por ejemplo, del revestimiento interno de la pared de la arteria coronaria.

Disfagia Dificultad para tragar.

Disfasia Dificultad a la hora de procesar el lenguaje. Puede ser a) receptiva, cuando el individuo experimenta dificultad para comprender el lenguaje, o b) expresiva, cuando el individuo tiene dificultad para expresarse con palabras.

Disgrafia Dificultad para escribir, causada por una lesión cerebral.

Dislexia Dificultad con la lectura y el pensamiento abstracto.

Dislocación Desplazamiento de un hueso de su posición anatómica.

Dismenorrea Menstruación dolorosa.

Disnea Dificultad para respirar.

Dispareunia Relaciones sexuales dolorosas.

Dispepsia Síntomas asociados con indigestión, náuseas, vómitos, molestias abdominales y flatulencia.

Dispraxia Dificultad para realizar un patrón de movimientos, como localizar y coger una taza.

Distensión Dilatación del abdomen por una acumulación de gas o líquido en el intestino.

Disuria Micción dolorosa.

Dolor en reposo Dolor intenso en la pierna o en el pie que se produce mientras el paciente está descansando y que puede impedirle dormir.

Dorsiflexión Flexión del tobillo hacia arriba.

Ecografía Estudio radiológico en el que se utilizan ondas sonoras.

Ecografía dúplex Exploración ecográfica no invasiva que proporciona un diagnóstico preciso de estenosis/oclusión arterial o trombosis venosa profunda.

Ectasia ductal Trastorno benigno que afecta a la mama.

Ectropión Desplazamiento hacia fuera del margen del párpado, generalmente del párpado inferior.

Edema pulmonar Acumulación de líquido en el tejido pulmonar que prolonga el transporte de oxígeno.

Electrocirugía Aplicación quirúrgica de calor para coagular los vasos sanguíneos con el fin de evitar una hemorragia excesiva, y también para cortar tejidos.

Embarazo ectópico Embarazo que se implanta fuera del útero, con más frecuencia en las trompas de Falopio.

Embolectomía Extirpación quirúrgica de un émbolo.

Embolia Obstrucción de los vasos sanguíneos por impactación de un cuerpo sólido (p. ej., trombos, células grasas o tumorales).

Empiema Acumulación de líquido purulento dentro del espacio pleural.

Endoarterectomía Extirpación quirúrgica de un tapón ateromatoso en una arteria.

Endometriosis Trastorno en el que el endometrio crece en otras partes del organismo fuera del útero.

Endoprótesis *(stent)* Estructura pequeña de malla tubular que evita la estenosis de una arteria u otra estructura hueca.

Enfermedad arterial oclusiva Obstrucción de las arterias por embolia, trombosis o ateroesclerosis.

Enfermedad de Peyronie Proceso fibrótico de etiología desconocida que produce deformidad eréctil.

Enfermedad vascular periférica Deterioro de la circulación en las extremidades.

Enfisema quirúrgico Aire en el tejido subcutáneo que puede deberse a la cirugía torácica y a un neumotórax.

Entropión Desviación hacia dentro del margen del párpado, generalmente del párpado inferior.

Enucleación Extirpación del ojo.

Epífora Desbordamiento de las lágrimas sobre las mejillas debido a un sistema de drenaje defectuoso o inadecuado.

Escisión local amplia Extracción de un bulto más un buen margen del tejido sano colindante.

Escleroterapia Tratamiento para las venas varicosas en el que se inyecta una solución en las venas afectadas que provoca inflamación del revestimiento de la vena, coagulación de la sangre contenida y adherencia y cierre de la vena.

Esofagectomía Extirpación quirúrgica de todo el esófago o de parte de él.

Esofagostomía Creación quirúrgica de una abertura desde la superficie del cuerpo hasta el esófago.

Espasmo carpopedal Calambre en las manos y los pies debido a una deficiencia de calcio ionizado en la sangre.

Espéculo Instrumento de metal que se utiliza para dilatar un orificio o canal del organismo para permitir la inspección.

Estadificación Estudios para detectar una enfermedad metastásica.

Estenosis Estrechamiento anómalo de un orificio o de la apertura de un vaso.

Estoma Abertura artificial de un tubo que se ha llevado a la superficie.

Estrabismo Disposición anómala de los ojos por la cual los dos ejes visuales no se dirigen a la vez a un mismo objeto.

Estrés Respuesta a una situación difícil o a un conjunto de circunstancias que requieren una respuesta inusual.

Eutiroidea Glándula tiroidea que funciona normalmente.

Evisceración Eliminación de las estructuras internas del ojo.

Excoriación Rotura superficial de la piel, generalmente alrededor de una herida y causada por el exudado de esta.

Exenteración Extirpación de un órgano.

Exostosis Excrecencia ósea de la superficie del hueso.

Expansor tisular Dispositivo inflable que se inserta bajo la piel y se expande lentamente con el fin de proporcionar suficiente piel como para cubrir un defecto adyacente sin la necesidad de utilizar piel adicional de un donante.

Exudado Líquido que se produce en las heridas y que consiste en suero, leucocitos y restos de la herida.

Facoemulsificación Forma de extirpación de las cataratas en la que se utilizan ondas sonoras de alta frecuencia para emulsionar la materia del cristalino para facilitar su aspirado.

Factores de crecimiento Proteínas que actúan como mensajeros celulares y son vitales para la proliferación celular.

Fagocitosis Proceso por el cual los fagocitos, como los macrófagos, ingieren una materia extraña.

Fasciotomía Incisión de una fascia para aliviar la tensión perjudicial en un compartimento muscular o evitar la compresión de arterias o nervios.

Fases Mediciones sistemáticas y frecuentes de la presión intraocular.

Fibroadenoma Tumor benigno de tejido fibroso o glandular.

Fibroma Tumor fibroso benigno que se encuentra en el músculo del útero o del cuello uterino.

Fimosis Término que se aplica a la incapacidad de retraer el prepucio sobre el glande del pene.

Fístula Trayecto anormal que puede conectar una superficie epitelial con otra, un órgano con otro, o un órgano con una superficie epitelial.

Flato Presencia de gas en el estómago o el intestino.

Flebitis Inflamación de una vena; a menudo se asocia con la formación de coágulos (tromboflebitis).

Flora residente Microorganismos que residen en la piel y existen en armonía con su huésped.

Flora transitoria Microorganismos que se transfieren a la piel a través del contacto con otras personas u objetos.

Flujo de orina Velocidad y volumen de la orina emitida (en mililitros).

Fotofobia Sensibilidad a la luz.

Fotopsia Presencia o percepción de destellos de luz.

Frecuencia urinaria Frecuencia de la micción, por ejemplo, hasta 10-12 veces al día.

Ganglio centinela El primer ganglio linfático que drena el sitio de un cáncer.

Gastrectomía Extirpación quirúrgica de parte o de la totalidad del estómago.

Gastrostomía Incisión en el estómago. Se coloca una sonda dentro de la incisión; suele utilizarse para la alimentación.

Glaucoma Aumento de la presión intraocular.

Halitosis Aliento desagradable o maloliente que muchas veces es el resultado de una enfermedad sistémica.

Hematoma Acumulación localizada de sangre dentro de los tejidos.

Hematuria Sangre en la orina.

Hemianopsia bitemporal Visión de túnel.

Hemianopsia homónima Pérdida de visión en los campos visuales derecho o izquierdo.

Hemibalismo Movimientos violentos involuntarios de las extremidades.

Hemólisis Rotura o destrucción de eritrocitos.

Hemorragia poscoital Hemorragia después de tener relaciones sexuales.

Hemorragia subaracnoidea Hemorragia de los vasos del círculo de Willis hacia el espacio subaracnoideo.

Hemostasia Cese del sangrado.

Hemotórax Presencia anormal de sangre en el espacio pleural.

Herida Lesión que provoca daños en los tejidos y que puede dar lugar a la pérdida de continuidad de la piel o del tejido.

Hernia tentorial Hernia del *uncus* del lóbulo temporal entre el tronco del encéfalo y la tienda del cerebelo cuando la presión intracraneal es mayor por encima de la tienda del cerebelo que por debajo de ella.

Hidrocefalia Acumulación excesiva de líquido cefalorraquídeo en los ventrículos o alrededor del cerebro.

Hidrocele Acumulación de líquido en la túnica vaginal.

Hidrófilo Sustancia que atrae el agua.

Hipema Presencia de eritrocitos en la cámara anterior del ojo.

Hipercolesterolemia Exceso de colesterol en la sangre.

Hiperlipidemia Exceso de grasa en la sangre.

Hipertiroidismo Secreción excesiva de hormonas tiroideas.

Hipocalcemia Disminución de la cantidad de calcio en la sangre.

Hipoparatiroidismo Disminución de la función de las glándulas paratiroideas.

Hipopión Presencia de leucocitos en la cámara anterior del ojo.

Hipotiroidismo Insuficiencia de la secreción de la hormona tiroidea.

Hipoxemia Concentraciones sanguíneas bajas de oxígeno.

Hipoxia Falta de oxígeno en los tejidos y órganos del cuerpo.

Histerectomía abdominal total Extirpación quirúrgica del útero y el cuello uterino mediante una incisión en el abdomen.

Histerosalpingografía Exploración radiológica de diagnóstico del útero y las trompas de Falopio tras la inyección de un colorante radiopaco.

Histeroscopia Intervención diagnóstica en la que se explora la cavidad uterina a través de un endoscopio.

Homolateral Perteneciente al mismo lado.

Ictericia Las mucosas y la esclerótica se vuelven amarillas debido a la bilirrubina de la sangre.

Ideal corporal Imagen que tenemos en la mente de cómo nos gustaría que se viera y funcionara nuestro cuerpo.

Íleo paralítico Disminución del peristaltismo (motilidad) en una parte del intestino, lo que hace que el íleon se obstruya.

Imagen corporal Experiencia psicológica que se centra en actitudes y sentimientos conscientes e inconscientes. Depende del ideal, la realidad y la presentación corporales.

Incontinencia de esfuerzo Incontinencia causada por un aumento de la presión abdominal, por ejemplo, al toser.

Incontinencia urinaria Ausencia de control voluntario sobre la salida de la orina.

Índice de presión tobillo-brazo (IPTB) Prueba no invasiva para evaluar la irrigación sanguínea arterial de una extremidad

inferior midiendo la relación de la presión sistólica entre el tobillo y el brazo utilizando una sonda ecográfica Doppler.
Inducción Proceso de provocar inconsciencia mediante el uso de anestésicos.
Infección Presencia de microorganismos en cantidad suficiente para provocar una reacción en el huésped.
Infertilidad Incapacidad para concebir.
Injerto de piel Trozo de piel que se ha separado totalmente de su irrigación sanguínea para utilizarse en otra zona.
Injerto de Thiersch Nombre que se da a los injertos de piel de espesor parcial.
Injerto de Wolfe Nombre que se da a los injertos de piel de espesor total.
Insuficiencia Flujo de sangre hacia atrás en contra de la dirección normal de flujo; es decir, la sangre fluye hacia atrás a través de unas válvulas cardíacas con insuficiencia en lugar de hacia delante.
Intolerancia a la glucosa Incapacidad para metabolizar la glucosa de forma eficaz debido a la presencia de grandes cantidades de cortisol durante la respuesta al estrés.
Intramedular Dentro de la cavidad medular de un hueso largo.
Intraoperatorio Fase que comienza cuando el paciente es trasladado a la mesa de operaciones y finaliza cuando el paciente es trasladado a la sala de recuperación.
Isquemia Falta de riego sanguíneo en una parte del cuerpo.
Juanete Prominencia de la cabeza del hueso metatarsiano en su unión con el dedo gordo del pie.
Lagrimeo Producción de lágrimas.
Laminectomía Escisión del arco posterior de una vértebra.
Laparoscopia Intervención quirúrgica para explorar internamente el abdomen mediante técnicas mínimamente invasivas (cirugía en ojo de cerradura).
Laparotomía Técnica quirúrgica en la que se practica una incisión en la pared abdominal para realizar intervenciones exploratorias o quirúrgicas.
Laringoespasmo Espasmo de la laringe.
Laringoscopia Exploración de la laringe con un laringoscopio.
Lecho del injerto Zona de la herida en la que se realizará el injerto de piel.
Linfoadenitis Inflamación de los ganglios linfáticos.
Linfoedema Edema causado por la obstrucción de los vasos linfáticos.
Lipoma Bulto de grasa.
Llenado capilar Tiempo que tardan los capilares en rellenarse; por lo general, se prueba presionando el área con un dedo (para ocluir el capilar) y luego liberando la presión.
Lobulectomía Resección quirúrgica de uno o más lóbulos de un pulmón.
Mamografía Exploración radiológica de la mama.
Mascarilla laríngea Dispositivo de un solo uso para las vías respiratorias supraglóticas.
Mastectomía Extirpación de la mama.
Mastitis Infección de la mama.
Meatoplastia Reconstrucción quirúrgica del meato uretral.
Meatotomía Incisión del meato uretral.
Mediastinoscopia Intervención quirúrgica invasiva para visualizar y hacer biopsias de los ganglios linfáticos del mediastino.
Mediastinotomía Apertura del mediastino que permite la inserción de un endoscopio.
Melenas Heces de color negro con sangre alterada debido a una hemorragia en la parte inferior del sistema digestivo.
Meningitis Inflamación de las meninges.
Menopausia Cese normal de la menstruación, que suele ocurrir alrededor de los 50 años.
Menorragia Sangrado menstrual abundante.
Mesotelioma Tumor pleural, a menudo asociado al contacto con amianto.
Metástasis Diseminación del cáncer desde un tumor primario, a través de los sistemas sanguíneo y linfático, a otros tejidos u órganos.
Microcalcificación Pequeños depósitos calcáreos en la mama.
Microdoquectomía Operación que se realiza para desconectar un conducto de la mama.
Midriático Sustancia que dilata la pupila.
Mielografía Estudio radiológico de la médula espinal y el espacio subaracnoideo. Se introduce un medio de contraste a través de una punción lumbar para identificar la patología raquídea.
Miomectomía Extirpación de fibromas mediante laparotomía o laparoscopia.
Miótico Sustancia que contrae la pupila.
Mixedema Síndrome causado por hipotiroidismo.
Mola hidatidiforme Trastorno del embarazo en el que las vellosidades coriónicas degeneran en grupos de quistes.
Motilidad Acción del movimiento espontáneo.
Necrosis grasa Muerte del tejido adiposo; se crea un bulto duro y rugoso que a menudo imita al cáncer y que suele producirse tras un traumatismo.
Nefrectomía Extirpación quirúrgica del riñón.
Neovejiga Reconstrucción de toda la vejiga usando fragmentos de intestino.
Neumonectomía Resección quirúrgica de un pulmón.
Neumotórax Presencia anormal de aire en el espacio pleural que provoca el colapso del pulmón subyacente.
Neumotórax a tensión Como un neumotórax, aunque un colgajo de tejido permite que el aire entre pero no salga del espacio pleural, lo que aumenta la presión intratorácica y es potencialmente mortal.
Nocicepción Procesamiento de estímulos dañinos o potencialmente dañinos.
Nutrición enteral Puede referirse a alimentos o líquidos que se ingieren por vía oral o a través de una sonda colocada dentro del tubo digestivo.
Nutrición parenteral total Provisión de apoyo nutricional completo a través de vías (intravenosa o subcutánea) distintas a la boca o el recto.
Oftalmitis simpática Uveítis grave en un ojo después de un traumatismo que afecta a la úvea del otro ojo.

Olfato Sentido del olfato.
Oncología Estudio y tratamiento de los tumores.
Orquiectomía Intervención quirúrgica para extirpar los testículos.
Ortesis Soporte utilizado en ortopedia para mantener partes del cuerpo en su posición correcta.
Ortópticos Ejercicios oculares especiales para desarrollar la visión binocular.
Osificación Proceso mediante el cual se desarrolla el hueso.
Osteotomía Operación para cortar el hueso.
Ototoxicidad Grado en que una sustancia es dañina para las estructuras del oído.
Ovariectomía Extirpación quirúrgica de uno o ambos ovarios.
Ovariosalpingectomía Escisión quirúrgica de una o ambas trompas de Falopio y los ovarios.
Palmar Relacionado con la palma de la mano; también denominado volar.
Papiloma intraductal Crecimiento similar a una verruga en el conducto de una mama.
Paquete suturado Un tipo de vendaje compresivo que se usa en los injertos de Wolfe.
Parafimosis Trastorno que se origina por la incapacidad del prepucio de volver a su posición sobre el glande del pene.
Patrón respiratorio de Cheyne-Stokes Patrón respiratorio que incluye respiración estertórea con períodos de apnea.
Percepción Forma en que se considera o se entiende algo.
Percutáneo Abordaje invasivo a través de la piel.
Pericardiocentesis Extracción del exceso de líquido del espacio pericárdico mediante aspiración con aguja.
Perioperatorio Recorrido quirúrgico total que incorpora las fases pre-, intra- y postoperatoria.
Peristaltismo Movimiento a lo largo de la pared de una estructura tubular.
Pieloplastia Operación para aliviar la obstrucción en la unión pelviureteral en el riñón.
Pleurectomía Extirpación quirúrgica de la pleura parietal, en el tratamiento del neumotórax.
Pleurodesis Intervención quirúrgica para introducir una sustancia irritante en el espacio pleural para causar una reacción inflamatoria que adhiera las superficies pleurales.
Postoperatorio Fase que comienza cuando el paciente es trasladado del quirófano a la sala de recuperación.
Potencia Dosis de un fármaco necesaria para que se produzca el 50% de la respuesta máxima de ese fármaco.
Preoperatorio Empieza cuando el paciente decide operarse e incluye la valoración preoperatoria, o en el momento en que el paciente llega al quirófano. La fase concluye cuando el paciente se traslada a la mesa de operaciones.
Presbiacusia Sordera progresiva que se produce con la edad.
Presentación corporal El cuerpo tal como se presenta al mundo.
Presión intraabdominal Aumento de la presión dentro de la cavidad abdominal.
Priapismo Erección dolorosa persistente.
Procidencia Prolapso de una víscera; el de cuello uterino es el más común.
Proliferación Reproducción de las células.
Propiocepción Función sensitiva que controla e interpreta la posición espacial y la actividad muscular.
Proptosis Protrusión anormal del ojo.
Prótesis Cualquier dispositivo artificial unido al cuerpo como sustituto de una parte ausente o no funcional.
Ptosis Caída del párpado superior.
Pulsioxímetro Instrumento que utiliza la pulsación arterial para detectar la cantidad de oxígeno saturado en la hemoglobina.
Purulento Que produce pus.
Pus Líquido que contiene exudado, bacterias y fagocitos que han terminado su trabajo. Suele verse en las heridas infectadas.
Quemosis Edema de la conjuntiva.
Queratitis Inflamación de la córnea.
Queratocono Anomalía de la córnea que provoca adelgazamiento apical y abultamiento.
Queratoplastia Injerto de córnea.
Quimioterapia Tratamiento con fármacos citotóxicos sistémicos.
Radioscopio Equipo de rayos X que permite la visualización directa de imágenes sin tomar ni revelar radiografías.
Radioterapia Tratamiento de las enfermedades con radiación penetrante.
Realidad corporal El cuerpo físico tal como existe.
Rectocele Hernia y prolapso del recto a través de la pared vaginal posterior.
Reducción Colocación de una fractura o luxación en su posición correcta.
Refracción Convergencia de los rayos de luz para que se enfoquen en la mácula.
Resección Extirpación de parte del cuerpo mediante cirugía.
Resección en cuña Escisión quirúrgica de una parte de un pulmón sin referencia a las divisiones anatómicas.
Salpingectomía Extirpación quirúrgica de una de las dos trompas de Falopio.
Salpingitis Inflamación e infección de las trompas de Falopio.
Sangre oculta La prueba de sangre oculta en heces (PSOH) es una prueba de laboratorio que se utiliza para comprobar si las muestras de heces contienen sangre oculta.
Saturación de oxígeno (SaO_2) Medida del porcentaje de oxígeno unido a la hemoglobina; el rango normal es del 95-99%.
Segmentectomía Resección quirúrgica de un segmento anatómico de un lóbulo del pulmón.
Seno Herida en la que un extremo está abierto a la piel, con un trayecto que conduce a una cavidad ciega.
Sepsis Trastorno potencialmente mortal causado por la respuesta del organismo a una infección.
Septicemia Presencia de bacterias en el torrente sanguíneo acompañada de síntomas de infección y enfermedad.
Seroma Colección de líquido.
Serosanguinolento Compuesto de suero y sangre.
Signo de Chvostek Espasmo de los músculos faciales que se produce al dar golpecitos en el nervio facial.

Signo de Trousseau Espasmo de los músculos que se produce en la tetania si se aplica presión sobre arterias o nervios grandes.

Simpatectomía Escisión quirúrgica para eliminar parte de la inervación del sistema nervioso simpático en una zona con el fin de limitar la constricción de los vasos sanguíneos y, por lo tanto, aumentar el flujo sanguíneo.

Síndrome compartimental Inflamación dentro de los compartimentos musculares de una extremidad debido a hemorragia o edema, que produce necrosis muscular y lesiones nerviosas.

Sinoviectomía Escisión de la membrana sinovial enferma.

Sonda de nefrostomía Método temporal de drenaje de la pelvis renal.

Sonda en T Tubo colocado en el conducto colédoco tras una exploración o una intervención quirúrgica para mantenerlo permeable y permitir que la bilis pase libremente hasta que desaparezca el edema.

Sonda protésica Tubo artificial que se coloca en el esófago para proporcionarle permeabilidad y permitir que las sustancias nutricionales semilíquidas entren en el organismo.

Subepidérmico Dentro del tejido subcutáneo.

Subluxación Dislocación parcial.

Taponamiento Presencia anormal de sangre o líquido en el espacio pericárdico que puede evitar que las cámaras del corazón se llenen adecuadamente de sangre y puede provocar un shock y la muerte.

Taquiarritmia Ritmo cardíaco anormal, regular o irregular, con una frecuencia superior a 100 latidos/min, como la taquicardia ventricular, que puede causar hipotensión e hipoperfusión.

Taquipnea Frecuencia respiratoria rápida de más de 20 respiraciones/min.

Tejido esfacelado Tejido desvitalizado que contiene algo de exudado y es de color amarillo, blanco o gris.

Tejido necrosado Tejido muerto localizado que tiene una textura correosa, arrugada, curtida y es de color negro o marrón.

Tenesmo Trastorno doloroso en el que las heces no se expulsan del recto a pesar del esfuerzo realizado.

Tetania Trastorno que se caracteriza por espasmos en las manos y los pies, causado por una disminución de la concentración sanguínea de calcio.

Timectomía Resección del timo.

Tiroidectomía Extirpación quirúrgica de la glándula tiroidea.

Tirotoxicosis Trastorno producido por la hiperactividad de la glándula tiroidea.

Toracocentesis Aspiración de líquido de la cavidad pleural.

Toracoscopia Exploración endoscópica de las superficies pleurales.

Toracotomía Apertura quirúrgica del tórax.

Tracción Fuerza de empuje o arrastre.

Transductor Dispositivo que convierte una variable física (p. ej., la presión) en una forma de onda eléctrica (p. ej., la presión arterial se registra directamente desde una arteria, y la forma de onda y las presiones se muestran en un monitor).

Transluminal A través del espacio/lumen de un vaso sanguíneo.

Transvaginal A través de la vagina.

Traqueotomía Apertura a través del cuello hasta la tráquea con la inserción de una sonda permanente.

Trombectomía Extirpación quirúrgica de un trombo del interior de un vaso sanguíneo.

Trombosis Formación de un coágulo de sangre dentro de un vaso sanguíneo.

Uretroplastia Operación abierta para reconstruir la uretra.

Uretrotomía Eliminación endoscópica de la estenosis uretral.

Urgencia Deseo abrumador de orinar inmediatamente.

Valgo Desplazamiento hacia el exterior.

Válvula de Blom-Singer Prótesis de voz para los pacientes con una laringectomía; deja que entre aire en el esófago, y el tejido vibrante junto con la articulación oral permite al paciente producir el habla.

Válvula de Heimlich Dispositivo de válvula unidireccional, pequeño y portátil, para drenar el aire de un neumotórax; no es adecuado si también hay que drenar líquido.

Varicocele Trastorno varicoso de las venas del cordón espermático.

Varo Desplazamiento hacia el interior.

Vasectomía Intervención quirúrgica para la esterilización de los hombres.

Vasoconstricción Contracción de los vasos sanguíneos.

Vasodilatación Dilatación de los vasos sanguíneos.

Vasovasostomía Intervención quirúrgica para invertir la vasectomía.

Venografía Exploración con rayos X del sistema venoso mediante la inyección de un medio de contraste radiopaco.

Vértigo Alucinación del movimiento; mareo.

Vísceras Órganos internos de las cavidades corporales.

Vulvectomía Escisión total o parcial de la vulva.

Xenoinjerto Injerto animal.

Yeyunostomía Fístula realizada quirúrgicamente entre el yeyuno y la pared abdominal. Se coloca una sonda fina dentro de la fístula, por lo general para la alimentación.

Zona donante Área de la que se ha extraído un injerto o colgajo de piel.

Índice de contenidos

Sección I

Principios de asistencia quirúrgica

Capítulo 1

Valoración preoperatoria

Claire Badger, Marie Digner, Jo Mahoney, Ali Curtis, Lee Wadsworth y Anne Wright
(Miembros del Preoperative Association Council)

ÍNDICE DEL CAPÍTULO

OBJETIVOS CLAVE DEL CAPÍTULO

Al final del capítulo, el lector debería ser capaz de:

- Conocer la historia del desarrollo de la clínica de valoración preoperatoria (VPO).
- Conocer los tipos, el objetivo y los detalles de las valoraciones preoperatorias disponibles.
- Identificar las razones y las orientaciones para los estudios preoperatorios y la forma en que esos estudios ayudan a tratar al paciente y mejorar su estado.
- Conocer un enfoque legal y ético para la obtención del consentimiento para la anestesia.
- Comprender en qué modo el estilo de vida y los trastornos concomitantes pueden condicionar la salud general y en qué forma la optimización de los pacientes puede ayudarnos a mejorar su pronóstico.
- Determinar cómo hay que atender y tratar a aquellos pacientes considerados de alto riesgo.
- Esbozar los principios para el desarrollo del protocolo, la auditoría, la política y las orientaciones de la VPO y la aplicación de esa política en la práctica.
- Ofrecer una perspectiva general de la orientación de la VPO nacional esencial.

Cuestiones en las que pensar antes de leer el capítulo

- ¿Qué entiende usted por prehabilitación y rehabilitación?
- ¿Cuáles son las habilidades fundamentales que necesita una enfermera para poder realizar una exploración física?
- ¿Cuál es el momento idóneo para realizar una valoración preoperatoria inicial para la cirugía programada, y por qué?

Introducción

Tradicionalmente, los pacientes ingresaban el día anterior a la cirugía programada para someterse a una anamnesis llevada a cabo por un médico residente con el objeto de valorar su estado de salud y cualquier posible trastorno concomitante, y poder efectuar una serie de pruebas rutinarias y una preparación preoperatoria específica (p. ej., la preparación intestinal). Esto obligaba al paciente a permanecer una noche innecesaria y a menudo incómoda, y conllevaba unos costes para la organización asistencial. En muchos casos, la identificación tardía de trastornos concomitantes en el paciente obligaba a cancelar la intervención el mismo día de la cirugía. Ya a mediados de los años ochenta se establecieron unos servicios de valoración preoperatoria (VPO) para los pacientes que se iban a someter a cirugía programada, con el objeto de afrontar algunos de esos problemas (Sabin, 1985; Pring et al., 1987).

Aunque no es un concepto reciente, la aplicación clínica de la VPO ha sido muy lenta. El proceso empezó a acelerarse a partir de finales de los años noventa, merced a las recomendaciones del programa National Booked Admissions Programme (1998; McLeod et al., 2003), en el que se consideraba que la VPO constituía una parte esencial del periplo de paciente para facilitar la reserva y una programación y un aprovechamiento eficaz de las instalaciones. Poco tiempo después de que la Association of Anaesthetists of Great Britain (AAGBI) publicara el documento *Preoperative Assessment and the Role of the Anaesthetist* (AAGBI, 2001), se conocieron las recomendaciones de la Modernisation Agency para una práctica más adecuada (Janke et al., 2002). La VPO había evolucionado hasta convertirse en una especialidad diferente dentro del proceso perioperatorio.

En 2010, la AAGBI apuntaló aún más este concepto al asegurar que los servicios de valoración anestésica preoperatoria pueden ayudar a reducir las cancelaciones programadas, las complicaciones y la mortalidad, mejorando de ese modo el pronóstico y permitiendo una experiencia más positiva para los pacientes. Actualmente, el Royal College of Anesthetists (RCoA, 2019) recomienda igualmente que la mayoría de los pacientes acudan a una clínica de preparación preoperatoria.

Objetivo de una valoración preoperatoria

El proceso de valoración permite comprobar que la anestesia y la cirugía programada resultan seguras. Lo que se pretende es identificar posibles riesgos, mejorar los problemas de salud, proporcionar información y reducir la ansiedad. La valoración se centra especialmente en los sistemas cardiovascular/respiratorio y en los posibles problemas de las vías respiratorias. También debe incluir algunas consideraciones sociológicas, ya que algunos pacientes disponen de poca ayuda en casa, lo que puede obligar a retrasar el alta hospitalaria o a cancelar la intervención el mismo día de la cirugía.

El equipo de VPO debe procurar que el paciente llegue al momento de la cirugía y la anestesia en las mejores condiciones físicas y psicológicas posibles. Este proceso recibe el nombre de optimización, y para poder conseguirlo hay que aprovechar el tiempo que transcurre entre la VPO y la fecha de la intervención.

Durante el periplo del paciente deben adoptarse decisiones compartidas. La experiencia nos ha demostrado que aquellos pacientes que participan activamente en su asistencia tienen mejor pronóstico que aquellos que son receptores pasivos de dicha asistencia. Esto se refleja también en los Enhanced Recovery Programmes (RCoA, 2019).

Cuándo hay que efectuar una valoración preoperatoria

El momento más indicado para realizar una VPO inicial para la cirugía programada es inmediatamente después de tomar la decisión de operar al paciente. No obstante, hay que reconocer que en algunos casos esto no resulta conveniente o apropiado (p. ej., en el caso de un paciente que recibe un diagnóstico inesperado o preocupante) y aunque la orientación resulta útil, no debe menoscabar las necesidades de un paciente en particular.

En ese caso, la valoración debe efectuarse lo antes posible una vez que se ha tomado la decisión de operar al paciente para asegurarse de que esté debidamente preparado e informado y la cirugía resulte segura.

Una VPO precoz permite averiguar si las condiciones médicas del paciente requieren otras pruebas o tratamientos, así como tomar medidas inmediatas para evitar cancelaciones y aprovechar al máximo la productividad de las instalaciones. Además, permite empezar a planificar el alta hospitalaria e identificar las posibles necesidades de enfermería.

Tipos de valoración

La American Society of Anesthesiologists (ASA) Classification es un sistema utilizado para valorar el buen estado de los pacientes antes de la cirugía. La cirugía de grado 1 (p. ej., la cirugía de día) puede ser un único proceso en el que se ofrece una atención integral (tabla 1.1). Además de la orientación, la solicitud de pruebas como análisis de sangre puede basarse en el juicio profesional, las necesidades clínicas de cada paciente y las necesidades específicas de cada especialidad basadas en la evidencia. Si esto no resulta posible o no es aconsejable para el paciente, hay que citarlo para que vuelva dentro de un plazo apropiado. Puede que convenga evaluar por teléfono o vía electrónica a los pacientes de grado ASA 1 que se vayan a someter a cirugía menor de día. Posteriormente, el análisis de la información obtenida permitirá determinar si se necesita una valoración adicional (RCoA, 2019). Esto ayuda a asignar adecuadamente los recursos, dejando más tiempo disponible para aquellos pacientes que requieren una valoración más compleja y un plan de tratamiento preoperatorio.

Normalmente, a los pacientes de grado ASA 2, 3 o 4 (v. tabla 1.1) que requieren cirugía más compleja con hospitalización y pruebas preoperatorias se les suele atender personalmente para la VPO. Aunque esto requiere mucho tiempo para poder efectuar una valoración exhaustiva, permite al equipo médico asegurarse de que se realizan todas las pruebas pertinentes antes de la intervención. Por otra parte, se pueden identificar posibles trastornos concomitantes e informar a los equipos apropiados, así como planificar cualquier necesidad específica, como tratamiento farmacológico o hematológico, o planificación de ingreso o alta en asistencia crítica de nivel 2 o 3 (Intensive Care Society, 2009) antes de la admisión del paciente.

La valoración preoperatoria se lleva a cabo en hospitales públicos del National Health Service (NHS), en hospitales privados o en clínicas privadas. Sin embargo, la realización de este tipo de valoraciones en el ámbito de la atención primaria se ha incrementado para iniciar de forma temprana la preparación del paciente previa a la intervención. En tales casos, la VPO debe ceñirse a las mismas directrices y procesos que en la asistencia secundaria, garantizando un enfoque coherente y evitando cancelaciones innecesarias. Puede que los pacientes valorados en centros de atención secundaria tengan que

Tabla 1.1 Clasificación de la ASA

Clasificación de la ASA	Definición	Ejemplos, incluyendo, pero sin limitarse a ellos
ASA 1	Paciente sano	Sano, no fumador, consumo mínimo o nulo de alcohol
ASA 2	Paciente con una enfermedad sistémica leve	Únicamente enfermedades leves sin limitaciones funcionales considerables. Como ejemplos se pueden citar (pero sin limitarse a ellos): fumador actual, bebedor social, gestación, obesidad (IMC > 30 pero < 40 kg/m^2), DM y/o hipertensión arterial debidamente controladas, neumopatía leve
ASA 3	Paciente con una enfermedad sistémica grave	Limitaciones funcionales importantes. Una o más enfermedades moderadas o graves. Como ejemplos se pueden citar (pero sin limitarse a ellos): DM o hipertensión arterial mal controladas, enfermedad pulmonar obstructiva crónica, obesidad mórbida (IMC > 40 kg/m^2), hepatitis activa, dependencia o consumo abusivo de alcohol, marcapasos implantado, disminución moderada de la fracción de eyección, NT, paciente sometido a diálisis periódica, intervención coronaria percutánea < 60 semanas, antecedentes (< 3 meses) de IM, ACV, AIT o AC/endoprótesis coronaria
ASA 4	Paciente con una enfermedad sistémica grave que representa una amenaza constante para su vida	Como ejemplos se pueden citar (pero sin limitarse a ellos): IM reciente (< 3 meses), ACV, AIT o AC/endoprótesis coronaria, isquemia cardíaca actual o disfunción valvular grave, disminución marcada de la fracción de eyección, sepsis, coagulación intravascular diseminada, nefropatía aguda o NT sin que el paciente se esté sometiendo a diálisis periódica

AC, arteriopatía coronaria; ACV, accidente cerebrovascular; AIT, accidente isquémico transitorio; DM, diabetes mellitus; IM, infarto de miocardio; IMC, índice de masa corporal; NT, nefropatía terminal.
(Adaptado de ASA Physical Status Classification System [ASA, 2014].)

volver a su médico de cabecera (MC) para obtener la opinión de un especialista y/o proceder a su optimización.

Tipos de valoración clínica preoperatoria

Los diferentes profesionales pueden efectuar la valoración clínica preoperatoria de distintas maneras. Pueden hacerlo por teléfono, personalmente, en un centro polivalente o de atención integral y, más recientemente y cada vez con mayor frecuencia, *online* por vía digital. En muchos casos, enfermeras especialistas dirigen los servicios de VPO, que comprenden un equipo de profesionales de enfermería que tienen la responsabilidad de valorar si un paciente reúne las condiciones adecuadas para la anestesia y la cirugía y de solicitar las pruebas o consultas que fueran necesarias. No obstante, también pueden encargarse de ello médicos noveles, anestesistas, farmacéuticos o fisioterapeutas. En Gran Bretaña, lo más frecuente sigue siendo una combinación de valoraciones por teléfono y en persona, dirigidas por una enfermera con la ayuda de un anestesista, un fisioterapeuta y un farmacéutico, y una valoración clínica dirigida por un anestesista para aquellos pacientes que tienen necesidades más complejas.

Cualquiera que sea el método empleado, es evidente que la VPO como especialidad constituye una parte integral del periplo perioperatorio del paciente, y lo más aconsejable es que un equipo multiprofesional se encargue de la misma.

Elementos esenciales de una valoración preoperatoria

Anamnesis

La anamnesis debe comenzar por averiguar los problemas que tiene el paciente en ese momento. La anamnesis tiene como objetivo la obtención de una imagen completa del estado del paciente en esos momentos; la razón por la que ha acudido inicialmente el paciente y la intervención que se ha programado. Hay que confirmar que comprende el problema. La anamnesis, junto con la exploración física, permitirá determinar qué pruebas se requieren (si es que se necesita alguna) y si hay que derivar al paciente a atención primaria para someterle a pruebas adicionales antes de poder proceder a la cirugía. La urgencia de la intervención determinará si se dispone de tiempo para conseguir la mejoría necesaria o si se procede a la cirugía y el paciente acepta los riesgos que conlleva (Walsgrove, 2011).

Los antecedentes médicos deben comprender todos los problemas médicos que el paciente haya experimentado, incluyendo cualquier proceso crónico o agudo, como trastornos tiroideos, diabetes mellitus (DM) o hipertensión arterial. Hay que documentar las visitas al hospital, los ingresos y cualquier motivo por el que el paciente acuda regularmente a su médico de cabecera. También hay que valorar más detalladamente los siguientes aspectos (Esland, 2018).

Anamnesis cardiovascular

Durante la anestesia aumenta el riesgo de episodios cardíacos agudos. Es importante determinar qué factores de riesgo cardiovascular puede presentar el paciente (si existe alguno), así como su sintomatología y tratamiento. Hay que valorar detalladamente la función cardíaca y las posibles arritmias y los trastornos valvulares y vasculares periféricos (Janke et al., 2002).

Anamnesis respiratoria

La anestesia general y la función respiratoria conllevan algunos riesgos significativos. Hay que averiguar qué factores de riesgo respiratorio existen, si los hay, y los síntomas que manifiesta el paciente.

Habrá que evaluar adecuadamente la existencia de disnea, tos o producción de esputo y, dependiendo de la urgencia y la gravedad de la cirugía, puede que haya que derivar al paciente a un fisioterapeuta respiratorio antes de la intervención.

Anamnesis gastrointestinal/hepática/endocrina

Algunos problemas gástricos como el reflujo, la dispepsia, la regurgitación o la hernia de hiato pueden incrementar el riesgo de aspiración pulmonar. El tratamiento de estos trastornos mediante fármacos preoperatorios y/o cambios en el estilo de vida (p. ej., pérdida de peso y reducción del consumo de alcohol) puede prevenir complicaciones adicionales.

Las hepatopatías pueden alterar el metabolismo de los anestésicos. También pueden influir en la coagulación, favoreciendo el sangrado y la posibilidad de formación de hematomas espinales tras el bloqueo regional.

Hay que investigar la ingesta de alcohol, ya que esto también puede influir en los mecanismos de coagulación. Los pacientes que beben mucho pueden experimentar también síndrome de abstinencia, lo que puede requerir la intervención precoz de los servicios de dependencia alcohólica.

Anamnesis renal

El principal riesgo perioperatorio que se deriva de las nefropatías es la posibilidad de un deterioro adicional de la función renal o el desarrollo de una nefropatía aguda que, si no se trata, puede conducir a la insuficiencia renal (Doyle y Forni, 2017). Se debe obtener una anamnesis minuciosa de la patología renal, averiguar su etiología y comprobar si la nefropatía ha sido diagnosticada recientemente, se mantiene estable o está progresando. La anamnesis farmacológica debe incluir indicaciones para el tratamiento, por ejemplo, de la hipertensión arterial y la diabetes.

Anamnesis quirúrgica/anestésica

Hay que documentar las intervenciones quirúrgicas previas, aunque sean menores, así como la fecha de las mismas. El tejido cicatricial dejado por la cirugía previa puede influir en la intervención que se vaya a realizar. Su identificación precoz puede ayudarnos a reducir/evitar complicaciones quirúrgicas.

Hay que identificar también posibles complicaciones con la anestesia, por ejemplo, vías respiratorias difíciles, náuseas y vómitos postoperatorios. Se deben obtener notas/informes anestésicos previos para determinar si se requieren pruebas adicionales. Hay que someter esas notas a la consideración del anestesista para asegurarse de que toma medidas para los posibles problemas con las vías respiratorias.

Anamnesis farmacológica

Es fundamental obtener una anamnesis farmacológica detallada para poder garantizar el debido asesoramiento en relación con los fármacos que se vayan a administrar antes de la cirugía. Hay que pedir a los pacientes que traigan una copia actualizada de los fármacos que les hayan prescrito. También hay que documentar el uso de fármacos sin receta (p. ej., remedios de herbolario, tratamientos complementarios), drogas recreativas y drogas adictivas, así como las posibles drogadicciones.

Esta sección debe incluir además un interrogatorio acerca de posibles alergias, sensibilidades, interacciones o contraindicaciones farmacológicas. Hay que documentar claramente los detalles de cada alergia/interacción, describiendo la reacción y cualquier otro efecto adverso.

Durante el período perioperatorio se puede seguir usando la mayoría de los fármacos, lo que además puede ayudar a evitar complicaciones durante la cirugía y la anestesia. En casos más complejos puede que haya que asesorarse con un especialista.

Hay que remitirse al manual *Handbook of Peri-operative Medicines* (2017) y a las pautas locales sobre el tratamiento farmacológico para determinar si el paciente tiene que efectuar algún ajuste en su medicación antes de la cirugía (UKCPA, 2017).

Se desconocen los efectos farmacológicos de algunos remedios de herbolario/tratamientos complementarios. Entre los posibles efectos adversos de esos productos cabe destacar una mayor tendencia al sangrado; debido a ello, conviene dejar de utilizarlos 2 o 3 semanas antes de la cirugía (ASA, 2003).

Hay que proporcionar al paciente unas recomendaciones muy claras por escrito o adecuadas a sus necesidades (p. ej., en lenguaje Braille, en letras grandes, aplicables a sus peculiaridades culturales) sobre el momento en el que deberá dejar de tomar cualquier fármaco y consejos sobre la reanudación del tratamiento en caso de que hubiera que posponer la intervención.

Antecedentes familiares

Es importante averiguar si el paciente tiene antecedentes de enfermedades familiares, como hipertensión arterial, arteriopatía coronaria, ictus, diabetes o reacciones adversas a la cirugía o la anestesia. Es muy importante descartar la hipertermia maligna, un trastorno autosómico dominante que produce generalmente rigidez muscular en un primer momento, seguida de un aumento de la temperatura. Esto obliga a realizar más pruebas y a obtener información anestésica antes de la intervención (Dougherty y Lister, 2015).

Antecedentes sociales/valoración funcional

Es muy importante obtener una anamnesis social adecuada para identificar posibles problemas que obliguen a posponer el alta hospitalaria. La valoración de las circunstancias domiciliarias y la distancia que debe recorrer hasta el hospital puede ayudarnos a determinar si un paciente es un buen candidato para la cirugía de día o debe quedar ingresado durante 1 día.

Independientemente de que el paciente se vaya a someter a una intervención de día o vaya a quedar ingresado, es fundamental planificar su alta con antelación. Por motivos de seguridad y para ayudar a prevenir reingresos, es muy importante confirmar que el paciente dispone de ayuda para el alta hospitalaria o si es necesario que intervengan otros servicios (Edward y Fitzgerald, 2012).

Podemos hacernos una idea de la capacidad funcional de un paciente averiguando cómo afronta sus actividades cotidianas, como la ingestión de líquidos y alimentos, la excreción, los patrones de movilidad durante el sueño, la comunicación, el estado de ánimo y las estrategias de afrontamiento. Esto nos ayudará igualmente a determinar cómo afrontará el paciente la situación tras la cirugía.

Hay que obtener información completa sobre el posible tabaquismo, y animar y ayudar al paciente para que deje de fumar o aconsejarle que deje de hacerlo por un tiempo (NICE, 2013). Se ha comprobado que el tabaquismo constituye la principal causa de muerte prematura evitable en el Reino Unido (Action on Smoking and Health [ASH], 2015). Los pacientes que fuman son más propensos a experimentar una serie de complicaciones antes, durante y después de la cirugía (Theadom y Cropley, 2006).

Valoración de tromboembolias venosas

La hospitalización incrementa el riesgo de formación de coágulos sanguíneos (trombosis) a causa de la inmovilidad. Las directrices del National Institute for Health and Care Excellence (NICE) (NG89) establecen que es posible prevenir el riesgo de formación de coágulos sanguíneos con unas medidas muy simples. Como parte de la valoración preoperatoria rutinaria se debe completar una valoración del riesgo (NICE, 2018).

En 2014, la comisión All-Party Parliamentary Thrombosis Group (APPTG) identificó las tromboembolias venosas (TEV) como un problema internacional en relación con la seguridad de los pacientes (APPTG, 2014). Está firmemente incorporada a la agenda de seguridad de los pacientes de la revisión post-Francis.

Es importante que todas las enfermeras o los profesionales sanitarios asociados tengan acceso a unas pautas acordadas localmente en relación con la valoración del riesgo y la profilaxis de las TEV. Los pacientes deben recibir información verbal y por escrito acerca de los riesgos y la profilaxis (Blann, 2011). Hay que documentar en la ficha del paciente la evidencia de valoración del riesgo y la gestión de la profilaxis de la TEV.

Consideraciones especiales

Personas mayores

Cada vez es más frecuente que pacientes mayores de 65 años, que a menudo presentan múltiples trastornos concomitantes, tengan una salud muy frágil o sufran un deterioro cognitivo, se sometan a intervenciones quirúrgicas, exponiéndose a un mayor riesgo de resultados postoperatorios adversos. La VPO y la preparación de estos pacientes puede requerir más tiempo y en la misma debe intervenir un mayor número de profesionales sanitarios. Hay que valorar el riesgo de *delirium* y deterioro funcional postoperatorios, considerar la posibilidad de problemas complejos relacionados con el alta hospitalaria y revisar el tratamiento farmacológico en caso de polifarmacia (Key y Swart, 2019). A pesar de que se ha comprobado que la debilidad representa un importante factor predictivo de pronóstico postoperatorio desfavorable, no se ha alcanzado un consenso sobre la mejor forma de valorarla y diagnosticarla (Partridge et al., 2012). Las escalas Edmonton Frail Scale o Reported Edmonton Frail Scale son buenos ejemplos de herramientas para valorar la debilidad que se pueden utilizar como parte de la VPO (Rolfson et al., 2006).

Adultos vulnerables

Si un paciente no está capacitado para tomar decisiones en relación con la cirugía, los médicos que le atienden deben ceñirse al Mental Capacity Act Code of Practice 2005 (Crown Copyright, 2007) y asegurarse de que cumplen la política y los procedimientos locales.

Pacientes con obesidad mórbida

La Society for Obesity and Bariatric Anaesthesia (SOBA) recomienda utilizar el STOP-Bang Questionnaire para cribar a aquellos pacientes con un índice de masa corporal de 35 kg/m^2 o superior (Nightingale y Redman, 2016). Este cuestionario sugiere pruebas preoperatorias y aconseja sobre el manejo peri- y postoperatorio, y constituye además el mejor método validado para el cribado de la apnea obstructiva del sueño (AOS) (Chung et al., 2016).

Exploración clínica

Hay que realizar una exploración clínica como parte de la VPO para completar la información obtenida y poder confirmar el diagnóstico sugerido por la historia clínica, planificar el tratamiento y prevenir complicaciones mientras el paciente esté anestesiado (Pickard, 2011). Esto forma parte del enfoque sistemático tradicional que es básico en la medicina clínica, con una evaluación de los datos anatómicos por profesionales competentes y debidamente preparados, y recurriendo a la observación, la palpación, la percusión y la auscultación. En la VPO que se efectúa tras una exploración general hay que centrarse en tres sistemas corporales que tienen una importancia crucial para los clínicos que se dedican a esta especialidad: el sistema respiratorio, el sistema cardiovascular y el

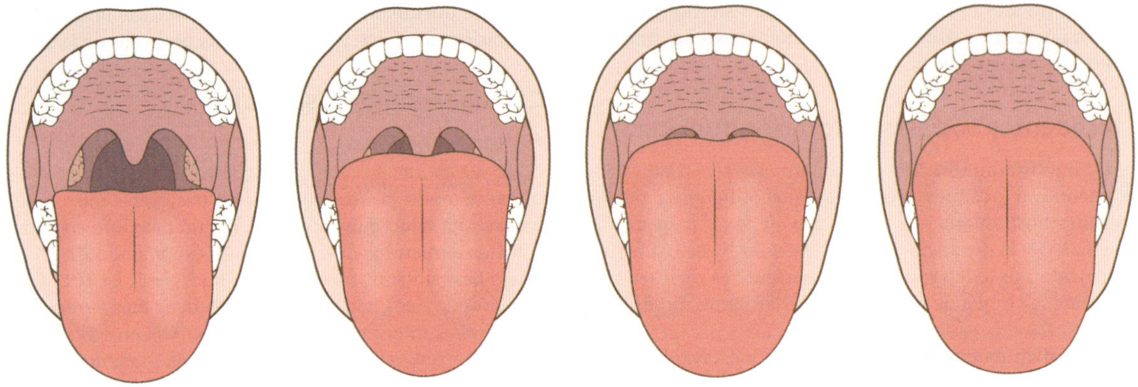

Figura 1.1 Clasificación de Mallampati. (Tomado de Pardo, M., Miller, R. (2018). Basics of anesthesia, 7th edition. Philadelphia: Elsevier.)

sistema abdominal. A continuación, si es necesario, se aplican los mismos principios a otros sistemas (Pickard, 2011).

Es muy importante documentar exactamente los resultados de la exploración para poder garantizar una comunicación eficaz con el equipo quirúrgico y el anestesista el día de la intervención (Key y Swart, 2019). Para ello, se suele adjuntar un documento en papel a las notas del paciente, aunque los registros digitales representan el futuro, siendo la VPO parte de las soluciones IT para los registros electrónicos de los pacientes (Electronic Patient Records). Actualmente existen algunos programas informáticos de VPO que asesoran sobre los estudios preoperatorios y el plan de optimización, además de estratificar el riesgo después de completar un cuestionario sobre la salud del paciente. Este cuestionario puede completarse durante la sesión de VPO o el paciente puede cumplimentarlo a distancia desde su casa (Kenny, 2011).

Exploración general

La exploración física comienza en el mismo momento en que el médico ve al paciente por primera vez. En el caso de la VPO, esto suele suceder mientras van de la zona de espera a la sala de consulta, mediante la observación del comportamiento general, el aspecto y la forma de caminar y permanecer de pie del paciente. La estatura, el peso, la presión arterial, el pulso y la saturación de oxígeno constituyen observaciones que hay que documentar al comenzar para poder garantizar que existen las condiciones adecuadas para proceder a la cirugía y planificar la asistencia médica (Innes et al., 2018).

Exploración respiratoria

Es fundamental efectuar una exploración respiratoria exhaustiva, incluyendo un examen de las vías respiratorias para identificar a aquellos pacientes con características anatómicas o patológicas que puedan plantear dificultades durante el manejo de las mismas, como anomalías faciales, retrognatismo mandibular, dificultades para abrir la boca o flexionar y extender el cuello, o una dentición deteriorada o ausente (Pickard, 2011). Se pueden realizar diversas pruebas junto a la cabecera del paciente, de las cuales la clasificación de Mallampati (fig. 1.1) es la más utilizada, aunque puede ser muy subjetiva.

Exploración cardiovascular

Hay que observar los signos cardiovasculares como en cualquier exploración cardiovascular estándar. Durante la VPO hay que identificar a aquellos pacientes que llevan dispositivos cardíacos internos, como marcapasos, desfibriladores y registradores implantables, para que las técnicas que se puedan utilizar durante la cirugía (en especial la diatermia) no perjudiquen al paciente ni dañen el dispositivo (Higgins y Hill, 2017).

Pruebas preoperatorias para la cirugía programada

Los estudios preoperatorios aportan información adicional sobre el diagnóstico y el pronóstico que ayuda a completar la historia clínica de un paciente. Es probable que cada hospital disponga de directrices locales y que en las mismas, junto con las orientaciones del NICE (2016a), se recomienden las pruebas que se pueden ofrecer a los pacientes que se vayan a someter a intervenciones de cirugía menor, intermedio y mayor o compleja, teniendo en cuenta los trastornos concomitantes específicos valorados por la ASA Physical Status Classification (ASA, 2014). Las pruebas innecesarias pueden angustiar al paciente, resultan laboriosas y caras, y pueden causar demoras sin alterar el pronóstico ni el tratamiento perioperatorio. El uso de pruebas como parte de la VPO y la optimización de la salud constituye una actividad de gran volumen y los costes totales son muy considerables (Czoski-Murray et al., 2012). El cumplimiento de unas directrices permite mejorar la eficiencia de esas pruebas, simplificando la toma de decisiones clínicas y limitando los estudios muy costosos. Los resultados de las pruebas deben incluirse en la derivación de asistencia primaria para evitar la duplicidad de las mismas.

Pruebas hematológicas

Hemograma completo

El hemograma completo (HC; hemoglobina, recuento leucocítico y recuento plaquetario) se solicita o se considera predominantemente para valorar una posible anemia o trombocitopenia no diagnosticada, dada la necesidad de corregir esos trastornos antes de una intervención quirúrgica con el objeto de reducir el riesgo de acontecimientos cardiovasculares perioperatorios.

Función renal

Las pruebas de la función renal (velocidad de sedimentación glomerular estimada [VSGe], concentraciones de electrólitos, creatinina y, a veces, urea) se solicitan o se consideran predominantemente para identificar una posible nefropatía o a aquellos pacientes con riesgo de desarrollar una lesión renal aguda (LRA), como aquellos que se someten a cirugía intraperitoneal con diabetes, insuficiencia cardíaca, hepatopatía, VSGe < 60 ml/min/1,73 m^2, más de 65 años de edad o que utilizan fármacos potencialmente nefrotóxicos antes de la cirugía.

Hemostasia

Se debe considerar en aquellos pacientes con hepatopatía crónica y/o que estén tomando anticoagulantes. Siempre que sea posible (de conformidad con las recomendaciones locales), se deben utilizar pruebas en el punto de asistencia (a veces conocidas como pruebas junto a la cabecera del paciente), que proporcionan resultados inmediatos.

Grupo sanguíneo

Dependerá de la política local para prevenir la petición innecesaria de sangre.

HbA1c

Refleja el grado de control de la diabetes durante los 3 meses precedentes y la probable estabilidad de la glucemia en el momento de la cirugía. No se debe solicitar en pacientes no diagnosticados de diabetes ni en diabéticos diagnosticados de los que se dispone de los resultados de esta prueba correspondientes a los 3 últimos meses. La diabetes puede prolongar el tiempo de hospitalización, favorecer las infecciones postoperatorias, los infartos de miocardio y las lesiones renales agudas, e incrementar los costes de hospitalización y la mortalidad (Barker, 2015). No obstante, no se han realizado estudios clínicos aleatorizados para valorar las posibles repercusiones de optimizar las concentraciones de HbA1c antes de la cirugía.

Cribado para la drepanocitosis

No se deben solicitar pruebas para la drepanocitosis o el rasgo drepanocítico como medida rutinaria antes de la cirugía. En los pacientes adultos, la enfermedad ya se habrá manifestado clínicamente y la identificación de un rasgo desconocido no influirá en el tratamiento y la asistencia de los pacientes. Cuando el paciente acude a especialistas en esta enfermedad, habrá que informar al equipo acerca de la cirugía prevista.

Otras pruebas

Electrocardiograma (ECG) (en reposo)

Se debe solicitar o considerar en aquellos pacientes con trastornos concomitantes cardiovasculares, renales o diabéticos conocidos o en pacientes mayores de 65 años de los que no se dispone de ECG de los 12 meses precedentes, para detectar una posible cardiopatía subyacente y disponer de una base de referencia con la que poder comparar cualquier cambio perioperatorio.

Ecocardiograma (en reposo)

Se debe considerar la posibilidad de solicitar un ecocardiograma (en reposo) si el paciente tiene un soplo y cualquier síntoma cardíaco como disnea, presíncope, síncope, dolor torácico o signos o síntomas de insuficiencia cardíaca. Antes de completarlo hay que obtener un electrocardiograma en reposo y comentar los resultados con un anestesista.

Prueba de esfuerzo cardiopulmonar (PECP)

Esta prueba se emplea como parte de la VPO para valorar la posible respuesta de los pacientes de alto riesgo al estrés fisiológico durante la cirugía. No obstante, algunos dudan del valor predictivo que pueda tener la PECP en relación con la morbilidad y la mortalidad perioperatorias y con la posibilidad de aplicar los resultados a la optimización preoperatoria y el tratamiento perioperatorio.

Pruebas de la función pulmonar

Se debe considerar la posibilidad de solicitar pruebas de la función pulmonar (espirometría, incluida la velocidad de flujo espiratorio máximo, la capacidad vital forzada y el volumen espiratorio forzado) y una gasometría arterial en pacientes con trastornos respiratorios posibles o confirmados, así como para predecir posibles complicaciones pulmonares perioperatorias que puedan contribuir de manera significativa a la morbilidad y la mortalidad.

Polisomnografía

Sirve para diagnosticar y supervisar la respuesta al tratamiento en la apnea obstructiva del sueño (AOS) y otros trastornos del sueño. La AOS afecta al 9-24% de la población (Singh et al., 2013), especialmente a las personas obesas, y a menudo pasa desapercibida antes de la cirugía. Constituye un factor independiente de riesgo de morbilidad cardiovascular, neurológica y endocrina, y de mortalidad por todas las causas. Sin embargo, actualmente no existen pruebas concluyentes que demuestren que la VPO y el diagnóstico de la AOS ayuden a mejorar el pronóstico perioperatorio.

Cribado de Staphylococcus aureus *resistente a la meticilina (SARM)*

Esta prueba es importante para prevenir infecciones cruzadas en los hospitales. Se puede prescribir un régimen de descolonización si así lo recomienda la política hospitalaria.

Prueba de embarazo

En el momento del ingreso hay que ofrecer esta posibilidad a las mujeres con posibilidades de estar embarazadas, ya que, por lo general, se suele evitar la cirugía programada salvo en caso de urgencia debido al riesgo que conllevan la anestesia y la intervención para la madre y el feto.

Consentimiento para la anestesia

Hay que informar a los pacientes sobre la anestesia y los riesgos, ventajas y posibles consecuencias que conlleva, a ser posible por escrito y lo antes posible previamente a su ingreso para la cirugía. El consentimiento es un proceso en el que intervienen el cirujano y otros miembros del equipo multidisciplinario, y puede necesitar más de una reunión. No se requiere un formulario firmado independiente para los procedimientos anestésicos que se aplican para realizar otro tratamiento. El médico puede delegar el consentimiento en un profesional sanitario debidamente preparado y cualificado que esté suficientemente familiarizado con la intervención. Conviene adecuar la naturaleza y la cantidad de la información a las características de cada paciente para que puedan decidir si van a someterse a la anestesia. La enfermera y el anestesista deben confirmar que el paciente lo ha entendido bien, darle la oportunidad de que haga preguntas y documentar claramente las conversaciones en la ficha del paciente (Yentis et al., 2017).

Optimización como parte de la valoración preoperatoria

Medidas en relación con el estilo de vida

Existen pruebas que parecen demostrar que la interrupción del consumo de alcohol antes de la cirugía puede reducir las complicaciones infecciosas y, por consiguiente, mejorar la cicatrización de la herida y reducir la incidencia de arritmias cardíacas y el riesgo de sangrado. Se considera que el mejor momento para empezar es 3-8 semanas antes de la intervención (Tønnesen et al., 2009). El alcohol constituye además un factor de riesgo de desarrollo de hipertensión arterial y fibrilación auricular. Por lo tanto, debemos aconsejar a los pacientes que dejen de beber o pedir ayuda al equipo de atención primaria si sospechamos un posible caso de dependencia del alcohol. Para identificar a aquellos pacientes que pueden manifestar signos de dependencia alcohólica se pueden emplear métodos de valoración como la prueba alcohol Use Disorders Identification Test (WHO, 2001).

La mejora de la capacidad aeróbica incrementa la capacidad del organismo para soportar el estrés fisiológico de la cirugía mayor y reduce el riesgo de acontecimientos perioperatorios adversos. Las enfermeras y otros profesionales sanitarios deben aconsejar a los pacientes que aumenten su actividad antes de la cirugía, como parte de una estrategia de prehabilitación, y también después de la misma. La Organización Mundial de la Salud (OMS) recomienda 150 min de ejercicio de intensidad «moderada» o 75 min de ejercicio intenso semanalmente. Se deben realizar ejercicios de potencia y resistencia musculares además de ejercicios aeróbicos (Ayyash et al., 2017).

Hay que animar a todos los pacientes a que dejen de fumar antes de la cirugía (Tønnesen et al., 2009). Se les debe ofrecer la ayuda y los recursos apropiados para ello, como folletos informativos, apoyo del equipo de atención primaria, un servicio para el abandono del tabaquismo, aplicaciones de ayuda para el móvil o un servicio farmacológico.

Si estuviera indicado, hay que aconsejar a los pacientes que pierdan peso antes de la anestesia y la cirugía (AAGBI, 2010), ya que es muy probable que con ello mejore la cicatrización de la herida, descienda la presión arterial y disminuya el riesgo de complicaciones respiratorias y de AOS.

La valoración preoperatoria representa una oportunidad idónea y muy oportuna para mejorar la salud a corto y largo plazo. *Fitter Better Sooner* es un recurso del RCoA (2018) que proporciona a los pacientes información, tanto en formato escrito como digital, para ayudarles a prepararse para la cirugía. Los médicos preoperatorios deben efectuar intervenciones breves para abordar los problemas relacionados con el estilo de vida como parte de la iniciativa *Making Every Contact Count* (NHS Health Education England, 2019). Los médicos de atención primaria pueden ayudar a la optimización aconsejando a los pacientes sobre posibles medidas para mejorar su estilo de vida. Esto puede ayudar a incrementar la supervivencia, reducir la morbilidad perioperatoria y acortar el tiempo de hospitalización (AAGBI, 2010).

Trastornos concomitantes

La American Society of Anesthesiologists ha podido observar un aumento de los trastornos concomitantes en relación con el aumento de peso en poblaciones de pacientes, y actualmente clasifica a los pacientes con un IMC de 40 o más como pacientes de categoría ASA 3 (ASA, 2014). Los pacientes con una puntuación de 5 o más en STOP-Bang deberán someterse a estudios del sueño y a tratamiento con presión respiratoria positiva continua (CPAP) (Danjoux & Habgood, 2017). Actualmente se incluye el cribado para la AOS como parte de las recomendaciones actualizadas de las Guidelines on Preoperative Investigations del NICE (NICE, 2016a).

Se debe considerar que la anemia es una alteración médica tratable y no solo un dato analítico anómalo. Entre las estrategias de optimización cabe citar la administración de hierro (incluido hierro intravenosos), vitamina B_{12}, ácido fólico y eritropoyetina. El equipo perioperatorio debe adoptar todas las medidas posibles para evitar las transfusiones sanguíneas debido al mayor riesgo que conllevan estas (Lavies y Kotze, 2017). Algunos parámetros clínicos muy simples, como un aumento del pulso y la frecuencia respiratoria, constituyen una herramienta muy eficaz para identificar a los pacientes con anemia.

Diabetes UK (2018) ha comprobado que en Gran Bretaña hay 3,8 millones de pacientes diabéticos. El tratamiento de los diabéticos como parte de la VPO se centra en una evaluación minuciosa y su optimización; se define por una concentración de HbA1c de 69 mmol/mol o menos. AAGBI Guidelines for the Pre-Operative Management of the Surgical Patient with Diabetes (Hartle et al., 2016) ofrece unas pautas detalladas sobre el manejo de todos los tipos de fármacos antidiabéticos durante la VPO, incluida la insulina. A aquellos pacientes que no están debidamente preparados para la cirugía, de acuerdo con su HbA1c o por no cumplir las medidas sobre el estilo de vida o su tratamiento farmacológico, hay que devolverlos a su médico de cabecera para su optimización (Diabetes UK, 2016).

Los pacientes hipertensos están expuestos a sufrir lesiones en sus órganos, por ejemplo, el corazón y los riñones. Por consiguiente, su tratamiento y asistencia deben incluir análisis de urea y de electrólitos, medición de la VSGe y un ECG de 12 derivaciones, fundamentalmente para descartar una fibrilación auricular (FA), un bloqueo de rama izquierda y una hipertrofia ventricular izquierda. Las pruebas disponibles confirman que se puede proceder a la cirugía si un paciente tiene una presión arterial inferior a 180/110 mmHg y no presenta lesiones en órganos diana (Sear, 2017). En relación con la farmacoterapia, hay pruebas que parecen confirmar la conveniencia de continuar el tratamiento con la mayoría de los antihipertensivos, con la excepción de las enzimas conversoras de la angiotensina (ACE 1) o los bloqueantes de receptores de la angiotensina II (ARB), de los que hay que saltarse una dosis, y los diuréticos, que pueden dejar de administrarse, tanto por el riesgo de hipotensión intraoperatoria como por la comodidad del paciente (Sear, 2017).

La FA incrementa el riesgo de tromboembolias (Enga et al., 2014). Las enfermeras deben intentar identificar a los pacientes no diagnosticados, simplemente palpando el pulso. Un pulso irregularmente irregular es un signo clínico muy claro de que el paciente tiene FA. Esto puede confirmarse con un ECG. En estos casos puede que haya que posponer la cirugía hasta que se pueda realizar un estudio por imagen para descartar una posible cardiopatía estructural (Gallagher y Gonna, 2018). En la práctica se suele devolver a los pacientes al servicio de medicina general para someterles a un estudio. En el caso de los pacientes con FA confirmada y, por consiguiente, tratada, hay que valorar la respuesta ventricular, ya que una bradicardia puede indicar un bloqueo β excesivo o un tratamiento subóptimo de la taquicardia. En cualquiera de estos casos habría que devolver al paciente al servicio de medicina general para su optimización o, si es una FA taquicardia sintomática, al servicio de urgencias.

Tratamiento farmacológico

Antes de la mayoría de intervenciones quirúrgicas hay que interrumpir la administración de anticoagulantes como la warfarina o los nuevos anticoagulantes orales (NOAC), como el apixabán. Generalmente se acepta que debe interrumpirse la administración de warfarina 5 días antes de la cirugía, y los pacientes con una mayor puntuación $CHADS_2$ o más recientemente CHA_2DS_2-VASc (por encima de 4) pueden requerir tratamiento provisional con heparina de bajo peso molecular (Keeling et al., 2016). Interrumpir el tratamiento con un NOAC puede ser algo más complicado, ya que el médico debe tener en cuenta el fármaco en particular, el riesgo de sangrado durante la cirugía y la VSGe del paciente (UKCPA, 2017). La British Society for Haematology (2016) considera que el cirujano «tiene que valorar el riesgo de sangrado de cada paciente y analizar con el mismo esa posibilidad y el plan de anticoagulación perioperatoria. Debe registrar claramente dicho plan en la ficha del paciente, incluyendo un plan para cuando el paciente abandone el hospital».

En la práctica, el cirujano puede pedir la opinión del hematólogo, el cardiólogo o el anestesista como expertos a la hora de planificar el tratamiento anticoagulante perioperatorio. Generalmente, se suele mantener el ácido acetilsalicílico (uno de los antiplaquetarios más utilizados), salvo que exista riesgo de sangrado en espacios cerrados. La monoterapia con clopidogrel produce un efecto antiplaquetario mucho más intenso. En muchos casos se sigue utilizando, aunque debe dejar de administrarse para aquellas intervenciones que puedan causar sangrado en espacios cerrados y para la anestesia raquídea.

Los pacientes con endoprótesis coronarias farmacoactivas colocadas por un síndrome coronario agudo/infarto de miocardio reciben tratamiento antiplaquetario doble durante un período mínimo de 12 meses. No debe interrumpirse este régimen para la cirugía programada, ya que esto podría incrementar el riesgo de trombosis de la endoprótesis. El régimen más utilizado es una combinación de ácido acetilsalicílico y clopidogrel, aunque también se emplean otros antiplaquetarios. En el caso de una intervención de urgencia o emergencia, el médico debe solicitar la opinión de un anestesista, que probablemente querrá discutirlo con un cardiólogo (UKCPA, 2017).

Otros grupos de fármacos que conviene revisar son aquellos productos que contienen estrógenos, como los anticonceptivos orales combinados y los tratamientos de sustitución hormonal. Generalmente se recomienda interrumpir estos tratamientos 4-6 semanas antes de las intervenciones de cirugía mayor, especialmente si existe la posibilidad de una inmovilización prolongada, y de todas las intervenciones en las extremidades inferiores (UKCPA, 2017), aunque las directrices recientes del NICE estipulan un período de interrupción de 4 semanas (NICE, 2018). No obstante, en muchos casos estos pacientes acuden para su VPO muy poco tiempo antes de la fecha para su intervención y sencillamente no existe un momento recomendado para interrumpir la administración de productos que contengan estrógenos. En este grupo de pacientes, la valoración VPO es más importante todavía. Se les puede recomendar que continúen, pero hay que tratarles como pacientes de riesgo que pueden necesitar intervenciones más intensas.

Protocolos, políticas y recomendaciones

En Inglaterra, el sistema de inspección Care Quality Commission (CQC) para el NHS y los hospitales de agudos independientes obliga a completar VPO basadas en el riesgo en línea con sus recomendaciones (CQC, 2017). Para mantener la seguridad y la eficacia de la VPO se debe respaldar esta práctica con protocolos ratificados basados en la evidencia, políticas y recomendaciones, educación y valoración de la competencia. Se deben adoptar medidas de servicio consensuadas y auditorías para garantizar la seguridad, la calidad, la eficiencia y la paridad de la provisión de servicios en la VPO.

El Royal College of Anaesthesists (RCoA) (2019) recomienda que cada hospital disponga por escrito de políticas, protocolos o directrices aprobados de conformidad con unas directrices nacionales allí donde estén publicadas, que cubran aspectos clave de la práctica de VPO (cuadro 1.1), con el objeto de establecer unos estándares y limitar las variaciones. No obstante, el personal debe conocer bien las diferencias entre protocolos y directrices (Knight y Kenny, 2011) y tener presente que las directrices ofrecen mejores recomendaciones prácticas.

El servicio de VPO forma parte de las responsabilidades del anestesista (RCoA, 2019) y, debido a ello, los anestesistas deben participar en la elaboración de protocolos, políticas y directrices para la parte clínica de la VPO (NCEPOD, 2002a). Para poder garantizar un enfoque multidisciplinario, deben intervenir también la enfermera jefe registrada en VPO y médicos de otras especialidades, según corresponda. Al elaborar las directrices hay que tener en cuenta las circunstancias locales, utilizando fuentes clave de evidencias, y revisarlas frecuentemente (Knight y Kenny, 2011). Es necesario que se pueda acceder fácilmente a esos documentos en las instalaciones clínicas de VPO, y considerar que constituyen herramientas de trabajo. Después de consultar con las principales partes interesadas, se pueden introducir variaciones locales en la

Cuadro 1.1 **Políticas, protocolos y directrices**

Cada hospital debe disponer por escrito de políticas, protocolos o directrices aprobados que se ajusten a las directrices nacionales allí donde existan, y que abarquen los siguientes aspectos:

- El tiempo asignado al anestesista para que realice la asistencia preoperatoria tanto en clínicas ambulatorias como en salas hospitalarias. Los planes laborales deben reconocer un número adecuado de actividades programadas.
- Pruebas y estudios preoperatorios.
- Petición preoperatoria de sangre para una posible transfusión.
- Tratamiento de la anemia, incluyendo la administración de hierro parenteral, para reducir el riesgo de transfusión sanguínea alógena.
- Tratamiento de la diabetes y anticoagulación, incluyendo el uso de los anticoagulantes más recientes.
- Programas de ayuno preoperatorio y administración preoperatoria de bebidas de hidratos de carbono.
- Profilaxis antiácida.
- Alergias al látex y a la clorhexidina.
- Intensificación de la asistencia médica en caso de complicaciones perioperatorias con traslado a la unidad de cuidados intensivos.
- Continuación del tratamiento farmacológico regular.
- Protocolo consensuado localmente para la administración de fármacos tromboprofilácticos a pacientes que se vayan a someter a una intervención quirúrgica, incluyendo una valoración del riesgo de TEV, para identificar a los pacientes de riesgo bajo, moderado y alto, y un método profiláctico recomendado para cada grupo (incluyendo el momento de la administración para aquellos pacientes que se sometan a anestesia regional).
- Derivación de los pacientes de una clínica dirigida por enfermeras al personal médico para una revisión más exhaustiva.
- Prueba de embarazo antes de la cirugía.
- Utilización de la *Surgical Safety Checklist* de la OMS.
- Tratamiento del dolor agudo en pacientes complicados, como los pacientes que han desarrollado tolerancia a los opioides.
- Manejo perioperatorio de los marcapasos, incluyendo desfibriladores cardioversores implantables.

(Reproducido con autorización del Royal College of Anaesthetists. Extraído de Chapter 2: Guidelines for the Provision of Anaesthesia Services for Preoperative Assessment and Preparation 2019.)

política en relación con las directrices nacionales y ratificarlas en el comité directivo clínico del hospital.

La VPO permite identificar un nuevo dato clínico o un cambio en el estado de salud del paciente que pueda haber pasado desapercibido previamente. El personal clínico debe conocer la guía clave que va más allá de la VPO, como por ejemplo la del NICE y la de la Scottish Intercollegiate Guidelines Network (SIGN) con vías de derivación locales, para permitir que la salud de los pacientes pueda mejorar a largo plazo. Esa guía podría incluir el tratamiento de la hipertensión tanto en la atención primaria como en la secundaria (Hartle et al., 2016; NICE, 2016b).

La VPO y la planificación ayudan a mejorar la eficiencia (NHS Modernisation Agency, 2003) y los protocolos, la política y las directrices deben comprender procesos administrativos que permitan incrementar la eficacia del servicio de VPO, cubriendo aspectos como:

- La reserva clínica para garantizar la capacidad efectiva y gestionar la demanda.
- Un sistema de seguimiento de los pacientes para mantener el flujo y garantizar que el paciente no se pierde en el proceso de VPO (Hill y Jackson, 2018).
- La recepción de los registros médicos como preparación para la consulta de VPO.
- La documentación de la VPO, como las vías integradas, la valoración de los riesgos y la información al paciente como preparación para la consulta de VPO.

Además, se deben adoptar protocolos y políticas para poder garantizar el cumplimiento de la administración del consentimiento de Patient Reported Outcome Measures (PROMs) (NHS England, 2017) y National Joint Registry (NJR, 2017).

Directrices

Los trabajos preliminares de la Universidad de Southampton (Janke et al., 2002) y la NHS Modernisation Agency (2003) fueron cruciales a la hora de establecer unas orientaciones en la VPO. Actualmente existe un gran número de orientaciones e investigaciones a las que se puede acceder para facilitar la práctica preoperatoria y perioperatoria a través del NHS, las sociedades médicas, los colegios reales y las fundaciones médicas, algunas de las cuales se incluye entre las lecturas adicionales.

Las *Guidelines for the Provision of Anaesthesia Services for Preoperative Assessment and Preparation* del RCoA (2019) han proporcionado una base nacional muy clara para aquellos pacientes que necesitan anestesia o sedación, ofreciendo recomendaciones que se actualizan anualmente. Desde su creación en 2004, la Preoperative Association ha resultado crucial en el desarrollo de la VPO a nivel nacional, estableciendo la mejor práctica posible en el ámbito de la medicina preoperatoria merced al consenso, la publicación de guías, la investigación y las inspecciones. La Association of Anaesthetists (AoA, anteriormente Association of Anaesthetists of Great Britain & Ireland [AAGBI]) ha publicado una guía sobre las funciones que desempeña el anestesista en la VPO (AAGBI, 2010), la obesidad (AAGBI y SOBA, 2015), la diabetes (AAGBI, 2015) y la demencia (AoA, 2019), por nombrar solo algunas de ellas.

Fundamentalmente, las enfermeras tituladas deben mantener los conocimientos y las habilidades necesarios para una práctica segura y eficaz de acuerdo con el Nursing and Midwifery Council (NMC) Code of Conduct (NMC, 2018) y ser responsables de ello, lo que incluye tener la debida autoridad para realizar las tareas, a través de la delegación y las políticas y los protocolos de organización (Royal College of Nursing, 2019). Además de unos protocolos, unas políticas y unas orientaciones muy firmes, para poder mantener esos conocimientos se debe fomentar la curiosidad clínica en la práctica clínica con recursos y acceso a bases de datos de investigaciones.

Investigación y evaluación

Todo el personal que interviene en la VPO debe completar una preparación general en relación con las medidas de valoración clínica preoperatoria (NCEPOD, 2002b). La preparación y la competencia garantizarán que dicho personal tenga los conocimientos y las habilidades para poder pasar de la política a la práctica (Hill y Jackson, 2018).

«Únicamente podemos mejorar aquello que podemos medir» (Darzi, 2008). La auditoría representa la piedra angular de la gestión clínica, con el refuerzo del análisis crítico y objetivo (RCoA, 2012). Con ese fin, el servicio de VPO debe disponer de un panel de medidas de servicio consensuadas y un sistema de control, con conductos establecidos para poder informar y mejorar el servicio.

El *Compendium of audit recipes for continuous improvement in anaesthesia* del RCoA (2012) incluye la inspección de los aspectos clínicos de la VPO con una serie de indicadores y objetivos recomendados y, más recientemente, las directrices del RCoA (2019) incluyen una lista de revisiones periódicas que se pueden llevar a cabo dentro de la VPO (cuadro 1.2). Un análisis objetivo basado en la auditoría puede poner de manifiesto las posibilidades de una mayor preparación y, si resulta apropiado, puede favorecer cambios en la política, actualizados y comunicados a través del equipo interprofesional en las reuniones de gestión clínica (Hill y Jackson, 2018).

A este respecto, el Francis Report (2013) es muy claro: «No debemos considerar que la revisión de protocolos, la política y la orientación constituye la única forma de garantizar la seguridad y la calidad. Como parte del cumplimiento policial de los estándares, la observación directa de la práctica, la interacción directa con los pacientes, los cuidadores y el personal, y la verificación de los registros deben tener prioridad sobre el seguimiento y la evaluación de las políticas y los protocolos» (Francis, 2013:88).

No se podrán mejorar los servicios de VPO exclusivamente mediante la implementación de protocolos, políticas y directrices ratificados; es necesario conocer y dominar la aplicación práctica de esas políticas, con el respaldo de una estructura de gestión clínica muy firme para poder garantizar la seguridad y la calidad.

Cuadro 1.2 **Evaluación**

Las inspecciones periódicas de los siguientes aspectos de la asistencia preoperatoria pueden comprender:

- La eficacia de la información preoperatoria que se suministra a los pacientes.
- La documentación preoperatoria de la consulta con los anestesistas.
- El consentimiento para la anestesia.
- La eficacia de los servicios de VPO.
- Las consultas preoperatorias (tiempo de espera del paciente, proporción de consultas de atención integral).
- La valoración preoperatoria de las vías respiratorias.
- El ayuno preoperatorio en adultos y niños.
- La farmacoterapia preoperatoria apropiada.
- La tromboprofilaxis.
- La elección de la técnica: anestesia general, local o regional.
- La cancelación en el mismo día de la cirugía debido a un fallo en el proceso de valoración preoperatoria.

(Reproducido con autorización del Royal College of Anaesthetists. Extraído de Chapter 2: Guidelines for the Provision of Anaesthesia Services for Preoperative Assessment and Preparation 2019.)

RESUMEN DE PUNTOS CLAVE

Debido a la necesidad de gestionar unos recursos limitados en el ámbito de la asistencia sanitaria, se reconoce y se valora que la VPO dirigida por las enfermeras constituye un servicio. Ha permitido reducir el número de cancelaciones el día de las intervenciones, ha mejorado la experiencia de los pacientes y ha ayudado a resolver problemas de plantilla mediante la reducción del número de horas de los médicos jóvenes. Además, la VPO reduce las presiones sobre la plantilla y el reclutamiento al permitir aprovechar debidamente a las enfermeras preparadas y tituladas, lo que libera a farmacéuticos y personal médico para que puedan dedicarse a otras tareas, garantizando al mismo tiempo que el paciente esté debidamente informado y pueda someterse con seguridad a la anestesia y la cirugía.

PUNTOS DE APRENDIZAJE PARA LA REFLEXIÓN

Tras haber leído este capítulo, piense en lo que sabe ahora y en lo que aún necesita averiguar. Estas preguntas pueden ser de ayuda:

- Describa la clasificación de la ASA y analice críticamente las ventajas y los inconvenientes de su aplicación.
- ¿Cómo puede garantizar la enfermera que la VPO se centra en el paciente y en las necesidades exclusivas de cada persona?
- ¿Cómo se lleva a cabo la evaluación de las políticas y los protocolos en la práctica clínica?

Bibliografía

Action on Smoking and Health (ASH). (2015). *Fact sheet: Smoking statistics, illness and death*. Available from: <http://ash.org.uk/category/information-and-resources/fact-sheets/>.

All-Party Parliamentary Thrombosis Group (APPTG). (2014). *Healthcare commissioners' guide to VTE prevention. VTE: What does it mean to me as a commissioner?* London: NHS England.

American Society of Anesthesiologists (ASA). (2003). *What you should know about herbal and dietary supplement use and anesthesia. Patient Information Leaflet*, cited in Wong, A., & Townley, S.A. (2010). Herbal medicines and anaesthesia. *Continuing Education in Anaesthesia Critical Care and Pain*, 11(1), 14–17.

American Society of Anesthesiologists (ASA). (2014). *ASA physical status classification system*. Available from: <https://www.asahq.org/standards-and-guidelines/asa-physical-status-classification-system>.

Association of Anaesthetists (AoA). (2019). *Guidelines: Perioperative care of people with dementia*. Available from: <https://anaesthetists.org/Home/Resources-publications/Guidelines/Peri-operative-care-of-people-with-dementia-2019>.

Association of Anaesthetists of Great Britain & Ireland (AAGBI). (2001). *Pre-operative assessment the role of the anaesthetist*. London: AAGBI.

Association of Anaesthetists of Great Britain & Ireland (AAGBI). (2010). *Pre-operative assessment and patient preparation. The Role of the Anaesthetist 2*. London: AAGBI.

Association of Anaesthetists of Great Britain & Ireland (AAGBI) & Specialists in Obesity and Bariatric Anaesthesia (SOBA). (2015). *Peri-operative management of the obese surgical patient*. Available from: <https://www.aagbi.org/sites/default/files/Peri_operative_management_obese_patientWEB.pdf>.

Ayyash, R., Durrand, J., & Danjoux, G. (2017). Peri-operative exercise: an evidence-based review and guidelines for peri-operative teams. In: N. Lavies, & R. Hill (Eds.), *Evidence-based guidelines*

for preoperative assessment units. A practical guide, 2017 edition (pp. 2–13). London: The Preoperative Association.
Barker, P. (2015). Peri-operative management of the surgical patient with diabetes 2015. Association of Anaesthetists of Great Britain and Ireland. *Anaesthesia, 70*, 1427–1440.
Blann, A. (2011). The role of haematology in preoperative assessment. In M. Radford, A. Williamson, & C. Evans (Eds.), *Preoperative assessment and perioperative management* (pp. 187–217). Keswick, Cumbria: M and K Publishing.
British Society for Haematology. (2016). *Peri-operative management of anticoagulation and antiplatelet therapy*. Available from: <https://b-s-h.org.uk/guidelines/guidelines/peri-operative-management-of-anticoagulation-and-antiplatelet-therapy/>.
Care Quality Commission (CQC). (2017). *Inspection framework: NHS and independent acute hospitals*. Available from: <https://www.cqc.org.uk/sites/default/files/20190122_Surgical_Core_Services_framework_NHS_and_IH_providers_v9.pdf>.
Chung, F., Abdullah, H. R., & Liao, P. (2016). STOP-Bang questionnaire: a practical approach to screen for obstructive sleep apnoea. *Chest, 149*(3), 631–638.
Crown Copyright. (2007). *Mental capacity act 2005 (Code of Practice)*. Norwich: The Stationary Office.
Czoski-Murray, C., Jones, M. Lloyd, McCabe, C., Claxton, K., Oluboyede, Y., Roberts, J., et al. (2012). What is the value of routinely testing full blood count, electrolytes and urea, and pulmonary function tests before elective surgery in patients with no apparent clinical indication and in subgroups of patients with common co-morbidities: a systematic review of the clinical and cost-effective literature. *Health Technol Assess, 16*(50) i–xvi.
Danjoux, G., & Habgood, A. (2017). Guidelines for the pre-operative assessment and management of patients with obstructive sleep apnoea. In N. Lavies, & R. Hill (Eds.), *Evidence-based guidelines for preoperative assessment units. A practical guide* (2017 Edition) (pp. 14–25). London: The Preoperative Association.
Darzi, A. (2008). *High quality care for all: NHS next stage review final report*. Available from: <https://www.gov.uk/government/publications/high-quality-care-for-all-nhs-next-stage-review-final-report>.
Diabetes, UK. (2016). *Management of adults with diabetes undergoing surgery and elective procedures; improving standards (2016)*: Joint British Diabetes Societies for inpatient care. Available from:. <https://www.diabetes.org.uk/resources-s3/2017-09/Surgical%20guidelines%202015%20-%20full%20FINAL%20amended%20Mar%202016_0.pdf>.
Diabetes UK. (2018). *Diabetes prevalence 2018*. Available from: <https://www.diabetes.org.uk/professionals/position-statements-reports/statistics/diabetes-prevalence-2018>.
Dougherty, L., & Lister, S. (Eds.). (2015). *The royal marsden manual of clinical nursing procedures* (9th ed.). West Sussex: Wiley and Sons.
Doyle, J., & Forni, L. (2017). Guidelines for the pre-operative assessment and peri-operative management of the patient with renal impairment. In N. Lavies, & R. Hill (Eds.), *Evidence-based guidelines for preoperative assessment units. A practical guide*, 2017 edition (pp. 31–37). London: The Preoperative Association.
Edward, J., & Fitzgerald, F. (2012). Surgical preoperative assessment. What to do and why. *Student BMJ, 20*, 29–31.
Enga, K. F., Rye-Holmboe, I., Hald, E. M., Lochen, M. L., Mathieson, E. B., Njolstad, I., et al. (2014). Atrial fibrillation and future risk of venous thromboembolism: The Tromso study. *Journal of Thrombosis and Haemostasis, 13*, 1–16.
Esland, J. (2018). *The preoperative assessment*. Available from: <https://teachmesurgery.com/perioperative/preoperative/assessment/>.
Francis, R. (2013). *Report of the mid staffordshire NHS foundation trust public inquiry executive summary*. Available from: <https://webarchive.nationalarchives.gov.uk/20150407084231/http://www.midstaffspublicinquiry.com/report>.
Gallagher, M. M., & Gonna, H. (2018). Cardiac arrhythmias. In A. Crerar-Gilbert, & MacGregor (Eds.), *Core topics in preoperative anaesthetic assessment and management* (pp. 27). Cambridge: Cambridge University Press.
Hartle, A., McCormack, T., Carlisle, J., Anderson, S., Pichel, A., Beckett, T., et al. (2016). The measurement of adult blood pressure and management of hypertension before elective surgery: Joint guidelines from the AAGBI and the British Hypertension Society. *Anaesthesia, 71*, 326–337.
Higgins, N., & Hill, R. (2017). Guidelines for perioperative management of cardiac pacemakers and implanted defibrillators. In: N. Lavies, & R. Hill (Eds.), Evidence-based guidelines for preoperative assessment units. A practical guide, 2017 edition (pp. 64–68). London: The Preoperative Association.
Hill, R., & Jackson, J. (2018). Challenges of setting up preoperative service. In A. Crerar-Gilbert, & M. Macgregor (Eds.), *Core topics in preoperative anaesthetic assessment and management* (pp. 290–299). Cambridge: Cambridge University Press.
Innes, J. A., Dover, A. R., & Fairhurst, K. (2018). *Macleod's clinical examination*. Edinburgh: Elsevier.
Intensive Care Society. (2009). *Levels of critical care for adult patients*. Available from: <https://www.ics.ac.uk/AsiCommon/Controls/BSA/Downloader.aspx?iDocumentStorageKey=74ca75c6-67c4-4400-96a2-4e7e14b8d9a3&iFileTypeCode=PDF&iFileName=Levels%20of%20Critical%20Care%20for%20Adult%20Patients> critical care levels.
Janke, E., Chalk, V., & Kinley, H. NHS Modernisation Agency, Southampton University. (2002). *Preoperative assessment: Setting a standard through learning*. Southampton: University of Southampton.
Keeling, D., Tait, R. C., & Watson, H. (2016). Peri-operative management of anticoagulation and antiplatelet therapy. *British Journal of Haematology, 175*, 602–618.
Kenny, L. (2011). Clinical examination. In M. Radford, A. Williamson, & C. Evans (Eds.), *Preoperative assessment and perioperative management* (pp. 1–13). Keswick, Cumbria: M and K Publishing.
Key, W., & Swart, M. (2019). *Guidelines for the Provision of Anaesthesia Services (GPAS) Guidelines for the provision of anaesthesia services for preoperative assessment and preparation 2019*. London: Royal College of Anaesthetists (RCoA).
Knight, P., & Kenny, L. (2011). Developing protocol and guidance to support assessment service. In M. Radford, A. Williamson, & C. Evans (Eds.), *Preoperative assessment and perioperative management* (pp. 379–393). Keswick, Cumbria: M and K Publishing.
Lavies, N., & Kotze, A. (2017). Guidelines for pre-operative management of anaemia in patients having major orthopaedic surgery. In N. Lavies, & R. Hill (Eds.), *Evidence-based guidelines for preoperative assessment units. A practical guide* (2017 edition) (pp. 26–27). London: The Preoperative Association.
McLeod, H., Ham, C., & Kipping, R. (2003). Booking patients for hospital admissions: evaluation of a pilot programme for day cases. *British Medical Journal, 15*, 327.
National Confidential Enquiry into Patient Outcome and Death (NCEPOD). (2002a). *The NCEPOD classification of intervention*. Available from: <https://www.ncepod.org.uk/>.
National Confidential Enquiry into Patient Outcome and Death (NCEPOD). (2002b). *Functioning as a team? The 2002 report of the national confidential enquiry into peri-operative deaths*. Available

from: <https://www.ncepod.org.uk/2002report/02_s3.pdf>.

National Institute for Health and Care Excellence (NICE). (2013). *PH48 Smoking: acute, maternity and mental health services 2013*. Available from: <https://www.nice.org.uk/guidance/ph48>.

National Institute for Health and Care Excellence (NICE). (2016a). *NG45 Routine preoperative tests for elective surgery*. Available from: <https://www.nice.org.uk/guidance/ng45>.

National Institute for Health and Care Excellence (NICE). (2016b). *Hypertension in adults: diagnosis and management. CG127*. Available from: <https://www.nice.org.uk/guidance/cg127>.

National Institute for Health and Care Excellence (NICE). (2018). *NG89 Venous thromboembolism in over 16s: reducing the risk of hospital-acquired deep vein thrombosis or pulmonary embolism*. Available from:<https://www.nice.org.uk/guidance/ng89>.

National Joint Registry (NJR). (2017). *Information for healthcare providers*. Available from: <http://www.njrcentre.org.uk/njrcentre/Healthcare-providers>.

NHS England. (2017). *National patient reported outcome measures (PROMs) programme guidance*. Available from: <https://www.england.nhs.uk/wp-content/uploads/2017/09/proms-programme-guidance.pdf>.

NHS Health Education England. (2019). *Make every contact count*. Available from: <https://www.makingeverycontactcount.co.uk/>.

NHS Modernisation Agency. (2003). *National good practice on preoperative assessment for inpatient surgery*. Available from: <http://www.hello.nhs.uk/documents/Preoperative%20assessment%20guidance%20for%20inpatient.pdf>.

Nightingale, C. & Redman, J. (2016). *The SOBA single sheet guideline*. Available from: <https://www.sobauk.co.uk/downloads/single-sheet-guideline>.

Nursing and Midwifery Council. (2018). *The code: Professional standards of practice and behaviour for nurses, midwives and nursing associates*. London: Nursing and Midwifery Council.

Partridge, J. S. L., Harari, D., & Dhesi, J. K. (2012). Frailty in the older surgical patient: a review. *Age and Ageing, 41*, 142–147.

Pickard, H. (2011). Clinical examination. In M. Radford, A. Williamson, & C. Evans (Eds.), *Preoperative assessment and perioperative management* (pp. 55–87). Keswick, Cumbria: M and K Publishing.

Pring, D. J., Naidu, A., Burdette-Smith, P., & England, J. P. (1987). An assessment of orthopaedic preadmission clinic. *Journal of the Royal College of Surgeons Edinburgh, 32*(4), 221–222.

Rolfson, D. B., Majumdar, S. R., Tsuyuki, R. T., Tahir, A., & Rockwood, K. (2006). Validity and reliability of the Edmonton Frail Scale. *Age and Ageing, 35*, 526–529.

Royal College of Anaesthetists (RCoA). (2012). *Raising the standard: A compendium of audit recipes for continuous quality improvement in anaesthesia*, 3rd ed. Available from: <https://www.rcoa.ac.uk/system/files/CSQ-ARB-2012.pdf>.

Royal College of Anaesthetists (RCoA). (2018). *Fitter better sooner*. Available from: <https://www.rcoa.ac.uk/patient-information/preparing-surgery-fitter-better-sooner>.

Royal College of Anaesthetists (RCoA). (2019). *Guidelines for the provision of anaesthesia services (GPAS)*. Available from: <https://www.rcoa.ac.uk/gpas2019>.

Royal College of Nursing. (2019). *Accountability and delegation*. Available from: <https://www.rcn.org.uk/professional-development/accountability-and-delegation>.

Sabin, N. (1985). Dedicated preadmission testing centre cuts costs. *LOS Hospitals, 59*(6) 66 & 70.

Sear, J. (2017). Peri-operative control of hypertension: When and how does it adversely affect peri-operative outcome? In N. Lavies, & R. Hill (Eds.), *Evidence-based guidelines for preoperative assessment units. A practical guide* (2017 edition) (pp. 43–51). London: The Preoperative Association.

Singh, M., Liao, P., Kobah, S., Wijeysundera, D. N., Shapiro, C., & Chung, F. (2013). Proportion of surgical patients with undiagnosed obstructive sleep apnoea. *British Journal of Anaesthesia, 110*(4), 629–636.

Theadom, A., & Cropley, M. (2006). Effects of preoperative smoking cessation on the incidence and risk intraoperative and postoperative complications in adult smokers: a systematic review. *Tobacco Control, 15*, 352–358.

Tønnesen, H., Neilson, P. R., Lauritzen, J. B., & Møller, A. M. (2009). Smoking and alcohol intervention before surgery: evidence for best practice. *British Journal of Anaesthesia, 102*(3), 297–306.

United Kingdom Clinical Pharmacy Association (UKCPA). (2017). *The handbook of peri-operative medicines*. 2nd ed. Available from: <http://ukclinicalpharmacy.org>.

Walsgrove, H. (2011). History taking. In M. Radford, A. Williamson, & C. Evans (Eds.), *Preoperative assessment and perioperative management* (pp. 33–54). Keswick, Cumbria: M and K Publishing.

World Health Organization (WHO). (2001). *The alcohol use disorders identification test – guidelines for use in primary care*, 2nd ed. Available from: <https://apps.who.int/iris/bitstream/handle/10665/67205/WHO_MSD_MSB_01.6a.pdf?sequence=1>.

Yentis, S. M., Hartle, A. J., Barker, I. R., Barker, P., Bogod, D. G., Clutton-Brock, T. H., et al. (2017). Association of Anaesthetists of Great Britain and Ireland (AAGBI) Consent for Anaesthesia 2017. *Anaesthesia, 72*, 93–105.

Lecturas adicionales

NHS Modernisation Agency. (2002). *National good practice guidance on preoperative assessment for day surgery 2002: Operating Theatre and pre-operative assessment programme*. London: NHS Modernisation Agency.

Capítulo 2

Asistencia perioperatoria

Kate Woodhead

ÍNDICE DEL CAPÍTULO

OBJETIVOS CLAVE DEL CAPÍTULO

Este capítulo ofrece una introducción general a la asistencia holística que prestan las enfermeras en el entorno perioperatorio durante las fases preoperatoria inmediata, intraoperatoria y postoperatoria de la experiencia quirúrgica del paciente.

En este capítulo:

- Se define el período perioperatorio.
- Se analizan detalladamente las necesidades de los pacientes durante las fases de su periplo quirúrgico, así como la forma de adaptar la asistencia a sus necesidades físicas y psicológicas individuales.
- Se describen algunos de los peligros del entorno perioperatorio para los pacientes y se explica la forma de limitar sus efectos de forma proactiva.

Cuestiones en las que pensar antes de leer el capítulo

- ¿Qué entiende usted por «período perioperatorio»?
- Describa la lista de verificación quirúrgica Safe Surgery Saves Lives.
- ¿Cuál es la definición de anestesia?

Introducción

Para los pacientes, las estudiantes de enfermería y otros miembros del hospital, el área perioperatoria o de quirófanos representa una zona de mucho dramatismo y acción, tal como reflejan habitualmente los medios de comunicación, y muchos de ellos tienen ideas preconcebidas sobre sus respectivas funciones y contribuciones dentro de ese entorno. Aun así, para muchas personas representa un momento en el que son especialmente vulnerables o están muy asustados. En el caso de los pacientes, están dormidos, no saben si van a despertar y qué les va a pasar; para las estudiantes de enfermería constituye una experiencia extraña que, para empezar, no pueden relacionar con otros entornos; y el resto del personal hospitalario se siente como si accediera a un entorno en el que todo resulta misterioso. Poder garantizar que se presta la mejor asistencia posible a cada paciente durante su periplo quirúrgico representa un aspecto esencial del papel que desempeñan las enfermeras perioperatorias. Es muy importante mantener la interacción y la comunicación con el paciente, aunque sea de forma encubierta si el paciente está dormido, mientras las enfermeras perioperatorias valoran, preparan, planifican y ejecutan la asistencia. En este capítulo se demostrará que la asistencia perioperatoria de enfermería está orientada a los pacientes y que las enfermeras deben conocer y comprender debidamente el entorno. Esto les permitirá atender a los pacientes de una forma segura, eficaz e inocua.

Período perioperatorio

El término «perioperatorio» hace referencia a las tres fases del periplo quirúrgico de un paciente: preoperatoria, intraoperatoria y postoperatoria. A los efectos de este capítulo, el período perioperatorio va desde el momento en el que el paciente entra por las puertas del quirófano hasta el momento en que sale por esas mismas puertas después de la cirugía.

Cirugía programada o de urgencia

En términos generales, las intervenciones quirúrgicas pueden dividirse en intervenciones programadas (planificadas) o de urgencia (no planificadas). Se puede optar por la cirugía programada cuando el paciente goza de una salud óptima pero antes de que la cirugía pueda afectar a su calidad de vida y poner en peligro la misma: por ejemplo, una hernia inguinal puede poner en peligro la vida del paciente si se produce una obstrucción intestinal en el interior del saco herniario. Los médicos deciden si una intervención programada es «urgente» a causa de un deterioro clínico o se puede llevar a cabo en un momento que convenga al cirujano, el hospital y el paciente (NCEPOD, 2004).

Actualmente, la mayoría de los candidatos a cirugía programada acuden al hospital el mismo día de la intervención después de haberse sometido ya a una valoración previa, en ayunas de conformidad con la política local para esos pacientes y en condiciones óptimas antes de su ingreso (Radford y Palmer, 2012).

La cirugía inmediata puede deberse a un traumatismo o accidente, una obstrucción gastrointestinal o una víscera perforada. La lesión puede poner en peligro inmediato la vida del paciente, y debido a ello se procede a intervenir a los pocos minutos de haber tomado la decisión de operar al paciente. En otras urgencias puede que haya que intervenir 24-48 h después de producirse la lesión, pero en ambos casos el período preoperatorio para preparar al paciente es considerablemente más corto y el estado de este puede cambiar rápidamente. El equipo perioperatorio debe estar debidamente preparado para afrontar una serie de circunstancias clínicas complicadas desde la valoración del caso en el mismo día hasta el traslado de pacientes quirúrgicos inestables al quirófano. La seguridad del paciente debe constituir un requisito continuado de toda la asistencia que se le presta durante su periplo perioperatorio; una buena comunicación resulta esencial para poder prestar una asistencia adecuada (Radford y Palmer, 2012).

En este capítulo dedicaremos especial atención a la asistencia de los pacientes para la cirugía programada, ya que muchos de los principios que se describen aquí se aplican igualmente a todos los pacientes que se someten a una intervención quirúrgica.

Asistencia preoperatoria

Preparación del paciente

El entorno perioperatorio es un entorno dinámico y que cambia constantemente merced a los avances en las técnicas quirúrgicas y de anestesia, pero cuenta con el respaldo de profesionales que promueven y mantienen un entorno seguro para cada paciente. La preparación del entorno perioperatorio comienza antes de que llegue el paciente, y la única información de la que puede disponer el personal es la que obtiene a través de la lista de intervenciones, que se redacta a diario y se elabora 16-24 h antes de las operaciones programadas (AfPP, 2016). Como mínimo, debe detallar el nombre, la edad y el sexo del paciente, así como la intervención. Esto permitirá a la enfermera perioperatoria preparar su propia zona para poder garantizar un entorno de trabajo seguro. Por ejemplo, saber la edad del paciente permite al anestesista y a las enfermeras de recuperación preparar el equipo adecuado para manipular las vías respiratorias de ese paciente; el tipo de intervención permite valorar el grado de tolerancia del paciente a la postura prevista y la posible duración de la intervención (AfPP, 2016). Sin embargo, la relación con la valoración clínica previa puede haber puesto también de manifiesto las necesidades específicas del paciente, como problemas de movilidad, problemas de audición o antecedentes médicos que requieren intervenciones adicionales por parte de los médicos (Oakley, 2010). Además, el paciente tiene la oportunidad de obtener más información sobre la técnica anestésica, el alivio del dolor postoperatorio y los riesgos de la intervención, todo ello dentro de un entorno tranquilo (AAGBI, 2010).

Bienvenida al paciente

El paciente es acompañado hasta el quirófano por un celador, una enfermera de sala o ambos. El personal de sala debe comprobar la identidad del paciente, el formulario de consentimiento quirúrgico y las notas y reseñas apropiadas del paciente, y asegurarse de que se ha completado toda la documentación antes de trasladar al paciente al quirófano (AfPP, 2016). Se le puede trasladar en una silla de ruedas o en su propia cama o, si lo desea y está en condiciones de hacerlo, puede ir caminando hasta el quirófano con su acompañante. Dependiendo de las instalaciones de cada unidad, el paciente pasa a la zona de espera o aguarda en recepción. En esos momentos, el paciente puede sentirse estresado y ansioso debido a lo que le va a pasar y a que no está familiarizado con el personal y el entorno. Por consiguiente, es muy importante que la enfermera perioperatoria se comunique adecuadamente con los pacientes para tranquilizarles (a ellos y a sus familiares) y centrarse al mismo tiempo en la entrega de la información pertinente (Radford y Palmer, 2012). En esos momentos, una valoración minuciosa por parte de la enfermedad perioperatoria permitirá identificar cualquier cambio clínico que pueda alterar el plan asistencial.

Un adulto o un progenitor puede acompañar a un niño al departamento de cirugía, integrando de ese modo a la familia en el plan de asistencia perioperatoria. Los padres se sentirán angustiados por abandonar a su hijo para la cirugía, y es necesario tener en cuenta sus necesidades además de las del niño.

Los adolescentes no tienen las mismas necesidades que los niños y los adultos. Pueden sentirse preocupados por su intervención y hay que garantizar la confidencialidad al mismo tiempo que se informa a los padres, lo que puede requerir un equilibrio muy delicado (McArthur, 2012). Un paciente mayor puede sentirse confuso y necesita explicaciones adicionales y mayor tranquilidad. Una enfermera con experiencia valorará el estado de la piel, la movilidad y el aspecto general de los pacientes mayores, como indicios de la salud y el bienestar de los mismos (Hehir, 2012).

La enfermera debe presentarse al paciente y saludarlo por su nombre. Se debe completar una lista de verificación preoperatoria de acuerdo con la política local.

Seguridad del paciente durante la cirugía

En 2009, la National Patient Safety Agency empezó a aplicar la lista de verificación quirúrgica Safe Surgery Saves Lives de la Organización Mundial de la Salud. Se pueden introducir modificaciones locales para adaptarla a las condiciones específicas, y a menudo se combina con los Five Steps to Safer Surgery (AfPP, 2016). La lista de verificación fue diseñada para mejorar el trabajo en equipo y limitar los peligros más frecuentes y evitables que puedan surgir para la seguridad del paciente durante la cirugía (Wicker, 2015). Es una herramienta muy sencilla que permite a todo el equipo centrarse en comprobaciones esenciales de la seguridad en tres momentos clave durante las fases cruciales de la asistencia perioperatoria: antes de inducir la anestesia, antes de cortar la piel y antes de que el equipo abandone el quirófano (WHO, 2008).

Todos los profesionales que intervienen en el equipo perioperatorio tienen la obligación de garantizar que la asistencia del paciente no supone un perjuicio para este (WHO, 2008). La Organización Mundial de la Salud (OMS) ha elaborado un conjunto de estándares esenciales que garantizan que el equipo:

1. Operará al paciente correcto en el lugar correcto.
2. Empleará métodos conocidos para prevenir posibles daños por la administración de la anestesia, al mismo tiempo que protege al paciente del dolor.
3. Identificará y se preparará adecuadamente para una posible pérdida de la función respiratoria o la conducción aérea que pueda poner en peligro la vida del paciente.
4. Identificará y se preparará adecuadamente para el riesgo de una pérdida cuantiosa de sangre.
5. Evitará la inducción de reacciones alérgicas o farmacológicas adversas que puedan suponer un riesgo significativo para el paciente.
6. Empleará en todo momento los métodos conocidos para reducir el riesgo de infección de la zona quirúrgica.
7. Evitará la retención inadvertida de instrumental o compresas en la herida quirúrgica.
8. Asegurará e identificará con exactitud todas las muestras quirúrgicas.
9. Se comunicará adecuadamente e intercambiará información crucial con el paciente para poder operar con total seguridad.

Los Five Steps to Safer Surgery (Vickers, 2011) han añadido otros dos elementos a la lista de verificación quirúrgica de seguridad: una reunión informativa, en la que todos los miembros del equipo comentarán las intervenciones programadas, caso por caso, al comienzo de la jornada, con el objeto de prevenir y resolver proactivamente los posibles problemas; y una reunión de recapitulación al término de la lista para asegurarse de que todos los miembros del equipo puedan comentar cualquier «lección aprendida».

Safe Surgery Saves Lives Patient Safety Challenge reconoce la complejidad de la cirugía moderna y considera que la lista de verificación es un medio para reducir los posibles errores (WHO, 2008).

Una vez que el paciente llega a la zona de quirófanos, hay que realizar algunas comprobaciones adicionales, que se enumeran en la tabla 2.1.

Además, las enfermeras perioperatorias tienen que ofrecer una asistencia equitativa y apropiada en función de las ideas culturales, religiosas, étnicas y raciales de los pacientes. Esto implica el conocimiento y la aceptación de las prácticas religiosas, el papel que desempeña la familia y la orientación cultural.

Asistencia durante la anestesia

La enfermera anestésica deberá utilizar la información que ya conoce o que le haya suministrado el anestesista para preparar la sala, los aparatos y el resto de equipo de anestesia para mantener unas condiciones seguras para poder asistir al paciente durante la anestesia. Esto incluye tanto la preparación del equipo de anestesia como la aplicación de sus conocimientos y habilidades anestésicas en relación con la edad, los antecedentes médicos y la intervención quirúrgica con el objeto de garantizar que se satisfagan las necesidades de cada paciente: por ejemplo, si el paciente es una persona mayor, habrá que tomar precauciones adicionales durante el cuidado de su piel; si el paciente tiene dificultades con el lenguaje, puede que se necesite un intérprete.

Una enfermera especializada o un médico del servicio quirúrgico puede ayudar durante la anestesia. El anestesista no puede administrar la anestesia con total seguridad sin la ayuda de otra persona; necesita un asistente competente en todo momento (AAGBI, 2018).

Una enfermera anestésica desempeña una función multidimensional, que comprende habilidades técnicas, clínicas, de comunicación y de supervisión. Debe evitar barreras, como el uso de una mascarilla al saludar al paciente, el ruido de fondo excesivo (como las conversaciones y los teléfonos) y la falta de explicaciones mientras realiza sus tareas. El médico anestesista tiene la clara función de fomentar el bienestar del paciente, actuar como su valedor y dar un enfoque profesional a sus obligaciones (Chilton y Thompson, 2012). La comunicación no siempre es verbal y el contacto físico, el hecho de coger la mano del paciente o la mera presencia física puede representar una ayuda adicional para el paciente. Puede que la enfermera anestésica tenga que retirar dentaduras, gafas, prótesis o pelucas durante la preparación para la cirugía. Para poder reducir aún más la ansiedad del paciente es muy importante tranquilizarle, confortarle y mostrarse sensible en relación con una posible pérdida de dignidad del mismo (AfPP, 2016).

Tabla 2.1 **Lista de control preoperatorio**

Compruebe	Motivo
Nombre/fecha de nacimiento del paciente	Se debe garantizar que se trata del paciente correcto con las notas correctas. La fecha de nacimiento sirve como una verificación adicional, ya que en una misma sala puede haber pacientes que se llamen igual
Consentimiento	Es preferible el consentimiento por escrito, ya que proporciona una prueba documental (AfPP, 2016). El formulario de consentimiento debe indicar claramente la intervención quirúrgica (sin abreviaturas) y deberá estar firmado por el paciente (salvo excepciones, como pacientes menores, situaciones que puedan poner en peligro la vida del paciente, o incompetencia jurídica o mental) (Royal College of Surgeons, sin fecha) y por un profesional competente cualificado para llevar a cabo el procedimiento. Para que el consentimiento tenga validez, es necesario informar al paciente acerca de la intervención, sus resultados previsibles, sus ventajas, los posibles riesgos y las alternativas existentes (AfPP, 2016). La enfermera perioperatoria debe confirmar que el paciente comprende la intervención para poder salvaguardar su autonomía (Reid, 2005)
Se ha marcado el lugar para la intervención	Para evitar confusiones, hay que marcar claramente el lado o el lugar con un rotulador indeleble. A continuación, hay que confirmar esto con las notas del paciente, las radiografías y la lista de operaciones programadas. La persona que va a practicar la intervención es la responsable de asegurarse de que se ha marcado el lado/lugar correcto (AfPP, 2016)
Última vez que comió o bebió	Los pacientes deben ayunar antes de la cirugía con el objeto de limitar el riesgo de que aspiren el contenido gástrico durante la anestesia general, lo que podría tener consecuencias mortales (AfPP, 2016; RCN, 2013). El Royal College of Nursing recomienda restringir la ingesta oral de los adultos (pueden ingerir líquidos claros [agua, té y café sin leche] hasta 2 h antes de la cirugía) y un período de ayuno de 6 h para alimentos sólidos o bebidas con leche. Se desaconseja el consumo de chicle o dulces en el día de la intervención (RCN, 2013). Los pacientes deben recibir la información pertinente para poder comprender y asimilar la importancia del ayuno preoperatorio y las consecuencias que pueden derivarse si no siguen esas instrucciones; es decir, habrá que posponer o cancelar la operación (AfPP, 2016) Liddle (2014) comprobó que el ayuno preoperatorio prolongado puede producir deshidratación, ansiedad, desequilibrios electrolíticos y alteraciones de la glucemia. Existen determinados grupos de pacientes que son especialmente propensos a esas complicaciones, como las personas mayores, las gestantes, los niños y los pacientes muy enfermos. Reduciendo el tiempo de ayuno se pueden limitar las náuseas y los vómitos postoperatorios (NVPO) y mejorar la cicatrización de la herida, la comodidad y los resultados postoperatorios
Alergias	Identificar posibles alergias para limitar los riesgos del paciente durante la cirugía. Hay que descartar la alergia al Elastoplast, a determinados fármacos (antibióticos, suxametonio o cualquiera que contenga huevos o frutos secos), a líquidos como el yodo y al látex, y registrar también las posibles relaciones adversas del paciente a los anestésicos o las transfusiones sanguíneas (AfPP, 2016)
Estado de la dentición	Las fundas, las coronas, las prótesis dentales o los dientes sueltos pueden desprenderse o sufrir daños al intubar al paciente y pueden comprometer las vías respiratorias. A discreción del anestesista, se pueden mantener las prótesis dentales si están debidamente ajustadas y el paciente no suele extraerlas habitualmente
Joyas	Algunas piezas de joyería o bisutería responden a razones religiosas o culturales y su retirada puede ofender al paciente, por lo que las enfermeras perioperatorias deben respetar las necesidades del paciente. Las mujeres musulmanas y sij pueden llevar brazaletes de oro o vidrio o piedras nasales y un anillo nupcial para indicar que están casadas, y la AfPP recomienda no retirarlas si no dificultan el acceso venoso o quirúrgico (AfPP, 2016). Algunos *piercings* corporales pueden interferir en la cirugía o comprometer las vías respiratorias y pueden retirarse si fuera necesario Inmovilice bien todos los anillos y otras piezas de bisutería para asegurarse de que no se pierden al colocar o mover al paciente (AfPP, 2016)
Uso de cualquier tipo de prótesis	Los audífonos son esenciales para que el paciente pueda comunicarse con el personal del quirófano, por lo que se pueden dejar colocados hasta que el paciente acceda a la sala de anestesia y vaya a ser anestesiado. A continuación, se puede retirar el audífono y entregarlo al personal de recuperación para que este pueda volver a colocarlo una vez que el paciente recupere la conciencia. Por la misma razón, el paciente puede utilizar también sus gafas hasta llegar al quirófano
	Las lentes de contacto deben retirarse, ya que durante la intervención existe el riesgo de que puedan secarse y dañar la córnea
	Otras prótesis, como pelucas, ojos de cristal y extremidades protésicas, deben retirarse antes de la cirugía y guardarse en la sala para mayor seguridad. No obstante, los pacientes pueden angustiarse y conviene hacer todo lo posible para preservar su dignidad y respeto durante el período perioperatorio (AfPP, 2016)
Registros médicos y de enfermería	Todos los registros médicos y de enfermería deben acompañar al paciente hasta el quirófano para poder valorar correctamente sus antecedentes y prestarle unos cuidados perioperatorios más seguros La documentación comprende los resultados de las pruebas realizadas durante la valoración preoperatoria, los análisis de sangre, las radiografías y las observaciones iniciales (AfPP, 2016)

Fuente: AfPP (2016); RCN (2013); Liddle (2014).

La primera de las comprobaciones de Safe Surgery Saves Lives se efectúa en el momento en el que el paciente accede a la sala de anestesia y antes de inducir esta última. Se conoce como *Sign in* e incluye al paciente en las comprobaciones finales de seguridad para poder confirmar su identidad, la zona que se va a operar, las marcas en la piel y cualquier posible riesgo que pueda tener importancia, como unas vías respiratorias difíciles o una pérdida previsible de sangre.

La anestesia se define como la pérdida de la sensibilidad al dolor, la presión, la temperatura y el tacto en todo el cuerpo o una parte del mismo (Bryant y Knights, 2015). A la hora de decidir el tipo de anestesia que va a administrar (general, regional o local), el anestesista tendrá que considerar el tipo y la técnica de la intervención prevista, los factores de riesgo del paciente, su pericia personal y las preferencias del paciente.

Un anestésico general puede dividirse en tres componentes; es lo que se conoce como la tríada de anestesia. Esos tres elementos son la hipnosis (pérdida de la conciencia), la analgesia y la acinesia (pérdida de la movilidad). Las diferentes técnicas quirúrgicas requieren distintas combinaciones de cada uno de esos elementos. La estimulación quirúrgica y el dolor pueden inducir una serie de respuestas fisiológicas, como taquicardia, hipertensión arterial, diaforesis y vómitos. Los analgésicos limitan la respuesta del organismo a esa estimulación, lo que permite prevenir o reducir las complicaciones postoperatorias (Bonnet y Marret, 2005). Las técnicas anestésicas y el tratamiento farmacológico han evolucionado, lo que permite al anestesista ajustar las proporciones de cada uno de los componentes de la tríada de anestesia para poder adaptarse a las necesidades individuales. Para aquellas intervenciones que apenas requieren relajación muscular, el anestesista puede inducir la anestesia con un producto intravenoso (aunque se puede recurrir a la inducción gaseosa en pacientes con fobia a las agujas) y mantenerla con un agente intravenoso o volátil, permitiendo que el paciente respire los gases espontáneamente a través de una mascarilla facial o una mascarilla laríngea (MLA) conectada a un sistema respiratorio adecuado. Cuando se necesita relajación muscular después de inducir la anestesia, se administra un relajante muscular y se mantienen las vías respiratorias del paciente mediante un tubo endotraqueal o una mascarilla laríngea, y se conecta al paciente a un ventilador. El tercer componente de la tríada de anestesia es la analgesia, que se obtiene con diferentes tipos de fármacos que bloquean la estimulación dolorosa a nivel de los impulsos nerviosos. Durante la cirugía se utilizan analgésicos opioides como el fentanilo debido a la corta duración de su acción y a la posibilidad de titular su concentración para satisfacer las necesidades del paciente (Stanley, 2014).

Las anestesias regional y local proporcionan una pérdida reversible de la sensibilidad regional que permite reducir el dolor del paciente, lo que facilita las intervenciones quirúrgicas (Wicker, 2015). Entre las técnicas utilizadas cabe destacar los bloqueos de nervios periféricos (inyección de un anestésico local en un plexo nervioso); los bloqueos neuroaxiales centrales (inyección de un anestésico local en el espacio subaracnoideo o epidural para la cirugía del abdomen inferior o las extremidades inferiores y la analgesia postoperatoria), y la anestesia por infiltración (inyección de un anestésico local alrededor de la incisión quirúrgica o antes de la canulación) (Chilton y Thompson, 2012).

Durante la anestesia regional, el paciente permanece despierto o sedado, por lo que es necesario que todo el personal perioperatorio se esfuerce más en tranquilizarle y apoyarle. La diligencia del personal clínico resulta crucial para poder mantener la confidencialidad de los pacientes y garantizar que durante la intervención se produzcan los menores ruidos e interferencias posibles, que podrían distraer al paciente y hacer que se moviese. Por el contrario, si la intervención se prolonga, puede que al paciente le cueste mucho permanecer quieto sobre una mesa/cama incómoda y, debido a ello, se puede administrar sedación o combinar anestesia general y regional para conseguir un estado de tolerancia inducido mediante fármacos. En este estado es probable que los pacientes puedan despertarse y responder también a instrucciones o estímulos físicos (Williams, 2014).

La Association of Anaesthetists recomienda unos estándares de supervisión mínimos durante la anestesia y la recuperación. Durante la inducción de la anestesia, esos estándares comprenden la oximetría de pulso, la supervisión no invasiva de la presión arterial, la electrocardiografía y la capnografía (medición del CO_2 en el aire espirado al final de la respiración) (AfPP, 2016). En aquellos pacientes que se someten a intervenciones complicadas o que corren mayores riesgos debido a trastornos concomitantes es importante vigilar la excreción urinaria y la temperatura corporal, y efectuar una supervisión invasiva de parámetros como la presión venosa central y la presión arterial.

Durante la inducción de la anestesia es importante que todo el personal mantenga la calma y reduzca al mínimo los ruidos, las interrupciones y las interferencias, ya que el oído es el último sentido que pierde el paciente antes de quedar inconsciente.

Durante la fase de mantenimiento, la enfermera anestésica deberá observar y supervisar el bienestar del paciente. Puede colocar unas almohadillas sobre los ojos para prevenir abrasiones corneales y mantener los párpados cerrados para evitar que se sequen las córneas debido a la disminución del reflejo ocular.

Asistencia intraoperatoria

La seguridad del paciente y del personal resulta crucial en todo el entorno perioperatorio y una planificación proactiva para la gestión de los riesgos clínicos debe incluir la identificación y la adopción de estrategias para reducir dichos riesgos (Vincent, 2016). Durante la fase intraoperatoria, el paciente es muy vulnerable y depende totalmente del equipo perioperatorio para poder garantizar que no sufre ningún daño. Ya se habrán abordado algunos de esos riesgos al identificar al paciente, obtener su consentimiento informado y supervisarle en la sala de anestesia. Durante la cirugía, esos riesgos clínicos guardan relación con la postura del paciente, el riesgo de infección, la trombosis venosa profunda y la hipotermia. Esta no es una lista exhaustiva, pero incluye algunos de los posibles riesgos de todo paciente que se somete a una intervención quirúrgica.

El equipo de asistencia perioperatoria debe abordar esos riesgos para limitar posibles perjuicios mientras se opera al paciente.

Antes de que se practique la incisión inicial, el equipo debe hacer una pausa para comprobar si todos están seguros de que van a operar al paciente correcto en el lugar correcto y por el lado correcto. En ese momento hay que abordar también otros aspectos cruciales de la seguridad quirúrgica, como la posibilidad de que puedan producirse acontecimientos críticos. Es lo que se conoce como «tiempo muerto».

Acceso quirúrgico y postura

Para colocar correctamente al paciente con el objeto de facilitar el acceso quirúrgico se requiere la coordinación y la cooperación de todo el equipo (tabla 2.2). Las normas para la manipulación manual recomiendan que el equipo implicado valore los riesgos antes de mover y colocar a cada paciente. Esa valoración comprenderá el estado físico del paciente, las características de la intervención y las necesidades de ese paciente. Al colocar al paciente hay que procurar no lesionar nervios ni articulaciones, evitar posibles traumatismos mecánicos como desgarros, quemaduras por fricción o daños en los tejidos blandos, y asegurarse en todo momento de que el paciente anestesiado cuenta con un apoyo físico adecuado, centrándose especialmente en la alineación natural del cuerpo y la protección de la piel, los nervios y los salientes óseos (AfPP, 2016).

Una posible consecuencia de una postura incorrecta son las lesiones nerviosas, debido a que la presión directa provoca isquemia en esa zona, como las lesiones del nervio radial si el brazo queda colgando sobre el borde de la mesa de operaciones; las lesiones del nervio cubital debidas a la compresión de un apoyo braquial colocado incorrectamente, y las lesiones del nervio peroneo causadas por la compresión de los apoyos de litotomía. Por consiguiente, las enfermeras perioperatorias deben asegurarse de que las ayudas mecánicas y los apoyos están debidamente acolchados y combinarlos adecuadamente con otros dispositivos de uso corriente, como almohadillas de gel, reposacabezas, anillos cefálicos y apoyos para los hombros (Wicker, 2015).

Tabla 2.2 Posiciones quirúrgicas más frecuentes

Posición quirúrgica	Descripción y posibles riesgos	Procedimientos realizados
Decúbito supino	El paciente descansa sobre su espalda, con los brazos doblados e inmovilizados sobre el tórax o en un tablero para el brazo, formando con el cuerpo un ángulo inferior a 90° para evitar lesiones en el plexo braquial, o al costado Se debe usar un apoyo lumbar para prevenir la lumbalgia postoperatoria Los dispositivos para aliviar la presión sobre los tobillos no deben hiperextender la rodilla, ya que podrían causar lesiones	Administración de la anestesia general Desplazamiento del paciente hasta y desde la mesa de operaciones Cirugía abdominal, mamaria y de extremidades inferiores
Decúbito lateral	Se coloca al paciente de lado y se sujeta la cabeza, la parte posterior del tórax y la pelvis a la mesa de operaciones con unas fijaciones acolchadas. Se inmovilizan los brazos para facilitar el acceso venoso. Hay que colocar una almohada entre las rodillas para evitar la presión sobre los contactos óseos	Cirugía de cadera Algunas intervenciones de cirugía renal Cirugía torácica
Decúbito prono	Se acuesta al paciente boca abajo, con la cabeza sobre un rodete o ladeada, y los brazos colocados para evitar la extensión y la abducción del hombro, ya sea por encima de la cabeza o a un costado. Hay que soportar el tórax para permitir el movimiento del abdomen durante la respiración	Cirugía raquídea Neurocirugía
Posición de Trendelenburg	Se coloca al paciente en decúbito supino, inclinado con la cabeza hacia abajo. Los órganos abdominales se desplazan hacia el diafragma debido a la gravedad, lo que mejora el acceso quirúrgico. Se pueden doblar las piernas por la rodilla para aumentar la estabilidad	Cirugía del abdomen inferior (p. ej., histerectomía abdominal) Cirugía de las extremidades inferiores (p. ej., varices venosas)
Posición de litotomía	Se coloca al paciente en decúbito supino con las piernas elevadas sobre unos apoyos, que pueden soportar la pantorrilla hasta el tobillo o simplemente inmovilizar los tobillos. A continuación, se cruzan los brazos sobre el tórax del paciente mientras se retira el extremo de la mesa. Hay que elevar, bajar y colocar simultáneamente las piernas para prevenir lesiones lumbares, daños en los ligamentos sacroilíacos y asimetrías pélvicas Pueden producirse lesiones nerviosas por la presión directa que ejercen los apoyos de litotomía, insuficientemente acolchados, sobre la superficie medial o lateral de la pierna. Un apoyo lumbar ayuda a prevenir la dorsalgia postoperatoria	Intervenciones ginecológicas Cirugía urológica Cirugía rectal Intervenciones obstétricas

Fuente: Wicker (2015).

Al mover al paciente sobre la mesa de operaciones pueden producirse fuerzas de cizallamiento, que pueden causar daños en los tejidos que pueden pasar inadvertidos. Hay que valorar los riesgos cutáneos al comienzo y al término de la cirugía y documentar esos riesgos, empleando herramientas diseñadas especialmente de conformidad con la política local. El uso de colchones de gel o complementos similares para aliviar la presión permite redistribuir la presión sobre una superficie más extensa (Pirie, 2012).

Las zonas en las que se producen lesiones cutáneas por presión con más frecuencia son los codos, los talones, las nalgas y el sacro. La guía del National Institute for Health and Care Excellence (NICE) recomienda valorar el riesgo y adoptar medidas preventivas en aquellos pacientes que van a permanecer inmovilizados durante algún tiempo, lo que incluye lógicamente las intervenciones quirúrgicas (NICE, 2014). El riesgo del paciente aumenta con la duración de la intervención, pero todos los pacientes que se someten a cirugía están expuestos a desarrollar úlceras intraoperatorias.

Prevención de la trombosis venosa profunda

La trombosis venosa profunda (TVP) representa una complicación postoperatoria grave en la que la intervención de las enfermeras perioperatorias puede mejorar el pronóstico del paciente. La TVP se produce debido a una hemostasia venosa, un traumatismo del tejido o la pared vasculares y un aumento de la actividad coagulante. La guía del NICE especifica la necesidad de valorar el riesgo en cada paciente para que el equipo perioperatorio pueda decidir las posibles medidas mecánicas o farmacológicas para la profilaxis tromboembólica (NICE, 2018).

Mantenimiento de la normotermia

La pérdida de calor durante la cirugía puede causar muchas complicaciones postoperatorias en los pacientes, como un aumento del riesgo de infección de la herida quirúrgica y problemas cardíacos y metabólicos. Las enfermeras perioperatorias pueden adoptar una serie de medidas para controlar y mantener la temperatura del paciente por encima de 36 °C durante la intervención quirúrgica, como el control de la temperatura ambiental (21-24 °C), el uso de mantas de aire caliente forzado, el calentamiento de los líquidos intravenosos y de los líquidos utilizados para la irrigación y la preparación de la piel, y la vigilancia de la temperatura central del paciente (NICE, 2016).

Control de las infecciones en el entorno perioperatorio

Muchas de las actuaciones rutinarias en cualquier intervención quirúrgica, como el baño del paciente antes de la operación y la antisepsia cutánea quirúrgica, sirven para reducir el riesgo de infección de la zona quirúrgica. La prevención de las infecciones comprende varios componentes cruciales, todos ellos dirigidos a reducir el riesgo de infección del paciente (tabla 2.3). Es fundamental crear un campo estéril y emplear una técnica aséptica impoluta que el profesional del quirófano y el resto del equipo deben tener presente en todo momento.

Tabla 2.3 Medidas para el control de las infecciones

Zona	Control de infecciones
Diseño del quirófano	Localización de la zona de quirófanos dentro del hospital Sistema de ventilación con un mínimo de 20 renovaciones del aire cada hora Mantenimiento preventivo programado Control del acceso de las visitas al servicio de cirugía
Limpieza	Limpieza entre pacientes Limpieza al término de una lista de operaciones Normas para el uso del líquido de limpieza correcto dependiendo del cometido Correcta eliminación de residuos y sábanas
Personal	Uso de ropa protectora: batas de quirófano, gorros y patucos Uso correcto del equipo de protección personal y cumplimiento de unas precauciones estándar Uso correcto de mascarillas Higiene de manos Manejo seguro y eliminación de objetos cortantes Técnicas para lavarse y vestirse basadas en la evidencia y la práctica correcta Mantenimiento de una técnica aséptica Métodos correctos de esterilización y desinfección
Preparación del paciente	Supresión del pelo si es absolutamente necesario, con una maquinilla y no con una cuchilla, inmediatamente antes de la intervención Uso de líquidos de base alcohólica para preparar la piel Identificación de factores de riesgo como la edad avanzada, la obesidad, la malnutrición, otros trastornos concomitantes Intervención quirúrgica, como el lugar de la operación, la duración de la cirugía, la contaminación de la herida (p. ej., contenido intestinal, pus)

Fuente: AfPP (2016); Wilson (2019).

Tecnología y avances en la práctica quirúrgica

La cirugía mínimamente invasiva, la farmacoterapia (especialmente en el ámbito de la anestesia) y el desarrollo de equipos eléctricos (láseres, asistencia robótica) han revolucionado la experiencia quirúrgica de los pacientes, acortando el tiempo de hospitalización, reduciendo el tiempo necesario para la recuperación y permitiéndoles que puedan reanudar precozmente sus actividades normales (Esmail y Wrona, 2013). Conforme van apareciendo nuevas tecnologías, las enfermeras perioperatorias deben comprender bien los principios y las características específicas de cada nuevo aparato, fármaco o procedimiento, y asegurarse de que se han valorado debidamente los riesgos y que todo el personal ha recibido la información adecuada sobre el uso del equipo y sus posibles peligros. Las enfermeras son responsables de sus propios actos y deben asegurarse de que ni ellos ni sus colegas perjudican al paciente (Nursing and Midwifery Council, 2018). Para reducir el sangrado durante la cirugía se emplean habitualmente técnicas que no son nuevas, pero que siguen siendo peligrosas. En la tabla 2.4 se incluyen más detalles.

Tabla 2.4 Riesgos de la electrocirugía

Peligros de la electrocirugía	Prevención
Fallos en el aislamiento del equipo	Asegúrese de que todo el equipo, incluidos los cables, el instrumental quirúrgico y las placas para el paciente, están debidamente aislados. Proceda inmediatamente a retirar cualquier equipo defectuoso y a informar de ello de acuerdo con la política hospitalaria Compruebe siempre que el equipo de electrocirugía permanece dentro de un contenedor aislado durante toda la intervención Impida que el cable del electrodo de retorno se enrede durante su uso
Empleo de líquidos de base alcohólica Para preparar la zona que se va a operar antes de la cirugía se utilizan líquidos de base alcohólica. No obstante, si el líquido se acumula en la piel del paciente o en los paños, puede arder a causa de una chispa procedente del equipo de electrocirugía y causar quemaduras	Asegúrese de que, si se utiliza un líquido de base alcohólica para preparar al paciente, se deja secar o se usa una torunda estéril Asegúrese de que los paños quirúrgicos no entran en contacto con el alcohol Evite cualquier contacto entre el líquido y el equipo de electrocirugía
Vías alternativas Rutas imprevistas para la corriente eléctrica debido a que el paciente está en contacto con otros conductores, o si el paciente lleva un marcapasos	La placa del paciente debe estar lo más cerca posible de la zona que se va a operar con el objeto de limitar el recorrido de la electricidad a través del paciente Asegúrese de que el paciente no está en contacto con ninguna superficie metálica expuesta, como reposos branquiales, mesa de Mayo o perchas de infusión metálicas Hay que evitar la diatermia en los pacientes con marcapasos o, si no es posible, adoptar precauciones para limitar las interferencias que pueda provocar la corriente eléctrica
Inhalación de humos Las investigaciones han demostrado que el humo quirúrgico representa un peligro para el equipo perioperatorio que está expuesto a diario al mismo. Esto se debe a los productos biológicos y químicos que contienen las partículas presentes en el humo (AfPP, 2016)	Uso de extractores de humo dedicados Uso de mascarillas respiratorias compatibles Renovación regular de filtros y mantenimiento de la zona de quirófanos
Preparación del paciente La preparación incorrecta del paciente puede incrementar la densidad de la corriente en una zona y causar quemaduras	Compruebe que la placa del paciente y el electrodo de retorno están limpios y, si son de un solo uso, asegúrese de que nunca se reutilizan Asegúrese de que existe un contacto correcto entre la placa y la piel colocando la placa sobre una zona muscular, lejos de salientes óseos o tejido cicatricial y, si el paciente es muy hirsuto, elimine el vello situado directamente debajo de la placa antes de colocarla Si hay que mover al paciente durante la intervención, asegúrese de que la placa permanece intacta o sustitúyala por otra Registre la posición de la placa sobre el paciente y el estado de la piel antes y después

Fuente: AfPP (2016); Wicker (2015).

Recuento de compresas e instrumental

Para evitar riesgos al paciente en relación con el campo estéril hay que utilizar y manipular correctamente el instrumental; cuidar y manipular las muestras quirúrgicas; y contar el número de compresas, agujas e instrumentos. El uso negligente de equipo defectuoso durante las intervenciones invasivas y el olvido de objetos extraños en cavidades del paciente contravienen la ley, ya que todo el personal clínico tiene la obligación de cuidar del paciente (AfPP, 2016). Durante la intervención quirúrgica hay que conocer en todo momento el número de compresas, instrumentos, agujas y otros elementos afilados, y registrarlo en una «pizarra de compresas» para todas las intervenciones invasivas, de acuerdo con la política local. Del recuento se encargan la enfermera instrumentista y un profesional circulante, que en el Reino Unido no necesita titulación. Al terminar la intervención hay que informar al cirujano de que el recuento es correcto y documentarlo en el plan de asistencia del paciente (AfPP, 2017).

Preparación para el traslado del paciente a la sala de recuperación

Antes de que el personal y el paciente abandonen el quirófano hay que «finalizar la sesión» como parte de la lista de verificación quirúrgica de seguridad, para confirmar que se ha completado satisfactoriamente la intervención y que los miembros del equipo puedan reflejar aquellas cosas que se puedan mejorar para la próxima ocasión. La sesión se completa al final de la lista quirúrgica.

Al término de la operación se completa el plan de asistencia perioperatoria del paciente, en el que se debe detallar la intervención; la postura del paciente; la posición de la placa de diatermia y de otros equipos utilizados; el estado de la piel a causa de la posición y el lugar de la placa de diatermia; las firmas que confirman que el número de agujas, compresas e instrumentos es correcto; el tipo de cierre utilizado para la piel; e información sobre la presencia de drenajes o catéteres (AfPP, 2016). A continuación se prepara al paciente para su traslado a la unidad de recuperación o de cuidados postanestésicos, lo que puede implicar su desplazamiento a una cama. Es esencial preservar la dignidad del paciente y mantener su seguridad. Una vez trasladado el paciente, se puede proceder a limpiar el quirófano y a prepararlo para el siguiente paciente, de acuerdo con la política hospitalaria local.

Asistencia postoperatoria inmediata

A los efectos de este capítulo, el autor emplea la denominación «sala de recuperación» para referirse al lugar de la zona de quirófanos en la que los pacientes se recuperan de la anestesia y la cirugía. Esa zona es conocida también como unidad de cuidados postanestésicos (UCPA). La recuperación tras la anestesia es un período potencialmente peligroso, lo que obliga a vigilar estrechamente a los pacientes hasta que se hayan recuperado completamente. Se debe disponer de unas instalaciones debidamente dotadas para la recuperación durante las horas que sean necesarias para la cirugía programada para ese día y para las intervenciones urgentes (RCoA, 2019).

La enfermera de recuperación es una profesional preparada y experimentada, capaz de afrontar con rapidez y eficacia cualquier cambio que pueda producirse en el estado del paciente. Dentro del entorno perioperatorio, las enfermeras de recuperación son las que gozan de mayor autonomía, ya que se encargan de atender al paciente en la zona de recuperación desde que llegan hasta que la abandonan, y solo solicitan ayuda de los médicos cuando es necesario. Las enfermeras de la sala de recuperación deben conocer además las técnicas anestésicas y quirúrgicas.

La fase postoperatoria del periplo de un paciente empieza cuando es trasladado del quirófano a la sala de recuperación. No obstante, los preparativos para cada paciente comienzan mucho antes de su llegada. Hay que comprobar todos los equipos, como los de reanimación, de oxígeno y de monitorización, y conseguir recursos adicionales si fuera necesario, como un aparato para calentar al paciente, una provisión de bombas de analgesia o almohadas si el paciente tiene que ser atendido en posición sentada. La edad del paciente influirá también en el tamaño del equipo necesario, especialmente en el caso de los niños.

El anestesista y una enfermera del equipo perioperatorio acompañarán al paciente a la zona de recuperación. La enfermera de recuperación debe valorar inmediatamente las vías respiratorias del paciente y establecer una vía permeable antes de supervisar las constantes vitales y realizar una valoración más detallada. La Association of Anaesthetists of Great Britain and Ireland establece la necesidad de observar a los pacientes en una proporción de una enfermera por cada paciente hasta que este último haya recuperado el control de sus vías respiratorias, alcanzado la estabilidad respiratoria y cardiovascular y sea capaz de comunicarse (AAGBI, 2013).

Vías respiratorias

- Las vías respiratorias del paciente deben ser permeables y estar limpias de sangre o mucosidad.
- Hay que conseguir una ventilación adecuada, para lo que puede que haya que modificar la posición de la cabeza/cuello o usar un complemento auxiliar para las vías respiratorias, como una cánula de Guedel o una mascarilla laríngea.
- La postura del paciente puede influir también en la ventilación y, por consiguiente, puede que haya que moverle a una posición diferente.
- Hay que empezar inmediatamente a suministrar oxígeno mediante una mascarilla de oxígeno o cánulas nasales. Normalmente, se administra al 40%. Entre las contraindicaciones cabe destacar la enfermedad pulmonar obstructiva crónica o aquellos casos en los que hay que prescribir un determinado porcentaje de oxígeno.
- Se coloca un oxímetro de uso para supervisar la saturación de oxígeno.

Respiración

- Observe los movimientos del tórax para confirmar un movimiento bilateral regular y compruebe la entrada y salida de aire por la boca.
- Una respiración ruidosa es una respiración obstruida, y es necesario tomar medidas para aliviar la obstrucción. La enfermera puede sujetar la vía respiratoria del paciente. No obstante, la respiración obstruida no siempre produce ruido, ya que una obstrucción completa se caracteriza por el silencio.
- El color de la piel (labios, lechos ungueales) puede indicar cianosis.
- Hay que valorar la frecuencia respiratoria, incluyendo la profundidad y el patrón de las respiraciones. Cualquier cambio podría ser una indicación precoz de una futura parada respiratoria o cardíaca.

Circulación

- Una vez establecida la vía respiratoria, se puede empezar a supervisar la presión arterial y el pulso.
- La valoración del estado de perfusión comprende el grado de conciencia, la temperatura de la piel, el pulso y la presión arterial, como indicios de la perfusión de todos los órganos vitales.
- Hay que vigilar la posible aparición de indicios de sangrado en heridas y drenajes.

Debemos recordar que los monitores avisan al personal de los cambios que se producen en el estado del paciente, pero la observación y una valoración física visual continuada permiten detectar cambios sutiles en ese estado sin tener que depender de monitores.

Una vez completada la valoración inicial, la enfermera puede recabar la abundante información que pueden proporcionarle el anestesista y la enfermera quirúrgica/anestésica, incluyendo los antecedentes médicos, el tipo de intervención quirúrgica, las constantes vitales, los fármacos suministrados (especialmente analgésicos), las pérdidas de sangre, las infusiones intravenosas, los catéteres y los drenajes. Se detallarán todos aquellos acontecimientos adversos que se hayan producido durante la cirugía y se pondrán de manifiesto los posibles problemas para el período postoperatorio. El anestesista dará las instrucciones postoperatorias específicas para cada paciente: por ejemplo, el régimen de analgesia, la oxigenoterapia y cualquier necesidad de supervisión adicional.

A continuación, la enfermera puede efectuar una valoración más completa del paciente, que comprenda:

- Una verificación del grado de conciencia y de los signos de recuperación de los reflejos protectores.
- Infusiones intravenosas: tipo, ritmo y permeabilidad de la zona.
- Drenajes: tipos, volumen y ritmo de drenaje.
- Sondas urinarias: permeabilidad, color y cantidad de drenaje.

La supervisión comprenderá:

- La temperatura (la hipotermia sigue siendo un riesgo potencial).
- Los pulsos y la sensibilidad tras la cirugía arterial o de las extremidades.
- La zona de la herida.
- Las férulas de escayola.
- Las zonas de presión (AfPP, 2016; Wicker, 2015).

Hay que anotar todas las observaciones y la valoración postoperatoria en la documentación del paciente. El período postoperatorio inmediato está plagado de posibles complicaciones para todos los pacientes, y la enfermera de la sala de recuperación desempeña un papel crucial a la hora de detectar, prevenir y tratar situaciones peligrosas mediante una valoración continua e ininterrumpida del paciente, tanto con la vista como con la ayuda de monitores.

Despertar de la anestesia puede constituir una experiencia angustiosa para el paciente. Es muy importante comunicarse constantemente con él durante esta fase y todo el período de recuperación para reducir su ansiedad. La enfermera debe explicarle todo aquello que se esté haciendo, antes incluso de que el paciente recupere la conciencia, ya que el oído es siempre el primer sentido que se recupera.

A menudo, las salas de recuperación son zonas muy amplias con compartimientos separados por cortinas o mamparas. Todas las enfermeras de la sala de recuperación tienen la responsabilidad de mantener la confidencialidad, la privacidad, la dignidad y el respeto, ya que deben compaginar las necesidades individuales del paciente con su seguridad.

Tratamiento del dolor

Se debe utilizar una herramienta de valoración del dolor para cuantificar el dolor postoperatorio del paciente, teniendo siempre presente que ese dolor es una experiencia subjetiva y muy personal. La American Society of PeriAnesthesia Nurses recomienda efectuar esa valoración antes de la cirugía (ASPAN, 2003), ya que en el período postoperatorio es difícil realizar una valoración exacta si el paciente está adormilado, confundido o gritando. La enfermera de la sala de recuperación puede analizar signos no verbales, como la inquietud, los gestos y la hiperventilación (Cox, 2012). La hipoxia, la hipotermia, la ansiedad, las náuseas, el cansancio y el dolor son síntomas de la respuesta de estrés del organismo a la cirugía. El dolor postoperatorio puede amplificar esas respuestas y retrasar el restablecimiento de la normalidad funcional, así como dificultar la cicatrización de la herida y predisponer al paciente a las infecciones.

Para administrar los analgésicos se pueden emplear diferentes técnicas y vías, como la inyección intramuscular, los bolos intravenosos, la analgesia controlada por el paciente (ACP) intravenosa, la vía epidural o la vía rectal. Las enfermeras de recuperación deben poseer los conocimientos y la capacidad para conocer y administrar los diferentes métodos y analgésicos existentes, y vigilar la aparición y la gravedad de los posibles efectos secundarios. La ACP es un método de gran aceptación entre los pacientes y los médicos, ya que evita las inyecciones, el paciente no tiene que esperar para recibir la analgesia y tiene una mayor sensación de control sobre su propio dolor. La ACP representa una forma mucho más eficaz para administrar los opioides, ya que se evitan las fluctuaciones de las concentraciones sanguíneas que conllevan las inyecciones intramusculares (Chumbley, 2009). Hay que seguir valorando al paciente con el objeto de supervisar la eficiencia de la analgesia. Si se logra controlar el dolor, el paciente podrá moverse más fácilmente en la camilla o la cama, respirar profundamente y, por lo general, se sentirá mejor y menos angustiado. Es necesario incluir la documentación de la valoración y las actuaciones realizadas en el plan de asistencia al paciente. En el capítulo 8 se puede encontrar información más detallada sobre el tratamiento del dolor en los pacientes quirúrgicos.

Tratamiento de las náuseas y los vómitos postoperatorios

Las náuseas y los vómitos postoperatorios (NVPO) representan una importante complicación postoperatoria y provocan estrés, molestias y dolor adicional al paciente. La literatura demuestra claramente que el 25-30% de los pacientes experimentan náuseas y vómitos tras la anestesia general, lo que puede resultar muy desagradable para ellos (Pierre y Whelan, 2013). Puede ir desde una sensación de náuseas hasta los vómitos activos, que pueden favorecer la deshidratación y alargar el período de recuperación (Smedley y Quine, 2012).

Pierre y Whelan han identificado una serie de factores de riesgo en relación con los NVPO: paciente no fumador, de sexo femenino, con antecedentes de cinetosis o NVPO. El riesgo puede aumentar dependiendo del tipo de cirugía (oral, otorrinolaringológica o laparoscópica) y si se emplean opioides durante la misma. La puntuación de riesgo permite establecer el manejo y el tratamiento del paciente, incluyendo medidas generales como la reducción del período de ayuno, el uso preoperatorio de analgésicos no opioides y la profilaxis farmacológica, como la administración de ondansetrón o dexametasona.

Los NVPO remiten sin necesidad de tratamiento, pero pueden debilitar al paciente si se prolongan en el tiempo. Antes de vomitar, los pacientes pueden palidecer y manifestar exceso de deglución o salivación y taquicardia. También pueden surgir complicaciones, como aspiración y regurgitación del contenido gástrico, dehiscencia de la herida debido a que las contracciones musculares alteran las suturas internas, sangrado postoperatorio, hipotensión arterial y shock, todo lo cual puede retrasar la recuperación postoperatoria y el alta hospitalaria (ASPAN, 2003). Si el episodio de NVPO se prolonga, pueden producirse desequilibrios electrolíticos y deshidratación, especialmente en los niños. La enfermera de recuperación debe prevenir la hipovolemia y garantizar una hidratación adecuada, y puede que tenga que administrar antieméticos alternativos.

Otras posibles complicaciones postoperatorias son:

- Complicaciones pulmonares (obstrucción de vías respiratorias altas, neumotórax, aspiración del contenido gástrico).
- Shock.
- Complicaciones neurológicas (pérdida de sensibilidad en la extremidad afectada).
- Complicaciones cardiovasculares (hipotensión arterial, arritmias, isquemia miocárdica).
- Sangrado postoperatorio.
- En los pacientes diabéticos, hipoglucemia o hiperglucemia (AAGBI, 2013).

Recuperación acelerada

Se puede acelerar la recuperación del paciente utilizando una serie de estrategias multimodales, concebidas originalmente para la cirugía de día, para preparar y optimizar a los pacientes antes, durante y después de la cirugía, garantizando así una recuperación más rápida y acelerando el alta hospitalaria. Esto proporciona resultados muy satisfactorios, ya que permite a los pacientes volver antes a casa y dejar libres las plazas quirúrgicas, con lo que se reducen los gastos hospitalarios (ERPP, 2010).

Traslado del paciente a la sala

El tiempo de estancia del paciente en la sala de recuperación varía considerablemente, dependiendo del propio paciente, del tipo de anestesia, de la intervención quirúrgica y de la recuperación postoperatoria. La AAGBI considera que el anestesista es el responsable de que el paciente abandone la sala de recuperación, aunque a menudo delega esta decisión en un profesional competente (AAGBI, 2013). Los criterios para el traslado suelen establecerse localmente, pero deben consensuarse con el servicio de anestesia. La enfermera de la sala de recuperación puede proporcionar información detallada a otra enfermera competente, que se responsabilizará del cuidado de ese paciente (AAGBI, 2013).

Cuidados postoperatorios generales en la sala

A continuación, la enfermera de sala acompaña al paciente de vuelta a la sala, supervisando su estado durante el traslado. Una vez que el paciente se haya instalado en la sala, el seguimiento regular de sus constantes vitales y la observación sistémica pueden revelar indicios precoces de posibles complicaciones postoperatorias. La vigilancia estrecha del paciente permitirá actuar inmediatamente en caso de que se produzca alguna complicación. En un primer momento hay que registrar las observaciones cada 30 min y compararlas con los resultados de la valoración inicial y con las observaciones efectuadas durante la recuperación, para poder obtener una idea general del estado del paciente. Si el estado del paciente mejora, se pueden limitar las observaciones y reducir su frecuencia (tabla 2.5).

Estos cuidados permiten que el paciente vaya pasando de una situación de dependencia a otra de independencia.

Conclusión

El acceso al entorno perioperatorio representa una perspectiva amedrentadora tanto para el paciente como para las estudiantes de enfermería. Aun así, constituye una parte esencial del periplo quirúrgico del paciente.

Se considera que las enfermeras perioperatorias son ayudantes técnicas («asistentas») para el cirujano o el anestesista y no verdaderas enfermeras. El autor confía en que, explicando las razones para la forma de actuar de las enfermeras, aquellos que acudan al servicio de cirugía puedan llegar a comprender el elevado

Tabla 2.5 Cuidados postoperatorios generales de enfermería

Observación	Actuación y razonamiento	Complicaciones
Nivel de conciencia	Se puede despertar al paciente fácilmente El paciente percibe de forma gradual todo lo que le rodea El paciente puede explicar dónde están y lo que ha pasado	El paciente no despierta o muestra confusión: • Compruebe las notas médicas y de enfermería obtenidas en el momento de su ingreso • Revise el tratamiento farmacológico en el quirófano o la sala de recuperación • Informe inmediatamente al personal médico
Respiraciones	Vigile la frecuencia y la profundidad de las respiraciones, así como los movimientos El paciente debe respirar sin trabas La piel debe tener color rosado o acorde con la valoración inicial del paciente Vigile la posible aparición de signos de cianosis y de mala oxigenación Siente erguido al paciente lo antes posible para facilitar la expansión y la oxigenación pulmonares	Un descenso de la frecuencia respiratoria puede ser indicio de parada respiratoria precoz La frecuencia respiratoria puede disminuir debido a la administración de analgésicos u otros fármacos, y las enfermeras deben saber qué ha recibido el paciente y cuáles son sus posibles efectos secundarios Las enfermeras deben conocer los antecedentes médicos de un paciente antes de suministrarle oxígeno
Pulso	Vigílelo y compárelo con las mediciones iniciales Vigile la frecuencia, el volumen y las posibles irregularidades Las enfermeras deben saber qué fármacos se le han administrado en el quirófano y la sala de recuperación, ya que estos pueden alterar la frecuencia del pulso	Un aumento de la frecuencia del pulso puede indicar una disminución del volumen circulante a causa de una hemorragia Las arritmias pueden indicar problemas cardíacos y, debido a ello, puede que haya que solicitar un ECG La bradicardia puede indicar una reacción farmacológica o una parada cardíaca. Informe inmediatamente al personal médico
Presión arterial	Vigílela y compárela con las mediciones iniciales Las enfermeras deben saber qué fármacos se le han administrado en el quirófano y la sala de recuperación, ya que estos pueden alterar la presión arterial La presión arterial debe volver a los límites normales para el paciente	La hipotensión arterial puede indicar una hemorragia o una falta de reposición de líquidos La hipotensión arterial puede ser también indicio de dolor o náuseas
Temperatura	La temperatura corporal puede variar considerablemente durante la cirugía y debe supervisarse en la sala	Un descenso de la temperatura corporal puede ser indicio de hipotermia o de reacción a la agresión quirúrgica o a los anestésicos. Se pueden utilizar mantas calientes, elevar la temperatura de la habitación y usar sistemas para calentar el aire Un aumento de la temperatura corporal puede indicar una infección postoperatoria; informe al personal médico para que puedan adoptar las medidas oportunas
Dolor y náuseas	Vigile el dolor y las náuseas del paciente mediante puntuación o dependencia El tipo y la frecuencia de administración de los analgésicos deben adecuarse a las necesidades del paciente Las enfermeras deben conocer las posibles alergias del paciente y saber qué fármacos se le han administrado en el quirófano y la sala de recuperación	La inquietud, la agitación, la confusión y las pistas no verbales pueden indicar un aumento de los niveles de dolor La inquietud, la hipotensión arterial y la salivación excesiva pueden indicar náuseas
Ingesta de líquidos	Dependiendo del tipo de intervención que se haya realizado, anime al paciente a que ingiera líquidos lo antes posible Registre exactamente los líquidos aportados si se utiliza la infusión intravenosa Vigile el lugar de la infusión, la velocidad de infusión y el tipo de líquido que se esté administrando	Se debe reanudar la ingesta oral de forma gradual, deteniéndola si el paciente experimenta náuseas, hasta que se sienta mejor Si el acceso intravenoso se bloquea o resulta dañado, puede que haya que reubicarlo, dependiendo del estado y las necesidades del paciente tras la cirugía Si se administra una transfusión sanguínea, hay que observar y supervisar estrechamente al paciente

Tabla 2.5 Cuidados postoperatorios generales de enfermería *(cont.)*

Observación	Actuación y razonamiento	Complicaciones
Excreción de líquidos	Hay que registrar en la ficha de todos los pacientes postoperatorios el momento en que empiezan a excretar orina Hay que comprobar la permeabilidad y el flujo de orina de todas las sondas urinarias Hay que registrar el color, el olor y la cantidad de la orina	La inquietud y la agitación pueden ser indicio de que la vejiga está llena. Hay que ayudar al paciente y animarle a que orine Si el paciente está sondado, compruebe que la sonda es permeable y no está bloqueada; si no se observa flujo, se puede efectuar un lavado vesical de acuerdo con las instrucciones del médico
Estado neurovascular	Vigile el color, la temperatura, la sensibilidad y el movimiento, así como el restablecimiento de la circulación en la extremidad afectada	Informe de cualquier posible cambio en el estado del paciente, ya que puede reflejar una restricción del aporte sanguíneo o una lesión nerviosa Los apósitos y las escayolas pueden restringir también el aporte sanguíneo, en cuyo caso puede que haya que aflojarlos o volver a aplicarlos
Heridas y drenajes	Observe si se produce una pérdida excesiva de sangre o una hemorragia Compruebe la permeabilidad de los tubos de drenaje	Una pérdida excesiva de sangre puede ser indicio de una hemorragia adicional. Se pueden aplicar más apósitos de presión, y hay que vigilar estrechamente el estado físico general del paciente

Fuente: AfPP (2016); Hamlin et al. (2016).

estándar de enfermería que se necesita y se presta a cada uno de los pacientes que se someten a una intervención quirúrgica.

Cada enfermera perioperatoria, con independencia de cuáles sean sus funciones, es personalmente responsable de sus acciones, y el autor ha demostrado que el concepto de la enfermería perioperatoria se basa en la valoración del riesgo individual y la prevención de posibles daños.

RESUMEN DE PUNTOS CLAVE

En este capítulo:

- Se ofrece una introducción general a la asistencia holística que prestan los profesionales en el entorno perioperatorio durante los períodos preoperatorio inmediato, intraoperatorio y postoperatorio dentro de la experiencia quirúrgica de los pacientes.
- Se explica el periplo perioperatorio del paciente y el papel que desempeña la enfermera durante la asistencia individualizada del mismo.
- Se analiza la importancia de una buena capacidad de comunicación.
- Se analizan en profundidad las necesidades de los pacientes durante las distintas fases de su experiencia quirúrgica, así como la forma de adaptar la asistencia médica a las necesidades físicas y psicológicas de cada paciente.
- Se identifican los posibles riesgos para cada paciente en las tres partes de la zona de quirófanos y las medidas que se deben tomar para prevenir dichos riesgos.

PUNTOS DE APRENDIZAJE PARA LA REFLEXIÓN

Tras haber leído este capítulo, piense en lo que sabe ahora y en lo que aún necesita averiguar. Estas preguntas pueden ser de ayuda:

- ¿Por qué es necesario contar el número de compresas, instrumentos, agujas y otros objetos afilados durante toda la intervención quirúrgica?
- ¿Cuáles son el papel y las funciones que desempeña la enfermera de la sala de recuperación?
- ¿Cómo puede influir en los pacientes la pérdida de calor durante su cirugía?

Bibliografía

American Society of PeriAnesthesia Nurses (ASPAN). (2003). ASPAN pain and comfort clinical guideline. *Journal of Perianesthesia Nursing, 18*(4), 232–236. Available at: <http://www.aspan.org/Portals/6/docs/ClinicalPractice/Guidelines/ASPAN_ClinicalGuideline_PainComfort.pdf>.

Association of Anaesthetists of Great Britain & Ireland (AAGBI). (2010). *Pre-operative assessment and patient preparation. The role of the anaesthetist.* London: AAGBI. Available at: <https://anaesthetists.org/Home/Resources-publications/Guidelines/Pre-operative-assessment-

and-patient-preparation-the-role-of-the-anaesthetist-2>.

Association of Anaesthetists of Great Britain & Ireland (AAGBI). (2013). *Immediate post-anaesthetic recovery 2013*. London: AAGBI. Available at: <https://anaesthetists.org/Home/Resources-publications/Guidelines/Immediate-post-anaesthesia-recovery>.

Association of Anaesthetists of Great Britain & Ireland (AAGBI). (2018). *The anaesthesia team 2018*. London: Association of Anaesthetists. Available at: <https://anaesthetists.org/Home/Resources-publications/Guidelines/The-Anaesthesia-Team-2018>.

Association for Perioperative Practice (AfPP). (2016). *Standards and recommendations for safe perioperative practice*. Harrogate: AfPP.

Association for Perioperative Practice (AfPP). (2017). *Accountable items, swab, instruments and sharps count 2017 (Poster)*. Harrogate: AfPP. Available at: <https://www.afpp.org.uk/filegrab/1accountable-items-final.pdf?ref=2138>.

Bonnet, F., & Marret, E. (2005). Influence of anaesthetic and analgesic techniques on outcome after surgery. *British Journal of Anaesthesia, 9*(1), 52–58.

Bryant, B., & Knights, K. (2015). *Pharmacology for health professions* (4th ed.). Sydney: Elsevier.

Chilton, R., & Thompson, R. (2012). Anaesthetic care. In K. Woodhead, & L. Fudge (Eds.), *Manual of perioperative care: an essential guide*. Chichester: John Wiley & Sons Ltd.

Chumbley, G. (2009). *Patient-controlled analgesia. In F. Cox (Ed.), Perioperative pain management* (pp. 161–185). Chichester: Wiley-Blackwell.

Cox, F. (2012). *Pain management*. In K. Woodhead, & L. Fudge (Eds.), *Manual of perioperative care: an essential guide*. Chichester: John Wiley & Sons Ltd.

Enhanced Recovery Partnership Programme (ERPP). (2010). *Delivering enhanced recovery. Helping patients to get better sooner after surgery*. London: ERPP. Available at: <https://ebpom.org/download.php/?fn=NHS+Delivering+Enhanced+Recovery.pdf&mime=application/pdf&pureFn=NHS+Delivering+Enhanced+Recovery.pdf>.

Esmail, N., & Wrona, D. (2013). Improved medical technology leads to better overall health. In C. Ullmann, & L. M. Zott (Eds.), *Medical technology*. Detroit: Greenhaven Press. Available at: <https://pdfs.semanticscholar.org/cd97/7d7c02ebc52758795388477a8149091914ca.pdf>.

Hamlin, L., Davies, M., Richardson-Tench, M., & Sutherland-Fraser, S. (2016). *Perioperative nursing: an introduction*. Sydney: Elsevier.

Hehir, R. (2012). Care of the elderly patient. In K. Woodhead, & L. Fudge (Eds.), *Manual of perioperative care: an essential guide*. Chichester: John Wiley & Sons Ltd.

Liddle, C. (2014). Nil by mouth best practice and patient education. *Nursing Times, 110*(26), 12–14. Available at: <https://www.nursingtimes.net/Journals/2014/06/20/r/m/t/250614-Nil-by-mouth-best-practice-and-patient-education.pdf>.

McArthur, E., (2012). Care of the adolescent in surgery. In K. Woodhead, & L. Fudge (Eds.),*Manual of perioperative care: an essential guide*. Chichester: John Wiley & Sons Ltd.

National Confidential Enquiry into Patient Outcome and Death (NCEPOD). (2004). *The NCEPOD classification of intervention*. Available at: <www.ncepod.org.uk/classification.html>.

National Institute for Health & Care Excellence (NICE). (2014). *Pressure ulcers: prevention and management*. Clinical guideline [CG179]. Available at: <https://www.nice.org.uk/guidance/cg179>.

National Institute for Health & Care Excellence (NICE). (2016). *Hypothermia: prevention and management in adults having surgery*. Clinical guideline [CG65]. Available at: <https://www.nice.org.uk/guidance/cg65>.

National Institute for Health & Care Excellence (NICE). (2018). *NICE Guideline [NG89] Venous thromboembolism in over 16s: reducing the risk of hospital-acquired deep vein thrombosis or pulmonary embolism*. NICE guideline [NG89]. Available at: <https://www.nice.org.uk/guidance/ng89/chapter/Recommendations>.

Nursing and Midwifery Council (NMC). (2018). *The Code: standards of conduct, performance and ethics for nurses and midwives*. London: NMC.

Oakley, M. (2010). Preoperative assessment. In R. Pudner (Ed.), *Nursing the surgical patient*. Edinburgh: Elsevier.

Pierre, S., & Whelan, R. (2013). Nausea and vomiting after surgery. *Continuing Education in Anaesthesia Critical Care & Pain, 13*(1), 28–32. Available at: <https://academic.oup.com/bjaed/article/13/1/28/281153>.

Pirie, S. (2012). Safer moving and handling and patient positioning. In K. Woodhead, & L. Fudge (Eds.), *Manual of perioperative care: an essential guide*. Chichester: John Wiley & Sons Ltd.

Radford, M., & Palmer, R. (2012). Pre-operative care. In K. Woodhead, & L. Fudge (Eds.), *Manual of perioperative care: an essential guide*. Chichester: John Wiley & Sons Ltd.

Reid, J. (2005). Ethical dimensions of perioperative practice. In K. Woodhead, & P. Wicker (Eds.), *A textbook of perioperative care*. Edinburgh: Churchill Livingstone.

Royal College of Anaesthetists. (2019). *Guidelines for the provision of anaesthesia services for postoperative care*. Available at: <https://www.rcoa.ac.uk/gpas/chapter-4>.

Royal College of Nursing (RCN). (2013). *Perioperative fasting in adults and children. An RCN guideline for the multidisciplinary team*. Available at: <https://www.rcn.org.uk/professional-development/publications/pub-002779>.

Royal College of Surgeons. (no date). *Consent*. Available at: <https://www.rcseng.ac.uk/standards-and-research/gsp/domain-3/3-5-1-consent/>.

Smedley, P., & Quine, N. (2012). Postoperative care. In K. Woodhead, & L. Fudge (Eds.), *Manual of perioperative care: an essential guide*. Chichester: John Wiley & Sons Ltd.

Stanley, T. (2014). The fentanyl story. *The Journal of Pain, 15*(12), 1215–1226. Available at: <https://www.jpain.org/article/S1526-5900(14)00905-5/pdf>.

Vickers, R. (2011). Five steps to safer surgery. *Annals of the Royal College of Surgeons of England, 93*(7), 501–503. Available at: <https://www.ncbi.nlm.nih.gov/pmc/articles/PMC3604917/>.

Vincent, C. (2016). *Safety strategies in hospitalsSafer healthcare: Strategies for the real world*. Cham (CH): Springer. Chapter 7 Available at: <https://www.ncbi.nlm.nih.gov/books/NBK481877/>.

Wicker, P. (2015). *Perioperative practice at a glance*. Chichester: John Wiley & Sons Ltd.

Williams, A. (2014). Anaesthesia for therapeutic and diagnostic procedures. In J. Nagelhout, & K. Plaus (Eds.), *Nurse anaesthesia*. St Louis: Elsevier Saunders.

Wilson, J. (2019). *Infection control in clinical practice* (3rd ed.). London: Elsevier.

World Health Organization (WHO). (2008). *Patient safety*. Available at: <https://www.who.int/patientsafety/en/>.

Lecturas adicionales

Rothrock, J. (2018). *Alexander's care of the patient in surgery* (16th ed.). St Louis: Mosby.

Capítulo 3

Cirugía de día

Efua Hagan

ÍNDICE DEL CAPÍTULO

OBJETIVOS CLAVE DEL CAPÍTULO

Al final del capítulo, el lector debería ser capaz de:

- Dar una definición de cirugía de día y explicar en qué consiste.
- Comentar la historia y la evolución de la cirugía de día.
- Enumerar las ventajas y los posibles inconvenientes de la cirugía de día.
- Comentar las técnicas quirúrgicas y anestésicas que se utilizan en la cirugía de día.
- Describir la recuperación del paciente tras la cirugía.
- Explicar los criterios para conceder el alta hospitalaria al paciente que se somete a cirugía de día.

Cuestiones en las que pensar antes de leer el capítulo

- ¿Qué requisitos se deben cumplir antes de poder considerar que un paciente es candidato para la cirugía de día?
- Enumere tres tipos de anestesia que se emplean en la cirugía de día.
- ¿Qué es lo que entiende por segunda etapa de recuperación en la cirugía de día?

Introducción

¿Qué es la cirugía de día?

La cirugía de día es conocida también como asistencia ambulatoria, cirugía de casos de un solo día y cirugía ambulatoria. En el Reino Unido e Irlanda se define como la admisión de un paciente para un procedimiento planificado, ya sea una prueba o una intervención, tras el que puede volver a casa ese mismo día. Esto se diferencia de aquellos pacientes que ingresan en hospitales quirúrgicos y reciben el alta ese mismo día, en cuyo caso se considera que han tenido una estancia de 0 h (Quemby y Stocker, 2014). Los pacientes que acuden para una intervención quirúrgica de día tendrán también que recuperarse en una sala antes de abandonar el hospital, y esto se efectuará en una unidad especialmente adaptada y diseñada para ese cometido. Según la British Association of Day Surgery (BADS), la cirugía de día no es un procedimiento, sino un proceso (BADS, 2016).

Historia y evolución de la cirugía de día

Se considera que el profesor James H. Nicoll fue quien estableció las bases para la cirugía de día. En un trabajo que se publicó en el *British Medical Journal* en 1901 se aseguraba que este médico de Glasgow había practicado aproximadamente 9.000 operaciones pediátricas. La razón para estas intervenciones de día era la preocupación del profesor Nicoll por las tasas de infección y también por la falta de camas (Quemby y Stocker, 2014). Los principios que el profesor Nicoll incorporó a la asistencia de sus pacientes (seguimiento por una enfermera y movilización precoz) chocaban con las recomendaciones médicas establecidas de que los pacientes reposaran en cama tras la cirugía. La creación de unidades de cirugía de día no progresó hasta que en 1951 se abrieron las primeras unidades en Michigan y al año siguiente en Los Ángeles (EE. UU.). En el Reino Unido no se abrió la primera unidad hasta que James Calnan creó la primera en 1969 en Hammersmith. Posteriormente, el Royal College of Surgeons (RCS) propuso un objetivo del 50% de intervenciones de día al observar en los años ochenta que el porcentaje de casos de día era inferior al 15%. Esto se debía a la bisoñez de los médicos que realizaban las intervenciones quirúrgicas, lo que implicaba que dichas intervenciones eran muy lentas; el RCS recomendaba igualmente que la cirugía corriera a cargo de médicos experimentados con el objeto de acelerar el proceso. En 1989 se creó la British Association of Day Surgery (BADS), y en 1995 esta asociación y otras once organizaciones formaron la International Association for Ambulatory Surgery (IAAS).

Ventajas de la cirugía de día

Algunas de las ventajas económicas de la cirugía de día son la reducción de las listas de espera y la mayor disponibilidad y aprovechamiento de los servicios hospitalarios para los pacientes que lo necesitan. Los pacientes que son candidatos para la cirugía de día esperan recibir una asistencia eficiente, económica y de gran calidad. El elevado flujo de pacientes que se someten a cirugía de día ha permitido igualmente reducir las listas de espera quirúrgicas. Además, esta opción conlleva una incidencia reducida de morbilidad importante y un menor riesgo de infecciones cruzadas y se presta mejor a la supervisión (Jackson, 2012).

Son muchos los pacientes que prefieren seguir sus cuidados posteriores en su propio domicilio en lugar de hacerlo en un hospital, y los estudios realizados indican que los pacientes se muestran muy satisfechos con el tratamiento de día (Darwin, 2015). Los pacientes pueden evitar una estancia innecesaria en el hospital, apenas experimentan alteraciones en su rutina diaria y pueden volver a sus casas para recuperarse rodeados por la familia. La cirugía de día no es un nuevo tipo de asistencia sanitaria; se ha utilizado desde el siglo pasado. Sin embargo, ahora que son tan evidentes las ventajas de las intervenciones de día, cada vez es más popular.

La cirugía de día es una buena noticia para los servicios de salud; actualmente representa aproximadamente el 80% de las intervenciones programadas que se realizan cada año, con margen para seguir aumentando (Appleby, 2015). Appleby (2015) asegura que en el período 2013-2014, el 22% de los casos fueron pacientes hospitalizados, frente al 78% de pacientes de día; merced a las inversiones en asistencia programada durante este período y a los avances en la cirugía, para el período 2023-2024 esto supondría que el 13% serán pacientes hospitalizados frente al 87% de pacientes de día, con un incremento del 22% del número de casos de día. Estos casos demuestran que la cirugía de día representa una opción con gran aceptación entre los pacientes.

La mayoría de las especialidades quirúrgicas pueden utilizar una unidad de cirugía de día. En 1990, la Audit Commission elaboró una «cesta de procedimientos» que incluía 20 posibilidades; no obstante, en 2001 se procedió a actualizar esta «cesta» (Darwin, 2015; Anderson et al., 2016) (cuadro 3.1). La British Association of Day Surgery propuso otra lista de intervenciones de cirugía mayor que se pueden practicar también como cirugía de día en el 50% de los casos, y que se basa en la complejidad, la duración y la anestesia empleada en la cirugía (Quemby y Stocker, 2014) (cuadro 3.2). El Directory of Procedures (British Association of Day Surgery, 2016) amplió esta lista, en la que se enumera cada intervención con cuatro posibles opciones de tratamiento (tabla 3.1). Hay algunas intervenciones que pueden requerir más tiempo para la recuperación del paciente. Esto significa que el paciente tendrá que someterse a la intervención durante una sesión matinal. Algunas modalidades, como la cirugía oftalmológica, pueden necesitar además equipo y entrenamiento especializados para que los médicos puedan desarrollar todo su potencial.

Cuadro 3.1 La «cesta de los 25 procedimientos» de la Audit Commission

- Orquiopexia.
- Circuncisión.
- Reparación de una hernia inguinal.
- Escisión de una masa mamaria.
- Dilatación y escisión de una fisura anal.
- Hemorroidectomía.
- Colecistectomía laparoscópica.
- Flebectomía y ligadura de venas varicosas.
- Resección transuretral de un tumor vesical.
- Escisión de una contractura de Dupuytren.
- Descompresión del túnel del carpo.
- Escisión de un ganglión.
- Artroscopia.
- Operaciones de juanetes.
- Retirada de objetos metálicos.
- Extracción de catarata con/sin implante.
- Corrección del estrabismo.
- Miringotomía.
- Amigdalectomía.
- Resección submucosa.
- Reducción de una fractura nasal.
- Operación para las orejas prominentes.
- Dilatación y legrado/histeroscopia.
- Laparoscopia.
- Interrupción de la gestación.

Inconvenientes de la cirugía de día

Se han desarrollado programas de entrenamiento y preparación para fomentar el interés por la asistencia de día, y se han modificado algunas actitudes negativas en relación con

Cuadro 3.2 «Carro de procedimientos» de la British Association of Day Surgery que pueden ser candidatos para la cirugía de día en algunos casos

- Reparación laparoscópica de una hernia.
- Simpatectomía toracoscópica.
- Escisión de la glándula submandibular.
- Tiroidectomía parcial.
- Parotidectomía superficial.
- Escisión amplia de una masa mamaria con limpieza axilar.
- Uretrotomía.
- Incisión en el cuello vesical.
- Prostatectomía con láser.
- Resección transcervical de endometrio (RTCE).
- Cirugía palpebral.
- Meniscectomía artroscópica.
- Descompresión artroscópica del hombro.
- Mastectomía subcutánea.
- Rinoplastia.
- Cirugía dentoalveolar.
- Timpanoplastia.

la cirugía de día. Conforme la anestesia ha mejorado y sigue mejorando al mismo tiempo que se perfeccionan los estándares de la valoración preoperatoria, profesionales sanitarios y médicos han necesitado mayor preparación en este ámbito. Algunos pacientes pueden pensar que representarán una carga para sus familiares debido a sus circunstancias domiciliarias. Esto se puede combatir mediante una valoración preoperatoria exhaustiva de los pacientes, que debe incluir la planificación previa del alta hospitalaria con la debida información a los pacientes. Se puede reducir la ansiedad del paciente, lo que le permitirá comprender que la cirugía de día puede ser la mejor opción para él. Generalmente, los pacientes escogidos para la cirugía de día suelen reunir las condiciones físicas adecuadas para la misma y necesitan que un adulto responsable se encargue de ellos al menos durante las 24 h posteriores a la cirugía en un entorno domiciliario adecuado. Sin embargo, puede que los profesionales sanitarios no sean capaces de valorar esto, lo que podría implicar que el entorno no sea el adecuado (Jackson, 2012).

Enfermería de cirugía de día

La enfermería de cirugía de día se diferencia de la enfermería de sala o de quirófanos, ya que existe la posibilidad de que las enfermeras trabajen en todas las áreas de la unidad de cirugía de día. La mayoría de las unidades de cirugía de día planificada disponen de áreas específicas para la valoración preoperatoria, la anestesia, los quirófanos, la recuperación y la sala. Si es posible, todas las enfermeras que intervienen en la cirugía de día deben estar preparadas para efectuar múltiples tareas y ser capaces de trabajar en todas las áreas, posiblemente mediante un sistema de rotación. El personal puede ampliar su práctica convirtiéndose en enfermeras con competencias en anestesia, quirófanos y recuperación, y tener además los conocimientos apropiados para poder valorar a los pacientes antes y después de la cirugía (Bailey et al., 2019).

Las ventajas de la rotación del personal son una mayor satisfacción laboral, una mayor eficacia y eficiencia de la plantilla y una moral más alta. Los pacientes se benefician igualmente de los mayores conocimientos del personal de enfermería, lo que pone de manifiesto la especialización de las enfermeras de cirugía de día. El sistema de rotación impide que el trabajo resulte excesivamente rutinario y permite que el personal esté mejor preparado para atender a pacientes de diferentes especialidades (Bailey et al., 2019).

Con el fin de facilitar su rotación por toda la unidad de cirugía de día, las enfermeras deben someterse a intensivo proceso de formación para poder realizar diferentes tareas. Deberán adquirir conocimientos sobre cirugía y técnicas anestésicas y aprender a encargarse de los cuidados postoperatorios inmediatos de los pacientes, además de demostrar una buena capacidad de comunicación e interés por los pacientes y sus familiares (Bailey et al., 2019).

Enfermería de cirugía de día: asistencia del paciente

Actualmente, el NHS considera que la cirugía de día representa la «norma», pero es importante asegurarse de que la unidad funciona de manera segura y eficaz. Hay que seleccionar

Tabla 3.1 Directorio de procedimientos de la British Association of Day Surgery (BADS) (2016)

Opción de tratamiento	Definición de tiempo de estancia en el directorio
Sala de procedimientos	Operación que se puede llevar a cabo en un entorno limpio y apropiado fuera de los quirófanos (p. ej., cirugía ambulatoria)
Cirugía de día	Cirugía de día tradicional
Estancia de 23 h	El paciente permanece en el hospital menos de 24 h
Estancia inferior a 72 h	El paciente permanece en el hospital menos de 72 h

con cuidado a los candidatos para la cirugía de día. El perfil del paciente debe adecuarse a la cirugía (seguridad médica y práctica) para que pueda volver a casa ese mismo día. Si el período de recuperación se prolonga durante 1 día o más, las consecuencias para el paciente pueden ser importantes. La hospitalización y la posterior recuperación en su domicilio repercutirán en las circunstancias sociales del paciente. Esto tendrá consecuencias en sus compromisos laborales y se requerirán la ayuda y las modificaciones necesarias para poder conseguir una recuperación satisfactoria y sin incidentes. No debemos olvidar que el miedo y la ansiedad por el tratamiento pueden afectar igualmente a los pacientes que se someten a cirugía de día (Anderson et al., 2016).

Valoración preoperatoria en la cirugía de día

En el capítulo 1 se analiza detalladamente el papel que desempeña la valoración preoperatoria de los pacientes quirúrgicos. No obstante, conviene señalar en este momento que la valoración preoperatoria para la cirugía de día constituye una parte fundamental del periplo quirúrgico del paciente. El Nursing and Midwifery Council (2018) sostiene que la enfermera debe anteponer siempre los intereses de las personas que necesitan los servicios de enfermería. El cuidado y la seguridad del paciente deben constituir la principal preocupación de la enfermera, que debe asegurarse de identificar, valorar y responder a las necesidades del mismo.

La cirugía de día ha mostrado el camino en la valoración preoperatoria, ya que, especialmente al comienzo de la generalización de la cirugía de día, existían unos criterios muy estrictos acerca de los pacientes que eran aptos o no para la misma. Es importante que el paciente esté debidamente informado para que esto pueda reducir los niveles de estrés y ayudarle igualmente durante los cuidados postoperatorios en su domicilio. Es importante que las personas que intervienen en la valoración preoperatoria tengan la preparación adecuada. Es habitual que las enfermeras preparadas en ese ámbito pidan ayuda a anestesistas, generalmente consultores, que tienen interés en esa misma área. Esto permite además revisar a aquellos pacientes a los que se considera complejos para no tener que posponer su cirugía.

Normalmente, las valoraciones preoperatorias tienen lugar en una zona habilitada dentro de la unidad de cirugía de día. Esto permite que tanto el paciente como sus parientes se familiaricen con el entorno y conozcan al personal que pueda participar en sus cuidados tras su admisión (Anderson et al., 2016; Bailey et al., 2019).

Admisión en la unidad de cirugía de día

Cuando los pacientes ingresan en la unidad de cirugía de día, el personal de enfermería dispone de muy poco tiempo para valorar, planificar, ejecutar y evaluar los cuidados necesarios para garantizar que se satisfacen las necesidades del paciente. Sin embargo, la oportunidad de practicar una asistencia de enfermería excelente no debería depender del tiempo que permanezca el paciente en el hospital, y hay que utilizar una capacidad de comunicación eficaz para obtener información y conocer los temores y las angustias del paciente. Para poder prestar una asistencia adecuada en la unidad de cirugía de día hay que comunicarse con el paciente, tranquilizarle y proporcionarle información clara y comprensible. La enfermera de la unidad de cirugía de día debe saber que, para cada paciente, su operación representa una causa importante de ansiedad y es un acontecimiento estresante. Sin embargo, por mucho que pueda parecer que se trata de una intervención de cirugía menor, no existe una anestesia general «menor».

En el momento de la admisión en la unidad de cirugía de día, la enfermera debe explicar al paciente la rutina prevista y ofrecerle la información y las instrucciones preoperatorias apropiadas. Conviene recordar que el paciente puede estar muy angustiado y nervioso, y la enfermera debe asegurarse de que el paciente comprende la información que se le ofrece y dejarle tiempo para que haga las preguntas que desee. La enfermera comprobará el cuestionario de valoración preoperatoria del paciente para identificar cualquier posible cambio en el estado de salud del paciente desde su primera valoración. También habrá que medir y registrar las observaciones iniciales del paciente. Es importante que todo paciente disponga de un adulto responsable que le pueda llevar a casa tras la operación y permanezca con él durante las primeras 24 h. Esto garantizará la seguridad del paciente, ya que su coordinación y memoria pueden quedar mermadas tras la anestesia general. Por consiguiente, durante el proceso de admisión hay que comprobar cuidadosamente los preparativos para el alta hospitalaria del paciente.

Anestesia para la cirugía de día

Como hemos señalado anteriormente, no existe una anestesia general «menor». La técnica anestésica utilizada para la cirugía de día debe garantizar una anestesia y una analgesia adecuadas sin comprometer la recuperación y el alta posterior del paciente. Por consiguiente, hay que individualizar específicamente la técnica con el objeto de limitar el dolor que pueda experimentar el paciente tras la intervención, sin emplear fármacos que puedan impedir que el paciente abandone la unidad de cirugía de día. Además, se utilizará una técnica anestésica antiemética para reducir las náuseas y los vómitos postoperatorios. De todo esto se deduce que el servicio de anestesia de una unidad de cirugía de día deberá estar dirigido por consultores.

La anestesia ideal para la cirugía de día debe producir muy poca depresión cardiorrespiratoria, y la inducción debe ser tranquila y rápida. La anestesia debe facilitar una recuperación rápida tras la cirugía sin dolor ni náuseas y vómitos postoperatorios, así como un rápido restablecimiento de la función psicomotriz con muy poca «resaca» para que el paciente pueda volver a casa lo antes posible.

Los pacientes pueden ir caminando al quirófano desde la sala para someterse a la inducción de la anestesia en la mesa de quirófano o la camilla. Una enfermera o un miembro del personal sanitario asociado al servicio de cirugía (PSC) le acompañará hasta el quirófano y, por consiguiente, será responsable de recoger al paciente correcto para la intervención correcta. La enfermera o el PSC permanecerán junto al paciente hasta que se haya inducido la anestesia.

La Association of Anaesthetists of Great Britain and Ireland (AAGBI) recomienda que la cirugía de día sea una especialidad dirigida por consultores. No obstante, es importante que anestesistas debidamente preparados tengan también conocimientos sobre la especialidad con el objeto de estar capacitados para tratar a los pacientes en este periplo (Anderson et al., 2016).

Técnica anestésica

Es importante que la anestesia que se suministra sea la más adecuada para el paciente, con el fin de reducir las molestias y favorecer una recuperación más rápida.

El fármaco más utilizado para inducir la anestesia es el propofol, ya que actúa rápidamente y facilita la manipulación de las vías respiratorias, especialmente la inserción de la mascarilla laríngea (MLA). Existen dos métodos para mantener anestesiado al paciente: el uso de gases inhalados como sevoflurano y desflurano, y la «técnica anestésica intravenosa total» (AIVT), que ha permitido reducir la necesidad de anestésicos inhalados y la incidencia de vómitos y náuseas postoperatorios. Además, esta opción permite al paciente recuperar totalmente la función cognitiva (Quemby y Stocker, 2014; Darwin, 2015; Anderson et al., 2016).

Se ha recomendado el uso de la analgesia profiláctica oral con fármacos como el paracetamol. En un servicio de cirugía de día con un gran volumen de pacientes, el uso de estos fármacos puede ayudar a ganar tiempo, ya que permite movilizar antes a los pacientes. Sin embargo, es importante tener en cuenta la función renal, por lo que habrá que adaptar la posología de estos fármacos (Darwin, 2015).

También se puede suministrar analgesia durante la intervención para asegurarse de que el paciente sienta el menor dolor posible; el fentanilo y el alfentanilo son dos buenos ejemplos, que se administran en función de las necesidades del paciente. Las otras formas de analgesia que se utilizan en la cirugía de día son la infiltración de la herida con anestesia local y la administración de antiinflamatorios no esteroideos (AINE).

Si es necesario ventilar al paciente, se le administrará un relajante muscular; existen dos categorías: despolarizantes y no despolarizantes. Los relajantes musculares despolarizantes simulan la acción de la acetilcolina, un neurotransmisor que es degradado de forma natural en el organismo por la colinesterasa plasmática. El único relajante muscular despolarizante de uso clínico en el Reino Unido es el suxametonio, que se emplea cuando hay que proceder a una intubación endotraqueal rápida.

Los relajantes musculares no despolarizantes bloquean las zonas receptoras en la placa motora terminal de la unión neuromuscular. Para contrarrestar el efecto de los relajantes musculares se administra una anticolinesterasa como sugammadex, neostigmina o bromuro de glucopirronio. Cada vez se recurre con más frecuencia al rocuronio como alternativa al suxametonio, ya que tiene menos efectos secundarios negativos y permite al paciente reanudar antes la respiración espontánea (Dean y Chapman, 2018).

Si se va a colocar una mascarilla laríngea (MLA), la mejor opción es i-gel, ya que se inserta más rápido y ofrece una mejor imagen de fibra óptica cuando se necesita el equipo. La MLA tiene el inconveniente de que no se puede utilizar en pacientes con el estómago lleno o con antecedentes de reflujo, ya que no protege las vías respiratorias de los vómitos y existe el riesgo de aspiración. No obstante, es muy poco probable que este tipo de pacientes cumplan los requisitos para la cirugía de día (Dean y Chapman, 2018).

Recuperación en la cirugía de día

La recuperación en la cirugía de día puede dividirse en dos fases diferentes: una primera etapa de recuperación, en la que el paciente viene directamente del quirófano, y la segunda etapa de recuperación, que suele ser cuando recibe el alta hospitalaria. En la primera etapa, los cuidados del paciente son los mismos que recibe cualquier paciente postanestésico; es decir, manejo de las vías respiratorias y el dolor y, cuando es necesario, tratamiento de las náuseas y los vómitos postoperatorios. La diferencia entre la recuperación tras la cirugía de día y la recuperación intrahospitalaria radica en que no se permite que el paciente «se duerma», ya que el objetivo fundamental es que se vaya a su casa. Aunque se le prestarán todos los cuidados y se le administrarán los analgésicos apropiados, se hará todo ello con el objetivo de que el paciente pase a la segunda etapa de recuperación y vuelva a su casa.

Primera etapa de recuperación

La mayoría de los pacientes acceden a la primera etapa de recuperación con una MLA colocada, que mantendrá la vía respiratoria hasta que el paciente despierte. Dependiendo del tipo de MLA, se retira totalmente inflada para poder extraer las secreciones con la misma y generalmente se anima a los pacientes a que se la quiten ellos mismos. El modelo i-gel es un tipo de MLA que no es necesario inflar.

Los dos aspectos más importantes durante la primera etapa de recuperación son el tratamiento del dolor del paciente y la prevención de las náuseas y los vómitos postoperatorios. Estas son las razones fundamentales por las que los pacientes no pueden volver a casa desde la unidad de cirugía de día y tienen que quedar ingresados (Rae, 2016).

Tratamiento del dolor

La prevención del dolor comienza durante la valoración previa del paciente; en ese momento se le explica lo que va a pasar y la forma en que van a combatir el dolor. La técnica anestésica incorporará estrategias que mantendrán al paciente sin dolor durante el período de recuperación, y cada unidad dispone de protocolos en relación con los analgésicos que el paciente utilizará en su casa tras la cirugía. Evidentemente, durante el período postoperatorio se evitan los opioides y se emplean otros tipos de analgésicos, pero no se debe prescindir de los opioides si el paciente los necesita realmente; habrá que afrontar las consecuencias cuando se produzcan y puede que haya que ingresar al paciente, pero esto es preferible a que el paciente experimente dolor.

Tratamiento de las náuseas y los vómitos postoperatorios (NVPO)

Es importante valorar el riesgo de NVPO antes de cualquier intervención para poder tratarlos adecuadamente durante la cirugía. Es importante administrar los líquidos que sean necesarios para limitar la incidencia de NVPO. Los bloqueos regionales y los antiinflamatorios no esteroideos ayudan también a reducir la incidencia de NVPO (Apfel et al., 2012; Quemby y Stocker, 2014; Darwin, 2015).

Segunda etapa de recuperación

Una vez que el paciente ha recuperado la conciencia, se ha controlado el dolor a un nivel adecuado, el paciente no experimenta náuseas y vómitos postoperatorios y todas las observaciones se mantienen dentro de los límites normales, el paciente pasa a la segunda fase de recuperación, que varía de unas unidades a otras. En algunas unidades mantienen a sus pacientes en camas/camillas, mientras que en otras utilizan sillas reclinables. Si es posible, el personal de enfermería animará al paciente a que se mueva y empiece a ingerir líquidos y alimentos por vía oral. Una vez que el paciente cumple los criterios preestablecidos para el alta hospitalaria, se dispondrá todo lo necesario para enviarle de vuelta a casa.

Salida del paciente de la unidad de cirugía de día

Tras la cirugía de día, suelen ser las enfermeras las que mandan a los pacientes de vuelta a sus casas, cumpliendo para ello los protocolos establecidos por el personal médico. El personal de enfermería tiene la responsabilidad de valorar si el paciente reúne las condiciones adecuadas para poder abandonar la unidad de cirugía de día una vez que el anestesista y el cirujano le hayan visitado tras la intervención. Todos los pacientes deben cumplir una serie de requisitos establecidos por el personal médico (cuadro 3.3). Si la enfermera tiene alguna duda sobre el estado del paciente, el anestesista o el cirujano deben regresar a la unidad y valorar nuevamente al paciente.

Si no se cumplen todos esos requisitos, habrá que posponer el alta del paciente o trasladarlo a una cama de hospital. No se pueden alcanzar compromisos, ya que lo más importante es la seguridad del paciente y únicamente pueden volver a sus casas aquellos que cumplan los requisitos para el alta hospitalaria. En diversos estudios recopilados por Rae (2016) se enumeran los siguientes motivos para volver a admitir a los pacientes: NVPO, retención urinaria, dolor, sangrado, dolor torácico y reacciones farmacológicas adversas, entre otros.

Los pacientes que acuden a una unidad de cirugía de día necesitarán mucha información y ayuda si tienen que volver a casa y encargarse debidamente de sus propios cuidados a las pocas horas de haber recibido un anestésico general. Al trabajar en una zona en la que las enfermeras atienden a los pacientes desde que ingresan hasta que vuelven a sus casas, con un margen de tiempo muy estrecho, las enfermeras tienen la responsabilidad de informar a sus pacientes antes de que abandonen la unidad de día.

Cuadro 3.3 **Requisitos para el alta**

- El paciente debe mostrarse alerta y orientado.
- El paciente debe tolerar la dieta y los líquidos, es decir, no debe vomitar.
- El paciente debe haber evacuado orina aunque, circunstancialmente, en muchas unidades no se insiste en este punto.
- El paciente debe sentirse cómodo y sentir que tiene movilidad; es decir, no debe sentir dolor.
- Las observaciones iniciales deben ser satisfactorias.
- La comprobación de la herida debe ser satisfactoria; es decir, el apósito está seco, no se observa sangrado reciente.
- Hay que programar las citas de seguimiento (si fueran necesarias).
- Hay que proporcionar al paciente ayudas, como unas muletas (si fuera necesario).
- El paciente debe recibir una carta de alta hospitalaria para su médico de cabecera.
- Hay que administrar información del alta, tanto de palabra como por escrito.
- Hay que suministrar al paciente los fármacos que tenga que llevarse a casa (si fuera necesario).

Cuadro 3.4 Resumen de consejos para los pacientes

- Cómo y cuándo hay que tomar la medicación, si es necesario.
- Cómo hay que cuidar la herida; por ejemplo, cuándo hay que retirar los apósitos.
- Cuándo hay que bañarse/ducharse mientras se conserven las suturas/grapas.
- Cuándo se puede hacer ejercicio, y qué ejercicios se pueden realizar.
- Cuándo tiene que volver al trabajo.
- Cuándo se puede volver a conducir después de la cirugía.
- Consejos sobre la dieta y los líquidos; por ejemplo, la necesidad de evitar el alcohol durante las 24 h posteriores a la intervención.
- Si se requiere una cita de seguimiento en el ambulatorio.
- Cuándo se retirarán las suturas/grapas.
- Advertencia sobre las náuseas y los mareos que puede experimentar el paciente.
- Qué actividades se pueden realizar o no durante el período postoperatorio inmediato; por ejemplo, no se puede conducir un vehículo ni manejar maquinaria pesada durante 24 h después de recibir el alta.

Información postoperatoria

Es importante proporcionar unas instrucciones muy claras, por escrito y de palabra, con la información postoperatoria más esencial, ya que después de la anestesia general puede menguar la capacidad del paciente para comprender y recordar la información que reciba (Quemby y Stocker, 2014; Bailey et al., 2019). Por lo tanto, es importante que todo el personal de enfermería desarrolle y mantenga una gran capacidad para la comunicación interpersonal y el suministro de información. Muchos pacientes tienen unas expectativas poco realistas y creen que como solo van a permanecer en el hospital durante un período de tiempo muy limitado, estarán totalmente recuperados antes de volver a su casa. Debido a esto, nunca se insistirá demasiado en la importancia de educar e informar a los pacientes. Antes del alta hospitalaria, la enfermera debe confirmar que el paciente ha comprendido bien los cuidados que necesitará en su casa. Hay que explicarle a quién debe recurrir si surge algún problema y cómo tiene que hacer frente a una situación de emergencia, y ofrecerle algunos consejos sobre la forma de combatir el dolor y cuidar la herida, si fuera pertinente. También hay que informarle sobre las futuras citas, la retirada de suturas/grapas y los cuidados posteriores (cuadro 3.4).

Si es necesario, un fisioterapeuta puede examinar al paciente antes de que vuelva a casa y recomendarle ejercicios postoperatorios y explicarle el uso correcto de las muletas, así como suministrarle información adicional por escrito.

La enfermera que se encarga de dar de alta al paciente debe asegurarse de que este comprende perfectamente los efectos de la anestesia y la importancia de no conducir ni ingerir alcohol durante 24 h. Un acompañante responsable deberá recoger al paciente en la unidad de cirugía de día, ya que este no podrá regresar a casa conduciendo o en transporte público. La enfermera tiene la responsabilidad de garantizar la seguridad del paciente dentro de la unidad en todo momento, y esto se aplica igualmente al período posterior, una vez que el paciente ha abandonado el hospital. Hay que disponer las medidas adecuadas para los cuidados posteriores del paciente, con servicios de apoyo, si fuera necesario. También hay que encargarse de informar al médico de cabecera. Si no se cumplen unos requisitos muy estrictos, esto podría tener consecuencias desagradables y posiblemente peligrosas para el paciente, lo cual resulta inaceptable.

Conclusión

En este capítulo se han descrito los principios de la asistencia a un paciente que se vaya a someter a cirugía de día. Siempre que ha sido posible, este capítulo ha seguido el periplo del paciente por la unidad de cirugía de día. La cirugía de día es una labor de equipo, y las enfermeras que trabajan en la unidad deben estar especializadas en más de un ámbito. El campo de actuación de las enfermeras es inagotable, conforme van apareciendo nuevas técnicas quirúrgicas y aumentan las funciones de la enfermera de cirugía de día.

La cirugía de día es mejor para los pacientes, ya que la mayoría de ellos prefieren permanecer en el hospital un solo día, y en muchos casos medio día, y volver después a su casa para recuperarse en su propio domicilio.

RESUMEN DE PUNTOS CLAVE

- La cirugía de día ha demostrado una gran aceptación por parte de pacientes cuidadosamente seleccionados.
- Las ventajas económicas de la cirugía de día se traducen en una reducción de las listas de espera y de los costes económicos.
- Hay que adecuar la técnica anestésica y quirúrgica al alta hospitalaria del paciente.
- La planificación del alta hospitalaria y la información del paciente son algunas de las principales obligaciones de las enfermeras en las unidades de cirugía de día.

PUNTOS DE APRENDIZAJE PARA LA REFLEXIÓN

Tras haber leído este capítulo, piense en lo que sabe ahora y en lo que aún- necesita averiguar. Estas preguntas pueden ser de ayuda:

- ¿Cómo se combate el dolor en el entorno de la cirugía de día y qué consejos hay que dar al paciente en el momento de irse a casa?
- ¿Qué podemos hacer si no hay ningún adulto responsable que pueda acompañar al paciente a casa tras la cirugía de día?
- En una unidad de día a la que le hayan asignado, describa las diferentes funciones y responsabilidades del personal sanitario que trabaja en la unidad.

Bibliografía

Anderson, T., Walls, M., & Canelo, R. (2016). Day case surgery guidelines. *Surgery, 35*(2), 85–91.

Apfel, C. C., Meyer, A., Orhan-Sungur, M., Jalot, L., Whelan, R. P., & Jukar-Rao, S. (2012). Supplemental intravenous crystalloids for the prevention of postoperative nausea and vomiting quantitative review. *British Journal of Anaesthesia, 108*, 893–902.

Appleby, J. (2015). Day case surgery: a good news story for the NHS. *BMJ, 351*, h4060.

Bailey, C. R., Ahuja, M., Bartholomew, K., Bew, S., Forbes, L., Lipp, A., et al. (2019). Guidelines for day-case surgery 2019. *Anaesthesia*, 2019, 1–15.

British Association of Day Surgery (BADS). (2016). *BADS directory of procedures* (5th ed.). London: BADS.

Darwin, L. (2015). Patient selection for day surgery. *Anaesthesia and Intensive Care Medicine, 17*(3), 151–154.

Dean, C., & Chapman, E. (2018). Induction of anaesthesia. *Anaesthesia and Intensive Care Medicine, 19*(8), 383–388.

Jackson, I. (Ed.) (2012). Section 5: Day surgery services. In J. R. Colvin, & C. J. Peden (Eds.), *Raising the standard: a compendium of audit recipes* (3rd ed.) (pp. 155–169). London: Royal College of Anaesthetists.

Nursing and Midwifery Council. (2018). *The Code. Professional standards of practice and behaviour for nurses, midwives and nursing associates*. London: NMC. Available at https://www.nmc.org.uk/globalassets/sitedocuments/nmc-publications/nmc-code.pdf.

Quemby, D. J., & Stocker, M. E. (2014). Day surgery development and practice: key factors for a successful pathway. *Continuing Education in Anaesthesia. Critical Care and Pain, 14*(6), 256–261.

Rae, A. (2016). Reasons for delayed patient discharge following day surgery: a literature review. *Nursing Standard, 31*(11), 42–51.

Lecturas adicionales

Información al paciente para su preparación para la cirugía

Royal College of Anaesthetists (RCoA). (2018). *Fitter Better Sooner*. Available from: https://www.rcoa.ac.uk/patient-information/preparing-surgery-fitter-better-sooner.

Páginas web

British Association for Day Surgery: https://daysurgeryuk.net/en/home/

Royal College of Anaesthetists: www.rcoa.ac.uk

The Association of Surgeons in Training: www.asit.org

The Royal College of General Practitioners: www.rcgp.org.uk

Capítulo 4

Estrés y ansiedad perioperatorios en el paciente quirúrgico

Chloe Rich

ÍNDICE DEL CAPÍTULO

OBJETIVOS CLAVE DEL CAPÍTULO

Al final del capítulo, el lector debería ser capaz de:

- Analizar los conceptos de estrés y ansiedad perioperatorios en el paciente adulto.
- Evaluar los factores clave a los que se pueden atribuir el estrés y la ansiedad de los pacientes quirúrgicos.
- Apreciar los beneficios de reducir el estrés y la ansiedad en el paciente quirúrgico.
- Utilizar varios métodos para reducir el estrés y la ansiedad en el paciente quirúrgico.

Cuestiones en las que pensar antes de leer el capítulo

- ¿Cómo puede manifestarse el estrés en una persona que se somete a una intervención quirúrgica?
- Describa la función de la enfermera para ayudar a las personas que se someten a una intervención quirúrgica a reducir sus niveles de estrés y ansiedad.
- Haga una lista de los factores que las personas que se someten a una intervención quirúrgica pueden encontrar estresantes y describa cómo se pueden eliminar o reducir.

Introducción

En este capítulo se analizarán los conceptos de estrés y ansiedad perioperatorios, incluidos los factores que influyen actualmente y los métodos que pueden utilizarse para reducir los niveles en el paciente quirúrgico. Hace tiempo que se afirma que la cirugía es una forma de estrés psicológico. El estrés puede definirse como una respuesta a demandas externas sobre el organismo que requiere un ajuste o respuesta físico, mental o emocional (Kumar y Bhukar, 2013). Un «factor estresante» es cualquier amenaza física o psicológica que provoca una respuesta fisiológica de estrés, como una amenaza a la seguridad y el bienestar, o el dolor (Hannibal y Bishop, 2014).

El trauma quirúrgico es un estrés corporal conocido que provoca respuestas psicofisiológicas de estrés de los sistemas endocrino, nervioso central e inmunitario (Ramos et al., 2008). La respuesta al estrés comienza en el cerebro, dentro de la amígdala, responsable del procesamiento de los datos emocionales. La amígdala transmite un mensaje de amenaza al hipotálamo, que a su vez genera una respuesta del sistema nervioso simpático.

El hipotálamo activa primero la secreción de adrenalina y noradrenalina desde la médula suprarrenal (glándulas) a la circulación sanguínea, lo que aumenta la frecuencia cardíaca, la frecuencia respiratoria y la presión arterial. Otros efectos son la broncodilatación, la vasoconstricción de las arteriolas, la estimulación de la secreción de sudor, la dilatación de las pupilas y la disminución de la actividad gastrointestinal para permitir que el volumen de sangre circulante nutra los órganos y los músculos vitales. La adrenalina desencadena la liberación de glucosa y grasa de los almacenes temporales a la circulación sanguínea para equilibrar el mayor consumo de energía. Esta respuesta a corto plazo es un proceso inflamatorio que actúa para destruir los microorganismos invasores (Hannibal y Bishop, 2014).

A continuación, el hipotálamo libera la hormona peptídica liberadora de corticotropina, que estimula la hipófisis para que sintetice la hormona adrenocorticótropa (ACTH) y la secrete en la circulación sanguínea. La ACTH actúa en la zona cortical de las glándulas suprarrenales, desencadenando una liberación sistemática y sostenida de glucocorticoides (cortisol) aproximadamente 15 min después de iniciarse el estrés (Dedovic et al., 2009). Los efectos del cortisol incluyen el aumento del metabolismo de la glucosa y la grasa, la supresión de los sistemas de órganos no vitales y la disminución de la inflamación para permitir la gestión del estrés.

La percepción de los estímulos como amenazantes o atemorizantes es subjetiva para cada individuo. La anticipación interna de esta amenaza futura es la ansiedad. La amígdala responde al miedo o al peligro iniciando una respuesta de estrés simpática y neuroendocrina en un intento de restaurar la homeostasis (Mora et al., 2012). El estrés y la ansiedad están interconectados, y el profesional perioperatorio puede participar directamente en su reconocimiento y abordaje.

Ansiedad en el paciente quirúrgico

La ansiedad es una reacción de «alarma» del cuerpo humano ante una amenaza física o psicológica percibida (Ahmetovic-Djug et al., 2017). Los expertos creen que algunas personas son más propensas al miedo y al malestar por naturaleza, pero también es posible que acontecimientos del pasado sirvan como desencadenantes de una ansiedad determinada (Alanazi, 2014). Los pacientes con ansiedad suelen mostrar conductas nerviosas y están más reactivos y alerta ante un mayor número de estímulos (Muglatti y Komarik, 2008).

Kindler et al. (2000) proponen que la ansiedad perioperatoria puede clasificarse en tres áreas: miedo a lo desconocido, miedo a sentirse mal y miedo por la propia vida. Los desencadenantes habituales señalados de la ansiedad perioperatoria incluyen la espera de la cirugía, el miedo a la discapacidad, la anticipación del dolor postoperatorio, la pérdida de independencia, el miedo a lo desconocido, la separación de los miembros de la familia y la muerte (Ay et al., 2014; Yilmaz et al., 2012). Otros autores mencionan otros factores desencadenantes, como la anticipación de las náuseas y los vómitos, la colocación de una máscara en la cara, la canulación, la intranquilidad por confiar en un desconocido y el miedo a despertarse durante la cirugía (Mitchell, 2010; Pierre y Whelan, 2012; Gilmartin y Wright, 2008).

Algunos factores de los pacientes se han asociado a la ansiedad preoperatoria, como el bajo nivel educativo (Chan et al., 2004; Wang et al., 2008), el sexo femenino (Ayral et al., 2002; Jawaid et al., 2007; Perks et al., 2009), la edad (Chan et al., 2004), la duración y el tipo de cirugía (Jawaid et al., 2007), el estado civil (Karanci y Dirik, 2003) y el grado de apoyo social (Lincoln et al., 2005). Se cree que las mujeres, los pacientes que saben leer y escribir, los que viven solos y los que tienen grados más bajos de apoyo social tienen niveles de ansiedad perioperatoria significativamente más altos (Yilmaz et al., 2012).

Al aumentar el uso de la anestesia regional y local para las intervenciones quirúrgicas, los profesionales también deben tener en cuenta otros aspectos diferentes relacionados con estas técnicas. Se cree que los pacientes que se someten a una intervención quirúrgica con anestesia local o regional están menos ansiosos en general (Mitchell, 2012a); no obstante, les preocupa que la intervención sea dolorosa, ver su cuerpo «abierto», que el adormecimiento desaparezca demasiado rápido y que puedan sentir lo que hace el cirujano (Mitchell, 2008).

El uso cada vez mayor de las técnicas quirúrgicas laparoscópicas y los avances en la práctica anestésica, junto con la presión sobre el NHS para reducir los costes y aumentar la satisfacción del paciente, han provocado una disminución drástica de la necesidad de estancias hospitalarias quirúrgicas. La evolución de la cirugía de día ha aumentado mucho la gama de intervenciones que no requieren que el paciente pase la noche en el hospital, lo que en general aumenta la satisfacción del paciente con su experiencia quirúrgica (McWhinnie, 2018). Sin embargo, este enfoque moderno limita la capacidad del personal perioperatorio para interactuar con los pacientes, aliviar la posible ansiedad y proporcionar información el día de la cirugía (Jlala et al., 2010). Esto es más evidente en las unidades de cuidados postoperatorios, donde la creciente complejidad de las intervenciones de día requiere que los profesionales ofrezcan al paciente información detallada para su recuperación y en poco tiempo.

Por último, hay que tener en cuenta la disminución de las inducciones anestésicas que se realizan en una sala de anestesia en el Reino Unido. Los anestesistas opinan que las razones más importantes para anestesiar a los pacientes en las salas de anestesia son que el entorno es más tranquilo, hay menos interrupciones y tiene un impacto positivo en la experiencia del paciente (Velzen et al., 2015). El informe NAP5 del Royal College of Anaesthetists y de la Association of Anaesthetists of Great Britain and Ireland (AAGBI) (2014) mencionaba en particular la falta de pruebas publicadas hasta la fecha con respecto a la diferencia medible de los niveles de ansiedad entre los pacientes anestesiados en los quirófanos frente a las salas de anestesia. Algunos pacientes encuestados preferían que se les indujera en la sala de anestesia porque les resultaba más cálida, pequeña y acogedora, con un aspecto menos técnico, menos intimidante y más familiar. En cambio, otros preferían ser anestesiados en el propio quirófano porque les parecía más espacioso, más luminoso y ventilado, de un color más agradable, y no querían ser trasladados una vez anestesiados. Estas diferencias respaldan el argumento de que la ansiedad es subjetiva y debe abordarse de forma individualizada para cada paciente. El informe NAP5 concluyó que los departamentos deberían descartar la ansiedad de los pacientes como la razón dominante para seguir utilizando las salas de anestesia para la inducción.

Beneficios de la disminución de la ansiedad en el paciente quirúrgico

La ansiedad perioperatoria se considera una parte normal de la experiencia quirúrgica del paciente, aunque es extremadamente perjudicial por su impacto negativo en los resultados (Mitchell, 2012b). Las respuestas fisiológicas a la ansiedad incluyen taquicardia, hipertensión, temperatura elevada, sudoración, tensión muscular, náuseas y un aumento de los sentidos del tacto, el olfato o el oído (Alanazi, 2014; Pritchard, 2009). Los pacientes también pueden presentar temblores en las manos, sequedad de boca, cefalea, dolor de espalda y manchas cutáneas por la respuesta al estrés (Keegan, 2003), y todo esto puede ayudar al profesional a identificar a las personas con ansiedad. Los efectos psicológicos incluyen sentimientos de inquietud, falta de concentración, nerviosismo, imprevisibilidad y expresión de pensamientos ilógicos (Robinson et al., 2013). Estas emociones negativas aumentan la probabilidad de que se produzcan conductas que afectan al sistema inmunitario, como patrones de sueño deficientes, nutrición inadecuada y disminución de la actividad física, lo que se asocia a un retraso de la cicatrización y la recuperación de las heridas (Vileikyte, 2007). El impacto de la ansiedad perioperatoria puede ser prolongado y afectar a la capacidad del paciente para realizar sus actividades cotidianas, lo que repercute en su calidad de vida (Wong et al., 2010).

Se sabe que la ansiedad agrava las enfermedades reactivas de las vías respiratorias, como la enfermedad pulmonar obstructiva crónica (EPOC) y el asma, y puede aumentar el riesgo de broncoespasmo durante la anestesia general (Kocaturk y Oguz, 2017). Se ha relacionado directamente con un aumento general de la incidencia de acontecimientos adversos durante la inducción anestésica y de la recuperación del paciente de los efectos relacionados, como el aumento del dolor postoperatorio, el aumento del consumo de analgésicos y anestésicos, y la exposición del paciente a mayores cambios fisiológicos y hemodinámicos, como hipotensión, bradicardia y depresión respiratoria (Caumo y Ferreira, 2013; Pritchard, 2009).

Como parte de la respuesta de «lucha o huida», los pacientes que están ansiosos presentarán vasoconstricción y enfriamiento periféricos (Pritchard, 2009), lo que hace que la canulación sea más difícil para el profesional. Esto puede hacer que la ansiedad siga aumentando debido a los múltiples intentos y al dolor y la incomodidad asociados. En general, la ansiedad perioperatoria se asocia a estancias hospitalarias prolongadas y a una disminución de la satisfacción del paciente (Caumo y Ferreira, 2013).

Métodos para aliviar la ansiedad en el paciente quirúrgico

Se ha señalado que los largos tiempos de espera con poca información, sin el respeto adecuado ni la empatía suficiente aumentan la ansiedad del paciente y de sus familiares, lo que provoca una disminución de la confianza en el sistema sanitario (Jangland et al., 2009). Por lo tanto, unas simples medidas de tranquilización y de actualización de las situaciones cambiantes pueden tener un gran impacto en la experiencia quirúrgica general del paciente. Como resultado de la intensificación de los sentidos y la reactividad, los pacientes quirúrgicos ansiosos se ven más afectados y son más sensibles al entorno quirúrgico. Factores como el sonido de las alarmas de las máquinas, la visión de equipos médicos desconocidos y el ruido de los instrumentos quirúrgicos cuando se desempaquetan pueden tener un gran efecto en el aumento de la ansiedad (Haugen et al., 2009). Puesto que cada vez se anestesia a más pacientes en el propio quirófano, esto debería tenerse siempre en cuenta y habría que tranquilizarles e informarles.

Se sabe que los períodos de espera largos pueden provocar aburrimiento y aumentar la ansiedad, mientras que un entorno limpio y eficiente puede evocar sentimientos de profesionalidad y seguridad (Mottram, 2011). Los pacientes que se someten a intervenciones quirúrgicas conscientes pueden tener también otros temores y molestias porque se exponen a más imágenes, sonidos y olores dentro del quirófano. Se ha señalado que puede ser beneficioso hablar con los pacientes inmediatamente antes de la anestesia, ofrecer la opción de algún contacto físico a lo largo de la cirugía, limitar el impacto del entorno y permitir que alguien acompañe al paciente durante o inmediatamente después (Mitchell, 2012b). Las enfermeras y los profesionales perioperatorios tienen un conocimiento experto del entorno quirúrgico, las intervenciones y las experiencias que encontrarán los pacientes, por lo que están en una posición privilegiada y vital para empezar a abordar la ansiedad del paciente con métodos no farmacológicos. Las enfermeras deben asegurarse de que están actuando en el mejor interés del paciente, y esto incluye ayudar a los pacientes a abordar y afrontar el estrés y la ansiedad antes, durante y después de la cirugía (Nursing and Midwifery Council, 2018).

Información y comunicación eficaz

El primer paso recomendado para reducir la ansiedad perioperatoria es crear y mantener una comunicación terapéutica eficaz con el paciente quirúrgico. La comunicación terapéutica puede definirse como la demostración de atención, preocupación genuina y empatía, e interés por el paciente como individuo único, escuchando activamente (oyendo, comprendiendo y creyendo al paciente) (Levett-Jones, 2014). Es vital recordar que cada paciente quirúrgico traerá consigo sus propias experiencias previas y ansiedades y tendrá su propio estilo de afrontar el estrés y la ansiedad.

La educación del paciente se utiliza mucho para reducir la ansiedad perioperatoria y se consiguen los resultados más eficaces cuando se basa en las necesidades del paciente (Wongkietkachorn et al., 2018; Ndiosi y Adebajo, 2015; Ndiosi et al., 2015). Esto implica un proceso de evaluación de las necesidades individualizadas del paciente antes de proporcionar la educación para garantizar que el nivel de información y el método de transmitirla apoyen el estilo de afrontamiento del paciente. Grieve (2002) propone un modelo popular de cuatro estilos de afrontamiento principales que los pacientes utilizan para gestionar la ansiedad: vigilante, evitativo, fluctuante y flexible. Los pacientes con un estilo de afrontamiento vigilante necesitan mucha información para reducir la ansiedad, mientras que los que tienen un estilo evitativo prefieren una cantidad mínima de información. Los pacientes con mecanismos de afrontamiento fluctuantes suelen querer poca información pero más detallada en ciertas áreas, y los que son flexibles pueden adaptarse a cualquier información que se les proporcione.

Hay que identificar el estilo de afrontamiento del paciente para evitar un aumento involuntario de los niveles de ansiedad, como dando mucha información utilizando folletos o vídeos de demostración a una persona con un estilo de afrontamiento evitativo. De este modo, la enfermera o el profesional pueden utilizar la toma de decisiones compartida con su paciente para identificar el grado de información que necesita por motivos de seguridad, y cualquier otra información que desee recibir. Se dice que el uso de técnicas de educación basada en las necesidades disminuye la ansiedad, aumenta la satisfacción general y requiere menos tiempo que la educación convencional del paciente (Wongkietkachorn et al., 2018). Es coherente con la teoría del aprendizaje en los adultos, que subraya la importancia de que el aprendizaje se adapte a los antecedentes y las necesidades individuales.

En general, se cree que proporcionar explicaciones sencillas sobre el entorno quirúrgico y los procedimientos de seguridad y disipar las ideas erróneas más comunes puede tranquilizar a los pacientes y ayudarles a sentir que tienen más control (Mitchell, 2010). Una comunicación verbal eficaz, incluidos el tono y el ritmo del discurso, puede transmitir comprensión, simpatía o empatía y reconocimiento. Sin embargo, el uso de un lenguaje técnico puede dificultar la capacidad del paciente para tomar decisiones informadas, y cualquier discurso apresurado o percibido como desinteresado por el paciente puede aumentar su ansiedad (Pritchard, 2011). Escuchar activamente y proporcionar una comunicación no verbal positiva y animar al paciente pueden, a su vez, ofrecer seguridad y crear confianza dentro de una relación terapéutica (Kornhaber et al., 2016). Se dice que los pacientes que se someten a anestesia general suelen querer más información que los que necesitan intervenciones locales o generales (Mitchell, 2012a). Es importante tener en cuenta que no se puede asumir que los pacientes recordarán todo lo que se les diga, ya que la ansiedad puede interferir en la comprensión y la memoria.

Las enfermeras y los profesionales también pueden promover otras medidas para ayudar a reducir la ansiedad de los pacientes, como el aumento de la autoeficacia, el aumento del autocontrol y el uso terapéutico de uno mismo (Mitchell, 2012b). Las medidas más eficaces para mejorar la percepción de autocontrol en los pacientes son ofrecerles opciones menores e involucrarlos en los procesos de toma de decisiones cuando sea apropiado. Puede tratarse simplemente de darles la opción de permanecer vestidos hasta que tengan que llevarlos al quirófano o de preguntarles en qué oído quieren que se les tome la temperatura timpánica. La mejora de la autoeficacia se centra en el aumento de la percepción del paciente de su capacidad para «afrontar» la experiencia quirúrgica. Los pacientes que tienen un alto grado de autoeficacia pueden recuperarse más deprisa de la cirugía (Brembo et al., 2017). El uso de afirmaciones positivas para asegurarles que hay canales de apoyo disponibles y aliviar las preocupaciones en áreas clave de la ansiedad, como el control del dolor y la recuperación postoperatoria, potenciará, en última instancia, su perspectiva positiva de la experiencia. En el uso terapéutico de uno mismo se pretende aplicar intervenciones de apoyo que incluyan la presencia física y emocional de un profesional sanitario o un familiar cercano. Puede considerarse en términos de apoyo social, perspectiva optimista y estrategias cognitivas de afrontamiento. El uso de frases como «le estarán vigilando continuamente mientras esté dormido» y «los medicamentos utilizados son muy seguros y eficaces» puede dar a los pacientes, en conjunto, las «herramientas» para tener menos pensamientos negativos (Chan et al., 2012).

Terapias alternativas

Se están investigando las siguientes intervenciones para aliviar la ansiedad de los pacientes quirúrgicos: realidad virtual, aplicaciones para teléfonos inteligentes, visitas preoperatorias al quirófano, hipnoterapia, masaje de manos, aromaterapia y acupuntura. Hay algunas pruebas de resultados positivos de cada una de las técnicas, pero es necesario seguir investigando para llegar a conclusiones sólidas.

Musicoterapia

Se ha demostrado la eficacia de la musicoterapia para reducir el estrés y la ansiedad en pacientes quirúrgicos (Wu et al., 2017; Wakim et al., 2010; Arsian et al., 2008). La mayoría de los estudios revisados demostraron que poder escuchar música tenía un impacto positivo en los resultados psicológicos y fisiológicos del paciente. Los pacientes que tienen acceso a la musicoterapia pueden responder con presiones arteriales, frecuencias respiratorias y frecuencias cardíacas más bajas (Lee et al., 2014; Hu et al., 2013), así como una disminución de los sentimientos de miedo, ansiedad y dolor postoperatorio (Lin et al., 2011). No se observaron diferencias en los resultados obtenidos en diferentes entornos clínicos o sistemas sanitarios, y se ha señalado firmemente que se obtienen resultados más favorables cuando los pacientes tienen control sobre el tipo de música que escuchan. Permitir que el paciente escuche la música que elija o que traiga un dispositivo de música portátil de su casa para utilizarlo antes, durante y después de la cirugía, si es adecuado, podría fomentar una sensación de familiaridad y potenciar la autoeficacia del paciente. Se cree que los ritmos musicales no solo distraen al paciente de su entorno y promueven pensamientos positivos, sino que también pueden reducir la secreción de neurotransmisores y la actividad del sistema nervioso autónomo. En definitiva, la musicoterapia es una intervención sencilla, segura y costeefectiva para ayudar a los pacientes a percibir un menor nivel de ansiedad.

Terapia cognitivo-conductual

La terapia cognitivo-conductual (TCC) es una forma de psicoterapia que incorpora intervenciones cognitivas y conductuales para reducir los síntomas de estrés y ansiedad. La técnica incluye la psicoeducación, la reestructuración cognitiva, la terapia de exposición y/o el entrenamiento en relajación. El objetivo de las intervenciones es cambiar los patrones de pensamiento negativos e irracionales asociados a los sentimientos de ansiedad. En numerosos estudios se ha observado que la TCC es un tratamiento eficaz para trastornos de ansiedad específicos, incluidos el trastorno de ansiedad generalizada, el trastorno de pánico, el trastorno de ansiedad social, los trastornos de estrés postraumático y el trastorno obsesivo-compulsivo (Heilmann et al., 2016; Aust et al., 2016; Dao et al., 2011). Los autores señalan que los pacientes que reciben tratamiento preoperatorio con TCC, y continúan con las técnicas a lo largo de su prolongada jornada quirúrgica, tienen un nivel de ansiedad perioperatoria muy reducido.

Técnicas de relajación

La relajación y la meditación se han relacionado con un gran potencial para disminuir la ansiedad (Appukuttan, 2016). Hay que tener en cuenta que se necesitan más estudios para poder ofrecer recomendaciones sobre la técnica más eficaz para la ansiedad perioperatoria, y que esta intervención depende de que primero se enseñe a los pacientes y luego realicen estas técnicas.

Hay pruebas sólidas de que las terapias meditativas pueden ser un tratamiento eficaz para reducir los síntomas de ansiedad en los pacientes quirúrgicos (Chen et al., 2012). Se ha demostrado sistemáticamente que la meditación reduce las concentraciones de cortisol, adrenalina y noradrenalina que pueden desencadenar respuestas de ansiedad de base biológica (Brand et al., 2012). Se cree que entrena a la persona para condicionar y controlar la mente como un medio para reducir la ansiedad, desarrollar mecanismos de afrontamiento y facilitar una respuesta tranquila al estrés. Este método implica todo un paquete de cambios biológicos, conductuales y cognitivos, que se utilizan para ajustar la respiración, el cuerpo y la mente.

Se cree que la relajación profunda o respiración diafragmática es una técnica vital para ayudar a los pacientes a reducir la tensión y evitar la hiperventilación (Appukuttan, 2016). La respiración diafragmática se consigue contrayendo el músculo diafragma en un esfuerzo consciente por realizar respiraciones suaves, lentas y regulares. Reduce la tensión en el pecho, proporciona más oxígeno al cuerpo por cada respiración y disminuye el trabajo general de la respiración (Ma et al., 2017).

La relajación guiada con imágenes es una intervención mente-cuerpo que utiliza la imaginación y el procesamiento mental propios del paciente para formar una representación mental de un objeto, lugar, acontecimiento o situación percibido a través de los sentidos (Felix et al., 2018). Un ejemplo de esto podría ser pedir al paciente que imagine que está de pie bajo el cálido sol en una playa de arena, escuchando el sonido de las olas rompiendo contra la orilla. Esta técnica se centra en imágenes agradables para reemplazar los sentimientos negativos o estresantes, y ha demostrado ser eficaz para reducir los niveles de ansiedad en pacientes sometidos a cirugía bariátrica laparoscópica (Felix et al., 2018). Ahora es necesario recopilar más pruebas con muestras más amplias y diversas para formar conclusiones fundamentadas sobre su eficacia general.

Intervenciones farmacológicas

La postura del Royal College of Anaesthetists (RCoA, 2012) sobre la sedación preoperatoria para aliviar la ansiedad del paciente es que la premedicación no debe ser la base para lograr la ansiólisis preoperatoria, o inhibir la ansiedad, en los adultos. Sin embargo, hay un argumento sólido a favor de la premedicación sedante en casos de ansiedad significativa del paciente que no se alivia por medios no farmacológicos. El RCoA propone un estándar de las mejores prácticas para que los anestesistas tengan la oportunidad de prescribir la premedicación sedante en estas circunstancias en el 100% de los casos quirúrgicos, pero reconoce las barreras habituales para esta práctica. Entre estas se encuentran los pacientes que ingresan después de que se hayan iniciado las listas, los cambios en el orden o la hora de las listas y las instalaciones de día que no pueden acomodar a los pacientes que necesitan sedantes. La elección del sedante depende de la persona, el tipo de intervención, el anestésico que se va a utilizar y otros factores, como las instalaciones de recuperación. El objetivo de este tipo de premedicación no es solo inhibir la ansiedad, sino también potenciar la acción de los anestésicos y proporcionar cierto grado de amnesia preoperatoria.

Los sedantes preoperatorios que más se utilizan pertenecen al grupo de las benzodiacepinas, como el midazolam, el loracepam, el temacepam y el diacepam (BNF, 2019). Estos fármacos pueden administrarse por vía oral, intranasal o intravenosa, y lo más habitual es que los administre el anestesista una vez que el paciente llega al quirófano. El diacepam se utiliza para producir una sedación leve con amnesia, es de acción prolongada y se producen segundos períodos de somnolencia varias horas después de su administración. El temacepam se administra para una duración de la acción corta y un inicio más rápido que el diacepam, con efectos ansiolíticos y sedantes que duran aproximadamente 90 min. El loracepam produce una sedación más prolongada que el temacepam y tiene efectos amnésicos notables. El midazolam suele ser la benzodiacepina de elección para los anestesistas debido al inicio rápido de los efectos sedantes y ansiolíticos y a su recuperación más rápida. Hay que tener cuidado con las personas de edad avanzada, las que tienen un gasto cardíaco bajo o después de una dosis repetida; el midazolam se asocia a una sedación profunda cuando se administra por vía intravenosa. Los efectos secundarios habituales de estos fármacos incluyen confusión, mareos, somnolencia, hipotensión, náuseas y vómitos, depresión respiratoria, fatiga y trastornos del sueño. Por lo tanto, hay que sopesar los riesgos de la administración frente al impacto negativo de los niveles de ansiedad del paciente. Los pacientes que toman benzodiacepinas habitualmente, son alcohólicos o consumen drogas suelen necesitar una dosis más alta de lo habitual para tener en cuenta cualquier tolerancia al fármaco. Los efectos adversos de las benzodiacepinas pueden tratarse y revertirse con flumacenilo, pero debido a su semivida más corta puede ser necesario administrar una segunda dosis para evitar que se repita la sedación. La clonidina y la dexmedetomidina son fármacos alternativos utilizados en la premedicación sedante, y sus propiedades sedantes son un efecto secundario de la administración.

Conclusión

El estrés y la ansiedad perioperatorios siguen siendo una amenaza constante para los pacientes quirúrgicos y pueden afectar negativamente a su salud y bienestar físico y psicológico. En definitiva, es necesario investigar más en este campo para colmar el vacío de conocimientos existente. Como se ha comentado en este capítulo, los profesionales sanitarios pueden adoptar muchas intervenciones para reducir los niveles de ansiedad de los pacientes. Parece que las técnicas no farmacológicas, como la educación del paciente basada en sus necesidades y la comunicación terapéutica eficaz, son las intervenciones más eficaces y seguras para reducir el grado de ansiedad del paciente.

Se ha demostrado que otras técnicas alternativas, como la musicoterapia, son eficaces, pero quizás están siendo infrautilizadas debido a la dificultad de facilitar que los pacientes traigan sus propios dispositivos o de tener uno disponible para cada paciente. En estudios recientes se han obtenido resultados positivos con otras terapias alternativas, como las técnicas de relajación y la TCC, pero su uso es actualmente limitado debido al personal y los recursos necesarios para enseñar a los pacientes y reforzar su uso.

En los casos de grados elevados de ansiedad que no pueden aliviarse mediante estas técnicas puede administrarse sedación preoperatoria al paciente, normalmente una benzodiacepina, para proporcionarle efectos sedantes, ansiolíticos y amnésicos. Cuando se administran estos fármacos, o se atiende a pacientes que han recibido sedación preoperatoria, la enfermera o el profesional debe ser consciente de los posibles efectos secundarios y del proceso de reversión.

RESUMEN DE PUNTOS CLAVE

- El primer paso recomendado para reducir la ansiedad perioperatoria es crear y mantener una comunicación terapéutica eficaz con el paciente quirúrgico.
- La educación del paciente se utiliza mucho para reducir la ansiedad perioperatoria, y los resultados más eficaces se consiguen con la educación basada en las necesidades del paciente.
- Se ha demostrado que la musicoterapia es una intervención eficaz para reducir el estrés y la ansiedad de los pacientes quirúrgicos.
- Las terapias de relajación y meditación se han relacionado con un gran potencial para reducir la ansiedad.
- Hay un argumento sólido a favor de la premedicación sedante en casos de ansiedad significativa del paciente que no se alivia con medios no farmacológicos.

PUNTOS DE APRENDIZAJE PARA LA REFLEXIÓN

Tras haber leído este capítulo, piense en lo que sabe ahora y en lo que aún necesita averiguar. Estas preguntas pueden ser de ayuda:

- ¿Qué se entiende por «terapias de conversación»?
- ¿Qué es la atención plena y cómo puede practicarse?
- Describa las diferencias entre terapias complementarias y alternativas.

Bibliografía

Ahmetovic-Djug, J., Hasukic, S., Djug, H., Hasukic, B., & Jahic, A. (2017). Impact of preoperative anxiety in patients on hemodynamic changes and a dose of anesthetic during induction of anesthesia. *Journal of the Academy of Medical Sciences in Bosnia and Herzegovina, 71*(5), 330–333.

Alanazi, A. (2014). Reducing anxiety in perioperative patients: a systematic review. *British Journal of Nursing, 23*(7), 387–393.

Appukuttan, D. (2016). Strategies to manage patients with dental anxiety and dental phobia: literature review. *Clinical, Cosmetic and Investigational Dentistry, 8*, 874.

Arsian, S., Ozer, N., & Ozyurt, F. (2008). Effect of music on preoperative anxiety in men undergoing urogenital surgery. *Australian Journal of Advanced Nursing, 26*(2), 46–54.

Aust, H., Rüsch, D., & Schuster, M. (2016). Coping strategies in anxious surgical patients. *BMC Health Services Research, 16*, 1492–1495.

Ay, A., Ulucanlar, H., & Ozden, M. (2014). Risk factors for perioperative anxiety in laparoscopic surgery. *Journal of the Society of Laparoendoscopic Surgeons, 18*(3), 1–13.

Ayral, X., Gicquere, C., Duhalde, A., Boucheny, D., & Dougados, M. (2002). Effects of video information on preoperative anxiety level and tolerability of joint lavage in knee osteoarthritis. *Arthritis & Rheumatology, 47*(4), 380–382.

BNF. (2019). *Pre-medication and peri-operative drugs*. London: National Institute for Health and Care Excellence.

Brand, S., Holsboer-Tracgsker, E., Naranjo, J., & Schmidt, S. (2012). Influence of mindfulness practice on cortisol and sleep in long-term and short-term meditators. *Neuropsychobiology, 65*(3), 109–118.

Brembo, E., Kapstad, H., Dulmen, S., & Eide, H. (2017). Role of self-efficacy and social support in short-term recovery after total hip replacement: a prospective cohort study. *Health Quality Life Outcomes, 15*, 68.

Caumo, W., & Ferreira, M. (2013). Perioperative anxiety: psychobiology and effects in postoperative recovery. *The Pain Clinic, 15*, 87–101.

Chan, C., Hon, H., Chien, W., & Lopez, V. (2004). Social support and coping in Chinese patients undergoing cancer surgery. *Cancer Nursing, 27*, 230–236.

Chan, Z., Kan, C., Lee, P., Chan, I., & Lam, J. (2012). A systematic review of qualitative studies: patients' experiences of preoperative communication. *Journal of Clinical Nursing, 21*(5-6), 812–824.

Chen, K., Berger, C., Macheimer, E., Forde, D., Magidson, J., Dachman, L., et al. (2012). Meditative therapies for reducing anxiety: a systematic review and meta-analysis of randomized controlled trials. *Depression and Anxiety, 29*, 545–562.

Dao, T., Youssef, N., & Armsworth, M. (2011). Randomized controlled trial of brief cognitive behavioural intervention for depression and anxiety symptoms preoperatively in patents undergoing coronary artery bypass graft surgery. *Journal of Thoracic Cardiovascular Surgery, 142*(3), 109–115.

Dedovic, K., Duchesne, A., Andrews, J., Engert, V., & Pruessner, J. (2009). The brain and the stress axis: the neural correlates of cortisol regulation in response to stress. *Neuroimage, 47*(3), 864–871.

Felix, M., Ferreira, M., Oliveria, L., Barichello, E., Pires, P., & Barbosa, M. (2018). Guided imagery relaxation therapy on perioperative anxiety: a randomized clinical trial. *Revista Latino-Americana De Enfermagem., 26*, 1–10.

Gilmartin, J., & Wright, K. (2008). Day surgery: patients' felt abandoned during the preoperative wait. *Journal of Clinical Nursing, 17*(18), 2418–2425.

Grieve, R. (2002). Day surgery preoperative anxiety reduction and coping strategies. *British Journal of Nursing, 11*(10), 670–678.

Hannibal, K., & Bishop, M. (2014). Chronic stress, cortisol dysfunction, and pain: a psychoneuroendocrine rationale for stress management in pain rehabilitation. *Journal of the American Physical Therapy Association, 94*(12), 1816–1825.

Haugen, A., Eide, G., Olsen, M., Haukeland, B., Remme, A., & Wahl, A. (2009). Anxiety in the operating theatre: a study of frequency and environmental impact in patients having local, plexus or regional anaesthesia. *Journal of Clinical Nursing, 18*(16), 2301–2310.

Heilmann, C., Stotz, U., & Burbaum, C. (2016). Short-term intervention to reduce anxiety before coronary artery bypass surgery- a randomised controlled trial. *Journal of Clinical Nursing, 25*(3-4), 351–361.

Hu, C., Lin, Y., Lin, M., & Han, R. (2013). Effectiveness of music therapy on anxiety and physiological responses for patients with myocardial infarction. *Chang Gung Nursing, 24*(4), 357–365.

Jangland, E., Guinningberg, L., & Carsson, M. (2009). Patients' and relatives' complaints about encounters and communication in health care: evidence for quality improvement. *Patient Education and Counseling, 75*(2), 199–204.

Jawaid, M., Mushtaq, A., Mukhtar, S., & Khan, Z. (2007). Perioperative anxiety before elective surgery. *Neurosciences, 12*, 145–148.

Jlala, H., French, J., Foxall, G., Hardman, J., & Bedforth, N. (2010). Effect of preoperative multimedia information on perioperative anxiety in patients undergoing procedures under regional anaesthesia. *British Journal of Anaesthesia, 104*(3), 369–374.

Karanci, A., & Dirik, G. (2003). Predictors of pre and postoperative anxiety in emergency surgery patients. *Journal of Psychosomatic Research, 55*, 363–369.

Keegan, L. (2003). Alternative and Complementary Modalities for Managing Stress and Anxiety. *Critical Care Nurse, 23*(3), 55–58.

Kindler, C., Harms, C., Amsler, F., Ihde-Scholl, T., & Scheidegger, D. (2000). The visual analogue scale allows effective measurement of preoperative anxiety and detection of patients' anesthetic concerns. *Anesthesia & Analgesia, 90*, 706–712.

Kocaturk, O., & Oguz, E. (2017). The effect of preoperative anxiety on the incidence of perioperative bronchospasm: a prospective observational study. *Medicine Science International Medical Journal, 6*(4), 746–749.

Kornhaber, R., Walsh, K., Duff, J., & Walker, K. (2016). Enhancing adult therapeutic interpersonal relationships in the acute health care setting: an integrative review. *Journal of Multidisciplinary Healthcare, 9*, 537–546.

Kumar, S., & Bhukar, J. (2013). Stress level and coping strategies of college students. *Journal of Physical Education and Sports Management, 4*(1), 5–11.

Lee, C., Yen, W., Lin, S., Hsu, T., & Lai, C. (2014). Effects of music intervention on preoperative anxiety in patients undergoing spinal surgery. *VGH Nursing, 31*(4), 343–350.

Levett-Jones, T. (2014). *Critical conversations for patient safety: An essential guide for health professionals*. Pearson Australia: Frenchs Forest NSW.

Lin, P., Lin, M., Huang, L., Hsu, H., & Lin, C. (2011). Music listening for patients receiving spine surgery. *Journal of Clinical Nursing, 20*(7–8), 960–968.

Lincoln, K., Chatters, L., & Taylor, R. (2005). Social support, traumatic events, and depressive symptoms among African Americans. *Journal of Marriage and Family, 67*, 754–766.

Ma, A., Yue, Z., Gong, Z., Zhang, H., Duan, N., Shi, N., et al. (2017). The effect of diaphragmatic breathing on attention, negative affect and stress in healthy adults. *Frontiers in Psychology, 8*, 874.

McWhinnie, D. (2018). *Evolution of day surgery in the UK: Lessons learnt along the way?* London: British Association of Day Surgery.

Mitchell, M. (2008). Conscious surgery: influence of the environment on patient anxiety. *Journal of Advanced Nursing, 64*(3), 261–271.

Mitchell, M. (2010). General anaesthesia and day-case patient anxiety. *Journal of Advanced Nursing, 66*(5), 1059–1071.

Mitchell, M. (2012a). Influence of gender and anaesthesia type on day surgery anxiety. *Journal of Advanced Nursing, 68*(5), 1014–1025.

Mitchell, M. (2012b). Anxiety management in minimal stay surgery. *Nursing Times, 108*(48), 14–16.

Mora, F., Segovia, G., Del Arco, A., de Blas, M., & Garrido, P. (2012). Stress, neurotransmitters, corticosterone and body-brain integration. *Brain Research, 1476*, 71–85.

Mottram, A. (2011). Patients' experiences of day surgery: a Parsonian analysis. *Journal of Advanced Nursing, 67*(1), 140–148.

Muglatti, M., & Komarik, N. (2008). Factors related to patients' anxiety before and after oral surgery. *Journal of Oral and Maxillofacial Surgery, 66*(5), 870–877.

Ndiosi, M., & Adebajo, A. (2015). Patient education in rheumatoid arthritis: is the needs-based approach the way forward? *Clinical Rheumatology, 34*(11), 1827–1829.

Ndiosi, M., Johnson, D., Young, T., Hardware, B., Hill, J., & Hale, C. (2015). Effects of needs-based patient education on self-efficacy and health outcomes in people with rheumatoid arthritis: a multicentre, single blind, randomised controlled trial. *Annals of the Rheumatic Diseases, 75*(6), 1126–1132.

Nursing and Midwifery Council. (2018). *The code. professional standards of practice and behaviour for nurses, midwives and nursing associates.*Available from: <https://www.nmc.org.uk/standards/code/>.

Perks, A., Chakravarti, S., & Manninen, P. (2009). Preoperative anxiety in neurosurgical patients. *Journal of Neurosurgical Anesthesiology, 21*, 127–130.

Pierre, S., & Whelan, R. (2012). Nausea and vomiting after surgery. *British Journal of Anaesthesia, 13*(1), 28–32.

Pritchard, M. (2009). Identifying and assessing anxiety in pre-operative patients. *Nursing Standard, 23*(51), 35–40.

Pritchard, M. (2011). Reducing anxiety in elective surgical patients. *Nursing Times, 107*(3), 22–23.

Ramos, M., Cardoso, M., Vaz, F., Torres, M., García, F., Blanco, G., et al. (2008). Influence of the grade of anxiety and level of cortisol on post-surgical recovery. *Actas Españolas de Psiquiatria, 36*, 133–137.

Robinson, O., Vytal, K., Cornwell, B., & Grillon, C. (2013). The impact of anxiety upon cognition: perspectives from human threat of shock studies. *Frontiers in Human Neuroscience, 7*, 203.

Royal College of Anaesthetists (RCOA). (2012). *Raising the standard: a compendium of audit recipes* (3rd edn). London: RCOA.

Royal College of Anaesthetists and Association of Anaesthetists of Great Britain and Ireland. (2014). *5thnational audit project: Accidental awareness during general anaesthesia in the United Kingdom and Ireland*. London: RCOA and AAGBI.

Velzen, J., Atkinson, S., Rowley, E., & Martin, J (2015). The tradition of anaesthetic rooms: Best practice or patient risk?, *6th International conference on applied human factors and ergonomics and the affiliated conferences, AHFE 2015*, 3, 59–66.

Vileikyte, L. (2007). Stress and wound healing. *Clinics in Dermatology, 25*, 49–55.

Wakim, J., Smith, S., & Guinn, C. (2010). The efficacy of music therapy. *Journal of PeriAnesthesia Nursing, 25*(4), 226–232.

Wang, Y., Shen, J., Lu, J., & Yang, X. (2008). Preoperative anxiety and depression in patients undergoing cardiac surgery and related influencing factors. *Zhonghua Yi Xue Za Zhi, 88*, 2759–2762.

Wong, E., Chan, S., & Chair, S. (2010). Effectiveness of an educational intervention on levels of pain, anxiety and self-efficacy for patients with musculoskeletal trauma. *Journal of Advanced Nursing, 66*(5), 1120–1131.

Wongkietkachorn, A., Wongkietkachorn, N., & Rhunsiri, P. (2018). Preoperative needs-based education to reduce anxiety, increase satisfaction, and decrease time spent in day surgery: a randomized controlled trial. *World Journal of Surgery, 42*(3), 666–674.

Wu, P., Huang, M., Lee, W., Wang, C., & Shih, W. (2017). Effects of music listening on anxiety and physiological responses in patients undergoing awake craniotomy. *Complementary Therapies in Medicine, 32*, 56–60.

Yilmaz, M., Sezer, H., Gürler, H., & Bekar, M. (2012). Predictors of preoperative anxiety in surgical inpatients. *Journal of Clinical Nursing, 21*, 956–964.

Capítulo 5

Cicatrización de las heridas en el paciente quirúrgico

Nigel Conway

ÍNDICE DEL CAPÍTULO

OBJETIVOS CLAVE DEL CAPÍTULO

Al final del capítulo, el lector debería ser capaz de:

- Describir la estructura y la función de la piel.
- Analizar los diferentes mecanismos de cierre de las heridas.
- Analizar la fisiología normal de la cicatrización de las heridas y los factores que pueden afectarla.
- Enumerar los distintos métodos utilizados en la cicatrización de las heridas.
- Analizar el uso y el cuidado de los drenajes de las heridas quirúrgicas.
- Analizar los principios del cuidado de las heridas de los pacientes quirúrgicos.
- Analizar las posibles complicaciones postoperatorias de la cicatrización de las heridas.

Cuestiones en las que pensar antes de leer el capítulo

- ¿Cuáles son las características de las heridas agudas y crónicas?
- Descripción de las etapas de la cicatrización de las heridas y la función de la enfermera en la optimización de la cicatrización de las heridas.
- ¿Qué es el factor de necrosis tumoral?

Introducción

Las heridas pueden dividirse en dos tipos principales:

- Heridas agudas, que comprenden las heridas quirúrgicas y traumáticas.
- Heridas crónicas, que comprenden las úlceras venosas y arteriales, las úlceras diabéticas y las úlceras por presión.

En este capítulo se analiza la cicatrización de las heridas agudas.

El sistema tegumentario es un sistema orgánico formado por la piel, el pelo, las uñas y las glándulas exocrinas. Las heridas quirúrgicas se forman a partir de una incisión en la piel y las estructuras subyacentes en función de la indicación del tratamiento quirúrgico del paciente. La intervención quirúrgica suele realizarse en un quirófano limpio y diseñado especialmente, en el que la asepsia y la prevención de las infecciones son fundamentales.

En la figura 5.1 se pueden ver ejemplos de los sitios quirúrgicos generales habituales para las incisiones y las heridas.

La mayoría de las heridas quirúrgicas cicatrizan por primera intención, con una intervención mínima de los profesionales sanitarios. El tipo de incisión quirúrgica, el abordaje

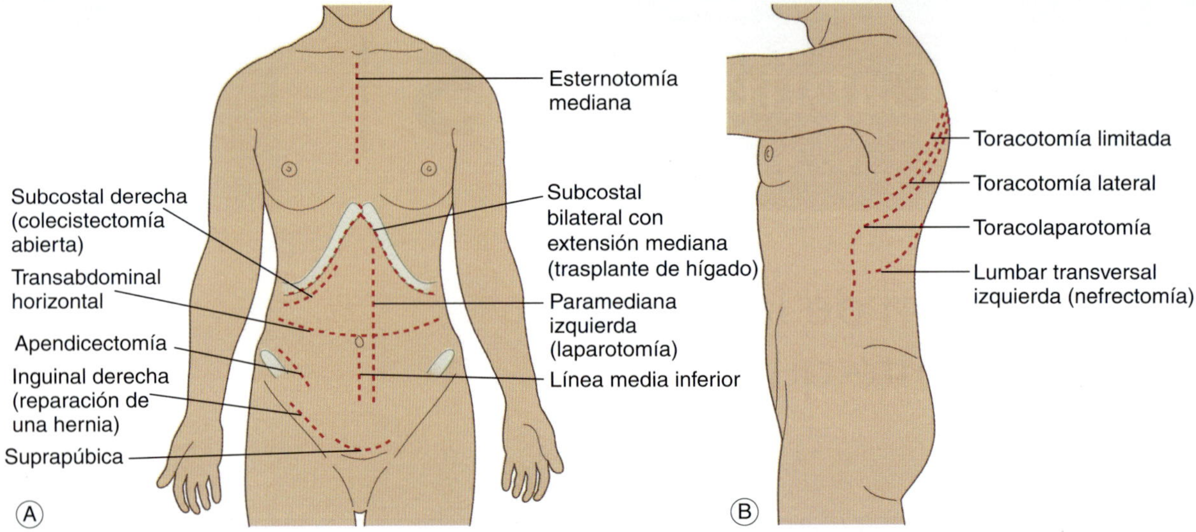

Figura 5.1 Torso del adulto: lugares habituales de las incisiones quirúrgicas. (Tomado de https://thoracickey.com/surgery-for-adults-2/.)

quirúrgico, la forma y el tipo del material utilizado para el cierre de la herida y el tiempo de permanencia en un entorno hospitalario agudo han cambiado a lo largo de los años, lo que a su vez ha influido en los abordajes contemporáneos del tratamiento de las heridas.

Principios fundamentales del tratamiento de las heridas quirúrgicas:

- Lograr la cicatrización de la herida.
- Evitar las complicaciones (p. ej., la infección).
- Lograr que el paciente esté cómodo y controlar el dolor.
- Considerar la imagen corporal del paciente y asegurar una cicatriz estéticamente aceptable.
- Facilitar que el paciente vuelva a su estilo de vida normal o lo más parecido a la normalidad lo antes posible.

Las complicaciones perioperatorias y postoperatorias de la herida quirúrgica pueden reducirse al mínimo mediante la evaluación preoperatoria, la planificación, la aplicación de los cuidados, la educación del paciente y la evaluación de la recuperación/cicatrización de la herida. Un buen conocimiento y la comprensión de las estructuras anatómicas y las funciones de la piel, las estructuras subyacentes y la fisiología de la cicatrización de las heridas, así como de los factores que pueden interferir en este proceso son esenciales para optimizar el cuidado de las heridas.

Estos conocimientos y su comprensión son fundamentales para la evaluación de un paciente individual con una herida quirúrgica y su futuro tratamiento, con respecto a la limpieza y la aplicación de un apósito adecuado.

En algún momento de su carrera profesional, casi todas las enfermeras atenderán a personas con heridas, y algunas de ellas atenderán a estos pacientes a diario. Todas las enfermeras deben saber reconocer, evaluar y tratar eficazmente las heridas habituales, respetando las políticas y protocolos locales. Deben proporcionar cuidados basados en la evidencia, garantizando que la seguridad del paciente es primordial. El Nursing and Midwifery Council (2018) exige que la enfermera evalúe las necesidades y aplique o aconseje un tratamiento, u ofrezca ayuda (incluidos cuidados preventivos o de rehabilitación) sin demasiada demora, en la medida de sus posibilidades, sobre la base de las mejores pruebas disponibles. Estos principios son aplicables para promover el cuidado de las heridas.

Estructura y función de la piel

La piel es el órgano más grande del sistema tegumentario en relación con su superficie. Cubre el cuerpo y protege las estructuras subyacentes. Su grosor varía en diferentes partes del cuerpo y tiene distintas pigmentaciones (Tortora y Derrickson, 2017).

La piel realiza cinco funciones principales:

1. Protección: actúa como barrera física, protegiendo las estructuras subyacentes de traumatismos mecánicos menores, productos químicos y gases, invasión bacteriana, deshidratación, frío, calor y radiación ultravioleta (UV).
2. Sensación: actúa como órgano sensitivo del cuerpo, ya que contiene numerosas terminaciones nerviosas que son sensibles a la temperatura, los cambios químicos, el dolor, el tacto, la presión y la vibración. Facilita el proceso de percepción sensitiva del entorno externo.
3. Regulación de la temperatura: desempeña una función fundamental en el mantenimiento de una temperatura central constante. La homeostasis se ve facilitada por la conducción, la convección o la radiación de calor desde la superficie de la piel. La secreción y la evaporación del sudor contribuyen al enfriamiento del cuerpo. El mecanismo

circulatorio de vasodilatación y vasoconstricción ayuda a controlar la temperatura corporal.

4. Excreción: el agua, las sales y otros materiales orgánicos se excretan a través de la piel.
5. Síntesis de vitamina D: el efecto de los rayos ultravioleta sobre la piel estimula la síntesis de vitamina D en las células cutáneas a partir del 7-dihidrocolesterol, lo que favorece indirectamente la absorción del calcio desde el intestino.

La piel también tiene capacidad de absorción. Este factor fisiológico puede utilizarse clínicamente para administrar tratamientos terapéuticos o fármacos como:

- Estrógenos.
- Trinitrato de glicerilo (TNG).

Estas hormonas o fármacos pueden aplicarse como un parche cutáneo de liberación lenta, permitiendo que la sustancia se absorba lentamente a través de la piel (Montague y Watson, 2005).

Nota: Esta fisiología de la absorción también puede tener resultados negativos si se derraman accidentalmente sustancias químicas sobre la piel, que pueden ser absorbidas por el sistema circulatorio (p. ej., productos petroquímicos, anestésicos volátiles) y tener efectos fisiológicos no deseados en el organismo.

La piel es una estructura compleja y diversa que comprende la epidermis, la dermis y el tejido subcutáneo, como se muestra en la figura 5.2. A continuación se analizarán estas capas y las estructuras de cada una de ellas.

Epidermis

La epidermis es la capa más superficial y está conectada a la dermis. Es avascular y recibe los nutrientes de la dermis, que es la capa que se encuentra debajo. La epidermis está formada por células epiteliales planas estratificadas queratinizadas.

En esta capa se encuentran cuatro tipos de células:

- Queratinocitos.
- Melanocitos.
- Células de Langerhans.
- Células de Merkel.

Las células epiteliales se producen en la capa basal y migran gradualmente hacia arriba durante un período de 40 a 56 días.

El grosor de la epidermis varía (cuatro o cinco capas de células) según su localización en el organismo. La primera capa, junto a la dermis, es el estrato basal. Aquí tiene lugar la división celular, y las células descienden hacia la dermis hasta las glándulas sudoríparas y los folículos pilosos que las rodean. Los queratinocitos que se encuentran en esta capa producen la queratina. La queratina es una proteína insoluble resistente a los cambios de temperatura y del pH, y ayuda a impermeabilizar y proteger la piel. Las células de Merkel

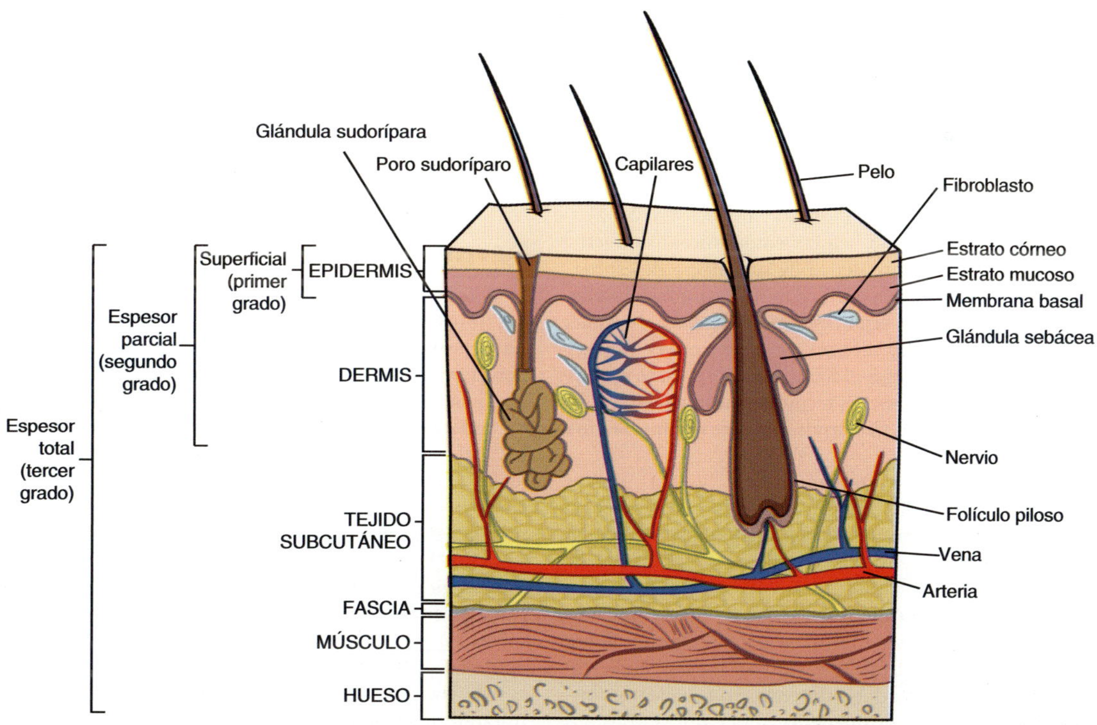

Figura 5.2 Estructuras anatómicas de la piel. (Tomado de Klas K.S.A. (2013), Chapter 20, Burns. In Sole, M.L., Klen, D.G., & Mosely, M.J.; Introduction to critical care nursing (6th edn.). Elsevier Inc.)

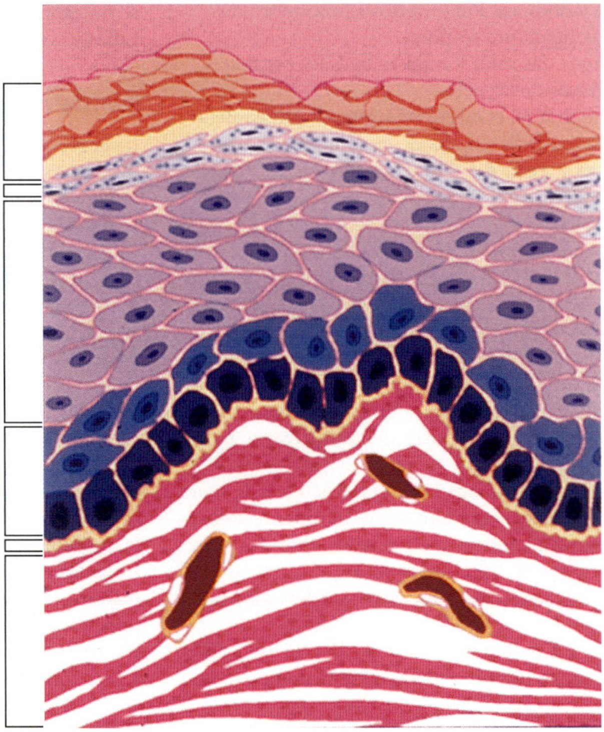

Figura 5.3 Capas de la epidermis. (Tomado de Bennon, S.D. (2011). Epidermal layers and papillary dermis. In Fitzpatrick, J.E., & Morelli, J.G.; Dermatological Secrets Plus (4th edn.). Elsevier Inc.)

también se encuentran en la epidermis (fig. 5.3; v. fig. 5.2). Están en contacto con el extremo aplanado de las neuronas sensitivas y participan en la sensación del tacto. La segunda capa es el estrato espinoso, que contiene células espinosas y células de Langerhans (fig. 5.4) (Tortora y Derrickson, 2017).

Las células espinosas son células epidérmicas productoras de queratina; su nombre deriva de su aspecto de espina. Estas «espinas» forman numerosas conexiones intracelulares o puentes que impiden la separación. Constituyen el estrato espinoso de la epidermis y proporcionan una capa continua en forma de red para proteger el tejido subyacente. Las células de Langerhans participan en las respuestas inmunitarias y se cree que intervienen en los trastornos alérgicos o inmunitarios de la piel (Beldon, 2010).

La tercera capa es el estrato granuloso (v. fig. 5.3), donde los queratinocitos se aplanan y acumulan gránulos laminares. La secreción de los gránulos laminares frena la pérdida de líquidos corporales y la entrada de materiales extraños (Tortora y Derrickson, 2017).

La cuarta capa es el estrato lúcido, que se encuentra en la piel gruesa de las palmas de las manos y las plantas de los pies (es decir, zonas de desgaste excesivo). En las células de esta capa se empieza a producir degeneración nuclear y contienen grandes cantidades de queratina.

La quinta y última capa es el estrato córneo, formado por muchas capas de células muertas que están completamente llenas de queratina. Estas células se desprenden constantemente de la superficie del cuerpo (descamación) debido a la fricción y el lavado. También tienen la capacidad de absorber humedad adicional (Montague y Watson, 2005).

Dermis

La dermis se encuentra debajo de la epidermis (v. fig. 5.2), constituye la parte principal de la piel y proporciona resistencia y elasticidad. Está formada por tejido conjuntivo que contiene fibras colágenas y elásticas, vasos sanguíneos y linfáticos, terminaciones nerviosas sensitivas, folículos pilosos y glándulas sudoríparas y sebáceas. En la unión dérmico-epidérmica, los melanocitos producen melanina bajo la influencia de la luz solar. La melanina da color a diversas estructuras corporales (p. ej., el pelo, el iris y la piel). Su función principal es proteger el organismo de la luz ultravioleta (Tortora y Derrickson, 2017).

La región superior de la dermis es la región papilar, que consiste en una serie de ondulaciones llamadas papilas dérmicas (v. fig. 5.2). Esta ondulación estructural evita que la epidermis se desprenda de la dermis cuando se aplican fuerzas de cizallamiento a la piel. La capa reticular es la parte restante de la dermis y está formada por un tejido conjuntivo denso y de disposición irregular que contiene haces entrelazados de fibras colágenas reticulares y elásticas. En los

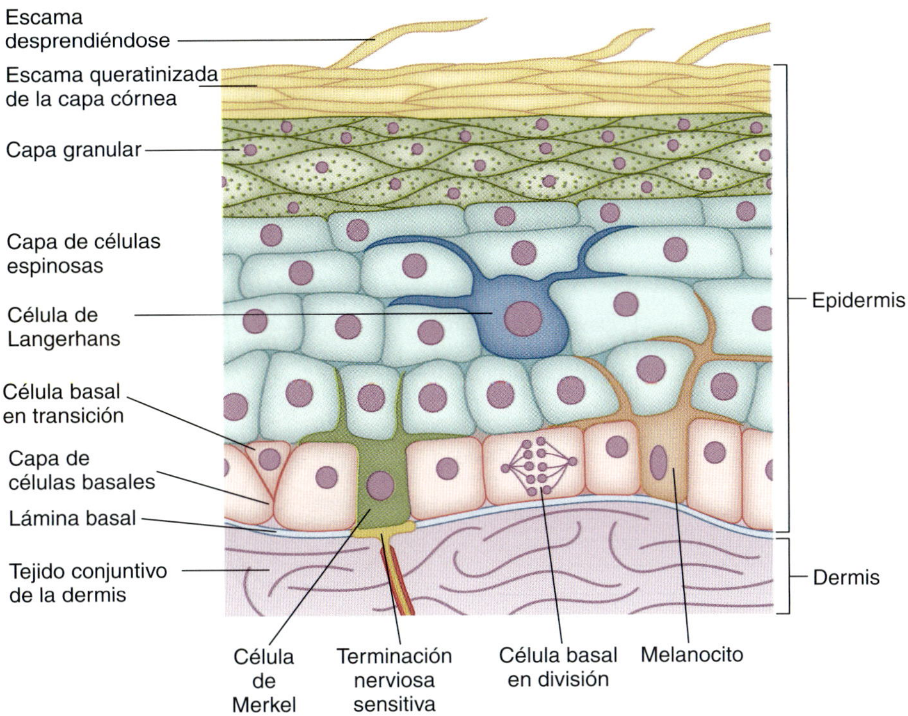

Figura 5.4 Células especializadas en la capa epidérmica.

espacios entre estas fibras se encuentran los folículos pilosos, los nervios sensitivos y las glándulas sudoríparas (Montague y Watson, 2005).

La dermis está formada por la sustancia básica o matriz, las fibras conjuntivas y células. La sustancia básica es una matriz amorfa, parecida a un gel. Este gel proporciona al tejido conjuntivo su volumen. Las hebras de colágeno, elastina, fibronectina y otras células lo atraviesan. El material gelatinoso está compuesto por agua, electrólitos, glucoproteínas y proteoglucanos, y lo sintetizan los fibroblastos (Waugh y Grant, 2018).

Las fibras mesodérmicas, situadas en la dermis, producen el colágeno, las fibras reticulares y las fibras de elastina. El colágeno es una categoría de proteína del tejido conjuntivo que tiene una inmensa resistencia a la tracción. Estas fibras se unen formando haces gruesos en los que se forman numerosos enlaces cruzados, lo que aumenta su resistencia combinada global. Los colágenos son importantes como soporte estructural, pero también controlan otras funciones celulares, como la forma y la diferenciación de las células. El ácido ascórbico es necesario para la formación de colágeno.

Hay diferentes tipos de colágeno, y los tipos I y III se consideran importantes en la cicatrización de las heridas (Penelope et al., 2018; Rangara et al., 2011). El tipo I suele estar físicamente asociado al colágeno tipo III. El colágeno tipo III es dominante en las primeras etapas de la cicatrización de las heridas. La síntesis del tipo I es más predominante en las etapas posteriores de la cicatrización. Las fibras reticulares forman un armazón en la dermis y envuelven los haces de colágeno. Las fibras amarillas de elastina ramificadas proporcionan elasticidad y resistencia a la piel (Tortora y Derrickson, 2017).

En la dermis se encuentran otras células:

- Fibroblastos: están entre los haces de colágeno y se relacionan con la síntesis de colágeno y elastina.
- Macrófagos tisulares (histiocitos): células fagocíticas circulantes.
- Mastocitos tisulares: producen histamina y heparina, se encuentran cerca de los vasos sanguíneos y los folículos pilosos.
- Leucocitos: los neutrófilos, los linfocitos y los monocitos son células transitorias que se desplazan constantemente entre los vasos sanguíneos (Peate y Muralitharan, 2016).

Los vasos sanguíneos cutáneos se encuentran dentro de la dermis y tienen una inervación simpática abundante. Esta inervación simpática permite la vasoconstricción o la vasodilatación, dependiendo del entorno y de otros factores (p. ej., el uso de fármacos). Los vasos linfáticos se encuentran dentro de la dermis y se encargan de drenar el exceso de líquido tisular y las proteínas plasmáticas que puedan haberse filtrado de los tejidos.

La dermis contiene nervios sensitivos que tienen tres tipos de terminaciones nerviosas, cada una de las cuales responde a

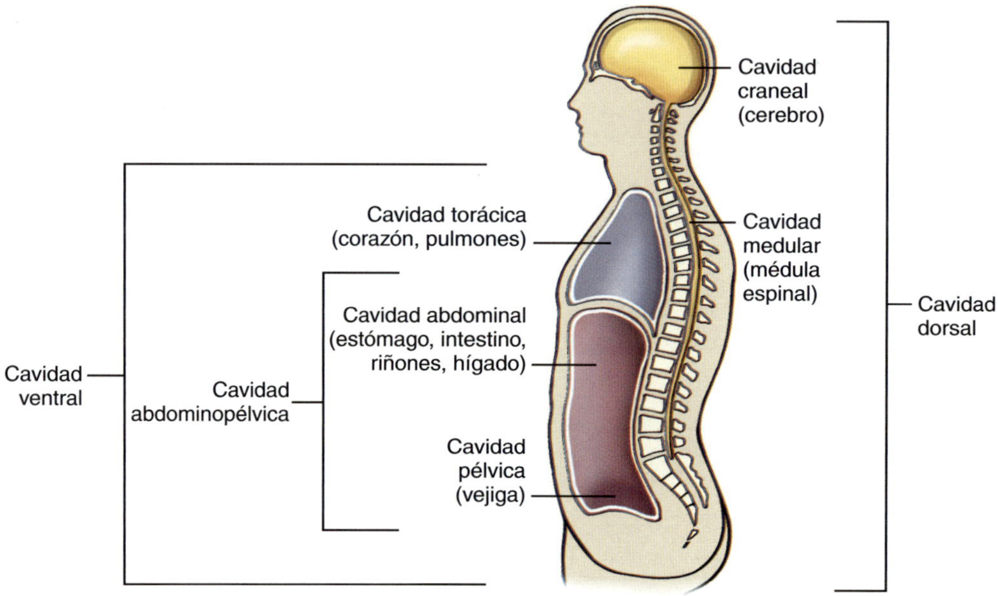

Figura 5.5 Cavidades corporales dorsal y ventral, sus subdivisiones y contenidos anatómicos. (Tomado de Brookes, D.L., & Brookes, M.L. (2016). Basic medical Language (5th edn.). Elsevier Inc.)

un estímulo específico. Los folículos pilosos se encuentran en la dermis, cada uno de ellos rodeado por su propio suministro sanguíneo y nervioso.

La capa basal de la epidermis desciende para rodear el folículo piloso, por lo que el proceso de epitelización puede producirse desde esta zona. Las glándulas sudoríparas (ecrinas y apocrinas) se encuentran en forma de tubos enrollados hacia abajo desde la epidermis. Las glándulas sebáceas se forman como excrecencias de los folículos pilosos en desarrollo y producen sebo que impermeabiliza la piel y tiene cierta acción contra las infecciones fúngicas y bacterianas (Waugh y Grant, 2018; Peate y Muralitharan, 2016; Tortora et al., 2014).

Capa subcutánea (grasa)

El tejido adiposo se encuentra debajo de la dermis y es una fuente de triglicéridos, que proporcionan una fuente potencial de energía. El tejido adiposo aísla el cuerpo impidiendo la pérdida de calor y actúa como amortiguador ayudando a prevenir los traumatismos en las estructuras subyacentes.

Esta capa tiene muy poca sustancia básica y el tejido está dividido en lóbulos por los septos que llevan los vasos sanguíneos y los nervios. Las células que componen el tejido adiposo están formadas por un núcleo graso rodeado de grandes glóbulos de grasa individuales (Waugh y Grant, 2018).

Debajo de la capa adiposa hay estructuras musculares y debajo de las capas musculares estructuras orgánicas, dependiendo de la región anatómica. En la figura 5.5 se muestran las regiones de las cavidades corporales dorsal y ventral y una perspectiva general de los órganos principales situados en ellas.

Las cavidades pueden dividirse a su vez en regiones con fines descriptivos, diagnósticos o quirúrgicos en relación con las características anatómicas y la localización de los órganos. Este conocimiento anatómico puede ayudar en la planificación, evaluación y cuidado de las heridas (fig. 5.6).

Mecanismos de cierre de las heridas

Las heridas pueden cerrarse por tres mecanismos: primera intención, segunda intención y tercera intención (cierre primario retardado).

- **Primera intención:** los bordes de la piel se juntan y se mantienen en aposición por un medio mecánico (p. ej., suturas quirúrgicas, grapas, tiras adhesivas de pegamento tisular). Este método de cierre se adapta a la mayoría de las heridas de las incisiones quirúrgicas (v. fig. 5.1).
- **Segunda intención:** la herida se deja abierta para permitir que se produzcan la granulación, la contracción y la epitelización. Se adopta este método si hay una gran pérdida de tejido, una superficie grande o la presencia de infección.
- **Tercera intención** (cierre primario retardado): la herida se deja inicialmente abierta para permitir que comience la granulación; después de aproximadamente 3-5 días, se cierra la herida aproximando los bordes

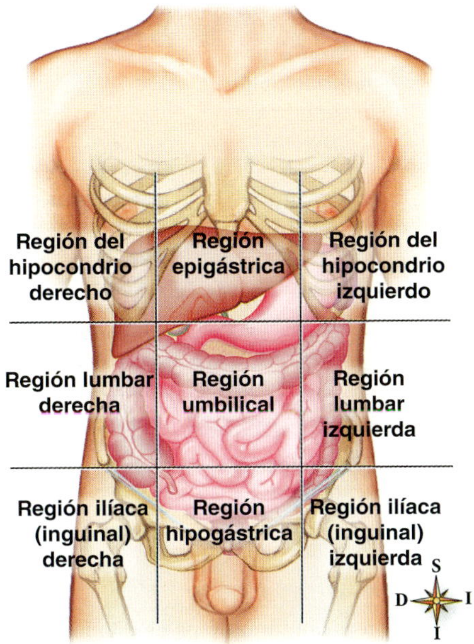

Figura 5.6 Regiones quirúrgicas abdominales habituales de los adultos. (Tomado de Patton, K.T. (2014). Survival Guide for Anatomy & Physiology (2nd edn.). Elsevier Inc.)

de la piel o colocando un injerto de piel. Este método se utiliza en las heridas en las que existe un alto riesgo de contaminación y posible infección, riego sanguíneo escaso o inflamación excesiva de la zona (p. ej., en los traumatismos ortopédicos). La herida se trata de esta manera para reducir el riesgo de infección, ayudar a mejorar la irrigación sanguínea y reducir la inflamación antes de intentar el cierre definitivo de la piel (Wicker y Dalby, 2017).

Proceso de cicatrización de las heridas

Es un proceso sistemático y complejo en el que interactúan acontecimientos celulares, químicos y físicos. Puede dividirse en varias fases de cicatrización. La cicatrización de las heridas es un proceso continuo, por lo que existe un solapamiento entre las fases.

Las fases de la cicatrización de las heridas son la hemostasia (hemorragia), la fase inflamatoria temprana, la fase inflamatoria tardía (destructiva) (fig. 5.7, fases 1 y 2), la fase proliferativa (que incluye la epitelización y la contracción) y la fase de maduración o remodelación (v. fig. 5.7, fases 3 y 4). Estas fases están controladas por una serie de mediadores, como los factores del crecimiento. Los factores del crecimiento son proteínas secretadas por diversas células y actúan como mediadores solubles en la reparación cutánea. Ejercen su efecto localmente a través de sitios receptores específicos o de las membranas superficiales de las células objetivo con la herida. Estimulan una red de señalización fisiológica que ayuda a regular, coordinar y controlar las interacciones celulares durante la cicatrización de la herida (Wicker y Dalby, 2017; Peate y Glencross, 2015).

Hemostasia y fase inflamatoria temprana

Esta fase empieza en el momento de la lesión y dura aproximadamente 3 días. La respuesta inmediata del organismo a una herida es intentar detener la hemorragia y evitar la entrada de microorganismos. Se produce vasoconstricción en la zona inmediata debido a la liberación de serotonina y otros mediadores químicos de las plaquetas y las células dañadas. La vasoconstricción ayuda a reducir el flujo de sangre en la herida.

La lesión de los vasos sanguíneos de la herida hace que las plaquetas se vuelvan pegajosas y se agrupen para formar un trombo plaquetario, que reduce aún más la pérdida de sangre. La cascada de la coagulación también se inicia por la lesión del endotelio vascular y da lugar a la formación de un trombo de fibrina en la herida (Hussey y Bagg, 2011).

También se produce inflamación como una respuesta natural al traumatismo. En la herida se liberan otros mediadores bioquímicos, como las prostaglandinas, que provocan vasodilatación, aumento de la permeabilidad capilar y estimulación de las fibras del dolor. El efecto del aumento de la permeabilidad es que los mediadores, las proteínas plasmáticas, los anticuerpos, los neutrófilos y los monocitos migran hacia la herida y el tejido circundante.

Los neutrófilos y macrófagos fagocitan los microorganismos y el tejido muerto presentes en el espacio de la herida. La herida y la zona circundante aparecerán rojas, inflamadas, calientes y dolorosas, con posible pérdida de función (Beitz, 2016; Wicker y Dalby, 2017).

Fase inflamatoria tardía (destructiva)

Esta fase se produce aproximadamente entre 2 y 5 días después de la lesión. Los leucocitos polimorfonucleares (polimorfos) y los macrófagos continúan el proceso de fagocitosis, limpiando la herida de restos o de microorganismos. Los macrófagos tisulares también controlan la cicatrización de la herida mediante la producción de factores del crecimiento, como el factor del crecimiento derivado de las plaquetas (PDGF), el factor del crecimiento transformante (TFGF), la interleucina (IL) y el factor de necrosis tumoral (TNF) (Department of Health, 2011; Nicks et al., 2010).

Estos factores del crecimiento estimulan el crecimiento de los vasos sanguíneos (angiogenia). Este proceso exige muchos recursos y energía. Se puede perder una cantidad considerable de calor y líquidos, especialmente en las heridas abiertas.

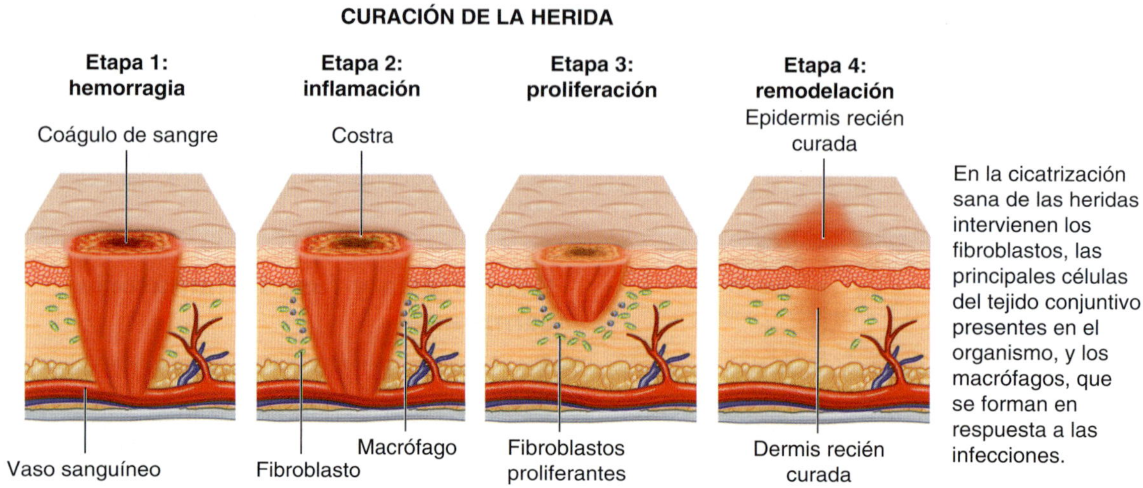

Figura 5.7 Etapas de la cicatrización. (Adaptado de Jain, S., & Tanwar, R. (2018). Surgery for Medical Graduates. Elsevier India.)

Fase proliferativa (incluye la epitelización y la contracción)

Esta fase se produce aproximadamente entre los días 4 a 28, pero puede ser más larga en algunas heridas. Los macrófagos continúan con la fagocitosis de los restos celulares y los microorganismos. A través del factor del crecimiento derivado de los monocitos (MDGF), los macrófagos atraen a los fibroblastos a la zona dañada. Los fibroblastos, en presencia de vitamina C, hierro ferroso, nutrientes, oxígeno y un entorno ligeramente ácido, producen fibrillas de colágeno, que se depositan de forma desordenada.

La vitamina C es vital en esta fase de la cicatrización, ya que interviene en la hidroxilación de la prolina del colágeno a hidroxiprolina, que ayuda a la reticulación de las fibras de colágeno. Las células endoteliales responden a la secreción de varios factores del crecimiento y forman nuevos capilares, que crecen en la herida. Este proceso se conoce como angiogenia y es estimulado por el entorno hipóxico. La matriz de las fibras de colágeno forma un andamiaje para los nuevos capilares, mientras que los nuevos capilares proporcionan nutrientes y oxígeno para el crecimiento continuo (Flannigan, 2013; Moores, 2013).

Este proceso suele denominarse granulación porque en una herida que cicatriza por segunda intención el lecho de la herida aparece rojo y granulado. A medida que el defecto de la herida se rellena con el tejido recién formado, el número de macrófagos y fibroblastos se reduce.

Durante esta fase también puede producirse la contracción en las heridas que cicatrizan por segunda intención. Se cree que este proceso de contracción está relacionado con los miofibroblastos de la herida. Los miofibroblastos son células que tienen características de un fibroblasto y de una célula de músculo liso y parecen tener cualidades contráctiles, lo que reduce la superficie de la herida (Flannigan, 2013).

La epitelización es la última etapa de esta fase. Las células epiteliales de los bordes de la herida se dividen y migran por la superficie de la herida hasta que se encuentran con otras células epiteliales. Cuando esto ocurre, la migración cesa (este proceso se conoce como inhibición de contacto). Si todavía hay restos de folículos pilosos en el lecho de la herida, las células epiteliales migrarán desde la zona superficial y atravesarán el lecho de la herida hasta encontrarse con otras células epiteliales. La tasa de epitelización aumenta si se mantiene un entorno húmedo porque esto facilita la migración de las células epiteliales por la superficie de la herida (Tortora y Derrickson, 2017; Hess, 2010). En la figura 5.8 se muestra este proceso.

En las heridas quirúrgicas es importante no dejar que la incisión esté demasiado húmeda porque puede producirse maceración, que afecta a los resultados estéticos de la cicatriz.

Fase de maduración

Esta es la fase final de la cicatrización de la herida y se produce aproximadamente entre los días 15 y 365. El colágeno original tipo III depositado en el lecho de la herida se convierte en colágeno tipo I, que se deposita siguiendo las líneas de tensión dentro de la herida y se entrecruza para fortalecer el tejido de la cicatriz. A medida que este proceso de remodelación continúa, la actividad celular se reduce con la correspondiente disminución y cierre de los vasos sanguíneos nutrientes dentro de la herida. La cicatriz puede tener un aspecto más pálido y plano que el tejido circundante. En algunas personas, este proceso puede dar lugar a cicatrices hipertróficas (aspecto engrosado de la cicatriz), mientras que la cicatrización queloide se debe a una alteración local durante el proceso de cicatrización en la que el tejido cicatricial se extiende fuera de los márgenes de la herida (Beitz, 2016).

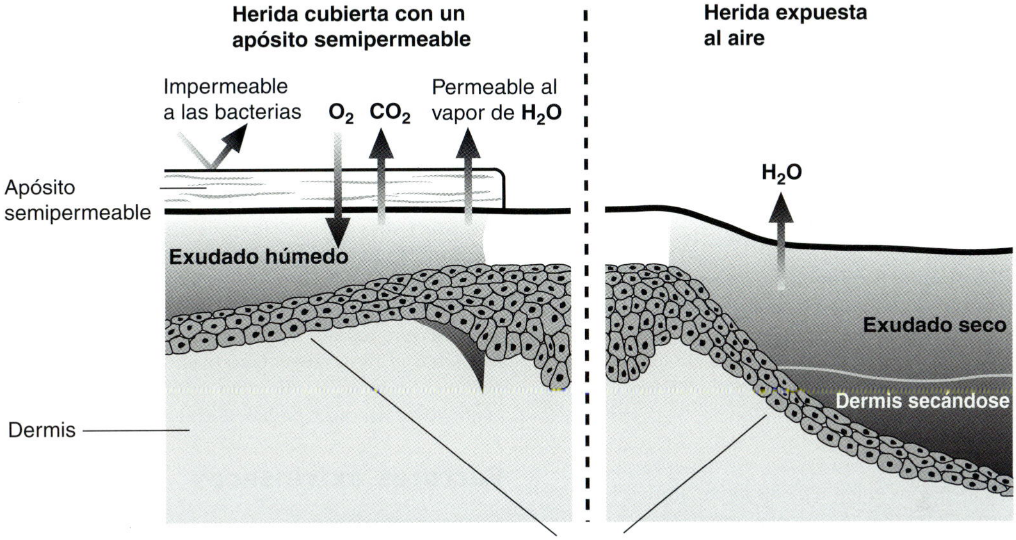

Figura 5.8 Epitelización en la cicatrización de las heridas en entornos húmedo y seco.

Cuadro 5.1 Factores que afectan a la cicatrización de las heridas

Intrínsecos

- Edad avanzada.
- Deshidratación.
- Procesos patológicos.
- Alteración de la irrigación sanguínea.
- Desnutrición.
- Disminución del aporte de oxígeno.

Extrínsecos

- Farmacoterapia.
- Infección.
- Tratamiento inadecuado de las heridas.
- Obesidad.
- Técnica quirúrgica inadecuada.
- Consumo de tabaco.
- Estrés.
- Temperatura de la herida.

Sociales

- Pobreza.
- Vivienda precaria.
- Creencias culturales y religiosas.
- Estilo de vida del paciente.

Psicológicos

- Motivación del paciente.
- Concordancia con el tratamiento.
- Conocimiento y comprensión del paciente/cuidador.
- Alteración de la imagen corporal.

Factores que afectan al proceso de cicatrización

Hay una serie de factores que pueden afectar al proceso de cicatrización, ralentizar el ritmo de la cicatrización o dificultarla por completo. Estos factores pueden dividirse en intrínsecos, extrínsecos y sociales y psicológicos (cuadro 5.1).

Factores intrínsecos

Edad avanzada

La respuesta inflamatoria se reduce, lo que aumenta el riesgo de invasión por microorganismos y de infección. El proceso de envejecimiento reduce la actividad fibroblástica y la migración. El metabolismo del colágeno disminuye, lo que da lugar a un colágeno más débil y fino, con menos capacidad para sostener los vasos sanguíneos de la dermis, lo que permite que estos vasos sanguíneos se dañen más fácilmente. La angiogenia y la epitelización son más lentas (Tortora y Derrickson, 2017; Mufti, 2016). La edad avanzada también suele asociarse a múltiples problemas médicos que pueden afectar a la cicatrización de las heridas y a problemas respiratorios (que afectan a la oxigenación respiratoria externa e interna).

Ingesta de líquidos/deshidratación

Afecta al metabolismo. El consiguiente desequilibrio electrolítico puede perjudicar la función y la reparación celulares. Las directrices sobre la ingesta de líquidos indican que se necesitan entre 2 y 2,5 l de líquido al día para que el metabolismo y la función celular sean eficaces (Dorner et al., 2016).

Procesos patológicos

El cáncer, la diabetes, las enfermedades inflamatorias, la ictericia y las enfermedades que afectan a la respuesta inmunitaria pueden afectar a la cicatrización de las heridas (Mufti, 2016). Los pacientes que padecen cáncer pueden recibir quimioterapia para destruir las células malignas o radioterapia. La quimioterapia puede no ser discriminatoria y, por lo tanto, destruir también otras células no malignas (p. ej., las células epiteliales recién formadas dentro de una herida). La radioterapia tiene un efecto fibrosante sobre los vasos sanguíneos locales, lo que puede perjudicar el suministro de vasos sanguíneos a las zonas de la herida. En la fase final del cáncer, el paciente puede tener caquexia, un estado crónico de desnutrición causado por la absorción de toxinas.

La diabetes puede retrasar la cicatrización debido a la alteración del metabolismo que se asocia a la enfermedad (Beitz, 2016). La hiperglucemia tiene un efecto perjudicial sobre la fagocitosis, por lo que aumenta el riesgo de infección. La diabetes también está relacionada con una disminución de la síntesis de colágeno, lo que provoca una reducción de la resistencia a la tracción y un retraso del crecimiento de los capilares.

Parece que la ictericia afecta a la resistencia a la tracción de la herida y se ha asociado a la dehiscencia de las heridas abdominales. La dehiscencia de la herida es una complicación quirúrgica en la que la herida quirúrgica se abre a lo largo de la línea de incisión (Brindle y Creehan, 2016).

La uremia provoca un retraso de la fase de proliferación de la cicatrización, es decir, un retraso en la granulación del tejido (Maroz y Simman, 2014).

Alteración del aporte de oxígeno a la herida

Puede estar causada por una hipoxia prolongada debida a shock, anemia, alteración del aporte de sangre arterial o en pacientes con una enfermedad obstructiva crónica de las vías respiratorias. La inflamación se retrasa porque los neutrófilos no pueden llegar a la herida; la síntesis de colágeno y el crecimiento epitelial se ven afectados. La falta de oxígeno conduce a la isquemia y a la alteración del tejido recién formado. La ingesta excesiva de cafeína, a través del consumo de grandes cantidades de café, cafeína o bebidas de cola, puede causar vasoconstricción, que altera la perfusión tisular (Waugh y Grant, 2018; Dorner et al., 2016).

Desnutrición

Para la cicatrización de las heridas son necesarios suministros suficientes de proteínas, calorías, vitaminas C y K, cinc y cobre. Un suministro inadecuado de estos debido a una ingesta deficiente, una absorción anormal o un aumento muy grande de las demandas puede perjudicar la cicatrización de la herida, reducir la resistencia a la tracción de la cicatriz, aumentar el riesgo de dehiscencia de la herida y aumentar el riesgo de infección y la mala calidad de la cicatriz (Dorner et al., 2016; Arnold y Barbal, 2006).

Factores extrínsecos

Farmacoterapia

Los esteroides y los antiinflamatorios no esteroideos (AINE) reducen la respuesta inflamatoria normal. Los corticoesteroides también suprimen la síntesis de fibroblastos y colágeno, y su uso a largo plazo da lugar a la piel de «papel tisú», que se daña fácilmente. Los fármacos citotóxicos retrasan la respuesta inflamatoria, suprimen la síntesis de proteínas e inhiben la replicación de las células. Los fármacos inmunodepresores reducen la actividad de los leucocitos, lo que retrasa la respuesta inflamatoria y aumenta el riesgo de infección. El tratamiento anticoagulante, si no se administra a la dosis correcta, puede provocar una hemorragia excesiva y la posible formación de un hematoma dentro de una herida. Los hematomas son una complicación frecuente de las heridas. Producen elevación y discromía de los bordes de la herida, molestias e hinchazón. En ocasiones, la sangre se filtra a través de las suturas de la piel (Bates-Jensen, 2016).

Infección

La cicatrización se retrasa porque las bacterias invasoras compiten con los macrófagos y los fibroblastos por el oxígeno y los nutrientes. La fase inflamatoria se prolonga, la síntesis de colágeno se retrasa y se puede impedir la epitelización. La infección puede conducir a una mayor destrucción del tejido local debido a las citocinas inflamatorias que se producen, lo que puede llevar a la formación de un absceso y a la rotura de las heridas (Tortora y Derrickson, 2017; van Driessche, 2016).

Tratamiento inadecuado de las heridas

La evaluación imprecisa del paciente y de su herida, o la falta de evaluación de los cuidados, puede conducir a un abordaje inadecuado de la herida del paciente. La aplicación incorrecta de un apósito puede provocar la maceración de la piel circundante o la adherencia del apósito al lecho de la herida. La maceración es el reblandecimiento y la rotura de la piel debido a la exposición prolongada a la humedad, lo que retrasa el proceso de cicatrización y aumenta las molestias o el dolor (Bates-Jensen, 2016).

Obesidad

La obesidad puede aumentar el riesgo de infección en las heridas limpias, especialmente en las heridas quirúrgicas abdominales. La obesidad disminuye la perfusión del tejido de la herida, lo que puede provocar una infección, y puede producirse una dehiscencia. La contracción se reduce y el riesgo de dehiscencia aumenta debido a la cantidad de tensión en la herida en un paciente obeso (Morello, 2016).

Consumo de tabaco

El consumo de tabaco tiene un efecto de vasoconstricción, inhibe la epitelización, puede afectar a la respuesta inmunitaria y puede causar problemas de cicatrización (Broughton et al., 2006). La anchura de la cicatriz puede ser mayor en los fumadores que en los no fumadores y el color más claro en los fumadores en comparación con los no fumadores. El consumo de tabaco también puede provocar una deficiencia de vitamina C, un factor esencial para la reparación de los tejidos (Beitz, 2016; Wound Healing, 2017).

Técnica quirúrgica inadecuada

Si cualquier tipo de tejido se manipula con brusquedad durante la cirugía, puede quedar «desvitalizado» (es decir, privado de fuerza y vigor) y constituir así un lugar adecuado para la infección. Si no se consigue la hemostasia o no se introduce un drenaje en un espacio muerto, puede formarse un hematoma. Esto también puede causar daños en los tejidos debido a la presión ejercida en los bordes de la herida y es un entorno ideal en el que pueden crecer los microorganismos. El uso inadecuado de la diatermia también puede causar problemas de cicatrización, y si las suturas o las grapas se aplican con demasiada fuerza, aumenta el riesgo de traumatismo tisular y muerte del tejido, así como los malos resultados estéticos (Charoenkwan et al., 2017; Brindle y Creehan, 2016; Kirk, 2010).

Estrés

Los problemas psicológicos pueden afectar a la salud del paciente y a la cicatrización de las heridas por sus efectos en los sistemas endocrino, nervioso e inmunitario. El estrés de la cirugía también puede estimular el sistema nervioso simpático, y continúa en el período postoperatorio. El estrés causado por la hipoxia, la hipotermia, el dolor y la hipovolemia estimula el sistema nervioso simpático, por lo que las concentraciones excesivas de noradrenalina provocan vasoconstricción y alteración de la perfusión periférica, lo que reduce el oxígeno disponible para la cicatrización en estas regiones anatómicas. La liberación de glucocorticoides también puede afectar a la respuesta inflamatoria (Tortora y Derrickson, 2017; Bootun, 2013; Broadbent y Koschwanez, 2012).

Temperatura

La frecuencia de los cambios de apósitos y el uso y la temperatura de las soluciones de limpieza de la herida deben determinarse en función de la etapa de cicatrización (Jaszarowski y Murphee, 2016). Los cambios de la temperatura ambiente (21-22 °C) también pueden reducir la temperatura dentro de la herida. La división celular tiene lugar a la temperatura corporal normal; un descenso de 1 °C puede afectar a la división celular mitótica normal y retrasar la cicatrización de la herida (Peate y Glencross, 2015).

Factores sociales y psicológicos

Factores sociales

La pobreza puede provocar una ingesta nutricional deficiente. También puede afectar a la capacidad del paciente para disponer de suficiente calefacción cuando hace frío, lo que conduce a una vasoconstricción periférica y a una disminución de la irrigación sanguínea de la herida. En las viviendas precarias el grado de limpieza puede ser menor, lo que aumenta el riesgo potencial de infección. Las creencias culturales y religiosas pueden influir en la dieta, la higiene y la aceptación de las intervenciones médicas. Por lo tanto, el estilo de vida del paciente puede influir en la cicatrización, especialmente si la persona fuma, bebe alcohol en exceso o consume drogas (Beitz, 2016).

Factores psicológicos

La falta de motivación de un paciente o de sus cuidadores puede afectar al seguimiento de los tratamientos porque pueden carecer de la capacidad para continuar con el régimen de tratamiento recomendado para las heridas. Los efectos psicológicos conocidos sobre la cicatrización de las heridas incluyen el estrés, el estilo de afrontamiento, el efecto positivo, el enriquecimiento del entorno y el apoyo social (Beitz, 2016). Los factores psicológicos tienen efectos fisiológicos, como el tamaño de los vasos sanguíneos y la distribución de los leucocitos a través de mediadores como la oxitocina, la vasopresina, la adrenalina y el cortisol (Broadbent y Koschwanez, 2012). También hay que tener en cuenta el impacto del período postoperatorio quirúrgico en términos de la cicatriz resultante y la posible alteración de la imagen corporal del paciente (v. capítulo 7 para obtener información sobre la alteración de la imagen corporal).

Métodos de cierre de la piel

El objetivo del cierre de la herida es lograr la aproximación de sus bordes para producir una cicatriz resistente, con una alteración mínima de la función y buenos resultados estéticos. En la cicatrización por primera intención pueden utilizarse diversos tipos de material de sutura, grapas, tiras adhesivas y adhesivos tisulares para acercar los bordes de la piel y mantenerlos en aposición hasta que se produzca la cicatrización.

La elección del cierre de la herida y la técnica depende de:

- La mejor evidencia u orientación clínica.
- El tipo de tejido.
- La posición de la herida.
- La preferencia del cirujano.

Suturas

Las suturas se utilizan para promover la cicatrización eliminando el espacio muerto en una herida, realineando los planos tisulares y manteniendo los bordes de la piel en aposición hasta que se haya producido la cicatrización y la herida ya no necesite el apoyo del material de sutura. Pueden utilizarse para ayudar a la hemostasia. Sin embargo, si se aplican con demasiada fuerza pueden provocar un traumatismo tisular o la necrosis del tejido circundante. La técnica de sutura, la técnica de anudado y la anchura del tejido afectan a la resistencia y la cicatrización de la herida (Goodman y Spry, 2014; Kirk, 2010).

Los materiales de sutura se eligen por su resistencia, características de manejo y propiedades de absorción. Se necesitan diferentes tipos de material de sutura en diversas circunstancias y para diferentes tipos de tejidos, órganos y partes del cuerpo (Conway et al., 2019). La elección del material de sutura depende de la velocidad a la que es probable que sane el tejido, la cantidad de fuerza o de tensión a la que se someterá el lugar de la herida, el probable crecimiento de la herida y si la sutura va a dar un soporte temporal o permanente (Ethicon, 2019a; Kirk, 2010). El cirujano elegirá un material de sutura que pierda su resistencia a la tracción a medida que aumente la resistencia de la propia herida según se vaya cicatrizando.

Tipos de material de sutura

Pueden ser absorbibles o no absorbibles (tabla 5.1).

Las suturas absorbibles se fabrican con materiales que se digieren por las enzimas proteolíticas liberadas por las células polimorfonucleares o por hidrólisis (la acción del agua sobre la sutura descompone el material) (Conway et al., 2019).

La acción de la hidrólisis se ve incrementada por el aumento de la temperatura o por un cambio en el porcentaje de hidrógeno (pH). Las suturas no absorbibles están hechas de materiales que resisten la digestión enzimática, por lo que es necesario retirarlas cuando se colocan en la piel (p. ej., Ethilon).

Las suturas cutáneas no reabsorbibles se dejan en su lugar durante diferentes períodos de tiempo en función de la zona de la herida y de la tensión a la que esté sometida (cuadro 5.2).

Cualquier material de sutura no absorbible que se deje colocado durante demasiado tiempo puede causar una cicatrización excesiva y es un foco de infección, lo que lleva a la formación de un absceso o un seno de sutura (Kirk, 2010).

Las suturas no absorbibles pueden dejarse dentro de las reparaciones de hernias en forma de malla. Se puede utilizar Prolene para suturar los vasos sanguíneos y los injertos en su lugar.

El material de sutura puede ser monofilamento o trenzado. Las suturas de tipo monofilamento están hechas de una sola hebra lisa de material. Esta uniformidad facilita su manejo y reduce el traumatismo de los tejidos. Las suturas trenzadas aumentan las características de manejo, manipulación y anudado. Sin embargo, estas características también pueden aumentar el riesgo de infección, ya que la naturaleza trenzada del material puede atraer a las bacterias.

Ningún material de sutura es adecuado para todos los fines; la elección del material depende del tipo y la localización de la herida. Cada material de sutura estimula su propia respuesta inflamatoria, que puede durar aproximadamente 7 días, dentro de una herida.

Técnicas de sutura

La elección de la técnica de sutura depende del tipo de tejido, el lugar y el tamaño de la herida (Alexander y Trott, 2012; Kirk, 2010). Los siguientes son tres factores de la técnica de sutura:

- Tensión de la sutura anudada.
- Tamaño de la perforación del tejido.
- Distancia entre las suturas.

Si no se tienen en cuenta estos factores, la cicatrización de la herida puede verse perjudicada, además de dar lugar a malos resultados estéticos. Las suturas demasiado apretadas no permiten la inflamación y pueden causar alteraciones vasculares en los bordes de la herida, lo que provoca necrosis tisular, retraso de la cicatrización y malos resultados estéticos. Una cicatriz poco estética también puede ser el resultado de suturas insertadas con demasiada holgura, lo que permite que la herida se abra porque sus bordes no se han unido. La superposición de los bordes de la herida también puede provocar una dehiscencia o causar un efecto de cresta dentro de la cicatriz. Si las suturas se colocan demasiado cerca de los bordes de la herida, pueden desprenderse y causar un traumatismo mayor.

Las suturas pueden insertarse de forma continua o discontinua. El método continuo de inserción se utiliza para cerrar una incisión con un punto corrido, que se ata a la piel en cada extremo asegurando que la tensión es la misma a lo largo de la incisión, por ejemplo, puntada subepidérmica, continua por encima, en manta y de colchonero (fig. 5.9). Cuando se inserta una sutura subepidérmica Prolene, se mantiene en su sitio mediante una esfera en cada extremo de la incisión (v. fig. 5.9). Un inconveniente del uso de una sutura continua es que, si se rompe, los bordes de la herida no se mantienen unidos, por lo que hay que volver a suturar.

Las suturas discontinuas son aquellas en las que los puntos se anudan y se cortan individualmente a lo largo de la incisión, por ejemplo, sutura discontinua por encima y por debajo, sutura de colchonero vertical u horizontal (fig. 5.10). Esto produce una línea de incisión más fuerte y evita la desvascularización de los bordes de la piel. Las incisiones abdominales suelen cerrarse mediante un abordaje por capas, en el

Tabla 5.1 Tipos de material de sutura

Sutura	Tipo	Absorción	Zona de uso
Materiales de sutura absorbibles			
VICRYL Rapide recubierto	Trenzado	42 días	Piel, perineo, cuero cabelludo, oral
MONOCRYL	Monofilamento	90-120 días	Subepidérmica, músculo
VICRYL recubierto	Trenzado Monofilamento	56-70 días	Ligadura, sutura de todos los tejidos excepto cuando se necesita una aproximación prolongada Oftálmico: solo cirugía
VICRYL Plus recubierto	Trenzado	56-70 días	Ligadura, sutura de todos los tejidos excepto cuando se necesita una aproximación prolongada
PDS II	Monofilamento	180-210 días	Todos los tejidos excepto cuando se necesita una aproximación indefinida
DEXON	Multifilamento (puede estar recubierto)	60-90 días	
Materiales de sutura no absorbibles			
PROLENE	Monofilamento	Los restos no absorbibles quedan encapsulados en el tejido	Cardíaca, fascias, piel, vasos sanguíneos
ETHILON	Monofilamento		Fascia, piel, nervios, vasos sanguíneos
ETHIBOND *EXCEL*	Trenzado		Vascular, cardíaca
NUROLON	Trenzado		La mayoría de los tejidos corporales, piel
MERSILENE	Monofilamento		La mayoría de los tejidos corporales
MERSILK	Trenzado		Ligadura, la mayoría de los tejidos (ocultos), piel
Seda virgen	Retorcido		Oftálmica
Acero inoxidable	Monofilamento/ multifilamento		Cardíaca, torácica
PRONOVA	Monofilamento		Cardíaca, vascular

Fuente: Ethicon (2019b); Wicker & Dalby (2017); Brindle & Creehan (2016).

Cuadro 5.2 **Tiempo orientativo para retirar las suturas no absorbibles**

- Piel de la cabeza o del cuello: 205 días.
- Extremidades superiores: 7 días.
- Tronco o abdomen: 10 días.
- Extremidades inferiores: 14 días.
- Suturas de retención: 2-6 semanas.

Fuente: Ethicon (2019b).

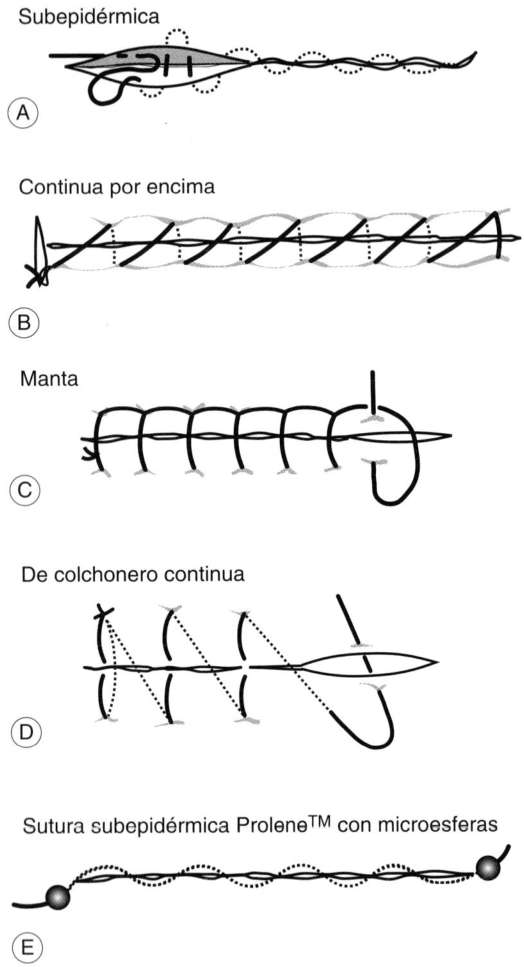

Figura 5.9 Tipos de técnicas de sutura continua.

que cada capa se cierra por separado con suturas continuas o discontinuas (Phillips, 2012; Kirk, 2010; Price y Sinclair, 2008).

A veces se inserta una sutura en bolsa de tabaco alrededor de un drenaje. Se trata de una sutura continua que se coloca alrededor de una abertura, de modo que, una vez retirado el drenaje, los bordes pueden juntarse.

Las suturas de retención o de tensión profunda se utilizan cuando hay riesgo de contaminación grave de la herida, lesión tisular excesiva, sutura recidivante de una herida o un paciente muy obeso; se utilizan principalmente en la cirugía abdominal. Al pasar las suturas de retención por todas las capas de la herida y aproximar los bordes de la piel con una sutura grande no absorbente, así como con suturas discontinuas más pequeñas, se reduce la tensión y se mantienen unidos los bordes de la herida hasta que se termina la cicatrización. Se coloca una funda o un manguito de plástico sobre las suturas de retención para evitar que se introduzcan en la piel.

Retirada de las suturas

El plazo para retirar las suturas depende de la posición de la herida (v. cuadro 5.2), del estado de la piel y de cualquier patología subyacente que pueda retrasar el proceso de cicatrización, como el tratamiento con esteroides. Al retirar las suturas es importante asegurarse de que el material de sutura que ha quedado por encima de la piel no sea arrastrado por debajo de sus bordes, ya que los microorganismos pueden transportarse hasta el tejido subyacente y causar una infección.

En las suturas discontinuas, cada punto se levanta por el nudo y se corta por debajo de este, lo más cerca posible de la piel, en el punto en el que se ha retirado de la piel. Después, se extrae la sutura hacia el lado en el que se ha cortado, para evitar el riesgo de arrastrar los bordes de la piel. Es importante asegurarse de que no ha quedado ninguna porción de la sutura porque podría actuar como un cuerpo extraño y provocar una respuesta inflamatoria local (Bogdanske et al., 2013).

En las suturas subepidérmicas continuas se corta un extremo de la sutura y se retira suavemente de la incisión, asegurándose de que la herida esté sujeta durante este procedimiento, ya que puede ser muy incómodo para el paciente. En la sutura subepidérmica Prolene con microesferas se corta un extremo de la sutura y se retira la microesfera, mientras se tira de la microesfera del extremo opuesto para retirar la sutura. En otros tipos de suturas continuas es necesario realizar varios cortes en la sutura para garantizar que se retira todo el material sin provocar la contaminación de los tejidos subyacentes.

Grapas

El uso de grapas para el cierre de la piel puede tener una ventaja en relación con el aspecto estético de la cicatriz. Este método de cierre ahorra tiempo y tiene la ventaja de que se retira sin dolor (Conway et al., 2019). Al apretar la grapadora, la grapa abierta se fuerza contra un yunque dentro de la nariz de la grapadora. Esta acción dobla las patas de la grapa, haciendo que penetren en los bordes de la piel evertidos y da lugar a la forma rectangular final de la grapa (fig. 5.11). Permiten la hemostasia sin causar necrosis en el tejido.

Las grapas se retiran introduciendo la parte inferior del quitagrapas debajo de la grapa y cerrando juntos los dos bordes del quitagrapas. La grapa debe colocarse en la ranura de retención en forma de V situada en la parte inferior del quitagrapas para garantizar su correcta extracción. Al apretar las asas del quitagrapas, la grapa cambia de forma y puede extraerse de la piel.

Cintas adhesivas para la piel

Las cintas cutáneas adhesivas se utilizan para algunos tipos de cierre de la piel, especialmente si el aspecto estético de la cicatriz es importante para el paciente. Esta técnica también puede limitar la inflamación de los bordes de la piel (Broughton et al., 2006). La laxitud de la piel de la cara y el abdomen hace que sean lugares aptos para el cierre de las heridas

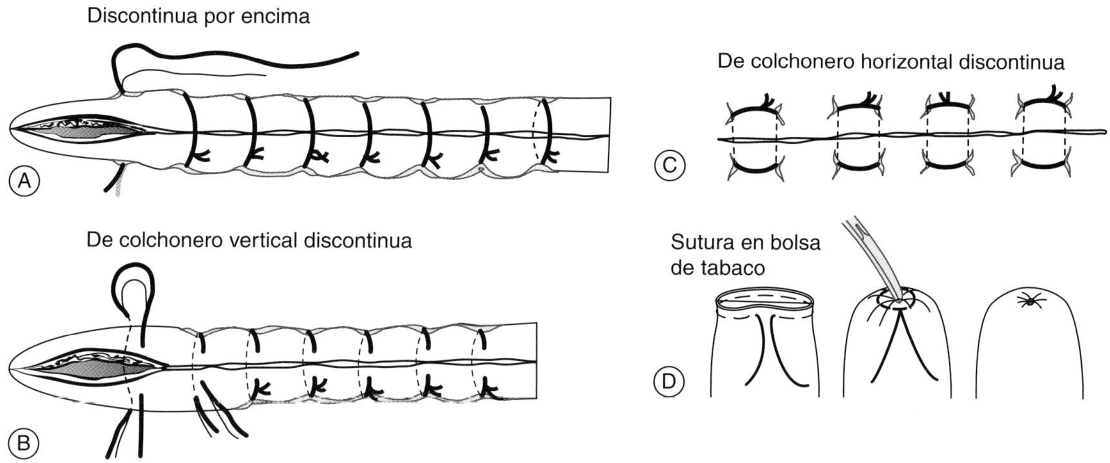

Figura 5.10 Tipos de técnicas de sutura discontinua.

mediante cinta adhesiva, mientras que la piel de las articulaciones está sometida a movimientos frecuentes, por lo que la adherencia de las cintas no es suficiente para el cierre adecuado de las heridas (Alexander y Trott, 2012). Es importante que los bordes de la piel estén secos antes de aplicar la cinta (Kirk, 2010).

Las cintas adhesivas también pueden utilizarse junto con suturas continuas subepidérmicas, para dar un soporte adicional para el cierre de la herida, como en la cirugía mamaria reconstructiva. Suelen dejarse en su sitio hasta que se despegan por sí solas. Si hay una fuga de exudado de la herida, puede ser necesario retirar las cintas adhesivas con cuidado y volver a aplicarlas hasta que se produzca la cicatrización.

Adhesivos tisulares

Este método puede utilizarse para laceraciones menores, especialmente en los niños, ya que no requiere anestesia. Se aproximan los bordes de la herida, se aplica una pequeña cantidad de pegamento en la superficie exterior de la herida cerrada y se deja durante aproximadamente 30 s (Conway et al., 2019). Este abordaje del cierre de la herida es un método rápido, eficaz y relativamente indoloro para algunas heridas traumáticas con pocas complicaciones generales (Hazalina et al., 2011).

Presión negativa tópica

Se trata de una técnica no invasiva con la que se aplica presión negativa de manera uniforme para facilitar la cicatrización de la herida (NICE, 2018). Existen bombas desechables que utilizan la tecnología Hydrofiber (geles) dentro de un borde adhesivo de silicona para absorber y bloquear el exudado de la herida y los microorganismos, con una capa de espuma para ayudar a la distribución de la presión negativa a través del apósito. Una vez finalizado el tratamiento, o

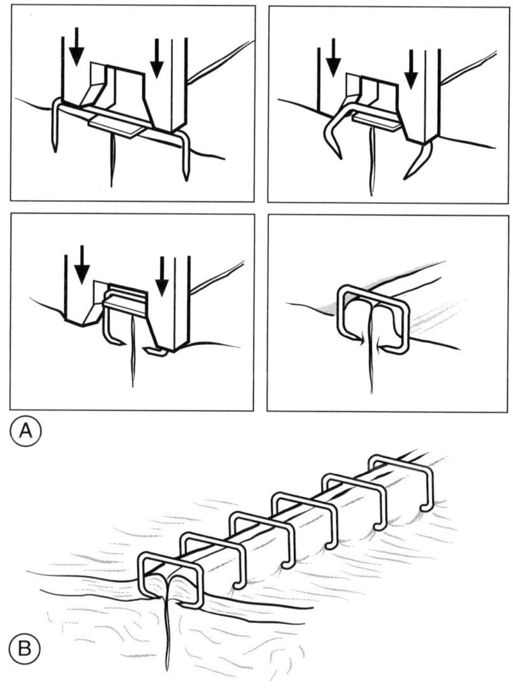

Figura 5.11 (A) Colocación de grapas cutáneas. (B) Grapas cutáneas *in situ.*

tras un período fijo determinado por el fabricante de estos dispositivos de un solo uso (p. ej., 30 días), las bombas se desechan.

Otro ejemplo de esta técnica es cuando se corta un apósito de espuma con la forma de la herida y se aplica sobre la propia herida, que se cubre con una película permeable al vapor. Se coloca una sonda de succión y se conecta a una unidad de vacío, que se ajusta a la cantidad y el tipo de presión necesaria. La presión negativa puede establecerse de forma continua o intermitente y puede administrarse entre 50 mmHg (0,07 bar/6,666 Pa) y 200 mmHg (0,27 bar/26,664 Pa), dependiendo de la comodidad del paciente, el tipo de herida y el sistema utilizado (Yesuel y Kyong-Je, 2019; Bates-Jensen, 2016)

El apósito de espuma debe cambiarse cada 48 h, a menos que la herida esté infectada, en cuyo caso debe cambiarse dos veces al día. Si se utiliza la terapia de presión negativa tópica en injertos de piel con malla, la espuma no debe cambiarse durante 3-5 días. Las bombas más antiguas también utilizan un recipiente para recoger el exudado. Este recipiente puede actuar como reservorio de bacterias y aumentar potencialmente el riesgo de infección. Por lo tanto, el recipiente debe cambiarse con regularidad, en función de las directrices locales y del fabricante.

La técnica de presión tópica crea una fuerza de no compresión en el tejido, lo que favorece la dilatación de las arteriolas. Esto mejora el flujo sanguíneo, promueve un entorno húmedo y ayuda a la proliferación del tejido de granulación. Este enfoque también ayuda a reducir la cantidad de colonización bacteriana dentro de la herida y puede eliminar el exceso de líquido de la zona, reduciendo así el edema (Bates-Jensen, 2016; Beitz, 2016). El uso de la presión negativa tópica produce un cierre progresivo de las heridas que cicatrizan por segunda intención, como tras la dehiscencia de una herida o la aplicación de un injerto de piel.

El tratamiento con presión negativa está contraindicado en heridas con órganos, tendones o vasos sanguíneos expuestos, malignidad de las heridas o presencia de fístulas, y debe utilizarse con precaución en pacientes con heridas con hemorragia activa, trastornos de la coagulación o que toman anticoagulantes (Netsch, 2016).

Ácido tranexámico (TXA)

Es un fármaco utilizado para tratar o prevenir la pérdida excesiva de sangre. Puede administrarse por vía oral, tópica o por inyección intravenosa. El TXA puede reducir significativamente la pérdida de sangre postoperatoria, acelerar la retirada de la sonda de drenaje y acortar la duración de la estancia hospitalaria (Mu et al., 2019; Ren et al., 2017).

Uso de drenajes en las heridas

El drenaje quirúrgico se realiza por las siguientes razones:

- Cuando se prevé una acumulación de líquido o restos celulares dentro de la herida.
- Para eliminar aire, suero o líquido de una cavidad o espacio de tejido muerto.

La inserción de un drenaje quirúrgico proporciona un canal hacia la superficie del cuerpo para el líquido, que de otro modo podría quedar atrapado o acumularse dentro del espacio de la herida. Puede reducir la incidencia de infecciones, permitir una aposición más estrecha del tejido y facilitar el proceso de cicatrización (Findik et al., 2013). El líquido drena a lo largo de la superficie del drenaje y el flujo del líquido se ve afectado por el tamaño, la forma y el número de orificios de la sonda de drenaje.

Los drenajes quirúrgicos son un cuerpo extraño y pueden provocar una respuesta inflamatoria local y hacer presión contra las estructuras vitales (p. ej., los vasos sanguíneos, lo que puede dar lugar a necrosis por presión; los microorganismos de la piel pueden acceder a la herida y causar una infección) (Durai y Ng, 2010; Durai et al., 2009).

El riesgo de infección debido a la presencia de un drenaje en una herida limpia aumenta significativamente después de 304 días, igual que el riesgo de lesión mecánica del tejido local (Carlomango et al., 2013; Ikeanyi et al., 2013). El drenaje quirúrgico puede ser terapéutico o profiláctico (Wicker y Dalby, 2017). El drenaje terapéutico se realiza para eliminar las bacterias, el tejido muerto y otro material infectado que se ha acumulado en la zona anatómica (p. ej., el drenaje de un absceso o para eliminar el exceso de mediadores inflamatorios para evitar que el tejido que está cicatrizando se dañe más). También reduce la cantidad de espacio de tejido muerto, altera el entorno líquido de la herida y reduce el riesgo de contaminación bacteriana. El drenaje terapéutico puede realizarse mediante aspiración con aguja o insertando un drenaje (Findik et al., 2013).

El drenaje profiláctico se utiliza por varios motivos, y uno de ellos es prevenir el desarrollo de infecciones dentro de la herida (Wicker y Dalby, 2017). Suele usarse cuando se espera que se acumule líquido fisiológico después de una intervención quirúrgica, o cuando una anastomosis o el cierre de una víscera pueden tener fugas. Este método también puede utilizarse para redirigir los líquidos corporales a lo largo de una ruta alternativa para que una anastomosis repose; por ejemplo, la inserción de una sonda en T tras la exploración del conducto colédoco o la inserción de una sonda de nefrostomía tras una derivación urinaria. Si ha sido difícil conseguir la hemostasia, la inserción de un drenaje quirúrgico permite el diagnóstico temprano de una hemorragia secundaria o reactiva. Puede evitar la formación de un hematoma y se utiliza cuando un seroma o hematoma puede afectar a la cicatrización de un colgajo de piel. También puede utilizarse en la mastectomía, las amputaciones de una extremidad y la cirugía plástica reconstructiva (Durai et al., 2009).

Tipos de drenajes para heridas

Existen numerosos tipos de drenaje disponibles (cuadro 5.3), que adoptan un abordaje de drenaje pasivo o activo.

Tanto el abordaje activo como el pasivo deben eliminar el líquido de forma eficaz, evitar la lesión del tejido circundante, evitar el riesgo de infección y poder retirarse fácilmente (Durai et al., 2009).

En los drenajes cerrados/subacuáticos, el extremo del tubo está bajo el agua en una botella cerrada para que el aire atmosférico no pueda acceder al tubo de drenaje. Es esencial

Cuadro 5.3 Tipos de drenajes quirúrgicos

Drenajes pasivos

- Mecha de gasa.
- Drenaje de Penrose.
- Drenaje corrugado.
- Drenaje de Yeates.
- Sonda en T.

Drenaje activo

- Redivac.

Drenaje cerrado/drenaje subacuático

- Drenaje torácico.

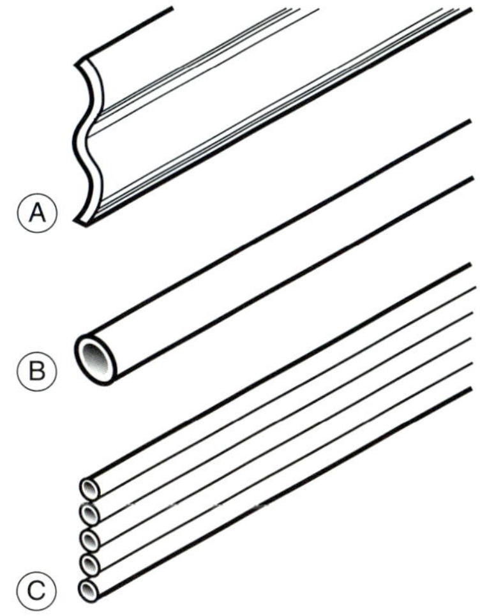

Figura 5.12 Tipos de drenaje pasivo. (A) Corrugado. (B) De Penrose. (C) De Yeates.

asegurarse de que la botella esté siempre por debajo del nivel de la herida. Si la botella está más alta que la herida, el agua del interior de la botella puede volver a drenar hacia la herida. Los drenajes torácicos permiten eliminar el aire y el líquido de la cavidad pleural (Wicker y Dalby, 2017; Wicker y O'Neil, 2010).

El drenaje pasivo se consigue por dos métodos:

- Los sistemas cerrados drenan a través de un tubo en una bolsa, que está bajo la fuerza de la gravedad o la acción capilar.
- Los sistemas abiertos drenan en una bolsa o apósito y dependen de la acción capilar, la gravedad o los cambios de presión de la cavidad corporal (p. ej., la presión intraabdominal).

Este tipo de drenaje debe insertarse en un ángulo ascendente para facilitar el drenaje. Ejemplos de este tipo son los drenajes de Penrose, corrugado y de Yeates (fig. 5.12). Los sistemas de drenaje activo utilizan la presión del vacío (fig. 5.13) para favorecer el drenaje.

Estos drenajes se introducen a través de una herida punzante, normalmente cerca del lugar de la incisión principal. La sonda de drenaje es más rígida para evitar que se colapse bajo la presión negativa ejercida por el vacío. Los drenajes suelen mantenerse *in situ* mediante una sutura en bucle a la piel.

Nota: En la cirugía ortopédica puede utilizarse una escayola y, en este caso, el drenaje *no* se fija con una sutura en bucle para facilitar su retirada posterior. Este tipo de drenaje también facilita un registro más preciso del volumen de líquido perdido (Zinn, 2012).

Cuidado de los drenajes quirúrgicos

Deben manipularse lo menos posible y utilizar una técnica aséptica para reducir el riesgo de infección. Se pueden utilizar apósitos estériles en «ojo de cerradura» alrededor del drenaje o la herida de entrada de la piel para absorber el exudado.

Los drenajes pasivos siempre deben estar cubiertos por un apósito absorbente estéril o una bolsa de drenaje para recoger el líquido drenado (Durai et al., 2009; Simpson y Brooks, 2008).

Deben adoptarse precauciones universales cuando se manipulan líquidos corporales (p. ej., al vaciar una botella de drenaje o retirar un drenaje quirúrgico). La permeabilidad del sistema de drenaje debe comprobarse con regularidad para garantizar el drenaje libre de los líquidos desde el lugar de la herida. Hay que controlar y registrar la pérdida de exudado/líquido de la herida. En las primeras 24 h después de la intervención puede haber mucho drenaje seroso de la herida quirúrgica, que debería reducirse en las 24 h siguientes. Deben notificarse las cantidades excesivas de drenaje de la herida porque pueden indicar una hemorragia, que puede requerir una investigación más profunda o puede conducir a la pérdida de líquidos y electrólitos.

El drenaje, la bolsa o la botella de drenaje deben estar bien asegurados y poder observarse fácilmente. Las sondas de drenaje deben estar protegidas para que no se retuerzan, se obstruyan o se suelten accidentalmente (p. ej., al trasladar al paciente de la cama a la silla o de la cama a la camilla quirúrgica). La zona que rodea el drenaje debe inspeccionarse con regularidad para detectar signos de infección; la piel circundante inmediata puede inflamarse debido al traumatismo local causado por el movimiento del drenaje. También deben evaluarse los grados de dolor en relación con cualquier molestia que el drenaje o la sonda puedan causar al paciente.

Retirada de los drenajes quirúrgicos

Deben retirarse cuando haya cesado el drenaje, se haya cerrado la cavidad del absceso, se haya completado la reparación de la herida o exista riesgo de complicaciones relacionadas con el drenaje (p. ej., infección, crecimiento de tejido u obstrucción). Antes de retirar el drenaje es importante pedir el consentimiento del paciente e informarle de lo que va a ocurrir para ayudar a reducir la ansiedad y el miedo. El paciente también puede necesitar analgésicos, que deben administrarse

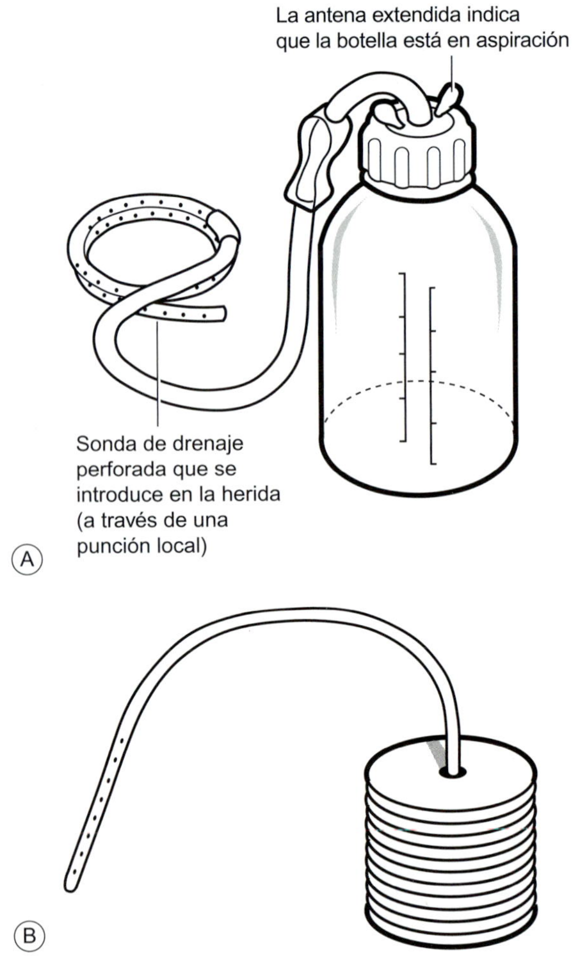

Figura 5.13 Tipos de drenaje activo. (A) Drenaje de heridas de vacío alto. (B) Drenaje tipo concertina.

con suficiente antelación antes de realizar la intervención de extracción. El profesional sanitario que retire el drenaje debe llevar guantes, según las precauciones universales y la política local. Si el drenaje tiene una sutura de retención/fijación, esta debe cortarse y retirarse para facilitar la retirada completa del drenaje.

En los sistemas de drenaje de succión activa, el vacío de succión creado por la botella debe liberarse antes de retirar el drenaje para reducir el traumatismo del tejido durante la intervención de retirada (Wicker y Dalby, 2017). Cuando se retira el drenaje hay que colocar un pequeño apósito absorbente en el lugar del drenaje; este apósito también debe observarse para detectar cantidades excesivas de fugas.

En el caso de los drenajes pasivos, algunos cirujanos solicitarán que se vaya acortando diariamente para facilitar la cicatrización de la base de la herida. Es necesario cortar la sutura de retención antes de acortar el drenaje 1-2 cm. Para mantener el drenaje en su sitio o para volver a introducirlo en la herida, se puede insertar un imperdible estéril. El drenaje se acorta 1-2 cm cada 24-48 h hasta que se cae. Después debe aplicarse un pequeño apósito absorbente en el lugar del drenaje hasta que se produzca la cicatrización y hay que vigilar estrechamente la cantidad de fugas.

Principios de la atención de los pacientes con heridas quirúrgicas

Una herida quirúrgica es una herida intencionada. El principal objetivo de los cuidados es vigilar el progreso de la cicatrización de la herida, de modo que se puedan identificar los problemas pronto y adoptar las intervenciones adecuadas para reducir la incidencia de infecciones de la herida y mejorar los resultados postoperatorios.

Factores de riesgo de infección del sitio quirúrgico

Los siguientes son dos factores fundamentales para determinar el desarrollo de una infección en una herida:
- La virulencia de las bacterias dentro de la herida.
- La resistencia del huésped.

En el cuadro 5.4 se ofrece una clasificación quirúrgica de las heridas. Estas clasificaciones tienen mucha relación con la incidencia de infecciones emergentes de las heridas. En la cirugía programada, el grado de contaminación de la herida está relacionado con el tipo de operación (es decir, limpia, limpia contaminada, contaminada o sucia).

Otros factores importantes asociados al desarrollo de infecciones en las heridas comprenden:
- Los trastornos médicos subyacentes.
- La edad.
- La duración de la estancia hospitalaria.
- El afeitado quirúrgico.
- La duración de la intervención quirúrgica.
- Las intervenciones perioperatorias.
- El uso de drenajes en la herida.
- El uso de antimicrobianos/antibióticos profilácticos.
- La preparación de la piel de la zona quirúrgica.
- Los métodos de cierre de la herida.
- El uso de apósitos adherentes.

Cabe destacar que las infecciones del sitio quirúrgico pueden no aparecer hasta 30 días después de una intervención quirúrgica, por lo que la vigilancia y el seguimiento de los pacientes en el postoperatorio y cuando vuelven a casa es de vital importancia (Shiffman y Low, 2019; Tanner et al., 2009).

Trastornos médicos subyacentes

La enfermedad pulmonar obstructiva crónica (EPOC), la desnutrición, la hipoalbuminemia, el consumo excesivo de alcohol y la hiperglucemia pueden aumentar el riesgo de infección del sitio quirúrgico (Dorner et al., 2016; Leaper, 2010).

Cuadro 5.4 Clasificación quirúrgica de las heridas

- Clase I: herida quirúrgica limpia. Operación en la que no se abren los bronquios, el aparato genitourinario o el tubo digestivo.
- Clase II: herida limpia contaminada. Operación en la que se abren los bronquios, el aparato genitourinario o el tubo digestivo.
- Clase III: herida contaminada. Herida traumática o incisión reciente abierta con inflamación no purulenta.
- Clase IV: herida sucia. Herida traumática antigua y herida con absceso o víscera perforada.

Fuente: Wicker & Dalby (2017); Zinn & Swofford (2014).

Edad del paciente

Es importante tener en cuenta este aspecto. Los pacientes pediátricos necesitarán suturas más pequeñas que los adultos, y la edad del niño también influirá en las decisiones sobre la retirada de las suturas. Se pueden preferir las suturas absorbibles para evitar la retirada manual. El riesgo de infección también aumenta con la edad. Los pacientes de edad avanzada tienen un tejido cutáneo menos elástico y una mayor incidencia de hematomas u otras lesiones, y la piel es más fina y frágil debido al proceso de envejecimiento, la medicación o una posible enfermedad (Wicker y Dalby, 2017; Davis, 2009).

Duración de la estancia hospitalaria

La estancia prolongada en un área de agudos puede permitir la adquisición hospitalaria de microorganismos resistentes, como *Staphylococcus aureus* resistente a meticilina y otra flora potencialmente infecciosa (Rosman et al., 2015). Cuanto más larga sea la estancia previa a la cirugía y durante el postoperatorio, mayor será el riesgo de que el paciente desarrolle una infección de la herida.

Duchas y baños preoperatorios

Lo ideal es que el paciente se duche o se bañe 1 día antes o el mismo día de la cirugía antes de ponerse una bata de quirófano limpia. Se recomienda el uso de jabón en lugar de una desinfección cutánea más fuerte (Wilson et al., 2015; National Institute for Health and Care Excellence [NICE], 2008, 2013a, 2013b).

Eliminación del vello corporal

Se ha comprobado que el afeitado, especialmente con cuchilla, aumenta el riesgo de infección del sitio quirúrgico (NICE, 2008, 2013a, 2013b). Sin embargo, en algunos casos (es decir, pacientes extremadamente velludos), puede ser necesaria la depilación para reducir las interferencias y las complicaciones asociadas al cierre de la herida y el apósito (es decir, formación de senos, dolor y molestias al retirar el apósito). El uso de maquinillas eléctricas inmediatamente antes de la cirugía es la mejor opción (Wilson et al., 2015).

Entorno quirúrgico y duración de la intervención quirúrgica

Debe haber un sistema eficaz de ventilación con cambio de aire en funcionamiento y debe supervisarse con regularidad. Las puertas del quirófano deben permanecer cerradas y el tráfico debe ser mínimo para facilitar el sistema de ventilación. El número de miembros del personal debe mantenerse al mínimo en el quirófano y todo el equipo debe limpiarse antes de entrar en el entorno del quirófano (Wilson et al., 2015; Department of Health, 2011). Parece que hay una correlación entre las tasas de infección de las heridas y una mayor duración de la intervención quirúrgica (Haridas y Malangoni, 2008; Vilar-Compte et al., 2008).

Intervenciones perioperatorias

La hipotermia perioperatoria en la cirugía estimula la vasoconstricción termorreguladora, lo que provoca una disminución de la tensión de oxígeno subcutánea. Junto con este descenso de la temperatura corporal central, aumenta el riesgo de infección de la herida. NICE (2017) y Wilson et al. (2015) recomiendan que todos los pacientes sean evaluados dentro de la hora anterior a la cirugía para determinar su riesgo de hipotermia perioperatoria. Lo ideal es utilizar un lugar anatómico indicativo de la temperatura central del cuerpo. El calentamiento activo debe comenzar en la sala quirúrgica o en el servicio de urgencias 30 min antes de la inducción de la anestesia en todos los pacientes con una temperatura central inferior a 36 °C, a menos que sea necesario realizar una cirugía de urgencia.

La temperatura central del paciente debe medirse y documentarse cada 30 min hasta el final de la operación. Esto puede continuar en el postoperatorio.

Uso de drenajes quirúrgicos

Los drenajes de la herida pueden facilitar la eliminación del espacio muerto y la disminución del hematoma. También hay que tener en cuenta que el drenaje puede actuar como canal de entrada de microorganismos. Este riesgo debe reducirse con una buena técnica aséptica y estrategias adecuadas para el tratamiento de las heridas.

Uso de antibióticos profilácticos

Algunos tipos de cirugía (p. ej., cuando se insertan prótesis o material protésico) conllevan un mayor riesgo de infección. Los microorganismos oportunistas pueden infectar el material implantado (Bratzler et al., 2013). Deben consultarse las directrices locales para la prescripción de antibióticos, incluida la profilaxis quirúrgica adecuada. El National Institute for Health and Care Excellence (2008) ofrece orientación sobre el uso del antibiótico adecuado para tipos específicos de cirugía y dentro de un marco temporal correcto.

Preparación de la piel del sitio quirúrgico

La piel debe desinfectarse inmediatamente antes de la incisión con clorhexidina o povidona yodada, alcohol o una solución acuosa para eliminar los microorganismos transitorios y patógenos de la superficie de la piel y reducir la cantidad de flora residente (Kamel et al., 2012; NICE, 2008).

Técnica quirúrgica

Pueden observarse variaciones en las técnicas quirúrgicas de un cirujano o equipo quirúrgico a otro. Ejemplos de ello son la manipulación de tejidos durante la cirugía, el uso excesivo de diatermia y las variaciones entre los médicos en cuanto a los abordajes para el cierre de las heridas.

La notificación y el registro fehacientes de las infecciones del sitio quirúrgico son esenciales para auditar los resultados quirúrgicos e informar a los equipos de control de infecciones del hospital, a los equipos quirúrgicos y a los equipos de la sala perioperatoria y quirúrgica.

Los equipos de control de infecciones del hospital supervisan la práctica y las tasas de infección. Son responsables de la prevención, la vigilancia, la investigación y el control de las infecciones. También desempeñan una función de asesoramiento y educación del personal a todos los niveles (Health Protection Scotland, 2014). Los equipos de control de infecciones normalmente están formados por:

- Director de prevención y control de infecciones.
- Médico de control de infecciones.
- Farmacéutico de antimicrobianos.
- Enfermera o profesional de control de infecciones.
- Administrador del servicio de enfermería de control de infecciones.

El equipo colabora estrechamente con el personal de todas las áreas para supervisar y analizar los datos de la tasa de infecciones; esto incluye auditorías de los quirófanos, las salas de cirugía y los resultados del equipo quirúrgico en relación con la incidencia de infecciones (Wilson, 2012).

Posibles complicaciones postoperatorias de las heridas

Algunas de las complicaciones más frecuentes que pueden producirse tras la cirugía son la hemorragia, el hematoma, la infección, la dehiscencia de la herida, la formación de senos y la formación de fístulas.

Hemorragia

Las hemorragias suelen producirse en el momento de la cirugía, en el postoperatorio inmediato y hasta 10 días después de la operación (hemorragia secundaria). Un fallo en el control de la hemorragia durante la cirugía o un fallo en la ligadura de los vasos sanguíneos puede provocar una hemorragia en el período postoperatorio temprano. La hemorragia secundaria suele estar relacionada con la infección.

La hemorragia perioperatoria puede afectar a la función de los fibroblastos, especialmente en lo que respecta a la producción de colágeno, y esto puede dar lugar a una línea de sutura debilitada en el momento del cierre.

La hemorragia puede detectarse visualmente mediante la observación de la pérdida de sangre en los drenajes o en el apósito de la herida. En los casos graves es posible que el paciente tenga que volver al quirófano para que el punto de sangrado se ligue o se selle mediante diatermia (Peate y Glencross, 2015).

Hematoma

Una acumulación de sangre dentro del tejido puede ejercer una presión interna que, a su vez, puede restringir la irrigación sanguínea y provocar una isquemia tisular. El hematoma puede tener un efecto tóxico en el tejido y albergar microorganismos que potencian el riesgo de infección. Los hematomas pueden detectarse por una zona dura y elevada cerca de la herida de incisión o cuando se liberan después de quitar las suturas o las grapas. El hematoma puede liberarse mediante un sondaje suave y aséptico de la herida para permitir el drenaje de la acumulación del líquido serosanguinolento, es decir, un líquido claro, acuoso y de color rosado compuesto por sangre y suero (Brindle y Creehan, 2016).

Infección del sitio quirúrgico

La presencia de una infección en la herida retrasa la curación y el alta del paciente, lo que aumenta la presión sobre los recursos. La infección del sitio quirúrgico (ISQ) puede definirse como la infección de una herida por la invasión de microorganismos a través del tejido cuando las defensas del paciente, tanto locales como sistémicas, son débiles (Jenks et al., 2012). Cabe destacar que las ISQ en el lugar de la intervención quirúrgica pueden producirse tras el alta en los 30 días siguientes a la operación, pero pueden prolongarse hasta 12 meses después de la intervención si se realiza una cirugía protésica o de implantes (Mangram et al., 1999).

El origen de la ISQ puede ser primario (adquirida a partir de una fuente comunitaria o endógena, como después de una úlcera péptica perforada) o secundario o exógeno (infecciones asociadas a la asistencia sanitaria [IAAS] adquiridas en el quirófano, es decir, debido a sistemas de filtración de aire deficientes o inadecuados, o en el área quirúrgica,

Tabla 5.2 Puntuación fisiológica de la American Society of Anesthesiologists (ASA)

Clasificación de la PF de la ASA	Definición	Ejemplos
ASA I	Paciente sano normal	Sano, no fumador, consumo mínimo o nulo de alcohol
ASA II	Paciente con enfermedad sistémica leve	Enfermedades leves solo sin limitaciones funcionales importantes. Los ejemplos incluyen (pero no se limitan a): fumador actual, consumidor social de alcohol, embarazo, obesidad (IMC 30-40), diabetes mellitus (DM) o hipertensión (HTA) bien controladas, enfermedad pulmonar leve
ASA III	Paciente con enfermedad sistémica grave	Limitaciones funcionales importantes. Una o más enfermedades de moderadas a graves. Los ejemplos incluyen (pero no se limitan a): DM o HTA mal controladas, enfermedad pulmonar obstructiva crónica (EPOC), obesidad mórbida (IMC $\geq$ 40), hepatitis activa, dependencia o abuso de alcohol, marcapasos implantado, reducción moderada de la fracción de eyección, nefropatía en fase terminal (NPFT) con diálisis programada de forma regular, lactante prematuro de edad posconcepcional (EPC) < 60 semanas, antecedentes (> 3 meses) de infarto de miocardio (IM), enfermedad cardiovascular (ECV), ataques isquémicos transitorios (AIT) o enfermedad arterial coronaria (EAC)/endoprótesis *(stents)*
ASA IV	Paciente con una enfermedad sistémica grave que es una amenaza constante para la vida	Los ejemplos incluyen (pero no se limitan a): IM reciente (< 3 meses), ECV, AIT o EAC/endoprótesis, isquemia cardíaca en curso o disfunción valvular grave, reducción grave de la fracción de eyección, sepsis, coagulación intravascular diseminada (CID), reinfusión de líquido ascítico durante la diálisis (RAD) o NPFT sin someterse a diálisis programada de forma regular
ASA V	Paciente moribundo que no se espera que sobreviva sin la operación	Los ejemplos incluyen (pero no se limitan a): rotura de un aneurisma abdominal/torácico, traumatismo masivo, hemorragia intracraneal con efecto de masa, intestino isquémico frente a una patología cardíaca importante o disfunción de múltiples órganos/sistemas
ASA VI	Paciente con muerte cerebral declarada cuyos órganos se extraen para su donación	

por ejemplo, por un cumplimiento deficiente del lavado de manos, o por contaminación en la cirugía o después de ella, como por un mal tratamiento de la herida o una fuga anastomótica).

Entre las IAAS secundarias se encuentran las infecciones respiratorias (p. ej., la neumonía asociada al respirador), las infecciones de las vías urinarias (infecciones asociadas a catéteres urinarios), la bacteriemia (asociada a catéteres vasculares) y las infecciones del sitio quirúrgico (Jenks et al., 2012).

Las ISQ pueden subclasificarse en:

- Infección superficial del sitio quirúrgico (cuando la infección afecta a la piel y el tejido subcutáneo de la incisión en los 30 días siguientes a la operación).
- Infección profunda del sitio quirúrgico (infección en las capas musculofasciales más profundas).
- Infección del espacio orgánico (como un absceso abdominal tras una fuga anastomótica).

La incidencia del riesgo de ISQ puede aumentar en función de otros factores, como una puntuación fisiológica de la American Society of Anaesthetists (ASA) más alta (tabla 5.2), el tipo de operación, su duración y la clasificación de la herida.

La adición de una «E» a una categoría denota una intervención quirúrgica de urgencia (se considera que existe una urgencia cuando la demora en el tratamiento del paciente supondría un aumento significativo de la amenaza para la vida o la parte del cuerpo).

Muchas ISQ se producen después del alta. Debido a que cada vez se realizan más intervenciones quirúrgicas menores en entornos ambulatorios, la evolución de la oferta de cirugía de día y la responsabilidad legislativa emergente (es decir, el retraso en la reincorporación al trabajo, la pérdida de ingresos para el paciente) y el desarrollo de un seguimiento más completo de las complicaciones postoperatorias y la tasa de infección son fundamentales, por lo tanto, los métodos actuales de vigilancia hospitalaria deben tener en cuenta estos métodos (Rhee et al., 2015).

El diagnóstico de infección de una herida se basa en criterios clínicos (es decir, signos de inflamación, pirexia, secreción de pus, dolor en la zona y posible dehiscencia de la herida). Sin embargo, también es posible que la fase inflamatoria temprana pueda confundirse con el inicio de una infección de la herida en pacientes de cirugía ambulatoria/de día. Las heridas quirúrgicas que cicatrizan por primera o segunda intención pueden presentar características diferentes (cuadro 5.5).

La infección de la herida se confirma por los síntomas clínicos y un resultado positivo de un frotis de la herida que debe obtenerse antes del tratamiento antibiótico. Hay que tener en cuenta que el frotis también puede recoger otros contaminantes además del microorganismo patógeno que está causando la infección (Alavi et al., 2010). Por lo tanto, los profesionales clínicos deben adoptar los métodos de frotis de las heridas recomendados por los departamentos de microbiología correspondientes a su área de práctica específica. Es importante obtener la mayor cantidad de información posible sobre el paciente para determinar las pruebas analíticas y detectar mejor el microorganismo infeccioso. Con la microbiología, el cultivo y el antibiograma del exudado de la herida se identificará el microorganismo patógeno y se aconsejará mejor qué antibiótico debe prescribirse. Si no se trata, la infección de la herida puede provocar una infección sistémica más profunda, como linfoadenitis, bacteriemia, septicemia e incluso la muerte.

En atención primaria, el frotis sigue siendo un método habitual para obtener una muestra de la herida. Otro método es la biopsia de un aspirado de pus. Los frotis de las heridas pueden proporcionar muestras aceptables para el cultivo bacteriano siempre que se utilice una técnica adecuada. Si una herida no es purulenta, debe limpiarse antes del frotis (Siddiqui y Bernstein, 2010). Con esta técnica la limpieza elimina los microorganismos presentes en el material de la superficie, que pueden ser diferentes de las bacterias responsables de la patología. Las heridas deben lavarse con solución salina estéril. Pueden utilizarse bastoncillos de algodón, alginato o rayón para desbridar superficialmente la herida. Otras publicaciones señalan que no es necesario limpiar la herida antes de tomar una muestra. Sin embargo, si no se limpia la herida, la muestra puede incluir otros microorganismos que pueden no ser relevantes para la infección emergente y producir resultados erróneos (es decir, infección bacteriana mixta en lugar de una cepa individual) (Rajan, 2012; Bowler et al., 2001).

Se recomienda la profilaxis antibiótica en los pacientes en los que se ha programado una intervención quirúrgica que puede implicar una cirugía contaminada, limpia contaminada o limpia pero en la que se van a insertar implantes o prótesis. Los pacientes con una herida sucia o infectada pueden necesitar antibióticos adicionales (Borchardt y Rolston, 2012). Hay que tener en cuenta los efectos adversos de los antibióticos antes de su administración. Puede ser necesaria una dosis única de un antibiótico antes de comenzar la anestesia. También puede ser necesario administrar el antibiótico antes si se va a colocar un torniquete al paciente durante la intervención. A veces hay que repetir la dosis si la operación es más larga que la semivida del antibiótico.

Nota: La dosis óptima de antibiótico debe estar en el tejido en el momento de la incisión quirúrgica, por lo que debe administrarse 30 min antes de que comience la intervención quirúrgica o la incisión (Wicker y Dalby, 2017; NICE, 2017).

Se han ideado varios sistemas de puntuación para evaluar a los pacientes con sospecha de infección de la herida. Los tres métodos que se utilizan habitualmente son los siguientes:

- Tratamiento adicional, secreción serosa, eritema, exudado purulento, separación del tejido profundo, aislamiento de bacterias y estancia como paciente ingresado durante más de 14 días (método ASEPSIS). Este método se desarrolló por primera vez para su uso en cirugía cardiotorácica, y se asignan puntos según el aspecto de la herida quirúrgica en la primera semana y las consecuencias clínicas emergentes de la infección (van Walraven y Musselman, 2013).
- Southampton Wound Assessment Scale. Este método se diseñó inicialmente para su uso en pacientes operados de hernia; permite calificar la cicatrización de la herida quirúrgica según criterios específicos, dando normalmente un valor numérico (JBI Library, 2011). Este valor puede clasificarse en una de estas cuatro categorías:
  - Cicatrización normal con hematoma y eritema leves.
  - Eritema más otros signos de inflamación (complicación menor).
  - Secreción clara o serosanguinolenta (infección de la herida).
  - Hematoma mayor.
- Centres for Disease Control (CDC). Este método se basa en el principio de que el riesgo de infección aumenta a medida que aumenta la puntuación numérica. Se calcula sobre una puntuación de 0 a 1 para cada uno de los siguientes cuatro factores del paciente:
  - Una operación abdominal.
  - Una operación que dura 2 h o más.
  - Una operación que está contaminada.
  - Un paciente que tiene tres o más diagnósticos en el momento del alta, sin incluir la infección de la herida.

El uso de sistemas de puntuación para evaluar la posible infección de la herida proporciona a los profesionales clínicos una serie de herramientas para auditar los resultados quirúrgicos e informar sobre otras intervenciones clínicas y el mejor uso de los recursos.

Dehiscencia

Es el término utilizado cuando se produce una separación parcial o total de una herida cerrada quirúrgicamente. La dehiscencia puede producirse en cualquier herida quirúrgica; sin embargo, en el pasado los ejemplos más frecuentes se asociaban a las heridas abdominales tras una cirugía abdominal abierta, que provocaban rotura del abdomen. Otros ejemplos de dehiscencia se han asociado a la esternotomía, la episiotomía y la cesárea (Brindle y Creehan, 2016).

Cuadro 5.5 Criterios para la identificación de la infección en las heridas quirúrgicas

Criterios tradicionales

- Absceso.
- Celulitis.
- Secreción: exudado seroso con inflamación, seropurulento, hemopurulento, pus.

Criterios adicionales

- Retraso de la cicatrización.
- Discromía.
- Tejido de granulación friable que sangra fácilmente.
- Dolor o sensibilidad inesperados.
- Formación de bolsas en la base de la herida.
- Formación de puentes en el epitelio/tejido blando.
- Olor anormal.
- Dehiscencia de la herida.

Heridas quirúrgicas que cicatrizan por primera intención

- Celulitis.
- Pus/absceso.
- Retraso de la cicatrización.
- Eritema +/– induración.
- Exudado hemopurulento.
- Olor desagradable.
- Exudado seropurulento.
- Dehiscencia o dilatación de la herida.
- Aumento de la temperatura local de la piel.
- Edema.
- Exudado seroso con eritema.
- Hinchazón con aumento del volumen de exudado.
- Dolor o sensibilidad inesperados.

Heridas quirúrgicas que cicatrizan por segunda intención

- Celulitis.
- Pus/absceso.
- Retraso de la cicatrización.
- Eritema +/– induración.
- Exudado hemopurulento.
- Aumento del volumen de exudado.
- Olor desagradable.
- Formación de bolsas.
- Exudado seropurulento.
- Dehiscencia o dilatación de la herida.
- Discromía.
- Tejido de granulación friable que sangra fácilmente.
- Aumento de la temperatura local de la piel.
- Edema.
- Dolor o sensibilidad inesperados.

Fuente: van Driessche (2016); Scales & Huffnagle (2013).

La dehiscencia de la herida puede clasificarse como temprana o tardía:

- Dehiscencia temprana de la herida: se produce durante las primeras fases de la cicatrización y se relaciona más con la técnica de cierre quirúrgico utilizada (es decir, el tipo o la técnica de sutura).
- Dehiscencia tardía de la herida: se atribuye a la separación de la herida como resultado de una infección.

La dehiscencia de la herida también puede deberse a otros factores de riesgo (que se enumeran en el cuadro 5.6).

La falta de desarrollo de una cresta de piel a ambos lados de la línea de incisión y la secreción de líquido serosanguinolento de la herida pueden indicar dehiscencia. Los pacientes también pueden decir que «algo ha cedido» y que tienen una sensación de «humedad caliente».

La dehiscencia total requerirá una nueva intervención quirúrgica y la exploración de la herida, la eliminación de cualquier tejido desvitalizado y el cierre de la herida.

La dehiscencia parcial puede rellenarse ligeramente con un apósito adecuado, como de alginato o Hydrofiber, o se puede utilizar presión negativa tópica.

Formación de senos

Un seno es un trayecto con un extremo ciego que se abre en una superficie corporal (fig. 5.14). Suele estar causado por la presencia de un absceso o de material extraño irritante que se infecta, como material de sutura o un pelo encarnado. Puede reconocerse por un punto en la línea de incisión o en otras partes del cuerpo (p. ej., un seno pilonidal) que no se cura o se rompe repetidamente. La forma más eficaz de tratar un seno es la escisión quirúrgica y la eliminación del material extraño o dejar el seno abierto para facilitar el crecimiento de tejido de granulación sano en la base de la herida.

Formación de fístulas

Una fístula es un trayecto anormal que conecta dos vísceras (v. fig. 5.14), como entre el recto y la vagina o entre una víscera y la superficie del cuerpo. La fístula puede producirse tras una intervención quirúrgica en la que se ha realizado una anastomosis del tubo digestivo (p. ej., colectomía sigmoidea). Este tipo de herida segrega grandes cantidades de líquido, y el análisis de este determinará el origen de la fístula (Nix y Bryant, 2016). La fístula puede cerrarse espontáneamente con una intervención mínima, por lo que

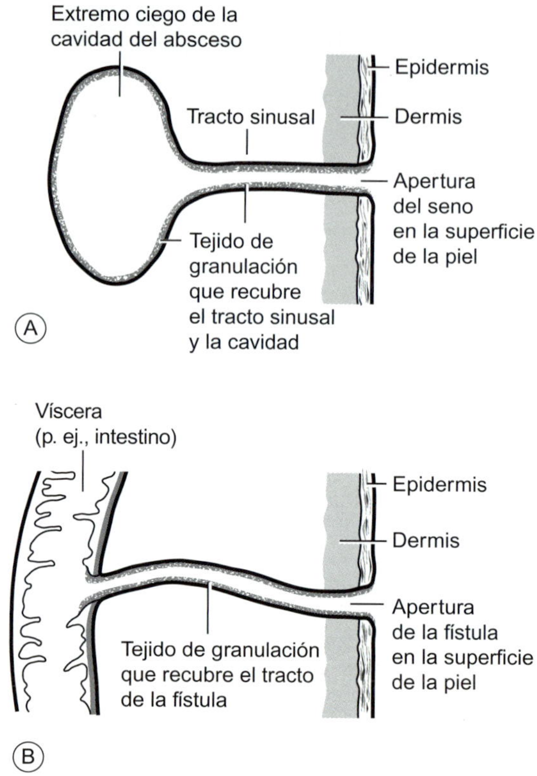

Figura 5.14 Diferencia entre un seno y una fístula. (A) Seno. (B) Fístula.

Cuadro 5.6 **Factores de riesgo asociados a la dehiscencia de la herida**

- Cierre de la herida.
- Tensión de la herida.
- Experiencia del cirujano, del profesional quirúrgico o del equipo quirúrgico.
- Obesidad.
- Insuficiencia renal.
- Anemia.
- Infección de la herida.
- Corticoesteroides.
- Radioterapia.
- Edad del paciente.
- Cirugía de urgencia.
- Hematoma.
- Diabetes.
- Ictericia.
- Desnutrición.
- Aumento de la presión abdominal.
- Terapia citotóxica.
- Tos crónica.

Fuente: Wicker & Dalby (2017).

puede tratarse de forma conservadora con el objetivo de mantener:

- La integridad de la piel alrededor de la fístula.
- El equilibrio de líquidos y electrólitos.
- El apoyo nutricional.
- El uso de sistemas adecuados de ostomía o de drenaje de la herida.

Evaluación del paciente y de la herida

La evaluación continua del estado general del paciente es esencial; deben identificarse los factores que pueden influir en la cicatrización y utilizarse para informar sobre otras intervenciones de tratamiento, si son necesarias (Bates-Jensen, 2016; Netsch, 2016). La evaluación de la herida debe incluir:

- El método de cierre.
- La presencia de drenajes.
- Los indicios de complicaciones.

Si la herida está cicatrizando por primera intención, debe observarse si hay signos normales de inflamación, que suelen verse en los primeros días tras la cirugía (Wicker y Dalby, 2017; Brindle y Creehan, 2016).

Si la herida parece inflamada y se sospecha de una infección clínica, el paciente debe tratarse de acuerdo con las mejores prácticas y las directrices locales.

En una herida quirúrgica que está cicatrizando por segunda intención debe observarse:

- El aspecto del lecho de la herida.
- El tamaño de la herida.
- La forma de la herida.
- La profundidad de la herida.
- La cantidad y el tipo de exudado.
- La presencia de cualquier complicación (p. ej., tejido necrosado o con esfacelación o infección).

La evaluación de la herida debe hacerse de forma estructurada y debe documentarse claramente, de manera que se registren unos datos de referencia que sirvan para informar sobre el progreso de la cicatrización, para el seguimiento general y la comunicación. Hay que revisar las directrices locales y el uso de herramientas de evaluación de las heridas para proporcionar un marco que estructure este proceso y la documentación.

Tratamiento de la herida

Deben mantenerse las condiciones y el entorno óptimos para la cicatrización, tanto con respecto al paciente como según su tipo de herida específico. Hay que tener en cuenta factores como el estado nutricional del paciente y su salud general. Las deficiencias deben corregirse. Esto significa que el paciente debe estar en un estado físico óptimo, si es posible, y que debe mantenerse el entorno adecuado en relación con la interfase paciente/herida.

La herida debe mantenerse caliente y húmeda y hay que tomar medidas para evitar causar dolor y traumatismo en la herida durante los cambios de apósito. Existe una amplia gama de materiales y productos para apósitos. En la tabla 5.3 se indican algunos ejemplos. Hay que tener en cuenta los siguientes factores para elegir el apósito más adecuado:

- El paciente (p. ej., comodidad/actividades cotidianas).
- Su ocupación.
- Cómo se produjo la herida.
- El tipo de cicatrización.
- El lugar y el tipo de herida.
- La cantidad de exudado producido.
- El tamaño y la profundidad de la herida.
- Las alergias del paciente.
- La perfusión tisular.
- El tipo y el estado de la piel de alrededor de la herida.
- Los apósitos de los que dispone el médico.

(Wicker y Dalby, 2017; Bates-Jensen, 2016; Peate y Glencross, 2015).

Heridas quirúrgicas que cicatrizan por primera intención

Se aplica un apósito inicial para proteger la herida y absorber las cantidades excesivas de exudado. El apósito se retira a las 24-48 h. La herida puede dejarse expuesta si no hay fugas ni exudado. Algunos pacientes pueden preferir cubrir la herida con un apósito pequeño por razones estéticas y de comodidad. El apósito solo debe cambiarse si hay fugas o exudado, o si se sospecha una infección clínica.

Si se ha conseguido la hemostasia y el exudado es mínimo, se puede utilizar un apósito permeable al vapor o un apósito de película sobre la herida de la incisión y dejarlo en su sitio hasta que se retiren la sutura o las grapas. Este abordaje permite vigilar la cicatrización de la herida sin tener que retirar el apósito, además de permitir al paciente ducharse o bañarse.

No suele ser necesario limpiar las heridas de incisión a no ser que haya una fuga o exudado excesivo. Si este es el caso, la herida debe limpiarse suavemente con solución salina normal a temperatura corporal antes de aplicar un nuevo apósito (Weir y Schulz, 2016; Brindle y Creehan, 2016).

Heridas quirúrgicas que cicatrizan por segunda intención

La herida puede rellenarse con un material de apósito absorbente para facilitar la hemostasia, absorber el exudado y ayudar a la formación de tejido de granulación en la base de la herida.

Los apósitos quirúrgicos tradicionales para este fin han sido las vendas de gasa empapadas en solución antiséptica. Estos apósitos se secan con el tiempo, lo que hace que se adhieran al lecho de la herida. Los apósitos secos provocan traumatismos en el lecho de la herida cuando se retiran, lo que a menudo se traduce en hemorragia, dolor y molestias para el paciente. En la tabla 5.3 se enumeran otros apósitos

Tabla 5.3 Ejemplos de materiales y productos para apósitos para heridas*

Categoría del apósito	Información del producto
Hidrogeles	Productos no adherentes, no absorbentes, a base de agua y almidón. Ayudan al desbridamiento autolítico en heridas secas, necrosadas o con esfacelo. El gel debe ponerse en la herida con unos 5 mm de grosor, con precaución para que *no* se extienda sobre la piel circundante porque esto puede causar maceración. Si se utiliza la variante de apósito, debe cortarse a un tamaño apropiado para la herida. La herida debe cubrirse suavemente o la cavidad debe llenarse sin apretar para evitar la pérdida de humedad. Se puede utilizar un apósito semipermeable y retirarlo de 3 a 5 días después, según la cantidad de exudado
Hidrocoloide	Al entrar en contacto con la herida, el hidrocoloide se convierte en un gel, creando una barrera contra las infecciones y los microorganismos. Este apósito se puede utilizar en una gama de heridas con exudación, como úlceras por presión, heridas quirúrgicas o heridas con granulación, esfacelo o necrosadas. El apósito ayuda a la rehidratación y el desbridamiento de las heridas secas, con esfacelo y necrosadas. Hay que destacar que este apósito puede estimular el crecimiento de bacterias anaerobias en heridas infectadas
Película semipermeable	Puede usarse como apósito primario o secundario. Se trata de películas estériles y transparentes. Se fabrican con láminas de plástico de adhesivo recubierto de poliuretano. Puede atravesarla algo de agua y vapor de aire, pero la película es impermeable a los líquidos y las bacterias. No está indicada para su uso en heridas húmedas y no absorbe el exudado. Si se transmite poca humedad a través de la película se pueden producir acumulación de humedad, arrugas, maceración de la piel y desplazamiento del apósito. El apósito debe aplicarse sin hacer tracción sobre él, porque podrían formarse ampollas en la piel
Alginato	Estos apósitos pueden absorber muchas veces su propio peso en exudado, y a menudo se transforman parcial o totalmente en un gel (p. ej., el alginato puede absorber hasta 30 veces su peso) Estos apósitos son útiles en heridas húmedas Vienen en forma de cinta o cuadrado que se coloca sobre la herida o dentro de ella. Promueven la granulación y mejoran la comodidad del paciente
Espumas	Se fabrican en poliuretano o silicona. Transmiten vapor húmedo y oxígeno. Proporcionan aislamiento térmico. El poliuretano es muy absorbente y está diseñado para evitar fugas exteriores de la herida. La variante de silicona se utiliza para contener el exudado y proteger de otras lesiones el área que rodea la herida
Oclusivo	La creencia actual es que este apósito aumenta la proliferación y la actividad celular manteniendo el nivel de exudado de la herida que, a su vez, contiene proteínas y citocinas útiles para la cicatrización de la herida
De baja adherencia (no adherente y de membrana)	Se utilizan en heridas con exudado leve. Algunos tienen una capa absorbente. El apósito de membrana se puede utilizar para variar el exudado de la herida (es decir, de bajo a alto) combinado con un apósito absorbente secundario
Desodorizantes	Se utilizan para heridas con hongos y olor desagradable. El apósito puede contener un paño de carbón que puede absorber moléculas de gas. En otros apósitos de este grupo se utilizan materiales como espuma, plata, almohadillas absorbentes y alginatos

Tabla 5.3 Ejemplos de materiales y productos para apósitos para heridas* *(cont.)*

Categoría del apósito	Información del producto
Con miel	Tiene propiedades antibacterianas, antiinflamatorias y desbridantes
Productos para heridas de base biológica	El apósito ayuda a mejorar la acción fagocítica. Estimula el proceso de cicatrización e influye en la buena reparación de los tejidos. Se utiliza en úlceras neuropáticas del pie diabético y úlceras venosas de la pierna
Antimicrobianos	Concentración de yodo del 0,9% que se libera lentamente a medida que el líquido de la herida se absorbe en el entramado. El apósito retiene la humedad y proporciona un entorno antimicrobiano a medida que absorbe el exudado Nota: Hay que tener cuidado cuando se utiliza en pacientes con enfermedad tiroidea. Algunas variantes de este apósito están impregnadas de iones de plata, que son eficaces contra los microorganismos resistentes a antibióticos

*Estos ejemplos son representativos y de ninguna manera pretenden ser exhaustivos.
Fuente: Wicker & Dalby (2017); Adis Medical Writers (2014); Broussard & Powers (2013); Tickle (2013); Bennet-Marsden (2010).

más adecuados que pueden utilizarse para este fin (p. ej., de espuma). Estos productos más nuevos no se adhieren tanto al lecho de la herida y pueden quitarse sin causar tanto traumatismo, dolor o incomodidad. También puede utilizarse la presión negativa tópica para favorecer el cierre de la herida.

Puede ser necesario limpiar la herida para eliminar las cantidades excesivas de exudado del borde. El paciente puede facilitar esto duchándose e irrigando la herida con agua tibia. El uso de una técnica aséptica o de soluciones antisépticas puede tener efectos perjudiciales para la cicatrización normal (Weir y Schulz, 2016). La aplicación de un nuevo apósito para la herida deberá guiarse por las instrucciones específicas del fabricante del apósito y las directrices locales.

A medida que se produce la cicatrización, la cantidad de exudado disminuye y la forma de la cavidad cambia, haciéndose menos profunda y mostrando al final signos de epitelización. Es necesario revisar el apósito de la herida para proteger el nuevo tejido epitelial.

Heridas infectadas

Si una herida está infectada, la atención se centrará en la eliminación del pus, el tejido desvitalizado o los líquidos acumulados, así como en la instauración de un tratamiento antibiótico adecuado. Los bordes de la herida también pueden contener secreciones que se han acumulado en su interior y que deben liberarse. La herida debe irrigarse para eliminar todo el material purulento. Puede ser necesario utilizar bolsas de drenaje, que pueden ayudar a vigilar la futura secreción de la herida y el tipo de líquido, además de a mantener al paciente limpio y seco. Una vez que disminuye la secreción, se puede revisar el apósito y colocarse un nuevo apósito adecuado (v. tabla 5.3). Los apósitos antisépticos tópicos (es decir, que contienen plata iónica) pueden ser útiles en este caso (van Driessche, 2016; Dumville et al., 2013).

Consejos para el alta

Es esencial contar con directrices y datos sólidos para informar al paciente sobre la mejor manera de tratar su herida en casa. También puede ser necesario informar al cuidador o al familiar del paciente.

Si el paciente es dado de alta antes de que se hayan retirado las suturas o las grapas, tendrá que volver al hospital o visitar a su médico de cabecera para concertar la retirada de las suturas o las grapas.

La información al paciente debe incluir los signos a los que debe prestar atención porque pueden indicar una infección de la herida y qué hacer si esto ocurre. Si todavía es necesario un apósito, el paciente deberá recibir instrucciones sobre cuándo, dónde y quién deberá cambiarlo. Es posible que haya que tener en cuenta las actividades habituales del paciente.

Los pacientes querrán saber si tienen que seguir llevando el apósito una vez que la herida haya cicatrizado y si pueden ducharse o bañarse. Cuando la herida ya ha cicatrizado no es necesario el apósito, aunque si la cicatriz se irrita por la fricción o el roce de la ropa, un apósito ligero puede ayudar a proteger la cicatriz. Algunos pacientes también pueden sentir que la cicatriz es muy sensible al tacto, por lo que prefieren llevar un apósito ligero. Estos pacientes también podrán ducharse y bañarse normalmente, aunque puede ser útil secar la cicatriz con palmaditas para evitar cualquier molestia.

Si la herida sigue teniendo exudado el paciente podrá ducharse o bañarse, pero tendrá que ponerse un apósito adecuado después. La información al paciente debe incluir siempre un número de contacto por si tiene dudas o problemas relacionados con la herida.

Medicina regenerativa

La investigación con células madre humanas ofrece una oportunidad única de proporcionar células indiferenciadas y diferenciadas para la medicina o la terapia regenerativas, como el tratamiento y la cicatrización de las heridas. La reparación y la cicatrización de las heridas son complejas y en ellas influyen numerosos factores. La selección de un progenitor de células madre adecuado sigue siendo un reto para los investigadores y los médicos en cuanto a la consecución del resultado más deseable específico para la cicatrización de las heridas.

Los estudios clínicos de laboratorio indican una mejora de la cicatrización en relación con la textura, el grosor y el contorno de la piel cuando se utiliza junto con otras técnicas de cierre de heridas (p. ej., injertos de piel).

Las células madre epidérmicas endógenas de la capa basal pueden regenerar la piel, pero normalmente no hay una cantidad suficiente de estas células madre endógenas en situaciones traumáticas para facilitar la reparación completa de la herida. Por lo tanto, los enfoques exógenos para suministrar células madre adicionales para la cicatrización de las heridas son estrategias terapéuticas potenciales para ayudar a la cicatrización en el futuro.

Las células madre embrionarias podrían resultar más favorables que las células madre adultas para la reparación y la regeneración de los tejidos cutáneos debido a su capacidad de autorrenovación y al suministro ilimitado de queratinocitos diferenciados o progenitores de queratinocitos. Sin embargo, la investigación con células madre embrionarias también plantea cuestiones éticas difíciles. Investigaciones más recientes indican que las células madre adultas podrían tener una eficacia mayor de lo que se pensaba (Nourian Dehkordi et al., 2019). Los ejemplos de fuentes potenciales de células madre comprenden (Kanji y Das, 2017):

- Células madre pluripotenciales.
- Células madre mesenquimatosas.
- Células madre derivadas del tejido adiposo.
- Células madre hematopoyéticas.

Conclusión

En este capítulo se ha tratado la estructura de la piel, los mecanismos de la cicatrización de las heridas, los métodos de cierre de la piel, los principios de atención a un paciente con una herida quirúrgica, el tratamiento y la cicatrización de las heridas y la medicina regenerativa. Esta información está respaldada por bibliografía revisada por expertos para ayudar a los profesionales sanitarios a aplicar la teoría a la práctica.

Las heridas quirúrgicas son heridas preconcebidas. El equipo quirúrgico perioperatorio se encargará de reducir el riesgo de complicaciones, incluida la infección. Un tema emergente clave es que el abordaje del profesional sanitario de los cuidados y la evaluación preoperatorios, la inforación y la educación impartidas al paciente y la evaluación del proceso de cicatrización pueden reducir al mínimo las complicaciones postoperatorias.

RESUMEN DE PUNTOS CLAVE

- Las heridas quirúrgicas pueden cicatrizar por primera, segunda o tercera intención.
- Muchos factores influyen en la cicatrización de las heridas y aumentan el riesgo de infección.
- Los drenajes quirúrgicos facilitan una aposición más estrecha del tejido y pueden reducir la incidencia de infección.
- Las complicaciones postoperatorias de la herida a menudo se relacionan con la infección.
- El paciente y su herida deben ser evaluados para planificar mejor las intervenciones adecuadas.
- La limpieza de la herida no es necesaria a menos que haya un exudado excesivo o presencia de material purulento.
- Los apósitos de la herida deben mantener un entorno óptimo para la cicatrización y no causar dolor o traumatismo al retirarlos.
- Antes de darle el alta, hay que dar al paciente y/o al cuidador orientación sobre el manejo de la herida.

PUNTOS DE APRENDIZAJE PARA LA REFLEXIÓN

Tras haber leído este capítulo, piense en lo que sabe ahora y en lo que aún necesita averiguar. Estas preguntas pueden ser de ayuda:

- ¿Cuáles son los factores intrínsecos y extrínsecos que pueden afectar al proceso de cicatrización de las heridas?
- ¿Cómo pueden afectar los problemas psicológicos a la salud del paciente y a la cicatrización de las heridas, y cuál es la función de la enfermera para ayudar a reducir los factores psicológicos que pueden tener un impacto negativo en la cicatrización de las heridas?
- ¿En qué se basa la elección de la técnica de sutura?

Bibliografía

Adis Medical Writers. (2014). Selecting appropriate wound dressings by matching the properties of the dressing to the type of wound. *Drugs and Therapy Perspectives, 30*, 213–217.

Alavi, A., Niakosari, F., & Sibbald, R. (2010). When and how to perform a biopsy on a chronic wound. *Advanced Skin Wound Care, 23*, 132–140.

Alexander, T., & Trott, M. D. (2012). *Wounds and lacerations; emergency care and closure* (4th edn). Philadelphia: Elsevier Saunders.

Arnold, M., & Barbal, A. (2006). Nutrition and wound healing. *Plastic and Reconstructive Surgery, 117*(7s), 42S–58S.

Bates-Jensen, B. (2016). Assessment of the patient with a wound. In D. B. Doughty, & L. L. McNichol (Eds.), *Core curriculum: wound management*. Philadelphia: Wolters Kluwer.

Beitz, J. M. (2016). Wound healing. In D. B. Doughty, & L. L. McNichol (Eds.), *Core curriculum: wound management*. Philadelphia: Wolters Kluwer.

Beldon, P. (2010). Basic science of wound healing. *Surgery, 28*(9), 409–412.

Bennet-Marsden, M. (2010). How to select wound dressings. *Clinical Pharmacist, 2*, 363–366.

Bogdanske, J. J., Stelle, H.-V. S., Riley, M. R., & Schiffman, B. M. (2013). *Suturing principles and techniques in laboratory animal surgery*. Florida: CRC Press.

Bootun, R. (2013). Effects of immunosuppressive therapy on wound healing. *International Wound Journal, 10*, 98–104.

Borchardt, R. A., & Rolston, K. V. I. (2012). Surgical site infection: knowledge of likely pathogens is key. *Journal of American Academy of Physicians Assistants, 25*(5), 27–28.

Bowler, P., Duerden, B., & Armstrong, D. (2001). Wound microbiology and associated approaches to wound management. *Clin Microbiol Rev, 14*(2), 244–269.

Bratzler, D. W., Dellinger, E. P., Olsen, K. M., et al. (2013). Clinical practice guidelines for antimicrobial prophylaxis in surgery. *Am J Health-Syst Pharm, 70*, 195–283.

Brindle, C. T., & Creehan, S. (2016). Management of surgical wounds. In D. B. Doughty, & L. L. McNichol (Eds.), *Core curriculum: wound management*. Philadelphia: Wolters Kluwer.

Broadbent, E., & Koschwanez, H. E. (2012). The psychology of wound healing. *Current Opinion in Psychiatry, 25*(2), 135–140.

Broughton, G., Janis, J. E., & Attinger, C. (2006). Wound healing: an overview. *Plastic and Reconstructive Surgery, 117*(7s) 1e-S–32e-S.

Broussard, K. C., & Powers, J. G. (2013). Wound dressings: selecting the most appropriate type. *Journal of Clinical Dermatology, 14*(6), 449–459.

Carlomagno, N. I., Santangelo, M., Grassia, S., La Tessa, C., & Renda, A. (2013). Intralumen migration of a surgical drain: report of rare complications and literature review. *Annali Italiani Di Chirugaria., 84*, 219–223.

Charoenkwan, K., Iheozar-Ejiofar, Z., Rerkasem, K., & Matovinovic, E. (2017) Scalpel versus electrosurgery for major abdominal incisions. *Cochrane Systematic Review*, Cochrane Library, 6.

Conway, N., Ong, P., White, N., & Rich C. (2019). Operating Department practice. Clinical Pocket Reference. 3rd Edition. Oxford.

Davis, N. B. (2009). Suturing materials and technique. In J. C. Rothrock, & P. C. Seifert (Eds.), *Assisting in surgery: patient-centered care* (pp. 195–242). Denver: Competency & Credentialing Institute.

Department of Health. (2011). *High impact intervention: care bundle to prevent surgical site infection*. Available from: <https://webarchive.nationalarchives.gov.uk/20120118171639/http://hcai.dh.gov.uk/files/2011/03/2011-03-14-HII-Prevent-Surgical-Site-infection-FINAL.pdf>.

Dorner, B., Posthauer, M. E., & Freidrich, E. (2016). Nutritional assessment and support in relation to wound healing. In D. Doughty, & L. L. McNichol (Eds.), *Wound management*. Philadelphia: Wolters Kluwer.

Dumville, J. C., McFarlane, E., Edwards, P., Lipp, A., & Holmes, A. (2013). Preoperative skin antiseptics for preventing surgical wound infections after clean surgery. *Cochrane Database of Systematic Reviews, 3*, CD003949.

Durai, R., Mowhah, A., & Ng, P. C. H. (2009). Use of drains in surgery: types, uses and complications. *AORN Journal, 91*, 266–271.

Durai, R., & Ng, P. C. (2010). Surgical vacuum draining; types, uses and complications. *AORN Journal, 91*, 266–271.

Ethicon. (2019a). *Sutures and wound closure*. Available from: <https://www.ethicon.com/na/epc/search/platform/wound%20closure?lang=en-default>.

Ethicon. (2019b). *Wound closure*. Available from: <https://jnjinstitute.com/online-profed-resources/resources/wound-closure/suture-techniques-layer>.

Findik, U. Y., Topcu, S. Y., & Vantansever, O. (2013). Effects of drains on pain, comfort and anxiety in patients undergone surgery. *International Journal of Caring Sciences, 6*(3), 412–419.

Flannigan, M. (2013). *Wound healing and skin integrityPrinciples and practice*. Chichester: Wiley-Blackwell.

Goodman, T., & Spry, C. (2014). *Essentials of perioperative nursing* (5th ed.). Burlington MA: Jones and Bartlett Learning.

Haridas, M., & Malangoni, M. A. (2008). Predictive factors for surgical site infection in general surgery. *Surgery, 144*(4), 496–503.

Hazalina, N., Hussaine, N., Huda, N., Ali, M., & Ismail, G. (2011). *Tissue adhesives versus standard wound closure technique for laparoscopic procedure*: Lambert Academic Publishing.

Health Protection Scotland. (2014). *National infection prevention and control manual. Version 2.5*. Available from: <http://www.nhsdg.scot.nhs.uk/Departments_and_Services/Infection_Control/Infection_Control_Files/2.01_National_Infection_Control_Precautions.pdf>.

Hess, C. (2010). Checklist for factors affecting wound healing. *Advances in Skin and Wound Care, 23*(4), 192.

Hussey, L., & Bagg, M. (2011). Principles of wound closure. *Operative Techniques in Sports Medicine, 19*, 206–211.

Ikeanyi, U. O., Chukwuka, C. N., & Chukwuanukwu, T. O. (2013). Risk factors for surgical site infections following clean orthopaedic operations. *Nigerian Journal of Clinical Practice, 16*, 443–447.

Jaszarowski, K. A., & Murphee, R. W. (2016). Wound cleansing and dressing selection. In D. B. Doughty, & L. L. McNichol (Eds.), *Core curriculum: wound management*. Philadelphia: Wolters Kluwer.

JBI Library. (2011). A systemic review of surgical infection scoring system in surgical patients. *JBI Library of Systematic Reviews, 9*(60), 2627–2683.

Jenks, P. J., Laurant, M., McQuarry, C., & Watkins, R. (2012). Clinical and economical burden of surgical site infection (SSI) and predicted financial consequences of elimination of SSI from English hospital. *Journal of Medical Microbiology and Diagnosis, 1*, 111.

Kamel, C., McGrahan, L., Polisena, J., Mierzwinski-Urban, M., & Embil, J. M. (2012). Preoperative skin antiseptic preparations for preventing surgical site infections: a systematic review. *Infection Control & Hospital Epidemiology, 33*, 608–617.

Kanji, D., & Das, H. (2017). Advances of stem cell therapeutics in cutaneous wound healing and regeneration. *Mediators of Inflammation, 2017*, Article 5217967.

Kirk, R. M. (2010). *Basic surgical techniques* (6th ed.). Oxford: Elsevier Churchill Livingstone.

Leaper, D. J. (2010). Surgical site infection. *British Journal of Surgery, 97*, 1601–1602.

Mangram, A. J., Horan, T. C., Pearson, M. L., Silver, L. C., & Jarvis, W. R. (1999). Guideline for prevention of surgical site infection, 1999. Hospital Infection Control Practices Advisory Committee. *Infection Control and Hospital Epidemiology, 20*, 250–278.

Maroz, N., & Simman, R. (2014). Wound healing in patients with impaired kidney function. *Journal of American College of Clinical Wound Specialists, 5*(1), 2–7.

Montague, S. E., & Watson, R. (2005). *Physiology for nursing practice* (3rd ed). Oxford: Elsevier.

Moores, J. (2013). Vitamin C: a wound healing perspective. *British Journal of Community Nursing* (Suppl12) S6, S8–11.

Morello, S. S. (2016). Skin and wound care for bariatric population. In D. B. Doughty, & L. L. McNichol (Eds.), *Core curriculum: wound management*. Philadelphia: Wolters Kluwer.

Mu, X., Wei, J., Wang, C., Ou, Y., Yin, D., Liang, B., et al. (2019). Intravenous administration of tranexamic acid significantly reduces visible and hidden blood loss compared with its topical administration for double-segment posterior lumbar interbody fusion: a single-center, placebo-controlled, randomized trial. *World Neurosurgery, 122*, e821–e827.

Mufti, A. (2016). Anatomy and physiology of the skin. In D. B. Doughty, & L. L. McNichol (Eds.), *Core curriculum: wound management*. Philadelphia: Wolters Kluwer.

National Institute for Health and Care Excellence. (2008). *Clinical guideline 74 – Surgical site infection: Prevention and treatment of surgical site infection*. London: National Collaborating Centre for Nursing and Supportive Care, NICE.

National Institute for Health and Care Excellence (NICE). (2013). *Quality standard: Surgical site infection*. London: NICE.

National Institute for Health and Care Excellence (NICE). (2013). *Surgical site infection: evidence update 43*. London: NICE June 2013.

National Institute for Health and Care Excellence (NICE). (2017). *Surgical site infection: prevention and treatment*. Available from: <https://www.nice.org.uk/guidance/ng125>.

National Institute for Health and Care Excellence (NICE). (2018). *PICO negative pressure wound therapy for closed surgical incision wounds. Medtech innovation briefing (MIB 149)*. London: NICE.

Netsch, D. S. (2016). Refractory wounds: assessment and management. In D. B. Doughty, & L. L. McNichol (Eds.), *Core curriculum: wound management*. Philadelphia: Wolters Kluwer.

Nicks, B., Ayello, E., Woo, K., Nitzia-George, D., & Sibbald, G. (2010). Acute wound management: revisiting the approach to assessment, irrigation, and closure considerations. *International Journal of Emergency Medicine, 3*(4), 399–407.

Nix, D., & Bryant, R. A. (2016). Fistula management. In D. B. Doughty, & L. L. McNichol (Eds.), *Core curriculum: wound management*. Philadelphia: Wolters Kluwer.

Nourian Dehkordi, A., Mirahmadi Babaheydari, F., Chehelgerdi, M., et al. (2019). Skin tissue engineering: Wound healing based on stem-cell-based therapeutic strategies. *Stem Cell Res Ther, 10*, 111.

Nursing and Midwifery Council. (2018). *The Code. Professional standards of practice and behaviour for nurses, midwives and nursing associates*. Available from: <https://www.nmc.org.uk/globalassets/sitedocuments/nmc-publications/nmc-code.pdf>.

Peate, I., & Glencross, W. (2015). *Wound care at a glance*. Chichester: Wiley-Blackwell.

Peate, I., & Muralitharan, N. (2016). *Fundamentals of anatomy and physiology* (2nd ed). Chichester: Wiley Blackwell.

Penelope, J., Kallis, B. S., BA, & Friedman, A. J. (2018). Collagen powder in wound healing. *Journal of Drugs in Dermatology, 17*(4), 403–408.

Philips, N. (2012). *Berry and Kohn's operating room technique* (12th ed). St Louis: Elsevier.

Price, C. J., & Sinclair, R. (2008). *Fast facts: minor surgery* (2nd ed). Oxford: Health Press Limited.

Rajan, S. (2012). Skin and soft-tissue infections: classifying and treating a spectrum. *Cleveland Clinic Journal of Medicine, 79*(1), 57–66.

Rangara, A., Handy, K., & Leaper, D. (2011). Role of collagen in wound management. *Wounds UK, 7*(2), 54–63.

Ren, Z., Li, S., Sheng, L., Zhuang, Q., Li, Z., Xu, D., et al. (2017). Topical use of tranexamic acid can effectively decrease hidden blood loss during posterior lumbar spinal fusion surgery: A retrospective study. *Medicine, 96*(42), 1–4.

Rhee, C., Huang, S., Berrios-Torres, S., Kaganov, R., Bruce, C., Lankiewicz, J., et al. (2015). Surgical site infection surveillance following ambulatory surgery. *Infection Control and Hospital Epidemiology, 36*(2), 225–228.

Rosman, M., Rachminov, O., Segal, O., & Segal, G. (2015). Prolonged patients' in hospital waiting period after discharge eligibility is associated with increased risk of infection, morbidity and mortality: a retrospective cohort analysis. BMC. *Health Service Research, 15*, 246.

Scales, B., & Huffnagle, G. (2013). The microbiome in wound repair and tissue fibrosis. *The Journal of Pathology, 229*(2), 323–331.

Shiffman, M. A., & Low, M. (2019). *Burns, infections and wound management: recent clinical techniques, results and research in wounds*. Berlin: Springer.

Siddiqui, A., & Bernstein, J. (2010). Chronic wound infection: facts and controversies. *Clinics in Dermatology, 28*, 516–526.

Simpson, A., & Brooks, A. (2008). Surgical wounds. In A. Brooks, P. Mahoney, & B. Rowlands (Eds.), *ABC of tubes, drains, lines and frames*. Oxford: Blackwell.

Tanner, J., Khan, D., Aplin, C., Ball, J., Thomas, M., & Bankart, J. (2009). Post-discharge surveillance to identify colorectal surgical site infection rates and related costs. *Journal of Hospital Infection, 72*(3), 243–250.

Tickle, J. (2013). Wound care: quality dressing and assessment. *Nursing and Residential Care, 16*(9), 486–488.

Tortora, G., Berdell, R. F., & Case, C. L. (2014). Microbiology: an introduction (12th ed): Pearson.

Tortora, G. J., & Derrickson, B. H. (2017). *Principles of anatomy and physiology* (15th ed). New Jersey: Wiley.

van Driessche, F. (2016). Wounds caused by infectious process. In D. B. Doughty, & L. L. McNichol (Eds.), *Core curriculum: wound management*. Philadelphia: Wolters Kluwer.

van Walraven, C., & Musselman, R. (2013). The Surgical Site Infection Risk Score (SSIRS): a model to predict the risk of surgical site infections. *PLoS One, 8*(6), e67167.

Vilar-Compte, D., Alvarez de Iturbe, I., Martin-Ornreat, A., et al. (2008). Hyperglycaemia as a risk factor for surgical site infection in patients undergoing mastectomy. *American Journal of Infection, 36*(3), 192–198.

Waugh, A., & Grant, A. (2018). *Ross & Wilson; Anatomy and physiology in health and illness* (13th ed.). Oxford: Elsevier.

Weir, D., & Schulz, G. (2016). Assessment and management of wound related infections. In D. B. Doughty, & L. L. McNichol (Eds.), *Core curriculum: wound management*. Philadelphia: Wolters Kluwer.

Wicker, P., & Dalby, S. (2017). *Rapid perioperative care*. Chichester: Wiley Blackwell.

Wicker, P., & O'Neil, J. (2010). *Caring for the perioperative patient* (2nd ed). London: Wiley-Blackwell.

Wilson, J. (2012). Surgical site infection: the principles and practice of surveillance. Part 1: Key concepts in the methodology of SSI surveillance. Surgical site infection: the principles and practice of surveillance. *Journal of Infection Prevention, 14*, 6–12.

Wilson, J., Topley, K., Stott, D., Neachell, J., & Gallagher, R. (2015). The OneTogether collaborative approach to reduce the risk of surgical site infection: identifying the challenges to assuring best practice. *Journal of Infection Prevention, 16*(3), 99–100.

Wound Healing. (2017). *Smoking negatively impacts on wound healing*. Available from: <https://advancedtissue.com/2017/03/smoking-negatively-impacts-wound-healing/>.

Yesuel, E., & Kyong-Je, W. (2019). Negative pressure wound therapy for managing complicated wounds at extracorporeal membrane oxygenation sites. *Advances in Skin and Wound Care, 32*(4), 183–189.

Zinn, J. (2012). Surgical wound classification: communication is needed for accuracy. *AORN Journal, 95*(2), 274–278.

Zinn, J., & Swofford, V. (2014). Quality improvements initiative: classifying and documenting surgical wounds. *American Nurse Today, 9*(1). Available at: <https://www.americannursetoday.com/quality-improvement-initiative-classifying-and-documenting-surgical-wounds/>.

Capítulo 6

Nutrición en el paciente quirúrgico

Helen Ord y Melanie Baker

ÍNDICE DEL CAPÍTULO

OBJETIVOS CLAVE DEL CAPÍTULO

La enfermera será capaz de promover la recuperación después de la cirugía y reducir los efectos perjudiciales de la desnutrición, a través del conocimiento de:

- Las causas y consecuencias de la desnutrición en el paciente quirúrgico.
- La identificación del riesgo nutricional.
- Los métodos de prevención y tratamiento de la desnutrición.
- El seguimiento y la evaluación de los cuidados nutricionales.

Cuestiones en las que pensar antes de leer el capítulo

- ¿Qué entiende por el término desnutrición?
- ¿Qué factores pueden influir en el riesgo de desnutrición?
- Compare y contraste la función del dietista titulado y de la enfermera titulada con respecto a que se cubran las necesidades nutricionales del paciente.

Introducción

La relación entre el mal estado nutricional y las complicaciones postoperatorias se reconoce desde hace más de 80 años (Studley, 1936). Más recientemente, en estudios prospectivos se ha demostrado que la desnutrición se asocia negativamente con los resultados quirúrgicos (Ho et al., 2015; Panis et al., 2011).

De todos los profesionales sanitarios, el personal de enfermería es el que tiene un contacto más constante con los pacientes y desempeña una función fundamental a la hora de identificar los problemas nutricionales y de garantizar una nutrición adecuada por diversas vías. La comunicación de las observaciones de enfermería y la evaluación de los cuidados a los médicos, dietistas, farmacéuticos y otros profesionales es tan importante para garantizar una buena nutrición como la interacción directa de las enfermeras con los pacientes.

Este capítulo tiene como objetivo proporcionar una perspectiva general de las causas y las consecuencias de la desnutrición en pacientes quirúrgicos, destacando la importancia de evaluar el riesgo nutricional y proporcionar una nutrición adecuada a estos pacientes. Se describen las formas en que las enfermeras pueden desempeñar una función proactiva en la planificación, la prestación y la evaluación de la atención nutricional.

Desnutrición

La malnutrición se puede definir como un estado nutricional en el que la deficiencia o el exceso (o desequilibrio) de energía, proteínas y otros nutrientes causan efectos adversos medibles en la estructura de los tejidos y el cuerpo (forma, tamaño y composición del organismo), la función y el resultado clínico (Elia, 2003). La desnutrición (más que la sobrenutrición) es el foco y el tema principal de este capítulo.

Se estima que la desnutrición afecta a más de tres millones de personas en el Reino Unido, la prevalencia media general de «desnutrición» en pacientes ingresados en hospitales del Reino Unido es del 29%, aunque es mayor en las personas de edad avanzada. Más específicamente, se ha registrado una prevalencia del 26% en las plantas de cirugía (Russell y Elia, 2014).

La desnutrición puede ser muy difícil de reconocer, especialmente en pacientes que tienen sobrepeso u obesidad al principio. Puede producirse de forma muy gradual, lo que puede hacer que sea muy difícil de detectar en las primeras etapas. Las principales causas de desnutrición en el paciente quirúrgico comprenden:

- El diagnóstico o el tipo de cirugía pueden aumentar la probabilidad de que un paciente desarrolle desnutrición.
- El proceso patológico subyacente que causa una disminución de la ingesta de alimentos y/o un aumento de las pérdidas de nutrientes.
- La respuesta metabólica al traumatismo y la cirugía.
- Los períodos obligatorios de no ingerir nada por vía oral.
- La disminución del apetito y de la ingesta nutricional, que puede verse afectada aún más por el dolor, las náuseas, la ansiedad y la depresión.
- La comida del hospital poco conocida o poco apetitosa.

También hay muchos factores sociales, como la pobreza y el aislamiento social, que pueden aumentar el riesgo de desnutrición. Los grupos de alto riesgo incluyen a las personas de edad avanzada (de más de 65 años), las que tienen trastornos de larga duración o crónicos progresivos y cuando hay abuso de sustancias (Bapen, 2018).

La desnutrición afecta a todos los sistemas del organismo y es un factor de riesgo de complicaciones postoperatorias. Los efectos adversos de la desnutrición incluyen la alteración de la respuesta inmunitaria, la disminución de la fuerza muscular, la alteración o la prolongación de la cicatrización de las heridas, la dehiscencia de las heridas quirúrgicas, la rotura de anastomosis, el desarrollo de fístulas posquirúrgicas y el aumento del riesgo de infección de las heridas (Sanders et al., 2019; Verma et al., 2018; Llop et al., 2012). Además, el paciente desnutrido suele estar apático, con pocas ganas de comer y beber, o de participar en otras actividades terapéuticas. La desnutrición conduce a un mayor uso de la atención médica (incluidos los ingresos y reingresos hospitalarios, estancias más prolongadas en el hospital, más visitas al médico de cabecera y mayores costes de prescripción médica). Se estimó que los gastos asociados a la desnutrición en los adultos y los niños en Inglaterra en 2011-2012 fueron de 19.600 millones de libras, o alrededor del 15% del gasto total en asistencia sanitaria y social, y esto aumentará debido al envejecimiento de la población (Elia, 2015).

Identificación de los pacientes en riesgo de desnutrición

Cribado nutricional

La identificación temprana de los pacientes que están desnutridos (o que probablemente lo estén) es vital. No existe una prueba objetiva única que pueda definir con precisión si un paciente está desnutrido. Esto ha llevado al desarrollo de una amplia variedad de herramientas de evaluación nutricional, en la mayoría de las cuales se tiene en cuenta el peso actual y la altura (índice de masa corporal [IMC], en kg/m^2), la pérdida de peso involuntaria reciente y la probabilidad de perder más peso en el futuro. Esto puede deberse a una ingesta nutricional inadecuada o a la poca capacidad de absorción del paciente y/o a pérdidas elevadas de nutrientes y/o al aumento de las necesidades nutricionales por causas como el catabolismo.

El NICE (2006) recomienda el uso de la Malnutrition Universal Screening Tool (MUST) (Elia, 2003), una herramienta para el cribado universal de la desnutrición validada y diseñada para su uso en todos los ámbitos de la atención (fig. 6.1). Las puntuaciones del IMC, la pérdida de peso no planificada y la enfermedad aguda con la ingesta nutricional actual se suman para clasificar el riesgo de desnutrición como bajo, medio o alto y poder aplicar directrices de tratamiento específicas. Hay que realizar pruebas de cribado a todos los pacientes en el primer contacto con ellos y a intervalos regulares a partir de entonces (NICE, 2006; NICE, 2012; Department of Health, 2014). El cribado nutricional en el paciente quirúrgico ayudará a garantizar que la terapia nutricional se inicie de forma temprana y tan pronto como se manifieste un riesgo nutricional.

Evaluación nutricional

Con el cribado nutricional se identifica a los pacientes que requieren una evaluación más detallada y profunda del estado nutricional. Debe realizarla un experto, como un dietista. Hay que considerar la situación clínica, el estado físico, la dieta, las medidas antropométricas (como las mediciones de las reservas de grasa y músculo o la función muscular) y los marcadores bioquímicos. Una evaluación nutricional determina en qué medida se han cubierto o se están cubriendo las necesidades nutricionales de una persona, y después se planifica cómo se puede cubrir el déficit.

Necesidades nutricionales del paciente quirúrgico

Cuando la ingesta nutricional es insuficiente para cubrir las necesidades, el organismo descompone sus propios tejidos para obtener la energía y los nutrientes necesarios para sus funciones. En la inanición simple se producen adaptaciones metabólicas al utilizar la grasa del tejido adiposo para cubrir las necesidades energéticas. Si la inanición se prolonga, la tasa metabólica desciende a medida que el organismo intenta conservar los tejidos agotados, pero se produce una degradación de las reservas de proteínas, inicialmente del músculo esquelético. Sin alimentos, la muerte se produce a los 40-60 días (Pichard y Jeejeebhoy, 1994).

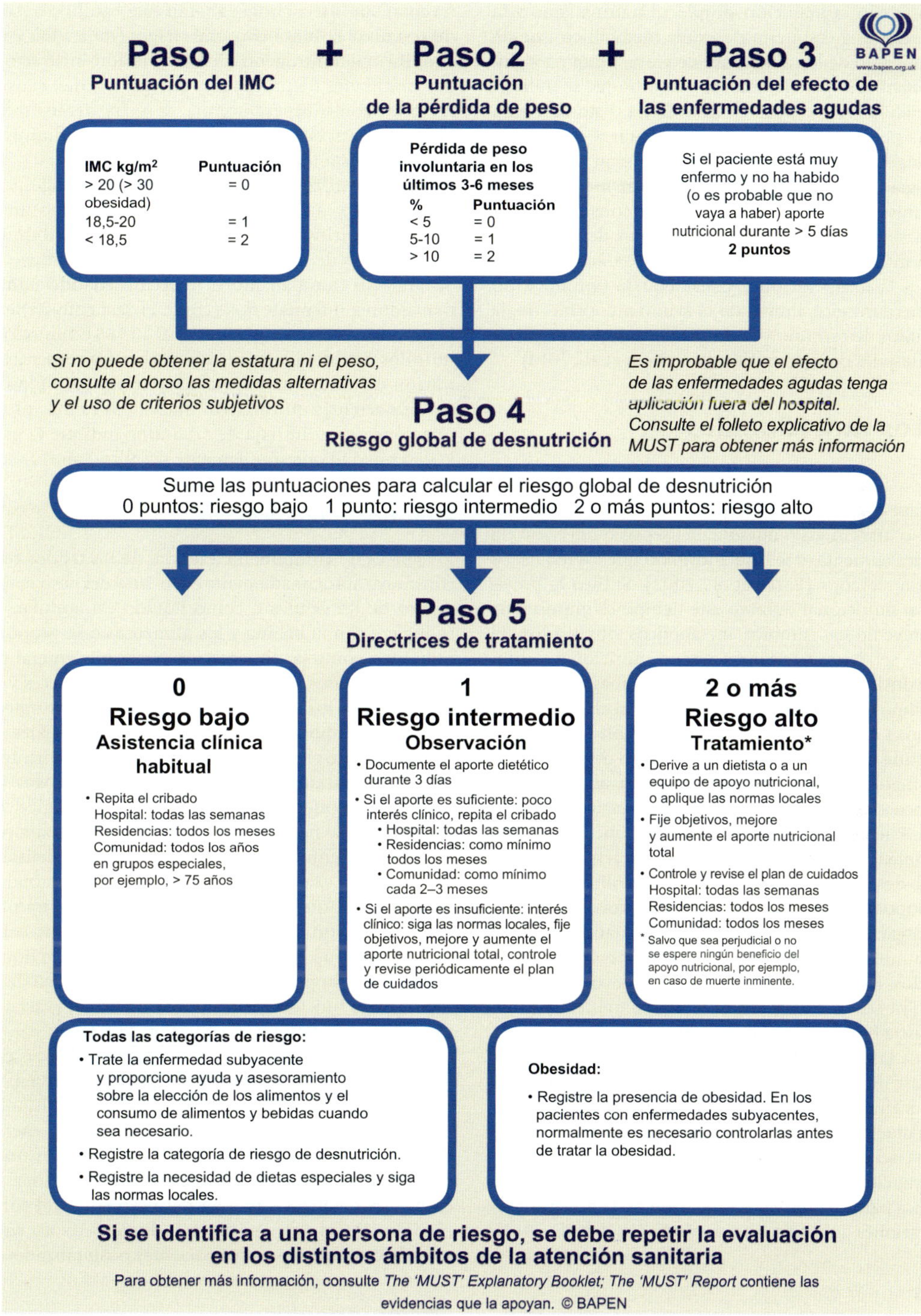

Figura 6.1 El diagrama de flujo MUST resume el cálculo de la puntuación MUST.
La Malnutrition Universal Screening Tool (MUST) se reproduce aquí con la amable autorización de la British Association for Parenteral and Enteral Nutrition (BAPEN). Para obtener más información sobre la MUST, consulte www.bapen.org.uk. Copyright BAPEN (2012).

En contraste con la inanición simple, el traumatismo y la cirugía provocan una respuesta de estrés metabólico que da lugar al catabolismo de los almacenes de grasa, proteína y glucógeno del organismo para liberar los sustratos que se utilizan en la cicatrización y la respuesta inmunitaria. Esto da como resultado una pérdida de tejido muscular durante un tiempo en el que la ingesta nutricional también suele estar alterada.

En la cirugía programada se pueden tomar medidas para reducir el estrés quirúrgico y, entre ellas, las consideraciones nutricionales son primordiales. Los programas de mejora de la recuperación después de la cirugía (ERAS) están diseñados para ayudar a la recuperación y considerar la optimización nutricional prequirúrgica, limitando el ayuno preoperatorio, la carga de hidratos de carbono y la reintroducción temprana de la nutrición después de la operación (Varadhan et al., 2010).

Requisitos nutricionales

Energía

Durante la fase catabólica de la enfermedad (después de un traumatismo o una cirugía o durante una sepsis o infección) la tasa metabólica aumenta, y se ha demostrado que los requisitos de energía son elevados (Barak et al., 2002). Si bien la provisión de apoyo nutricional durante este tiempo es importante, no puede prevenir los cambios metabólicos observados. El objetivo debe ser proporcionar un apoyo nutricional equilibrado para reducir la pérdida de masa corporal magra, evitando al mismo tiempo los efectos negativos de la sobrealimentación.

Las personas desnutridas que continúan con una ingesta nutricional nula o inadecuada corren el riesgo de sufrir complicaciones metabólicas cuando se vuelven a alimentar (lo que se conoce como síndrome de realimentación) (Friedli et al., 2017). Pueden producirse anomalías clínicas y bioquímicas (deficiencias agudas de micronutrientes [especialmente vitaminas B], desequilibrio de líquidos y electrólitos [hipofosfatemia, hipopotasemia, hipomagnesemia] y trastornos de la función de órganos [insuficiencia cardíaca]) cuando se administra apoyo nutricional excesivo o desequilibrado a pacientes desnutridos. Es importante introducir el apoyo nutricional lentamente (ya sea por vía oral, enteral o parenteral) junto con la vigilancia bioquímica (NICE, 2006).

Después de la fase catabólica de la enfermedad, el paciente entra en la fase de recuperación (ya no está hipermetabólico y puede utilizar nutrientes adicionales). En esta etapa es conveniente aumentar la ingesta para reponer las reservas de masa magra y grasa del organismo. Más recientemente, se han investigado intervenciones que combinan el apoyo nutricional y la actividad física para facilitar la recuperación de la función normal en poblaciones quirúrgicas y con cáncer (Hall et al., 2018).

Proteínas

Las proteínas están formadas por cadenas de aminoácidos y constituyen los componentes estructurales y funcionales principales de todas las células del cuerpo. En el organismo, las proteínas se degradan y se resintetizan continuamente, y los traumatismos y la cirugía alteran este equilibrio. Los intentos de restaurar la masa corporal magra (músculo) y mejorar el equilibrio del nitrógeno mediante la administración de grandes cantidades de proteínas y energía pueden causar complicaciones como hiperglucemia, y se ha demostrado que no tienen ningún beneficio adicional sobre la administración de cantidades estándar (Ishibashi et al., 1998).

Antes se utilizaban las concentraciones sanguíneas de proteínas, como la albúmina/prealbúmina, como un marcador de la malnutrición. Las concentraciones de albúmina suelen caer después de la cirugía (Cuthbertson y Tompsett, 1935) o durante un traumatismo o infección cuando aumentan los marcadores inflamatorios (como el recuento de leucocitos y la proteína C reactiva) (Fleck et al., 1985). Los pacientes desnutridos debido a la inanición suelen mantener una concentración de albúmina normal (Lee et al., 2015); por lo tanto, en los pacientes quirúrgicos catabólicos es más probable que una concentración baja de albúmina indique la gravedad de la enfermedad que simplemente desnutrición.

Líquidos y electrólitos

El agua es un componente esencial de los tejidos corporales y constituye aproximadamente el 50-70% del peso corporal total, dentro de las células o como líquido extracelular. El líquido se ingiere con la bebida y los alimentos o se proporciona por otras vías, como la alimentación por sonda enteral o los líquidos intravenosos. Se excreta en la orina, las heces y el sudor y se exhala por los pulmones. Los pacientes quirúrgicos pueden perder más líquidos y electrólitos por los drenajes, estomas y fístulas, y deben registrarse y reponerse correctamente.

Es habitual administrar líquidos intravenosos (i.v.) a los pacientes después de una intervención quirúrgica. Aunque es posible que se necesiten grandes volúmenes para restaurar el volumen sanguíneo durante la cirugía, se ha demostrado que el suministro excesivo de líquidos i.v. en el postoperatorio (en particular los que contienen mucho sodio, como cloruro de sodio [solución salina] al 0,9%) aumenta las complicaciones (Brandstrup et al., 2003). La sobrecarga de líquidos en el postoperatorio puede provocar edema y retraso de la recuperación de la función gastrointestinal normal (vaciado gástrico y evacuación intestinal) (Lobo et al., 2002).

Es de vital importancia evaluar las necesidades de líquidos y electrólitos de cada paciente de forma individual, y una función clave de la enfermera es asegurar que los líquidos i.v. no se usan de forma indiscriminada. Deben mantenerse gráficos detallados del equilibrio hídrico, aunque estos no tienen en cuenta las pérdidas insensibles (como el sudor). Las mediciones sistemáticas (diarias) del peso corporal son la mejor medida clínica del equilibrio hídrico, pero no suelen realizarse habitualmente en los pacientes hospitalizados.

Micronutrientes

Para el funcionamiento óptimo del organismo son esenciales unas cantidades adecuadas de vitaminas y minerales. Las deficiencias de micronutrientes son frecuentes, especialmente en ciertas poblaciones (como las personas de edad avanzada) (Finch et al., 1998). En el paciente quirúrgico, la absorción de micronutrientes puede verse reducida por la malabsorción, la alteración de la motilidad gastrointestinal o la pérdida de la mucosa intestinal. Algunos micronutrientes, como la vitamina C (ácido ascórbico) y el cinc, son esenciales para la cicatrización de las heridas.

Los pacientes deben tomar como mínimo el 100% de las cantidades diarias recomendadas de micronutrientes y, siempre que sea posible, esto debe conseguirse mediante la ingesta de alimentos y líquidos. Si la ingesta dietética es inadecuada o los requisitos aumentan, puede ser necesaria una preparación multivitamínica y mineral para asegurar una ingesta adecuada. Debe evitarse el uso de suplementos de un solo nutriente, siempre que sea posible, debido a problemas potenciales de toxicidad, interacciones entre fármacos y nutrientes y biodisponibilidad competitiva, pero pueden ser necesarios para corregir deficiencias confirmadas. Generalmente, el exceso o «megadosis» de vitaminas o minerales no aporta más beneficios. La Food Standards Agency (FSA, 2003) proporciona directrices sobre las concentraciones máximas seguras de vitaminas y minerales.

Evidencias para el soporte nutricional en el paciente quirúrgico

Soporte nutricional preoperatorio

Si un paciente con desnutrición grave necesita una intervención quirúrgica, hay que intentar proporcionar un período de apoyo nutricional, aunque mejorar el estado nutricional puede ser difícil debido al proceso patológico subyacente, como el cáncer o la enfermedad inflamatoria intestinal (Weimann et al., 2017).

Tradicionalmente, los pacientes solían estar en ayunas durante al menos 12 h antes de la operación. Se ha demostrado que estos retrasos son innecesarios y ahora a la mayoría de los pacientes se les permite tomar líquidos claros hasta 2 h antes de la anestesia (Brady et al., 2003).

Soporte nutricional postoperatorio

La European Society of Parenteral & Enteral Nutrition (ESPEN) recomienda que se proporcionen suplementos nutricionales orales o alimentación por sonda enteral si se prevé que el paciente no podrá comer durante más de 5 días o si no podrá mantener una ingesta oral superior al 50% durante más de 7 días (Weimman et al., 2017).

Programación del soporte nutricional postoperatorio

Normalmente, los cirujanos establecían protocolos estrictos para la reintroducción de los líquidos orales y la dieta después de la operación, especialmente después de la cirugía gastrointestinal, por lo general empezando con pequeñas cantidades de agua (30-60 ml/h), antes de tomar líquidos libremente y una «dieta ligera» después de recuperar la función intestinal. Aunque no existe una definición universal de «dieta ligera», suele consistir en alimentos con un contenido moderado de grasa y un contenido bajo de fibra, como sopa, huevos, pescado, patatas, yogur y helado. Aunque esta práctica es habitual, nunca se han confirmado sus beneficios en investigaciones. Más recientemente, se han realizado estudios para comparar la reintroducción temprana de los líquidos y la dieta con la atención habitual en pacientes quirúrgicos y, en la mayoría de los casos, la nutrición oral puede reintroducirse sin retraso (Lewis et al., 2001).

En algunos casos, como después de una cirugía gastrointestinal superior importante (p. ej., esofagectomía o gastrectomía total), se producen retrasos en la reanudación de la ingesta oral y se deben considerar otras formas de apoyo nutricional. El uso de sondas de alimentación enteral colocadas en el intestino delgado (sondas nasoyeyunales o de yeyunostomía insertadas en el quirófano) permite una alimentación postoperatoria temprana, pero existen prácticas variables con respecto a su uso sistemático (Weijs et al., 2015).

Métodos de soporte nutricional

No siempre es fácil para los pacientes cubrir sus necesidades nutricionales. Una vez que se han identificado los pacientes vulnerables, es esencial aplicar un plan de atención nutricional y mejorar la ingesta de nutrientes para optimizar los resultados. Los objetivos del soporte nutricional en el paciente quirúrgico son mejorar o mantener el estado nutricional, potenciar la cicatrización de las heridas, reducir las complicaciones postoperatorias y reducir el período de convalecencia. El apoyo nutricional puede proporcionarse mediante:

- Ingesta oral: alimentos y bebidas, suplementos líquidos orales.
- Alimentación por sonda enteral: nasogástrica, gastrostomía o yeyunostomía.
- Alimentación parenteral: a través de una vena central o periférica.

Mejora de la ingesta dietética oral

El tratamiento siempre debe adaptarse a las necesidades del paciente, pero, en general, si una persona es capaz de tragar y digerir la comida, el primer paso sería animarle con un abordaje de «primera alimentación». Reconocer el problema es un primer paso importante. Una vez que los pacientes y las personas involucradas en su atención son conscientes del problema, muchas veces son suficientes las medidas simples para aumentar el consumo de alimentos para mejorar significativamente la ingesta nutricional. Para tener éxito, todo el equipo de la planta debe aplicar estas medidas de forma coherente, y es necesaria una buena comunicación entre todos los que proporcionan alimentos al paciente. Hay muchas medidas que se pueden tomar a nivel de planta para mejorar el consumo de alimentos de un paciente, como:

- *Selección de alimentos.* Si se ayuda a un paciente a elegir entre las opciones del menú del hospital, es más probable que elija algo que comerá y que se ajuste a sus preferencias alimentarias y sus necesidades étnicas y culturales. Se deben considerar las necesidades dietéticas específicas del paciente y debe haber sistemas sólidos para garantizar que se cubren (esto incluiría, p. ej., pacientes con enfermedad celíaca, alergias alimentarias, insuficiencia renal y diabetes). Se debe animar a los pacientes con poco apetito a que elijan las opciones ricas en calorías y proteínas. Algunos alimentos del menú del hospital, como la sopa y el helado, proporcionan solo pequeñas cantidades de proteínas y calorías, y es poco probable que los pacientes que solo toman estas opciones cubran sus requisitos nutricionales.
- *Proceso de pedido.* Piense en cómo funciona el proceso de pedido de comida para los pacientes a los que atiende. Esto suele ser difícil para los pacientes nutricionalmente vulnerables, y los que están confusos, tienen demencia o dificultad para comunicar sus necesidades pueden necesitar apoyo o sistemas adicionales. Una hoja de planificación de comidas puede ser un recurso útil: los familiares y los cuidadores del paciente pueden ayudar a rellenarla y después puede usarse para garantizar que se solicitan las opciones adecuadas.
- *Comidas omitidas.* Las comidas omitidas (porque el paciente esté fuera de la planta) deben sustituirse. Si no hay una comida caliente disponible, hay que proporcionar un sándwich o un bocadillo como alternativa.
- *Proporcione ánimo.* Puede ser útil tomarse tiempo para explicar a los pacientes que comer bien les ayudará a recuperarse y demostrarles su importancia dándoles mucho ánimo.
- *Comidas pequeñas y frecuentes con refrigerios entre ellas.* Si un paciente tiene poco apetito, es probable que no se coma todos los alimentos de una comida. Es mucho mejor fomentar un abordaje de «poco y frecuente». Entre las comidas debe haber disponibles refrigerios ricos en energía y proteínas para mejorar la ingesta dietética durante el día. Algunos pacientes descubren que pueden comer más en determinados momentos del día, y en los planes con más éxito se tiene esto en cuenta.
- *Asistencia en las comidas.* La ayuda para comer es importante para mejorar la ingesta de alimentos. Se ha utilizado un sistema de alerta como una forma de identificar a los pacientes que necesitan ayuda y garantizar la comunicación con todos los miembros del personal de la planta cuya ayuda se necesita (Age Concern, 2006; Bradley y Rees, 2003). El nivel de ayuda que necesitan los pacientes puede variar; algunos solo necesitan que se les abra el paquete o cubiertos adaptados, mientras que otros requerirán que alguien los alimente. Los informes siguen destacando que los pacientes no siempre reciben el apoyo que necesitan a la hora de comer (Vizard y Burchard, 2015).
- *Tenga en cuenta la ubicación de la comida y del paciente.* Los estudios han demostrado que no es infrecuente que se coloquen los alimentos fuera del alcance del paciente y que después se retiren bandejas sin tocar (Age Concern, 2006). Puede ser difícil comer en la cama y es importante que la imposibilidad de acceder a la comida no limite el consumo de alimentos.
- *Hable con los familiares.* Los familiares suelen sentirse felices por hacer todo lo posible para ayudar, proporcionando más estímulos al paciente y llevándole alimentos de casa más apetecibles. A menudo pueden proporcionar información útil sobre qué estrategias nutricionales serán útiles.
- *Trate los trastornos subyacentes.* Las dentaduras postizas mal ajustadas o el estado bucal inadecuado pueden causar dificultades, y el asesoramiento dental puede ayudar a superar estos problemas. Las náuseas, los vómitos, el estreñimiento y la depresión afectan al consumo de alimentos. Puede resultar útil el tratamiento con antieméticos, laxantes, antidepresivos o estimulantes del apetito.
- *Entorno.* La presentación de los alimentos y el entorno inmediato con sus olores, sonidos e imágenes pueden tener un gran impacto en la cantidad de alimentos consumidos. La idea de «horas protegidas para las comidas» se ha introducido para reducir la actividad clínica no urgente en las horas de las comidas para que los pacientes puedan comer sin interrupciones y las enfermeras tengan tiempo para supervisar las comidas y ofrecer ayuda. Se ha observado un efecto positivo en la atención al paciente en las áreas en las que se ha impulsado este sistema (National Patient Safety Agency [NPSA], 2008).
- *Bebidas nutritivas.* Se deben fomentar las bebidas que son una fuente nutricional mejor que el té, el café o el agua. Estas pueden incluir leche entera, bebidas lácteas (como batidos de chocolate o bebidas malteadas), sopas (especialmente variedades concentradas o cremas) o bebidas suplementarias a base de leche. Se pueden ofrecer entre las comidas o cuando no se puede administrar una comida.
- *Documente la ingesta de alimentos.* Puede ser difícil tener una idea clara de la cantidad de alimentos consumidos porque varios miembros del personal participan en la entrega y la recogida de los alimentos a lo largo del día. La documentación de la ingesta de alimentos debe realizarse al final de cada comida, antes de retirarla, describiendo claramente lo que se ha consumido y la cantidad. El Nursing and Midwifery Council (NMC) (2018) deja claro en *El Código* que las enfermeras deben asegurarse de que la atención que ofrecen a las personas se registra de forma clara, precisa y relevante para la práctica. Después deben revisarse estos gráficos para ver si los alimentos ingeridos proporcionan una nutrición adecuada para el paciente. En caso de insuficiencia, se debe derivar a un dietista. Es importante conocer la cantidad y el tipo de alimentos que debe consumir un paciente. La *Guía Eatwell* muestra los tipos de alimentos que deben consumirse para conseguir una ingesta equilibrada (Public Health England, 2016). Suele considerarse que completar un gráfico de registro

de alimentos es una función en la que todos pueden ayudar, y es importante asegurarse de que no se pasa por alto.

Para que la ingesta alimentaria mejore se necesitan paciencia y un buen trabajo de un equipo multidisciplinario. Para tener éxito es importante considerar la nutrición y la hidratación, cuidados esenciales y tan vitales como la medicación y otros tipos de tratamiento (Royal College of Nursing, 2011). No hay que subestimar la diferencia que pueden suponer muchos cambios pequeños y sencillos en la ingesta de un paciente a lo largo de 1 día. Si no se produce el progreso adecuado a pesar de estas medidas, es importante derivar al paciente a un especialista.

Hay cuatro temas clave relacionados con *El Código* (NMC, 2018). La enfermera debe dar prioridad a las personas, ejercer con eficacia, preservar la seguridad y promover la profesionalidad y la confianza. Los cuatro temas son relevantes para asegurar que se cubren las necesidades nutricionales del paciente.

Suplementos nutricionales

Cuando la escasez de nutrientes no puede cubrirse solo con alimentos se pueden utilizar suplementos nutricionales orales, y algunos de ellos pueden recetarse. Se han demostrado los beneficios de los suplementos nutricionales orales en entornos hospitalarios y comunitarios, ya que mejoran la ingesta de energía y proteínas, la composición corporal, la función y el resultado clínico (Stratton et al., 2003). Hay muchas medidas que pueden tomarse para aumentar la conformidad del paciente y asegurar que se obtienen los beneficios potenciales del suplemento.

Muchas de las bebidas suplementarias saben mucho mejor cuando están frías, por lo que es mejor dárselas a los pacientes del refrigerador cuando estén listos para beberlas. Los pacientes pueden necesitar ayuda para abrir los envases, y hay que dárselas en el momento adecuado (por lo general, es mejor entre las comidas). También es útil presentar el suplemento de manera positiva, explicando su contenido y cómo ayudará a la recuperación. Muchos pacientes prefieren tomarlos a sorbos poco a poco a lo largo de un tiempo (compruebe las indicaciones del fabricante sobre cuánto tiempo pueden dejarse a temperatura ambiente). La mayoría de los suplementos están disponibles en varios sabores, y es importante encontrar los que se adapten al paciente. Además de las bebidas suplementarias, hay disponibles polvos, púdines y bebidas de pequeño volumen.

Los suplementos nutricionales orales son útiles en el tratamiento de los pacientes quirúrgicos, pero deben usarse después de haber evaluado adecuadamente la ingesta de alimentos y haber establecido los objetivos nutricionales. La intervención de un dietista asegurará que se utilizan los productos más adecuados.

Alimentación con sonda enteral

Puede ser necesario proporcionar nutrición enteral mediante la colocación de sondas de alimentación en el estómago (nasogástrica o gastrostomía) o el intestino delgado (nasoyeyunal o yeyunostomía) en pacientes con el tubo digestivo funcional que tienen:

- Incapacidad para comer, por ejemplo debido a una cirugía oral, cirugía gastrointestinal superior o disfagia.
- Capacidad para comer, pero no en cantidades suficientes como para lograr una ingesta nutricional adecuada; por ejemplo, pacientes con desnutrición grave, con mayores necesidades debido a malabsorción o los que se han sometido a una cirugía gastrointestinal y tienen una capacidad limitada para comer.

La elección de una sonda de alimentación depende de numerosos factores, como la anatomía del paciente, la duración esperada del tratamiento, la comodidad y la experiencia del médico para colocar la sonda. Los requisitos de manejo de cada tipo de sonda de alimentación enteral también difieren, por ejemplo, la forma en que debe reemplazarse la sonda si se desplaza depende de si se colocó inicialmente a pie de cama o mediante endoscopia, colocación radiológica o quirúrgica y cómo está sujeta (balón interno o sutura).

Alimentación nasogástrica

Suele utilizarse una sonda nasogástrica (SNG) cuando se necesita alimentación por sonda durante un período de menos de 3-4 semanas. Las SNG que se utilizan para la administración de nutrición, líquidos y/o medicamentos deben cumplir la norma EnFIT (no compatible con i.v.) (Norma Internacional [ISO] 80369-3). Para la mayoría de los pacientes se utiliza una sonda de calibre fino. Durante la colocación, las sondas pueden enroscarse en la faringe o pasar al sistema respiratorio, por lo que hay que confirmar la colocación gástrica antes de su uso comprobando el pH del aspirado o realizando una radiografía del tórax (NHS Improvement, 2016). El rango seguro para el pH es de 0-5,5 (NPSA, 2005). Aunque la radiografía abdominal solía considerarse la prueba de referencia, solo confirma la posición de la sonda en el momento de la intervención. La auscultación no es fiable y nunca debe usarse como el único método para confirmar la posición de la sonda (Methany et al., 1990).

Alimentación por gastrostomía

Cuando se prevé una alimentación a más largo plazo, se puede colocar una sonda de gastrostomía directamente en el estómago, durante la cirugía o bajo control radiológico o endoscópico. La última sonda se conoce como gastrostomía endoscópica percutánea (GEP). La sonda se mantiene en el estómago mediante una brida interna o un balón, y un dispositivo de retención externo evita su migración interna.

Las contraindicaciones para la colocación de una GEP incluyen la cirugía gástrica previa, la obstrucción del esófago (como por cáncer) y los trastornos de la coagulación. Antes de colocar la sonda hay que considerar los objetivos del tratamiento, su duración esperada y el impacto a largo plazo del uso de la sonda de alimentación. Se recomienda que los pacientes sean remitidos a un equipo multidisciplinario para su evaluación a fin de evitar complicaciones o colocaciones inapropiadas (National Confidential Inquiry into Patient Outcome And Death, 2004).

Alimentación pospilórica

La alimentación enteral más allá del estómago se puede utilizar para la alimentación después de una cirugía gastrointestinal superior (o esofagectomía) o en situaciones en las que hay un retraso en el vaciado gástrico.

Las sondas pueden introducirse por la nariz y empujarse a través del píloro para la alimentación nasoduodenal o nasoyeyunal. Hay disponibles sondas de doble luz que permiten la alimentación duodenal/yeyunal junto con la aspiración gástrica.

Las sondas de larga duración que se insertan directamente en el yeyuno y se extraen a través de la pared abdominal anterior son útiles para los pacientes que se han sometido a una cirugía en el estómago o que tienen obstrucción pilórica.

Administración de alimentación enteral

Hay varios métodos disponibles para administrar la alimentación enteral y hay que evaluar cuál es el método más apropiado de forma individual. La alimentación enteral se puede administrar mediante una bomba de alimentación electrónica o con una jeringa enteral.

- *Bomba de alimentación enteral.* Este método se usa habitualmente en pacientes que comienzan la alimentación por sonda enteral, en los que están en cuidados intensivos o en los que tienen poca tolerancia. Evita la administración de un gran volumen de alimento en el tubo digestivo a la vez. Las velocidades de infusión habituales son de 25 a 100 ml/h. Normalmente, los pacientes se alimentan durante 18 a 24 h al día, pero pueden usarse períodos de infusión más cortos. La alimentación durante la noche se puede utilizar para complementar la ingesta oral del paciente.
- *Alimentación en bolo.* Implica la administración de 200 a 400 ml de alimento a través de una jeringa. Se vierte alimento o líquido en la jeringa, que está unida al equipo de administración, y se suelta la pinza para permitir que fluya, o bien se introduce el alimento en la jeringa y luego se empuja lentamente en la sonda de alimentación durante 15-30 min, dependiendo del volumen y la tolerancia del paciente. Esta técnica no es frecuente en el entorno hospitalario, pero imita más los patrones alimentarios normales y permite una mayor flexibilidad de movimiento para el paciente. Esta técnica no suele utilizarse en pacientes que se alimentan directamente en el intestino delgado porque se pasa por alto el reservorio del estómago.

Se pueden administrar otros líquidos, como enjuagues de agua, durante el día para ayudar a prevenir obstrucciones de la sonda. Si se van a administrar fármacos a través de la sonda de alimentación enteral, deben usarse preparaciones líquidas y debe haber una coordinación con la farmacia con respecto a la vía y el modo de acción (es decir, puede no ser adecuado administrar algunos medicamentos por vía yeyunal).

Para la alimentación enteral se utiliza un líquido nutricional estéril, diseñado específicamente y aprobado para su administración a través de una sonda de alimentación enteral. Hay disponible una variedad de fórmulas diferentes con distintos perfiles nutricionales (como de alta energía o con fibra). Algunas están diseñadas para aumentar la tolerancia de algunos pacientes, como los alimentos a base de péptidos para pacientes con disminución de la función pancreática o malabsorción. Todos los regímenes de alimentación enteral de los pacientes deben diseñarse siguiendo una evaluación individual, aunque se pueden utilizar protocolos estándar en determinadas situaciones, como durante los primeros días o en cuidados intensivos.

Nutrición parenteral

La alimentación parenteral es el suministro de nutrientes directamente al torrente sanguíneo, sin pasar por la ingestión, la digestión y la absorción. Está indicada cuando el grado de fracaso de la función intestinal impide el aporte o la absorción adecuados de los nutrientes mediante la nutrición oral o enteral (NICE, 2006). Los pacientes quirúrgicos que pueden necesitar alimentación parenteral comprenden los que:

- Tienen una fístula o perforación intestinal que requiere reposo intestinal.
- Tienen obstrucción intestinal pre- o postoperatoria.
- Se han sometido a una resección quirúrgica extensa que ha dado lugar a un intestino corto.
- Tienen íleo paralítico.
- No toleran la alimentación enteral, por ejemplo, por vómitos o diarrea incontrolados.

Aunque es un método eficaz de apoyo nutricional, solo debe utilizarse bajo la guía de un equipo experto en apoyo nutricional o insuficiencia intestinal, ya que se asocia a complicaciones sépticas, metabólicas y trombóticas potencialmente mortales. La nutrición parenteral se puede administrar a través de una vena central o periférica. La elección depende del acceso venoso, la duración prevista del tratamiento y las necesidades nutricionales del paciente. Lo mejor es utilizar un catéter dedicado de una sola luz y de procedencia conocida al que tenga acceso personal de enfermería con formación en técnicas asépticas (Loveday et al., 2014). En todo momento deben seguirse protocolos estrictos para el abordaje de los pacientes en nutrición parenteral.

Las bolsas de nutrición parenteral deben prepararse en una unidad aséptica en la farmacia, idealmente sin añadirles nada más en la planta. Aunque hay una variedad de bolsas listas para usar «todo en uno», no contienen micronutrientes y no se recomiendan a menos que se les añadan (NICE, 2006). La alta resistencia (hipertonicidad) de algunos líquidos de nutrición parenteral requiere su administración a través de una vía venosa central, donde se produce una dilución rápida debido al alto flujo sanguíneo. Hay disponibles otras mezclas menos hipertónicas para la administración periférica a corto plazo, pero pueden no cubrir todas las necesidades nutricionales y de electrólitos del paciente.

La mayoría de las causas de insuficiencia intestinal son a corto plazo y autolimitadas, pero algunos pacientes pueden necesitar nutrición parenteral durante períodos prolongados, y estos suelen estar muy enfermos y tener múltiples problemas clínicos. El apoyo emocional es vital para el paciente y la familia, ya que la moral baja puede ser un problema importante. Los pacientes que necesitan nutrición parenteral a largo plazo en el hogar pueden desear ponerse en contacto con un grupo de apoyo para pacientes, como Patients on Intravenous and Nasogastric Nutrition Treatment (www.PINNT.com).

Ética

Las consideraciones éticas sustentan todos los aspectos del cuidado nutricional. El cribado nutricional es una acción ética porque se ha demostrado que no identificar y tratar a los pacientes desnutridos aumenta el riesgo de complicaciones. Al planificar la atención, los deseos del paciente son primordiales y los profesionales sanitarios deben explicar cuidadosamente, de manera imparcial y clara, la justificación de cualquier terapia nutricional propuesta. Un paciente que está capacitado para tomar una decisión informada con respecto a su atención puede rechazar cualquier intervención, y se necesita sensibilidad para determinar el motivo. En la ley inglesa actual, la alimentación a través de una sonda se considera un tratamiento médico. Igual que en cualquier otra intervención médica, el beneficio debe equilibrarse con el riesgo o la carga que impone. Las situaciones complejas, como la alimentación artificial cuando los pacientes se acercan al final de la vida o cuando carecen de capacidad, suelen mejorar si se establece un objetivo del tratamiento nutricional apoyado por un marco ético (Royal College of Physicians, 2010; British Medical Association, 2018).

Seguimiento del soporte nutricional

El seguimiento es importante para garantizar que la administración del soporte nutricional sea eficaz y segura, y para detectar y tratar cualquier complicación. En los planes de seguimiento individuales se tienen en cuenta el diagnóstico subyacente del paciente, los objetivos del tratamiento y la vía/tipo de alimentación y abarcan una evaluación del estado nutricional (peso, medidas antropométricas), la ingesta nutricional, el estado de hidratación, los valores analíticos (bioquímica sérica) y, si corresponde, cualquier inquietud con respecto a la tolerancia gastrointestinal y el dispositivo de alimentación enteral/parenteral (NICE, 2006). Es necesario medir el cumplimiento, la aceptabilidad y la eficacia frente a los objetivos; esto ayudará a decidir si la estrategia actual aún es necesaria o si se deben considerar otras formas.

RESUMEN DE PUNTOS CLAVE

- Un buen estado nutricional es esencial para reducir las complicaciones, promover la cicatrización de las heridas y reducir la duración de la estancia hospitalaria.
- La desnutrición es frecuente, poco reconocida y poco tratada en los pacientes quirúrgicos.
- Todos los pacientes quirúrgicos deben someterse a un cribado nutricional antes y después de la cirugía.
- Hay que diseñar un plan de atención individualizada para todos los pacientes identificados como desnutridos o en riesgo de desnutrición para abordar sus necesidades, y debe revisarse periódicamente.
- El apoyo nutricional puede proporcionarse: a) por vía oral con suplementos dietéticos y nutricionales; b) por alimentación con sonda enteral, o c) mediante alimentación parenteral.
- Los pacientes desnutridos deben tener acceso a un dietista y un equipo especializado en nutrición hospitalaria.

PUNTOS DE APRENDIZAJE PARA LA REFLEXIÓN

Tras haber leído este capítulo, piense en lo que sabe ahora y en lo que aún necesita averiguar. Estas preguntas pueden ser de ayuda:

- ¿Qué estrategia utilizaría para animar a comer y beber a una persona que se ha sometido recientemente a una cirugía gastrointestinal?
- ¿Cómo se evalúa el estado nutricional de una persona en el área asistencial donde trabaja?
- Revise la bibliografía sobre el método basado en la evidencia, seguro y eficaz para garantizar que una sonda nasogástrica está colocada correctamente o cuándo está indicada la nutrición parenteral en pacientes quirúrgicos.

Bibliografía

Age Concern. (2006). *Hungry to be heard. The scandal of malnourished older people in hospital*. London: Age Concern. Available at: <https://www.ageuk.org.uk/documents/en-gb/hungry_to_be_heard_inf.pdf?dtrk=true >

Barak, N., Wall-Alonso, E., & Sitrin, M. D. (2002). Evaluation of stress factors and body weight adjustments currently used to estimate energy expenditure in hospitalised patients. *JPEN Journal of Parenteral and Enteral Nutrition, 26*(4), 231–238.

Bradley, L., & Rees, C. (2003). Reducing nutritional risk in hospital: the red tray. *Nursing Standard, 17*(26), 33–37.

Brady, M., Kinn, S., & Stuart, P. (2003). Preoperative fasting for adults to prevent perioperative complications. *The Cochrane Database of Systematic Reviews* (4), CD004423.

Brandstrup, B., Tonnesen, H., Beier-Holgersen, R., et al. (2003). Effects of intravenous fluid restriction on postoperative complications: comparison of two perioperative fluid regimens: a randomised assessor-blinded multicenter trial. *Annals of Surgery, 238*(5), 641–648.

British Association Parenteral and Enteral Nutrition (BAPEN). (2018). *Introduction to malnutrition: Who is at risk?* Available at: <https://www.bapen.org.uk/malnutrition-undernutrition/introduction-to-malnutrition?start=1>

British Medical Association. (2018). Clinically-assisted nutrition and hydration guidance. Available at: <https://www.bma.org.uk/advice/employment/ethics/mental-capacity/clinically-assisted-nutrition-and-hydration/clinically-assisted-nutrition-and-hydration-canh-guidance>

Cuthbertson, D. P., & Tompsett, S. L. (1935). Note on the effect of injury on the level of plasma proteins. *British Journal of Experimental Pathology, 16*, 417–475.

Department of Health. (2014). *The Hospital Food Standards Panel's report on standards for food and drink in NHS hospitals.* London: Department of Health.

Elia, M. (2003). *The MUST Report. Nutritional screening for adults: A multidisciplinary responsibility. A report by the Malnutrition Advisory Group of the British Association for Parenteral and Enteral Nutrition.* Available at: <https://www.bapen.org.uk/screening-and-must/must/must-report>

Elia, M. (2015). *The cost of malnutrition in England and potential cost savings from nutritional interventions, on behalf of BAPEN.* Redditch: BAPEN.

Finch, S., Doyle, W., Lowe, C., et al. (1998). *National diet and nutrition survey: Older people aged 65 years and over. Volume 1: Report of the diet and nutrition survey.* London: HMSO.

Fleck, A., Colley, C. M., & Myer, M. A. (1985). Liver export proteins and trauma. *British Medical Bulletin, 41*(3), 265–273.

Food Standards Agency (FSA). (2003). *Safe upper levels for vitamin and minerals.* London: Expert Group on Vitamin and Minerals. FSA.

Friedli, N., Stanga, Z., Sobotka, L., et al. (2017). Revisiting the refeeding syndrome: Results of a systematic review. *Nutrition, 35*, 151–160.

Hall, C., Norris, L., Dixon, L., et al. (2018). A randomized, phase II, unblinded trial of an Exercise and Nutrition-based Rehabilitation programme (ENeRgy) versus standard care in patients with cancer: Feasibility trial protocol. *Pilot Feasibility Studies, 27*(4), 192.

Ho, J. W., Wu, A. H., Lee, M. W., Lau, S. Y., Lam, P. S., Lau, W. S., et al. (2015). Malnutrition risk predicts surgical outcome in patients undergoing gastrointestinal operations: Results of a prospective study. *Clinical Nutrition, 34*(4), 679–684.

Ishibashi, N., Plank, L., Sando, K., et al. (1998). Optimal protein requirements during the first 2 weeks after the onset of critical illness. *Critical Care Medicine, 26*(9), 1529–1535.

Lee, J. L., Oh, E. S., Lee, R. W., et al. (2015). Serum albumin and pre-albumin in calorically restricted, non-diseased individuals: A systemic review. *The American Journal of Medicine, 128*(9), 1023. e1–22.

Lewis, S. J., Egger, M., Sylvester, P. A., et al. (2001). Enteral feeding versus "nil by mouth" after gastrointestinal surgery: systematic review and meta-analysis of controlled trials. *BMJ, 323*, 773.

Llop, J. M., Cobo, S., Padulles, A., et al. (2012). Nutritional support and risk factors of appearance of enterocutaneous fistulas. *Nutrition in Hospital, 27*(1), 213–218.

Lobo, D. N., Bostock, K. A., Neal, K. R., et al. (2002). Effect of salt and water balance on recovery of gastrointestinal function after elective colonic resection: a randomised controlled trial. *Lancet, 359*(9320), 1812–1818.

Loveday, H. P., Wilson, J. A., Pratt, R. J., et al. (2014). National Evidence-Based Guidelines for preventing healthcare-associated infections in NHS Hospitals in England. *Journal of Hospital Infection, 86*, S1–S70.

Methany, M., McSweeney, M., Wehrle, M. A., et al. (1990). Effectiveness of the auscultatory method in predicting feeding tube location. *Nursing Research, 39*(5), 262–267.

National Confidential Enquiry into Patient Outcome and Death. (2004). *Scoping our practice: The 2004 report.* Available at: <www.ncepod.org.uk/2004report/index.htm>

National Health Service Improvement. (2016). *Nasogastric tube misplacement continuing risk of death and severe harm.* Available at: <https://improvement.nhs.uk/news-alerts/nasogastric-tube-misplacement-continuing-risk-of-death-severe-harm/>

National Institute for Health and Care Excellence (NICE). (2006). *Nutrition support for adults: Oral nutritional support, enteral tube feeding and parenteral nutrition.* NICE: London.

National Institute for Health and Care Excellence (NICE). (2012). *Nutrition support in adults. Quality standard [QS24].* London: NICE.

National Patient Safety Agency. (2005). *Patient Safety Alert 05: Advice to the NHS on Reducing Harm Caused by the Misplacement of Nasogastric Feeding Tubes.* Available at: <http://www.npsa.nhs.uk/patientsafety/alerts-and-directives/alerts/nasogastric-feeding-tubes/>

National Patient Safety Agency (NPSA). (2008). *Protected meal times: Findings and recommendations report.* Available at: <www.npsa.nhs.uk/nrls/improvingpatientsaftey/cleaning-and-nutrition/nutrition/protectedmealtimes/>

Nursing and Midwifery Council. (2018). *The Code. Professional standards of practice and behaviour for nurses, midwives and nursing associates.* Available at: <https://www.nmc.org.uk/standards/code/>

Panis, Y., Maggiori, L., Caranhac, G., et al. (2011). Mortality after colorectal cancer surgery: a French survey of more than 84,000 patients. *Annals of Surgery, 254*(5), 738–743.

Pichard, C., & Jeejeebhoy, K. N. (1994). Nutritional management of clinical undernutrition. In J. S. Garrow, & W. P. T. James (Eds.), *Human nutrition and dietetics.* Edinburgh: Churchill Livingstone.

Public Health England. (2016). *The eatwell guide.* Available at: <https://www.gov.uk/government/publications/the-eatwell-guide>

Royal College of Nursing. (2011). *Nutrition now: Enhancing nutritional care.* London: RCN.

Royal College of Physicians. (2010). *Oral feeding difficulties and dilemmas: a guide to practical care, particularly towards the end of life.* London: Royal College Physicians.

Russell, C. A., & Elia, M. (2014). *Nutrition screening survey in hospitals in the UK, 2007–11. A report by BAPEN.* Redditch: BAPEN.

Sanders, J., Smith, T., & Stroud, M. (2019). Malnutrition & undernutrition. *Medicine Journal., 47*(3), 152–158.

Stratton, R., Green, C., & Elia, M. (2003). *Disease-related malnutrition: an evidence based approach to treatment.* Wallingford: CABI Publishing.

Studley, H. O. (1936). Percentage of weight loss, a basic indicator of surgical risk in patients with chronic peptic ulcer. *Journal of the American Medical Association, 106*, 458–460.

Varadhan, K. K., Neal, K. R., Dejong, C. H. C., et al. (2010). The enhanced recovery after surgery (ERAS) pathway for patients undergoing major elective open colorectal surgery: a meta-analysis of randomized controlled trials. *Clinical Nutrition, 29*(4), 434–440.

Verma, S., Patil, S. M., & Bhardwaj, A. (2018). Study of risk factors in post-laparotomy wound dehiscence. *International Surgical Journal, 5*(7), 2513–2517.

Vizard, P., & Burchard, T. (2015). *Older peoples experiences of dignity and nutrition during hospital stays: secondary data analysis using the adult inpatient survey. Case report 91*. London: Centre for the Analysis of Social Exclusion (CASE): London School of Economics and Political Science (LSE).

Weijs, T. J., Berkelmans, G. H., Nieuwenhuijzen, G. A., et al. (2015). Routes for early enteral nutrition after esophagectomy. A systematic review. *Clinical Nutrition, 34*(1), 1–6.

Weimann, A., Braga, M., Franco, C., et al. (2017). ESPEN guideline: Clinical Nutrition in Surgery. *Clinical Nutrition., 36*, 623–650.

Lista de recursos útiles

- British Association of Parenteral & Enteral Nutrition, que incluye:
  - Kit de herramientas MUST: https://www.bapen.org.uk/pdfs/must/must-full.pdf
  - Árboles de decisión de buenas prácticas en nutrición de BAPEN: https://www.bapen.org.uk/resources-and-education/education-and-guidance/bapen-principles-of-good-Nutrition-Practice
- European Society of Parenteral and Enteral Nutrition: https://www.espen.org
- Diez características clave para un buen cuidado de la nutrición y la hidratación: https://www.england.nhs.uk/commissioning/nut-hyd/10-key-characteristics
- Estado de la nación: las personas de edad avanzada y la desnutrición en el Reino Unido, 2017: https://www.malnutritiontaskforce.org.uk/sites/default/files/2019-09/State%20of%20the%20Nation.pdf; o la página web del grupo de trabajo sobre desnutrición como recurso útil: http://www.malnutritiontaskforce.org.uk
- Informe del Hospital Food Standards Panel sobre las normas para alimentos y bebidas en los hospitales del NHS: https://assets.publishing.service.gov.uk/government/uploads/system/uploads/attachment_data/file/523049/Hospital_Food_Panel_May_2016.pdf

Capítulo 7

Alteración de la imagen corporal en el paciente quirúrgico

Adèle Atkinson

ÍNDICE DEL CAPÍTULO

OBJETIVOS CLAVE DEL CAPÍTULO

Al final del capítulo, el lector debería ser capaz de:

- Analizar el significado de imagen corporal e imagen corporal alterada.
- Analizar las percepciones de la imagen corporal.
- Analizar los efectos de la cirugía en la imagen corporal.
- Identificar los efectos de la imagen corporal alterada en la realidad, la presentación y el ideal corporales.
- Analizar el apoyo social y las estrategias de afrontamiento.
- Destacar la función de la enfermera quirúrgica en el apoyo al paciente con una imagen corporal alterada.

Cuestiones en las que pensar antes de leer el capítulo

- ¿Qué entiende por el término imagen corporal?
- Proporcione una descripción general de la respuesta al duelo.
- ¿Cuál es la diferencia entre mecanismos de defensa y de afrontamiento?

Introducción

El aspecto físico es una parte de nuestra identidad que está estrechamente relacionada con la noción de quiénes somos como personas. La imagen corporal tiene un significado importante y es coherente con el autoconcepto, la autoestima y la identidad. La propia naturaleza de la cirugía es una invasión traumática del cuerpo y de uno mismo, e invariablemente causará cambios temporales o permanentes. Es posible que algunos de estos cambios no se prevean o solo surjan después de que el paciente haya sido dado de alta. El tema de la imagen corporal alterada, y el grado en que podría afectar a la calidad de vida y el autoconcepto de un paciente, se ha convertido en un factor cada vez más importante que debe tenerse en cuenta cuando se atiende a los pacientes que se someten a una cirugía. En este capítulo se analizan principalmente cuestiones relacionadas con la cirugía programada, pero se destacan otros temas relacionados con los pacientes que se someten a intervenciones quirúrgicas de urgencia, cuando corresponde.

¿Qué se entiende por imagen corporal?

La imagen corporal es un término muy utilizado pero mal definido. Por lo general, se considera que el concepto de imagen corporal incluye los aspectos psicológicos y sociales de la conducta. En el nivel más simple, la imagen corporal se ha descrito como la forma en que pensamos y sentimos acerca de nuestro cuerpo (Schilder, 1935 citado en Newell, 1999). También se cree que es multifacética y que refleja la percepción y la actitud del propio funcionamiento físico y de la apariencia (Cash et al., 2005).

Otros autores han destacado la naturaleza dinámica y siempre cambiante de la imagen corporal y los cambios externos que pueden alterar las percepciones de la imagen corporal (Bailey et al., 2016; Ferrer-García y Gutiérrez-Maldonado, 2012).

La apariencia física y la conducta están influenciadas por la sociedad, y los medios de comunicación y el contacto social refuerzan constantemente los valores socioculturales predominantes de la juventud, el atractivo físico, la salud y la integridad. Incluso en el siglo XXI sigue habiendo pruebas de que, independientemente de otras variables como el sexo, la edad, la inteligencia y el nivel socioeconómico, las personas físicamente atractivas se ven favorecidas sobre los demás en una amplia gama de situaciones (Converse et al., 2016).

Otras pruebas han demostrado que las percepciones y los sentimientos sobre el tamaño, la función y el aspecto del cuerpo también forman parte de la imagen corporal y tienen un impacto en el grado de autoestima (Bailey et al., 2016). Esto significa que la imagen corporal es una experiencia psicológica que se centra en actitudes y sentimientos conscientes e inconscientes. No existe una imagen estática única del cuerpo, ya que la imagen corporal está siempre en proceso de revisión, configurándose de acuerdo con la situación actual de la persona.

Price (1990a) identificó tres aspectos principales de la imagen corporal que, cuando están en equilibrio, constituyen una imagen corporal saludable y una sensación de bienestar (fig. 7.1). Estos tres componentes se describen como:

- *Realidad corporal*, es decir, el cuerpo físico tal como es, que se ve influenciado por cambios de la vida como el crecimiento, el embarazo, las cicatrices, el consumo de tabaco, etc.
- *Ideal corporal*, es decir, la imagen corporal deseada por el individuo, que está influenciada por los medios de comunicación (incluidas las redes sociales), las normas de la sociedad, etc.
- *Presentación corporal*, es decir, el cuerpo tal como se presenta al mundo, que está influenciado por la moda, la presión de los compañeros, etc.

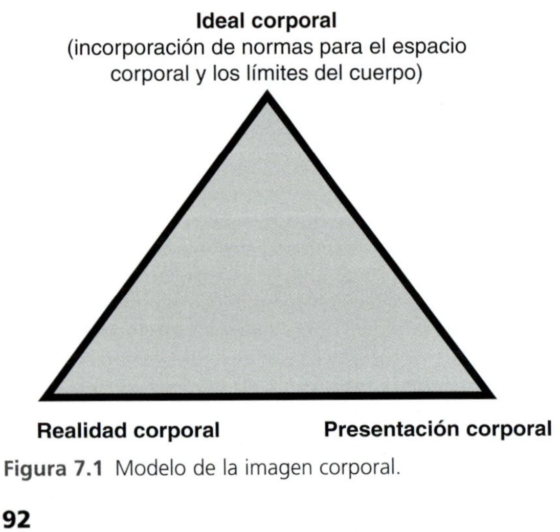

Figura 7.1 Modelo de la imagen corporal.

La mayoría de las personas experimentan insatisfacción en las tres áreas en un momento u otro debido a las consecuencias naturales de su estructura genética o a los procesos de maduración física, envejecimiento u otros acontecimientos del entorno que provocan cambios en la imagen corporal y, posteriormente, en el autoconcepto.

La influencia de la imagen corporal en la autoimagen personal es un concepto más fácil de comprender, ya que indica que la autoimagen se basa en la valoración de las opiniones y el respeto de los demás y que la imagen corporal se utiliza en la sociedad para negociar y desarrollar un sentido de autoestima. Las opiniones sobre lo que constituye el «yo» son objeto de un debate interminable, pero quizás sea justo decir que la imagen de uno mismo es nuestra propia evaluación de nuestro valor social y es importante para nuestra confianza en nosotros mismos, la motivación y el sentido de logro.

Percepciones de la imagen corporal alterada

Las percepciones de la imagen corporal se adaptan a los acontecimientos de la vida que cambian de forma natural, como la pubertad, el embarazo y el envejecimiento. Sin embargo, los cambios impredecibles o inevitables de la imagen corporal, como los que pueden producirse debido al traumatismo de la cirugía, a veces precipitan las consecuencias a largo plazo. Estos pueden alterar las percepciones de la presentación corporal y, en consecuencia, la imagen de uno mismo.

La imagen corporal es muy personal y depende de las experiencias y la adaptabilidad del individuo. La mente y el cuerpo están estrechamente relacionados, por tanto, lo que le sucede al cuerpo puede tener un efecto en la salud emocional y viceversa. También puede determinar la conducta de una persona como consecuencia del efecto sobre el autoconcepto. Si la persona no se siente bien, es posible que no tenga tanto cuidado con su apariencia personal, por ejemplo, no se lava el pelo, no usa maquillaje o no se afeita. Esto tiene el efecto de que, cuando las personas se miran en el espejo, su apariencia física refuerza cómo se sienten. Puesto que la alteración de la imagen corporal es un estado en el que una persona experimenta una perturbación de la forma en que percibe su cuerpo, se podría suponer que las consecuencias de la cirugía podrían tener un efecto sobre su calidad de vida. Al mismo tiempo, es posible que la persona deba aceptar el hecho de que la cirugía no es una cuestión de elección y que el tratamiento puede ser tan malo como la enfermedad, como cuando se crea un estoma después de la extirpación de un tumor intestinal.

Ciertas operaciones pueden despertar miedos específicos, además del miedo al dolor e incluso a la amenaza de muerte, como la mastectomía, la formación de una ileostomía, colostomía o urostomía, la amputación y ciertos tipos de cirugía plástica en los que el temor a la mutilación puede ser muy estresante. Estos miedos pueden estar relacionados con las consecuencias del cambio en la vida diaria y, por lo tanto, la alteración percibida del concepto de uno mismo.

Tanto el concepto como los efectos psicológicos de la imagen corporal alterada se han estudiado mucho, en particular en relación con los estados más obvios de enfermedad o lesión, como desde las perspectivas de la oncología, las quemaduras, los estomas, la mastectomía y las enfermedades de la piel (Lehmann et al., 2015; Ablett y Thompson, 2016; Fang et al., 2013; Williams, 2013; Pellard, 2006).

Los cambios que se producen debido a una intervención quirúrgica, como la inserción de un drenaje en la herida, una sonda nasogástrica o una infusión intravenosa, pueden causar una alteración de la imagen corporal; por lo tanto, un abordaje integral de la atención siempre debe considerar el tema de la imagen corporal alterada como una parte integral del bienestar de una persona. La enfermera se encuentra en una posición única para entablar conversación con el paciente mientras lo cuida, buscando en estos diálogos reexaminar el significado, si lo hay, de la imagen corporal alterada y su impacto en el paciente. La percepción de la imagen corporal dañada o alterada, y por lo tanto de la propia imagen, puede afectar significativamente a la rehabilitación del paciente. Esto presupone que los profesionales sanitarios son plenamente conscientes de los múltiples significados que los cambios en la imagen corporal pueden tener para el paciente, las cargas que soportan y los factores que afectan a esas cargas.

Las experiencias de una persona forman sus percepciones y conductas. Las enfermeras deben ayudar a los pacientes a hacer frente a sus reacciones en relación con los efectos de la cirugía y, dado que las enfermeras participan en la determinación de las necesidades de los pacientes, es importante que no solo conozcan los aspectos obvios sino también los menos obvios de las percepciones psicológicas. Por ejemplo, en algunas situaciones, una pequeña cicatriz puede causar más ansiedad al paciente que una cicatriz más grande. Por lo tanto, la alteración de la imagen corporal la define el paciente y no los profesionales sanitarios.

La evaluación de los efectos percibidos de la imagen corporal alterada también es compleja debido a la naturaleza subjetiva del fenómeno de la imagen corporal. La enfermera puede haber tenido alguna experiencia en la revisión de su propia imagen corporal, así como en la naturaleza de la imagen corporal en general, ya que habrá atendido a otras personas que habían sufrido traumatismos físicos o que se estaban muriendo. Estas experiencias suelen aumentar la comprensión y la empatía con el paciente.

Reacciones a la imagen corporal alterada

Ser un paciente en un hospital puede identificarse como una amenaza para la imagen corporal debido a los posibles cambios en la presentación corporal y el ideal corporal (Bolton et al., 2010). La forma en que una persona responde ante cambios en la imagen corporal depende de muchos factores. Estos están principalmente ligados a su personalidad y la forma en que esa persona percibe y valora su propio cuerpo, y su capacidad de adaptación al estrés. También depende de la naturaleza del cambio en su imagen corporal, cómo se produjo y si el cambio es visible, prominente u oculto, como en el caso de una mujer que se somete a una histerectomía. Esto puede implicar hacer ajustes para el futuro o podría ser potencialmente mortal. El significado de este cambio en la imagen corporal puede tener un impacto en la vida laboral, social o sexual de la persona y puede percibirse que tiene un efecto negativo sobre el estilo de vida futuro. Sin embargo, hay algunos pacientes que no perciben un cambio en la imagen corporal como una discapacidad amenazante o un problema, y la enfermera debe reconocerlo. Puede ser que el paciente crea que la cirugía puede ayudarle a tener una imagen corporal más positiva, como en el caso de la cirugía bariátrica. Por lo tanto, no debe suponerse que el paciente quirúrgico interpretará un cambio en la imagen corporal de manera negativa.

La imagen corporal también se asocia a cuestiones culturales y deben tenerse en cuenta cuando se atiende a pacientes de diferentes culturas. Kocan y Gursoy (2016) identificaron que la mama femenina es importante en la sociedad, y es posible que las mujeres que se someten a una mastectomía ya no se sientan atractivas y dejen de usar la ropa que normalmente usarían. También descubrieron que algunas mujeres evitaban situaciones sociales. Esto destaca que un cambio en la imagen corporal puede afectar a la forma en que los pacientes perciben cómo los ven los miembros de su familia y la comunidad en la que viven o trabajan. La británica es una sociedad multicultural y, por lo tanto, deben tenerse en cuenta las diferentes necesidades culturales; por ejemplo, la población afrocaribeña puede tener ansiedad con respecto al potencial de cicatrices queloides. Sin embargo, todos los pacientes deben ser tratados como individuos y deben evitarse los estereotipos culturales.

La cirugía en partes específicas del cuerpo también afecta a la imagen corporal. Las heridas resultantes de la cirugía de las mamas, el útero o los genitales pueden tener mucha importancia para las mujeres porque están relacionadas con sus funciones reproductivas, mientras que la cirugía en los genitales masculinos se vincula con la reproducción y la destreza sexual. Las mujeres pueden ver la cirugía como una pérdida de su feminidad y una pérdida del ideal corporal, mientras que los hombres que se someten a una cirugía prostática o una orquiectomía pueden temer la impotencia y la pérdida de su virilidad, lo que también afecta a su ideal corporal.

La cirugía de mama, ya sea una tumorectomía o una mastectomía, cambia la forma de la mama y, por lo tanto, afecta a la realidad del cuerpo y puede tener un impacto sobre el rol social de la mujer (Kocan y Gursoy, 2016). En la sociedad occidental se pone mucho énfasis en la forma y el tamaño de la mama perfecta, por lo que un cambio de la forma o el tamaño después de una cirugía de mama puede causar un trauma psicológico a algunas mujeres.

Parece que los estomas, tanto temporales como permanentes, contribuyen a un deterioro de la imagen corporal (Bullen et al., 2012). Pueden alterar la posición del paciente en la comunidad social/cultural y pueden conducir al aislamiento; la separación de su familia con respecto a cocinar, comer y cuidar; y la exclusión de su lugar de culto. En algunos casos, estos pacientes se consideran permanentemente impuros e intocables.

La cara también es extremadamente importante. Esto se debe a que la cara se equipara con el atractivo, por lo que la cirugía en la cara puede alterar la percepción del paciente de su atractivo. El paciente puede estar preocupado de que los demás le miren con desagrado Shanmugarajah et al., 2012). La cirugía en la cara que interfiere en la acción de comer o hablar puede reforzar aún más los sentimientos de falta de atractivo e incapacidad.

La amputación de una extremidad no solo altera la imagen corporal (Holzer et al., 2014), sino que también la extiende, ya que hay que llevar una prótesis y utilizar muletas, un bastón o una silla de ruedas para desplazarse.

Los cambios ocultos en la imagen corporal no deben olvidarse, ya que también pueden afectar al paciente. Pueden incluir la cirugía ginecológica o la pérdida de fertilidad después de una histerectomía. Además, las áreas de la piel que normalmente están cubiertas por la ropa tienen más probabilidades de estar expuestas en los meses de verano y cuando se realizan determinadas actividades deportivas, como la natación. Un paciente con una cicatriz en la parte superior del brazo puede preferir usar camisetas de manga corta en lugar de camisetas sin mangas para evitar que se le vea, y es posible que un hombre no utilice pantalones cortos porque tenga una cicatriz en la parte superior de la pierna.

Sin embargo, si la imagen corporal alterada produce conflicto y ansiedad, la enfermera está en una buena posición para reconocer las reacciones, que a menudo se manifiestan en forma de respuesta de duelo (Kubler-Ross, 1969; Parkes, 1972). Algunas intervenciones quirúrgicas pueden hacer que una persona se vea o se sienta «diferente», lo que representa un gran desafío. Los pacientes pueden lamentarse por la pérdida de su «antigua» imagen corporal, y esto se agrava especialmente en los pacientes con un estoma, una amputación o cualquier cirugía de mutilación. Sin embargo, no se limita solo a las personas con una imagen corporal visiblemente alterada, ya que muchos pacientes pueden sufrir pérdidas menos obvias, como cambios en las relaciones, el estilo de vida y la pérdida de la libertad personal. Una mujer puede tener una sensación de pérdida después de una histerectomía porque puede sentir que ha perdido su feminidad. Del mismo modo, un hombre puede tener una sensación de pérdida después de una orquiectomía porque puede sentir que la cirugía ha afectado a su masculinidad.

La pérdida de la imagen corporal provoca una reacción de duelo que liberará en la persona afligida sentimientos de inseguridad, especialmente si la persona percibe el cambio como una crisis. La tensión y la depresión son reacciones típicas, y su reconocimiento es la clave para comprender el estrés de la persona, a veces percibido por el equipo sanitario como desproporcionado con respecto a la magnitud del acontecimiento quirúrgico real. Sin embargo, la pena, la pérdida y el duelo son términos que se han asociado a los cambios en la imagen corporal, independientemente de la causa, y pueden continuar mucho después de que el paciente haya sido dado de alta.

Los pacientes con una imagen corporal alterada también pueden tener un sentimiento de pérdida, y Dewing (1989) identificó cuatro etapas:

1. *Impacto:* la conmoción y la ira iniciales que pueden precipitar la depresión y el pesimismo con respecto a la recuperación. Esta reacción se ve agravada en los pacientes que han experimentado cambios traumáticos repentinos en la imagen corporal y han tenido poco o ningún tiempo para recibir información o prepararse para las implicaciones de la cirugía, como los pacientes sometidos a cirugía de urgencia.
2. *Retirada:* una fase de luto por la parte afectada y un deseo de volver al yo anterior. A menudo hay negación, evitación y retraimiento emocional.
3. *Reconocimiento:* confrontación del problema, se reviven los acontecimientos, búsqueda de una causa y de información para ayudar a los mecanismos de afrontamiento.
4. *Reconstrucción:* reconocimiento de las implicaciones, aceptación del uso de ayudas y planificación para el futuro.

Los mecanismos de afrontamiento a menudo se emplean inconscientemente y son una reacción humana normal para controlar el miedo y la ansiedad. Wright (1993) ha observado ciertos tipos de mecanismos de defensa conductuales que pueden revelar una crisis asociada con la imagen corporal (cuadro 7.1). La enfermera puede facilitar la adaptación con las habilidades adecuadas para cuidar a los pacientes con una imagen corporal alterada.

Independientemente de la causa de la alteración de la imagen corporal, los pacientes que han sufrido un cambio traumático repentino, como después de una cirugía de urgencia, pueden tener más dificultades para aceptar la percepción de pérdida y necesitarán más tiempo para aceptar el hecho y sus sentimientos al respecto. Si una persona puede hablar y, lo que es más importante, se le permite hablar sobre sus miedos y la ansiedad por las siguientes intervenciones quirúrgicas, puede desarrollar mecanismos de afrontamiento más saludables y reintegrar mejor la imagen corporal. Las clínicas de evaluación preoperatoria brindan un lugar donde puede facilitarse esto. Price (1990b) identificó que las redes de apoyo también son importantes para ayudar a los pacientes a adaptarse a un cambio en la imagen corporal.

Fase preoperatoria

Naturalmente, la perspectiva de una cirugía inminente y sus consecuencias ocultas genera temor en el paciente. La fase preoperatoria es un momento en que la enfermera puede hablar con el paciente sobre sus temores y ansiedades y los acontecimientos que puedan producirse durante su estancia en el hospital, y el paciente puede expresar su preocupación con respecto a un cambio de su imagen corporal. Una investigación importante que ha tenido un impacto en la práctica de la enfermería se centró en dar información sobre las experiencias físicas que se pueden esperar después de la cirugía, con el resultado de que, en general, se observó una disminución del dolor postoperatorio (Hayward, 1975). Garretson (2004) descubrió que dar a los pacientes información antes de la operación

Cuadro 7.1 Tipos de mecanismos de defensa conductuales

- *Pasividad.* Un cambio del estado de ánimo o del afecto que puede llevar a la tristeza o al retraimiento. El paciente no desea participar en su propio cuidado y puede sentir que es inaceptable. Hay escasa motivación y una pérdida de propósito e iniciativa.
- *Negación.* El paciente se niega a mirar o tocar la parte alterada e incluso puede negar su ausencia, intentando seguir como antes. Esta disociación de los cambios en la imagen corporal demuestra una distorsión de la realidad que es un claro signo de desequilibrio psicológico. La relación terapéutica puede verse amenazada por esta resistencia.
- *Tranquilización.* El paciente busca persistentemente atención para comprobar que sigue siendo aceptable, a veces haciendo comentarios autodenigrantes para provocar un cumplido. Esto puede suponer una poderosa afirmación de que el atractivo de una persona no depende de una realidad corporal sana.
- *Aislamiento.* Puede ser autoimpuesto porque el paciente se siente inaceptable y teme arriesgarse a ser rechazado.
- *Hostilidad.* Puede deberse a una fuerte protesta por lo que se ha perpetrado en esa persona. También puede ser una manifestación de ira contra la profesión médica, y suele estar asociada al duelo y la pérdida.

Fuente: Wright (1993).

acerca de su atención y tratamiento futuros redujo el estrés de los pacientes en el postoperatorio. El dolor debe reducirse porque esto disminuye la cantidad de adrenalina circulante. Algunos pacientes pueden haber buscado en Google su cirugía y se debe dedicar tiempo a analizar las diferencias entre la información que han encontrado y lo que realmente sucederá. Los pacientes que ingresan en una unidad de cirugía ambulatoria también están nerviosos y, aunque se dispone de menos tiempo antes de la cirugía, hay que dedicar un tiempo a analizar sus inquietudes. Se dispone de menos tiempo aún en el caso de los pacientes que ingresan para una cirugía de urgencia.

Se pueden identificar cuatro factores estresantes principales que pueden observarse durante varias etapas del período preoperatorio:

- Pérdida de control sobre los acontecimientos.
- Miedo a lo desconocido.
- Pérdida de la dignidad.
- Falta de privacidad.

Pérdida de control sobre los acontecimientos

La reacción del paciente a la vida en la planta de cirugía de un hospital y su adaptación al estado de paciente pueden ser estresantes, y la rutina de la planta puede socavar su confianza. La pérdida de independencia y de un entorno familiar representa una amenaza para el ideal corporal del paciente. El personal de la planta no suele apreciar esto porque para él es un entorno familiar y no amenazante. Para encajar en el entorno de la planta, los pacientes suelen tomar la vía de menor resistencia y se convierten en receptores pasivos de atención.

La intervención quirúrgica puede ser menor, como la extirpación de un pequeño quiste, o puede ser una operación más importante, como una cirugía intestinal. Independientemente de las circunstancias de la cirugía, la enfermera quirúrgica debe demostrar que el cuidado de enfermería incluye la sensibilidad a las percepciones del paciente de los posibles cambios en la imagen corporal, sin importar cuán pequeños sean, y que facilitar el control del paciente sobre los acontecimientos tanto como sea posible puede ser muy útil para mantener el ideal corporal y la autoestima, por ejemplo, dando información a los pacientes para que sean conscientes de la posible aparición de una cicatriz, tanto inmediatamente después de la cicatrización como a largo plazo (estudio de caso 7.1).

Con una evaluación preoperatoria eficaz del paciente realizada de una manera integral se puede obtener información valiosa sobre su percepción de su imagen corporal actual, y también se puede obtener algo de información sobre sus mecanismos de afrontamiento en momentos de estrés a partir de las experiencias propias del paciente.

El paciente y su familia también pueden reunirse con enfermeras especializadas que pueden darles información más detallada sobre la intervención quirúrgica; analizar sus expectativas después de la cirugía; y proporcionar detalles de los grupos de apoyo relevantes, si corresponde.

Darle al paciente información sobre la siguiente intervención le ayuda a sentirse involucrado y, por lo tanto, a mantener una sensación de control (Wilson-Barnett, 1978). El uso de fotografías para ilustrar cómo se verá el paciente después de la cirugía puede ayudar a tranquilizarlo. El procedimiento de ingreso debe garantizar la consulta con los pacientes para fomentar un sentido de control sobre los acontecimientos y ayudar a

Estudio de caso 7.1

Colin es un camionero de 24 años que vive con su novia y sus dos perros. Se le ha diagnosticado un seno pilonidal. El tratamiento con antibióticos no mejoró la situación y Colin ha sido ingresado para la extirpación quirúrgica del seno pilonidal.

Nota: El seno pilonidal suele estar causado por un pelo encarnado alrededor de la hendidura natal que provoca un absceso. Después de la cirugía, la herida puede tardar hasta 3 meses en curarse.

Preguntas para la reflexión

¿Cuánta ansiedad puede sentir Colin, y cómo puede reducirla la enfermera trabajando con él?

Piense en el aspecto de la herida. ¿La herida será dolorosa?

los pacientes a tomar decisiones informadas sobre la atención de enfermería o el tratamiento que van a recibir. Esto también ayuda a mantener su individualidad dentro de la experiencia del hospital.

Habrá momentos en los que el paciente no podrá tener el control, como cuando esté anestesiado o recuperándose de la anestesia, y en estos casos la enfermera deberá cuidar al paciente. Es importante que los pacientes se anticipen a esto y se sientan seguros de que sus necesidades serán atendidas con respeto. Por lo tanto, la enfermera quirúrgica debe ser consciente de que esta falta de control hace que el paciente se sienta vulnerable en esta fase preoperatoria.

Miedo a lo desconocido

Las enfermeras deben reconocer que los pacientes pueden adoptar conductas defensivas en el momento del ingreso debido a su ansiedad por la próxima cirugía que puede afectar a su imagen corporal. Las enfermeras parecen subestimar el impacto de la cirugía en la imagen corporal. Esto puede deberse a la familiaridad con las operaciones habituales y sus secuelas. Las enfermeras pueden conocer la naturaleza temporal de las cicatrices subsiguientes por experiencias previas, pero el paciente no lo sabe y tiene temores muy reales sobre su propio cuerpo y los posibles cambios esperados que lo afectarán.

Los pacientes suelen estar muy preocupados y tener una ansiedad real por cómo se verá la parte operada y cómo podrían reaccionar otras personas, por ejemplo, por la pérdida parcial o total de una mama o la formación de un estoma. Estos temores pueden ser infundados, pero es importante dedicar tiempo a analizar todas las dudas y escuchar los sentimientos del paciente. La enfermera debe ser honesta acerca de la alteración de la imagen corporal que se prevé y permitir que el paciente hable sobre la realidad de los próximos cambios de la forma y la función corporales, por ejemplo, pueden utilizarse fotografías para mostrar imágenes del antes y el después. Los pacientes también se preocupan por cómo reaccionarán otras personas, por temor al rechazo, y puede ser apropiado analizar con ellos posibles estrategias de afrontamiento en ese momento.

El traslado al quirófano puede ser el momento de mayor estrés para el paciente, y la enfermera quirúrgica debe ser consciente del apoyo que puede necesitar. Muchos pacientes están más preocupados por la anestesia que por la cirugía, ya que la anestesia evoca temores debido a la pérdida del conocimiento, que en algunos casos se equipara con la muerte.

Pérdida de la dignidad

Uno de los miedos de los pacientes quirúrgicos es la pérdida de la conciencia corporal mientras están anestesiados y de no tener el control de su cuerpo. Este miedo puede verse agravado por malas experiencias previas. Es importante que todos los profesionales sanitarios respeten siempre la dignidad del paciente durante la experiencia quirúrgica.

Algunas de las cuestiones más prácticas que afectan a la imagen corporal surgen de la necesidad de preparación física del paciente antes de la cirugía, lo que puede afectar la realidad corporal (Price, 1990b). Esto puede implicar situaciones como marcar la piel en el sitio quirúrgico planificado y quitarse la dentadura postiza, las lentes de contacto, el maquillaje, el esmalte de uñas y las joyas. Estas cosas pueden ser un aspecto importante de la presentación corporal y la autoestima de una persona.

La retirada necesaria de la dentadura postiza puede avergonzar al paciente y hacer que se sienta particularmente vulnerable, ya que esto solo suele hacerse en privado y altera significativamente la presentación corporal. Otra área que puede hacer que el paciente se sienta vulnerable es la retirada de sus lentes de contacto y audífonos. Si las lentes de contacto o los audífonos se quitan demasiado pronto, el paciente puede sentirse ansioso porque no puede ver u oír lo que sucede a su alrededor. Por lo tanto, las dentaduras postizas y las lentes de contacto deben quitarse justo antes de que el paciente abandone la planta o la unidad de cirugía ambulatoria. Los audífonos deben retirarse en la sala de anestesia para que el paciente sea consciente de lo que está sucediendo y pueda responder a cualquier pregunta.

Falta de privacidad

Marcar la piel del paciente para identificar el lugar de la operación es una medida de seguridad importante. Los profesionales sanitarios deben comprender cómo puede afectar a la privacidad y la imagen corporal del paciente en relación con la realidad corporal e informar al paciente de por qué se hace. La enfermera siempre debe cumplir las políticas y los procedimientos locales con respecto a las prótesis y los dispositivos de comunicación.

El paciente en el quirófano

Uno de los temores identificados de los pacientes, como se ha mencionado antes, es la pérdida del control corporal durante la anestesia, junto con la pérdida de la dignidad y la privacidad. A pesar de que es vital que el cirujano tenga una exposición óptima para operar, es responsabilidad de la enfermera de quirófano actuar como defensora del paciente y asegurar que se conserva su dignidad en la medida de lo posible.

Cada vez se realizan más operaciones con anestesia epidural o local. Por lo tanto, es esencial que se mantenga la dignidad del paciente durante la intervención quirúrgica y que los pacientes hayan sido completamente informados en la fase preoperatoria sobre los acontecimientos que se producirán durante la cirugía. Esto también es pertinente para los pacientes de cirugía ambulatoria que pueden entrar al quirófano.

Fase postoperatoria

Muchos de los factores que se analizan a continuación influyen en la realidad corporal del paciente, ya que la cirugía la altera directamente. La presentación corporal también se puede alterar, para ocultar drenajes, apósitos para heridas o cicatrices, por ejemplo. Esto puede tener una influencia directa en el ideal corporal del paciente, ya que le puede resultar más difícil alcanzar su ideal corporal por la forma en que se presenta ante sus amigos y el resto de la sociedad.

Después de la cirugía, la evaluación del paciente se orienta principalmente a su estado fisiológico mediante la observación y el seguimiento de los signos vitales y el nivel de conciencia, junto con la atención específica relevante, como se describe en otros capítulos sobre cirugía especializada.

La comodidad del paciente y las percepciones relacionadas con la imagen corporal pueden no hacerse evidentes o no ser un problema hasta que el paciente está lo suficientemente alerta como para ser consciente de ello. Esto puede estar relacionado con la recuperación del conocimiento y la toma de conciencia de una infusión intravenosa *in situ*, o la constatación a largo plazo del aspecto de la cicatriz, y esto alterará la realidad corporal del paciente.

Después de la cirugía, el paciente puede descubrir que su imagen corporal se ha extendido o se ha deteriorado debido a la necesidad de sondas nasogástricas, catéteres urinarios, drenajes de heridas e infusiones intravenosas, lo que afecta a su presentación corporal. Tan pronto como sea posible, la enfermera debe reforzar las razones por las que son necesarios, así como si son temporales o permanentes. La naturaleza temporal de los drenajes, por ejemplo, puede ser menos amenazante para la imagen corporal (Price, 1990a). Probablemente esto se deba a que no es necesario realizar ajustes a largo plazo. Aun así, es importante darse cuenta de que el paciente puede seguir sufriendo hasta que le hayan quitado los drenajes. Cuando los cambios son más permanentes, el objetivo es ayudar al paciente a aceptar su «nueva» imagen corporal.

Las sondas nasogástricas son particularmente molestas para el paciente porque ocupan una posición facial, hacen que la cara sea asimétrica y no se pueden ocultar. El ángulo del tubo debe ser lo más cómodo posible, sin tirar ni distorsionar la fosa nasal, y se debe prestar atención a la limpieza nasal porque el paciente no puede sonarse la nariz. Esto puede alterar la realidad corporal del paciente porque se vuelve más dependiente de la enfermera, aunque sea por un corto período de tiempo. Hay que usar una cantidad mínima de esparadrapo para mantener la sonda en su lugar para que esté segura y evitar tirones de la piel, que podrían distorsionar la cara. La enfermera también debe comprobar siempre que no hay un bucle de la sonda delante de los ojos del paciente que le impida ver.

Los catéteres urinarios son angustiosos para muchos pacientes porque son invasivos y los demás pueden verlos. Es fundamental que el catéter urinario esté debidamente asegurado para reducir el traumatismo uretral y el posible dolor o malestar. La bolsa de drenaje unida al catéter debe apoyarse en un soporte metálico unido a un lateral de la cama. Cuando el paciente puede caminar, la presencia de una bolsa de drenaje urinario que debe llevar en un soporte de metal puede afectar a la presentación corporal, y debería utilizarse algo más discreto, como una bolsa para la pierna.

Los drenajes de las heridas también pueden ser un problema, especialmente si están conectados a un dispositivo de drenaje, aunque su presencia suele ser a corto plazo. Si el paciente puede caminar y todavía tiene un drenaje de la herida *in situ*, se puede utilizar el mismo principio de discreción para transportarlo que para el catéter urinario, ayudando así a preservar la presentación corporal del paciente.

Las infusiones intravenosas deben colocarse teniendo en cuenta la comodidad y las capacidades del paciente: por ejemplo, el brazo no dominante es la mejor opción, a menos que haya alguna razón médica para hacer lo contrario. Esto deja al paciente con la capacidad de usar el brazo dominante y conservar cierta independencia, un factor importante para mantener cierto control personal.

Quitarse la bata quirúrgica y poder usar una adaptación de su propia ropa lo antes posible representa una recuperación limitada del control para el paciente. La ropa propia es preferible a su propio camisón o pijama, ya que no solo mejora la dignidad, sino que se ha descubierto que reduce el tiempo que las personas pasan en el hospital (Stephenson, 2018). Esto también representa una recuperación limitada del control para el paciente. También se logra un retorno a la normalidad cuando el paciente puede volver a usar su dentadura postiza, sus gafas, su audífono, etc.

La mayoría de las intervenciones quirúrgicas dejan una herida. Puede ser una herida de incisión o puede ser una herida más grande que se curará por segunda intención. Si las heridas no están ocultas, los pacientes pueden hacer todo lo posible por cubrirlas para asegurarse de que otros no las vean (Neil, 2000). El color de los apósitos es importante cuando los pacientes no quieren llamar la atención sobre su herida, ya que pocos apósitos se funden realmente con la piel. Algunos apósitos son voluminosos y pueden impedir que los pacientes usen la ropa o los zapatos que desean (Atkinson, 2002).

Todas las heridas, incluidas las de una cirugía mínimamente invasiva, sanarán dejando una cicatriz. Brown et al. (2010) descubrieron que la mayoría de los pacientes que estaban preocupados por las cicatrices tenían cicatrices pequeñas o no visibles. Esto se hace eco de un estudio anterior de Young y Hutchison (2009), que también descubrió que las cicatrices después de la cirugía preocupaban tanto a los hombres como a las mujeres. En ambos estudios se descubrió que las personas se vestían de manera diferente para ocultar su cicatriz. La importancia de escuchar las preocupaciones del paciente no puede exagerarse en el cuidado de enfermería de un paciente quirúrgico. El uso de imágenes de otros pacientes puede ayudarles a apreciar la cantidad de cicatrices que tendrán.

También hay que recordar que puede llevar años adaptarse a una nueva imagen corporal si la parte del cuerpo afectada tiene un significado especial para el paciente.

El dolor después de una operación suele ser uno de los factores que causa más ansiedad al paciente, y el temor a que se produzca debe analizarse como parte de la evaluación preoperatoria, aunque esto puede no ser posible para los pacientes que se someten a una cirugía de urgencia. El dolor puede ser un desafío para la imagen corporal porque es una experiencia física, a veces impredecible y siempre desagradable. Price (1990b) cree que el dolor afecta a la imagen corporal: la persona ya no puede confiar en su cuerpo porque no sabe cuándo volverá el dolor. La enfermera quirúrgica debe asegurarle al paciente que el dolor, aunque a veces es inevitable después de la intervención quirúrgica, se puede controlar y que ningún paciente debe sentir dolor o malestar postoperatorio. La evaluación y las intervenciones de enfermería para el paciente con dolor postoperatorio se analizan con más detalle en el capítulo 8.

El dolor produce ansiedad y reduce la tolerancia al dolor; por lo tanto, el paciente ansioso experimenta un aumento del dolor (Wall y Melzack, 1984). Es imperativo asegurarse de que los pacientes sigan estando informados y puedan hablar sobre sus miedos o ansiedades. El alivio precoz y rápido del dolor postoperatorio suele dar como resultado una disminución de la ansiedad, una menor sensibilidad al dolor, una actividad postoperatoria más temprana y una disminución de la necesidad total de analgésicos.

Apoyo social y estrategias de afrontamiento

El deseo de mantener la integridad corporal es una necesidad profunda, que generalmente se internaliza hasta que se ve amenazada. Las personas buscan la aprobación social de su aspecto, especialmente cuando se enfrentan a enfermedades, traumatismos o cirugías. Las alteraciones en la forma en que se percibe la imagen corporal a veces pueden ser tan amenazantes que causan una crisis. Muchas personas tienen dificultades para hacer frente a los cambios físicos causados por la cirugía, a pesar del apoyo psicológico que se ofrece al dar información y escuchar las ansiedades de los pacientes. Ayudar a los pacientes a adaptarse psicológicamente a través de la rehabilitación y a lograr una imagen corporal satisfactoria contribuirá a un concepto más positivo de sí mismos y a un sentimiento de autoestima.

Las personas varían considerablemente en la forma en que afrontan psicológicamente el estrés: a veces afrontan un problema de forma directa y racional (estrategias de afrontamiento activas) y otras veces no afrontan la realidad de la situación (estrategias de afrontamiento de evitación). La tensión emocional y física que acompaña al estrés es incómoda y altera el equilibrio psicológico, y la respuesta es tratar de reducir ese estrés.

El apoyo social puede ayudar a modificar el impacto del estrés en el individuo, y se refiere a la percepción de confort, cuidado, estima o ayuda que una persona recibe de otras personas o grupos (Sarafino y Smith, 2017). Esto puede ser a través de familiares o amigos, compañeros de trabajo o grupos de apoyo locales. El apoyo social se puede clasificar en cinco tipos principales (Sarafino y Smith 2017):

- *Apoyo emocional:* expresión de empatía, afecto y preocupación por el individuo, como ofreciendo compañía o «un hombro para llorar».
- *Apoyo de estima:* expresión de consideración positiva de la persona, comparación positiva de la persona con los demás. Fomenta los sentimientos de autoestima.
- *Apoyo tangible:* asistencia directa de alguien en relación con las finanzas o ayuda en el hogar.
- *Soporte de información:* ofrecer consejos, sugerencias o retroalimentación sobre la situación de la persona.
- *Soporte de red personal:* proporciona una sensación de pertenencia a un grupo de personas que comparten intereses o actividades similares.

Los pacientes que pueden hablar sobre su ansiedad con alguien que ha experimentado un tratamiento similar pueden desarrollar una perspectiva más positiva. Las parejas, la familia inmediata y los amigos cercanos también deben incluirse en el asesoramiento para facilitar la comprensión de la pérdida y de la necesidad del paciente de disponer de tiempo para llegar a la aceptación. Tanto el paciente como su pareja y/o familia buscan con frecuencia a las enfermeras para poder hablar sobre sus preocupaciones; por lo tanto, la capacidad de construir una buena relación interpersonal tanto con el paciente como con su familia inmediata puede promover la adaptación y el afrontamiento maduro de todas las partes. El tipo de apoyo que el paciente necesita o recibe dependerá de la situación, aunque no todos los pacientes obtienen el apoyo social que necesitan, como los pacientes de edad avanzada que viven solos; los pacientes que no son sociables con los demás; o aquellos pacientes que no piden ayuda. Sin embargo, el apoyo social puede reducir el estrés directamente, por ejemplo, cambiando la forma en que una persona ve una situación (un paciente que acepta una cicatriz como una realidad corporal) o dándole información al paciente que le permite calmarse y estar menos ansioso.

Lo que una persona hace realmente para manejar el estrés percibido se conoce como «afrontamiento». Se considera que el afrontamiento es el proceso mediante el cual las personas intentan gestionar una discrepancia percibida entre las demandas del factor estresante y los recursos disponibles (Aust et al., 2016). Webb et al. (2015) destacan la individualidad del afrontamiento, lo que indica que los antecedentes y la personalidad individual determinan lo que una persona percibirá como un factor de estrés y qué posibles mecanismos de afrontamiento utilizará. La gestión de la situación estresante no conduce necesariamente a una solución, pero los esfuerzos de afrontamiento pueden ayudar a modificar la percepción del paciente de una discrepancia; a tolerar o aceptar el daño o la amenaza; y a evitar o escapar de la situación. El afrontamiento no es un acontecimiento único, sino una serie dinámica de evaluaciones y revaluaciones continuas de las relaciones cambiantes entre la persona y el entorno (Lazarus y Folkman, 1984). Por lo tanto, la revaluación de lo que está sucediendo puede influir en los esfuerzos posteriores de afrontamiento para el ajuste y la adaptación a los cambios percibidos en la integridad corporal.

El modelo de Lazarus divide el afrontamiento en dos tipos:

- Afrontamiento centrado en el problema: en el que un paciente intenta activamente abordar el problema y verlo como algo manejable, por ejemplo, comprando y usando una lámina de gel de silicona para reducir el tejido cicatricial hipertrófico después de la cirugía.
- Afrontamiento centrado en las emociones: mediante el cual el paciente intenta lidiar con los sentimientos asociados al problema. Esto puede hacerse a través

de abordajes conductuales, como beber alcohol o hablar con amigos; mediante el uso de abordajes cognitivos, como la racionalización; o negando hechos desagradables, por ejemplo, negando que un bulto en la mama sea maligno y diciendo que solo es un quiste.

Las estrategias de afrontamiento centradas en el problema parecen ser más beneficiosas y positivas que las centradas en las emociones, e Internet se utiliza cada vez más como un recurso clave (Aust et al., 2016). La atención plena también puede ayudar a los pacientes a seguir estrategias de afrontamiento más centradas en el problema (Atkinson, 2015). La tecnología móvil ha traído consigo una variedad de aplicaciones relacionadas con la salud. Los pacientes ahora tienen acceso a aplicaciones que pueden ayudarlos a hacer frente a los efectos de la cirugía. Aunque estas parecen estar relacionadas con problemas específicos, como el dolor postoperatorio (Lalloo et al., 2017), hay que recordar que la base de evidencia de la eficacia de estas aplicaciones no está clara y, por lo tanto, puede ser útil analizarlas con los pacientes si quieren usarlas.

La capacidad de afrontamiento de una persona depende de dos factores psicológicos, es decir, el grado de la amenaza percibida y la fuerza del ego de la persona, es decir, cómo utiliza sus mecanismos de defensa mentales. Piense en la situación que se describe en el estudio de caso 7.2.

La ansiedad y la incertidumbre por el resultado también pueden llevar al uso de mecanismos de defensa (Drageset y Lindstrøm, 2003) (v. cuadro 7.1). Aust et al. (2016) descubrieron que las personas que utilizan estrategias de afrontamiento más centradas en las emociones tienden a tardar más en aceptar el problema, en este caso una alteración en la imagen corporal. La función de cuidadora de la enfermera para ayudar a los pacientes y sus familias a afrontar los cambios percibidos en la imagen corporal es importante y, sin embargo, es algo que a algunas enfermeras les resulta difícil de abordar y prefieren ocuparse de las necesidades más concretas y conocidas de los pacientes. Los pacientes necesitan poder expresar sus sentimientos en un entorno de confianza y seguridad, y la enfermera puede facilitar esta expresión, que en sí misma es terapéutica. El Nursing and Midwifery Council (NMC) exige que todas las enfermeras, comadronas y asociadas de enfermería cumplan los estándares profesionales y éticos que se incluyen en *El Código* (NMC, 2018). *El Código* está organizado en torno a cuatro temas:

- Dar prioridad a las personas.
- Ejercer con eficacia.
- Preservar la seguridad.
- Fomentar la profesionalidad y la confianza.

La evaluación de la imagen corporal de un paciente es compleja porque tiene muchas facetas. Es posible que el paciente no cuente todo en la primera reunión porque, por lo general, la información se transmite a lo largo de un tiempo. Las enfermeras pueden observar las reacciones de los pacientes y cómo se visten, y escuchar las palabras que usan; por ejemplo, es posible que los pacientes no mantengan el contacto visual o que usen ropa oscura para desviar la atención. La evaluación también tendrá en cuenta cualquier amenaza potencial para la imagen corporal, como la ansiedad debida a la cirugía. También es útil que la enfermera reflexione sobre lo que ha causado problemas en otros pacientes y lo tenga en cuenta.

Es importante que la enfermera responda al paciente con «respeto positivo» para ayudar a construir una relación de confianza. Cuando un paciente empieza a confiar en la enfermera, es posible empezar a explorar su imagen corporal con él. Price (1995) notó que los pacientes hablaban sobre cómo se sentían acerca de sus cuerpos en términos de cómo se desempeñarían en el futuro, en lugar de centrarse en el ahora. Neil y Barrell (1998) descubrieron que una persona de su estudio llevó fotografías para mostrar su aspecto antes y después de tener una herida, para mostrar cómo sentía que todo su cuerpo había cambiado, aunque las fotografías no eran de la zona donde estaba la herida.

En una planta quirúrgica con mucha actividad puede resultar poco práctico utilizar una herramienta de evaluación larga para valorar la imagen corporal. Price (1990a) señala que la necesidad de herramientas de evaluación extensas y formales se reduce en gran medida cuando la enfermera desarrolla un perfil del paciente a través de la observación, la reflexión y la comunicación eficaz, y puede entonces formular un plan de cuidados a medida que resume las preocupaciones y percepciones del paciente.

El conocimiento de las distintas estrategias de afrontamiento de las personas y de los diferentes recursos sociales a los que puede recurrir un paciente ayudará a la enfermera a anticipar y comprender las reacciones del paciente. La capacidad de comunicarse y de escuchar activamente genera confianza. El conocimiento y las habilidades que necesitan las enfermeras quirúrgicas para comprender por qué las personas reaccionan como lo hacen, y la capacidad de ayudar a un paciente a superar los problemas de la imagen corporal alterada, tienen que ver con las buenas habilidades interpersonales, la confianza, la empatía y el tacto.

Estudio de caso 7.2

La Sra. Brown es una mujer de 52 años que sufrió una amputación por debajo de la rodilla cuando tenía 20 años, tras un accidente de equitación. Ha ingresado para que le extirpen un neuroma en el muñón de la amputación. Mientras usted, la enfermera, habla con ella sobre este tema, ella menciona que nunca se mira el muñón porque no soporta hacerlo. Al hablar con ella, descubre que culpa al accidente de haberle impedido dedicarse a la enfermería.

Preguntas para la reflexión

¿Cómo puede la enfermera, en colaboración con la Sra. Brown, animarla a empezar a mirarse el muñón?

Piense en cómo podría ayudarla a explorar sus sentimientos acerca del accidente.

Conclusión

Es esencial que las enfermeras quirúrgicas sean conscientes de los efectos invasivos de la cirugía, por menores que parezcan, y que comprendan claramente el significado personal de la imagen corporal. Esto incluye el conocimiento de los efectos de la respuesta al estrés y los ajustes psicosociales necesarios para que un paciente pueda afrontar de manera positiva la alteración de la imagen corporal percibida. Hay que esperar que el uso de estrategias que generen confianza con el paciente, como las habilidades de escucha activa y el «respeto positivo», ayude a los pacientes a aceptar su imagen corporal alterada.

RESUMEN DE PUNTOS CLAVE

- El aspecto es una parte importante de la identidad.
- La imagen corporal está relacionada con la autoestima y la autovaloración.
- Las percepciones de la alteración, el daño o los cambios en la imagen corporal causados por la cirugía difieren entre las personas, igual que las respuestas a una imagen corporal alterada después de la cirugía; por lo tanto, los cuidados relacionados con la imagen corporal deben individualizarse.
- Durante el proceso de evaluación hay que tener en cuenta la valoración de las preocupaciones, la ansiedad y los miedos del paciente quirúrgico relacionados con la imagen corporal.

(Continúa)

(cont.)

- Las enfermeras quirúrgicas deben conocer las posibles situaciones pre-, peri- y postoperatorias que pueden provocar una alteración en la imagen corporal del paciente.
- El dolor después de la cirugía también puede ser un desafío para la imagen corporal del paciente.
- La reacción de un paciente determinado frente a la alteración de la imagen corporal percibida puede vincularse con reacciones de duelo.
- La enfermera quirúrgica tiene una función importante en la incorporación de estrategias sensibles de apoyo y concienciación en el cuidado del paciente quirúrgico.

PUNTOS DE APRENDIZAJE PARA LA REFLEXIÓN

Tras haber leído este capítulo, piense en lo que sabe ahora y en lo que aún necesita averiguar. Estas preguntas pueden ser de ayuda:

- ¿Qué áreas clave necesitaría abordar con el paciente antes de la operación para ayudarlo a afrontar cualquier diferencia en su imagen corporal después de la intervención?
- ¿Cómo ayudaría a los pacientes a aceptar una imagen corporal nueva o diferente durante todo el proceso quirúrgico (pre-, peri- y postoperatorio)?
- ¿Cómo influyen las redes sociales en la imagen corporal de las personas?

Bibliografía

Ablett, K., & Thompson, A. (2016). Parental, child and adolescent experiences of chronic skin conditions: A meta-ethnography and review of the qualitative literature. *Body Image, 19*, 175–185.

Atkinson, A. (2002). Body image considerations in patients with wounds. *Journal of Community Nursing, 16*(10), 32–38.

Atkinson, M. (2015). Mindfulness interventions for improving body image: a worthwhile pursuit? *Journal of Aesthetic Nursing, 4*(10), 498–500.

Aust, H., Rusch, D., Schuster, M., Sturm, T., Brehm, F., & Nestoriuc, N. (2016). Coping strategies in anxious surgical patients. *BMC Health Services Research, 16*. Available at: <https://www.ncbi.nlm.nih.gov/pmc/articles/PMC4941033/>

Bailey, K., Cline, L., & Gammage, K. (2016). Exploring the complexities of body image experiences in middle age and older adult women within exercise context: The simultaneous existence of negative and positive body images. *Body Image, 17*, 88–99.

Bolton, M., Lobben, I., & Stern, T. (2010). The impact of body image on patient care. *Primary Care Companion to the Journal of Clinical Psychiatry, 12*(2). Available at: <https://www.ncbi.nlm.nih.gov/pmc/articles/PMC2911009/>

Brown, B., Moss, T., McGrouther, D., & Bayat, A. (2010). Skin scar preconceptions must be challenged: importance of self-perception in skin scarring. *Journal of Plastic, Reconstructive & Aesthetic Surgery, 63*, 1022–1029.

Bullen, T., Sharpe, L., Lawsin, C., Patel, D., Clarke, S., & Bokey, L. (2012). Body image as a predictor of psychopathology in surgical patients with colorectal disease. *Journal of Psychosomatic Research, 73*, 459–463.

Cash, T., Santos, M., & Eilliams, E. (2005). Coping with body-image threats and challenges: validation of the Body Image Coping Strategies Inventory. *Journal of Psychomatic Research, 58*, 191–199.

Converse, P., Thackray, M., Piccone, K., Sudduth, M., Tocci, M., & Miloslavic, S. (2016). Integrating self-control with physical attractiveness and cognitive ability to examine pathways to career success. *Journal of Occupational & Organizational Psychology, 89*(1), 73–91.

Dewing, J. (1989). Altered body image. *Surgical Nurse., 2*(4), 17–20.

Drageset, S., & Lindstrøm, T. C. (2003). The mental health of women with suspected breast cancer: the relationship between social support, anxiety, coping and defence in maintaining health. *Journal of Psychiatric & Mental Health Nursing, 10*(4), 401–409.

Fang, S., Shu, B., & Chang, Y. (2013). The effect of breast reconstruction surgery on body image among women: a meta-analysis. *Breast Cancer Research and Treatment, 137*(1), 13–21.

Ferrer-Garcia, M., & Gutierrez-Maldonado, J. (2012). The use of virtual reality in the study, assessment, and treatment of body image in eating disorders and nonclinical samples: a review of the literature. *Body Image, 9*, 1–11.

Garretson, S. (2004). Benefits of pre-operative information programmes. *Nursing Standard, 18*(47), 33–37.

Hayward, J. (1975). *Information: A Prescription Against Pain*. London: Royal College of Nursing.

Holzer, L., Sevelda, F., Fraberger, G., Bluder, O., Kickinger, W., & Holzer, G. (2014). Body image and self-esteem in lower-limb amputees. *PLoS ONE, 9*(3). Available at: <https://www.ncbi.nlm.nih.gov/pmc/articles/PMC3963966/pdf/pone.0092943.pdf>

Kocan, S., & Gursoy, A. (2016). Body image of women with breast cancer after mastectomy: a qualitative research. *Journal of Breast Health, 12*, 145–150.

Kubler-Ross, E (1969). *On Death and Dying*. London: Tavistock.

Lalloo, C., Shah, U., Birnie, K., Davies-Chalmers, C., Rivera, J., Stinson, J., et al. (2017). Commercially available smartphone Apps to support post-operative pain self-management: a scoping review. *JMIR mHealth uHealth, 5*(10), e162. Available at: <https://www.ncbi.nlm.nih.gov/pmc/articles/PMC5673880/.>

Lazarus, R. S., & Folkman, S. (1984). Coping and adaptation. In W. D. Gentry (Ed.), *Handbook on Behavioural Medicine*. New York: Guilford.

Lehmann, V., Hagadoorn, M., & Tuinman, M. (2015). Body image in cancer survivors: a systematic review of case control studies. *Journal of Cancer Survivorship, 9*(2), 339–348.

Neil, J. A. (2000). The stigma scale: measuring body image and the skin. *Dermatology Nursing, 12*(1), 32–36.

Neil, J. A., & Barrell, L. M. (1998). Transition theory and its relevance to patients with chronic wounds. *Rehabilitation Nursing, 23*(6), 295–299.

Newell, R. (1999). Altered body image: a fear evidence model of psycho-social difficulties following disfigurement. *Journal of Advanced Nursing, 30*(5), 1230–1238.

Nursing and Midwifery Council. (2018). *The Code. Professional Standards of Practice and Behaviour for Nurses, Midwives and Nursing Associates*. Available at: https://www.nmc.org.uk/globalassets/sitedocuments/nmc-publications/nmc-code.pdf.

Parkes, C. (1972). *Bereavement: Studies of Grief in Adult Life*. London: Tavistock.

Pellard, S. (2006). Body image and acute burn injuries: a literature review. *Journal of Wound Care, 15*, 129–132.

Price, B. (1990a). A model for body image care. *Journal of Advanced Nursing, 15*(5), 585–593.

Price, B. (1990b). *Body Image – Nursing Concepts and Care*. London: Prentice Hall.

Price, B. (1995). Assessing altered body image. *Journal of Psychiatric & Mental Health Nursing, 2*(3), 169–175.

Sarafino, E., & Smith, T. (2017). Health Psychology – Biopsychosocial Interactions (9th ed.). New York: John Wiley.

Schilder, P. (1935). *The Image and Appearance of the Human Body*. London: Kegan Paul.

Shanmugarajah, K., Gaind, S., Clarke, C., & Butler, P. (2012). The role of disgust emotions in the observer response to facial disfigurement. *Body Image, 9*, 455–461.

Stephenson, J. (2018). Campaign to end PJ Paralysis. *Nursing Times*. Available at. https://www.nursingtimes.net/news/hospital/campaign-to-end-pj-paralysis-saved-710000-hospital-days/7025689.article.

Wall, P. D., & Melzack, R. (1984). *Textbook of Pain*. New York: Churchill Livingstone.

Webb, J., Wood-Barcalow, N., & Tylka, T. (2015). Assessing positive body image: contemporary approaches and future directions. *Body Image, 14*, 130–145.

Williams, J. (2013). Stoma care: intimacy and body image issues. *Practice Nursing, 23*(2), 91–93.

Wilson-Barnett, J. (1978). Patients' emotional responses to barium X-rays. *Journal of Advanced Nursing, 3*(1), 37–46.

Wright, B. (1993). *Caring in Crisis* (2nd ed.). Edinburgh: Churchill Livingstone.

Young, V., & Hutchison, J. (2009). Insights into patients and clinician concerns about scar appearance. *Plastic and Reconstructive Surgery, 124*, 256–265.

Lecturas adicionales

Burrows, N. (2013). *Body image – a rapid evidence assessment of the literature*: Government Equalities Office. Available at: https://assets.publishing.service.gov.uk/government/uploads/system/uploads/attachment_data/file/202946/120715_RAE_on_body_image_final.pdf.

Deeny, P., & Kirk-Smith, M. (2000). Colloqial descriptions of body image in older surgical patients. *Intensive and critical care nursing, 16*, 304–309.

Gursoy, A., Candas, B., Guner, S., & Yilmaz, S. (2016). Preoperative stress: an operating room nurse intervention assessment. *Journal of perianesthesia nursing, 31*(6), 495–503.

Price, B. (2011). How to map a patient's social support network. *Nursing Older People, 23*, 28–35.

Price, B. (2016). Enabling patients to manage altered body image. *Nursing Standard, 31*, 60–69.

Strubel, J., & Petrie, T. (2017). Love me Tinder: Body image and psychosocial functioning among men and women. *Body Image, 21*, 34–38.

Tiggermann, M. (2015). Considerations of positive body image across various social identities and special populations. *Body Image, 14*, 168–176.

Capítulo 8

Conceptos de dolor en el paciente quirúrgico

Sarah McKenna

ÍNDICE DEL CAPÍTULO

OBJETIVOS CLAVE DEL CAPÍTULO

Al final del capítulo, el lector debería ser capaz de:

- Clasificar el dolor.
- Conocer los principios generales del tratamiento del dolor agudo.
- Analizar los factores que pueden afectar a la experiencia del dolor agudo.
- Evaluar el dolor.
- Analizar la respuesta fisiológica al dolor y los peligros del dolor agudo que no se trata bien.
- Conocer los métodos de administración de analgesia postoperatoria.
- Conocer la farmacología en el tratamiento del dolor postoperatorio agudo.
- Conocer el equipo de la unidad del dolor agudo.

Cuestiones en las que pensar antes de leer el capítulo

- El dolor no es solo un síntoma; también es un trastorno. ¿Qué entiende por esto?
- ¿De qué herramientas de evaluación del dolor dispone la enfermera?
- ¿Cómo puede hacer el dolor que una persona se sienta aislada?

Introducción

El dolor es una experiencia compleja, multidimensional y exclusiva de la persona que lo experimenta. El dolor a menudo se considera una señal de advertencia de que algo anda mal y es una razón frecuente por la que las personas consultan a su médico.

Aunque sería una expectativa poco realista para los pacientes creer que no tendrán dolor después de una intervención quirúrgica, el dolor postoperatorio no debe verse como una parte inevitable de la recuperación y puede asumirse que los pacientes no deben sufrir innecesariamente. Las enfermeras tienen el deber ético de proporcionar alivio del dolor, y esto se refuerza en el artículo 3 de la *Declaración de los derechos humanos* (1998), que establece: «Nadie será sometido a torturas ni a tratos o penas inhumanos o degradantes».

Además, el dolor postoperatorio mal abordado puede activar varias respuestas fisiológicas que pueden ser perjudiciales y puede retrasar la recuperación de la cirugía y, en última instancia, el alta del paciente. Es difícil afirmar que el alivio adecuado del dolor reducirá por sí solo la duración de la estancia hospitalaria, ya que esto es solo una parte del proceso del paciente, pero es razonable esperar que la probabilidad de que un paciente con un grado manejable de dolor tenga complicaciones postoperatorias sea menor y que, por lo tanto, se recupere más deprisa.

Clasificación del dolor

La British Pain Society (2019) afirma que el dolor se transmite mediante señales que viajan hasta el cerebro a través de la médula espinal y fibras nerviosas especializadas. Estas señales saltan a lo largo de las fibras nerviosas mediante la liberación de sustancias químicas denominadas neurotransmisores. Además, clasifica el dolor en tres categorías diferentes:

- Dolor agudo: dolor a corto plazo, como en un esguince de tobillo.
- Dolor crónico: dolor a largo plazo, como en los problemas de espalda o la artritis.
- Dolor recidivante o intermitente: dolor que aparece y desaparece, como un dolor de muelas.

El **dolor agudo** es un dolor de aparición reciente y duración limitada. Por lo general, pueden identificarse la causa, el principio y el final. El dolor postoperatorio agudo es un dolor nociceptivo. Nocicepción es el término usado para describir el procesamiento de los estímulos nocivos o dañinos, y la información nociceptiva se transmite por fibras específicas del dolor llamadas nocirreceptores. La lesión tisular inicia el proceso de inflamación a medida que la hinchazón local comprime las terminaciones nerviosas sensitivas. Esto se ve agravado por mediadores químicos del proceso inflamatorio, como la bradicinina, la histamina y las prostaglandinas, que potencian la sensibilidad de las terminaciones nerviosas a los estímulos dolorosos. Aunque se puede apreciar que el dolor no es una experiencia placentera, se ha señalado que indirectamente promueve la curación al fomentar la protección de la zona dañada (Waugh y Grant, 2018).

Sin embargo, este proceso aumenta la probabilidad de que los nocirreceptores tengan una mayor sensibilidad al dolor. Este dolor nociceptivo puede sentirse diferente dependiendo de si proviene de la piel, los músculos o los tejidos blandos (clasificado como dolor somático). El dolor que proviene de los órganos internos se clasifica como dolor visceral.

El dolor agudo también se asocia a la estimulación del sistema nervioso simpático, que puede conducir a la activación de varias respuestas fisiológicas potencialmente dañinas.

El **dolor crónico** puede definirse como el dolor que ha persistido, de forma continua o intermitente, durante 3 meses o más y no responde al tratamiento médico o quirúrgico tradicional. Generalmente, se presenta durante meses o años más allá del tiempo esperado que debería tardar una lesión en curarse o una enfermedad en tratarse. Puede alterar totalmente la vida normal al apoderarse de la vida de la persona que lo experimenta y de sus seres queridos. El dolor crónico puede ser de naturaleza compleja y multidimensional, lo que puede llevar a la persona a buscar muchas modalidades de tratamiento diferentes. Es importante señalar que el dolor agudo que no se controla correctamente puede provocar dolor crónico. Correll (2017) afirma que el dolor postoperatorio crónico está poco reconocido dentro del sector sanitario como un resultado potencial de la cirugía y que afecta a millones de pacientes cada año y dura de meses a años. Correll también identificó que las mayores incidencias de dolor postoperatorio crónico se asocian a amputaciones, toracotomías, cirugías cardíacas y cirugías de mama, y que otros factores de riesgo son el dolor preoperatorio, factores psicológicos y la intensidad del dolor postoperatorio agudo.

El **dolor neuropático** puede describirse como un dolor iniciado o causado por una lesión primaria o disfunción del sistema nervioso. Los pacientes suelen describirlo como una quemazón, descarga o punción, y también puede estar asociado a sensaciones anormales, como entumecimiento e hiperalgesia. El dolor neuropático puede producirse después de una infección vírica como el herpes zóster, después de una cirugía como una amputación o puede estar relacionado con un trastorno médico como la diabetes (neuropatía diabética). Una parte importante del tratamiento del dolor postoperatorio es el reconocimiento del dolor neuropático. Hay que alertar al personal sobre los signos de aumento del dolor y si se necesitan cantidades crecientes de opioides con poco o ningún efecto; esto puede ser un signo de dolor neuropático. El British National Formulary (Joint Formulary Committee, 2019) señala que existe alguna evidencia de que este dolor responde a los analgésicos opioides, como el clorhidrato de tramadol, la morfina y el clorhidrato de oxicodona. Sin embargo, el tratamiento con morfina y oxicodona solo debe administrarse bajo la supervisión de un especialista, y el tramadol solo debe usarse cuando otros tratamientos no hayan tenido éxito.

En los últimos años se han identificado muchos otros tipos de dolor, según la definición de Action on Pain (2019), una organización benéfica que apoya y asesora a las personas con dolor (tabla 8.1).

Es importante señalar que cualquier tipo de dolor puede complicarse por factores psicológicos. Hay que reconocer que el dolor causado o agravado por estos factores psicológicos es real para la persona que lo experimenta. Este dolor puede necesitar tanto tratamiento médico como psicológico.

Principios generales del tratamiento del dolor agudo

El resultado determinado por el paciente en relación con el alivio del dolor debe ser que el paciente informe de que se siente cómodo o que su dolor está en un nivel aceptable para él, con efectos secundarios (como náuseas y vómitos o sedación excesiva) mínimos. El dolor debe evaluarse y registrarse de forma sistemática, y se debe actuar en consecuencia en el momento oportuno. En la evaluación debe participar el paciente, cuando sea posible, y debe ser una evaluación dinámica del dolor, medido al moverse o toser, o durante intervenciones que puedan causar dolor.

El registro de las puntuaciones del dolor puede ser incongruente. El Royal College of Physicians introdujo el sistema National Early Warning Scoring (NEWS) en 2012, que se utilizó en la mayor parte del sector sanitario, y el dolor se incluyó

Tabla 8.1 Tipos de dolor

Tipo	Descripción
Alodinia	Dolor causado por estímulos que no se consideran dolorosos o dolor que se encuentra en un lugar diferente al área estimulada
Anestesia dolorosa	Complicación irreversible de la neurocirugía. Se produce cuando un nervio (generalmente el nervio trigémino) se daña por una cirugía o un traumatismo físico y, como resultado, la sensación en una parte del cuerpo disminuye o desaparece por completo, pero el dolor sigue estando presente
Dolor de la extremidad fantasma	Dolor intenso y sensación de hormigueo que se sigue experimentando por la existencia percibida de una extremidad amputada. Es más frecuente en los casos en que la amputación se retrasó después de la lesión inicial
Dolor idiopático	Se trata de un diagnóstico de dolor que padece un paciente durante más de 6 meses para el que no existe una causa física ni un trastorno psicológico específico
Dolor irruptivo	Agravamiento o empeoramiento del dolor crónico preexistente que se está tratando. Es posible que sea necesario realizar ajustes en los tratamientos para aliviar el dolor, ya que a menudo aparece rápidamente y puede durar de minutos a horas
Dolor maligno	Este dolor se asocia a enfermedades como el cáncer, ya que el tumor afecta a los tejidos circundantes (más frecuente en los tumores óseos). Puede ser el resultado del tumor en sí o de los tratamientos del tumor, como la radioterapia o la quimioterapia
Dolor psicógeno	Este dolor está relacionado total o principalmente con un trastorno psicológico en el que una persona tiene un dolor persistente con evidencia de trastornos psicológicos, pero sin evidencia de un trastorno que pueda causar dolor
Hiperalgesia	Trastorno de alteración de la percepción en el que los estímulos que normalmente causarían una incomodidad trivial se perciben como una causa de dolor intenso. Suele ser un componente del síndrome de dolor neuropático
Hiperpatía	También es un trastorno de alteración de la percepción que se origina por la estimulación repetitiva y prolongada de las neuronas
Parestesia	Sensación de hormigueo, pinchazos o entumecimiento en la piel de una persona sin efecto físico aparente a largo plazo. La parestesia crónica indica un problema de la función de las células nerviosas o neuronas
Síndrome de dolor regional complejo 1 (distrofia simpática refleja)	Trastorno crónico que se cree que es el resultado de una disfunción de los sistemas nerviosos central o periférico. Se producen cambios drásticos en el color y la temperatura de la piel sobre el área afectada. El dolor no se corresponde con la distribución de un solo nervio y empeora con el movimiento
Síndrome de dolor regional complejo 2 (causalgia)	Es un tipo de dolor ardiente asociado con un nervio periférico parcialmente dañado. La piel de la persona afectada suele estar fría, húmeda e hinchada y después se vuelve atrófica

en este sistema de puntuación en un intento de mejorar la coherencia. En diciembre de 2017 se presentó NEWS 2, que ha aumentado el cumplimiento y la seguridad del paciente en relación con el tratamiento del dolor en el entorno hospitalario agudo (Royal College of Physicians, 2017).

Como parte de la evaluación del dolor, es fundamental evaluar y revisar periódicamente los efectos de los analgésicos. Tradicionalmente, se debe usar el analgésico más potente disponible, y los analgésicos opioides son la base del tratamiento del dolor de moderado a intenso. Sin embargo, el Royal College of Anesthetists (RCoA, 2019) afirma que hay que tener en cuenta que los opioides pueden ser menos eficaces para el dolor agudo que los fármacos con otros mecanismos de acción. No obstante, a pesar de promover la administración de opioides por vía intravenosa para el dolor agudo, recomiendan que se utilice la vía más apropiada para administrar opioides en el momento en que se evalúe el dolor como intenso, aunque esto debe guiarse por las políticas locales. La analgesia epidural y la analgesia controlada por el paciente se pueden utilizar en todas las áreas quirúrgicas, mientras que la administración de opioides por vía intravenosa mediante bolos intermitentes puede limitarse al área de recuperación postoperatoria o al área de cuidados intensivos, en contraposición a un entorno de planta.

La analgesia multimodal implica el uso de diferentes tipos de fármacos que contribuyen a la analgesia de formas distintas. El paracetamol administrado sistemáticamente por vía intravenosa u oral proporciona una analgesia eficaz y, si se administra al mismo tiempo que un opioide, mejora la calidad del alivio del dolor (Furyk et al., 2018).

¿Qué puede afectar a la experiencia del dolor agudo?

El dolor es una interacción compleja entre el cuerpo y la mente, y hay muchos factores que contribuyen al resultado del tratamiento del dolor postoperatorio. Por ejemplo, las actitudes del personal y del paciente pueden impedir que un paciente reciba los analgésicos adecuados. Un estudio reveló que las experiencias de dolor de los pacientes influyeron en sus actitudes y estrategias para el abordaje del dolor postoperatorio. Los resultados de este estudio reconocen que las experiencias del dolor y las estrategias de afrontamiento son muy diversas e individuales. Por lo tanto, el personal debe abordar el tratamiento del dolor de una manera centrada en el paciente, asegurándose de que sea personalizado y objetivo para optimizar el alivio del dolor (Angelini et al., 2018). La educación de todo el personal involucrado en el cuidado postoperatorio de los pacientes es esencial para garantizar que se cuestionan las actitudes que no son útiles.

Es importante realizar una evaluación completa de los antecedentes de dolor del paciente. Debe incluir preguntas sobre cualquier cirugía previa, el uso de analgésicos anterior y actual, y cualquier temor o malentendido acerca de los analgésicos, como adicción o efectos secundarios.

Los pacientes que tienen una necesidad de opioides o un trastorno por abuso de sustancias necesitarán una cantidad mayor de opioides si se someten a una cirugía. Esto se debe a que la tolerancia conduce a una disminución de la potencia de los opioides cuando se administran de forma repetida (Volkow y McLellan, 2016). Otros factores, como la edad del paciente, afectarán a las necesidades de analgesia. Los pacientes de edad avanzada pueden tener otros problemas de dolor continuo debido a trastornos como la artritis. Es posible que tomen varios tipos de fármacos además de los analgésicos (polifarmacia) y que se muestren estoicos ante el dolor, tal vez pensando que simplemente debe esperarse como parte del envejecimiento.

La personalidad del paciente puede influir mucho en la forma en que expresa el dolor. Un paciente que parece tranquilo y cómodo no tiene por qué estarlo necesariamente y un paciente que está dando vueltas y expresando verbalmente su dolor podría estar experimentando algo diferente al dolor. Las personas con tipos de personalidad extrovertidos son más propensas a quejarse y expresar su dolor que los tipos de personalidad introvertidos. Según esto, se podría argumentar que es probable que los extrovertidos reciban más analgésicos. Chester et al. (2019) descubrieron que los pacientes con más confianza experimentaban menos dolor que los que carecían de ella, y creían que su dolor podría mejorar.

La experiencia cultural y los antecedentes de una enfermera pueden influir en cómo evalúa el dolor, y es importante que todos los profesionales reconozcan cómo puede afectar un sesgo cultural por su parte y que se fomente la reflexión sobre la práctica y en ella. Además, la cultura de una persona también puede influir mucho en la percepción y la expresión del dolor, lo que afectará al resultado del tratamiento. Givler y Maani-Fogelman (2019) reconocen cómo puede influir la diferencia cultural en las decisiones sobre el dolor y los cuidados paliativos. También recomiendan que las creencias culturales deben orientar a los profesionales sobre cómo, cuándo y, en ocasiones, incluso si debe tratarse el dolor del paciente. El Nursing and Midwifery Council (2018) deja claro que la enfermera debe identificar, observar y evaluar con precisión los signos que indican que la salud física y mental es normal o que la persona que recibe atención está empeorando, y esto también incluye la evaluación del dolor.

Desafortunadamente, algunas culturas no aceptan abiertamente el uso de opioides, que se usan habitualmente para el tratamiento del dolor. Aunque esta situación podría suponer un reto en relación con las intervenciones quirúrgicas y el abordaje del dolor, los profesionales sanitarios deben respetarla y deben buscar métodos alternativos para tratar el dolor (Yim y Parsa, 2018).

La experiencia previa con el dolor también puede reflejarse en la respuesta de una persona al dolor. Muchas de estas respuestas se aprenden durante la niñez y persisten en la vida adulta, con las creencias personales y los mecanismos de afrontamiento asociados. Por lo tanto, estímulos comparables no producen necesariamente el mismo dolor (ni en duración ni en intensidad) en diferentes personas. Existe la idea errónea de que una intervención quirúrgica o una lesión concreta producirá un grado predecible de dolor en diferentes pacientes. Recientemente, Yang et al. (2019) determinaron que hay nueve factores que predicen un control deficiente del dolor postoperatorio y señalaron que deben tenerse en cuenta cuando se desarrollan vías de atención clínica específicas de la disciplina para mejorar los resultados del dolor y guiar la investigación futura del dolor quirúrgico. Los nueve factores predictivos son:

1. Edad más joven.
2. Sexo femenino.
3. Consumo de tabaco.
4. Antecedentes de depresión.
5. Antecedentes de síntomas de ansiedad.
6. Dificultades para dormir.
7. Índice de masa corporal (IMC) más alto.
8. Presencia de dolor preoperatorio.
9. Uso de analgesia preoperatoria.

Es importante considerar qué significa el dolor para el paciente y cómo se corresponde con el significado de la cirugía. Por ejemplo, un paciente que se somete a una artroplastia sabrá que es probable que su calidad de vida mejore, mientras que un paciente que se somete a una cirugía relacionada con el cáncer puede tener mucha ansiedad debido al impacto potencial de su enfermedad.

Evaluación del dolor

La evaluación del dolor es el núcleo del tratamiento eficaz del dolor y es importante que el paciente participe siempre que sea posible. Se debe ofrecer a los pacientes una atención multidisciplinaria que esté bien integrada con las especialidades de apoyo, pero enfocada en las estrategias de autocuidado para que el paciente se convierta en un experto en su tratamiento del dolor (Royal College of Anesthetists, 2015).

Es importante determinar qué palabras usan los pacientes para describir su dolor para que la comunicación entre el paciente y la enfermera sea eficaz. La enfermera y otros profesionales sanitarios pueden usar el término «dolor» y el paciente puede considerar que significa solo dolor intenso o insoportable, en lugar de malestar o molestias, que también pueden impedirles realizar sus actividades diarias.

La evaluación del dolor en el contexto agudo o postoperatorio tiende a centrarse en la intensidad. Aunque esto puede parecer una medida demasiado simplista, ofrece una herramienta para ayudar a proporcionar el tratamiento lo antes posible. Una de las medidas más frecuentes en el contexto del dolor agudo es la escala categórica (Bedinger y Plunkett, 2016). En este sistema se utilizan frases como «sin dolor», «dolor leve», «dolor moderado» y «dolor intenso» para describir la magnitud del dolor. Pueden añadirse números al lado de esta descripción verbal para ayudar al paciente a utilizar la herramienta y para que la enfermera empiece a entender el grado de dolor del paciente.

Para algunos pacientes, como las personas de edad avanzada o con deterioro cognitivo, puede ser difícil evaluar el dolor usando la escala categórica (fig. 8.1). La evaluación del dolor en las personas de edad avanzada no solo es compleja debido al posible deterioro cognitivo, sino que también puede haber otros problemas dolorosos coexistentes con el dolor postoperatorio. Para los pacientes con deficiencias cognitivas puede ser un reto dar a conocer que tienen dolor, y esto puede dificultar la evaluación del dolor. Por lo tanto, es apropiado, y Schofield (2018) lo recomendó, que se utilicen otras herramientas de evaluación del dolor, como las de evaluación de la expresión facial o de la conducta. La Abbey Pain Scale es una herramienta de evaluación conductual en la que se utilizan seis indicadores para ayudar a medir el dolor en pacientes con demencia, y la Association of Anaesthetists in Great Britain and Ireland (AAGBI) ha recomendado recientemente que se utilice en todos los pacientes con demencia que se sometan a una cirugía y no puedan vocalizar su dolor (AAGBI, 2019).

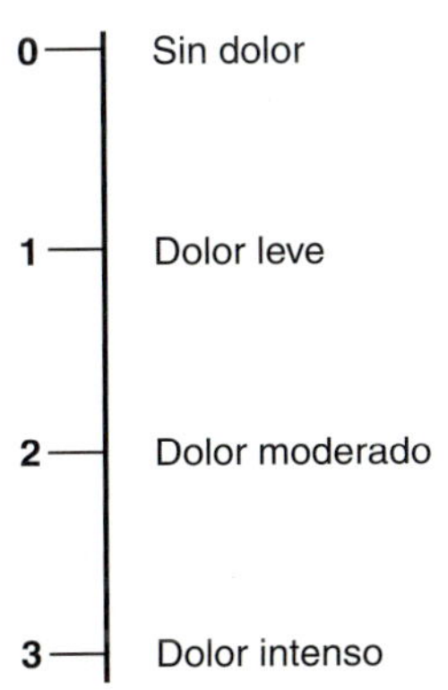

Figura 8.1 Escala categórica de evaluación del dolor.

A pesar de la variación entre los pacientes en cuanto a su capacidad para utilizar algunas herramientas, a menudo es necesario estandarizar las herramientas de evaluación del dolor para evitar la incertidumbre cuando el personal se desplaza entre las áreas de un hospital. Los pacientes que se someten a cirugía programada deben conocer una herramienta de evaluación del dolor antes de la operación y se les debe proporcionar información escrita sobre cómo usar la herramienta y qué hacer si su dolor no está controlado. La clínica de evaluación preoperatoria puede ser un entorno ideal para la difusión de esta información, aunque hay que reconocer que los pacientes reciben una gran cantidad de información en ese momento y que será necesario revisarla durante el ingreso.

Respuesta fisiológica al dolor y peligros del dolor mal controlado

El dolor agudo intenso puede ser fisiológicamente dañino debido a la estimulación del sistema nervioso simpático. La función del sistema nervioso simpático es proteger al organismo en momentos de estrés, y la estimulación provoca varias respuestas fisiológicas conocidas como «respuesta de estrés quirúrgico». Estas incluyen la liberación de hormonas como el cortisol y la hormona del crecimiento, el aumento de la glucemia y desequilibrios de líquidos y electrólitos. El aumento del metabolismo conduce a un aumento del catabolismo, lo que requiere cantidades más altas de oxígeno.

El dolor agudo mal controlado puede ser particularmente dañino para las personas de edad avanzada o con morbilidad cardíaca preexistente debido al aumento resultante de la carga de trabajo del corazón. La necesidad de oxígeno aumenta si el corazón se ve obligado a trabajar más, y esto puede agravarse si el paciente no puede respirar bien debido al dolor, lo que da lugar a una menor disponibilidad de oxígeno. Debido a su edad, los pacientes de edad avanzada pueden tener un volumen sanguíneo circulante más bajo, menos masa muscular y una función renal reducida, lo que da lugar a una disminución de la eliminación de los fármacos (Wu, 2018). Wu (2018) también afirma que, puesto que los pacientes de edad avanzada tienen un mayor riesgo de acumulación de fármacos debido a la disminución de la función renal, existe una ventana estrecha entre las dosis de opioides que son seguras y las que podrían provocar depresión respiratoria o sobredosis. Además, la polifarmacia frecuente en estos pacientes puede hacerlos más sensibles a las reacciones adversas a los fármacos.

Métodos de administración de analgesia postoperatoria

La administración de opioides potentes es el tratamiento de primera línea para el dolor después de la cirugía. La vía de administración del analgésico depende del tipo de cirugía y del entorno en el que se atienda al paciente. Por ejemplo, es posible que los pacientes con analgesia epidural continua deban ser atendidos en un entorno de alta dependencia, mientras que los pacientes que se someten a una cirugía ambulatoria requerirán opioides de acción más corta para poder regresar a casa según lo planeado.

Administración oral

La administración oral de analgésicos es la vía más aceptable para los pacientes y debe ser la primera opción si es posible. Sin embargo, esta vía no suele ser apropiada en la fase postoperatoria inmediata porque la motilidad intestinal suele estar reducida o el tipo de cirugía la hace imposible. Si la vía oral se usa de forma inadecuada, puede haber un retraso en la absorción en un momento imprevisible, y si el paciente tiene náuseas o vómitos habrá muy poca absorción del fármaco.

Administración rectal

Los analgésicos como el paracetamol y los antiinflamatorios no esteroideos (AINE) se pueden administrar por vía rectal, aunque este método puede no ser aceptable para los pacientes, por lo que es esencial obtener y registrar el consentimiento verbal antes de administrar fármacos por vía rectal. La absorción puede ser impredecible y algunos supositorios de AINE pueden irritar directamente el tejido rectal. La amplia disponibilidad de formas intravenosas de paracetamol y AINE debería reducir la necesidad de utilizar la vía rectal en el postoperatorio.

Vía intravenosa

La vía intravenosa es una forma rápida de administrar analgésicos, incluidos los opioides, el paracetamol y algunos AINE. La administración de opioides por esta vía suele limitarse a áreas clínicas donde hay una alta proporción de miembros del personal por cada paciente, como la unidad de cuidados postanestésicos (UCPA). La vía intravenosa es de acción rápida y fácil de ajustar a los grados de dolor, pero requiere que la enfermera permanezca con el paciente durante la administración y durante algún tiempo después. La mejor práctica es que haya naloxona disponible de forma inmediata durante la administración y que la enfermera que administra el opioide siga siendo responsable de la custodia de lo que queda del fármaco sin utilizar hasta que vuelva a necesitarse; los restos pueden desecharse y documentarse de acuerdo con la política y los procedimientos locales.

Vía intramuscular

La vía intramuscular se puede utilizar para la dosificación intermitente de los opioides «según sea necesario»; no suele utilizarse porque se usan más otros métodos de analgesia más eficaces. La vía intramuscular suele fracasar por varias razones. A la mayoría de los pacientes no les gustan las inyecciones porque son dolorosas. La enfermera tiene el control de la analgesia en lugar del paciente y a muchos pacientes les preocupa molestar a las enfermeras si sienten dolor, especialmente si parecen ocupadas. Además, la prescripción y administración de opioides intramusculares puede ser inadecuada y la farmacocinética es impredecible.

Analgesia controlada por el paciente (ACP)

La ACP es un método frecuente de administración de analgesia postoperatoria y muchos pacientes se han beneficiado de su uso. La ACP permite al paciente autoadministrarse analgésicos rápidamente dentro de unos parámetros establecidos. Los pacientes también pueden preferir la ACP a otros métodos de analgesia porque tienen el control y no tienen que avisar a la enfermera que los atiende para el alivio rápido del dolor. El objetivo de la ACP es mantener unas concentraciones plasmáticas de opioides constantes y eficaces sin que se produzcan picos y valles de la analgesia.

La ACP se usa con frecuencia en el postoperatorio tanto en los adultos como en los niños. Los criterios más obvios para su uso son que el paciente sea físicamente capaz de utilizar el dispositivo elegido y que tenga la capacidad de entender el concepto. Algunos pacientes consideran que la ACP no es apropiada para ellos porque no quieren tomar el control de esta parte de su atención o porque asocian el uso de un opioide con la adicción a las drogas.

Para ayudar a garantizar las mejores prácticas cuando se utiliza la ACP hay que tomar todas las medidas para reducir el riesgo, como la estandarización del equipo y el uso de pautas o protocolos de prescripción. El médico que la prescribe debe dejar absolutamente claro cualquier cambio realizado dentro de estas pautas o protocolos para cubrir las necesidades individuales del paciente, y es posible que también sea necesario modificar los parámetros de observación. Las vías de administración utilizadas deben estar diseñadas para el uso de la ACP, incorporando un puerto de válvula unidireccional para la conexión segura de las infusiones intravenosas además de una válvula antisifón para evitar el sifón inducido por la gravedad que podría producirse si la bomba de ACP se coloca demasiado alta. Todo el personal que utilice equipos de ACP debe recibir formación sobre su uso como un programa continuo.

Es importante que todo el personal que atiende a los pacientes que utilizan la ACP pueda manejar el equipo con confianza. Esto debe incluir la capacidad para comprobar la configuración de la bomba con la tabla de prescripción y supervisar y confirmar la cantidad de fármaco administrado y el número de demandas de bolos, incluidas las demandas no satisfechas. Esta información debe registrarse con cada conjunto de observaciones y cada vez que una enfermera diferente se hace cargo del cuidado del paciente. El personal también debe ser capaz de solucionar los problemas potenciales del equipo y sustituir las jeringas de la ACP o las bolsas de infusión cuando sea necesario para asegurarse de que no se produce una interrupción de la analgesia, evaluando constantemente la eficacia del alivio del dolor.

Descripción de los términos utilizados en la analgesia controlada por el paciente

Es importante comprender la terminología que se usa para la ACP. La *dosis en bolo* es la cantidad de analgésico que el paciente se autoadministra en una demanda con éxito con la ACP. El bolo debe ser suficiente para proporcionar una buena analgesia con efectos secundarios mínimos. La morfina se usa con frecuencia en la ACP y se considera que 1 mg cada 5 min (si es necesario) es una dosis bastante estándar para la mayoría de los pacientes adultos. Parece que esto podría ir en contra del argumento de que la analgesia debe adaptarse de forma individual, pero la constancia en la prescripción es necesaria para ayudar a reducir el riesgo.

El *tiempo de bloqueo* es el tiempo durante el cual la bomba de ACP no administrará ninguna dosis de analgésico. El paciente debe estar seguro de que la ACP no administrará una dosis de analgésico durante este tiempo, sin importar cuántas veces se presione el botón de demanda. Se suelen utilizar tiempos de bloqueo de entre 5 y 10 min.

Cuando se configura la ACP, puede ser necesaria una analgesia inicial en forma de *dosis de carga* intravenosa, ya que la pequeña cantidad de fármaco administrada con cada bolo por el paciente puede no ser adecuada para un paciente con dolor intenso. La dosis de carga ayudará a establecer un grado de analgesia eficaz que luego el paciente puede mantener con la ACP. La dosis de carga la administra un médico o una enfermera que haya recibido la formación adecuada. La cantidad de analgésico que se administra como dosis de carga depende de las necesidades individuales de cada paciente. La dosis de carga se puede administrar como una inyección aparte, pero lo ideal es administrarla con una bomba electrónica de ACP utilizando la función «control por el médico» *(clinician override)* (Anaesthesia UK, 2017).

Educación del paciente

Los pacientes deben haber recibido información clara sobre cómo usar el equipo de ACP antes de usarlo. Esto puede ser difícil si el paciente se somete a una cirugía de urgencia o si se le da información con demasiada anticipación y no se vuelve a comprobar si ha entendido cómo se usa la ACP. Ocay et al. (2018) señalan que aunque el uso de la ACP tiene muchas ventajas, sigue habiendo dudas sobre la seguridad de los dispositivos y recomiendan una cuidadosa selección y evaluación de los pacientes, y una educación integral de los pacientes, las familias y los profesionales sanitarios.

Problemas frecuentes de la analgesia controlada por el paciente

Si el paciente no está recibiendo una analgesia adecuada, la enfermera debe comprobar si está usando correctamente el equipo de ACP. Hay que comprobar el historial de la bomba porque es posible que el paciente no la esté usando lo suficiente por falta de información. Si el enfermo no usa la ACP de manera adecuada, se le pueden dar más consejos y apoyo para ayudarle a conseguir el mayor beneficio.

La enfermera también debe asegurarse de que se han prescrito y se administran analgésicos simples, como paracetamol, junto con la ACP. Si no se han prescrito analgésicos simples y sistemáticos, es responsabilidad de la enfermera solicitar que se revise la prescripción de los analgésicos. Si el paciente ha utilizado la ACP al máximo y ha recibido otros analgésicos pero el grado de dolor le parece inaceptable, se debe revisar su pauta farmacológica. Puede ser necesario administrar una dosis intravenosa de «rescate» para restablecer la analgesia o aumentar la dosis en bolo para ese paciente. El mantenimiento de sus necesidades habituales de opioides además de los analgésicos postoperatorios se puede proporcionar con una infusión de fondo más ACP o prescribiendo una dosis más alta de ACP. Este enfoque también puede ser apropiado para otros pacientes que toman analgésicos a base de opioides habitualmente, incluidos aquellos con cáncer o problemas de dolor crónico no maligno.

No es conveniente administrar un opioide por vía intramuscular como complemento de la ACP porque su efecto puede ser imprevisible y podría provocar una sedación excesiva y depresión respiratoria. La morfina es el fármaco más utilizado para la ACP, pero también se usan otros fármacos, como la diamorfina, el fentanilo y la oxicodona.

Todos los opioides administrados por cualquier vía pueden causar sedación excesiva y depresión respiratoria. Siempre que se prescribe y se utiliza la ACP, el personal que atiende al paciente debe ser capaz de reconocer los problemas desde el principio y seguir pautas claras para el tratamiento y el cuidado subsiguientes del paciente. Los pacientes que utilizan la ACP deben ser atendidos durante un período de 24 h solo en áreas clínicas donde el personal haya recibido la formación adecuada. Todo el personal, incluido el médico que hace la prescripción, debe entender esto y cumplirlo estrictamente. Todavía se considera una buena práctica prescribir oxigenoterapia a todos los pacientes que están recibiendo ACP, pero si la frecuencia respiratoria desciende a menos de 8 respiraciones/min, el oxígeno debe aumentarse a 15 l inmediatamente y se debe llamar a un médico para que evalúe al paciente (Royal Cornwall Hospital NHS Trust, 2018).

Se podría argumentar que si el paciente utiliza la ACP sin ayuda, el control natural hará que deje de usarla si se produjera una sedación excesiva. Sin embargo, puede producirse una sobredosificación, especialmente si otra persona presiona el botón de demanda en nombre del paciente o si se confunde con el timbre de llamada. El principio básico de la ACP requiere que solo el paciente presione el botón, y que no lo haga si se siente demasiado somnoliento para presionarlo. Sin embargo, si otra persona presiona el botón, como un familiar o un profesional sanitario, se anula el circuito de control natural y el paciente podría sufrir una sobredosis fácilmente. Hay que disuadir activamente a los visitantes para que no presionen la demanda de la ACP y se les debe informar de los peligros potenciales de hacerlo. Si el paciente no puede entender cómo se usa la ACP o no puede presionar la demanda por sí mismo sin indicaciones, se debe suspender la ACP y prescribir un método alternativo de analgesia (Soffin y Liu, 2018).

Si un paciente está tan sedado que es difícil o imposible despertarlo, hay que retirarle el dispositivo de ACP y observarle atentamente hasta que esté menos sedado. La observación atenta significa la vigilancia directa por parte de una enfermera competente y capaz de controlar constantemente la sedación, la frecuencia respiratoria y la saturación de oxígeno. Es probable que la disminución de la conciencia causada por la sedación que se produce en una situación como esta se acompañe de una disminución de la función respiratoria, como lo demuestra la reducción de la saturación de oxígeno y la frecuencia respiratoria. Si la enfermera tiene dudas sobre la función respiratoria del paciente y el grado de sedación, debe comunicárselo inmediatamente al personal médico y asegurarse de que hay naloxona disponible y preparada para su uso inmediato, si es necesario, para invertir la acción del opioide. Las políticas locales determinarán en qué momento se debe usar la naloxona y si el personal de enfermería puede administrarla.

El paciente puede mostrar otros signos de sobredosis de opioides, como contracción pupilar (miosis) y cianosis. Otros efectos secundarios potenciales de los opioides, como prurito, náuseas y vómitos, hipotensión y estreñimiento, se analizan en el apartado de farmacología de este capítulo.

Analgesia regional

Inyecciones raquídeas

Los fármacos que se inyectan debajo de la duramadre, directamente en el líquido cefalorraquídeo (LCR), se denominan inyecciones «raquídeas» o «intrarraquídeas/intratecales». La inyección de un anestésico local se denomina «anestesia raquídea», mientras que la inyección de un opioide se denomina «analgesia raquídea». A algunos pacientes se les realizará la cirugía bajo anestesia raquídea (en lugar de o además de la anestesia general) y el efecto de los fármacos puede durar varias horas. En algunos pacientes se puede utilizar anestesia raquídea y epidural combinada (REC); esta es una inyección raquídea seguida de una epidural usando el mismo catéter.

La anestesia raquídea proporciona un bloqueo motor profundo que puede durar varias horas. El personal puede tener dudas sobre si sentar a los pacientes o dejarles caminar después de esta intervención. Los pacientes pueden sentarse si su estado general lo permite, pero no deben caminar hasta tener toda la fuerza motora en las piernas, e incluso entonces dos miembros del personal clínico deben supervisar al paciente. La fuerza motora se prueba pidiendo a los pacientes que doblen las rodillas y levanten la pierna recta, lo que demostrará la fuerza del cuádriceps. Los pacientes también pueden experimentar retención urinaria debido al bloqueo de las fibras autónomas sacras. Los opioides administrados por vía raquídea sin un anestésico local no causan bloqueo motor.

Posibles complicaciones después de una inyección raquídea o de anestesia raquídea

Una posible complicación de las inyecciones raquídeas es la cefalea después de la punción dural, que se conoce como cefalea raquídea. El dolor de cabeza se debe a una fuga de líquido cefalorraquídeo a través del orificio que ha hecho la aguja raquídea en la duramadre; el líquido cefalorraquídeo se filtra a través de la duramadre, lo que provoca una caída de la presión del líquido. El dolor de cabeza puede ser intenso y empeora clásicamente al sentarse, ya que esto provoca una nueva caída de la presión del LCR. El paciente también puede tener náuseas, fotofobia y dolor al flexionar el cuello. Se anima a los pacientes a que descansen acostados y a que se incorporen gradualmente según se sientan capaces, y se les debe asegurar que esta alteración no pone en peligro su vida. Puede ser útil administrar analgésicos simples, como el paracetamol, y también se debe pedir al paciente que beba mucho líquido para ayudar a aumentar las concentraciones de líquido cefalorraquídeo. Si el paciente no puede beber, será necesaria una infusión intravenosa para mantener la hidratación. Si el dolor de cabeza no se resuelve, puede ser necesario administrar un «parche de sangre». Esta intervención consiste en recoger una pequeña muestra de sangre del paciente e inyectarla en el espacio epidural para sellar el orificio de la duramadre. Las bebidas que contienen cafeína también pueden ayudar a aliviar la cefalea raquídea porque el dolor está causado por la dilatación de los vasos sanguíneos y la cafeína los contrae, lo que debería ayudar a aliviar los síntomas.

Analgesia epidural

La analgesia epidural implica la inyección de fármacos en el espacio epidural. *Epi* significa por encima; por lo tanto, la inyección se administra en el espacio que hay encima de la duramadre. Muchos pacientes reciben analgesia epidural después de una cirugía mayor y en casi todos los centros se utiliza una mezcla de opioides y anestésicos locales en una fusión continua para proporcionar una analgesia equilibrada. Los analgésicos opioides administrados por vía epidural se absorben parcialmente a través de las venas epidurales y la grasa, pero la mayoría se difunden a través de la duramadre hacia el líquido cefalorraquídeo. Ascienden rostralmente en una espiral hacia arriba hasta el cerebro, pero también actúan sobre los receptores de opioides en el asta dorsal de la médula espinal, imitando la acción de los opioides endógenos. Una infusión epidural continua que contenga tanto un opioide como un anestésico local tiene el potencial de proporcionar una analgesia excelente, a la vez que proporciona un bloqueo simpático.

Los pacientes que reciben una infusión epidural continua que contiene un opioide no deben recibir opioides por ninguna otra vía mientras tengan la epidural porque podría producirse una sobredosis accidental. La excepción pueden ser los pacientes que ya consumían opioides antes, que necesitan que se mantengan sus necesidades habituales de opioides además de la analgesia epidural.

La anestesia epidural no es apropiada para todos los pacientes. Un anestesista debe explicar los riesgos y los posibles efectos secundarios al paciente y evaluar si la intervención es segura. La contraindicación absoluta para una epidural es si el paciente no da su consentimiento para la intervención. El paciente debe recibir toda la información antes del ingreso si la intervención es programada y debe dar su consentimiento verbal antes de la intervención, que se documentará en consecuencia según las últimas directrices de la AAGBI sobre consentimiento y anestesia (AAGBI, 2017).

Hay que tener cuidado en las siguientes situaciones (aunque estas no son necesariamente contraindicaciones absolutas):

- La presencia de un trastorno de la coagulación, o si el paciente se está tratando con anticoagulación, puede aumentar el riesgo de hemorragia en el espacio epidural.
- Cualquier anomalía de la anatomía raquídea puede estrechar el canal vertebral o el espacio epidural y puede dificultar la colocación del catéter epidural.
- La presencia de estenosis de la válvula aórtica puede reducir la capacidad del organismo para compensar las situaciones de hipotensión. Del mismo modo, cualquier hipovolemia no tratada puede agravar la hipotensión causada por los anestésicos locales epidurales.
- Los pacientes con una lesión en la cabeza pueden no ser adecuados para la colocación epidural en caso de lesión de la duramadre.
- La presencia de cualquier infección local o generalizada puede poner al paciente en riesgo de meningitis o de un absceso epidural.

Cuidados del paciente durante la anestesia epidural

Una función importante de la unidad del dolor agudo, cuando está disponible, es la gestión de un servicio de epidural en la planta. La tarea principal de la enfermera especializada en dolor agudo es minimizar el riesgo formando al personal en el manejo de la epidural, estandarizando el equipo, auditando los problemas y asegurándose de que se realiza la observación adecuada del paciente de acuerdo con la política local. Todas las enfermeras que atienden a pacientes con anestesia epidural deben conocer los efectos potenciales de los anestésicos locales y los opioides y cómo abordar los posibles problemas, incluido el manejo del equipo epidural.

La política local dictará el tipo y la frecuencia de la observación de los pacientes con analgesia epidural continua. Sería realista recomendar que la presión arterial, la frecuencia cardíaca, la frecuencia respiratoria y la saturación de oxígeno, el grado de dolor, la sedación, y las náuseas y los vómitos se midan y registren al menos cada 2 h durante las primeras 24 h y cada 4 h el resto del tiempo que dure la infusión epidural. Además, hay que vigilar el bloqueo sensitivo y motor al menos cada 4 h y observar el sitio de la epidural siempre que una enfermera diferente se haga cargo del cuidado del paciente o si el paciente informa de un aumento del dolor.

La anestesia epidural debería aliviar el dolor dinámico del paciente, que debe poder moverse, respirar profundamente y toser con un dolor mínimo o sin dolor. Si el dolor del paciente le impide estas actividades, el personal debe seguir las directrices locales para abordar la situación antes de pedir ayuda al personal de anestesia o a la unidad del dolor agudo. Los pacientes no suelen informar de un aumento repentino del dolor a menos que el catéter epidural se haya caído o desconectado o que la infusión se haya interrumpido por cualquier otro motivo. Es probable que un aumento del dolor vaya acompañado de un aumento de la presión arterial y de la frecuencia cardíaca y de un bloqueo sensitivo por debajo del nivel de la cirugía. Si el paciente refiere dolor, la enfermera debe comprobar el nivel sensitivo, el sitio de la epidural y las observaciones generales, y también si se han administrado otros analgésicos, como el paracetamol habitual. Puede ser útil cambiar al paciente de postura para facilitar el flujo de la epidural hacia la gravedad y aumentar la velocidad de la infusión epidural. Sin embargo, si el grado de dolor no mejora con estas acciones en 30 min, hay que buscar consejo porque el paciente puede necesitar que la unidad del dolor agudo o el anestesista, según las directrices locales, le administre un «refuerzo».

Un «refuerzo» implica la administración de una dosis adicional de analgésicos a través de la epidural para restablecer la analgesia. Si se usa una solución potente de un anestésico local, se debe advertir al paciente de que puede haber un mayor entumecimiento alrededor del sitio de la herida después del «refuerzo». Si el paciente tiene una epidural lumbar, es posible que experimente un bloqueo motor durante aproximadamente 2 h después del «refuerzo» y que sienta los pies calientes debido al efecto vasodilatador (NHS, 2017). Un «refuerzo» puede producir hipotensión debido a la acción vasodilatadora de los anestésicos locales, y puede ocurrir muy deprisa debido a la velocidad de administración del bolo. Por lo tanto, es esencial vigilar y registrar la presión arterial del paciente, además de su frecuencia cardíaca, la sedación y el grado de dolor a intervalos de 3 a 5 min. También se deben vigilar el nivel sensitivo y la función motora. Es razonable señalar que si un «refuerzo» no ayuda a reducir el dolor del paciente dentro de una escala de tiempo de aproximadamente 1 h, será necesario un método alternativo de analgesia porque el paciente puede perder la confianza en la epidural si se pasa más tiempo intentando resolver el dolor. La administración de «refuerzos» requiere mucho tiempo y es posible que los pacientes no tengan acceso oportuno a la intervención en todo momento, como durante la noche y los fines de semana. Los métodos como la analgesia epidural controlada por el paciente pueden reducir la necesidad de «refuerzos».

La hipotensión es un posible efecto secundario de todas las epidurales que contienen un anestésico local y puede producirse en cualquier momento. Puede provocar hipoxia cerebral y una mala perfusión en otros órganos, como los riñones, el corazón y el intestino. Aunque los anestésicos locales pueden causar hipotensión debido a su acción vasodilatadora, esto es menos probable si se usan soluciones epidurales más sofisticadas, con concentraciones más bajas de anestésicos locales y adyuvantes. Si un paciente se vuelve hipotenso en relación con su presión arterial sistólica normal, y esto se acompaña de una disminución de la producción de orina, es posible que solo necesite una revisión del equilibrio hídrico y la administración de una solución de coloides, en especial si por lo demás se siente bien. Sin embargo, si el paciente presenta síntomas, se desmaya, siente náuseas o no responde,

Cuadro 8.1 Síntomas de toxicidad por anestésicos locales

Síntomas neurológicos tempranos

- Entumecimiento peribucal y/o lingual.
- Sabor metálico.
- Aturdimiento.
- Mareos.
- Trastornos visuales y auditivos (dificultades para enfocar y acúfenos).
- Desorientación.
- Somnolencia.

Síntomas respiratorios y cardiovasculares graves

- Hipotensión.
- Arritmia.
- Bradicardia.
- Parada cardíaca.
- Parada respiratoria.

debe explorarse urgentemente porque puede necesitar una intervención más experta. Si la hipotensión no responde a un aumento de la administración de líquidos, puede ser necesario administrar un vasoconstrictor como la efedrina. La efedrina estimula los receptores adrenérgicos α y β, provocando vasoconstricción, y debe estar disponible para su uso intravenoso en todas las áreas donde se atiende a pacientes con epidural, y todo el personal debe estar familiarizado con su preparación y administración.

Las náuseas o los vómitos en un paciente con anestesia epidural pueden deberse al opioide de la epidural, especialmente si se acompañan de una sensación de mareo o vértigo. Sin embargo, la hipotensión también puede ser la causa de las náuseas y los vómitos y siempre hay que comprobar la presión arterial del paciente si se producen vómitos. Puede producirse retención urinaria como un efecto secundario de los opioides, ya que reducen las contracciones del detrusor o interfieren en la relajación de la uretra y pueden aumentar el tono de la vejiga (NICE, 2019).

El personal de enfermería que atiende a los pacientes que reciben analgesia epidural también debe ser capaz de reconocer los signos de toxicidad de los anestésicos locales. Esta puede producirse debido a una sobredosis o a la administración intravenosa accidental. En el cuadro 8.1 se muestran los signos y los síntomas (Sekimoto et al., 2017); si un paciente informa de alguno de los primeros síntomas, hay que suspender la epidural y buscar ayuda médica de inmediato.

La presencia de cefalea en el paciente con anestesia epidural puede deberse a varias causas y debe investigarse. En el registro anestésico debe aparecer información detallada sobre cualquier problema que se haya producido al poner la epidural, como una punción dural o si se utilizó una inyección raquídea y epidural combinada. Ambas pueden perforar la duramadre y, posiblemente, provocar cefalea raquídea. El registro anestésico debe formar parte del traspaso del quirófano a la sala de recuperación y de esta a la planta o a la unidad de cirugía de día, para asegurar que todos los miembros del personal conozcan el tratamiento intraoperatorio del paciente.

La analgesia epidural se puede mejorar aún más mediante técnicas como la analgesia epidural controlada por el paciente. Esta permite que el paciente se autoadministre un bolo epidural utilizando un mando conectado a la bomba de infusión epidural además de una infusión continua. Reduce la intervención del personal de enfermería porque el paciente puede autoadministrarse un bolo en cuanto empieza a sentir dolor, en lugar de esperar una intervención clínica. La epidural también se puede mejorar añadiendo otros fármacos, como clonidina o adrenalina, para mejorar la acción del opioide y/o el anestésico local, lo que significa que se pueden usar concentraciones más bajas de analgésicos, reduciendo así la probabilidad de efectos secundarios de esos fármacos.

Prueba del nivel de bloqueo sensitivo

Una observación específica que se registra en los pacientes con analgesia epidural continua es el nivel sensitivo, aunque la política local dictará cuánta importancia se le dará a esta observación en particular. El anestesista pondrá una epidural para proporcionar el nivel apropiado de bloqueo sensitivo y se espera que este bloqueo se extienda aproximadamente de dos a tres dermatomas por encima y por debajo del nivel de inserción. Por ejemplo, se esperaría que una epidural entre la octava y la novena vértebra torácica bloqueara el área irrigada entre la sexta y la duodécima vértebra torácica.

El nivel sensitivo se puede probar usando hielo o un alfiler de prueba neurológica para determinar un cambio en la sensibilidad de la piel. La justificación para realizar esta prueba es que los pacientes tendrían una disminución de la sensación de frío o de un pinchazo en los niveles del dermatoma cubiertos por la propagación de la solución epidural y, por lo tanto, no sentirían dolor en ese mismo nivel. Así, parece lógico que la altura del bloqueo sensitivo sea al menos hasta la parte superior de la herida quirúrgica, y esto se puede controlar comprobando periódicamente el nivel sensitivo para asegurar que la frecuencia de la infusión epidural se ajusta según sea necesario. Esta prueba variará en diferentes entornos de atención y puede no ser coherente debido a la educación del personal, la comprensión del paciente y también el tipo de solución epidural utilizada, ya que las que contienen concentraciones más bajas de anestésico local pueden dificultar la prueba.

A la inversa, podría proponerse una razón diferente para comprobar el nivel sensitivo: asegurarse de que el nivel sensitivo no ha aumentado por encima del nivel del dermatoma suministrado por el cuarto nervio torácico (T4). Esto puede producirse cuando se rellena la epidural o cuando migra el catéter epidural. Un nivel sensitivo epidural por encima de T4 podría bloquear los nervios cardioaceleradores y provocar dificultad respiratoria, bradicardia e hipotensión. Para evitar que esto provoque una parada respiratoria o cardíaca, hay que interrumpir la perfusión epidural y explorar al paciente con urgencia.

Posibles complicaciones de la analgesia epidural

Los analgésicos epidurales deben proporcionar analgesia bloqueando los nervios sensitivos con un efecto mínimo sobre los nervios motores. La presencia de un bloqueo motor bilateral persistente debe investigarse sin demora, ya que podría ser un indicio de una complicación como un hematoma epidural o la migración del catéter epidural. Si el catéter ha migrado, el bloqueo motor irá acompañado de una caída repentina de la presión arterial sistólica. Puede ser necesario detener temporalmente la infusión epidural para asegurarse de que la función motora es normal, y después puede reiniciarse a una velocidad más baja para evitar que esto vuelva a ocurrir.

Algunos grados de bloqueo motor pueden ser inevitables si un paciente tiene una epidural lumbar, y esto suele ser unilateral. Un bloqueo motor puede impedir la recuperación al retrasar la movilización y puede dar lugar al desarrollo de úlceras por presión por decúbito o sacras debido a la disminución de la sensibilidad. La revisión sistemática de las áreas de presión debe ser una parte integral del cuidado del paciente con una epidural lumbar. El bloqueo motor debe comprobarse pidiendo a los pacientes que muevan los pies, flexionen las rodillas y levanten la pierna recta. Si se sospecha un hematoma epidural hay que hacer un estudio inmediatamente. Un hematoma epidural puede causar dolor de espalda intenso en el sitio de inserción epidural que se acompaña de un cambio de la sensibilidad y el movimiento de las piernas. Si no se trata, puede provocar una parálisis permanente. Es más probable que se forme un hematoma después de colocar o retirar el catéter epidural; por lo tanto, debe programarse la administración de cualquier anticoagulante para garantizar que puede hacerse la intervención epidural y se deben aplicar las políticas locales sobre la epidural y el uso de anticoagulantes, incluida la administración de heparina subcutánea, para ayudar a reducir este riesgo.

Farmacología en el tratamiento del dolor agudo

Opioides

Los opioides son analgésicos potentes que se utilizan para el dolor moderado o intenso. Ejercen su acción uniéndose a los receptores de opioides en el sistema nervioso central, imitando las acciones de los opioides endógenos. Los receptores se pueden clasificar en tres tipos principales: mu (μ), kappa (κ) y delta (δ). La mayoría de los opioides se unen con distintos grados de afinidad a los receptores μ, y este tipo de receptor se asocia con dolor, depresión respiratoria y euforia; los receptores δ se asocian a dolor más intenso; y los receptores κ se asocian a efectos disfóricos. El grado de afinidad por un receptor determina si un opioide se clasifica como agonista (tiene el efecto máximo), agonista parcial (tiene menos efecto), antagonista (tiene un efecto de bloqueo) o agonista/antagonista (tiene un efecto en un receptor pero bloquea otro).

La eficacia de un opioide varía entre los pacientes y también depende de la vía utilizada y la frecuencia con la que se administra. Siempre que sea posible, las dosis de opioides deben adaptarse a cada paciente. Los opioides tienen una acción directa sobre los receptores de opioides en el sistema nervioso central, por lo que pueden causar varios efectos secundarios, como depresión respiratoria, sedación, náuseas, vómitos y estreñimiento (NICE, 2016). Puede producirse depresión respiratoria debido a la depresión del centro respiratorio en el bulbo raquídeo, lo que puede reducir el volumen tidal, la frecuencia respiratoria y la respuesta a la hipoxia. Como ya se ha mencionado, la medida de la frecuencia respiratoria puede ser un indicador tardío de la función respiratoria y hay que considerar primero el nivel de sedación del paciente.

Los opioides administrados por cualquier vía pueden causar náuseas y vómitos, ya que estimulan la zona gatillo quimiorreceptora en el bulbo raquídeo. Las náuseas relacionadas con la administración postoperatoria de opioides deben reconocerse como un problema postoperatorio, ya que las náuseas y los vómitos postoperatorios no son solo una experiencia desagradable, sino que también pueden provocar complicaciones como hemorragia, dehiscencia de la herida, neumonitis por aspiración y desequilibrio hídrico y electrolítico (Lim et al., 2016).

La naloxona, antagonista de opioides, invierte la acción de todos los opioides. La semivida de la naloxona es de aproximadamente 1 h, más corta que la de la mayoría de los opioides (Scarth y Smith, 2016). Por lo tanto, hay que controlar estrechamente el nivel de sedación del paciente durante este tiempo porque pueden necesitarse más dosis de naloxona si el paciente se seda otra vez. La naloxona también es un tratamiento para el prurito (picor). Esto puede deberse a la liberación de histamina causada por los opioides. El prurito se puede aliviar con un fármaco antihistamínico como la clorfenamina, pero si es muy molesto para el paciente se puede considerar la administración de naloxona en dosis bajas para ayudar a revertir este efecto. La administración de naloxona de esta manera debe ajustarse cuidadosamente para evitar que se invierta el efecto analgésico del opioide.

La morfina sigue siendo el opioide más utilizado en el tratamiento del dolor postoperatorio, y los efectos de otros analgésicos parenterales se comparan con los de la morfina. Es un agonista del receptor μ puro y se puede administrar por vía parenteral o por vía oral.

El fentanilo también se usa habitualmente en el postoperatorio. Es un opioide sintético y liposoluble, con una alta afinidad por el receptor μ y una potencia de 50 a 100 veces superior a la de la morfina. No puede administrarse por vía oral porque se somete a un intenso metabolismo de primer paso, pero puede administrarse por vía epidural, intrarraquídea o intravenosa.

Una vez que un paciente puede tomar analgésicos orales, se debe fomentar esta vía. Sin embargo, no se debe suponer que el paciente ya no necesitará un analgésico potente. La morfina se puede administrar por vía oral como comprimidos o como elixir. Los posibles efectos secundarios son los mismos que con otras vías de administración.

La oxicodona es una preparación opioide oral alternativa que se puede administrar por vía oral o parenteral en el postoperatorio. Es un opioide semisintético, estructuralmente relacionado con la morfina, y es un agonista opioide completo con afinidad por los receptores μ y κ. Cuando se administra por vía oral, está menos sujeto al metabolismo de primer paso que otros opioides orales y es el doble de potente que la morfina oral (Scarth y Smith, 2016).

El tramadol es un analgésico de acción central y multimodal que se utiliza para tratar el dolor de moderado a intenso y actúa sobre la nocicepción serotoninérgica y noradrenérgica. El tramadol como analgésico exclusivo no suele proporcionar una analgesia adecuada, y en el dolor no relacionado con el cáncer hay pocas pruebas para utilizarlo durante más de 3 meses (World Health Organization, 2014).

Tanto la oxicodona como el tramadol intervienen en la modulación del dolor en el sistema nervioso central. El tramadol es un analgésico eficaz para el dolor de moderado a intenso, se puede administrar por vía oral o parenteral y es útil en el tratamiento del dolor neuropático. Tiene ventajas sobre la morfina en el entorno postoperatorio porque tiene menos afinidad por el receptor μ y, por lo tanto, es probable que cause menos depresión respiratoria y menos enlentecimiento del intestino. El tramadol no es un fármaco controlado a pesar de que tiene actividad de receptor μ; por lo tanto, es más adecuado que lo administre el personal. No se debe prescribir tramadol a pacientes con epilepsia porque puede reducir el umbral convulsivo, y se debe prescribir con precaución a los pacientes que toman inhibidores selectivos de la recaptación de serotonina (ISRS) porque aumentaría el riesgo de sedación y de posible síndrome de serotonina debido al aumento de las concentraciones de serotonina.

Fármacos antiinflamatorios no esteroideos (AINE)

La mayoría de los pacientes conoce los AINE, y son un añadido útil a la gama de fármacos utilizados en el tratamiento del dolor agudo. Es poco probable que los AINE por sí solos sean adecuados para la analgesia postoperatoria, pero su uso puede mejorar la calidad de la analgesia con opioides. Los AINE tienen acciones analgésicas, antipiréticas y antiinflamatorias y actúan inhibiendo la acción de unas enzimas llamadas ciclooxigenasas (COX). Esta acción inhibe la síntesis de prostaglandinas. Hay dos isoformas de COX: COX-1 y COX-2. La COX-1 es un componente normal con una función protectora y siempre está activa, sintetizando prostaglandinas para la regulación y el mantenimiento de la homeostasis. La inhibición de COX-1 da lugar a una disminución de esta función protectora de prostaglandinas concretas. La COX-2 solo está activa durante la lesión tisular o la inflamación, cuando se producen grandes cantidades de prostaglandinas como parte del proceso inflamatorio.

La acción analgésica de los AINE está directamente relacionada con la acción antiinflamatoria y es principalmente periférica en el sitio de la lesión, aunque existe alguna acción central. Las prostaglandinas son solo una parte del proceso inflamatorio; por lo tanto, la inhibición de la síntesis de prostaglandinas solo reducirá la respuesta inflamatoria porque otros mediadores, como la bradicinina y la histamina, no se ven afectados. El efecto antipirético se produce por el bloqueo de las prostaglandinas en el hipotálamo, que regula la temperatura corporal normal. La función de las prostaglandinas y la actividad de los AINE en el bloqueo de las prostaglandinas se ilustran con más detalle en la tabla 8.2. Es posible que no se produzca el efecto de bloqueo completo de las prostaglandinas durante varios días, por lo que la incidencia de efectos secundarios puede reducirse si se prescriben AINE durante un número limitado de días. Los efectos secundarios serán más probables con el uso a largo plazo y dosis más altas.

La mayoría de los AINE bloquean tanto la COX-1 como la COX-2 en cierto grado, pero hay AINE más nuevos disponibles que se concentran en bloquear la COX-2. Estos se denominan antiinflamatorios selectivos de COX-2. El ibuprofeno en dosis bajas se considera un AINE apropiado de primera elección en términos de bajo riesgo gastrointestinal y cardiovascular, y es un AINE simple que se prescribe con frecuencia para el dolor postoperatorio en pacientes que pueden tomar fármacos orales. Todos los AINE pueden tener efectos secundarios, pero la probabilidad de que ocurran se puede reducir si se realiza una anamnesis cuidadosa del paciente, se prescribe la dosis eficaz más baja durante el menor tiempo posible y se da una información clara y concisa al paciente.

Existe cierto debate sobre el uso de AINE para los pacientes que se someten a cirugía ortopédica o que tienen fracturas óseas, debido a la posibilidad de que puedan tener un efecto negativo sobre la consolidación ósea, en concreto en los adultos. Se ha descubierto que los AINE tienen un efecto menor sobre la consolidación ósea en pediatría (Wheatley et al., 2019).

Paracetamol

El paracetamol es un analgésico simple que se utiliza para el tratamiento del dolor de leve a moderado. Es probable que la mayoría de los pacientes lo hayan tomado en algún momento de su vida. Suele utilizarse de forma habitual como parte de la analgesia multimodal en el tratamiento del dolor agudo porque puede administrarse por vía oral, rectal e intravenosa como el profármaco propacetamol, lo que facilita su administración a una amplia gama de grupos de pacientes y situaciones.

El paracetamol oral se puede combinar con un opioide débil para formar una preparación analgésica oral compuesta. Ejemplos de fármacos compuestos son el co-codamol, que es paracetamol con codeína, y el co-dydramol, que contiene paracetamol y dihidrocodeína. Las enzimas hepáticas metabolizan la codeína para formar morfina. Sin embargo, es importante que los médicos tengan en cuenta que algunas personas tienen una variación de la enzima que hace que no

Tabla 8.2 Efectos secundarios de los antiinflamatorios no esteroideos (AINE)

Área en la que están presentes las prostaglandinas	Función protectora de las prostaglandinas	Efecto de los AINE	Información adicional y precauciones con el uso de AINE
Tubo digestivo	Disminuyen la producción de ácido; inhiben la liberación de pepsinógeno; estimulan la secreción de moco y bicarbonato y el flujo sanguíneo de las mucosas	Inhiben las funciones gástricas protectoras de las prostaglandinas, lo que puede provocar erosiones gástricas, gastritis y hemorragias. Los propios fármacos también son de base ácida: si impregnan la mucosa gástrica pueden irritar directamente el tubo digestivo	Los pacientes pueden necesitar protectores gástricos. Algunas formulaciones de AINE contienen un análogo de prostaglandina llamado misoprostol para reducir la irritación gástrica. Se debe prescribir la dosis más baja posible de AINE durante el menor tiempo posible. Los AINE no deben administrarse a pacientes con antecedentes de dispepsia o úlceras gástricas. Hay que advertir a los pacientes que tomen estos fármacos con o después de las comidas y que dejen de tomarlos si tienen dispepsia, dolores abdominales, vómitos con sangre o sangre en las heces. Los AINE administrados por cualquier vía pueden provocar efectos secundarios
Sistema renal	El flujo sanguíneo renal depende de la prostaglandina E_2. Las prostaglandinas también ayudan a regular el equilibrio de sodio y agua y la tasa de filtración glomerular	Pueden disminuir el flujo sanguíneo renal, la tasa de filtración glomerular y la producción de orina. El desequilibrio de sodio y agua puede provocar retención de agua e hipertensión	Los AINE no deben administrarse a pacientes hipovolémicos, con alteraciones de las concentraciones séricas de urea y electrólitos, deshidratados o con insuficiencia cardíaca. Hay que tener precaución en pacientes que estén tomando inhibidores de la enzima conversora de la angiotensina (ECA) o diuréticos. Precaución en pacientes de más de 65 años
Sangre	Función en la regulación y la agregación plaquetaria. Producción de tromboxanos cuando se produce lesión tisular	Pueden prolongar el tiempo de hemorragia e inhibir la formación de plaquetas (reversible). Disminución de la adherencia plaquetaria. Inhibición de la producción de tromboxano	No se debe prescribir a pacientes con problemas de la coagulación o que toman warfarina. Aconseje al paciente que informe de cualquier hematoma o hemorragia inexplicable
Sistema respiratorio	El mecanismo de protección no está claro	La inhibición puede provocar respuestas leves o graves. Los adultos con antecedentes de asma tienen más probabilidades de reaccionar, también los pacientes con pólipos nasales	Si el paciente ha tomado previamente ácido acetilsalicílico o cualquier AINE «de venta libre» y no ha sufrido una reacción, es probable que pueda tolerar otros AINE. Aconseje a los pacientes que dejen de tomar el AINE si presentan dificultad para respirar, sibilancias, prurito, inflamación facial y/o exantemas en el cuerpo

se metabolice la morfina o solo una pequeña cantidad de ella, por lo que no proporcionará suficiente alivio del dolor.

El paracetamol es muy peligroso, y tan solo 5 g de paracetamol tomados en un período de 24 h pueden causar problemas hepáticos. Las estadísticas muestran que las muertes por sobredosis de paracetamol aumentaron un 11% en 2016 en comparación con 2015; el informe indica que las muertes podrían haber aumentado debido al envenenamiento accidental y porque el acceso al paracetamol es fácil (Office for National Statistics, 2017). El paracetamol no está contraindicado en pacientes con enfermedad hepática o en los que consumen exceso de alcohol, pero estos pacientes pueden necesitar dosis más bajas.

Anestésicos locales

Los anestésicos locales se utilizan de forma habitual en las soluciones epidurales, pero en algunos pacientes se pueden realizar bloqueos nerviosos anestésicos locales como parte de la anestesia para proporcionar una analgesia postoperatoria equilibrada. Ejemplos de bloqueos con anestesia local son los bloqueos del nervio femoral para la cirugía de las extremidades inferiores y los bloqueos del plexo braquial para la cirugía de las extremidades superiores. Los anestésicos locales actúan bloqueando de forma reversible los canales de sodio dentro de las células nerviosas. Después disminuye el flujo de iones a través de la membrana nerviosa, lo que inhibe la conducción de impulsos y la consiguiente entrada sensitiva en el sistema nervioso central. Se puede añadir adrenalina a un anestésico local si se necesita vasoconstricción. La constricción de los vasos sanguíneos prolonga la acción del bloqueo al reducir la absorción en la circulación general y también reduce el riesgo de toxicidad sistémica.

Los riesgos potenciales de los anestésicos locales incluyen la toxicidad, que es más probable si se inyectan por vía intravenosa de forma inadvertida. La bupivacaína es un anestésico local habitual que se utiliza en epidurales y para el bloqueo anestésico local. Se une fácilmente a los canales de sodio en las células nerviosas, pero se disocia lentamente. Esta disociación lenta podría provocar una arritmia mortal si se administra al paciente una dosis tóxica de bupivacaína. Otros anestésicos locales pueden ser menos cardiotóxicos, pero también menos potentes.

Adyuvantes

Muchas veces se utilizan otros fármacos, además de los analgésicos, en el tratamiento del dolor agudo. Los fármacos que potencian la acción de los analgésicos sin tener realmente un efecto analgésico se conocen como adyuvantes. Los antidepresivos tricíclicos, como la amitriptilina, se utilizan mucho, aunque su uso en el tratamiento del dolor es «extraoficial», es decir, se prescriben para un uso distinto del uso autorizado por los fabricantes, y esto debe explicarse a los pacientes antes de iniciar el tratamiento. Los anticonvulsivos como la carbamacepina, la gabapentina y la pregabalina se pueden utilizar para el dolor neuropático agudo, y los fármacos antagonistas del receptor de *N*-metil-D-aspartato (NMDA) como la ketamina también se utilizan en la práctica clínica para el dolor agudo resistente a los opioides.

Equipo de la unidad del dolor agudo

En el entorno hospitalario debe haber disponible un equipo de la unidad del dolor agudo que debe establecer un estándar para garantizar que los pacientes reciban un «alivio del dolor seguro, eficaz y óptimo sin aumentar los efectos secundarios». Esto se logra educando al personal y a los pacientes sobre el tratamiento del dolor y los equipos. Hay que destacar la educación y el apoyo del personal clínico, en particular de las enfermeras de las distintas áreas, para garantizar que se mejore la práctica a nivel local, en lugar de que el personal quede descartado por la unidad del dolor agudo. La educación se puede impartir en el entorno clínico, incluso durante las rondas de visitas, así como en los días formales de estudio; cualquiera que sea el formato que se utilice, la educación debe incluir siempre las habilidades prácticas pertinentes, incluido el manejo del equipo. Esto se apoya en un marco de competencias de habilidades. Los incidentes críticos relacionados con el tratamiento del dolor deben manejarse de forma positiva, utilizando la reflexión para garantizar que el incidente se utilice como una experiencia de aprendizaje. Las unidades del dolor agudo están integradas en el servicio de salud y participan en la educación de otros profesionales sanitarios, incluidos los anestesistas en formación, los estudiantes de medicina, los estudiantes de farmacia y los fisioterapeutas.

Es probable que el profesional del área clínica sea el que pase más tiempo con los pacientes en el postoperatorio en comparación con otros miembros del equipo. Se podría proponer que es el profesional que está en la mejor posición para permitir que el paciente obtenga un alivio óptimo del dolor: de ahí la importancia de la función de apoyo del equipo de la unidad del dolor agudo.

Muchos equipos de dolor agudo están dirigidos por profesionales avanzados en el día a día. El liderazgo de una unidad del dolor agudo requiere habilidades clínicas y conocimientos avanzados de la especialidad, y las funciones se desarrollan constantemente para apoyar al número creciente de pacientes y los métodos utilizados para el tratamiento del dolor postoperatorio. Los equipos de la unidad del dolor agudo también ayudan en la atención de los pacientes con dolor agudo no postoperatorio, como los que tienen lumbalgia aguda, y los profesionales del equipo de la unidad del dolor agudo pueden desempeñar funciones avanzadas, como la prescripción enfermera, la evaluación física y la colocación de catéteres de bloqueo nervioso. El uso y el desarrollo de estas habilidades puede proporcionar una gran satisfacción en el trabajo, pero es importante que el propósito principal de su aplicación sea mejorar el acceso de los pacientes al tratamiento.

El equipo de la unidad del dolor agudo tiene la responsabilidad no solo de cuestionar las «viejas» formas de hacer las cosas, sino también de encontrar las soluciones para hacerlas más eficaces, manteniendo la seguridad en todo momento. Solo entonces se debe considerar el desarrollo continuo del servicio, como la introducción de nuevos fármacos y de nuevas técnicas, como la analgesia epidural controlada por el paciente. Todas las prácticas analgésicas postoperatorias deben estar respaldadas por directrices escritas, incluidas las relativas a la prescripción de analgésicos.

Por último, el equipo de la unidad del dolor agudo no trabaja de forma aislada. El equipo puede trabajar en estrecha colaboración con otros equipos relacionados con el dolor, como el equipo de dolor crónico y el equipo de cuidados paliativos. También forma parte del equipo hospitalario en general, y una buena comunicación entre los miembros es esencial para garantizar la seguridad y la coherencia en la práctica. Hasta hace poco, el equipo de la unidad del dolor agudo era casi único en su configuración, pero esto ha cambiado con la introducción de los equipos de extensión de cuidados críticos.

RESUMEN DE PUNTOS CLAVE

- El dolor es una experiencia subjetiva y compleja: una interacción entre la mente y el cuerpo. Las experiencias pasadas, la cultura y los antecedentes afectarán a la respuesta al dolor.
- Se debe evaluar el dolor, involucrando al paciente cuando sea posible, y esta debe ser una evaluación dinámica.
- La respuesta fisiológica al dolor agudo puede ser perjudicial.
- El dolor agudo que no se trata correctamente puede conducir al desarrollo de dolor crónico.
- El uso de analgesia epidural que contenga un anestésico local puede ayudar a reducir la respuesta de estrés a la cirugía.
- La analgesia multimodal constituye la base de una buena analgesia postoperatoria. Los analgésicos opioides potentes deben usarse añadiendo analgésicos simples prescritos habitualmente, que tendrán un efecto ahorrador de opioides.

PUNTOS DE APRENDIZAJE PARA LA REFLEXIÓN

Tras haber leído este capítulo, piense en lo que sabe ahora y en lo que aún necesita averiguar. Estas preguntas pueden ser de ayuda:

- ¿Cuáles son las diferencias clave entre el dolor agudo y crónico?
- ¿Cómo definiría el dolor?
- ¿Cómo puede un dolor tener diferentes cualidades en algunos pacientes?

Bibliografía

Action on Pain. (2019). *Different types of pain*. Available at: <http://www.action-on-pain.co.uk/you-and-chronic-pain/different-types-of-pain/>.

Anaesthesia UK. (2017). *Patient-controlled analgesia (PCA)*. Available at: <https://www.frca.co.uk/article.aspx?articleid=101344>.

Angelini, E., Wijk, H., Brisby, H., & Baranto, A. (2018). Patients' experience of pain have an impact on their pain management attitudes and strategies. *Pain Management Nursing, 19*(5), 464–473.

Association of Anaesthetists of Great Britain and Ireland (AAGBI). (2017). *AABGI: Consent for Anaesthesia* 2017. London: AAGBI.

Association of Anaesthetists of Great Britain and Ireland (AAGBI). (2019). *Dementia and anaesthetics supplementary information*. Available at: <https://www.aagbi.org/sites/default/files/Dementia%20anae14530-sup-0001-Supinfo1-3.pdf>.

Bedinger, T., & Plunkett, N. (2016). Measurement in pain medicine. *BJA Education, 16*(9), 310–315.

Chester, R., Khondoker, M., Shepstone, L., Lewis, J., & Jerosch-Herold, C. (2019). Self-efficacy and risk of persistent shoulder pain: results of a Classification and Regression Tree (CART) analysis. *British Journal of Sports Medicine, 53*(13), 825–834.

Correll, D. (2017). *Chronic postoperative pain: recent findings in understanding and management*. Available at: <https://www.ncbi.nlm.nih.gov/pmc/articles/PMC5499782/pdf/f1000research-6-11975.pdf>.

Furyk, J., Levas, D., Close, B., Laspina, K., Fitzpatrick, M., Robinson, K., et al. (2018). Intravenous versus oral paracetamol for acute pain in adults in the emergency department setting: a prospective, double-blind, double-dummy, randomized controlled trial. *Emergency Medicine Journal, 35*(3), 163–168.

Givler, A. & Maani-Fogelman, P. (2019). *The importance of cultural competence in pain and palliative care*. Available at: <https://www.ncbi.nlm.nih.gov/books/NBK493154/>.

Human Rights Act. (1998). *Article 3: Prohibition of torture*. London: HMSO.

Joint Formulary Committee. (2019). *British National Formulary*. London: BMJ Group and Pharmaceutical Press.

Lim, H., Doo, A., Son, J., Kim, K., Lee, K., Kim, D., et al. (2016). Effects of intraoperative signal bolus fentanyl administration and remifentanil infusion on postoperative nausea and vomiting. *Korean Journal of Anaesthesiology, 69*(1), 51–56.

National Institute for Health & Care Excellence (NICE). (2016). *Managing common side effects of opioids for pain relief in palliative care*. Available at: https://pathways.nice.org.uk/pathways/opioids-for-pain-relief-in-palliative-care/managing-common-side-effects-of-opioids-for-pain-relief-in-palliative-care#content=view-node%3Anodes-managing-nausea.

National Institute for Health & Care Excellence (NICE). (2019). *Urinary retention*. Available at: <https://bnfc.nice.org.uk/treatment-summary/urinary-retention.html>.

NHS. (2017). *Overview: Epidural*. Available at: <https://www.nhs.uk/conditions/epidural/>.

Nursing and Midwifery Council. (2018). *The Code. Professional standards of practice and behaviour for nurses, midwives and nursing associates*. <https://www.nmc.org.uk/globalassets/sitedocuments/nmc-publications/nmc-code.pdf>.

Ocay, D., Otis, A., Teles, A., & Ferland, C. (2018). Safety of patient-controlled analgesia after surgery in children and adolescence: concerns and potential solutions. *Frontiers in Paediatrics, 6*, 336.

Office of National Statistics. (2017). *Deaths related to drug poisoning in England and Wales: 2016 registrations*. Available at: <https://www.ons.gov.uk/peoplepopulationandcommunity/birthsdeathsandmarriages/deaths/bulletins/deathsrelatedtodrugpoisoninginenglandandwales/2016registrations>.

Royal College of Anaesthetists. (2015). *Core standards for pain management services in the UK*. London: Royal College of Anaesthetists.

Royal College of Anaesthetists. (2019). *Opioids and acute pain management*. Available at: <https://fpm.ac.uk/opioids-aware-clinical-use-opioids/opioids-and-acute-pain-management>.

Royal College of Physicians. (2017). *National Early Warning Score (NEWS) 2: Standardising the assessment of acute-illness severity in the NHS*. London: RCP.

Royal Cornwall Hospitals NHS Trust, Patient-Controlled Analgesia (PCA). (2018). *Adult Clinical Guidance*. Truro: Royal Cornwall Hospitals NHS Trust.

Scarth, E., & Smith, S. (2016). *Drugs in anaesthesia and intensive care* (5th ed.). Oxford: Oxford University Press.

Schofield, P. (2018). The assessment of pain in older people: UK National Guidelines. *Age and Ageing, 47*, i1–i22.

Sekimoto, K., Tobe, M., & Santo, S. (2017). Local anesthetic toxicity: acute and chronic management. *Acute Medicine and Surgery, 4*(2), 152–160.

Soffin, E., & Liu, S. (2018). *Chapter 12: Patient-controlled analgesiaEssentials of Pain Medicine* (2nd ed.). London: Elsevier.

The British Pain Society. (2019) *What is Pain?* Available at: <https://www.britishpainsociety.org/about/what-is-pain/>.

Volkow, N., & McLellan, A. (2016). Opioid abuse in chronic pain – misconceptions and mitigation strategies. *The New England Journal of Medicine, 374*, 1253–1263.

Waugh, A., & Grant, A. (2018). *Ross and Wilson's Anatomy and physiology in health and Illness* (13th ed.). London: Elsevier.

Wheatley, B., Nappo, K., Christensen, D., Holman, A., Brooks, D., & Potter, B. (2019). Effect of NSAIDs on bone healing rates. *Journal of the American Academy of Orthopedic Surgeons, 27*(7), 330–336.

World Health Organization. (2014). *Tramadol: Update review report*. Available at: <https://www.who.int/medicines/areas/quality_safety/6_1_Update.pdf>.

Wu, A. (2018). Special considerations for opioid use in elderly patients with chronic pain. *US Pharmacist, 43*(3), 26–30.

Yang, M., Hartley, R., Leung, A., Ronksley, P., Jette, N., Casha, S., et al. (2019). Preoperative predictors of poor acute postoperative pain control: a systematic review and meta-analysis. *BMJ Open*, 9(4), Article e025091.

Yim, N. & Parsa, F. (2018). From the origins of the opioid use (and misuse) to the challenge of opioid-free pain management in surgery. Available at: <https://www.intechopen.com/online-first/from-the-origins-of-the-opioid-use-and-misuse-to-the-challenge-of-opioid-free-pain-management-in-sur>.

Capítulo 9

Planificación del alta después de la cirugía

Julie McLaren

ÍNDICE DEL CAPÍTULO

OBJETIVOS CLAVE DEL CAPÍTULO

Al final del capítulo, el lector debería ser capaz de:

- Definir y describir el proceso de planificación del alta y relacionarlo con diversos de entornos sanitarios.
- Comprender las diferencias en la planificación del alta para una amplia gama de pacientes.
- Reconocer la importancia de la comunicación, el trabajo en equipo multidisciplinario y la participación del paciente o el cuidador en un alta con éxito.

Cuestiones en las que pensar antes de leer el capítulo

- ¿Quiénes podrían participar en la planificación del alta y cuáles serían sus funciones y responsabilidades?
- ¿Cuál es la función de la enfermera durante la planificación del alta?
- ¿Cuándo hay que empezar a planificar el alta y a evaluar la posibilidad o la conveniencia del alta?
- ¿Qué barreras y/o desafíos pueden surgir durante el proceso de planificación del alta?

Introducción

En este capítulo se describen la base, la finalidad y las diversas consideraciones relacionadas con el proceso de planificación del alta del paciente con el objetivo de proporcionar conocimientos que ayuden a las «mejores prácticas» en el alta después de todos los tipos de cirugía.

Según el National Health Service (NHS) Improvement Report (2018), el alta de un paciente debe ser un proceso y no un hecho puntual y cada paciente debe tener un plan de alta, que debe iniciarse en el momento del ingreso. El objetivo de una planificación del alta adecuada es facilitar la transición del hospital al domicilio después de cualquier forma de cirugía, incluida la superación de las lagunas que existan en los casos complejos. Las altas bien planificadas también pueden ayudar a proporcionar resultados positivos para los pacientes, promover la atención en la comunidad y ayudar a reducir el coste de la atención.

Después de cualquier cirugía, la etapa de recuperación postoperatoria puede ser difícil para el paciente. Durante este tiempo, los pacientes pueden encontrarse particularmente vulnerables. Todos los pacientes ingresados en el hospital, independientemente del entorno de atención médica o de si se trata de un ingreso de urgencia o programado, deben contar con un plan de alta cuyo protagonista siempre debe ser el paciente. Cuando en el proceso de planificación del alta no se tienen en cuenta las necesidades individuales del paciente, existe un riesgo de que la duración de la estancia hospitalaria se prolongue o incluso del reingreso después del alta. Teniendo esto en cuenta, es esencial que el personal sanitario planifique el alta de los pacientes de forma satisfactoria, eficaz y oportuna.

Es posible que los principios básicos de cómo dar de alta a los pacientes no hayan cambiado a lo largo de los años. Sin embargo, el curso y la gestión de las altas hospitalarias se han transformado y destaca especialmente la disminución del tiempo disponible para llevar a cabo la planificación del alta. Esto se debe a que la estancia hospitalaria promedio se ha acortado y los pacientes son enviados a casa en una etapa más temprana de su recuperación, por lo que el tiempo disponible para planificar las altas correctamente se ha reducido significativamente. Sin embargo, ha habido un debate continuo sobre la existencia de un buen proceso de alta, es decir, cuál es un medio eficaz para planificar el alta y cuál es la forma correcta de llevar a cabo esta tarea para alcanzar los mejores resultados sanitarios, sociales y económicos para cada paciente.

Debido al aumento de la población de pacientes de edad avanzada en los hospitales como resultado de los avances en los servicios de atención médica y la cirugía, hay que tener en cuenta la creciente vulnerabilidad de los pacientes y la presencia frecuente de múltiples enfermedades concomitantes. Como tal, este grupo de pacientes muchas veces es complejo y también puede ser vulnerable dentro del proceso de planificación del alta. En este capítulo se consideran sus necesidades detalladamente. En el capítulo también se analiza qué es la planificación del alta y los diversos elementos necesarios para que este proceso tenga éxito, además de señalar algunas complejidades y desafíos que deben considerarse.

En investigaciones anteriores (Shepperd et al., 2013; Mabire et al., 2018; Kothari y Guzik, 2019) se ha observado que los pacientes dados de alta del hospital a menudo no reciben la atención que necesitan. Esto, a su vez, puede ocasionar un reingreso que suele ser costoso para el paciente, la familia y el profesional sanitario. En este capítulo también se analizan las formas en que pueden producirse errores en el proceso de alta y cómo pueden evitarse. Se ha hecho hincapié en las áreas identificadas como directamente atribuibles a una planificación deficiente del alta, como:

- Falta de comunicación entre los pacientes y los profesionales.
- Falta de comunicación entre el equipo multidisciplinario.
- Falta de una evaluación adecuada del paciente.
- Exceso de confianza en los cuidados informales y ausencia o lentitud en la prestación de cuidados comunitarios.
- Falta de atención a las necesidades especiales de los más vulnerables.

¿Qué es la planificación del alta?

Según Weiss et al. (2015), la planificación del alta es: «El desarrollo de un plan de alta individualizado antes de salir del hospital con el objetivo de mejorar los resultados del paciente y reducir los costes de la atención a través del alta oportuna y la coordinación de los profesionales y servicios después de alta hospitalaria para reducir el riesgo de reingreso y promover la atención sanitaria basada en la comunidad» (p. 4).

En una revisión de Cochrane realizada por Shepperd et al. (2013) se describe la planificación del alta como un elemento común de los sistemas sanitarios de todo el mundo. El objetivo de esta planificación del alta es reducir la duración de la estancia del paciente como interno, ayudar a combatir los reingresos innecesarios y mejorar el uso y la gestión de los servicios a los pacientes después del alta. Esto se puede lograr mediante el uso de planes de alta individualizados para cada paciente.

Para que el alta del paciente tenga éxito, la planificación debe realizarse de manera oportuna. Debe evaluarse periódicamente cuál es el momento más adecuado para dar el alta a cada paciente, y la comunicación entre el hospital y los servicios posteriores al alta debe estar bien coordinada.

Evaluación

Para asegurar una transición sin problemas del hospital al domicilio, la planificación del alta requiere la evaluación de muchas áreas, como física, psicológica y social, y en una variedad de momentos diferentes desde el punto de partida del ingreso hasta el punto final del alta. Algunas de estas evaluaciones, como la función motora, la cognición, las circunstancias del hogar, el apoyo de la familia o el cuidador y las influencias psicosociales y culturales, a menudo se pueden realizar en el momento del ingreso. Sin embargo, otras evaluaciones de los riesgos, como la falta de conocimientos e información, suelen realizarse más cerca del momento del alta. Un miembro del equipo multidisciplinario (EMD) también debe evaluar y valorar los aspectos relevantes de la atención y las circunstancias del paciente en un momento adecuado durante el ingreso, incluidos el estado psicológico, los fármacos intravenosos (es decir, antibióticos, quimioterapia), el entorno del domicilio y el apoyo cercano de la familia, los amigos y/o los cuidadores. Parte de este proceso de evaluación debe incorporar también la consideración continua de la preparación del paciente para el alta, lo que incluye sus necesidades, deseos y capacidades, y si está convenientemente preparado y equipado para recibir el alta de forma eficaz y segura. El momento y el abordaje correctos de la evaluación pueden tener un impacto directo en el éxito del alta del paciente. Como regla general, la evaluación debe realizarse de forma continua durante toda la estancia en el hospital para garantizar que se tome una decisión informada con respecto a la preparación para el alta y la necesidad de atención adicional después del alta. Sin embargo, como en todas las áreas de la atención sanitaria, el que la evaluación no se realice y/o no se comunique de manera eficaz puede afectar a la planificación del alta debido a malentendidos sobre las circunstancias individuales y las necesidades personales (como el entorno social, las necesidades de transporte y las solicitudes de servicios comunitarios).

Pacientes que se someten a cirugía programada

Cuando acuden al hospital para someterse a una operación programada, los pacientes suelen acudir a una cita de preingreso, que puede ser días o incluso semanas antes de la fecha prevista para la operación. Durante esta cita existe una oportunidad ideal para comenzar el análisis y la organización del alta con el paciente y sus familias/cuidadores (si corresponde), haciendo que cada contacto cuente. Este análisis debe incluir una conversación sobre las expectativas del alta y los posibles retrasos en el proceso, tanto desde el punto de vista del paciente como de la atención sanitaria. Esto permitirá que los planes y el apoyo, en caso de ser necesarios o donde se necesiten, se pongan en marcha lo antes posible. También garantizará que no se produzcan retrasos innecesarios en el momento del alta.

Pacientes que se someten a cirugía de urgencia

En una situación o entorno en el que existen ingresos de urgencia es difícil, y muchas veces imposible, empezar a planificar el alta de inmediato. Sin embargo, debería llevarse a cabo lo antes posible tras el ingreso y, cuando sea apropiado y factible, realizarse dentro de las 24 h siguientes al ingreso del paciente para la cirugía.

Políticas y directrices: planificación del alta

Independientemente de que el ingreso haya sido programado o urgente, hay que seguir un conjunto de directrices para el alta que garanticen un proceso correcto. Estas directrices deben considerar lo siguiente como referencia:

- Indique una fecha y hora aproximadas para el alta lo antes posible.
- Identifique si el paciente será un alta directa o compleja.
- Determine cuáles son las necesidades del paciente (si las hay) después del alta y cómo se le puede apoyar.
- Confirme qué requisitos se espera que cumpla ese paciente para ser dado de alta de manera segura.

Puede haber ocasiones, especialmente en situaciones como la cirugía ambulatoria, en las que hay un gran número de altas directas y sin complicaciones. En este caso, la enfermera que realiza el alta debe seguir un proceso bastante estandarizado que es habitual para su área de práctica particular, pero generalmente se basa en las siguientes directrices de acuerdo con el NHS Improvement (2018):

1. Empiece la planificación antes o en el momento del ingreso:
   - Esto debe actualizarse y evaluarse continuamente.
2. Identifique si el paciente tiene necesidades simples o complejas y su posible vía de atención:
   - Un alta simple es aquella que se puede ejecutar a nivel de planta con el EMD.
   - Los problemas económicos, los cambios de residencia, el aumento de las necesidades sanitarias o sociales y la vulnerabilidad de los pacientes pueden hacer que el alta sea compleja.
3. Desarrolle un plan de gestión clínica dentro de las 24 h posteriores al ingreso. Este plan de gestión debe dirigirse a combinar las ideas del EMD y del paciente sobre los aspectos de la atención en el alta.
4. Coordine el proceso de alta o transferencia con personal administrativo o enfermeras especialmente capacitadas.
5. Establezca una fecha prevista de alta dentro de las 48 h posteriores al ingreso; debe calcularse lo antes posible para guiar el proceso de planificación del alta. La fecha puede revaluarse y cambiarse después, según la evaluación continua del paciente.
6. Revise el plan de gestión clínica todos los días.
7. Involucre al paciente y a sus familiares o cuidadores, si procede, para garantizar que se puedan abordar las expectativas y las complejidades.
8. Planifique las altas y los traslados para que se realicen en 7 días.
9. Complete la lista de verificación del alta (a menudo disponible entre las anotaciones electrónicas o en papel del paciente) 48 h antes de la fecha prevista del alta.
10. Tome decisiones sobre el traslado y el alta todos los días.

Comunicación y colaboración

Para planificar el alta con éxito es fundamental que todos los profesionales implicados (p. ej., enfermeras, médicos, fisioterapeutas, dietistas) aporten sus conocimientos. Parte de esto abarca la unión de todas las áreas de atención y apoyo para conseguir una transición sin problemas del hospital al domicilio o un centro de atención secundaria. La coordinación eficiente del alta incluye una comunicación eficaz entre el EMD, una buena organización de la atención después del alta y un intercambio adecuado de la información del paciente entre los profesionales sanitarios. El grado de participación del EMD varía según el momento del ingreso a lo largo de la jornada laboral, es decir, los ingresos después de las 17:00 h a menudo no son revisados por el personal médico o sanitario afín (es decir, fisioterapeutas, dietistas) hasta la ronda de visitas del día siguiente.

La comunicación y la coordinación inadecuadas entre el personal de enfermería, el EMD y otros profesionales y servicios implicados en el cuidado del paciente que va a ser dado de alta puede conducir al riesgo de un acontecimiento adverso, como el retraso del alta, el reingreso y una atención postoperatoria inadecuada.

Las directrices del National Institute for Health and Care Excellence (NICE) (2013) explican que las deficiencias en la comunicación entre los servicios de atención, tanto durante la estancia hospitalaria como después del alta, pueden provocar que se comunique erróneamente información importante del paciente y, a su vez, retrasos en el alta o una mala gestión una vez de vuelta en la comunidad.

Funciones y responsabilidades

La planificación del alta es algo que debe realizar una enfermera titulada, un trabajador social u otro profesional sanitario. Por lo general, el médico responsable del cuidado del paciente es el que toma la decisión de que es médicamente apto para el alta. Sin embargo, aunque la enfermera generalmente no es la responsable de tomar la decisión de dar de alta, es la persona más adecuada para llevar a cabo la planificación y ejecución del alta real (Nordmark et al., 2016). Suele ser una tarea de enfermería designada por el EMD, principalmente porque las enfermeras suelen estar al frente de los cuidados diarios del paciente y son las más indicadas para preparar a los pacientes y sus familias o cuidadores para el alta. La enfermera observa las necesidades cotidianas y la situación individual de cada paciente, así como cualquier cambio que se produzca en su estado.

Aunque se considera que las enfermeras y los trabajadores sociales tienen una función clave en la planificación del alta, para que esta tenga éxito también debe tener como núcleo la valiosa colaboración entre los diversos miembros del EMD y cualquier otra persona involucrada en el alta de un paciente en particular, por ejemplo, farmacéuticos, servicios de transporte y terapeutas apropiados. Dentro de esta colaboración, la comunicación y el intercambio de información esencial siempre deben realizarse de manera eficaz.

También es esencial que la persona designada responsable del proceso de planificación del alta, generalmente la enfermera o el coordinador del alta, se asegure de que la atención de seguimiento y las citas se organicen de manera eficiente y dentro de los plazos adecuados. Esta persona designada también debe ser responsable de la identificación de cualquier otro servicio necesario para el éxito del alta. Estos servicios pueden incluir profesionales sanitarios y sociales y miembros de la familia, y asegurarse de que sus datos de contacto estén disponibles dentro del plan del alta.

También debe haber una comunicación eficaz con otros servicios que puedan prestarse dentro del entorno de la comunidad y, en particular, el intercambio de información adecuado con el médico general (MG) del paciente. Todos los profesionales sanitarios, es decir, cualquier miembro del EMD, responsable de la atención del paciente, deben asegurarse de completar y actualizar el resumen del alta que proporciona detalles del ingreso y los planes decididos para que el alta tenga éxito. Este resumen debe ponerse a disposición de los servicios de la comunidad involucrados en el cuidado del paciente, en particular el MG. También hay que entregar una copia al paciente el día del alta.

Participación del paciente, la familia y el cuidador

Todos los pacientes (y, si corresponde, los cuidadores y la familia) deben tener la oportunidad de participar en la toma de decisiones relacionadas con sus necesidades de atención antes, durante y después de la cirugía, incluida la toma de decisiones en la planificación del alta. Los propios pacientes suelen estar en la mejor posición para conocer y analizar sus posibles necesidades postoperatorias y se les debe dar la oportunidad de hacer preguntas o hablar de sus inquietudes. Cuanto antes pueda tener lugar esta discusión, mejor equipado y más organizado estará el EMD para planificar el alta.

Las familias y los cuidadores desempeñan una función clave durante la planificación del alta, especialmente en los momentos en los que hay que tomar decisiones relacionadas con el alta cuando el paciente aún está enfermo. Este es un elemento importante para el éxito del alta y está relacionado con una mejor satisfacción del paciente y el resultado postoperatorio. Todos los miembros del EMD implicados en la atención al paciente y la planificación del alta deben reconocer que los cuidadores y los familiares proporcionan una gran base de conocimientos sobre el paciente y que pueden ofrecer información detallada sobre sus circunstancias y necesidades individuales. La falta de participación de los pacientes y los familiares o cuidadores suele dar lugar a una carencia de conocimientos y a un aumento de los riesgos en relación con el autotratamiento después del alta.

Planificación del alta centrada en el paciente

La atención centrada en el paciente es vital en toda la asistencia sanitaria y debe integrarse en el proceso de planificación del alta. Las directrices del NICE (2015) establecen que cada paciente debe verse como un individuo y un igual que puede tomar decisiones sobre su propio cuidado, y debe tratarse con dignidad y respeto durante su transición. Las directrices del NICE (2016) también indican que la transición del hospital al domicilio o centro de atención se centra en el paciente y está dirigida por la recuperación. Durante la planificación del alta, los profesionales sanitarios deben prestar atención a las necesidades integrales de cada paciente individual y deben fomentar su participación. Sin embargo, muchas veces esto se ve obstaculizado por las propias limitaciones, actitudes y conductas del profesional sanitario en la práctica. No obstante, siempre debe hacerse la pregunta de qué es lo que le importa al paciente; la recopilación de toda la información relevante relacionada con el paciente es esencial y debe comprender sus motivaciones y objetivos personales, su situación social y económica y sus necesidades de atención específicas, incluido cualquier requisito de servicios de apoyo adicionales para permitir el alta. Un plan de alta centrado en el paciente y adaptado al individuo suele reducir el riesgo de reingreso después de la cirugía (Shepperd et al., 2013), lo que indica que la planificación individualizada del alta y el apoyo personalizado pueden reducir drásticamente los reingresos hospitalarios innecesarios.

Pacientes con necesidades complejas

Hay ocasiones en las que hay que prestar atención a pacientes con necesidades complejas que se someten a una cirugía, como personas vulnerables o de edad avanzada. Estos pacientes suelen necesitar más apoyo y las aportaciones de otras áreas, como trabajo social, fisioterapia y terapia ocupacional.

También puede ser necesario proporcionar otros cuidados mediante servicios disponibles en la comunidad, como el suministro de equipos especializados (p. ej., una cama de hospital), el apoyo diario de los cuidadores para ayudar a realizar las actividades de la vida diaria o las visitas habituales de la enfermera de distrito (p. ej., para administrar la medicación). Esta inclusión de servicios complementarios es la que puede hacer que el alta sea un proceso complicado e intrincado. Las directrices del NICE (2018) explican que el alta eficaz y oportuna basada en un plan sólido es vital para el éxito de la transición del hospital al domicilio o al centro de atención de los pacientes con necesidades complejas. Un alta mal planificada y ejecutada podría dar lugar a malos resultados para el paciente, incluida una mayor duración de la estancia en el hospital. También podría tener implicaciones peligrosas al afectar directamente a la seguridad del paciente.

Como cualquier otro proceso de planificación del alta, el alta con éxito y segura de un paciente con necesidades complejas depende en gran medida de la unión de todos los profesionales sanitarios involucrados en el cuidado del paciente, tanto dentro del entorno hospitalario como en el entorno comunitario. Para reflejar otros aspectos de la atención médica, la planificación del alta de los pacientes con necesidades complejas debe considerar la situación integral centrada en el paciente, incluidas las circunstancias personales, las preferencias, la capacidad funcional, los antecedentes médicos y el apoyo disponible en el momento del alta. El Nursing and Midwifery Council (2018) estipula que las enfermeras deben escuchar a los pacientes y responder a sus preferencias e inquietudes. La enfermera debe trabajar en colaboración con las personas para garantizar que los cuidados se prestan de forma eficaz y debe reconocer y respetar la contribución que las personas pueden hacer a su propia salud y bienestar.

Cuando un paciente necesita algún tipo de apoyo adicional para el alta, se deben seguir ciertos pasos para garantizar que esto se realice de manera segura y correcta:

1. Si el paciente residía en asistencia social (p. ej., residencia de ancianos o vivienda con apoyo), se debe anotar su información de contacto durante el ingreso y proporcionar actualizaciones periódicas y los planes para el alta.
2. Durante la estancia del paciente y después de la cirugía hay que realizar una evaluación de las necesidades de apoyo del paciente.
3. Hay que enviar un resumen del alta u otra forma apropiada de comunicación a las áreas de apoyo antes del alta, informando de la fecha y hora del alta previstas, así como de la capacidad y las necesidades de apoyo esperadas del paciente.

Algo importante que hay que recordar al dar de alta a pacientes con necesidades complejas es que los pacientes no toman decisiones importantes (p. ej., cambios en la organización de la atención actual y la elección de pasar a la atención a largo plazo) en los momentos de vulnerabilidad. En el caso de los pacientes que no tienen hogar en el momento del ingreso, es útil ponerse en contacto con la autoridad del gobierno local (o equivalente) para asegurar que la persona tenga el apoyo adecuado en el momento del alta. El Queen's Nursing Institute (2015) proporciona directrices para la atención de las personas sin hogar utilizando una herramienta de evaluación de la salud.

Cuidado de las personas de edad avanzada

Debido a los avances de las técnicas quirúrgicas y a la mejora de la atención sanitaria y social, la edad de la población del Reino Unido está aumentando. Como las personas viven más tiempo, los pacientes suelen ingresar con varias enfermedades concomitantes, enfermedades crónicas, deterioro cognitivo y necesidades complejas. Según el Department of Health (2016), los pacientes de edad avanzada ocupan el porcentaje más alto (62%) de camas en los entornos hospitalarios. Este grupo de pacientes a menudo puede ser vulnerable y su recuperación tiende a ser más lenta, y la evidencia muestra un aumento de las estancias hospitalarias innecesarias entre los pacientes de 65 años o más (Department of Health, 2016). Pellet (2016), en un informe del Queen's Nursing Institute, ha señalado que los pacientes de 75 años o más tienen un mayor riesgo de reingreso, en particular si no se les proporciona el apoyo adecuado después del alta, en comparación con otros grupos de edad. Age UK (2016) ha explicado que los retrasos en el alta y las estancias hospitalarias innecesarias a menudo anulan el motivo original del ingreso y muchas veces se da el alta a los pacientes de edad avanzada en un estado menos independiente que cuando ingresaron. El Department of Health (2016) estuvo de acuerdo con esto y explicó que una estancia hospitalaria más prolongada de los pacientes de edad avanzada a menudo puede empeorar los resultados de salud previstos originalmente y aumentar sus necesidades de atención a largo plazo. El Department of Health (2016) también mencionó que el aumento de las estancias hospitalarias de los pacientes de edad avanzada puede afectar a las presiones económicas del NHS y el gobierno local. Por lo tanto, es esencial que los pacientes de edad avanzada cuenten con un plan de alta claro y adecuado en el momento del ingreso. De lo contrario, las consecuencias a las que se enfrentan pueden ser peligrosas y costosas, incluida una mayor tasa de reingresos.

Desafíos del cuidado de los pacientes quirúrgicos de edad avanzada

Uno de los mayores desafíos a los que se enfrentan los pacientes de edad avanzada en el postoperatorio es la disminución de la ingesta de alimentos y/o líquidos. Para algunos pacientes esto es aún más grave debido a la desnutrición en el momento del ingreso. Este déficit nutricional significa que los pacientes presentan un riesgo de estancias hospitalarias innecesariamente prolongadas, son sensibles al reingreso y su calidad de vida es significativamente peor. Por este motivo se debe hacer especial hincapié en la ingesta nutricional de los pacientes de edad avanzada durante su estancia en el hospital con la ayuda del dietista (cuando sea necesario), desde el momento del ingreso y durante la planificación del alta.

La enfermera también debe considerar otras cuestiones con respecto a la independencia y la intervención quirúrgica. La independencia es la capacidad de realizar las actividades de la vida con poca o ninguna interferencia. Sin embargo, la intervención quirúrgica puede privar a una persona de su independencia (temporalmente o a largo plazo) y hacer que dependa de otras personas para cubrir sus necesidades de atención sanitaria y social, lo que puede repercutir negativamente en su salud y bienestar. El Royal College of Nursing (RCN) (2018) ha dejado claras las implicaciones del retraso del alta entre los pacientes de edad avanzada y expone de forma explícita que es responsabilidad de todo el equipo de enfermería entender estas implicaciones negativas.

Los pacientes de edad avanzada que permanecen en el hospital innecesariamente, por ejemplo debido a un retraso del alta después de la cirugía, pueden estar expuestos al riesgo de sufrir algún tipo de atrofia muscular, lo que a su vez puede hacer que la persona sea más sensible a las caídas y que le resulte más difícil realizar actividades como subir escaleras y levantarse de la cama. Si no se reconoce esta compleja área de atención durante el ingreso y la planificación del alta, pueden producirse ingresos postoperatorios repetidos y, en algunos casos extremos, la muerte después del alta (Berian et al., 2016). Un ejemplo de buena práctica para fomentar la independencia es ayudar a los pacientes a levantarse de la cama y vestirse todos los días. Sin embargo, es posible que los pacientes de edad avanzada sigan necesitando algún tipo de apoyo asistencial a corto o incluso a largo plazo en la comunidad para vivir de la forma más independiente posible, como la prestación de servicios asistenciales en su domicilio o la permanencia en un alojamiento con apoyo o en un centro asistencial.

Directrices para el alta de pacientes con necesidades asistenciales adicionales

Entre las directrices para el éxito del alta de los pacientes que requieren apoyo asistencial adicional se encuentran:

- La notificación informal temprana al centro de atención del grado de funcionalidad del paciente y la fecha prevista del alta.
- La inclusión de los administradores de las residencias de ancianos en el proceso de planificación del alta (si corresponde).
- La proporción u obtención de un solo contacto con nombre de cada área o servicio involucrado en la atención del paciente.
- La garantía de una comunicación exhaustiva con todos los servicios y de que se proporcione la documentación adecuada a los que ofrecen la atención.
- La organización, la solicitud y la disponibilidad el día antes del alta de los fármacos que el paciente debe llevarse a casa.
- Los arreglos de transporte oportunos para la transición segura del paciente del hospital al domicilio o al centro de atención.
- La comunicación clara con los pacientes y las familiares y/o los cuidadores para proporcionar información, expectativas y plazos precisos.

Enseñanza y educación

Un aspecto importante para garantizar que el paciente y su familia y/o los cuidadores estén preparados para el alta es la oferta de una educación eficaz para el paciente. La provisión de una estructura educativa de apoyo para el alta puede garantizar que los pacientes se sientan empoderados en el proceso del alta y adquieran confianza en la capacidad de autogestionar su atención después del alta. Durante la educación, los pacientes pueden recibir información importante sobre qué esperar durante su recuperación postoperatoria, incluidas las posibles complicaciones y sus signos de advertencia. En los primeros 30 días de la recuperación, los pacientes son más vulnerables a las complicaciones postoperatorias, como hemorragias e infecciones, que a menudo no se presentan hasta después del alta (Kang et al., 2018). Si los pacientes no reciben un nivel de educación adecuado durante su ingreso como preparación para el alta, aumentarán los riesgos de complicaciones y reingreso.

En esencia, una educación postoperatoria eficaz podría, potencialmente, prevenir hasta la mitad de los reingresos hospitalarios después de la cirugía. Si no se proporciona una educación postoperatoria del nivel o en la cantidad adecuados, los pacientes pueden volverse vulnerables a las complicaciones postoperatorias, como la infección de la herida, la embolia pulmonar y la trombosis venosa profunda, lo que a su vez aumenta los resultados negativos, incluido el reingreso.

Cómo y cuándo enseñar a los pacientes postoperatorios

La forma y el momento en que se comunica esta enseñanza a los pacientes, y el contenido de la conversación, pueden tener una relación directa con la capacidad del paciente para recuperarse con éxito en su domicilio. Los factores que hay que tener en cuenta a la hora de pensar en el nivel de educación y enseñanza son el sexo, la edad y el tipo de cirugía, que podrían afectar a la capacidad de aprendizaje de la persona. El éxito de la educación y la enseñanza para el alta también puede estar relacionado con los distintos niveles de alfabetización sanitaria de los pacientes (Weiss et al., 2015). Las personas con conocimientos sanitarios, por ejemplo, suelen comunicarse de forma más eficaz con el equipo sanitario y son capaces de expresar sus necesidades y sus decisiones para ayudarles en el período de recuperación postoperatoria, en comparación con las personas con conocimientos sanitarios limitados (McMurray et al., 2007). Para las personas con menos conocimientos de salud, la comunicación y el análisis de sus necesidades pueden ser un reto y pueden crear barreras cuando se habla o se enseña sobre la planificación del alta. También hay que tener en cuenta las necesidades de aprendizaje y las capacidades de cada paciente. La educación debe impartirse a un nivel y en un lenguaje que la persona entienda, garantizando al mismo tiempo que se proporciona toda la información clave e importante. Esto puede significar que la información estándar debe adaptarse e individualizarse para cada paciente; por ejemplo, algunos pacientes pueden preferir las instrucciones verbales, otros pueden relacionarse mejor con las ayudas visuales y algunos necesitan recibir la información más de una vez para poder asimilarla.

Kang et al. (2018) han señalado que la forma más eficaz de incluir la educación y la enseñanza del paciente es incorporarla a lo largo de toda la estancia hospitalaria, lo que proporciona a la persona la capacidad de tomar decisiones informadas sobre su atención y el alta. Sin embargo, no debe ser algo que ocurra únicamente el día del alta, ya que otros factores de ese día pueden dar lugar a un entorno de aprendizaje que no sea propicio para retener la información ofrecida. Al emprender los momentos de educación del paciente, la enfermera debe considerar al paciente de forma integral y explicarle y demostrarle de forma centrada en la persona, teniendo en cuenta sus circunstancias personales, en lugar de proporcionarle una explicación de «talla única». Esto puede ayudar al paciente a entender de forma eficaz los problemas clave, mientras que la enfermera puede conocer las posibles barreras o desafíos del paciente.

Qué enseñar a los pacientes postoperatorios

En cuanto al contenido de la educación para el alta, es esencial que los pacientes y sus familiares o cuidadores comprendan cómo cuidar de sí mismos o de su familiar, y entender cuál es el proceso de curación normal y cómo vigilar los síntomas de las complicaciones postoperatorias. Los pacientes también deben recibir asesoramiento sobre el apoyo adecuado y los servicios comunitarios disponibles para ellos, así como información de contacto y consejos prácticos en caso de que estén preocupados por su recuperación.

Fármacos para el alta

Históricamente, la participación de un farmacéutico en el proceso de alta ha sido limitada, y a menudo solo se produce en el último minuto. Sin embargo, la participación de la farmacia en el proceso de planificación del alta es esencial. Los fármacos que el paciente debe llevarse a casa en el momento del alta deben organizarse y ponerse a su disposición de manera oportuna, preferiblemente el día anterior al alta para combatir las largas esperas y los retrasos en el día del alta. Según las directrices del NICE (2013), la mayoría de los centros sanitarios del Reino Unido fomentan la dispensación temprana de los medicamentos del alta durante las estancias hospitalarias. La mayoría de los centros sanitarios del Reino Unido también dependen en gran medida del uso y la disponibilidad de los propios fármacos de los pacientes, que se les pide que lleven al hospital antes del ingreso. Las responsabilidades de la enfermera en la organización de la medicación del alta siguen siendo vitales, y las enfermeras están en la mejor posición para identificar cualquier fármaco que deba solicitarse para el alta.

La organización y la solicitud eficaces de la medicación para el alta tanto por parte del personal de enfermería como de la farmacia mejoran la experiencia general del paciente y pueden garantizar un alta oportuna.

Barreras y desafíos para la planificación del alta

La presión constante para desocupar las camas de los pacientes hospitalizados brinda una desafortunada oportunidad de dar de alta a los pacientes demasiado pronto en su recuperación. Además, la creciente presión sobre la economía sanitaria y las intervenciones mínimamente invasivas pueden hacer que los pacientes reciban el alta antes, muchas veces en cuanto han recuperado su movilidad inicial. Estas presiones no deberían significar que se estén produciendo altas no planificadas o descoordinadas dentro de la atención médica. Sin embargo, la gestión de las camas suele provocar altas mal organizadas (NHS Executive, 2000). Las altas más rápidas pueden suponer una disminución del tiempo para discutir, enseñar y planificar altas adecuadas y seguras. Cuando las altas se apresuran, suele haber limitaciones de tiempo para organizar el apoyo comunitario, como las visitas de las enfermeras de distrito. También puede haber menos tiempo para ofrecer un enfoque del alta centrado en el paciente. Esto suele ser una preocupación del equipo de enfermería, junto con el tiempo suficiente para reunir toda la información relevante que garantice una planificación eficaz del alta centrada en el paciente.

El NICE (2015) detalla las barreras que impiden planificar el alta con éxito, entre las que se encuentran la mala comunicación, la escasez de equipos especializados, la falta de servicios (en particular, paquetes de atención domiciliaria) y el retraso a la hora de proporcionar los fármacos para el alta y el transporte desde el hospital. El NICE (2015) también informó sobre la falta de tiempo para garantizar que se ha identificado a las personas adecuadas para asegurar que el plan está centrado en el paciente.

Conclusión

La motivación para mejorar la planificación del alta nunca ha sido mayor que en la práctica sanitaria actual. Esto se debe a que los avances tecnológicos permiten ahora realizar intervenciones quirúrgicas que pueden mejorar la vida del paciente, sobre todo debido al envejecimiento general de la población. Al mismo tiempo, la presión sobre las camas hospitalarias para casos agudos y el énfasis en los estándares asistenciales dentro de los entornos comunitarios han fomentado el alta rápida del paciente. Paradójicamente, a la vez que aumenta la necesidad de una planificación del alta exhaustiva y eficiente, el tiempo disponible para lograrlo se reduce significativamente.

De cara al futuro, objetivos como la mejora de la planificación del alta con la disminución de los reingresos podrían verse reforzados por una mejor comunicación interprofesional y una mayor consideración de la planificación del alta centrada en el paciente.

En este capítulo se han analizado los diversos temas, principios y objetivos de la planificación del alta, que deben abordarse cuando las enfermeras y otros profesionales sanitarios estén considerando los métodos de «mejores prácticas» para la planificación del alta, en particular para los pacientes de edad avanzada después de la cirugía.

RESUMEN DE PUNTOS CLAVE

- La planificación del alta es un proceso complejo en el que deben participar todos los miembros del equipo multidisciplinario.
- Una mala planificación del alta puede conducir al reingreso en el hospital, con un coste considerable, tanto emocional como económico, para los pacientes, sus familiares y la economía sanitaria.

(Continúa)

(cont.)

- La planificación del alta es importante para todos los pacientes que abandonan el hospital, pero ciertos grupos de pacientes son particularmente vulnerables, como los de edad avanzada, los que viven solos, los que no tienen hogar y aquellos cuyos cuidadores son personas de edad avanzada.
- La planificación del alta debe comenzar pronto, posiblemente incluso antes del ingreso en el hospital, y debe abordar las necesidades de salud física, psicológica, emocional y social.

PUNTOS DE APRENDIZAJE PARA LA REFLEXIÓN

Tras haber leído este capítulo, piense en lo que sabe ahora y en lo que aún necesita averiguar. Estas preguntas pueden ser de ayuda:

- Describa los factores clave que deben tenerse en cuenta al proporcionar el alta centrada en el paciente.
- En el área donde está trabajando, ¿cuáles son las políticas y las intervenciones locales con respecto a una derivación al equipo de atención sanitaria comunitaria?
- ¿Cómo proporcionará información a otros miembros del equipo de atención sanitaria y social con respecto al alta de un paciente sin violar la confidencialidad?

Bibliografía

Age UK. (2016). *Behind the headlines: Are older people and their families really to blame when their hospital discharges are delayed?* Available at: <https://www.ageuk.org.uk/Documents/EN-GB/Press%20releases/Behind_the_Headlines.pdf?dtrk=true>.

Berian, J. R., Mohanty, S., Ko, C. Y., Rosenthal, R. A., & Robinson, T. N. (2016). Association of loss of independence with readmission and death after discharge in older patients after surgical procedures. *JAMA Surgery, 151*(9), e161689.

Department of Health. (2016). *Discharging older patients from hospital.* London: National Audit Office.

Kang, E., Gillespie, B. M., Tobiano, G., & Chaboyer, W. (2018). Discharge education delivered to general surgical patients in their management of recovery post discharge – a systematic mixed studies review. *International Journal of Nursing Studies, 87*, 1–13.

Kothari, P., & Guzik, J. (2019). *Health care provider perpectives on discharge planning: from hospital to skilled nursing facility.* Quality Institute, United Hospital Fund.

Mabire, C., Dwyer, A., Garnier, A., & Pellet, J. (2018). Meta-analysis of the effectiveness of nursing discharge planning interventions for older inpatients discharged home. *Journal of Advanced Nursing, 74*(4), 788–799.

McMurray, A., Johnson, P., Wallis, M., Patterson, E., & Griffiths, S. (2007). General surgical patients' perspectives of the adequacy and appropriateness of discharge planning to facilitate health decision-making at home. *Journal of Clinical Nursing, 16*(9), 1602–1609.

National Health Service (NHS) Executive. (2000). *Inpatient admissions and bed management in NHS acute hospitals.* London: The Stationery Office.

National Health Service (NHS) Improvement. (2018). *Quality, service improvement and redesign tools: Discharge planning.* Available at: <https://improvement.nhs.uk/resources/discharge-planning/>.

National Institute for Health and Care Excellence (NICE). (2013). *Pharmacy management and nurse-led medicines ordering: To improve efficiency and aid patient discharge.* Available at: <https://arms.evidence.nhs.uk/resources/qipp/588825/attachment>.

National Institute for Health and Care Excellence (NICE). (2015). *Transition between inpatient hospital settings and community or care home settings for adults with social care needs.* Available from <https://www.nice.org.uk/guidance/ng27>.

National Institute for Health and Care Excellence (NICE). (2016). *Transition between inpatient mental health settings and community or care home settings.* Available at: <https://www.nice.org.uk/guidance/ng53>.

National Institute for Health and Care Excellence (NICE). (2018). *Chapter 35 Discharge planning – emergency and acute medical care in over 16s: service delivery and organization.* Available at: <https://www.nice.org.uk/guidance/ng94/evidence/35.discharge-planning-pdf-172397464674>.

Nordmark, Zingmark, K., & Lindberg, I. (2016). Process evaluation of discharge planning implementation in healthcare using normalization process theory. *BMC Medical Informatics and Decision Making, 16*(1), 48.

Nursing and Midwifery Council. (2018). *The Code. Professional standards of practice and behavior for nurses, midwives and nursing associates*. Available at: <https://www.nmc.org.uk/globalassets/sitedocuments/nmc-publications/nmc-code.pdf>.

Pellet, C. (2016). *Discharge planning: best practice in transitions of care*. Available at: <https://www.qni.org.uk/resources/discharge-planning-best-practice-transitions-care/>.

Royal College of Nursing (RCN). (2018). *Delayed discharge*. Available at: <https://www.rcn.org.uk/magazines/health%20and%20care/2018/delayed-discharge>.

Shepperd, S., Lannin, N. A., Clemson, L. M., McCluskey, A., Cameron, I. D., & Barras, S. L. (2013). Discharge planning from hospital to home. *Cochrane Database of Systematic Reviews*(1), Article CD000313.

The Queen's Nursing Institute. (2015). *Assessing the healthcare needs of people who are homeless*. Available at: <https://www.qni.org.uk/wp-content/uploads/2016/10/HAT_final_web.pdf>.

Weiss, M. E., Bobay, K. L., Bahr, S. J., Costa, L., Hughes, R. G., & Holland, D. E. (2015). A model for hospital discharge preparation: from case management to care transition. *Journal of Nursing Administration, 45*(12), 606–614.

Lecturas adicionales

Cameron, B. (2018). The impact of pharmacy discharge planning on continuity of care. *The Canadian Journal of Hospital Pharmacy, 47*(3), 101–109.

Department of Health and Social Care. (2018). *The Delayed Discharges (Continuing Care) Directions 2013*. Available at: <https://www.gov.uk/government/publications/delayed-discharges-continuing-care-directions>.

Goncalves-Bradley, D. C., Lannin, N. A., Clemson, L. M., Cameron, I. D., & Shepperd, S. (2016). Discharge planning from hospital. *Cochrane Database of Systematic Reviews* (1), CD000313.

Hesselink, G., Schoonhoven, L., Barach, P., Spijker, A., Gademan, P., Kalkman, C., et al. (2012). Improving patient handovers from hospital to primary care. *Ann Intern Med, 157*(6), 417–428.

Jones, D., Musselman, R., Pearsall, E., McKenzie, M., Huang, H., & McLeod, R. S. (2017). Ready to go home? Patients' experiences of the discharge process in an enhanced recovery after surgery (ERAS) program for colorectal surgery. *Journal of Gastrointestinal Surgery, 21*(11), 1865–1878.

Lees, L. (2013). The key principles of effective discharge planning. *Nursing Times, 109*(3), 18.

Lithner, M., Klefsgard, R., Johansson, J., & Andersson, E. (2015). The significance of information after discharge for colorectal cancer surgery–a qualitative study. *BMC Nursing, 14*(1), 36.

Murphy, T., Butler, M., & Kidd, J. (2018). Losing something of value: An exploration of risk in discharge planning with older people. *New Zealand Journal of Occupational Therapy, 65*(2), 13.

Thoma, J. E., & Waite, M. A. (2018). Experiences of nurse case managers within a central discharge planning role of collaboration between physicians, patients and other healthcare professionals: A sociocultural qualitative study. *Journal of Clinical Nursing, 27*(5-6), 1198–1208.

Ulin, K., Olsson, L. E., Wolf, A., & Ekman, I. (2016). Person-centred care–An approach that improves the discharge process. *European Journal of Cardiovascular Nursing, 15*(3), e19–e26.

Young, A. M., Mudge, A. M., Banks, M. D., Rogers, L., Demedio, K., & Isenring, E. (2018). Improving nutritional discharge planning and follow up in older medical inpatients: Hospital to Home Outreach for Malnourished Elders. *Nutrition & Dietetics, 75*(3), 283–290.

Sección II

Atención de enfermería en intervenciones quirúrgicas específicas

Capítulo 10

Pacientes neuroquirúrgicos

Chris Brunker

ÍNDICE DEL CAPÍTULO

OBJETIVOS CLAVE DEL CAPÍTULO

Al final del capítulo, el lector debería ser capaz de:

- Hacer un breve resumen de la anatomía del cráneo y del encéfalo.
- Explicar el fenómeno de la presión intracraneal y el peligro de la elevación de la presión intracraneal.
- Explicar las indicaciones de la neurocirugía, los diferentes abordajes quirúrgicos y las operaciones neuroquirúrgicas.
- Describir los síntomas y las manifestaciones frecuentes de la enfermedad neurológica y las investigaciones que deben realizarse en los pacientes.
- Describir la valoración preoperatoria, las observaciones neurológicas especializadas y el significado especial de las observaciones básicas en la enfermedad neurológica.
- Describir la atención holística de los pacientes sometidos a cirugía intracraneal, mostrando una mayor concienciación de los déficits neurológicos y de las consecuencias a largo plazo de la enfermedad neurológica.

Cuestiones en las que pensar antes de leer el capítulo

- ¿Cómo puede afectar la enfermedad encefálica a las actividades de la vida, como comer y beber y el mantenimiento de la higiene personal?
- ¿Qué puede causar elevación de la presión en el interior del cráneo (presión intracraneal)?
- ¿Cómo puede afectar la enfermedad encefálica a la vida laboral y familiar?

Introducción

Imagine que va paseando por una acera concurrida un día soleado y frío. Ahora considere lo que debe hacer su encéfalo para llevar a cabo esta tarea básica. Usted mueve la cabeza, el tronco, los brazos y las piernas con una secuencia fluida, ajustándose constantemente a la superficie irregular del pavimento y a la pendiente de la calle. Integra la visión y la audición mientras elige las posiciones y predice el camino que siguen las personas y los vehículos. Toma decisión tras decisión: se mueve un poco a la izquierda para evitar a alguien, acelera para saltar ese hoyo y adelantar a la persona que se entretiene delante de usted. ¿Va a cambiar a tiempo el semáforo en el siguiente cruce o debería seguir caminando a lo largo de la calle? Usted advierte los anuncios en el lateral de los autobuses y las conversaciones de extraños. Sus pupilas se contraen y dilatan a medida que se desplaza entre la luz y la sombra, se ajusta un poco el abrigo por el frío y huele el humo del tráfico y siente el sabor que queda de su desayuno. De vez en cuando traga la saliva de su boca, y su respiración, frecuencia cardíaca y presión arterial cambian a medida que acelera o ralentiza la marcha. Y usted no piensa en nada de esto: solo está caminando.

Generalmente, todo el tiempo pasamos por alto la asombrosa complejidad de lo que hace nuestro encéfalo (de lo que nosotros hacemos, porque somos nuestro encéfalo). Solo en ocasiones, cuando la enfermedad altera nuestro encéfalo y cómo percibimos, experimentamos y actuamos en el mundo, es cuando podemos ver cuánto hemos dado por sentado. El encéfalo lo hace todo posible, desde masticar un bocado de comida hasta escribir una ópera. El encéfalo es la memoria, la personalidad, las esperanzas y temores de cada ser humano, y cada encéfalo es único.

Perspectiva general de la anatomía y la función del encéfalo

El encéfalo humano es una masa de alrededor de 10.000 millones de células nerviosas (neuronas), cada una de las cuales tiene unas 10.000 posibles conexiones (sinapsis) con otras neuronas, creando un sistema de complejidad inimaginable. Sin embargo, este sorprendente órgano es pequeño: cerca de 1.350 g. Es blando y se lesiona fácilmente, necesita un aporte constante de oxígeno y glucosa y solo funciona bien dentro de unos límites estrechos de temperatura, equilibrio acidobásico y concentraciones de líquido y electrólitos.

Cráneo

El encéfalo está completamente encerrado en el cráneo. Los huesos pares del cráneo fusionados forman una bóveda sobre la superficie superior y continúan por debajo del encéfalo para completar la base. La médula espinal emerge de una apertura en la base del cráneo (el agujero magno).

Meninges

Existen tres capas meníngeas. La duramadre es bastante gruesa (como cuero fino) y se adhiere a la superficie interna del cráneo, con dos hojas que se proyectan hacia el interior: la hoz cerebral separa los hemisferios cerebrales izquierdo y derecho, mientras que la tienda del cerebelo separa el encéfalo superior (cerebro) del tronco del encéfalo y el cerebelo. Bajo la duramadre se encuentra el espacio subdural. La aracnoides es mucho más fina que la duramadre, como una telaraña, y sigue el contorno de la superficie encefálica. Bajo la aracnoides está el espacio subaracnoideo. La piamadre es una membrana muy fina que está adherida a la superficie del encéfalo.

Líquido cefalorraquídeo y ventrículos cerebrales

El espacio subaracnoideo está lleno de líquido cefalorraquídeo (LCR) de color pajizo claro. En el centro de las estructuras del encéfalo existen cuatro ventrículos llenos de LCR: dos en los hemisferios cerebrales (ventrículos laterales izquierdo y derecho), un tercer ventrículo más profundo en la línea media y el cuarto ventrículo en la línea media a la altura del tronco del encéfalo. El LCR circula alrededor del sistema a través de acueductos estrechos. El LCR ayuda a mantener unos límites estrechos de presión, temperatura y equilibrio químico, y los ventrículos mantienen la forma del encéfalo.

Sistema cerebrovascular

El encéfalo está irrigado por dos pares de arterias. Las arterias vertebrales circulan por la superficie anterior de la columna vertebral, entran en el cráneo y se unen para formar la arteria basilar que nutre el tronco del encéfalo y el cerebelo. Las dos arterias carótidas internas entran en el cráneo más hacia adelante. Las arterias comunicantes pares unen estos vasos nutrientes formando el polígono de Willis y las arterias cerebrales se ramifican para irrigar el cerebro. El encéfalo controla el flujo y la presión de la sangre arterial en el interior del cráneo, amortiguando los aumentos o caídas de presión arterial (PA) sistémica en la circulación cerebral. Esta autorregulación puede alterarse en la patología encefálica aguda, conduciendo a hipo- o hiperperfusión.

La sangre venosa se drena a los senos de la duramadre y después a las venas yugulares y hacia las venas subclavias, volviendo al corazón. En el sistema venoso no existen válvulas; el drenaje eficaz depende de la permeabilidad de los vasos, de la gravedad y de la diferencia entre la presión intracraneal e intratorácica.

Tronco del encéfalo

El tronco del encéfalo maneja las funciones más básicas y esenciales. Existen tres partes. El mesencéfalo transmite las señales motoras desde la porción superior del encéfalo hasta la médula espinal y procesa la información visual y auditiva. La protuberancia está implicada en el análisis sensitivo, el movimiento y la postura, y es el origen del sistema activador reticular, una vía que conecta con la corteza cerebral y que genera el estado de alerta. El bulbo raquídeo es la localización de los centros cardiovasculares, que controlan la frecuencia cardíaca y la presión arterial, y del centro respiratorio, que controla la respiración.

Nervios craneales

Los nervios craneales forman vías neurales directas que conectan el encéfalo con otras partes del cuerpo y el mundo exterior. Existen doce pares de nervios, diez de los cuales están unidos al tronco del encéfalo; los otros dos entran anteriormente en el cráneo y se unen directamente al cerebro.

Cerebelo

El cerebelo es una región diferenciada situada por detrás del tronco del encéfalo cuya función principal es la coordinación del movimiento. Integra los movimientos oculares con el movimiento corporal y permite el seguimiento visual de los objetos en movimiento.

Sistema límbico e hipotálamo

El sistema límbico está constituido por estructuras (tálamo, hipotálamo, amígdala e hipocampo) situadas en la profundidad del encéfalo que ayudan a coordinar el movimiento y a mantener la homeostasis corporal, y son la sede de nuestros impulsos y emociones más básicos: hambre, sed, atracción y agresión. El sistema límbico también está implicado en la formación y recuperación de los recuerdos.

Hipófisis

La hipófisis, una pequeña glándula bulbar unida por un tallo, se proyecta hacia abajo desde el hipotálamo. El hipotálamo y la hipófisis son fundamentales para los sistemas autónomo y hormonal del organismo. La hipófisis se sitúa en una pequeña cavidad ósea en el suelo craneal, cerca del cruce de los nervios ópticos; el primer signo de un tumor hipofisario puede ser un problema de la visión.

Corteza cerebral

El cerebro, donde asienta la corteza cerebral, se divide en cuatro pares de lóbulos: frontales, temporales, parietales y occipitales. El lado izquierdo del encéfalo gestiona el lado derecho del cuerpo y viceversa. Gran parte de la compleja función del encéfalo depende de la operación integrada de múltiples regiones, pero existen zonas específicas que muestran una especialización significativa. Los lóbulos occipitales se ocupan de la visión; los lóbulos parietales, de la información sensitiva y la percepción; los lóbulos temporales, de la audición y el equilibrio, y los lóbulos frontales, del movimiento y de funciones superiores como la atención, la toma de decisiones y el juicio, y la personalidad. El vocabulario y la gramática generalmente están controlados por el lado izquierdo del encéfalo, y otros aspectos del lenguaje (acento y entonación), por el derecho.

Sustancia gris y blanca

Los cuerpos celulares de las neuronas corticales se concentran en una capa externa gruesa: la sustancia gris, con sus circunvoluciones y pliegues característicos. Las fibras axónicas de conexión que llevan los impulsos neuronales se agrupan en haces en un núcleo más pálido y profundo conocido como sustancia blanca. En una TC la sustancia gris, que es más densa, aparece más pálida que la sustancia blanca.

Cuadro 10.1 Causas de elevación de la presión intracraneal

- Hematomas.
- Abscesos.
- Edema cerebral.
- Tumores.
- Malformaciones arteriovenosas.
- Hidrocefalia.

Presión intracraneal

El cráneo es una cavidad rígida completamente llena por su contenido normal: encéfalo, vasos sanguíneos y LCR. En realidad, el cráneo está ligeramente sobrecargado, con una ligera presión interna: la presión intracraneal (PIC), que en circunstancias normales está entre 0 y 15 mmHg. Si parte del contenido del cráneo se expande y ocupa más espacio (cuadro 10.1), el resto debe ocupar menos espacio o la PIC se elevará. La elevación de la PIC es significativa porque comprime los capilares y reduce el flujo de sangre oxigenada, causando isquemia secundaria que conduce a tumefacción y a un incremento adicional de la PIC. Si este ciclo no se detiene, la presión ascenderá en tal medida que el encéfalo se descomprimirá a través de la tienda del cerebelo. El «cono» de presión que esto crea aplasta el tronco del encéfalo, matando al paciente.

Indicaciones de la neurocirugía

Tumores

Los tumores en el interior del cráneo ocupan espacio, elevando la PIC y alterando las estructuras adyacentes. Un tumor encefálico será mortal si no se puede controlar su crecimiento.

Las neuronas no se dividen ni multiplican en el encéfalo adulto, por lo que no forman tumores. Pero pueden crecer tumores primarios a partir de las células gliales (células de sostén intercaladas entre las neuronas) o de las capas meníngeas. Los gliomas se clasifican en grados dependiendo de su capacidad invasiva (Santosh, 2014; Kleihues et al., 2017): el glioma de bajo grado es benigno y relativamente fácil de separar del tejido sano. Los gliomas de alto grado son invasivos y malignos, no se pueden extirpar completamente y su pronóstico es malo. Los meningiomas son benignos, de crecimiento relativamente lento y claramente diferenciados del tejido encefálico. Esto los hace relativamente fáciles de extirpar, aunque, dependiendo de su localización, la extirpación completa no siempre es posible (Jalali et al., 2017). Los tumores también pueden desarrollarse a partir de las células de sostén asociadas con los nervios craneales, en particular el nervio acústico. Los tumores secundarios (metástasis) son zonas de diseminación de cánceres en otras partes del cuerpo. Su pronóstico depende de la evolución de la enfermedad primaria y de la extensión de la diseminación cerebral.

Hematomas espontáneos

La hemorragia intracraneal espontánea puede ser resultado de una anomalía cerebrovascular (v. más adelante) o de sangrado tumoral o hipertensivo. Los hematomas lesionan el tejido circundante y elevan la PIC. La cirugía de evacuación del hematoma puede salvar la vida, pero no corregirá la lesión presente en el encéfalo por la hemorragia.

Hidrocefalia

La hidrocefalia es un exceso de LCR en el interior del cráneo, causada por hiperproducción, disminución de la reabsorción o un bloqueo en la circulación. La hidrocefalia puede ser aguda (p. ej., la sangre en el LCR por una hemorragia enlentece la reabsorción y bloquea los acueductos), crónica (una infección puede cicatrizar los acueductos, reduciendo el flujo) o congénita (algunas personas nacen sin acueductos permeables). La hidrocefalia produce una elevación de la PIC que puede ser mortal si no se trata mediante derivación del exceso de LCR.

Infección

La infección bacteriana puede causar la formación de un absceso o un empiema. Este tipo de infección puede ser consecuencia de una abertura en el cráneo (como una herida penetrante o una herida quirúrgica infectada) o de las infecciones que invaden el cráneo a partir de estructuras cercanas: los oídos, los senos paranasales o la boca. Las infecciones sistémicas como la tuberculosis y el VIH también pueden producir abscesos cerebrales. Las infecciones de las meninges (meningitis) o del tejido encefálico (encefalitis) no suelen requerir cirugía.

Traumatismo

Los traumatismos de la cabeza pueden fracturar el cráneo, causar hemorragias entre el cráneo y el encéfalo y lesionar el tejido encefálico (tabla 10.1). El tejido lesionado se inflama, elevando la PIC y creando las condiciones para una isquemia secundaria y la lesión consiguiente que, si no se detiene, puede matar al paciente. La cirugía puede ser necesaria para reparar el cráneo, evacuar un hematoma, extirpar el tejido encefálico lesionado tumefacto o para descompresión por una PIC peligrosamente alta.

Anomalías cerebrovasculares

En las arterias cerebrales se pueden desarrollar aneurismas (zonas debilitadas de paredes finas en las uniones de los vasos) o formarse manojos de vasos anómalos llamados malformaciones arteriovenosas (MAV). En muchos casos estos solo se detectan cuando se rompen y causan una hemorragia subaracnoidea o intracerebral, trastornos con una elevada mortalidad y morbilidad. La cirugía y la radiología intervencionista tienen como objetivo prevenir la rotura adicional mediante el bloqueo, derivación o extirpación de la anomalía. La hemorragia subaracnoidea conlleva el riesgo adicional de vasoespasmo cerebral: constricción prolongada de las arterias cerebrales, con el riesgo de isquemia cerebral e infarto añadidos, que conducen a discapacidad o muerte (Mestecky, 2011).

Enfermedad de Parkinson

La enfermedad de Parkinson es un trastorno del movimiento causado por mal funcionamiento de las células de los ganglios basales, que se sitúan en la profundidad de los hemisferios cerebrales. La enfermedad normalmente se trata con fármacos, pero es posible un abordaje quirúrgico (Owen, 2014). Se sitúan electrodos profundos en el encéfalo y se conectan a un generador de impulsos que funciona con pilas. Esta técnica de estimulación encefálica profunda también se ha utilizado para tratar el dolor neuropático (Sayat et al., 2019), la anorexia (Whiting et al., 2018) y el trastorno obsesivo-compulsivo (Kohl et al., 2014).

Epilepsia

A los pacientes con crisis comiciales muy frecuentes se les puede ofrecer neurocirugía para ablación de la zona del encéfalo donde comienzan las crisis si las investigaciones pueden localizar el área responsable (Anderson et al., 2017).

Tabla 10.1 Localización de la hemorragia intracraneal

Extradural	Entre el cráneo y la duramadre	Hemorragia arterial, generalmente asociada con traumatismo craneal. Expansión rápida a alta presión
Subdural	Entre la duramadre y la aracnoides	Hemorragia venosa, en ocasiones espontánea, pero habitualmente resultado de traumatismo. Expansión más lenta
Subaracnoidea	Entre la aracnoides y la piamadre	Hemorragia arterial. Puede ser traumática o por rotura de un aneurisma
Intraventricular	En los ventrículos cerebrales	Generalmente es extensión de una hemorragia subaracnoidea
Intracerebral/ intraparenquimatosa	En el tejido encefálico	Puede ser traumática (contusión), aneurismática, hipertensiva o por un tumor o una malformación arteriovenosa

Síntomas y presentaciones

El inicio de una enfermedad del encéfalo puede ser súbito o lento e insidioso. Las lesiones traumáticas y la hemorragia espontánea ocurren en segundos, mientras que los tumores pueden crecer durante años. La complejidad de la función del encéfalo es tal que los cambios en la forma en que alguien experimenta el mundo y actúa en él pueden ser sutiles o dramáticos, incluso bizarros.

Cefaleas

La hemorragia intracraneal espontánea normalmente comienza con cefalea intensa súbita, a menudo descrita como la sensación de ser golpeado con un bate. La cefalea también es una característica de las infecciones intracraneales y de la elevación de la PIC causada, por ejemplo, por hidrocefalia o tumores. Vale la pena recordar que todos estos trastornos neurológicos son infrecuentes: la mayoría de las cefaleas son desagradables, pero no graves.

Postura, movimiento y equilibrio

Es difícil ignorar una debilidad muscular o pérdida de sensibilidad súbitas en un lado del cuerpo: obviamente está pasando algo grave. Sin embargo, las alteraciones pueden ser más sutiles: inclinación hacia un lado estando sentado, por ejemplo, o torpeza motora desacostumbrada.

Sensibilidad

Tendemos a pensar en la alteración de la sensibilidad en términos de entumecimiento u hormigueo en las extremidades. Pero pueden estar afectados otros tipos de sensibilidad: la pérdida o distorsión del olfato o del gusto, de la visión y de la audición pueden indicar una patología intracraneal.

Crisis comiciales

Las crisis comiciales tienen muchas causas posibles, no todas originadas en el encéfalo: es esencial una investigación cuidadosa. Las crisis comiciales pueden ser el primer signo de una enfermedad encefálica grave como infección, tumor o MAV. Las crisis generalizadas afectan a todo el encéfalo y característicamente causan pérdida de conciencia y movimientos tónico-clónicos de todo el cuerpo. Una crisis *de novo* de este tipo es un signo obvio de que pasa algo grave. Algunas crisis comiciales son parciales, afectan solo a una parte del encéfalo, y estas producen diversos síntomas, a menudo sutiles, como trastornos del movimiento o sensitivos, visiones, sonidos, sabores u olores extraños, o una conducta inusual. La epilepsia es consecuencia de una enfermedad encefálica crónica frecuente.

Alteraciones hormonales

Los tumores hipofisarios pueden causar hipersecreción o bien hiposecreción de hormonas. Puede parecer que los efectos tienen poco que ver con el encéfalo, como crecimiento óseo o galactorrea (en ambos sexos) inesperados, fatiga, aumento de peso, hirsutismo, disfunción eréctil o poliuria.

Lenguaje

Afasia es el término que se aplica a una variedad de trastornos del uso del lenguaje y se divide ampliamente en receptiva (comprensión reducida del lenguaje) y expresiva (capacidad reducida para generar el lenguaje), reflejando el hecho de que estos dos aspectos de la comunicación están controlados por áreas del encéfalo diferentes. Los déficits pueden ser obvios o sutiles y difíciles de detectar sin una valoración meticulosa por un logopeda (Ager y Little, 2018). Obsérvese que el término *afasia* es preferible a *disfasia,* incluso aunque el déficit sea solo parcial. Esto evita la confusión con *disfagia:* dificultad para la deglución.

Cognición

La aparición *de novo* de dificultades en las habilidades del pensamiento, como solución de problemas, planificación, cambio de la atención cuando es apropiado, razonamiento o manejo de información compleja, puede indicar una enfermedad intracraneal.

Estado de ánimo, personalidad y conducta

La enfermedad intracraneal puede producir alteraciones del estado de ánimo, la personalidad y la conducta, pero también muchas otras cosas: cambios en las circunstancias de la vida o las relaciones, enfermedad mental, abuso de sustancias y otras. Estos cambios pueden no ser obvios, excepto para los más cercanos al paciente, y pueden ser difíciles de describir. Las afirmaciones de que alguien «normalmente no es así» se deben tomar en serio.

Discernimiento

Usted es su cerebro y asume que la forma en que experimenta el mundo es la manera en que es el mundo. Sin embargo, la enfermedad encefálica puede alterar el modo de encontrarse en el mundo, y es difícil aceptar que usted ya no es su mejor guía para lo que está pasando. Muchas personas con lesiones encefálicas adquiridas *de novo* carecen de comprensión de su situación y les cuesta aceptar que algo va mal.

Investigación y diagnóstico

Anamnesis

Las explicaciones que dan los pacientes y aquellos que los conocen bien normalmente son el punto de inicio. Es importante recordar que es infrecuente que las personas describan los signos y síntomas en un lenguaje profesional: las enfermeras deben escuchar y hacer preguntas cuidadosamente y con imaginación.

Exploración

Las urgencias neuroquirúrgicas, como la hemorragia intracraneal o el traumatismo craneoencefálico, no dan tiempo para que los clínicos lleven a cabo una exploración detallada: la disminución del nivel de conciencia, las reacciones pupilares anómalas y la debilidad muscular grosera son signos suficientes de que se necesita una TC inmediatamente. Cuando la progresión de la enfermedad es más gradual, es esencial una exploración física meticulosa. Esto no se limita al sistema nervioso: los signos y síntomas de todos los sistemas corporales pueden ser relevantes para el diagnóstico, el tratamiento y la recuperación.

TC

La tomografía computarizada (TC) es la investigación neurológica básica, y una TC encefálica puede realizarse en cuestión de minutos. La TC utiliza rayos X para obtener imágenes en cortes que muestran las densidades relativas de los tejidos. El hueso denso aparece blanco en la TC, el LCR negro y el tejido encefálico en varios tonos de gris. La TC es excelente para detectar una compresión por elevación de la PIC y las anomalías de las diferentes densidades del tejido normal, como el aspecto blanco denso de la sangre reciente. Se puede administrar un medio de contraste para destacar anomalías como tumores o para capturar imágenes seriadas del flujo sanguíneo a través del sistema arterial y venoso (angiografía por TC y venografía por TC).

RM

La resonancia magnética (RM) usa ondas de radio en un campo magnético potente para generar imágenes. La RM proporciona una imagen más detallada que la TC y es la investigación clave en los tumores encefálicos y en las lesiones de la unión de la sustancia gris-blanca.

PET

En la tomografía por emisión de positrones (PET) se administra al paciente una sustancia marcadora radiactiva. Esta se acumula en diferentes zonas del tejido en proporción a su grado de actividad metabólica y el escáner detecta las distintas señales de radiación con gran detalle, generando una imagen en 3D que puede mostrar anomalías demasiado pequeñas para su detección en la RM o la TC.

EEG

Para la realización de un electroencefalograma (EEG) se fijan electrodos en el cuero cabelludo que mapean las ondas eléctricas generadas por las neuronas corticales al enviar señales entre ellas. El EEG muestra detalles de las crisis comiciales cuando ocurren, demostrando dónde comienza la crisis y cómo se disemina. El EEG también distingue entre crisis comiciales y otros trastornos no epilépticos.

Punción lumbar

Empleando una técnica aséptica, se sitúa una cánula en el conducto vertebral por debajo de la terminación de la médula espinal y se extrae LCR para su análisis. La punción lumbar (PL) se utiliza para investigar posibles infecciones, trastornos inmunitarios, hemorragia o cáncer.

Angiografía cerebral

Se inserta un largo catéter, generalmente a través de la arteria femoral. El catéter se conduce hasta las arterias carótidas o vertebrales empleando guía con rayos X (la exploración de cuatro vasos obtendrá imágenes de cada vaso de uno en uno) y se inyecta un contraste radiopaco mientras se captura una serie rápida de imágenes de rayos X. El flujo del contraste muestra anomalías como aneurismas o MAV, así como restricciones del flujo a través de vasos escleróticos o espásticos, o la irrigación sanguínea de un tumor.

Neurocirugía

La neurocirugía tiene riesgos inherentes. La cavidad craneal es pequeña y está llena de estructuras vitales. El objetivo de la cirugía puede ser diminuto y estar poco diferenciado de las estructuras circundantes, y muchas operaciones neuroquirúrgicas se llevan a cabo con microscopio. Las hemorragias deben controlarse minuciosamente: incluso pequeños hematomas tienen consecuencias graves en el espacio cerrado del cráneo. Los errores son potencialmente devastadores: la muerte y la discapacidad grave son posibilidades reales incluso en la intervención más rutinaria. El cirujano también debe considerar si lo correcto es operar: una operación puede salvar la vida, pero dejar al paciente tan gravemente discapacitado que sea imposible una recuperación significativa. Los cirujanos también deben considerar que pueden tener una idea muy diferente a la del paciente y la familia en cuanto al tipo de supervivencia que merece la pena. Es esencial comentar con los pacientes (cuando es posible) y sus familiares los riesgos y los beneficios, pero al final el cirujano tiene una seria responsabilidad.

Abordajes quirúrgicos

Orificios de trépano

Se perfora un pequeño orificio circular (de aproximadamente 2 cm de tamaño) en la bóveda craneal. Esto permite un acceso limitado, pero suficiente para colocar un drenaje ventricular o tomar una biopsia tisular. Los orificios de trépano también se utilizan para evacuar los hematomas subdurales crónicos.

Craneotomía

Se expone una zona del cráneo elevando el cuero cabelludo (un borde permanece insertado). Se perforan orificios de trépano en el cráneo que se unen con una sierra neumática y se levanta el colgajo. Después el cirujano secciona la duramadre para exponer la superficie del encéfalo (fig. 10.1). Al final de la intervención se sella la duramadre, se recoloca y se fija el hueso y el cuero cabelludo vuelve a situarse. La craneotomía es el abordaje estándar para las lesiones de los lóbulos frontales, temporales y parietales.

Craniectomía

Para la craniectomía se procede de la misma manera que en la craneotomía, pero el colgajo craneal no se vuelve a colocar al final de la operación: la duramadre y el cuero cabelludo se cierran sobre el espacio. Esto permite la expansión del edema, minimizando la elevación de la PIC. El colgajo se puede «marsupializar» (situar en la cavidad peritoneal donde recibirá irrigación sanguínea) o se deshecha y después se sustituye por una placa acrílica o de titanio (craneoplastia).

Craniectomía de la fosa posterior

La cavidad de la fosa posterior es pequeña y está densamente ocupada por el tronco del encéfalo, el cerebelo, los nervios craneales y vasos sanguíneos. Normalmente los cirujanos acceden a esta zona desde la parte posterior, por debajo de la protuberancia del occipucio, socavando el hueso alrededor del agujero magno para formar una pequeña ventana.

Cirugía transesfenoidal

Las lesiones situadas bajo el encéfalo anterior son difíciles de alcanzar a través de craneotomía. Una forma es acceder desde abajo. En la cirugía transesfenoidal el acceso se logra a través

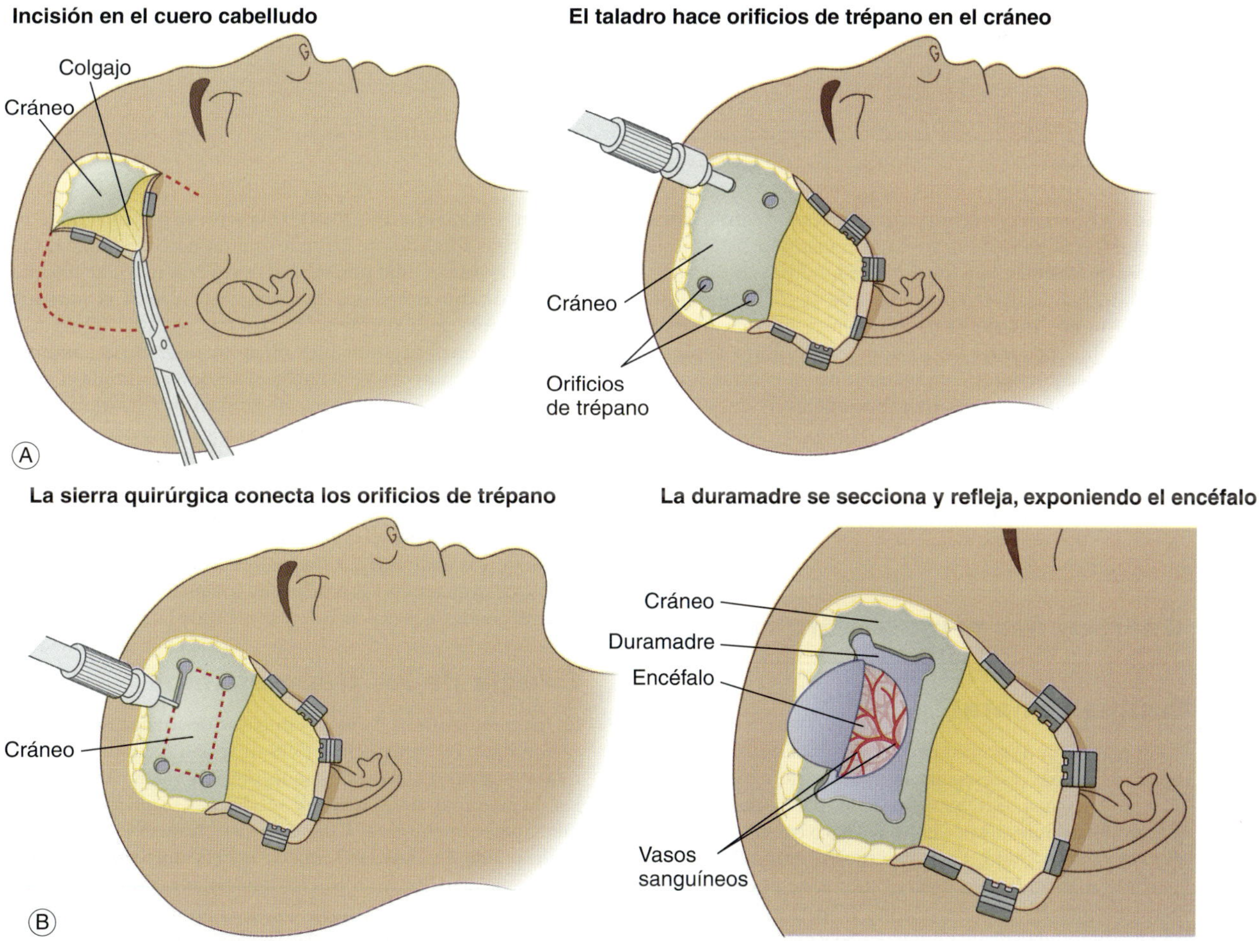

Figura 10.1 Craneotomía. (Reproducido con autorización de Medtronic Sofamor Danek, Inc.)

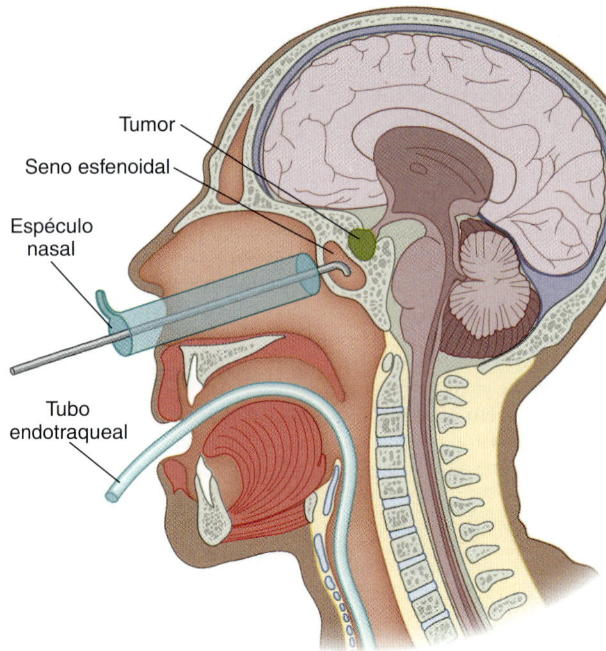

Figura 10.2 Cirugía transesfenoidal. (Reproducido a partir de Andrew H. Kaye, Essential Neurosurgery. Wiley-Blackwell, con autorización.)

de las fosas nasales, seccionando a través del hueso esfenoides, que forma parte de la base del cráneo (fig. 10.2). Este es el abordaje estándar para los tumores hipofisarios.

Es importante tener en cuenta que la elección del abordaje quirúrgico influye en la experiencia postoperatoria del paciente. Los pacientes se colocan en decúbito supino, de lado o en decúbito prono en operaciones que duran horas. La cabeza se mantiene sujeta con abrazaderas fijadas al cráneo. Algunas operaciones de la fosa posterior se realizan con el paciente en sedestación y la cabeza en ángulo hacia adelante. La tumefacción por una craneotomía frontal puede cerrar un ojo, y la retracción de los músculos puede hacer que la apertura de la boca sea dolorosa.

Operaciones neuroquirúrgicas

Cirugía tumoral

La cirugía tumoral permite extirpar el tumor entero o la mayor cantidad posible. Es esencial la planificación cuidadosa con TC y RM y existen técnicas disponibles para guiar al cirujano. El ácido 5-aminolevulínico es un fármaco con afinidad por los gliomas de alto grado. Con luz especial emite fluorescencia, haciendo más sencillo mapear el tumor. Se puede utilizar un marco estereotáctico con mapeo por TC para indicar la localización y profundidad de una lesión en relación con los puntos de referencia marcados en el cuero cabelludo (Lindsay et al., 2010; Mohan y Ramamurthy, 2014). Cuando un paciente tiene un tumor en o alrededor de los centros motores o del habla de los lóbulos frontales, una posibilidad es realizar una craneotomía con el paciente despierto. Para empezar, se seda al paciente, pero después se le despierta. El cirujano usa una sonda para estimular zonas cuestionables mientras pide al paciente que realice tareas motoras o del habla. Si la sonda estimula el encéfalo en lugar del tumor, el paciente tendrá una alteración transitoria. Esto permite al cirujano mapear los límites entre el tumor y el encéfalo con gran precisión, minimizando la lesión del tejido sano (Brown et al., 2013). No siempre es posible extirpar un tumor completo sin causar una lesión seria y en muchos casos el cirujano debe conformarse con una resección parcial, aliviando los síntomas y retrasando la progresión. A pesar de todos los avances en las pruebas de imagen y la técnica, gran parte depende de la experiencia y la habilidad del cirujano.

Cirugía de los traumatismos

En los traumatismos, la neurocirugía se orienta a aliviar la elevación de la PIC y reducir el ciclo de lesión secundaria, isquemia y aumento de presión que pueden matar al paciente. Los hematomas extradurales y subdurales se pueden evacuar mediante craneotomía. Cuando existe tumefacción cerebral grave puede ser necesaria una craniectomía descompresiva. Debe señalarse que no todas las lesiones encefálicas traumáticas son susceptibles de cirugía: algunas lesiones traumáticas son difusas y de escala microscópica (Rajkumar et al., 2014) y algunas son demasiado graves para que sea posible la supervivencia.

Cirugía del hematoma

Los hematomas espontáneos pueden evacuarse mediante craneotomía. Sin embargo, dependiendo de la localización del hematoma, la extensión de la posible tumefacción y la edad del paciente, puede que la cirugía no siempre mejore el pronóstico (Jha y Gupta, 2014).

Cirugía del aneurisma

Los aneurismas normalmente se localizan profundos en el encéfalo, en las uniones de las arterias alrededor del polígono de Willis. Los aneurismas son pequeños sacos de paredes finas que protruyen de la pared arterial y son propensos a la rotura si sufren alteración. El cirujano se aproxima y expone el aneurisma y sus vasos nutrientes con gran cuidado. El objetivo es deslizar un pequeño clip a través del cuello del aneurisma para sellarlo. Si el aneurisma estalla antes de colocar el clip, la situación es crítica: la pérdida rápida de sangre llena el campo quirúrgico e impide la visión del cirujano. Este debe pinzar las arterias para detener la hemorragia y después colocar un clip rápidamente en el aneurisma antes de despinzar las arterias y restablecer el flujo. Una demora demasiado prolongada causará un ictus (Buckley y Hickey, 2014).

Malformaciones arteriovenosas

La complejidad vascular de las MAV, con una mala diferenciación de la irrigación arterial y venosa, hace difícil la cirugía. Si los vasos nutrientes pueden diferenciarse claramente, la MAV puede extirparse como un tumor. Muchos casos requieren un abordaje combinado que implica embolización selectiva de vasos, cirugía y radioterapia (Ramamurthi y Kapu, 2014).

Cirugía de la hidrocefalia

La hidrocefalia aguda se alivia colocando un catéter ventricular externo en uno de los ventrículos laterales a través de un orificio de trépano. El catéter se conecta a un aparato de drenaje: la presión del LCR se controla variando la altura del drenaje en relación con la cabeza (Humphrey, 2018). La hidrocefalia crónica se trata mediante la colocación de una derivación ventriculoperitoneal. Se inserta un catéter en el ventrículo y se tuneliza por vía subcutánea hasta la cavidad peritoneal. El drenaje se controla mediante una válvula de presión (Vacca, 2018). Una técnica alternativa es la ventriculostomía endoscópica, una intervención en la que se introduce un endoscopio a través de un orificio de trépano para seccionar una fístula en el suelo del tercer ventrículo (Jiang et al., 2018).

Radiología intervencionista

Cada vez más intervenciones intracraneales se llevan a cabo mediante radiología intervencionista. Ahora la mayor parte de los aneurismas cerebrales se tratan mediante embolización con espirales, usando un catéter de angiografía para colocar espirales de platino diminutas en el aneurisma desde el interior de la arteria, bloqueando el flujo de sangre hacia el aneurisma (Mestecky, 2011). Se pueden colocar derivaciones (Murchison et al., 2018), extraer trombos (De Sousa, 2016) y desviar el flujo arterial alrededor de los aneurismas (Wakhloo y Gounis, 2014). Pueden administrarse fármacos por vía intraarterial para dilatar vasos espásticos o para disolver trombos. Las técnicas de embolización también se emplean como coadyuvantes en la cirugía de tumores y MAV.

Valoración preoperatoria

Antes de la cirugía es importante tener una descripción lo más clara posible de la historia y la presentación del paciente. En la enfermedad neurológica la valoración no es un proceso rápido ni sencillo. Es importante observar cuidadosamente a los pacientes y a sus familiares y escucharlos atentamente. Muchas operaciones neuroquirúrgicas son urgentes, con solo unas pocas horas entre los primeros síntomas y la cirugía. En estos casos, la valoración preoperatoria se basa en los principios de la reanimación: ABCDE. Es después de la cirugía cuando se hace relevante la información de la historia.

Dolor

Los pacientes con hemorragia intracraneal normalmente sufren cefalea intensa de inicio súbito que puede disminuir, pero es probable que continúe, y se agrava con la luz intensa (fotofobia), los ruidos o el movimiento. Son frecuentes el dolor y la rigidez del cuello. Los pacientes con lesiones de crecimiento más lento, como tumores, pueden presentar cefaleas durante períodos prolongados, especialmente por la mañana temprano.

Respiración

La información esencial de la historia comprende los antecedentes respiratorios (enfermedades, tabaquismo) y la función diaria (tolerancia al ejercicio). Es esencial valorar la respiración observando al paciente respirar en reposo, con recuento durante 1 min. La patología que afecta al tronco del encéfalo puede producir patrones respiratorios erráticos: los cambios solo pueden detectarse inmediatamente si se ha establecido claramente un patrón basal. El control de la saturación es importante, pero secundario.

Mantenimiento de un entorno seguro

Las enfermedades neurológicas pueden generar una serie de problemas de seguridad.

Las crisis comiciales suponen un riesgo de seguridad obvio. Es importante establecer qué tipo de crisis ha tenido el paciente, cuánto tiempo duran, cuánto tarda en recuperarse y qué medicación está tomando.

La seguridad también puede comprometerse por cambios más sutiles, como afectación visual, mal equilibrio o pérdida de la coordinación, confusión, impulsividad y déficits de la memoria o la atención. Los pacientes pueden carecer de comprensión de sus problemas y es importante obtener la anamnesis colateral de la familia y los amigos.

Comunicación

Los pacientes o sus familiares pueden referir dificultades con el lenguaje. Estas pueden ser sutiles, y algunos pacientes enmascaran estas dificultades de manera muy eficaz. En ocasiones la enfermera que los valora es la primera persona en detectar un problema, y puede ser necesaria la evaluación por un logopeda.

Alimentación e hidratación

La patología del tronco del encéfalo y los nervios craneales y alrededor de ellos o la que afecta a la corteza sensitiva y motora puede comprometer la deglución segura. La sialorrea, la «voz húmeda», la dificultad para la deglución y los episodios de asfixia o tos al comer o beber, así como la dificultad para articular el habla claramente (disartria) son signos significativos que indican la necesidad de valoración por un logopeda (Atkinson, 2019).

La patología en y alrededor del tronco del encéfalo y los lóbulos temporales también puede afectar al equilibrio y la función oculovestibular, con las náuseas resultantes.

Al ingreso se debe pesar a los pacientes y señalar cualquier cambio reciente del peso. Se debe hacer una prueba de glucosuria en la orina. Se preguntará a los pacientes y sus familias acerca de cualquier cambio en los hábitos de alimentación e ingesta de líquidos. Los problemas de la sensibilidad y la percepción, la debilidad de las extremidades o una mala coordinación pueden hacer difícil la mecánica de la alimentación: observar al paciente comer puede ser relevante.

Eliminación

Es importante realizar la anamnesis sobre los hábitos vesicales e intestinales y apreciar cualquier cambio reciente. La incontinencia puede ser resultado de una pérdida del control esfinteriano, pero también de déficits cognitivos o del lenguaje: puede que simplemente los pacientes no sean capaces de pedir ir al baño.

Aseo y vestido

La debilidad de las extremidades, las alteraciones de la coordinación y el equilibrio y los problemas cognitivos (memoria y atención) pueden comprometer el autocuidado básico, al igual que las alteraciones de la personalidad y el estado de ánimo. Los cambios recientes en los hábitos del aseo o el vestido son significativos.

Movilización

Los déficits motores son un signo frecuente de enfermedad neurológica. Siempre que sea posible es útil observar al paciente caminar: ¿existe algo anómalo en la marcha, se inclinan hacia un lado, están inestables, parecen ser conscientes de los obstáculos a ambos lados?

Trabajo y ocio

Es probable que la enfermedad neurológica afecte a las actividades laborales y de ocio de la persona. Escuchar a los pacientes y sus familiares hablar sobre cómo ha cambiado su vida es importante en sí mismo y puede aportar nueva información acerca de la enfermedad.

Expresión de la sexualidad

La enfermedad neurológica puede crear tanto problemas físicos como alteraciones de la conducta, incluida la libido, que a su vez pueden causar estrés emocional.

Sueño

Los patrones del sueño pueden alterarse por la enfermedad neurológica y por algunos tratamientos, en particular por el tratamiento con esteroides para los tumores encefálicos.

Muerte y agonía

Las enfermedades encefálicas son inherentemente peligrosas, y la neurocirugía conlleva un riesgo significativo de muerte y discapacidad grave. La ansiedad y el temor pueden tener un profundo efecto en todos los aspectos de la vida.

Observaciones

Nivel de conciencia: escala del coma de Glasgow

La escala del coma de Glasgow (GCS) valora el nivel de conciencia: la capacidad del encéfalo para interactuar con el mundo (tabla 10.2) (Teasdale y Jennett, 1974; Jennett y Teasdale, 1977). No es una escala numérica (los números son solo un código simplificado), sino una descripción de la interacción del paciente con el mundo en tres aspectos clave. La apertura ocular indica el estado de alerta, la receptividad del encéfalo a los estímulos. La respuesta verbal valora la capacidad del encéfalo para interactuar con el mundo a través del lenguaje. La respuesta motora prueba la capacidad del encéfalo para organizar el movimiento. Cuando se utiliza la GCS es importante informar de los resultados completos, especificando cualquier déficit: la puntuación total es demasiado ambigua para ser clínicamente útil; por ejemplo, existen 17 maneras diferentes de alcanzar una puntuación de 8 en la GCS (Teasdale et al., 1983).

Respuestas pupilares

Las pupilas de los ojos deben ser circulares y del mismo tamaño. El diámetro pupilar debe ser adecuado a las condiciones

Tabla 10.2 Escala del coma de Glasgow

	Grado	Descripción	Abreviatura
Apertura ocular	Espontánea	Los ojos están abiertos antes de comenzar la valoración	O4
	Al habla	Los ojos se abren al hablar o gritar al paciente	O3
	Al dolor	Los ojos se abren con el contacto físico: agitación o pellizco en el trapecio	O2
	Ausente	Los ojos no se abren con dolor intenso	O1
Respuesta verbal	Orientada	Recuerda su nombre, el día, la fecha y la localización actual	V5
	Frases	Usa combinaciones coherentes de palabras	V4
	Palabras	Palabras aisladas o sin conexión, aleatorias o sin sentido	V3
	Sonidos	Ruidos, sin palabras discernibles	V2
	Ausente	El paciente no emite ningún sonido, incluso en respuesta al dolor	V1
Respuesta motora (registre en el brazo que esté mejor)	Obedece órdenes	Sigue órdenes motoras sencillas	M6
	Localiza	El paciente mueve una mano hacia el origen del estímulo nocivo	M5
	Flexión normal	Dobla el codo y no existe rotación del brazo ni postura antinatural en la muñeca. El movimiento no está claramente orientado a localizar el origen del dolor	M4
	Flexión anómala	Dobla el codo, pero el brazo se rota hacia dentro y puede haber rigidez en la muñeca; un movimiento claramente anómalo	M3
	Extensión	Estira el codo. A menudo existe rotación interna de los brazos y rigidez en la muñeca y todo el cuerpo puede ponerse rígido	M2
	Ausente	No existe movimiento, incluso ante estímulos dolorosos	M1

luminosas del ambiente y deben contraerse rápidamente ante la luz intensa. En el contexto de un nivel de conciencia bajo o en deterioro, las pupilas fijas y dilatadas son signo de elevación crítica de la presión intracraneal.

Fuerza de las extremidades

La diferencia izquierda-derecha en la fuerza de las extremidades puede indicar una lesión en un lado del encéfalo. Un tumor, hematoma o ictus en el lado izquierdo causará debilidad en el lado derecho. Es importante tener una valoración basal clara: los cambios relativos de la fuerza son un signo precoz frecuente de las complicaciones postoperatorias, normalmente precediendo a las alteraciones del nivel de conciencia.

Signos vitales

Tanto la vía respiratoria como la respiración y la circulación influyen en el sistema nervioso central y, a su vez, todos están afectados por él. Es esencial la observación metódica de la respiración, el pulso, la temperatura y la presión arterial. Si la presión intracraneal aumenta de forma crítica, los signos vitales se alteran mucho, con hipertensión extrema, bradicardia y respiración de Cheyne-Stokes: tríada de Cushing (Cushing, 1902, 1903). La relación entre la PIC, los signos neurológicos y los signos vitales se muestra en la figura 10.3.

Equilibrio de líquidos y electrólitos

En todos los pacientes quirúrgicos es esencial un registro cuidadoso del equilibrio líquido. Algunos trastornos neurológicos plantean problemas específicos (Cook, 2011). La hemorragia subaracnoidea puede conducir a un síndrome pierde sal cerebral (SPSC), con diuresis elevada y caída del sodio sérico. Los trastornos hipofisarios pueden causar diabetes insípida, con diuresis muy alta y elevación del sodio sérico. El síndrome de secreción inadecuada de ADH (SIADH) es una complicación de la infección intracraneal que da lugar a diuresis baja y caída del sodio sérico. En todos estos casos debe valorarse la densidad urinaria y enviar una muestra de orina para análisis de urea y electrólitos.

Preparación preoperatoria

La extensión de la preparación preoperatoria depende de la urgencia de la cirugía. En muchos casos hay que decir a los pacientes y a su familia que debe realizarse una operación

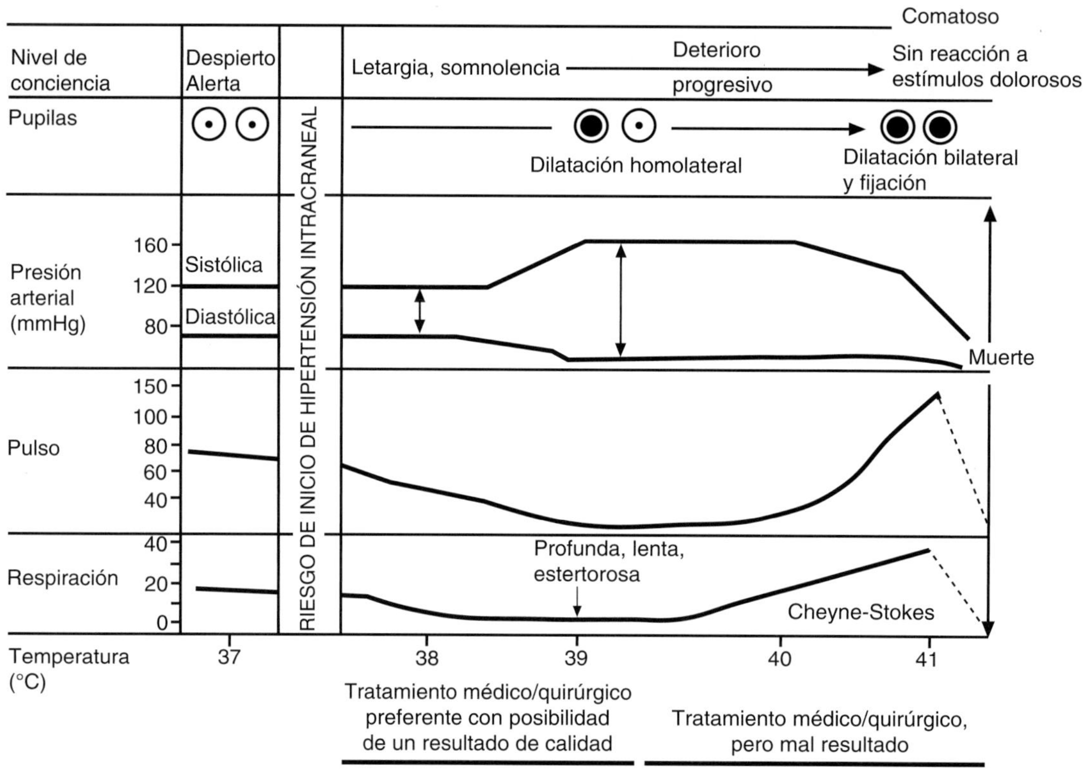

Figura 10.3 Elevación de la presión intracraneal (PIC).

peligrosa enseguida para salvarle la vida: tienen poco tiempo para procesar la información y asimilar el impacto. Incluso cuando la cirugía se planifica con anticipación, el tiempo entre el diagnóstico y la operación normalmente es de días a semanas a lo sumo.

Información, capacidad y consentimiento

Siempre que sea posible, el neurocirujano debe dar a los pacientes toda la información que necesiten para decidir si someterse a la operación propuesta. Esto comprende la estimación del riesgo de muerte y discapacidad, la información acerca de cómo se realiza la cirugía y lo que probablemente experimentará el paciente. Deben explicarse en detalle las alternativas a la intervención y las consecuencias de no operar. Todo esto debe estar claramente documentado. Si existe alguna preocupación por la capacidad del paciente para dar o rehusar consentimiento válido para un tratamiento, debe llevarse a cabo una valoración de su capacidad. Si el paciente carece de capacidad, el cirujano tomará una decisión fundada en el mejor interés del paciente: siempre que sea posible, esto debe basarse en la información del paciente y de las personas cercanas a él (Department of Health, 2005).

Valoración anestésica

El anestesista valora la anatomía y fisiología del paciente, específicamente su salud respiratoria, cardiovascular y metabólica. Esto implica hacer la anamnesis y revisar las observaciones y pruebas sanguíneas. Pueden requerirse otras pruebas, como radiografía de tórax y electrocardiograma (ECG).

Preparaciones especiales

Algunas operaciones neuroquirúrgicas requieren preparación específica. La TC y la RM se utilizan para colocar los marcadores sobre la cabeza del paciente para la cirugía estereotáctica (Mohan y Ramamurthy, 2014). La valoración por logopedia es necesaria si el paciente se somete a craneotomía despierto para un tumor cerca de los centros del habla del encéfalo.

El tratamiento esteroideo se prescribe habitualmente en los pacientes con tumores encefálicos en el período entre el diagnóstico y la cirugía (Townsley, 2011). Los esteroides reducen la tumefacción reactiva del tejido encefálico alrededor del tumor. Esto a menudo alivia los síntomas, pero los esteroides pueden tener efectos secundarios significativos, como irritabilidad, insomnio, aumento del apetito, hiperglucemia y retención de líquidos.

Las líneas de incisión suelen estar por encima de la línea del cabello, y puede que el cirujano necesite cortar o afeitar el pelo para preparar la zona, aunque las prácticas varían. La eliminación del cabello generalmente se realiza en el quirófano.

Función de las enfermeras

La preparación para una operación sigue un protocolo destinado a asegurar que los pacientes lleguen al quirófano totalmente preparados para la cirugía. Cada elemento del protocolo es importante, desde la identificación del paciente hasta las intervenciones de dieta absoluta, pero las enfermeras también deben estar alerta a las necesidades emocionales de los pacientes y sus familias. La ansiedad y el temor son respuestas racionales a la situación. Las enfermeras deben estar atentas a los signos de que los pacientes y los familiares no entienden completamente lo que está pasando. Se les habrá dado mucha información compleja en un momento de gran estrés y pueden no haberla asimilado totalmente, o puede que tengan preguntas que solo se les ocurran cuando tengan tiempo de pensar. El Nursing and Midwifery Council (2018) estipula que las enfermeras deben «actuar en colaboración con los que reciben sus cuidados, ayudándolos a acceder a una atención sanitaria y social relevante, información y ayuda cuando la necesiten».

Cuidados postoperatorios

Los principios de los cuidados postanestésicos inmediatos se tratan en otras partes de este libro, pero la neurocirugía plantea riesgos específicos. Los hematomas por debajo del colgajo craneal no tienen que ser muy grandes antes de comprimir el encéfalo adyacente y causar elevación de la PIC. La exposición y manipulación del encéfalo aumenta el riesgo de crisis comiciales y la cirugía puede haber lesionado el encéfalo o los nervios craneales.

Vía respiratoria

Un bajo nivel de conciencia puede comprometer la permeabilidad de la vía respiratoria. Este, a su vez, puede ser resultado de una reversión incompleta de la anestesia o de elevación de la PIC. La cirugía del tronco del encéfalo y los nervios craneales o en sus alrededores implica un alto riesgo de insuficiencia de la vía respiratoria.

Respiración

La reversión incompleta de la anestesia o una PIC elevada pueden causar alteración de la frecuencia y la profundidad respiratorias. De nuevo, la cirugía en o alrededor del tronco del encéfalo conlleva un alto riesgo de insuficiencia respiratoria.

Circulación

La neurocirugía puede implicar una alta pérdida de sangre, aunque esto es inusual. La lesión del tronco del encéfalo puede conducir a inestabilidad cardíaca. El neurocirujano puede establecer como objetivo unos límites estrechos de presión arterial en el postoperatorio: la hipertensión tiene el riesgo de hemorragia en la zona quirúrgica, pero la hipotensión puede comprometer la perfusión cerebral.

Neurológicos

Los neurocirujanos quieren ver a los pacientes despiertos lo más rápidamente posible después de la cirugía para comprobar si existe algún déficit neurológico nuevo. Además de las observaciones estándar que exploran la función global, las enfermeras deben buscar déficits potenciales específicos de la cirugía: debilidad o pérdida sensitiva contralateral, debilidad facial, déficits visuales, problemas del habla y el lenguaje, dificultad para la deglución, etc. Las crisis comiciales son un riesgo incluso en los pacientes sin antecedentes de epilepsia (Oscroft y Ram, 2017). Cualquier deterioro con respecto al estado basal preoperatorio del paciente debe comunicarse inmediatamente al neurocirujano.

Frecuencia de las observaciones

El riesgo de complicaciones más alto tiene lugar en el período postoperatorio inmediato, por lo que las observaciones serán tan frecuentes como cada 15 min. Si no existen problemas de la vía respiratoria, la respiración ni la circulación y el paciente recupera su nivel de conciencia preoperatorio, la frecuencia de las observaciones puede reducirse regularmente. El cambio de frecuencia es una decisión clínica individualizada para cada paciente.

Localización de los cuidados del paciente

Los pacientes sometidos a intervenciones menores pueden ser capaces de volver a la planta después de un período en la unidad de recuperación. Pero incluso las operaciones neuroquirúrgicas menores conllevan riesgos, por lo que los pacientes deben ser observados regularmente al menos durante las 24 primeras horas. Los pacientes que han sido sometidos a operaciones más prolongadas o peligrosas generalmente se atienden en una unidad de cuidados intensivos al menos durante la primera noche después de la cirugía. En cualquier caso, las enfermeras que cuidan a estos pacientes deben tener buenos conocimientos de enfermería en neurociencias: el personal que carece de experiencia con este grupo de pacientes puede pasar por alto signos precoces de deterioro grave.

Recuperación de la neurocirugía

Muchas operaciones neuroquirúrgicas se realizan en pacientes que ya están gravemente enfermos. En estos casos, la cirugía se orienta a evitar la muerte y reducir la discapacidad, pero no puede revertir la lesión del encéfalo debida a la agresión original. Es probable que estos pacientes estén en un estado grave o crítico durante días a semanas después de la cirugía; las complicaciones son frecuentes y la supervivencia no se puede dar por sentada.

Para los pacientes con enfermedad menos aguda en el momento de la cirugía, la recuperación de la operación puede ser sorprendentemente rápida, aunque a menudo habrá desafíos considerables por delante.

Observaciones

La observación neurológica y de los signos vitales continuará durante el ingreso del paciente, pero deberá revisarse la frecuencia. Las observaciones neurológicas requieren que las enfermeras molesten a los pacientes. La observación demasiado frecuente durante demasiado tiempo da lugar a privación de sueño en los pacientes, lo que puede conducir a fatiga, reducción de la tolerancia a la rehabilitación e incluso *delirium*. Las observaciones que requieren infligir un estímulo doloroso solo están justificadas si proporcionan información que es probable que influya en el tratamiento del paciente.

Déficits existentes, persistentes y nuevos

La cirugía puede mejorar los síntomas preoperatorios del paciente, por ejemplo, extirpando un tumor. Pero los déficits preoperatorios pueden persistir y pueden surgir nuevos problemas. Ciertas operaciones conllevan riesgos específicos: la intervención de tumores del nervio acústico, por ejemplo, puede empeorar una hipoacusia existente y lesionar el nervio facial adyacente, con la parálisis facial resultante. Las enfermeras de neurociencia deben ser conscientes de los riesgos esperados, pero también estar alerta ante la posibilidad de los inesperados.

Movilización

Muchos pacientes de neurocirugía serán capaces de movilizarse bastante pronto tras la operación, a menudo al día siguiente. Antes de que el paciente se levante se debe consultar al neurocirujano y tener cuidado, incluso aunque el paciente estuviera totalmente móvil preoperatoriamente. Si los pacientes tenían problemas con la movilidad, el equilibrio o la visión antes de la cirugía o parecen tener estos problemas después de la intervención, deben ser revisados por un fisioterapeuta.

Drenajes y suturas

Los drenajes de las heridas deben retirarse según las instrucciones del cirujano, normalmente a las 24 h en el postoperatorio. Los pacientes a menudo se van a casa antes de poder retirar las grapas o suturas, en cuyo caso se les debe informar de las instrucciones para su eliminación. Las heridas por encima de la línea del cabello son difíciles de vendar: el pelo existente o en crecimiento hace difícil que se peguen los apósitos adhesivos, y los vendajes en la cabeza son calurosos, molestos y es infrecuente que permanezcan en su sitio mucho tiempo. Las heridas se deben revisar y limpiar regularmente: la infección de una herida craneal es una complicación potencialmente muy grave. Las enfermeras deben seguir las normas e intervenciones locales para el cuidado de las heridas.

Rehabilitación precoz y equipo multidisciplinario

Rehabilitación precoz

La rehabilitación debe comenzar lo antes posible después del ingreso. En las etapas iniciales se debe poner énfasis en el tratamiento conservador, previniendo complicaciones como la pérdida de la amplitud articular. Pero la rehabilitación más positiva puede empezar muy precozmente en la mayoría de los casos (Ntoumenopoulos, 2015).

Neuroplasticidad

El encéfalo trabaja transmitiendo señales entre las neuronas en redes y vías sinápticas. El encéfalo es capaz de aprender a lo largo de toda la vida: las nuevas demandas crean nuevas conexiones sinápticas y, si estas se refuerzan mediante la repetición, las conexiones se hacen más fuertes y rápidas, haciendo que nuestro rendimiento en las tareas sea más rápido, regular y eficiente. Así es como aprendemos cualquier cosa nueva, desde hacer punto hasta una nueva ruta desde el trabajo hasta casa. Esta propiedad adaptativa se llama neuroplasticidad y es la base de los conceptos modernos de rehabilitación (Young y Tolentino, 2011). El encéfalo adulto no forma nuevas neuronas: las células lesionadas no son sustituidas y las vías sinápticas alteradas conducen a déficits funcionales. No obstante, si al encéfalo se le da la estimulación correcta puede aprender nuevas maneras de hacer cosas antiguas. Para esto existen límites y los déficits pueden perdurar, pero en la gran mayoría de los pacientes es posible una progresión valiosa. A la luz de esto, la rehabilitación y la recuperación deben entenderse como indefinidas y de por vida: aprendemos desde el nacimiento hasta la muerte.

Fisioterapeuta

Tanto la postura como el equilibrio y la movilidad pueden ser problemáticos para algunas personas que se recuperan de una enfermedad neurológica. La fisioterapia especializada ayuda a los pacientes a recuperar la mayor independencia posible (Duysens et al., 2015). Existe una extensa variedad de necesidades potenciales, desde consejos sobre rutinas de ejercicio hasta recuperar algo tan básico como la capacidad para sentarse sin ayuda. Los fisioterapeutas también tienen una función clave en el tratamiento y la rehabilitación respiratoria, en particular en los pacientes que han necesitado soporte con ventilación en la fase aguda (Hellweg, 2012).

Terapeuta ocupacional

La terapia ocupacional ayuda a los pacientes a recuperar la capacidad funcional en su vida y a ajustarse con éxito a los nuevos desafíos que plantean los efectos de su enfermedad (Wheeler et al., 2017). El trabajo del terapeuta ocupacional revela la complejidad de la vida diaria que pasamos por alto. ¿Puede alguien realizar tareas en el hogar, como hacer una taza de té, o se distrae demasiado fácilmente para terminar la tarea? ¿Está alguien seguro al cruzar una carretera concurrida? ¿Pueden hacer frente a todas las elecciones que tienen en una tienda y comprar los ingredientes para una comida, o pueden encontrar el camino de vuelta a la planta? ¿Los pacientes tienen discernimiento para entender sus nuevas limitaciones y las estrategias que pueden usar para gestionarlas? ¿Cómo es el entorno del hogar; se necesitan cambios para hacerlo seguro?

Logopeda

Los logopedas tienen dos funciones vitales. La valoración y rehabilitación de los problemas de la deglución (disfagia) en los pacientes neurológicos requiere conocimientos especializados. La colaboración estrecha entre los logopedas, fisioterapeutas y enfermeros es esencial para mantener a los pacientes seguros, prevenir las complicaciones y fomentar la independencia (Waterhouse, 2016). Los déficits del lenguaje y el habla pueden ser incapacitantes por sí mismos e impedir todos los aspectos de la rehabilitación. Se necesita una intervención cualificada para ayudar a los pacientes a recuperar la función o gestionar su vida con los déficits persistentes (Ager y Little, 2018).

Dietista

La enfermedad neurológica puede afectar a la nutrición de diversas maneras, y una mala nutrición dificulta la recuperación y la rehabilitación. La lesión encefálica aguda conduce a un estado hipercatabólico resultante en requerimientos elevados de energía y proteínas (Hickey y Jacobs, 2014, pág. 184). La disfagia es una barrera obvia para comer y beber de forma independiente y segura (Somerville et al., 2016), pero existen otros déficits que también plantean problemas. Puede que un paciente distraído no consiga terminar las comidas, alguien con debilidad en las manos o mala coordinación puede no ser capaz de manejar el cuchillo y el tenedor, un paciente con negligencia grave de un lado puede comer solo la mitad de la comida de un plato sin darse cuenta de que la otra mitad del plato está ahí. Las estrategias nutricionales deben ser específicas tanto para las necesidades como para las capacidades, cambiando cuando sea necesario a medida que los pacientes recuperan la función.

Neuropsicólogo

Los neuropsicólogos observan en profundidad los déficits cognitivos junto con los problemas para gestionar el estado de ánimo y las emociones, incluida la función del paciente en la familia y la función de la familia en la rehabilitación (Ptak y Schnider, 2015).

Trabajo multidisciplinario y función de las enfermeras

La rehabilitación eficaz requiere una cooperación estrecha entre disciplinas, y la función de la enfermera es central, un ejemplo del trabajo cooperativo requerido a la enfermería por el NMC (2018). Las estrategias aprendidas en el tratamiento necesitan refuerzo entre las sesiones y las enfermeras son las que se encuentran en mejor posición para manejar esto, integrándolas en el día a día del paciente (Aries y Hunter, 2014). Entre todas las disciplinas, las enfermeras son las que pasan la mayor parte del tiempo con los pacientes y sus familias; son los ojos y los oídos del equipo y es esencial no solo que estén al tanto de los objetivos y las estrategias de la rehabilitación y del fundamento de los mismos, sino también que contribuyan plenamente al debate y la planificación.

El futuro

Tratamiento adicional

Para muchos pacientes la neurocirugía es parte de un ciclo de tratamiento que puede requerir radioterapia o quimioterapia, cirugía adicional o radiología intervencionista. Pueden requerir vigilancia con pruebas de imagen periódicas para detectar enfermedad recurrente.

Rehabilitación

La función principal de la rehabilitación se realiza cuando los pacientes ya no necesitan atención médica estrecha. En algunos casos la rehabilitación es comunitaria, otros se benefician de la misma durante el ingreso. Los programas de rehabilitación deben elaborarse según las necesidades individuales, entre ellas la tolerancia del paciente al tratamiento: alguien que está agotado después de 15 min necesitará un abordaje más lento que alguien que se adapte bien a sesiones de 1 h de duración.

Regreso al hogar

La mayoría de los pacientes podrán volver a su hogar. Algunos necesitan adaptaciones como barandillas o baños accesibles, algunos necesitan atención en el hogar y algunos pacientes con déficits cognitivos no pueden quedarse solos por su seguridad. A menudo la enfermedad neurológica cambia la vida de toda la familia. Una pequeña minoría de pacientes son incapaces de volver a su hogar y necesitan atención institucional continuada.

Regreso al trabajo

El regreso al trabajo o al estudio suele ser una meta principal para el paciente, pero algunos ven que no pueden rendir al nivel previo y la fatiga es un problema serio para muchos (Welch y Mead, 2015). La rehabilitación vocacional especializada puede ayudar a las personas a adaptarse a las nuevas limitaciones y a desarrollar nuevas habilidades (Vining Radomski et al., 2016).

Conducción

Los conductores que han tenido una enfermedad encefálica deben informar de su estado a la autoridad competente. Se requerirá un informe médico y normalmente el permiso se suspende, al menos temporalmente. También debe notificarse a las compañías de seguros.

Un nuevo yo

Puede parecer que la enfermedad neurológica se trata de pérdida. Ciertamente muchos perderán capacidades que una vez daban por sentadas, así como funciones acostumbradas en el empleo, la familia y la sociedad. Muchos sufrirán cambios de personalidad, en los gustos y en los hábitos. La pérdida es innegable y difícil de admitir. Pero muchas personas con lesiones encefálicas adquiridas llegan a ver «un nuevo yo» con una nueva vida, diferente pero no siempre inferior y en ciertos aspectos mejor que la antigua.

Conclusión: cuidados del paciente neuroquirúrgico

La atención de los pacientes neuroquirúrgicos requiere conocimientos y una serie de habilidades. Muchos pacientes son súbita e inesperadamente dependientes del personal de enfermería completamente para los aspectos fundamentales de su cuidado. Algunos están confusos o tienen alteración cognitiva, unos pocos muestran conducta desafiante e incluso violenta. Todos los pacientes neuroquirúrgicos y sus familiares se enfrentan a una crisis, un tiempo de incertidumbre y cambios inesperados. La atención de los pacientes neuroquirúrgicos requiere energía, imaginación y resiliencia. Al mismo tiempo, estos pacientes nos brindan una percepción extraordinaria de lo que es ser humano y es un privilegio ser capaz de cuidar personas en los momentos más vulnerables de su vida.

RESUMEN DE PUNTOS CLAVE

- El conocimiento de las estructuras del cráneo y del encéfalo es esencial para entender los signos y síntomas del paciente.
- La enfermedad neurológica y sus tratamientos plantean un riesgo grave de muerte y a menudo cambian la vida de los pacientes y de los que están a su alrededor. La ansiedad y el temor son respuestas naturales.
- Las enfermeras tienen una función clave en la valoración continuada de los pacientes neuroquirúrgicos y en la planificación de sus cuidados.

(Continúa)

(cont.)

- Una operación neuroquirúrgica es solo una etapa en la evolución del paciente.
- La atención de los pacientes neuroquirúrgicos requiere un abordaje en equipo con la enfermería en el centro.

PUNTOS DE APRENDIZAJE PARA LA REFLEXIÓN

Tras haber leído este capítulo, piense en lo que sabe ahora y en lo que aún necesita averiguar. Estas preguntas pueden ser de ayuda:

- ¿Cuáles son los dos pares de arterias que irrigan el encéfalo?
- ¿Qué se entiende por tríada de Cushing?
- ¿Cuál es la causa más frecuente de hemorragia subaracnoidea?
- ¿Qué tipo de problemas podría tener alguien después de una lesión de los lóbulos frontales del encéfalo?
- ¿Qué es la neuroplasticidad?

Planes de cuidado

Se aportan dos muestras de planes de cuidado que cubren la asistencia preoperatoria y postoperatoria. Estos planes utilizan el modelo de cuidados de Mead (McClune y Franklin, 1987). El modelo de Mead derivó del modelo de Roper, Logan y Tierney (Roper et al., 1985) y se desarrolló para los cuidados intensivos. Se adapta especialmente a pacientes muy agudos en todos los contextos. La paciente de los planes de cuidado es ficticia.

PLAN DE CUIDADOS PREOPERATORIOS

Plan de cuidados para ingreso en urgencias

La Sra. Renuka Chaudhary, de 52 años de edad, tuvo cefalea intensa de inicio súbito bien entrada la noche seguida de desmayo, del que fue testigo su esposo, quien llamó inmediatamente a una ambulancia. Cuando llegaron los paramédicos, abría los ojos al hablarle, decía frases, pero no estaba orientada y seguía órdenes. Vomitó en el viaje al hospital. En el servicio de urgencias (SU) su nivel de conciencia no había cambiado y la cefalea intensa persistía, con fotofobia creciente (la cefalea empeoraba con la luz intensa) y náuseas. Una TC y una angiografía por TC mostraron una hemorragia subaracnoidea (HSA) por un aneurisma de la arteria cerebral media derecha. Ingresó en la planta de neurocirugía a primera hora. Se programó angiografía y embolización del aneurisma con espirales con anestesia general para ese día más tarde.

Problemas o problemas potenciales	Objetivos de enfermería	Acciones de enfermería	Fundamento
Vía respiratoria			
• Aunque la Sra. Chaudhary vomitó en el camino al hospital, era capaz de despejarse la boca. Al ingreso en la planta tenía una vía respiratoria permeable y segura • El deterioro neurológico produciría un alto riesgo de insuficiencia u obstrucción de la vía respiratoria			
Riesgo de pérdida de permeabilidad de la vía respiratoria	Detección precoz e intervención inmediata	• Atienda a la Sra. Chaudhary en una cama cercana al control de enfermería • Compruebe si se dispone de aspiración inmediatamente y si funciona • Compruebe la permeabilidad de la vía respiratoria con observaciones respiratorias (mire, escuche, sienta) • La pérdida de permeabilidad de la vía respiratoria es una URGENCIA. Llame al equipo de reanimación ENSEGUIDA. Despeje y mantenga la vía respiratoria según se precise: aspiración, maniobras manuales, coadyuvantes para la vía respiratoria • Una vez restablecida la vía respiratoria, valore la respiración, la circulación y la discapacidad	Una respuesta tardía al deterioro puede ser mortal
Respiración			
• Al ingreso, la Sra. Chaudhary tenía un patrón respiratorio normal, con una frecuencia de 14-18 respiraciones/min y una saturación de oxígeno periférica (SpO_2) basal de 97%. La radiografía de tórax realizada en el SU estaba clara y no tenía antecedentes de enfermedad respiratoria ni de tabaquismo • El deterioro neurológico crearía un alto riesgo de alteración respiratoria			

Riesgo de alteración de la función respiratoria	Detección precoz e intervención inmediata	• Atienda a la Sra. Chaudhary en una cama cercana al control de enfermería
		• Compruebe el funcionamiento del oxígeno y que se dispone de máscara y tubos de manera inmediata
		• Observaciones respiratorias y SpO_2 cada media hora. Informe si:
		  ◦ Frecuencia respiratoria < 12 o > 20 respiraciones/min
		  ◦ Patrón respiratorio irregular
		  ◦ SpO_2 basal < 96%
		• En caso de alteración de la función respiratoria:
		  ◦ Llame al equipo médico responsable
		  ◦ Valore la vía respiratoria (v. más arriba)
		  ◦ Oxígeno a 15 l/min con máscara sin reservorio de reinhalación, ajustándolo para mantener la SpO_2 en 97-100%
		  ◦ Control continuo de la saturación
		• Si no puede estabilizar la función respiratoria, la situación es una URGENCIA: llame al equipo de reanimación ENSEGUIDA
		  ◦ Una vez estabilizada la respiración, valore la circulación y la discapacidad
			Una respuesta tardía al deterioro puede ser mortal

Circulación			
• La Sra. Chaudhary no tiene antecedentes de enfermedad cardiovascular. Al ingreso su pulso era de 82 latidos/min y regular, y su PA era de 140/85 mmHg. El ECG en el SU era normal. Su temperatura es de 36,7°C			

(Continúa)

(cont.)

- La hipertensión produce un alto riesgo de resangrado aneurismático. La hipotensión puede alterar la perfusión cerebral
- El deterioro neurológico puede acompañarse de hipertensión reactiva, arritmias cardíacas o parada cardíaca

Riesgo de resangrado o hipoperfusión cerebral	Prevención	• Atienda a la Sra. Chaudhary en una cama cercana al control de enfermería
		• Observación de la frecuencia y ritmo del pulso y la PA cada media hora. Temperatura cada 2 h. Informe si:
		  ◦ Frecuencia del pulso < 51 o > 90 latidos/min
		  ◦ Pulso irregular
		  ◦ PA sistólica < 130 o > 160 mmHg
		  ◦ Temperatura < 36,0 o > 38,0°C
		• En caso de alteración de la función cardiovascular:
		  ◦ Llame al equipo médico responsable
		  ◦ Valore la vía respiratoria y la respiración (v. más arriba)
		  ◦ Control cardíaco continuo
		  ◦ PA cada 5 min hasta que esté estable
		  ◦ Valore la discapacidad
		• Si no se puede estabilizar la función cardiovascular, la situación es una URGENCIA: llame al equipo de reanimación ENSEGUIDA
			Una respuesta tardía al deterioro puede ser mortal

Discapacidad

- Al ingreso en planta, la Sra. Chaudhary tenía apertura ocular al habla (O3), estaba orientada (V5) y seguía órdenes (M6). Las pupilas eran simétricas, de 4 mm, y tenían reacción enérgica a la luz. No tenía debilidad en extremidades. No tiene antecedentes de diabetes y el azúcar en sangre era de 5,9 mmol/l
- La Sra. Chaudhary ha sufrido una rotura de un aneurisma cerebral. Existe un alto riesgo de resangrado en las primeras 72 h. El resangrado conlleva un riesgo elevado de deterioro neurológico crítico y muerte
- La Sra. Chaudhary tiene riesgo de desarrollar hidrocefalia causada por la sangre en el espacio del LCR. La hidrocefalia causa elevación de la PIC y requiere intervención quirúrgica preferente
- La Sra. Chaudhary tiene riesgo de crisis comiciales
- Existe riesgo de hipoglucemia (la paciente está en dieta absoluta) y de hiperglucemia (respuesta al estrés). La alteración de la glucosa sanguínea puede afectar al nivel de conciencia

Riesgo de deterioro neurológico	Detección precoz del deterioro	• Atienda a la Sra. Chaudhary en una cama cercana al control de enfermería
		• Supervisión estrecha y frecuente. Observaciones neurológicas cada media hora. Informe si:
		  ◦ Deterioro en la GCS
		  ◦ Pupilas asimétricas o arreactivas
		  ◦ Debilidad de las extremidades en uno de los lados
		  ◦ Crisis comicial
		  ◦ Glucemia < 4 o > 7 mmol/l
		• En caso de deterioro neurológico:
		  ◦ Llame al equipo médico responsable
		  ◦ Compruebe la vía respiratoria, la respiración y la circulación
		  ◦ Compruebe la glucemia
			La respuesta tardía al deterioro puede ser mortal

Dolor

- Al ingreso, la Sra. Chaudhary tenía cefalea persistente con rigidez cervical y fotofobia. Además de la angustia que causa esto, el dolor puede agudizar la hipertensión, aumentando el riesgo de resangrado del aneurisma. El uso excesivo de opiáceos tiene el riesgo de deprimir el nivel de conciencia

(cont.)

Dolor	Alivio del dolor	• Pregunte a la Sra. Chaudhary si tiene dolor siempre que haga las observaciones
		• Analgesia regular según la prescripción, con analgesia según requerimientos siguiendo la escala del dolor de la OMS:
		  • Paracetamol
		  • Opiáceos suaves, por ejemplo, dihidrocodeína, fosfato de codeína; sulfato de morfina
		• Proteja a la Sra. Chaudhary de la luz intensa
		• Si el dolor no se alivia, informe al equipo médico responsable
			Los pacientes deben estar libres de dolor tanto como lo permita su seguridad

Nutrición e hidratación			
• La Sra. Chaudhary debe estar en dieta absoluta antes de la anestesia			
Riesgo de deshidratación	Hidratación adecuada	• Líquidos intravenosos según prescripción	La deshidratación puede comprometer la presión arterial
Eliminación			
• Para controlar el riesgo de deshidratación es necesario un equilibrio de líquidos cuidadoso			
Riesgo de deshidratación	Detección precoz	• Controle la diuresis. Informe si < 1 ml/kg/h o > 3 ml/kg/h	La deshidratación puede comprometer la presión arterial
Higiene			
• La Sra. Chaudhary está en cama hasta que se trate el aneurisma. Tiene un riesgo aumentado de lesión cutánea por presión y de trombosis venosa profunda. El tratamiento anticoagulante está contraindicado hasta que se trate el aneurisma			
Riesgo de úlceras por presión	Prevención de úlceras por presión	• Estimule a la Sra. Chaudhary a cambiar de posición 2-3 veces/hora	Las úlceras por presión causan dolor, tienen riesgo de complicaciones graves y retrasan la recuperación
Riesgo de trombosis venosa profunda (TVP)	Prevención de TVP	• Dispositivos mecánicos para profilaxis de trombosis según órdenes	La TVP se asocia a riesgo de embolia pulmonar
Incapacidad para gestionar las necesidades de higiene propia sin ayuda	Mantenimiento de la higiene	• Ayude a la Sra. Chaudhary con todos los cuidados que requiera	La higiene adecuada reduce la infección y fomenta la sensación de bienestar
Psicológico/social			
• Al ingreso, la Sra. Chaudhary estaba acompañada por su esposo. Ambos estaban ansiosos por el diagnóstico y el tratamiento y la naturaleza incierta del resultado			

(Continúa)

(cont.)

Temor y ansiedad	Reducción del temor y la ansiedad	• Explicaciones breves y claras de todas las intervenciones y cambios • Explique las alarmas de los equipos para que la Sra. Chaudhary y su esposo no se preocupen excesivamente • Permita a la Sra. Chaudhary expresarse como ella elija • Reconforte a la Sra. Chaudhary y a su esposo, pero no les confunda en cuanto a la gravedad de la situación • Si la Sra. Chaudhary o su esposo preguntan por su estado, tratamiento y pronóstico, asegúrese de que hablen con el médico responsable. La Sra. Chaudhary debe formar parte de todas estas conversaciones a menos que decida lo contrario	Una hemorragia encefálica es una enfermedad grave con riesgos elevados de muerte y discapacidad. El tratamiento conlleva riesgos significativos. Es razonable estar asustado
Pérdida de privacidad y dignidad	Mantenga la privacidad y la dignidad	• Asegúrese de que las cortinas de la cama están completamente cerradas durante las intervenciones • Siempre que sea posible, no hable sobre la Sra. Chaudhary en presencia de otros pacientes o visitantes • Mantenga la seguridad de todo el historial de la paciente	La Sra. Chaudhary tiene derecho a su privacidad y dignidad
Preparación para radiología intervencionista			
Preparación inadecuada para intervención con anestesia	Asegúrese de realizar la preparación completa	• Complete la lista de comprobación preoperatoria del hospital • Asegúrese de que el consentimiento esté debidamente documentado	Completar la preparación evita demoras y reduce el riesgo de errores

PLAN DE CUIDADOS POSTOPERATORIOS

La Sra. Chaudhary fue sometida a craneotomía derecha y pinzamiento de un aneurisma de la arteria cerebral media y después pasó 48 h en la unidad de cuidados intensivos (UCI) antes de volver a la planta. Después de la craneotomía presentó debilidad en el brazo izquierdo, pero se ha resuelto. Por lo demás, ha estado estable neurológicamente

(Continúa)

(cont.)

y no ha requerido soporte respiratorio ni cardiovascular. Su cefalea persiste y ha tenido episodios de náuseas.

Se ha obtenido información adicional: la Sra. Chaudhary es autónoma y trabaja como ilustradora de libros. Ella y su esposo tienen tres hijos, de 17, 15 y 12 años de edad. Normalmente no ronca.

Problemas o problemas potenciales	Objetivos de enfermería	Acciones de enfermería	Fundamento
Vía respiratoria			
• La vía respiratoria de la Sra. Chaudhary está intacta • El deterioro neurológico crearía el riesgo de insuficiencia u obstrucción de la vía respiratoria			

Riesgo de pérdida de permeabilidad de la vía respiratoria debido a deterioro neurológico	Detección precoz e intervención inmediata	• Compruebe si se dispone de aspiración inmediatamente y si funciona
		• Compruebe la permeabilidad de la vía respiratoria con observaciones respiratorias (mire, escuche, sienta)
		• Informe si:
		  • Ronca cuando está dormida o tiene estridor cuando está despierta
		  • Sialorrea, asfixia o tos al comer o beber
			El compromiso de la vía respiratoria puede llevar a aspiración e infección torácica

(cont.)

Respiración

- La Sra. Chaudhary tiene una frecuencia respiratoria basal de 12-16 respiraciones/min con un patrón regular y una SpO_2 basal de 96-98%. No tuvo problemas respiratorios en la UCI
- El deterioro neurológico produciría un alto riesgo de alteración respiratoria
- La Sra. Chaudhary tiene riesgo de infección torácica adquirida en el hospital

Riesgo de alteración de la función respiratoria	Detección precoz e intervención inmediata	• Observaciones respiratorias y SpO_2 cada 4 h. Informe si:
		  • Frecuencia respiratoria < 12 o > 20 respiraciones/min
		  • Patrón respiratorio irregular
		  • SpO_2 basal < 96%
		• En caso de alteración de la función respiratoria:
		  • Llame al equipo médico responsable
		  • Oxígeno según prescripción
		  • Control continuo de la saturación
		  • Aumente la frecuencia de las observaciones
			Las infecciones torácicas prolongan el ingreso hospitalario, retrasan la recuperación neurológica y pueden convertirse en enfermedades críticas

Circulación

- La función cardiovascular de la Sra. Chaudhary era estable en la UCI, con una frecuencia cardíaca basal de 70-90 latidos/min y una PA sistólica de 130-150 mmHg. Ha permanecido afebril
- La Sra. Chaudhary tendrá riesgo de vasoespasmo cerebral hasta 3 semanas después de la hemorragia inicial. La hipotensión puede agudizar esto

Riesgo de hipoperfusión cerebral debido a vasoespasmo si se encuentra hipotensa	Detección precoz	• Observación de frecuencia y ritmo del pulso, temperatura y PA cada 4 h
		  • Frecuencia del pulso < 51 o > 90 latidos/min
		  • Pulso irregular
		  • PA sistólica < 130 o > 160 mmHg
		  • Temperatura < 36,0 o > 38,0°C
		• En caso de alteración de la función cardiovascular:
		  • Llame al equipo médico responsable
		  • Aumente la frecuencia de las observaciones
			Una mala perfusión cerebral puede conducir a una lesión neurológica evitable y a la muerte

Discapacidad

- En la UCI, la Sra. Chaudhary ha presentado apertura ocular al habla (O3), ha estado orientada (V5) y ha seguido órdenes (M6). Sus pupilas eran simétricas, de 2-5 mm y con reacción enérgica a la luz. Presentó debilidad en el brazo izquierdo después de la craneotomía, que se ha resuelto
- La Sra. Chaudhary tiene riesgo de isquemia cerebral tardía debida a vasoespasmo cerebral. El período de riesgo es hasta 21 días después de la hemorragia original. Se le ha prescrito nimodipino (un antagonista del calcio) para reducir el riesgo
- La Sra. Chaudhary tiene riesgo de crisis comiciales

Riesgo de deterioro neurológico	Detección precoz del deterioro	• Observaciones neurológicas cada 4 h. Informe si:
		  • Deterioro en la GCS
		  • Pupilas asimétricas o arreactivas
		  • Debilidad de extremidades en un lado
		  • Crisis comiciales
		• Nimodipino según prescripción
		• En caso de deterioro neurológico:
		  • Llame al equipo médico responsable
		  • Compruebe la vía respiratoria, la respiración y la circulación
		  • Compruebe la glucemia
		• Análisis de orina diario. Informe si hay glucosuria
			Una respuesta tardía al deterioro puede llevar a una lesión neurológica evitable y a la muerte

(Continúa)

(cont.)

Dolor			
La Sra. Chaudhary tiene cefalea persistente			

Dolor	Alivio del dolor	• Pregunte a la Sra. Chaudhary si tiene dolor cuando haga sus observaciones o si su conducta y semblante indican que tiene dolor
		• Analgesia regular según prescripción, con analgesia según requerimientos siguiendo la escala del dolor de la OMS:
		  • Paracetamol
		  • Opiáceos suaves (p. ej., dihidrocodeína, fosfato de codeína, sulfato de morfina)
		• Si no se alivia el dolor, informe al equipo médico responsable
			Los pacientes deben estar libres de dolor con la mayor seguridad posible. El dolor impide la rehabilitación eficaz

Nutrición e hidratación			
• La Sra. Chaudhary ha estado comiendo y bebiendo en la UCI y no tiene problemas de deglución • La Sra. Chaudhary ha tenido un apetito escaso: en ocasiones tiene náuseas y parece poco interesada en comer y beber. El dietista ha prescrito suplementos nutricionales			
Riesgo de deshidratación Riesgo de malnutrición	Hidratación adecuada	• Dietista para revisión al alta de la UCI • Estimule a la Sra. Chaudhary para que beba • Registre el equilibrio de líquidos • Medicación antiemética según prescripción • Ofrezca a la Sra. Chaudhary comidas ligeras y aperitivos. Si prefiere que le lleven comida de casa o de fuera, anime a que se la traigan. Registre la ingesta alimentaria	La deshidratación puede comprometer la presión arterial. Una mala nutrición retrasa la recuperación y aumenta el riesgo de infección. La independencia para la nutrición es un objetivo de la rehabilitación
Eliminación			
• El síndrome pierde sal cerebral es una posible complicación de la hemorragia subaracnoidea, causa una diuresis elevada y excreción excesiva de sodio • La Sra. Chaudhary no ha hecho ninguna deposición desde el ingreso. Está tomando fármacos opiáceos que reagudizan el estreñimiento y se le han prescrito laxantes			

Riesgo de deshidratación	Detección precoz	• Controle la diuresis. Informe si:
		  • Diuresis < 1 ml/kg/h o > 3 ml/kg/h
		  • Balance de 24 h negativo
			La deshidratación puede comprometer la presión arterial

Estreñimiento	Recuperación del hábito intestinal normal	• Estimule la ingesta de alimentos y líquidos • Fármacos laxantes según prescripción • Registre la función intestinal en la historia: deposiciones	El estreñimiento es incómodo y puede impedir la rehabilitación eficaz
Higiene			
• La Sra. Chaudhary puede moverse, pero necesita una valoración del movimiento y el equilibrio por fisioterapia. En la UCI llevaba a cabo ciertos autocuidados de sus necesidades higiénicas, pero solo cuando se la estimulaba; parecía carecer de motivación • La Sra. Chaudhary tiene una herida de craneotomía en el lado derecho que se cerró con grapas. El drenaje de la herida se ha retirado			

(cont.)			
Complicaciones de la reducción de movilidad	Recuperación de la movilidad independiente	• Valoración del movimiento y el equilibrio por fisioterapia • Estimule la movilización según la prescripción del fisioterapeuta	La inmovilidad tiene riesgo de complicaciones evitables. La recuperación de la movilidad independiente es un objetivo de la rehabilitación
Riesgo de TVP	Prevención de la TVP	• Dispositivos mecánicos de profilaxis de trombosis según órdenes	La TVP conlleva riesgo de embolia pulmonar
Reducción del autocuidado	Mantenga la higiene y fomente el autocuidado independiente	• Valoración por terapia ocupacional (TO) • Estimule el autocuidado según el plan de TO: negocie según sea necesario para ampliar lo que hace cada día • Registre el grado de actividad de la Sra. Chaudhary en su autocuidado	La higiene adecuada reduce la infección y fomenta la sensación de bienestar. El autocuidado independiente es un objetivo de la rehabilitación
Riesgo de infección de la herida de craneotomía	Prevención de la infección	• Inspección y limpieza diaria de la herida (técnica aséptica sin contacto). Informe si hay fuga, inflamación o exudado • Las grapas deben retirarse el día 10 del postoperatorio	La infección de la herida tiene riesgo de infección intracraneal
Psicológico/social			
• La Sra. Chaudhary a veces parece pasiva, carece de motivación. Aunque está orientada al valorarla con la GCS, se muestra reacia a entablar una conversación. Duerme gran parte del día y a menudo parece apática cuando está despierta • El Sr. Chaudhary está cuidando de sus hijos con la ayuda de otros parientes y no hay problemas con su bienestar. Han visitado a su madre • El Sr. Chaudhary está preocupado por el impacto que tendrá la enfermedad de su esposa sobre su función en la familia y su capacidad para trabajar, aunque es consciente de que es demasiado pronto para predecir lo que pueda ocurrir			
Posible déficit cognitivo tras hemorragia subaracnoidea	Valoración cognitiva y rehabilitación de los déficits	• TO para valorar la función cognitiva • Valoración neuropsicológica si se requiere	La valoración por TO hace un cribado de los déficits cognitivos superiores que no son evidentes en las pruebas básicas, como la GCS. Puede ser necesaria una intervención por neuropsicología

(Continúa)

(cont.)

Fatiga	Evite el cansancio excesivo y mejore el grado de actividad	• Comentario en el EMD y planificación del programa de rehabilitación
		  • Sesiones cortas con descanso entre ellas
		  • Evite la programación excesiva de actividad
		• Controle y registre el patrón de sueño
		  • Comente el patrón de sueño con el personal médico: ¿está indicada la medicación?
		• La Sra. Chaudhary debería salir todos los días
			La fatiga impedirá el progreso en la recuperación y la rehabilitación. El patrón de sueño puede estar alterado por la lesión encefálica La exposición a la luz del día estimula el patrón de sueño normal

Perturbación de la familia y el cuidador	Ayude a la familia Chaudhary a adaptarse	• Pregunte a la Sra. y al Sr. Chaudhary si les gustaría conocer al trabajador social para comentar algunas necesidades inmediatas en relación con:
		  • Organización del cuidado de los hijos
		  • Derecho a prestaciones
		• Encuentro preliminar de la familia con el EMD para comentar problemas actuales y preocupaciones futuras
			La discusión temprana de posibles problemas permite a las familias aclarar sus problemas y planificarse para hacer cualquier cambio necesario. Es probable que la situación cambie a medida que progresen la recuperación y rehabilitación de la Sra. Chaudhary

EMD: equipo multidisciplinario.

Bibliografía

Ager, K., & Little, L. (2018). Understanding aphasia and improving communication. *British Journal of Neuroscience Nursing, 14*(suppl 5), S13–S17.

Anderson, I., Sivakumar, G., & Chumas, P. (2017). The role of the neurosurgeon in the treatment of epilepsy. *British Journal of Hospital Medicine, 78*(3), C41–C44.

Aries, A., & Hunter, S. M. (2014). Optimising rehabilitation potential after stroke: a 24-hour interdisciplinary approach. *British Journal of Neuroscience Nursing, 10*(6), 268–273.

Atkinson, K. (2019). Neurological conditions and acute dysphagia. *British Journal of Nursing, 28*(8), 490–492.

Brown, T., Shah, A. H., Bregy, A., et al. (2013). Awake craniotomy for tumour resection: the rule rather than the exception? *Journal of Neurosurgical Anesthesiology, 25*(3), 240–247.

Buckley, D. A., & Hickey, J. V. (2014). Cerebral aneurysms. In J. V. Hickey (Ed.), *The clinical practice of neurological and neurosurgical nursing* (7th ed.). Philadelphia: Lippincott, Williams & Wilkins.

Cook, N. (2011). Assessment and management of fluid, electrolytes and nutrition in the neurological patient. In S. Woodward, & A.-M. Mestecky (Eds.), *Neuroscience nursing: An evidence-based guide*. Oxford: Blackwell.

Cushing, H. (1902). Some experimental and clinical observations concerning states of increased intracranial tension. *The American Journal of the Medical Sciences, 124*(3), 375–400.

Cushing, H. (1903). The blood pressure reaction of acute cerebral compression, illustrated by cases of intracranial haemorrhage. *The American Journal of the Medical Sciences, 125*, 1017–1045.

Department of Health. (2005). *The mental capacity act 2005*. Chapter 9. Available at: <http://webarchive.nationalarchives.gov.uk/20100407181935/http://opsi.gov.uk/acts/acts2005/pdf/ukpga_20050009_en.pdf>.

De Sousa, I. (2016). Thrombectomy in acute ischaemic stroke and the implications for nursing practice. *British Journal of Neuroscience Nursing, 12*(S5). Available at: <. https://doi.org/10.12968/bjnn.2016.12.Sup5.S28 >.

Duysens, J., Verheyden, G., Massaad, et al. (2015). Rehabilitation of gait and balance after CNS damage. In V. Dietz, & N. S. Ward (Eds.), *Oxford textbook of neurorehabilitation*. Oxford: Oxford University Press.

Hellweg, S. (2012). Effectiveness of physiotherapy and occupational therapy after traumatic brain injury in the

intensive care unit. *Critical Care Research and Practice. 2012* 768456.
Hickey, J. V., & Jacobs, E. O. (2014). Nutritional support for neuroscience patients. In J. V. Hickey (Ed.), *The clinical practice of neurological and neurosurgical nursing*. Philadelphia: Lippincott, Williams & Wilkins.
Humphrey, E. (2018). Caring for neurosurgical patients with external ventricular drains. *Nursing Times, 114*(4), 52–56.
Jalali, R., Wen, P. Y., & Fujimaki, T. (2017). Meningiomas. In T. T. Batchelor, R. Nishikawa, N. Tarbell, & M. Weller (Eds.), *Oxford textbook of neuro-oncology*. Oxford: Oxford University Press.
Jennett, B., & Teasdale, G. (1977). Aspects of coma after severe head injury. *Lancet, 1*(8017), 878–881.
Jha, A. N., & Gupta, V. (2014). Spontaneous intracerebral haemorrhage. In P. N. Tandon, R. Ramamurthi, & P. K. Jain (Eds.), *Manual of neurosurgery*. New Delhi: Jaypee Brothers.
Jiang, L., Gao, G., & Zhou, Y. (2018). Endoscopic third ventriculostomy and ventriculoperitoneal shunt for patients with noncommunicating hydrocephalus: A PRISMA-compliant meta-analysis. *Medicine, 97*(40). Available at: <. https://doi.org/10.1097/MD.0000000000012139 >.
Kleihues, P., Rushing, E., & Ohgaki, H. (2017). The 2016 revision of the WHO classification of tumours of the central nervous system. In T. T. Batchelor, R. Nishikawa, N. Tarbell, & M. Weller (Eds.), *Oxford textbook of neuro-oncology*. Oxford: Oxford University Press.
Kohl, S., Schönherr, D. M., Luigjes, J., et al. (2014). Deep brain stimulation for treatment-refractory obsessive-compulsive disorder: a review. *BMC Psychiatry, 14*, 214.
Lindsay, K. W., Bone, I., Fuller, G., & Callander, R. (2010). *Neurology and neurosurgery illustrated* (5th ed.). Edinburgh: Churchill Livingstone.
McClune, B., & Franklin, K. (1987). The Mead model of nursing. *Intensive Care Nursing, 3*(3), 97–105.
Mestecky, A.-M. (2011). Management of patients with intracranial aneurysms and vascular malformations. In S. Woodward, & A.-M. Mestecky (Eds.), *Neuroscience nursing: an evidence-based guide*. Oxford: Blackwell.
Mohan, M., & Ramamurthy, R. (2014). Stereotaxy – brain tumours. In P. N. Tandon, R. Ramamurthi, & P. K. Jain (Eds.), *Manual of neurosurgery*. New Delhi: Jaypee Brothers.
Murchison, A. G., Young, V., Djurdjevic, T., et al. (2018). Stent placement in patients with acute subrachnoid haemorrhage: when is it justified? *Neuroradiology, 60*(7), 735–744.
Ntoumenopoulos, G. (2015). Rehabilitation during mechanical ventilation: Review of the recent literature. *Intensive and Critical Care Nursing, 31*(3), 125–132.
Nursing and Midwifery Council. (2018). *The code: Professional standards of practice and behaviour for nurses, midwives and nursing associates*. Available at: <https://www.nmc.org.uk/globalassets/sitedocuments/nmc-publications/nmc-code.pdf>.
Oscroft, O., & Ram, F. S. F. (2017). Rate of seizure reduction after surgical resection of brain tumour: levetiracetam versus phenytoin. *British Journal of Neuroscience Nursing, 13*(2), 59–62.
Owen, S. L. F. (2014). Treating Parkinson's disease: deep brain stimulation. *Journal of Operating Department Practitioners, 2*(1). Available at: <. https://doi.org/10.12968/jodp.2014.2.1.36 >.
Ptak, R., & Schnider, A. (2015). Neuropsychological rehabilitation of higher cortical functions after brain damage. In V. Dietz, & N. S. Ward (Eds.), *Oxford textbook of neurorehabilitation*. Oxford: Oxford University Press.
Rajkumar, V. K. Vaid, & Mahapatra, A. K. (2014). Diffuse axonal injury. In P. N. Tandon, R. Ramamurthi, & P. K. Jain (Eds.), *Manual of neurosurgery*. New Delhi: Jaypee Brothers.
Ramamurthi, R., & Kapu, R. (2014). Surgical management of cerebral AVMs. In P. N. Tandon, R. Ramamurthi, & P. K. Jain (Eds.), *Manual of neurosurgery*. New Delhi: Jaypee Brothers.
Roper, N., Logan, W. W., & Tierney, A. J. (1985). *The elements of nursing*. Edinburgh: Churchill Livingstone.
Santosh, V. (2014). Classification of tumours of the nervous system. In P. N. Tandon, R. Ramamurthi, & P. K. Jain (Eds.), *Manual of neurosurgery*. New Delhi: Jaypee Brothers.
Sayat, A. R. G., Mestecky, A.-M., & Hassanzadeh, A. (2019). Assessment and management of central post-stroke pain: an overview. *British Journal of Neuroscience Nursing, 15*(suppl 2). Available at: <. https://doi.org/10.12968/bjnn.2019.15.Sup2.S4 >.
Somerville, P., Lang, A., Nightingale, S., & Birns, J. (2016). Dysphagia after stroke and feeding with acknowledged risk. *British Journal of Neuroscience Nursing, 12*(4), 162–170.
Teasdale, G., & Jennett, B. (1974). Assessment of coma and impaired consciousness. A practical scale. *Lancet, 2*(7872), 81–84.
Teasdale, G., Jennett, B., Murray, L., et al. (1983). Glasgow coma scale: to sum or not to sum? *Lancet, 2*(8351), 678.
Townsley, E. (2011). Management of patients with intracranial tumours. In S. Woodward, & A.-M. Mestecky (Eds.), *Neuroscience Nursing: an Evidence-based Guide*. Oxford: Blackwell.
Vacca, V. M. (2018). Ventriculoperitoneal shunts: what nurses need to know. *Nursing, 48*(12), 20–27.
Vining Radomski, M. V., Anheluk, M., Bartzen, M. P., et al. (2016). Effectiveness of interventions to address cognitive impairments and improve occupational performance after traumatic brain injury: a systematic review. *American Journal of Occupational Therapy, 70*(3), 7003180050. Available at. https://ajot.aota.org/article.aspx?articleid=2512802.
Wakhloo, A. K., & Gounis, M. J. (2014). Revolution in aneurysm treatment: flow diversion to cure aneurysms: a paradigm shift. *Neurosurgery, 61*(Suppl1), 111–120.
Waterhouse, C. (2016). A basic understanding of dysphagia in neuroscience nursing. *British Journal of Neuroscience Nursing, 12*(Suppl 2), S10–S14.
Welch, K., & Mead, G. (2015). The impact of fatigue on neurorehabilitation. In V. Dietz, & N. S. Ward (Eds.), *Oxford textbook of neurorehabilitation*. Oxford: Oxford University Press.
Wheeler, S., Acord-Vira, A., Arbesman, et al. (2017). Occupational therapy interventions for adults with traumatic brain injury. *American Journal of Occupational Therapy, 71*(3). Available at. https://doi.org/10.5014/ajot.2017.713005.
Whiting, A. C., Oh, M. Y., & Whiting, D. M. (2018). Deep brain stimulation for appetite disorders: a review. *Neurosurgical Focus, 25*(2), e9. Available at. https://doi.org/10.3171/2018.4.FOCUS18141.
Young, J. A., & Tolentino, M. (2011). Neuroplasticity and its applications for rehabilitation. *American Journal of Therapeutics, 18*(1), 70–80.

Lecturas adicionales

Eagleman, D. (2015). *The brain: the story of you*. Edinburgh: Canongate.
Gorelick, P. B., Testai, F. D., Hankey, G. J., & Wardlaw, J. N. (Eds.), (2014). *Hankey's clinical neurology*. Boca Raton: CRC.
Marsh, H. (2014). *Do no harm: Stories of life, death and brain surgery*. London: Weidenfeld and Nicolson.
Sacks, O. (2015). *The man who mistook his wife for a hat*. London: Picador.

Capítulo | 11 |

Pacientes que requieren cirugía oftálmica

Helen Gibbons

ÍNDICE DEL CAPÍTULO

OBJETIVOS CLAVE DEL CAPÍTULO

Al final del capítulo, el lector debería ser capaz de:

- Comprender la estructura y funciones básicas del ojo.
- Entender la relación causal entre las alteraciones fisiológicas y los problemas visuales del paciente.
- Ser consciente de las necesidades especiales de los pacientes sometidos a cirugía oftálmica.
- Reconocer la importancia de la continuidad asistencial entre el hospital y la atención primaria.
- Tomar conciencia de la necesidad de una educación del paciente eficaz.

Cuestiones en las que pensar antes de leer el capítulo

- ¿Qué es una escala de optotipos de Snellen y cómo puede usarla la enfermera?
- ¿Qué papel y función tiene la enfermera a la hora de evaluar la visión de una persona?
- Analizar el significado de colirio midriático.

Introducción

Los pacientes con dificultades visuales reales o potenciales requieren de comprensión, paciencia y una buena comunicación, así como la implementación de un buen cuidado de enfermería. La mayoría de las intervenciones oftalmológicas de cirugía electiva se llevan a cabo como cirugía ambulatoria con anestesia local.

Cada unidad de oftalmología dispone de protocolos propios sobre la selección de pacientes para cirugía ambulatoria o ingreso durante 1 día, y debería contar con instalaciones especializadas para los que necesiten atención durante un período más prolongado. El Royal College of Ophthalmologists (2017) ya no recomienda que todas las unidades cuenten con instalaciones para ingreso separadas de otras áreas quirúrgicas, pero sí que los casos con infección se aíslen de otros pacientes de cirugía oftálmica con el fin de reducir el riesgo de infección.

La atención médica y de enfermería que recibirán los pacientes también varía según la unidad, por lo que a continuación se intentarán exponer los principios básicos para su asistencia.

Muchos pacientes que necesitan cirugía oftalmológica son de edad avanzada y pueden padecer otros problemas médicos, factores que deben tenerse en cuenta a la hora de planificar su ingreso, atención y alta.

Existen muchos tipos de cirugía ocular, ya que el ojo contiene diversas estructuras que intervienen en la visión y pueden precisar una intervención quirúrgica con el objetivo de corregir o paliar una disminución de agudeza visual. Es útil conocer la estructura y la función del ojo y sus componentes para comprender sus posibles anomalías y las distintas operaciones que pueden llevarse a cabo.

Estructura del ojo

Ambos globos oculares se encuentran en el interior de la órbita ósea de forma cónica, rodeados de grasa orbitaria y protegidos en la parte anterior por los párpados, las pestañas y la película lagrimal.

El ojo consta de tres capas:

- Esclerótica y córnea (capa externa).
- Iris, cuerpo ciliar y coroides (capa intermedia, también llamada capa uveal).
- Retina (capa interna).

Esclerótica

La esclerótica es una cubierta densa y opaca de tejido fibroso resistente con un alto contenido de colágeno que impide que la luz entre en el ojo indiscriminadamente. La falta de transparencia se debe a la disposición desordenada de sus fibras colágenas. Tiene un espesor de 0,6-1 mm, excepto en la inserción de los músculos rectos, donde su grosor solo alcanza 0,3 mm. Recibe la irrigación sanguínea de las arterias ciliares posteriores en la epiesclerótica elástica que recubre la esclerótica. Su inervación deriva de la rama ciliar del nervio motor ocular común (III par).

La parte más débil de la esclerótica es su zona posterior, donde la perfora el nervio óptico, formándose una estructura semejante a un colador denominada lámina cribosa; a este nivel la esclerótica se continúa con la duramadre meníngea. Por delante, la esclerótica se funde con la córnea en el limbo. La esclerótica es una capa protectora, más elástica en los niños y que se va haciendo más resistente con los años.

Córnea

La córnea constituye el sexto anterior del globo ocular; su grosor es de 0,5 mm en la parte más central y aumenta en la periferia; mide 12 × 11 mm por término medio en los adultos. Es una capa transparente y convexa hacia delante, que deja pasar los rayos de luz para que se enfoquen en la retina.

Se divide en cinco capas:

- El *epitelio* está compuesto por cinco o seis capas de células escamosas estratificadas que se continúan con el epitelio conjuntival, y es la única capa de la córnea con capacidad regenerativa. Si se altera, posibilita el paso de bacterias a tejidos corneales más profundos.
- La *membrana de Bowman* es una membrana elástica anterior formada por una capa fina de colágeno resistente con una función protectora; no se regenera si sufre una lesión, que da lugar a una cicatriz corneal.
- El *estroma* constituye el 90% del tejido corneal y está compuesto por fibras de colágeno modificado y queratocitos.
- La *membrana de Descemet* es la membrana elástica posterior que sirve de barrera frente a microorganismos, sustancias químicas y cambios en la presión intraocular.
- El *endotelio* está formado por una capa única de células que tapiza la superficie posterior de la córnea y «bombea» líquido desde esta hacia la cámara anterior. Si se deteriora su funcionamiento, se produce edema y pérdida de la transparencia corneal.

Hay indicios que apuntan a la existencia de otra capa corneal, la llamada capa de Dua (Dua et al., 2013), situada entre el estroma y la membrana de Descemet. Esta capa tiene especial relevancia para los especialistas en córnea, pero no afecta al tratamiento convencional de las enfermedades corneales.

La córnea es avascular; recibe los nutrientes y el oxígeno desde las arcadas vasculares de las arterias ciliares anteriores en el limbo, desde el humor acuoso mediante difusión a nivel del endotelio y desde el oxígeno atmosférico. La inervación corneal deriva de la rama oftálmica del nervio trigémino (V par).

La córnea tiene dos funciones:

- Protección.
- Refracción: representa la mayor parte de la potencia refractiva del ojo; para esta función resulta esencial la transparencia corneal, que es mantenida por:
  - Su naturaleza avascular.
  - Su estructura uniforme.
  - Un funcionamiento correcto de su epitelio y endotelio.

Iris

El iris es un disco pigmentado con una abertura central, la pupila. Se sitúa por delante del cristalino y detrás de la córnea, separando así las cámaras anterior y posterior. Se trata de una extensión anterior del cuerpo ciliar.

Consta de tres capas:

- Endotelio.
- Estroma, formado por células pigmentadas, vasos sanguíneos y músculos.
- Epitelio pigmentado.

El color del iris deriva de la presencia de melanina y está predeterminado genéticamente. Los recién nacidos solo tienen pigmento en la capa epitelial, pero durante las primeras semanas de vida se deposita pigmento en el estroma y los ojos adquieren su color adulto.

Hay dos grupos musculares en el iris: el músculo dilatador radial y el esfínter constrictor central; este último es el más potente. Su inervación procede de las ramas ciliares cortas del nervio motor ocular común (III par) para el esfínter pupilar y de fibras simpáticas que discurren con los nervios ciliares largos para el músculo dilatador. Los capilares de las arterias ciliares posteriores largas y las arterias ciliares anteriores se unen para crear una red vascular circular.

El iris actúa como un regulador, que controla la cantidad de luz que alcanza la retina, lo que depende del ambiente, el estado emocional y la intensidad de la luz circundante.

Cuerpo ciliar

El cuerpo ciliar es una estructura triangular situada entre la coroides y el iris. Se continúa con el iris y presenta en su superficie interna abundantes pliegues, los procesos ciliares, donde se secreta el humor acuoso.

El grueso del cuerpo ciliar está formado por fibras musculares circulares y longitudinales, cuya función es modificar la forma del cristalino, o sea, la acomodación, ejerciendo una fuerza simétrica sobre las fibras del ligamento suspensorio que cruzan desde la superficie del cuerpo ciliar hasta la periferia del cristalino.

El cuerpo ciliar puede dividirse en tres áreas:

- La *pars plicata* contiene 70-80 prolongaciones radiales que constituyen los procesos ciliares y se encarga de secretar humor acuoso a la cámara posterior.
- La *pars plana* se continúa con la *pars plicata*.
- Los músculos ciliares se localizan sobre la superficie anterior del cuerpo ciliar y están formados por fibras circulares y longitudinales. Se contraen y se relajan para conseguir la acomodación, lo que permite enfocar los rayos luminosos en la retina. La contracción del músculo ciliar da lugar a una relajación de los ligamentos suspensores con el consiguiente abombamiento del cristalino, que incrementa así su índice de refracción al enfocar objetos cercanos.

La inervación deriva de ramas ciliares cortas del nervio motor ocular común (III par). La vascularización corre a cargo de las arterias y venas ciliares posteriores largas y cortas, así como de las venas vorticosas. El cuerpo ciliar produce y secreta el humor acuoso gracias a los procesos ciliares, además de cambiar la forma del cristalino por medio del músculo ciliar.

Coroides

La coroides es una capa pigmentada y muy vascularizada que se sitúa entre la esclerótica y la retina. Se extiende hacia atrás desde su unión con el cuerpo ciliar –la *ora serrata*– hasta la papila óptica.

Está compuesta por cuatro capas:

- Capa supracoroidea, que contiene tejido elástico, células pigmentadas y colágeno.
- Capa vascular, con vasos grandes y pequeños en una matriz de tejido estromal pigmentado.
- Coriocapilar, formada por capilares.
- Membrana de Bruch, una capa protectora de soporte.

Su inervación deriva de ramas ciliares posteriores del nervio motor ocular común (III par), mientras que su vascularización depende de las arterias ciliares posteriores cortas, con drenaje a través de las venas coroideas y vorticosas.

La coroides proporciona nutrientes a las células retinianas adyacentes, sobre todo a conos y bastones. El pigmento coroideo impide que los rayos luminosos sufran dispersión, lo que causaría reflejos internos, contribuyendo así a enfocar los rayos en la retina.

Retina

La retina es una estructura compleja compuesta por diez capas celulares que se dividen en dos partes separadas. Una parte, formada por nueve capas, es la retina neurosensorial, que se apoya en la capa del epitelio pigmentario adyacente a la coroides (Shaw y Lee, 2017). Ambas porciones solo se adhieren firmemente entre sí en la papila óptica y la *ora serrata*.

Deben distinguirse tres áreas concretas en la retina:

- La mácula corresponde al área central de la retina y se sitúa temporal al nervio óptico. Está formada principalmente por conos, que son las únicas células presentes en su zona central o fóvea, de 1,5 mm de diámetro. La mácula se encarga de la visión central fina y del color, y se localiza en el eje visual.
- El resto de la retina contiene una mezcla de conos y bastones, estos últimos son los fotorreceptores responsables de la visión en la oscuridad y del movimiento.
- La papila óptica se encuentra en el punto por donde entran las arterias y salen las venas y las fibras nerviosas retinianas del ojo. En ella no hay fotorreceptores, por lo que no es sensible a la luz y se denomina la «mancha ciega».
- Cuando se inicia un impulso nervioso, se transmite a lo largo de la vía visual, desde el nervio óptico hasta la corteza occipital. Los impulsos de las fibras nasales de cada ojo se cruzan en el quiasma óptico hacia la cintilla óptica contralateral.
- La *ora serrata* es el límite anterior de la retina, donde la capa del epitelio pigmentario se funde con el epitelio ciliar y se acaban las capas neurosensoriales.

La retina recibe su aporte sanguíneo de dos fuentes principales: el tercio más externo a partir de la coriocapilar, mientras que los dos tercios internos quedan a cargo de la arteria central de la retina. La retina es una de las pocas áreas del cuerpo donde pueden verse directamente los vasos sanguíneos.

La retina reacciona a la luz y genera impulsos que se transmiten a la corteza cerebral visual para su interpretación.

Medios transparentes del ojo

Son la córnea, el humor acuoso, el humor vítreo y el cristalino.

Humor acuoso

El humor acuoso está formado principalmente por agua, junto con algunas proteínas e iones, y es sintetizado por los procesos del cuerpo ciliar. Se secreta a la cámara posterior y circula alrededor del cristalino y a través de la pupila hasta la cámara anterior, de donde es drenado por la malla trabecular hacia el canal de Schlemm y desde aquí al retorno venoso del globo ocular; también se drena en parte a través del cuerpo ciliar hacia los vasos epiesclerales, la denominada vía uveoescleral. La malla trabecular se localiza en el ángulo de la cámara anterior, formado por la unión de la córnea con el iris.

El humor acuoso es el responsable de mantener la presión intraocular alrededor de 15-20 mmHg (Shaw y Lee, 2017). Nutre el cristalino y la superficie posterior de la córnea y constituye un medio transparente para la refracción.

Cristalino

El cristalino es una estructura biconvexa de aproximadamente 9 × 4 mm, situado entre la superficie posterior del iris y la cara anterior del humor vítreo. Carece de vasos sanguíneos y de nervios, y se mantiene en su posición gracias a los ligamentos suspensorios o zónula.

Está compuesto por tres partes: la cápsula elástica, las células epiteliales de su superficie anterior y el parénquima cristaliniano. Este último está formado por el núcleo, capas de unas proteínas llamadas cristalinas con un patrón semejante a una cebolla y las suturas en «Y» que señalan la unión de las fibras de proteínas. Su nutrición corre a cuenta del humor acuoso, y en las fibras cristalinianas existen enzimas que convierten los azúcares en energía. Según la posición del objeto observado, el cristalino se «acomoda» para permitir que los rayos de luz se enfoquen sobre la retina.

Humor vítreo

El humor vítreo se localiza entre la cápsula posterior del cristalino y la retina, en la cavidad vítrea, y está rodeado por la membrana hialoidea. Es una sustancia semigelatinosa producida durante la vida embrionaria que si se pierde no puede ser reemplazada naturalmente. Es avascular y carece de nervios, recibe su nutrición desde los vasos sanguíneos de la coroides, retina y cuerpo ciliar. Se adhiere al cuerpo ciliar en la *ora serrata* y a la retina en la papila óptica. El humor vítreo favorece que la retina esté aplicada, además de ayudar a mantener la presión intraocular y la forma del ojo. También interviene en la refracción.

Párpados

Los párpados protegen la parte anterior de los ojos; el epitelio palpebral se continúa con la conjuntiva que recubre la cara interna de los párpados. Su forma y resistencia se mantienen gracias al tarso, consistente en unas placas cartilaginosas en los párpados superior e inferior; dentro del tarso se ubican las glándulas de Meibomio, cuya secreción sebácea es necesaria para controlar el flujo lagrimal, lubricar el borde palpebral y evitar una evaporación excesiva de las lágrimas de la superficie del ojo.

Las pestañas situadas a lo largo del borde palpebral actúan como filtros protectores y recogen la secreción sebácea que vierten las glándulas de Zeis directamente a los folículos de las pestañas.

Existen dos grupos musculares principales en los párpados; un esfínter llamado orbicular del párpado, responsable del cierre palpebral, y el músculo elevador del párpado superior. Los movimientos de los párpados pueden ser voluntarios o involuntarios.

La inervación del músculo orbicular procede del nervio facial (VII par), mientras que el nervio motor ocular común (III par) se encarga del músculo elevador del párpado. Los vasos sanguíneos que entran y salen de los párpados son la arteria y vena lagrimal, las arterias y venas palpebrales mediales superior e inferior y la arteria y vena supraorbitaria.

Las funciones de los párpados son:

- Proteger los ojos del exceso de luz.
- Proteger los ojos de cuerpos extraños.
- Lubricar la superficie anterior del ojo.
- Evitar que se deseque la superficie ocular anterior, incluso durante el sueño.

Conjuntiva

La conjuntiva es una fina membrana mucosa transparente que tapiza los párpados; se refleja sobre la superficie anterior del ojo y se continúa con el epitelio corneal. La zona en que se encuentran la conjuntiva bulbar y la palpebral se conoce como el fórnix, donde hay tejido conjuntival redundante que permite el movimiento del globo ocular.

Su inervación deriva de la rama nasociliar del nervio trigémino (V par). Existe una rica vascularización procedente la arteria y vena ciliar anterior, las arterias y venas palpebrales mediales superior e inferior, y la arteria y vena conjuntival.

La conjuntiva:

- Produce la capa de mucina de la película lagrimal, que reduce su evaporación.
- Facilita el movimiento del ojo al humedecer la superficie del globo ocular y los párpados.
- Protege al ojo frente a traumatismos e infecciones.

Aparato lagrimal

El aparato lagrimal está compuesto por la glándula lagrimal y sus ductos, los puntos y canalículos lagrimales superior e inferior, el canalículo común, el saco lagrimal y el conducto nasolagrimal.

Las lágrimas son producidas por la glándula lagrimal, situada en el cuadrante superoexterno de la órbita, y se vierten por los ductos glandulares en la superficie anterior del ojo. El parpadeo hace que las lágrimas se extiendan sobre la córnea y se dirijan a los puntos lagrimales en el canto interno. A través de los puntos se drenan a los canalículos, que las llevan al saco lagrimal, desde donde se evacúan hacia la fosa nasal por el conducto nasolagrimal. Las lágrimas están compuestas por agua, proteínas, glucosa, sodio, potasio, cloro, urea y lisozima. La mucina de las células caliciformes de la conjuntiva y la capa oleosa procedente de las glándulas de Meibomio facilitan los movimientos oculares, retardan la evaporación de las lágrimas y evitan la epífora.

La inervación de todas las partes del aparato lagrimal corresponde a ramas del nervio trigémino (V par). La irrigación de la glándula lagrimal procede la arteria y vena lagrimal, mientras que el resto del sistema está vascularizado por la arteria y vena nasal junto con las arterias y venas palpebrales mediales superior e inferior.

El sistema lagrimal produce lágrimas que:

- Facilitan la refracción al proporcionar una superficie corneal ópticamente lisa.

- Lubrican la superficie anterior del ojo facilitando sus movimientos.
- Limpian partículas de polvo de la superficie ocular.
- Protegen de la infección por la acción de la lisozima.

Órbita

El ojo está protegido por su situación en la órbita, una cavidad ósea de forma piramidal compuesta por la fusión de siete huesos:

- Etmoides.
- Esfenoides.
- Frontal.
- Lagrimal.
- Cigomático.
- Palatino.
- Maxilar.

La órbita está abierta por delante, y su vértice es de localización posterior. Cada órbita consta de una pared medial en el lado nasal, una pared lateral, un techo y un suelo; el suelo y la parte inferior de la pared medial son de menor grosor.

La órbita contiene el globo ocular, los seis músculos extraoculares, la arteria y la vena oftálmica, el nervio óptico (II par), motor ocular común (III par), troclear (IV par), trigémino (V par) y motor ocular externo (VI par), la glándula lagrimal, el saco lagrimal y la fascia, la grasa y los ligamentos orbitarios. Existen tres aberturas en la pared orbitaria, de las que la mayor se denomina agujero óptico; por este entran el nervio óptico y la arteria oftálmica. La naturaleza ósea de la órbita actúa como una protección muy eficaz frente a la mayoría de los traumatismos, salvo por la parte anterior.

Músculos extraoculares

Hay seis músculos que intervienen en el movimiento de cada ojo; trabajan coordinadamente para conseguir movimientos precisos, esenciales para una buena visión. Son principalmente voluntarios, y cada uno de ellos participa en todos los movimientos oculares mediante un equilibrio entre su contracción y relajación.

Todos los músculos reciben su irrigación de las arterias musculares, pero su inervación difiere según el músculo:

- Nervio motor ocular común (III par): músculos recto superior, recto inferior, recto medial y oblicuo inferior.
- Nervio motor ocular externo (VI par): músculo recto lateral.
- Nervio troclear (IV par): músculo oblicuo superior.

Evaluación del ojo

Siempre que un paciente acuda con una alteración de la visión, por muy trivial que parezca, puede sufrir dolor y miedo a perder la vista (Walsh, 2005). Por tanto, la enfermera debe valerse de sus habilidades psicológicas para tranquilizar al paciente y conseguir que colabore a la hora de evaluar correctamente su visión y el estado de sus ojos. Es legalmente obligatorio que toda la información obtenida sea claramente registrada por escrito (Khaw et al., 2004; Royal College of Nursing, 2018).

El primer elemento de la evaluación debe ser la medición de la agudeza visual, a menos que no sea factible por la gravedad de la lesión, el dolor intenso o la falta de cooperación, por ejemplo, si hay alteración del nivel de conciencia. Debe procederse así por motivos médicos, legales y diagnósticos, ya que la agudeza visual es una medida de la función macular.

El modo más habitual de comprobar la agudeza visual es mediante una escala de optotipos de Snellen. Para ello, el paciente debe leer letras de diferentes tamaños sobre una escala situada a 6 m (así se evita que intervenga la acomodación de forma significativa). El tamaño de la letra indica a qué distancia debería ser capaz de verla una persona con visión normal:

- 6/60: una persona con visión normal vería la letra a 60 m.
- 6/6: una persona con visión normal vería la letra a 6 m.

En algunas personas, sobre todo jóvenes, la visión puede ser mejor que esta, como 6/5 o 6/4. Sin embargo, si el paciente no puede ver el optotipo más grande de la escala de 6/60, hay que comprobar si es capaz de contar los dedos (CD) de la mano sostenida a un metro de distancia o de percibir el movimiento de la mano (MM). Si no ve la mano, se proyectará una luz y se registrará si hay percepción de luz (PL) o no (NPL).

Debe examinarse cada ojo por separado, empezando por el ojo peor, ya que el paciente puede acordarse de los optotipos ya vistos. Asimismo, hay que consignar si la prueba se ha realizado con el paciente llevando sus gafas o lentes de contacto, porque podría haber una discrepancia aparente en los resultados cuando se repita la prueba.

Puede mejorarse la agudeza visual usando un agujero estenopeico: el paciente mira la escala de Snellen a través de un agujero diminuto, con lo que la luz solo pasa por el eje visual principal del ojo y se ve menos afectada por anomalías de la refracción.

No debe darse por supuesto que el paciente sabe leer, sobre todo si parece tener una visión aceptable, es decir, que se maneja evitando los obstáculos sin dificultad. El paciente puede avergonzarse de admitir que es analfabeto, pero esto puede solventarse diplomáticamente usando una escala de Snellen basada en la letra «E» en diferentes orientaciones o con dibujos en vez de letras. También puede emplearse una escala de logaritmo del mínimo ángulo de resolución (LogMAR), que permite registrar la agudeza visual de un modo más eficaz y preciso.

Escala LogMAR

La escala LogMAR, diseñada por Ballie y Lovie, se usó inicialmente para el ensayo clínico Early Treatment Diabetic

Retinopathy Study. Dicha escala tiene el mismo número de letras en cada línea y la progresión en el tamaño de las letras es lineal, el espaciado uniforme y su método de puntuación tal que permite que se registre cada letra.

Por las características de la escala LogMAR se pueden presentar más letras para ver a los pacientes con baja visión y cada letra puede puntuarse con un valor de 0,02 unidades logarítmicas. La prueba puede realizarse a cualquier distancia, pero lo habitual es hacerlo a 4 m. Hay cinco letras por línea, siendo la separación entre letras y líneas proporcional a la altura y anchura de las letras. El tamaño de la letra cambia cada línea 0,1 unidades logarítmicas; por tanto, como hay cinco letras por línea, cada una tiene un valor de 0,02.

En la mayoría de las clínicas para degeneración macular asociada a la edad se comprueba la visión con este método (Royal College of Ophthalmologists, 2017), dada su mayor precisión, y muchas consultas están empezando a usarlo en todos sus pacientes. La visión de cerca se examina utilizando material impreso corriente. La visión del color puede estudiarse con las láminas seudoisocromáticas de Ishihara.

Siempre debe medirse la agudeza visual antes de instilar colirios midriáticos, pues muchos de ellos también tienen un efecto ciclopléjico y paralizan el músculo ciliar, alterando la acomodación. Esto también se aplica a la hora de examinar el campo visual del paciente. Si la agudeza visual se ha medido después de haber instilado midriáticos, debe hacerse constar en la historia clínica.

Puede hacerse una evaluación básica del campo visual mediante una campimetría por confrontación pidiendo al paciente que diga si puede ver un objeto que se aproxima desde un lado mientras fija la vista en un punto central. Se obtienen resultados más precisos usando un campímetro, que delinea la visión periférica moviendo un objeto a lo largo de un círculo dividido en grados. Los perímetros automatizados también pueden interpretar los resultados de medir la intensidad de luz necesaria para estimular la actividad retiniana en cada punto.

No deben emplearse midriáticos cuando se sospeche que la presión intraocular está elevada, ya que al dilatarse la pupila puede disminuir la cantidad de humor acuoso drenado, lo que aumentará aún más la presión intraocular.

La presión intraocular puede medirse con gran precisión usando un tonómetro de aplanamiento acoplado a la lámpara de hendidura; como hay que aplanar la córnea con la cabeza del tonómetro, siempre debe instilarse un colirio anestésico previamente. En los pacientes que no son capaces de sentarse a la lámpara de hendidura puede medirse la presión intraocular usando un tonómetro portátil, como Tono-Pen. Si no se dispone de este aparato, puede identificarse si la presión intraocular está elevada mediante una palpación digital cuidadosa, aunque esto siempre hay que hacerlo con suavidad y nunca cuando se sospeche una lesión perforante.

La exploración del ojo en sí debe realizarse de modo sistemático y con la colaboración del paciente. Si este presenta fotofobia, será más fácil llevarla a cabo con la habitación en penumbra. El proceso de exploración debe evaluar los siguientes aspectos:

1. Posición de la cabeza; una posición anómala puede indicar una mala alineación de los párpados, estrabismo o defectos del campo visual.
2. Aspecto facial: cualquier grado de asimetría, laceraciones, alteraciones cutáneas o equimosis.
3. Párpados: signos de un cierre incompleto, flujo lagrimal anormal, capacidad de abrir el ojo, alineamiento de los bordes palpebrales, posición de las pestañas, edema y costras o exudación en el borde palpebral.
4. El paciente se sentará con la cabeza bien apoyada y se le instilarán gotas anestésicas, p. ej., proximetacaína al 0,5%, oxibuprocaína al 0,4% o tetracaína al 0,5-1%, si es difícil proseguir con la exploración por el grado de malestar ocular y no hay contraindicaciones como una posible herida perforante.
5. Mientras hace efecto el anestésico, se explicará al paciente la exploración que se va a realizar y se obtendrá una anamnesis detallada de posibles enfermedades y de las circunstancias de un posible traumatismo.
6. Una vez que puedan examinarse los ojos, se comprobará su posición en las órbitas para asegurarse de que no existe desplazamiento, así como que ambos ojos pueden moverse de forma simétrica en los planos horizontal y vertical. Se consignará la presencia de una posible diplopía (visión doble).
7. Una vez que el paciente esté cómodo y sea capaz de abrir los ojos, se usará una luz potente (como la lámpara de hendidura o una linterna de bolsillo) para examinar los ojos propiamente dichos, empezando por el menos afectado.

Debe continuarse cuidadosamente con una exploración sistemática que empiece por la zona externa del ojo y vaya progresando hacia las estructuras internas, para garantizar una evaluación correcta del globo ocular.

- *Conjuntiva:* observar si hay laceraciones, el grado y la localización de la hiperemia, y la presencia de edema (quemosis), cuerpos extraños, nevos, pinguécula o terigión.
- *Córnea:* comprobar la presencia de laceraciones, cuerpos extraños o anomalías de la superficie y el grado de transparencia de la córnea. Es más fácil identificar lesiones superficiales si se instila colirio de fluoresceína sódica al 2%, con la que el área dañada se verá de un color verde brillante al iluminarla. También pueden emplearse gotas de rosa de Bengala al 1%, que tiñe de rosa todo el tejido corneal desvitalizado. Si el paciente se queja de que ve halos alrededor de las luces, puede presentar edema corneal.
- *Cámara anterior:* iluminando desde un lado se puede estimar la profundidad de la cámara anterior. También es importante observar si la cámara contiene leucocitos o eritrocitos y, en ese caso, si se sedimentan con un nivel definido o están dispersos por la cámara anterior.

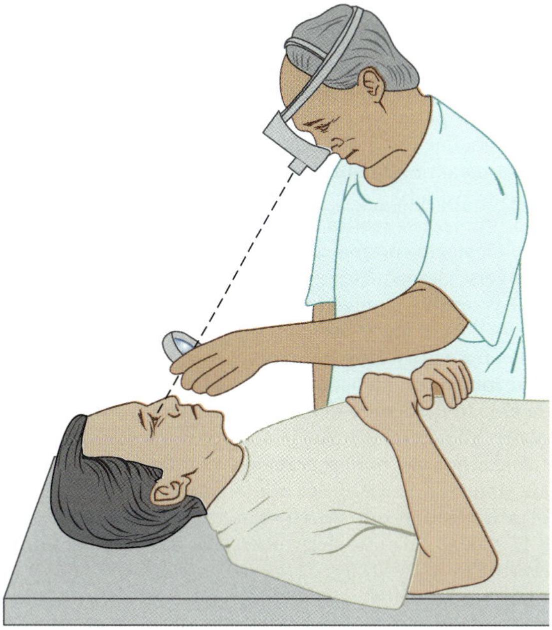

Figura 11.1 Oftalmoscopia indirecta.

- *Iris:* examinar si hay puntos sangrantes o cualquier pigmentación anormal, así como que está intacto y en la posición correcta.
- *Pupila:* examinar ambas pupilas para verificar la existencia de un reflejo consensuado y que son de igual tamaño. También se anotará su forma y tamaño y la reactividad de sus movimientos. La pupila debe ser negra a menos que haya un reflejo desde el fondo de ojo, en cuyo caso se verá de color rojo. A veces la pupila puede verse blanca, lo que suele indicar la existencia de una catarata.
- *Cristalino:* puede ser transparente u opaco, en función de si el paciente presenta catarata o no. Puede verse con o sin midriasis.
- *Retina:* la papila óptica puede examinarse con el oftalmoscopio directo a través de una pupila de tamaño normal, pero para ver toda la retina, sobre todo la periferia, es necesario dilatar la pupila con colirio midriático. El modo más eficiente para examinar la retina es con un oftalmoscopio indirecto (fig. 11.1).

Aparte de la exploración general del ojo, pueden llevarse a cabo pruebas más específicas:

- Queratometría: medición de la curvatura corneal.
- Angiografía con fluoresceína: inyección intravenosa del colorante fluoresceína para poder visualizar los vasos retinianos.
- Gonioscopia: examen del ángulo de drenaje.
- Biometría: medición de la longitud axial del ojo.
- Ecografía: para medir el flujo sanguíneo y descartar un desprendimiento o desgarro de la retina o un tumor cuando hay opacidad de los medios transparentes que impiden la observación directa.
- Topografía corneal: crea un mapa de la superficie corneal.
- Paquimetría: mide el grosor de la córnea.
- Rejilla de Amsler: para el seguimiento de la degeneración macular.
- Exoftalmometría: mide el grado de proptosis.
- Refracción: determina la potencia de los elementos refractivos del ojo.
- Prueba de Schirmer: mide la cantidad de lágrimas producidas según se humedezca una tira de papel de filtro durante 5 min.
- Láminas seudoisocromáticas de Ishihara: se usan para estudiar la visión del color.

Evaluación preoperatoria

Actualmente es habitual que a los pacientes se les intervenga en un régimen de cirugía ambulatoria. La decisión de qué pacientes son idóneos para este tipo de cirugía o si requerirán hospitalización se hace en la consulta de evaluación preoperatoria, que hoy en día corre a cargo de una enfermera en muchas ocasiones. Cada unidad de cirugía ambulatoria tiene sus propios criterios para determinar qué atención precisa cada paciente, pero algunos estudios y otras cuestiones son comunes para todas ellas.

La mayoría de las unidades requieren que los pacientes susceptibles de recibir cirugía ambulatoria reúnan ciertos criterios (v. capítulos 1 y 3). Si se cumplen dichos criterios, se comprobará si el problema médico del paciente puede abordarse con anestesia local.

- El paciente debe ser capaz de colaborar: por ejemplo, ha de tolerar el decúbito supino y mantenerse tranquilo durante un período de 20-40 min.
- Cualquier enfermedad previa, como diabetes o hipertensión arterial, debe estar bien controlada.

Las pruebas oftalmológicas concretas dependerán del tipo de cirugía que va a practicarse. Para la cirugía de catarata con implante de lente intraocular, se realizará una queratometría para medir la curvatura de la córnea y una biometría para determinar la longitud axial del ojo, pues se requieren ambas medidas para calcular la potencia de la lente que se va a implantar. Si el paciente debe someterse a una intervención de glaucoma, pueden obtenerse mediciones seriadas de la presión intraocular, lo que se conoce como curva tensional y suele abarcar un período de 12 h.

Hay que observar cuidadosamente los ojos, sobre todo en aquellos pacientes que se van a someter a cirugía intraocular, ya que debe tratarse cualquier infección local antes del ingreso. Estas exploraciones suelen realizarse 2-4 semanas antes del ingreso, y hay que identificar en ese momento si habrá necesidades especiales de apoyo comunitario que atender en el postoperatorio para poder planificarlas.

Cuidados preoperatorios y postoperatorios de los pacientes sometidos a cirugía intraocular

Hay que planificar sistemáticamente la atención de cada paciente que va a someterse a cirugía ocular; aunque la intervención puede ser rutinaria en muchos casos, cada paciente tiene necesidades diferentes. Cada unidad oftalmológica dispone de sus propios circuitos de atención, aunque es bastante frecuente ofrecer una visita previa para poder solicitar todas las pruebas diagnósticas necesarias antes de que tenga lugar la operación. Si no está previsto hacer estudios preoperatorios (como análisis de sangre, biometría o ECG), algunas unidades ofrecen una consulta telefónica en lugar de una evaluación presencial, lo que puede evitar al paciente un desplazamiento largo o que desatienda sus compromisos laborales.

En la cita de evaluación previa la enfermera debe:

- Recoger los antecedentes del paciente.
- Realizar observaciones generales.
- Medir la agudeza visual.
- Realizar un examen con lámpara de hendidura para descartar cualquier anomalía (si hay infección palpebral, el paciente debe tratarla durante un período suficiente antes de la cirugía).
- Informarse de quién echará las gotas al paciente en el postoperatorio, de modo que, si es el propio paciente, se le pueda enseñar a hacerlo y sugerir que compre un lubricante ocular sin receta para practicar la técnica en casa. Si el paciente no es capaz de ponerse él mismo las gotas ni tiene a nadie que pueda hacerlo, habrá que recurrir a una enfermera de atención domiciliaria, lo que puede planificarse con antelación.
- Ofrecer al paciente la posibilidad de que pregunte cualquier duda que tenga sobre su enfermedad o el tratamiento antes, durante y después de la operación.
- Cualquier otra prueba, como las mediciones de biometría, se realizará en ese momento, y se obtendrá un consentimiento informado para la cirugía.

En las tablas 11.1 y 11.2 se muestran consejos generales sobre cuestiones relevantes en la atención preoperatoria y postoperatoria, centrándose en los pacientes intervenidos con anestesia local, aunque pueden adaptarse para cualquier tipo de anestesia, problema médico, grado de discapacidad visual y antecedentes socioeconómicos; debe tenerse en cuenta que al paciente le puede resultar difícil realizar la lectura, por lo que habrá que emplear el tiempo necesario para explicarles de palabra estas cuestiones.

Limpieza del ojo

Hay que limpiar el ojo si presenta exudados o secreciones en el borde de los párpados. El paciente debe estar en una posición cómoda, con la cabeza bien apoyada.

Si deben limpiarse ambos ojos, se hará uno después de otro y, si existe algún signo de infección, hay que usar materiales diferentes para cada ojo, limpiando en segundo lugar el ojo con una posible infección.

Los pacientes con una infección ocular conocida no deben ser limpiados hasta que se hayan completado los preparativos del resto de pacientes y, si es posible, serán atendidos por una enfermera que no esté al cargo del tratamiento preoperatorio o postoperatorio de otros pacientes, para reducir el riesgo de infección cruzada.

La limpieza se realiza con un paño o gasa empapados en suero fisiológico normal al 0,9% o agua hervida en frío. Suele disponerse de paquetes estériles con gasas o paños cuadrados, bastoncillos de algodón, un cuenco pequeño y una toalla de papel. La toalla se usa para que la enfermera se seque las manos tras lavárselas o para proteger la ropa del paciente. El ojo se limpia con un paño o gasa cuadrada doblada en cuatro, con el lado desflecado del paño hacia dentro para evitar que queden hilos en el ojo que puedan causar irritación. El paño se sujeta por los bordes cortados, usando la zona doblada para limpiar a lo largo del borde palpebral. Las gasas y las bolas de algodón solo deben usarse humedecidas, para reducir la probabilidad de dejar partículas tras su paso (Shaw y Lee, 2017).

Los bordes palpebrales se limpian desde el canto interno hacia fuera, evitando que cualquier posible agente infeccioso sea arrastrado hacia el sistema de drenaje lagrimal a través de los puntos lagrimales. Hay que tener cuidado de evitar el contacto con la córnea, porque esto podría hacer que se cerrara el ojo involuntariamente debido al dolor y causar una erosión corneal. Cada paño o gasa se usará una vez y luego se desechará; suelen bastar entre cuatro y seis para todo el procedimiento.

Si se necesita colocar un parche ocular, debe cerrarse el ojo y aplicar el parche firmemente, ya que el contacto entre el parche y la córnea puede dar lugar a una erosión corneal. Esto es especialmente importante si se ha instilado colirio anestésico.

Instilación de medicación ocular

Las medicaciones oculares pueden formularse como dos preparaciones tópicas principales: colirios o gotas (G) y pomadas (P).

La medicación ocular se instila en el fondo de saco inferior o «bolsillo» que se forma al tirar suavemente del párpado inferior hacia abajo. Las gotas se colocan en mitad del fórnix, evitando los puntos lagrimales, ya que podría producirse sequedad bucal y un sabor desagradable al drenarse las gotas por el sistema lagrimal. El bote de colirio no debe entrar en contacto con la superficie corneal, pero tampoco hay que sostenerlo demasiado lejos, dado que así aumentaría la fuerza con la que cae sobre el ojo, lo que podría causar un cierre reflejo repentino que podría incrementar la presión intraocular y poner en peligro la integridad de la incisión si se ha realizado. Esto también puede ocurrir si las gotas producen escozor, por lo que hay que advertir al paciente.

Cuando se apliquen agentes β-bloqueantes como el timolol, conviene ocluir los puntos lagrimales con la punta del dedo durante 2-3 min para reducir el riesgo de absorción sistémica, y

Tabla 11.1 Cuidados preoperatorios de los pacientes que se van a someter a una cirugía intraocular

Problema del paciente	Intervención	Resultado
Comunicación		
Entorno nuevo con el que no está familiarizado	Presentar al personal y a otros pacientes Acompañar al paciente y a sus familiares en la unidad y explicarles el curso previsto de los acontecimientos hasta el momento del alta	Paciente orientado y relajado; paciente y familiares bien informados
Disminución de visión y posible pérdida de independencia	Explicar que la cirugía puede mejorar o conservar la visión	Paciente optimista sobre el resultado de la cirugía
Temor por la anestesia o la cirugía	Explicar exactamente qué va a ocurrir antes, durante y después de la intervención	El paciente entiende lo que va a suceder
Mantenimiento de un ambiente seguro		
Posible riesgo de realizar una operación errónea	Comprobar que el paciente ha firmado y entendido el consentimiento informado	Se realiza la operación correcta
Posible riesgo de complicaciones intra- y postoperatorias	Instilar la medicación tópica prescrita como mióticos, midriáticos o antibióticos Administrar la premedicación sistémica prescrita Seguir el protocolo preoperatorio de la unidad Comprobar posibles alergias, como al látex o al yodo	La cirugía se lleva a cabo sin complicaciones
Posible riesgo de empeoramiento de enfermedades previas	Tras haber consultado con el personal médico o de anestesia, administrar la medicación necesaria, como insulina o fármacos hipotensores Iniciar tratamientos de soporte, como fisioterapia Facilitar que el paciente participe en sus propios cuidados	No hay empeoramiento de problemas médicos previos
Riesgo de abrasión corneal por pérdida de sensibilidad como consecuencia de la aplicación de colirios anestésicos	Examinar si hay signos de lesión corneal	Ausencia de abrasiones corneales

es esencial saber qué medicaciones pueden tener interacciones con otras (International Glaucoma Association, 2019).

Las pomadas se extienden suavemente en la parte interna del fórnix, con cuidado de no tocar el ojo con la punta del tubo. Solo se aplicará una pequeña cantidad y se cerrará el ojo suavemente, limpiando cualquier exceso de medicación. Hay que avisar a los pacientes de que la pomada puede formar una película sobre la córnea y emborronar la visión.

Cuando se use una combinación de gotas, deben dejarse 5 min entre cada una de ellas para garantizar que cada una se absorba eficazmente (International Glaucoma Association, 2019), y en el caso de las pomadas deben colocarse una junto a otra en el fórnix, no una encima de la otra, ya que la más superficial podría perderse al cerrar el ojo. Los colirios se instilarán antes de la pomada, porque si no se reducirá su absorción.

El contacto del bote o el tubo con la córnea puede producir una erosión corneal, por lo que si el paciente se queja de dolor debe examinarse el ojo.

Trasplante corneal (queratoplastia)

Un trasplante de córnea es la sustitución de tejido corneal con lesiones cicatriciales o degenerativas por tejido sano. Esta operación tiene menos complicaciones que los trasplantes de otros órganos debido a la falta de vascularización de la córnea, aunque esta ventaja puede perderse si hay crecimiento de neovasos desde la periferia corneal.

El tejido corneal puede obtenerse de tres sitios:

- *Autólogo:* si el otro ojo del paciente está amaurótico pero tiene una córnea sana, puede servir como fuente de material donante.
- *De donante vivo:* cuando otro paciente se ha sometido a enucleación de un ojo con la córnea sana, puede emplearse como material donante para otra persona que necesite un trasplante.
- *De cadáver:* es la procedencia más común, y consiste en obtener el injerto de tejido corneal a partir de ojos

Tabla 11.2 Cuidados postoperatorios tras una cirugía intraocular con anestesia general

Problema del paciente	Intervención	Resultado
Respiración		
Posibles problemas para respirar	Comprobar que el paciente puede mantener su vía respiratoria Colocar al paciente en una posición cómoda y animarle a respirar de modo eficaz	Respiración adecuada sin infección bronquial adquirida
Mantenimiento de un ambiente seguro		
Dificultad para mantener su propia seguridad	Evaluar la orientación del paciente; reorientarlo si es preciso Instruir al personal y a los visitantes sobre la importancia de mantener las cosas en el mismo sitio y evitar dejar objetos en medio que puedan causar lesiones o confusión Informar a todos los departamentos pertinentes y al personal de los problemas visuales del paciente Ajustar la iluminación para adaptarla a las necesidades individuales; se pueden llevar gafas de sol si es preciso	Paciente orientado capaz de cuidar de sí mismo
Posibles problemas de dolor o molestias oculares	Observar si hay indicios de dolor o malestar Ofrecer la administración de analgésicos y comprobar su efecto Informar al médico en caso de dolor intenso o persistente	El paciente afirma que se encuentra bien
Posible riesgo de recuperación retardada por complicaciones oculares	Exploración sistemática del ojo Limpiar el ojo cuando sea preciso Recomendar al paciente que no se frote o apriete los ojos con pañuelos de tela o papel Si es necesario, aplicar un protector al ojo para evitar que se frote sin querer Instilar la medicación prescrita o instruir al paciente o a un familiar sobre cómo hacerlo	Recuperación sin incidencias
Riesgo de abrasión corneal por pérdida de sensibilidad como consecuencia de la aplicación de colirios anestésicos	Examinar si hay signos de lesión corneal	Ausencia de abrasiones corneales
Comunicación		
Problemas porque la mala visión reduce el efecto de la comunicación no verbal	Recalcar la importancia de un contacto adecuado Usar el tono de voz para reforzar los mensajes Acercarse al paciente por el lado con mayor visión y hablarle al acercarse o alejarse	Se establece una comunicación eficaz entre la enfermera y el paciente El paciente no se sobresalta
Ansiedad sobre el resultado de la cirugía	Se proporciona la información pertinente y se responden las preguntas planteadas	El paciente es consciente del resultado
Movilización		
Problemas para la movilización por la anestesia o la agudeza visual	La movilización dependerá de la operación y de las preferencias del cirujano, pero debería ser lo más precoz posible Ayudas para caminar accesibles y campanilla para avisar al alcance del paciente	Se restaura el nivel de movilidad preoperatoria El paciente se desplaza con seguridad

Tabla 11.2 **Cuidados postoperatorios tras una cirugía intraocular con anestesia general *(cont.)***

Problema del paciente	Intervención	Resultado
Comida y bebida		
Problemas para comer y beber por mala visión o por efecto de la anestesia	Ayudar a la hora de seleccionar la comida y la dieta Observar si hay náuseas Dar antieméticos si es preciso	Se ingiere una dieta equilibrada que facilita la curación El paciente no vomita, evitando que el consiguiente aumento de la presión intraocular debilite la incisión
Actividades laborales y de ocio		
Posibles problemas para reasumir el estilo de vida normal	Con la colaboración del paciente y sus familiares o cuidadores, se diseña y pone en práctica un plan de alta eficaz (v. anteriormente)	El paciente se siente con confianza para volver a casa

donados tras la muerte. Los ojos donantes deben extraerse en las primeras 24 h tras la muerte y pueden mantenerse a corto plazo en medios de conservación durante 3-7 días a 4 °C, o hasta 30 días en un sistema de cultivo de órganos a 34 °C.

La extracción y almacenamiento de material donante está regulada por la Human Tissue Act (Department of Health, 2004).

Aunque la mayoría de las personas pueden servir como donantes, hay que excluir a los pacientes con:

- Infecciones, como las causadas por *Staphylococcus aureus* resistente a meticilina, VIH o hepatitis A, B y C, sífilis y septicemia.
- Trastornos neurológicos no filiados, por el riesgo de infecciones como la enfermedad de Creutzfeldt-Jakob.
- Leucemia, linfoma y mieloma.
- Enfermedades oculares como uveítis, retinoblastoma, antecedentes de cirugía intraocular y tumores malignos del cuerpo ciliar y el iris.
- Ictericia.
- Muerte de causa desconocida, aunque podría tener lugar la donación después de la realización de una autopsia.

Tipos de trasplante corneal

De espesor parcial o laminar

Queratoplastia laminar anterior. Es un injerto de espesor parcial en el que se reemplaza el tejido corneal anormal hasta el nivel de la membrana de Descemet (fig. 11.2). Se usa cuando las lesiones están anteriores a la membrana de Descemet y tiene la ventaja de que conserva el endotelio sano, con lo que disminuye el riesgo de rechazo (Kanski, 2015).

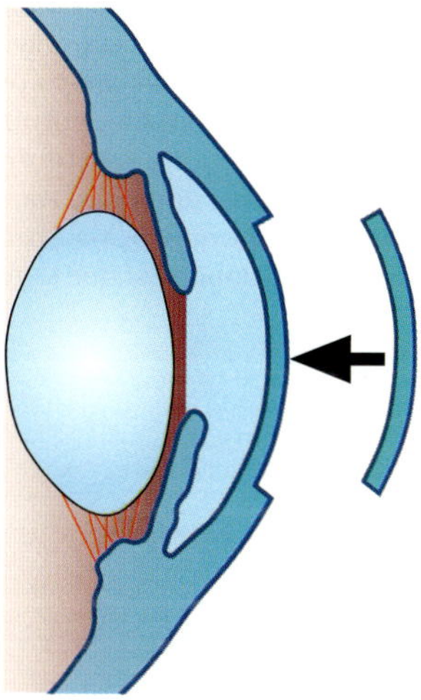

Figura 11.2 Queratoplastia laminar.

Queratoplastia laminar posterior o endotelial. Es un trasplante de espesor parcial en el que se sustituyen solo las capas posteriores de la córnea, o sea, la membrana de Descemet y el endotelio. Se usa cuando las lesiones afectan exclusivamente al endotelio, mientras que las estructuras corneales más anteriores están indemnes. Es una técnica relativamente nueva que tiene las ventajas de una recuperación visual más rápida, mejor conservación de la integridad de la córnea y menor riesgo de rechazo. Esta intervención se realiza solo en centros especializados y, según Mearza et al. (2007), se acompaña de una tasa mayor de dislocación y fracaso del injerto.

Queratoplastia de espesor total o penetrante

Es la sustitución de las cinco capas corneales íntegras (fig. 11.3).

Indicaciones del trasplante de córnea

El trasplante de córnea puede estar indicado en casos de:

- Queratocono.
- Distrofia corneal de Fuchs y de otros tipos.
- Queratopatía bullosa.
- Cicatrización corneal por traumatismos o infecciones.
- Queratitis por herpes simple.
- Lisis corneal o descemetocele.
- Queratitis intersticial.

Cuidados preoperatorios específicos para los trasplantes penetrantes o laminares

Antes de preparar al paciente para la cirugía hay que ponerse en contacto con algún banco de ojos para comprobar que se dispone de material donante y para planificar su envío.

La intervención suele llevarse a cabo con anestesia general. Si el paciente ha acudido a la visita de evaluación previa, se ingresará el día de la intervención con un ayuno mínimo de 4 h. Los pacientes necesitan bastante apoyo psicológico, pues para algunos esta puede ser la última oportunidad de conseguir algo de visión útil. Se aplicará un colirio miótico como pilocarpina al 4% cada cuarto de hora durante 1 h; este fármaco contrae la pupila para que el iris actúe como barrera protectora del cristalino, evitando así que se forme involuntariamente una catarata.

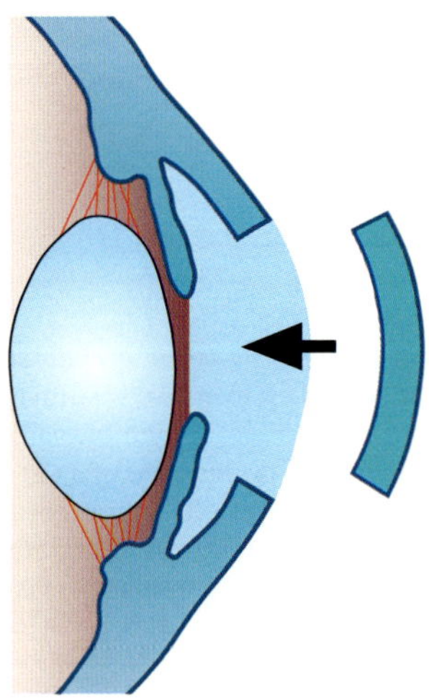

Figura 11.3 Queratoplastia penetrante.

Cuidados postoperatorios específicos

El ojo se examinará antes de aplicar cualquier medicamento tópico para comprobar:

- La posición del injerto y la integridad de las suturas.
- La profundidad de la cámara anterior.
- La presencia de hemorragia (hipema).
- La presencia de hipopión (leucocitos).
- La transparencia de la córnea.

Si el estado del ojo es satisfactorio, puede administrarse la medicación prescrita, pero si parece haber algo fuera de lo normal, no se aplicará el tratamiento hasta haber consultado con el médico.

El tratamiento tópico suele consistir en:

- Un antibiótico, como colirio de cloranfenicol al 0,5% tres o cuatro veces al día.
- Un corticoide, como colirio de dexametasona al 1% tres o cuatro veces al día.
- Puede darse un midriático, como colirio de ciclopentolato al 1% dos veces al día, para dilatar la pupila y mantener el ojo tranquilo.

Cuando la opacificación ha sido causada por una infección vírica, pueden prescribirse antivíricos sistémicos para reducir el riesgo de recidiva (Kanski, 2015).

Si no hay pérdidas de humor acuoso por la incisión, no es necesario poner un parche, pero el paciente puede notar irritación en el ojo debido a la presencia de suturas, aunque este malestar disminuye a medida que el epitelio se va regenerando por encima de ellas. Las molestias pueden reducirse llevando gafas de sol o un protector ocular.

El paciente puede ser dado de alta el mismo día de la operación, siempre que las circunstancias del ojo y de su casa sean aceptables.

Posibles complicaciones del trasplante de córnea

- Suturas flojas que pueden dar lugar a fugas de humor acuoso; se diagnostican mediante la prueba de Seidel, que demuestra una corriente desde el interior del ojo que lava la fluoresceína, y por la presencia de una cámara anterior aplanada.
- Formación de catarata.
- Infección intraocular o extraocular.
- Formación de adherencias –denominadas sinequias– entre el iris y el borde del injerto que pueden producir bloqueo del ángulo de drenaje, dando lugar a un glaucoma posqueratoplastia.
- Prolapso de iris por herniación a través de la incisión.
- Rechazo del injerto, que puede ser «precoz» o «tardío». El 90% de los trasplantes tiene éxito y el rechazo precoz es poco frecuente, el riesgo máximo se produce en los primeros 6 meses (Kanski, 2015). El riesgo se incrementa si hubo un trasplante previo.
- Astigmatismo causado por la tensión excesiva de las suturas y por el tamaño del injerto que modifica

la curvatura de la córnea. Pueden prescribirse lentes de contacto rígidas tras la retirada de las suturas.
- Crecimiento de vasos sanguíneos (neovascularización) alrededor del injerto que pueden afectar a la visión si progresan hacia el centro de la córnea.

La córnea es avascular, por lo que tarda bastante tiempo en cicatrizar; en consecuencia, no deben retirarse las suturas antes de los 12 meses. En paciente ancianos, la curación puede retrasarse incluso más. Los puntos suelen retirarse en la lámpara de hendidura en una consulta ambulatoria, pero si resulta demasiado molesto para el paciente, sobre todo si se ha usado una sutura continua, puede plantearse hacerlo con anestesia general.

Cirugía refractiva

La córnea y el cristalino son las principales estructuras refractivas del ojo. Hasta ahora los defectos de refracción se habían corregido con lentes o gafas, pero cada vez más gente opta por la corrección quirúrgica, ya que estas intervenciones se han vuelto más seguras y están fácilmente disponibles. Se basan principalmente en modificar la curvatura de la córnea, aplanándola en la miopía y haciéndola más curva en la hipermetropía.

Las técnicas principales son:
- Queratotomía radial: consiste en hacer incisiones radiales en la córnea periférica y se usa para grados bajos de miopía (en la actualidad se ha abandonado).
- Queratomileusis *in situ* asistida por láser (LASIK): corrige errores refractivos por hipermetropía, astigmatismo y miopía.
- Queratectomía fotorrefractiva (QFR, o PRK por sus siglas en inglés): también corrige los errores de refracción con láser, pero mediante una técnica algo diferente en la que hay que eliminar el epitelio corneal.
- LASEK: es una versión modificada de la QFR que conserva la lámina epitelial.
- Lentes de contacto implantables: se emplean en personas con anomalías refractivas altas.

Heridas penetrantes

Los pacientes que acuden con lesión en el ojo por un objeto afilado deben ser explorados para descartar la posibilidad de una herida penetrante. Las laceraciones del globo ocular requieren ingreso hospitalario y habitualmente una cirugía urgente. Si es posible, cuando haya sospecha de una lesión penetrante el paciente debe ser valorado por un especialista en oftalmología, ya que la atención por personal sin experiencia puede empeorar el pronóstico visual del ojo.

Las localizaciones más frecuentes de estas heridas son la esclerótica, la córnea y la unión corneoesclerótica; su gravedad puede ir desde una ligera punción hasta una laceración de espesor completo. Las perforaciones corneales pequeñas pueden cicatrizar solas o sellarse con rapidez tras la colocación de una lente de contacto que actúe como «vendaje», con la ventaja de que se mantiene la integridad del ojo sin suturarlo, lo que disminuye el riesgo de una mayor cicatrización.

Las heridas graves deben ser tratadas sin demora, ya que pueden causar prolapso del iris, lesión del cristalino, hemorragia intraocular con el consiguiente hipema y la posibilidad de un glaucoma secundario e infección. La perforación escleral puede ocasionar lesión uveal, así como prolapso uveal y de vítreo. Las heridas perforantes más extensas a menudo desembocan en lesión grave y desorganización de casi todo el contenido ocular. Las causas más frecuentes de lesión penetrante son cristales rotos o fragmentos de metal que viajan a gran velocidad, como ocurre en las heridas al usar martillos, cinceles y tornos, y este tipo de accidentes son tres veces más habituales en hombres que en mujeres (Kanski, 2015). Aunque la Health and Safety at Work Act (HSE, 2019) obliga a llevar gafas protectoras al trabajar con ciertas herramientas y maquinaria, mucha gente no las usa porque dichas gafas no se ajustan bien o se empañan.

Algunas enfermedades pueden originar perforación corneal, como la ulceración y síndromes de lisis corneal, como la úlcera de Mooren.

Las complicaciones asociadas a las heridas penetrantes implican lo importante que es tomar una anamnesis detallada y precisa y llevar a cabo una evaluación cuidadosa. Esta última a veces no es fácil, ya que el ojo puede ser extremadamente sensible; puede aplicarse una gota de colirio anestésico como tetracaína al 1% tras haber descartado que haya un trozo de vidrio en el ojo. A veces el dolor es tan intenso que hay que usar analgésicos como morfina intramuscular, y ocasionalmente solo resulta posible una exploración completa bajo anestesia general. En estos casos, como también en aquellos asociados a agresión o accidente laboral, es fundamental registrar bien los hallazgos de la exploración en caso de posible litigio.

A veces la perforación es visible, pero la enfermera o el médico que lleven a cabo la exploración también deben buscar si la cámara anterior está más plana en ese ojo que en el no afectado –lo que indica que hay fuga de humor acuoso–, o la presencia de hipema, deformidad pupilar o ausencia de parte del iris. El ojo puede estar blando a la palpación, pero esta debe realizarse con sumo cuidado para no ejercer presión sobre el globo ocular, lo que podría empeorar las lesiones. NO se pondrá un parche que pueda apretar el ojo, sino un protector ocular.

Es necesario averiguar si el objeto causante de la lesión sigue en la superficie o dentro del ojo. La persona que realice la exploración no puede basarse solo en si hay sensación de cuerpo extraño, ya que esto puede deberse simplemente a una lesión superficial de la córnea o la esclerótica. Si no puede verse el objeto, se solicitará una radiografía para comprobar dónde se localiza, sobre todo si hay razones para sospechar que esté dentro del ojo. La placa se tomará en mirada hacia arriba, hacia abajo y al frente, pues si hay un cuerpo extraño intraocular se moverá con la dirección de la mirada y así se elimina cualquier artefacto radiológico. La radiografía simple no suele ser capaz de detectar cuerpos extraños de cristal a no ser que el vidrio contenga plomo. Una vez que se ha alcanzado un diagnóstico definitivo, probablemente será necesaria una intervención quirúrgica para reparar la perforación.

Un cuerpo extraño metálico puede extraerse usando un imán que arrastre al objeto de vuelta por su trayecto de entrada; no obstante, si por la anamnesis se comprueba que está formado por una sustancia inerte, puede dejarse el cuerpo extraño, dado que su retirada podría dañar aún más las estructuras adyacentes.

En esta fase temprana, el paciente necesita bastante apoyo psicológico, ya que es extremadamente difícil predecir el resultado visual final. La falta de vascularización de la córnea implica que la curación será prolongada, por lo puede ser necesario dejar hasta durante 6 meses la lente de contacto o las suturas usadas para cerrar la perforación. En casos con heridas penetrantes relativamente leves que no afecten a otras estructuras, la movilización y el alta pueden ser bastante rápidas, siempre que no haya signos de escape de humor acuoso.

Cuidados postoperatorios específicos

Tras la cirugía de las heridas más graves, el tratamiento variará en función de la extensión de las lesiones y de las partes del ojo afectadas. El apoyo psicológico será continuo, porque la visión puede estar reducida por el traumatismo en sí, la hemorragia en el humor vítreo o acuoso o por la medicación tópica empleada. Sin embargo, la intervención de enfermería y médica puede incluir las siguientes medidas:

- El ojo puede mantenerse tapado durante 12-24 h, según las instrucciones del cirujano. No es recomendable mantener un parche ocular más de lo necesario, ya que proporciona un ambiente cálido y húmedo que favorece el crecimiento bacteriano. Pueden usarse gafas de sol o escudos de plástico para proteger el ojo y reducir la fotofobia. Si esta es muy acusada, puede ser necesario utilizar iluminación indirecta en el área de hospitalización.
- Se realizará limpieza del ojo tantas veces como sea preciso para mantenerlo confortable, ya que si el paciente se frota el ojo por las molestias puede causar nuevos traumatismos.
- Al examinar el ojo se comprobará si hay sangre en la cámara anterior, la profundidad de la cámara y si la pupila mantiene la misma forma que tenía al final de la operación. Debe consignarse si había pérdida de parte del iris o tuvo que extirparse durante la intervención, y el aspecto del ojo puede compararse con lo que diga el informe quirúrgico.
- La medicación se administrará por vía local y general; en el caso de los colirios, probablemente tengan que aplicarse de modo intensivo en las primeras 72 h. Si hay riesgo de endoftalmitis, pueden darse antibióticos profilácticos (Kanski, 2015). Entre los fármacos que suelen emplearse están:
  - Antibióticos, como gotas de cefuroxima o ceftacidima cada hora; en casos graves puede administrarse ceftacidima intravenosa durante 5 días; en los demás, ceftacidima oral (750 mg cada 12 h durante 5-7 días).
  - Corticoides, como colirio de dexametasona, que disminuyen la inflamación del traumatismo y reducen el riesgo de que aumente la presión intraocular, el dolor y la posibilidad de oftalmía simpática.
  - Midriáticos/ciclopléjicos, como el colirio de atropina, para dilatar la pupila y paralizar el músculo ciliar, inhibiendo así la acomodación y fijando el cristalino para el enfoque lejano, con lo que el ojo está más relajado.
- Si se ve sangre en la cámara anterior o en la cámara vítrea, el paciente puede estar en la cama sentado o bien en un sillón si le resulta más cómodo. Así se consigue que la hemorragia se sedimente en el fondo de la cámara, proceso que es más rápido en la cámara anterior que en el humor vítreo, al igual que la reabsorción de la sangre. Debe registrarse cualquier signo de hipertensión ocular, como edema corneal progresivo, dolor o hiperemia ciliar, ya que los eritrocitos pueden bloquear la entrada a la malla trabecular y reducir el drenaje del humor acuoso. Hay que evitar movimientos violentos y repentinos, que favorecerían el resangrado.

La irritación del ojo por la inflamación de la superficie conjuntival y corneal, junto con la presencia de pequeñas suturas, pueden dar lugar a epífora y lagrimeo excesivo que obliguen al paciente a secarse continuamente el ojo. Esto puede causar problemas, por el riesgo de abrasión corneal, introducción de gérmenes o presión excesiva sobre la herida. Hay que instruir al paciente para que use pañuelos desechables una sola vez y que los pase por debajo del borde del párpado inferior, no por el mismo ojo. Puede mejorarse el problema llevando gafas de sol y aplicando un pequeño rollo de algodón en la mejilla inmediatamente por debajo del borde palpebral para favorecer el secado de las lágrimas.

Medidas al alta

Se procederá al alta cuando la herida esté asegurada, o sea, sin pérdidas que causen aplanamiento de la cámara anterior, se haya detenido el sangrado intraocular y el dolor sea controlable. La frecuencia de las revisiones sucesivas en consulta dependerá del grado de la lesión, y debe ser determinada por el médico. Estas consultas se continuarán durante un período de tiempo variable en función de la velocidad de la recuperación y el riesgo de posibles complicaciones.

Complicaciones de las heridas penetrantes

La incidencia de complicaciones parece depender de la localización y la gravedad de la lesión. Entre estas posibles complicaciones se encuentran las siguientes:

- *Panoftalmitis:* infección intraocular que afecta a la esclerótica (Shaw y Lee, 2017).
- *Formación de catarata:* la lesión de la cápsula del cristalino permite que entre agua en su interior y lo opacifique.

- *Cicatrización corneal:* el tejido transparente de la córnea cicatriza debido al traumatismo en sí o a las suturas empleadas para repararlo. La cicatrización es inevitable si la herida penetra en la membrana de Bowman, ya que esta no se regenera (Shaw y Lee, 2017).
- *Astigmatismo:* la curvatura de la superficie corneal puede alterarse por la cicatrización o la tensión de las suturas, afectando a la refracción.
- *Desprendimiento de retina:* se origina por traumatismo directo de la retina, tracción a partir de una hemorragia vítrea o pérdida de presión dentro del ojo.
- *Glaucoma secundario:* aumento de la presión intraocular por oclusión del ángulo de drenaje por eritrocitos, leucocitos o tejido cicatricial, o bien por lesión de la malla trabecular o el conducto de Schlemm.
- *Uveítis recurrente:* la inflamación del iris, cuerpo ciliar o coroides puede ser favorecida por el propio traumatismo, la cirugía, la presencia de cuerpos extraños o por contacto con la capa uveal de material tisular que normalmente está aislado.
- *Tisis del globo ocular:* atrofia de todo el globo ocular debido a mal funcionamiento del cuerpo ciliar, que produce menos humor acuoso. El ojo tísico no tiene visión y es indoloro.
- *Siderosis:* tras lesiones causadas por fragmentos metálicos, los depósitos de hierro pueden disolverse en el humor acuoso y el vítreo y teñir los tejidos circundantes.
- *Oftalmía simpática:* complicación rara que puede ocurrir en cualquier momento a partir de las 2 primeras semanas tras la lesión, incluso años después. Se trata de una uveítis bilateral, probablemente debida a una reacción inmunitaria frente al daño de la úvea, pues se exponen antígenos que no son reconocidos como propios por los mecanismos de defensa del organismo, que intenta destruirlos; el mismo proceso se activa también en el ojo no lesionado (James et al., 2016). Si un ojo tiene una lesión muy grave, sin percepción de luz y con un aspecto poco estético, la enucleación antes de 9 días minimiza el riesgo de oftalmía simpática. Si aparece esta complicación, hay que proceder a la enucleación del ojo dañado o «excitador».

Catarata

El National Institute for Health and Care Excellence (NICE) (2017), junto con el Royal College of Ophthalmologists, proporcionan normas claras sobre el tratamiento de los pacientes con cataratas.

La catarata es una opacidad del cristalino que puede afectar a la visión. Se produce por desnaturalización de las proteínas del cristalino, que puede deberse a cambios en su propio parénquima o a que la cápsula del cristalino deja de ser selectivamente semipermeable.

El epitelio del cristalino sigue originando capas celulares durante toda la vida, de modo que su tamaño va aumentando. Se cree que a medida que los nutrientes del humor acuoso se hacen menos accesibles para el núcleo del cristalino, este se endurece y va perdiéndose la acomodación, con lo que la visión cercana se hace menos eficiente; este trastorno se denomina «presbicia» y suele comenzar después de los 40 años de edad (Shaw y Lee, 2017).

En algunas personas, los cambios del cristalino continúan, causando un mayor deterioro de la agudeza visual, con pérdida de nitidez y de percepción de los colores que progresa prácticamente a la ceguera. Durante el desarrollo de cataratas, la visión puede variar según la iluminación; las dificultades son mayores con luz solar intensa o para conducir de noche con faros. Las cataratas suelen ser bilaterales, normalmente con un ojo peor que el otro, y por lo general indoloras, a menos que el cristalino absorba suficiente agua del humor acuoso como para que aumente mucho su tamaño, con la consiguiente elevación de la presión intraocular, o sea, un glaucoma secundario.

Causas de catarata

Las cataratas pueden deberse a causas diversas:

- *Seniles:* son las más frecuentes y aparecen por el proceso normal de envejecimiento; son más comunes en personas con diabetes.
- *Traumáticas:* se observan tras contusiones (por un golpe directo sobre el ojo) o heridas penetrantes, que pueden perforar la cápsula del cristalino permitiendo que el humor acuoso hidrate la sustancia del cristalino. Las cataratas traumáticas pueden desarrollarse muy rápidamente, apareciendo la opacidad en el plazo de 12-24 h.
- *Metabólicas:* pueden desarrollarse con rapidez en individuos con diabetes (Kanski, 2015). También pueden ocurrir en pacientes con hipoparatiroidismo por aumento de los niveles de calcio en el cristalino.
- *Inflamatorias:* la inflamación local por infección intraocular o uveítis anterior crónica produce cambios fisiológicos en el cristalino. La inflamación también puede ser secundaria a enfermedades cutáneas, como la dermatitis atópica.
- *Congénitas:* pueden ser secundarias a rubéola materna, normalmente durante el primer trimestre de gestación, o a absorción de fármacos a través de la barrera placentaria.
- *Genéticas:* por ejemplo, como manifestación del síndrome de Down o por déficit de la enzima que causa galactosemia.
- *Farmacológicas:* la administración prolongada de fármacos como corticoides y clorpromacina pueden dar lugar a opacificación del cristalino.
- *Por radiación ionizante,* sobre todo en pacientes sometidos a radioterapia de cánceres de cabeza y cuello.

Tipos de cirugía

Para restablecer la agudeza visual se extrae el cristalino opacificado y se sustituye por algún tipo de corrección óptica, desde la inserción de una lente artificial dentro del ojo, normalmente en la cámara posterior, hasta la adaptación de lentes

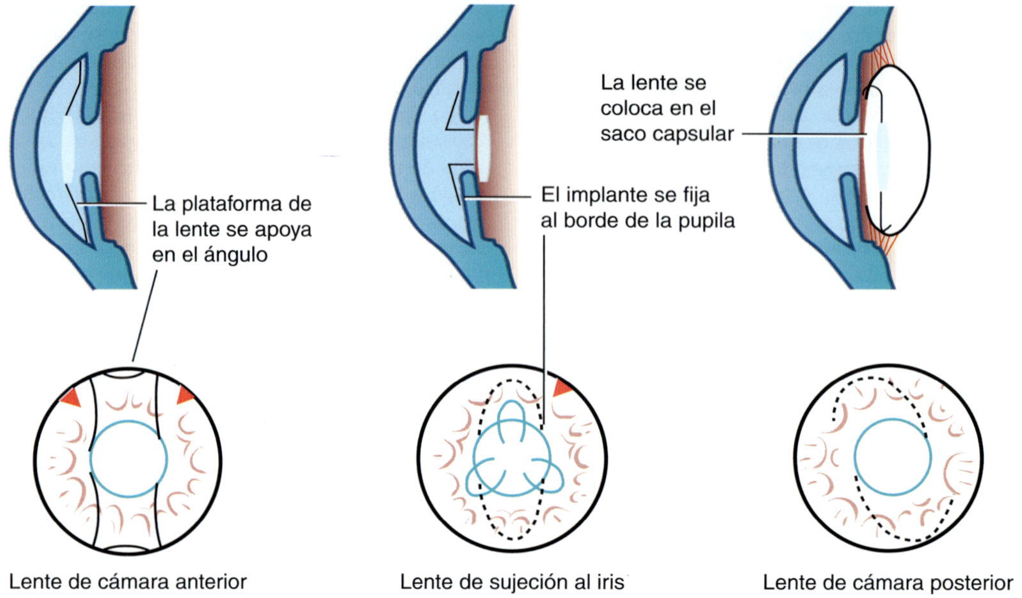

Figura 11.4 Tipos de lente intraocular.

de contacto corneales o el uso de gafas. Aunque todos estos métodos corrigen la afaquia o ausencia de cristalino, el más eficiente es la lente intraocular de cámara posterior (fig. 11.4), porque no altera la distancia focal, mientras que las gafas afáquicas solo proporcionan un campo de visión central con un grado considerable de aumento.

La cirugía se clasifica según la forma de realizarla.

Extracción extracapsular

Es la técnica de elección, pues, al dejar la cápsula posterior, hay menos riesgo de pérdida de vítreo y por tanto de daño de la retina. Se hace una incisión en la cápsula anterior del cristalino, se extrae el núcleo endurecido y se elimina el material cortical blando mediante irrigación con solución salina balanceada y aspiración (fig. 11.5).

Aspiración del cristalino/lensectomía

Este tipo de extracción extracapsular se emplea para operar cataratas congénitas, ya que tienen un núcleo blando que puede ser aspirado a través de una incisión en la cápsula anterior del cristalino. Cualquier resto de sustancia del cristalino que pueda quedar es reabsorbido por enzimas del humor acuoso, y se conserva la cápsula posterior. Esta operación debe llevarse a cabo lo antes posible para evitar la aparición de ambliopía.

Facoemulsificación

La facoemulsificación es la técnica más empleada para extracción extracapsular del cristalino, es el método preferido en los países occidentales (James et al., 2016). A través de una pequeña incisión se introduce en el cristalino la sonda de facoemulsificación, que, mediante vibraciones de alta frecuencia, emulsiona el núcleo del cristalino, lo que permite aspirar el contenido del cristalino a través de un agujero de aspiración incluido en la sonda. Las ventajas de la facoemulsificación respecto a la extracción extracapsular estándar son una cicatrización más rápida, menor inducción de astigmatismo y mejoría más precoz de la visión (Kanski, 2015). La incisión es pequeña –menor de 5 mm– y no suele requerir sutura. Habitualmente puede implantarse una lente intraocular plegable; si se usa una lente rígida, habrá que ampliar la incisión.

Extracción intracapsular

Aunque era el método de extracción de catarata más extendido, hoy en día rara vez se emplea. Elimina el cristalino en su totalidad, lo que viene facilitado por el hecho de que en los ancianos los ligamentos zonulares son más débiles y pueden romperse con facilidad (fig. 11.6).

Cuidados preoperatorios específicos

Debe proponerse la cirugía cuando el paciente vea alterado su estilo de vida por la afectación de su visión, aunque en realidad este es el momento en el que se incluyen en la lista de espera para la operación.

Los pacientes suelen ingresar como casos ambulatorios, pero pueden quedarse hasta el día siguiente si resulta conveniente por sus antecedentes médicos o su situación social. La preparación depende de los protocolos de cada centro, pero normalmente contemplan la dilatación amplia de la pupila

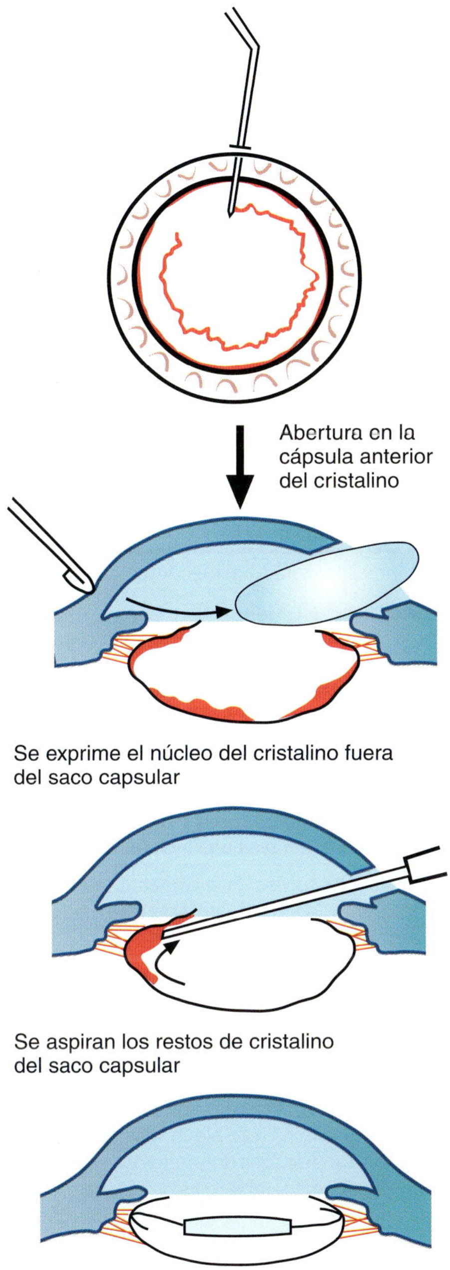

Figura 11.5 Extracción extracapsular.

del ojo afectado para facilitar el acceso al cristalino. Suelen emplearse colirios midriáticos como ciclopentolato al 1%, fenilefrina al 2,5-10% y homatropina al 1-2%, en diversas combinaciones, o bien se coloca en el ojo un inserto midriático (Mydriasert) que proporciona una buena dilatación (según las preferencias del cirujano). Además, si la cirugía va a ser con anestesia tópica, pueden instilarse gotas de tetracaína al 1%, bien en la sala de espera o en el quirófano. A veces se administra sedación, pero solo si es preciso, para evitar el riesgo de que el paciente se quede dormido durante la operación y se despierte bruscamente. El cirujano debe estar informado de si el paciente toma o ha tomado tamsulosina, doxazosina o alfuzosina, ya que estos fármacos pueden originar un síndrome de iris flácido, que aumenta el riesgo de prolapso de iris.

Cuidados postoperatorios específicos

Al volver del quirófano se medirá la presión arterial y la frecuencia cardíaca, mediciones que se repetirán a discreción de la enfermera o siguiendo las normas y el procedimiento del centro. La mayoría de los pacientes pueden levantarse en cuanto vuelven a la sala y se sienten seguros para hacerlo; normalmente es el efecto de la sedación (si se administró) el que les obliga a reposar durante un rato. Los pacientes pueden comer y beber cuando lo deseen, salvo que tengan náuseas o el anestesista haya indicado lo contrario.

El ojo suele cubrirse con un protector ocular y se pide al paciente que no se lo frote, pues podría causar un traumatismo directo en la incisión, un aumento de presión intraocular o una abrasión corneal.

La planificación de las revisiones varía según el centro, el cirujano y la hora de la cirugía. Pueden hacerse antes del alta, por teléfono, en casa al día siguiente por el paciente o una enfermera o en una consulta externa. Si la evaluación es presencial, el ojo debe ser explorado de modo cuidadoso y sistemático (tabla 11.3) y, si el otro ojo está sano, puede servir para comparar. Si el estado del ojo es satisfactorio, no es necesario taparlo durante el día, es recomendable que el paciente lleve gafas oscuras en caso de fotofobia. También puede ser conveniente que el paciente use un protector ocular para dormir, para que no se frote sin querer.

La medicación dependerá de las preferencias del cirujano, el tipo de operación y el protocolo del servicio, pero suele consistir en antibióticos y antiinflamatorios tópicos.

El cambio de las prescripciones ópticas se hará cuando haya desaparecido toda la inflamación postoperatoria, normalmente a las 4 semanas. Se consigue una visión de 6/12 o mejor en el 80% de los pacientes.

Complicaciones de la cirugía de catarata

- *Prolapso de iris:* obliga a volver al quirófano para reintroducir el tejido prolapsado y suturar la herida. Se hará lo antes posible para que no se afecte la visión.

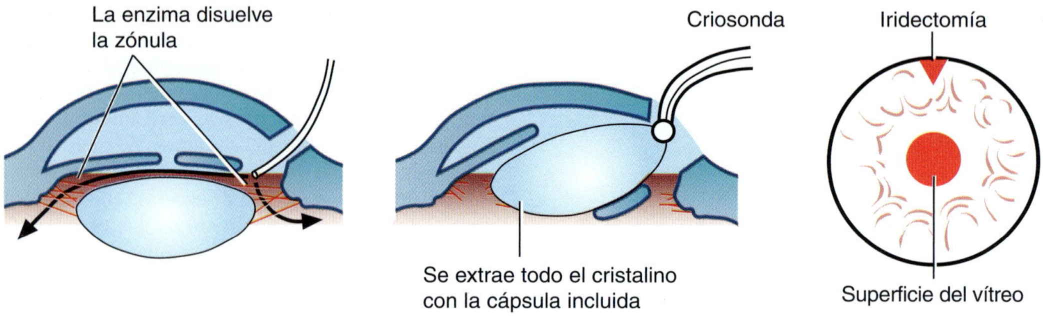

Figura 11.6 Extracción intracapsular.

Tabla 11.3 Exploración postoperatoria del ojo tras una extracción de catarata

Elemento de la exploración	Posibles hallazgos que deben comprobarse y registrarse
Apósito	Cualquier exudación, sobre todo si por su color puede indicar sangrado o infección
Párpados	Edema y enrojecimiento excesivos, que podrían indicar una alergia o infección Si la hendidura palpebral es pequeña puede dificultar la cirugía, por lo que a veces se hace un pequeño corte en la unión externa de los párpados (cantotomía). Comprobar su presencia Normalmente no se dan puntos, pero si hay suturas deben retirarse 5-7 días después de la operación
Conjuntiva	Cualquier signo de edema o hemorragia conjuntival
Incisión	Debe comprobarse la integridad de la herida, comunicando inmediatamente si hay dehiscencia de la misma, suturas flojas o prolapso de tejido del iris. El iris prolapsado se reconoce por la presencia de una lengüeta de tejido pigmentado que protruye por la incisión y puede estar asociado a una desviación superior de la pupila hacia la herida. Su incidencia es menor si se emplea una incisión corneal
Córnea	Debe comprobarse si se mantiene la transparencia normal de la córnea. Si la córnea está deslustrada puede haber edema corneal, secundario a aumento de la presión intraocular, lesión del endotelio corneal o infección intraocular, por lo que debe comunicarse inmediatamente
Cámara anterior	Con una linterna se estima la profundidad de la cámara anterior, lo que puede ser difícil si la enfermera tiene poca experiencia en la exploración ocular. Es importante porque una cámara anterior estrecha o ausente puede indicar que la incisión no es estanca o no se ha reemplazado el humor acuoso perdido durante la intervención. El ojo no operado puede servir como indicador de la profundidad normal de la cámara anterior del paciente, si no se ha sometido a cirugía previa La acumulación visible de leucocitos (hipopión) indica que existe una inflamación o infección grave. En ocasiones, la acumulación de eritrocitos (hipema) indica que se ha roto algún vaso sanguíneo. En caso de hipema es importante comprobar si su color es rojo intenso (por un sangrado reciente) o más oscuro, probablemente producido durante la operación. El hipema también puede estar disperso por la cámara anterior o sedimentarse, en cuyo caso se registrará el nivel de la sangre para comprobar si se va reabsorbiendo Es difícil comprobar la posición de las lentes de la cámara posterior sin una lámpara de hendidura, mientras que las lentes de cámara anterior sí pueden verse sobre la superficie del iris
Iris	A veces falta un pequeño trozo triangular de iris en la periferia, lo que se conoce como iridectomía periférica, que se realiza si hay riesgo de que el vítreo se desplace hacia delante y produzca un aumento súbito de la presión intraocular por bloqueo pupilar
Pupila	Se comprueba su posición, tamaño y forma, ya que una desviación hacia arriba y en pico de la pupila puede indicar un prolapso de iris o ser causada por un resto capsular o una adherencia del vítreo a la incisión

- *Aumento de presión intraocular:* suele deberse a inflamación postoperatoria o restos de sustancia viscoelástica que reducen el drenaje de humor acuoso por la malla trabecular, y suele resolverse con medicación. La pauta depende del grado de hipertensión, pero suele incluir colirios de dexametasona cada 2 h y un comprimido de 250 mg de acetazolamida cada 6-12 h. La presión también puede aumentar por bloqueo pupilar, que ocurre cuando queda atrapado el humor acuoso en la cámara posterior por protrusión anterior del vítreo o si la lente tapa la pupila.
- *Endoftalmitis:* es una infección interna del ojo que evoluciona con rapidez y puede afectar a las estructuras circundantes (panoftalmía). Cursa con una disminución rápida de agudeza visual, dolor ocular intenso, lagrimeo e inflamación intraocular marcada. Su incidencia es rara, alrededor del 0,3% (James et al., 2016), pero sus consecuencias pueden ser graves.
- *Desprendimiento de retina:* cuando hay pérdida o prolapso de humor vítreo, la tracción resultante sobre la retina puede hacer que esta se desprenda.
- *Edema macular quistoide/síndrome de Irvine-Gass:* de 2 a 3 meses después de la cirugía, el paciente acude con disminución de agudeza visual. Es más común en pacientes con diabetes, hipertensión arterial y en casos en los que haya habido vitreorragia y prolapso de iris. Aunque no se conoce la causa exacta de este trastorno, en algunos centros se añade al tratamiento postoperatorio un colirio de antiinflamatorio no esteroideo (como ketorolaco trometamina o flurbiprofeno), porque se ha identificado que las prostaglandinas pueden actuar como mediadores (Kanski, 2015).
- *Opacificación de la cápsula posterior:* ocurre cuando crecen células epiteliales residuales del cristalino o hay fibrosis detrás de la lente intraocular implantada. Ocurre hasta en el 50% de los ojos operados de catarata. La cápsula es inicialmente transparente pero termina opacificándose, en cuyo caso se realiza una capsulotomía con láser YAG para que pueda pasar la luz a la retina (Coombes y Seward, 1999), con lo que se restaura la visión.

Glaucoma

Glaucoma es el nombre que se aplica a un grupo de enfermedades caracterizadas por lesión del nervio óptico, pérdida de visión periférica y, habitualmente, aumento de la presión intraocular. Suele considerarse que la presión intraocular normal está entre 15 y 20 mmHg (Shaw y Lee, 2017), pero cada vez está más claro que no es recomendable basarse solo en los valores de presión intraocular. La hipertensión ocular es un cuadro en el que la presión intraocular está alta pero no existe lesión del nervio óptico, situación que debe vigilarse sin tener que aplicar necesariamente un tratamiento activo.

A veces se observa excavación de la papila óptica y pérdida de campo visual en personas con la presión intraocular normal, lo que podría deberse a alteraciones vasculares locales que reducen la irrigación sanguínea de los vasos próximos al nervio óptico (Simmons et al., 2006).

El glaucoma es una enfermedad relacionada con la edad; en los países occidentales, el glaucoma primario de ángulo abierto afecta aproximadamente a 1 de cada 100 personas mayores de 40 años (Chivers, 2003). Hay un claro patrón familiar en el glaucoma, hasta el punto que en el Reino Unido se ofrece gratuitamente una exploración para cribado de glaucoma a los parientes cercanos de los sujetos diagnosticados de glaucoma. Child (2003) descubrió que los pacientes con distintos tipos de glaucoma tienen genes responsables diferentes. La International Glaucoma Association (2008) sugiere que el riesgo es más acusado entre los hermanos, seguidos de los padres y los hijos. El Royal National Institute of Blind People (2015) comprobó que la gente de ascendencia africana tiene mayor riesgo, con un cuadro de comienzo más precoz y mayor gravedad.

La cirugía que se va a comentar es la que se aplica en casos de glaucoma con presión intraocular elevada, que puede ser de varios tipos según su mecanismo causal.

El glaucoma puede subdividirse en:

- Glaucoma primario:
  - Glaucoma primario de ángulo abierto.
  - Glaucoma por cierre angular agudo.
- Glaucoma secundario.
- Glaucoma congénito.

Glaucoma por cierre angular agudo (GCAA)

Se trata de una urgencia oftalmológica producida por la obstrucción del drenaje de humor acuoso a causa del cierre del ángulo formado entre el iris y la córnea. Suele ocurrir en ojos pequeños e hipermétropes con la cámara anterior aplanada y ángulos de drenaje estrechos, siendo más común con la edad al aumentar el tamaño, la dureza y la inmovilidad del cristalino. Shaw y Lee (2017) confirmaron esta asociación con el envejecimiento, ya que en personas mayores de 40 años la incidencia es de 1:1000, y afecta cuatro veces más a las mujeres. La enfermedad suele ser bilateral, pero un ojo precede al otro.

Los ataques son episódicos y entre ellos la presión intraocular es normal. Suelen empezar cuando la pupila se dilata y la raíz del iris se desplaza hacia delante bloqueando la entrada a la malla trabecular. Pueden precipitarse por excitación nerviosa, por disminución de la iluminación como en el crepúsculo o en penumbra o por instilación de colirios midriáticos.

Hay una fase subaguda en la que el ángulo no está completamente bloqueado pero la disminución del drenaje de humor acuoso produce una elevación de presión intraocular, que causa edema corneal. Esto se traduce en que la persona afectada ve halos alrededor de las luces, a menudo con visión de niebla y cefalea frontal.

Si esta fase no se reconoce, es inevitable que suceda un ataque agudo, con cierre casi completo del ángulo de la cámara anterior y elevación marcada de la presión intraocular por encima de 50 mmHg. Esto da lugar a una disminución súbita de la visión, dolor intenso en el ojo y alrededor, náuseas y vómitos, fotofobia y epífora.

En la exploración ocular se encuentra:

- Enrojecimiento y congestión ocular, más marcados alrededor del limbo.
- Disminución de la transparencia de la córnea, que se ve más grisácea.
- Cámara anterior estrecha.
- Pupila fija en midriasis media, a menudo con una forma irregular.

Debe reducirse la presión intraocular a valores normales mediante un tratamiento sistémico y tópico intensivo para evitar una pérdida irreparable de visión, antes de realizar cualquier intervención. La presión intraocular debe controlarse inicialmente cada hora y, una vez completado el tratamiento urgente, cada 4 h.

Si el tratamiento tópico es ineficaz, puede plantearse un tratamiento adicional con acetazolamida o manitol intravenosos, añadiendo glicerol oral si la presión no baja lo suficiente (Marsden, 2017).

Glaucoma primario de ángulo abierto (GPAA)

Ocurre normalmente en ambos ojos tanto en hombres como en mujeres por encima de los 65 años de edad, y se ha identificado su asociación con una presión arterial sistólica elevada y una vinculación familiar (Shaw y Lee, 2017). Un ojo suele sufrir la enfermedad antes que el otro, y el efecto sobre la visión es tan gradual que un individuo puede tener una pérdida significativa de campo visual que le haya pasado desapercibida antes de ser diagnosticado.

Los cambios en la visión a veces se atribuyen erróneamente al proceso del envejecimiento, más que a una patología concreta. A menudo no hay signos ni síntomas evidentes, aunque al interrogarlo el paciente puede referir una historia de cefaleas frontales.

La exploración puede revelar una presión intraocular elevada de modo consistente por encima de 21 mmHg (excepto en el glaucoma normotensivo), una papila excavada y un campo visual reducido que progresa hasta una visión en túnel si no se trata. La cirugía no está indicada a menos que el tratamiento médico no consiga controlar el aumento de la presión intraocular, haya una pérdida progresiva de campo visual o el paciente cumpla mal el tratamiento médico.

A lo largo de los años se han probado diversos procedimientos quirúrgicos de drenaje, aunque actualmente dos de los más empleados son la trabeculectomía y la trabeculoplastia.

Trabeculectomía

La trabeculectomía consiste en crear un colgajo conjuntival y tallar luego un tapete escleral de espesor parcial (fig. 11.7); a continuación se extirpa una sección de la esclerótica subyacente y la malla trabecular, creando una abertura permanente de mayor tamaño hacia el conducto de Schlemm, lo que, junto con una iridectomía, impide que el drenaje del humor acuoso se vea bloqueado en ningún momento. Los colgajos escleral y conjuntival vuelven a suturarse en su sitio, pero puede verse una pequeña «burbuja» o ampolla de humor acuoso subconjuntival, cuyo objetivo es que la presión intraocular se mantenga normal de forma permanente.

Cuidados preoperatorios específicos. Los pacientes pueden tratarse en régimen de cirugía ambulatoria o pasar una noche ingresados. Si se han operado con anestesia general, se siguen los protocolos de cada centro; la pupila del ojo afectado puede contraerse para ampliar el ángulo lo máximo posible y proteger el cristalino de lesiones intraoperatorias; suele hacerse con un colirio miótico como pilocarpina al 4%, que se suma a la medicación actual del paciente.

Además, si se opera con anestesia local pueden aplicarse gotas anestésicas, como tetracaína al 1%, por vía tópica, ya sea en la sala o en el quirófano. A veces puede administrarse sedación, pero se evitará en lo posible por el riesgo de que el paciente se duerma y luego despierte bruscamente durante la operación.

Existe el riesgo de que la proliferación de tejido cicatricial reduzca la cantidad de humor acuoso drenado, por lo que se dan corticoides tópicos y a veces antimetabolitos como 5-fluorouracilo o mitomicina C (Flammer, 2006), aunque estos últimos deben emplearse con precaución (Simmons et al., 2006).

Cuidados postoperatorios específicos. Los cuidados postoperatorios son similares a los que se aplican tras la cirugía de catarata (v. anteriormente), excepto que se recomienda a los pacientes que no se froten el ojo, ya que podría producirse un traumatismo directo sobre la incisión con el riesgo de una bajada peligrosa de la presión intraocular o una abrasión corneal.

La tabla 11.3 ofrece detalles sobre la exploración postoperatoria, pero deben tenerse en cuenta los siguientes aspectos concretos:

- Se comprobará la integridad del colgajo conjuntival observando si existe ampolla de filtración, que se ve

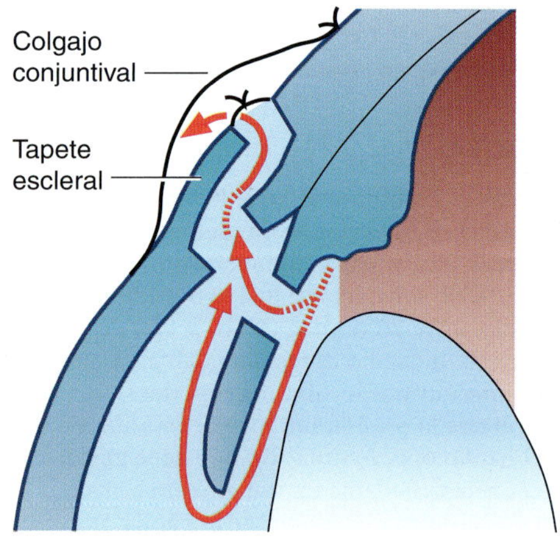

Figura 11.7 Trabeculectomía.

como una pequeña colección de humor acuoso bajo la conjuntiva, aunque no siempre se aprecia a simple vista.
- La iridectomía periférica se ve como un pequeño defecto triangular en la periferia del iris.
- Se comprobará la profundidad de la cámara anterior para asegurarse de que no haya una filtración excesiva.

Si el aspecto del ojo es satisfactorio, los procedimientos que se realizan son similares a los que se aplican tras una extracción de catarata, salvo que puede prescribirse un midriático tópico para evitar la formación de sinequias (adherencias) entre el iris y la córnea o el cristalino. Esto debe sospecharse si en exploraciones posteriores la pupila se vuelve irregular e inmóvil. El tratamiento midriático puede nublar la visión porque algunos midriáticos tienen un efecto ciclopléjico, paralizando los músculos de la acomodación, aspecto que debe comentarse al paciente para evitar que se preocupe innecesariamente.

También es esencial que, si el segundo ojo aún no se ha operado de glaucoma, no se instilen en él por error los midriáticos prescritos para el ojo operado, lo que podría provocar un aumento de la presión intraocular. El tratamiento tópico y sistémico actual del ojo no operado debe mantenerse.

Complicaciones quirúrgicas.
- *Fuga por la herida:* si no se resuelve esta situación con un apósito compresivo y midriáticos, puede dar lugar a formación de sinequias, lesión del endotelio corneal y catarata.
- *Hipotonía:* aparece si hay un drenaje excesivo a la ampolla, con presión intraocular muy baja y el ojo blando a la palpación, lo que puede ocasionar un desprendimiento coroideo.
- *Endoftalmitis:* la infección puede penetrar a través de la ampolla y extenderse rápidamente por el interior del ojo, causando dolor agudo y una disminución drástica de la visión. Es muy difícil de tratar, incluso aunque se diagnostique precozmente.
- *Hipema:* la hemorragia procedente de los vasos del iris y el cuerpo ciliar puede conducir a la acumulación de eritrocitos en la cámara anterior, que obstruyen el ángulo de drenaje y causan un aumento secundario de la presión intraocular. Deben evitarse los esfuerzos físicos hasta la siguiente revisión, ya que incrementan el riesgo de sangrado.
- *Formación de catarata:* durante la cirugía, el contacto involuntario con el epitelio del cristalino puede producir un aumento de permeabilidad con la consiguiente formación de catarata.

Trabeculoplastia

Este procedimiento se practica como complemento del tratamiento médico, que es el preferible en los pacientes mayores; consiste en la aplicación de láser a la malla trabecular, normalmente de modo ambulatorio. Su objetivo es incrementar el drenaje de humor acuoso por la malla trabecular. No suele realizarse en pacientes menores de 25 años, ya que no se conocen sus efectos a largo plazo y su efecto puede ser poco mantenido. Flammer (2006) observó una tasa de éxito del 60%, aunque se cree que la eficacia no es de larga duración, quizá solo de unos 3 años.

Aunque se trata de un procedimiento no invasivo, causa un grado considerable de inflamación local que en ocasiones da lugar a elevación de la presión intraocular, por lo que pueden administrarse 250-500 mg de acetazolamida por vía oral de modo profiláctico para reducir la formación de humor acuoso.

Glaucoma secundario

Cursa con un aumento de la presión intraocular producido por bloqueo mecánico del ángulo de drenaje. Se presenta de modo similar al glaucoma agudo y su tratamiento es inicialmente médico, aunque puede ser necesaria la cirugía en ciertos casos.

A continuación se exponen las causas más frecuentes.

Material del cristalino

Esto puede ocurrir tras la extracción extracapsular de catarata, en cuyo caso el tratamiento consiste en acetazolamida y una pauta intensiva de antiinflamatorios tópicos hasta que las enzimas del humor acuoso reabsorban el material del cristalino.

Las proteínas del cristalino también pueden filtrarse desde una catarata hipermadura, lo que obliga a extraerla. También se extraerá el cristalino cuando esté dislocado, por traumatismo o en el síndrome de Marfan, ya que el cristalino luxado podría empujar el iris hacia delante hasta que obstruya el ángulo de drenaje o caer a la cámara anterior bloqueando directamente la salida de humor acuoso.

Hemorragia

Los eritrocitos pueden depositarse en el ángulo de drenaje a causa de un traumatismo u operación. No se recomienda la cirugía debido al riesgo de empeorar el sangrado, pero puede ser necesario lavar la cámara anterior si hay afectación corneal o formación de sinequias que no respondan al tratamiento médico.

Uveítis

La inflamación del iris, cuerpo ciliar o coroides puede causar un glaucoma secundario por la formación de adherencias a lo largo del ángulo de drenaje o la acumulación en el mismo de leucocitos del humor acuoso (hipopión). Se trata con una pauta intensiva de antiinflamatorios tópicos y sistémicos.

También pueden formarse adherencias entre el iris posterior y la superficie anterior del cristalino que impidan el flujo de humor acuoso hacia la cámara anterior y empujen adelante la raíz del iris hasta que cierre el ángulo de drenaje; esta situación se conoce como *iris bombé* (fig. 11.8).

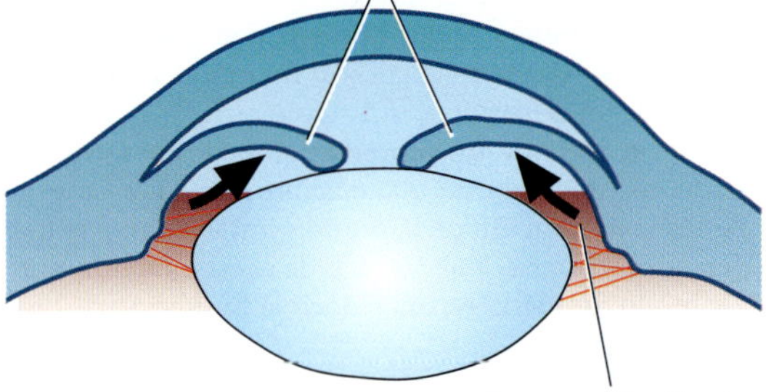

Figura 11.8 Iris bombé.

Infección

Las infecciones también pueden dar lugar a la formación de hipopión. El tratamiento es médico, con antibioterapia tópica, subconjuntival y sistémica intensiva.

Vítreo

Tras la extracción intracapsular de catarata o una intervención extracapsular complicada, el vítreo puede desplazarse anteriormente y bloquear la pupila, produciendo un *iris bombé.*

Neovascularización

En trastornos isquémicos como la retinopatía diabética y la oclusión de la vena central de la retina pueden formarse pequeños vasos sanguíneos en el iris (rubeosis) y el ángulo de drenaje, en un intento de establecer una circulación colateral. El consiguiente aumento de la presión intraocular se denomina glaucoma neovascular. Es una situación difícil de controlar y, como último recurso, puede reducirse la producción de humor acuoso destruyendo parcialmente el cuerpo ciliar mediante congelación (ciclocrioterapia) o con láser (cicloablación).

Tumores

La presión indirecta de un tumor por fuera del ojo o una verdadera infiltración neoplásica pueden obstruir el drenaje de humor acuoso. El tratamiento dependerá del grado de extensión y el tamaño del tumor, pero puede ser necesario extirparlo.

Glaucoma congénito

El glaucoma congénito se debe a la ausencia o malformación total o parcial de la malla trabecular, con lo que el drenaje de humor acuoso es inexistente o muy reducido. La consistencia del tejido escleral infantil permite que el ojo aumente de tamaño, lo que se conoce como buftalmos, siendo el diámetro corneal superior a 12 mm.

Debe realizarse lo antes posible una intervención quirúrgica, normalmente la goniotomía, en la que se abre una comunicación directa entre la cámara anterior y el conducto de Schlemm; a menudo es necesario repetirla, pero tiene una tasa de éxito final del 85% (Kanski, 2015). También puede recurrirse a la trabeculectomía o a implantes de drenaje del humor acuoso.

Cirugía retiniana

Aunque las roturas retinianas pequeñas pueden tratarse con láser en régimen ambulatorio, la cirugía más sofisticada y compleja debe llevarse a cabo en servicios especializados. Las roturas retinianas suelen deberse a tracciones producidas por un desprendimiento vítreo, o ser de naturaleza degenerativa o traumática. Dichas roturas suelen localizarse en la retina periférica, inmediatamente por detrás del cuerpo ciliar.

Los desgarros se tratan según su tamaño y etiología; si son secundarios a otra enfermedad, hay que tratarla, pero la rotura en sí puede tratarse con láser, normalmente de forma ambulatoria, aunque el paciente debe ser advertido de que no conduzca inmediatamente después, ya que las pupilas se habrán dilatado para una buena visualización de la retina y los colirios midriáticos pueden afectar a la capacidad de acomodar. Antes del procedimiento hay que avisar al paciente de que puede tener los ojos algo molestos y lacrimosos, pero que estos síntomas desaparecerán en el plazo de 24-36 h.

Desprendimiento de retina

Aunque los desgarros pueden no tener repercusión, se asocian a un riesgo alto de desprendimiento si no se tratan. El término «desprendimiento de retina» es algo confuso, ya que es la capa neurosensorial de la retina la que se separa de su epitelio pigmentario, no toda la retina de la coroides.

Stollery et al. (2005) usan los términos «flotar», «tirar» y «empujar» para diferenciar las causas principales de desprendimiento de retina.

- *Flotar (desprendimiento regmatógeno):* tras la formación de una rotura retiniana, el vítreo licuado penetra en el espacio entre la retina neurosensorial y el epitelio pigmentario y eleva la primera de estas capas.
- *Tirar (desprendimiento traccional):* los neovasos frágiles penetran en el vítreo normalmente avascular, como en la retinopatía diabética, o hay sangrado hacia el vítreo, como después de un traumatismo. Las bandas fibrosas que se forman en el vítreo al «organizarse» la sangre se contraen, tiran de la retina y hacen que la capa neurosensorial se separe del epitelio pigmentario.
- *Empujar (desprendimiento exudativo):* el desprendimiento se produce por acumulación de exudación procedente de una inflamación de la coroides o un tumor intraocular, como retinoblastomas o melanomas coroideos.

El paciente puede referir los siguientes síntomas:

- Visión de destellos de luces inexistentes (fotopsias), por la estimulación mecánica de la retina.
- Puntos o hilos negros, por opacidades o pequeñas hemorragias en el vítreo normalmente transparente.
- Pérdida de campo visual o sombras que tapan parte de la visión, debido al levantamiento y, si esté en posición superior, el descolgamiento del tejido retiniano desprendido a través del eje visual; la persona verá esto como pérdida en el campo visual opuesto, debido a la inversión normal de la imagen en el procesamiento visual.

En la exploración con frecuencia no hay signos externos de patología ocular y la agudeza visual puede conservarse normal, a menos que el desprendimiento se haya extendido hasta afectar o tapar la mácula.

Las pupilas se dilatarán con colirios midriáticos como tropicamida al 0,5-1% y fenilefrina al 2,5-10% para poder examinar ambas retinas, ya que a menudo hay cambios retinianos bilaterales. El método más eficaz para explorar la retina es usando un oftalmoscopio indirecto, que permite ver más fácilmente la periferia retiniana. Hay que explicarle al paciente el procedimiento cuidadosamente, dado que los midriáticos pueden paralizar los músculos de la acomodación y reducir así la visión, y la luz intensa del oftalmoscopio puede ser difícil de tolerar.

Tipos de cirugía/tratamiento

Vitrectomía. Consiste en realizar incisiones para acceder a la cámara vítrea, normalmente a través de la *pars plana*. De este modo puede extraerse el vítreo si está infiltrado por sangre que no se ha reabsorbido espontáneamente. También es útil si la causa del desprendimiento está demasiado posterior para poder tratarla con un explante o cerclaje, ya que puede usarse un láser especialmente adaptado para sellar las roturas de la retina posterior. La vitrectomía a menudo se asocia a otros procedimientos, como la introducción de una burbuja de gas intravítreo, por ejemplo, hexafluoruro de azufre (SF_6), que ayuda a sellar el desgarro; en estos casos, el paciente debe adoptar una posición tal que la burbuja (el taponamiento) quede inmediatamente encima del desgarro y alejada del cristalino y la córnea. Este tipo de intervención conlleva un riesgo relativamente alto de desprendimiento de retina y formación de catarata.

Cirugía del agujero macular. En la mayoría de casos los agujeros maculares son de origen idiopático; aparecen con más frecuencia en personas entre la sexta y la octava década (Sundaram et al., 2016), y producen una pérdida de visión central. La cirugía actualmente consigue resultados visuales aceptables, con «cierre anatómico en el 80% de los casos y mejoría de la agudeza visual en el 60%» (Sundaram et al., 2016).

Láser. Los agujeros o desgarros se sellan produciendo una reacción inflamatoria localizada que provoca la adherencia de las capas separadas, lo que impide que se filtre líquido y se interponga entre ellas. En casos con desprendimientos localizados puede usarse el láser para rodear el área desprendida y sellar zonas sospechosas.

Criopexia. Consiste en la congelación del área afectada, usando una sonda que se enfría a muy bajas temperaturas por medio de dióxido de carbono a presión. Causa una reacción inflamatoria que sella las capas separadas, pero igualmente no es eficaz si existe una cantidad significativa de líquido entre dichas capas, por lo que a menudo se usa como complemento de otros métodos terapéuticos.

Explantes/cerclajes. Ambos métodos aíslan físicamente la zona responsable del desprendimiento. Los explantes son piezas de un tipo de silicona inerte (Silastic) que se suturan a la superficie de la esclerótica sobre el sitio de la rotura retiniana. Al apretar las suturas se produce una indentación de las capas del globo ocular que ayuda a aproximar las láminas retinianas separadas y forma una barrera que impide la extensión del desprendimiento.

El cerclaje se emplea cuando hay varias áreas de debilidad en la retina periférica. Se usan tiras de Silastic de 2-3 mm de anchura para rodear el globo ocular; al apretarlas con la tensión adecuada se crea una indentación en toda la circunferencia que discurre por debajo de los músculos extraoculares.

Debe drenarse el líquido subretiniano si parece que hay demasiado para ser reabsorbido espontáneamente, una vez que se ha cerrado el acceso al espacio virtual entre la retina neurosensorial y el epitelio pigmentario.

Cuidados preoperatorios específicos

Variarán según la técnica quirúrgica elegida. El paciente recibirá por sistema colirios midriáticos y se le volverá a examinar la retina para delimitar con precisión la extensión del desprendimiento y la localización de las roturas, datos que influirán en el tipo de cirugía que se practicará. Se pedirá al paciente que permanezca en reposo, tumbado en cierta posición según el sitio del desprendimiento, ya que la gravedad puede hacer que aumente el área desprendida.

Es importante explicar al paciente que algunos procedimientos, como el cerclaje, suelen causar dolor y molestias considerables, y pueden prescribirse analgésicos.

Cuidados postoperatorios específicos

Vitrectomía y taponamiento intravítreo. Los pacientes a menudo tienen que mantener una posición concreta durante unos 7 días, lo que puede ser complicado, sobre todo si hay afectación macular que les obligue a estar tumbados boca abajo tanto como sea posible (según las preferencias del cirujano; normalmente se permite que descansen 5-10 min cada hora [Shaw y Lee, 2017]). Por tanto, el paciente requiere mucha atención y apoyo emocional cuando sea dado de alta, sobre todo aquel que padezca otras enfermedades, como broncopatía obstructiva. Existen soportes especialmente diseñados para que el paciente coloque en ellos la cabeza y pueda estar más cómodo.

Crioterapia. El grado de reacción por la congelación tisular produce edema e inflamación y puede causar un dolor ocular intenso; hay que advertir al paciente de esta reacción y suministrarle analgésicos. También se darán antiinflamatorios orales como ibuprofeno (200-400 mg).

Cerclaje. Como la banda de Silastic rodea todo el ojo, el edema resultante puede producir un aumento de presión intraocular. Hay que explorar el ojo para detectar signos de edema corneal, y debe atenderse al paciente si se queja de dolor progresivo. Este problema es más frecuente si la crioterapia se ha usado como complemento de otro tratamiento. Puede administrarse acetazolamida para controlar la presión intraocular hasta que se reduzca la inflamación.

Según la complejidad de la intervención, el ojo puede ponerse edematoso, sobre todo la conjuntiva; a veces el edema conjuntival (quemosis) es tan marcado que no pueden cerrarse los párpados y hay riesgo de queratitis por exposición. Además, el ojo puede estar muy lacrimoso y hay que limpiarlo a menudo.

Complicaciones precoces

Isquemia del segmento anterior: puede verse reducida la irrigación sanguínea de la parte anterior del ojo si la banda de cerclaje está demasiado apretada. Esto obliga a revisar totalmente la cirugía para aflojar el cerclaje.

Complicaciones tardías

Extrusión del explante: con el tiempo el explante puede aflojarse y abrirse camino por debajo de la conjuntiva. En estos casos hay que extraerlo y explorar cuidadosamente la zona para comprobar que no haya focos de infección crónica.

Cuidados preoperatorios y postoperatorios de los pacientes sometidos a cirugía extraocular

Estrabismo

El estrabismo ocurre cuando el eje de un ojo no es paralelo al del otro, y puede producir visión doble. Suele ser horizontal, con una imagen al lado de otra, pero puede ser vertical. El estrabismo también puede clasificarse como divergente (un ojo se desvía hacia fuera) o convergente (un ojo se desvía hacia dentro), según qué músculos estén afectados: por ejemplo, la debilidad del recto lateral dará lugar a un estrabismo convergente. Los niños aprenden a controlar sus movimientos oculares en los primeros años de vida, y la fusión de las imágenes producidas por cada ojo se debe a un complicado mecanismo reflejo.

El estrabismo puede ser de dos tipos según su causa:

- *Concomitante:* suele deberse a alteraciones de la visión binocular, como defectos de refracción, principalmente la hipermetropía. Los estrabismos concomitantes se dan con más frecuencia en niños y son predominantemente de tipo horizontal, siendo el ángulo de desviación el mismo en todas las direcciones de la mirada.
- *Paralítico (incomitante):* por disfunción de los movimientos oculares, como lesiones de los nervios o músculos extraoculares por accidentes cerebrovasculares o traumatismos orbitarios. Los estrabismos paralíticos son más frecuentes en adultos.

La diplopía que aparece puede compensarse en los niños de dos modos:

- La imagen de un ojo se suprime completamente y, debido a la ausencia resultante de estímulo, la visión no madura completamente, apareciendo ambliopía u «ojo vago».
- Las imágenes se suprimen rápidamente y de modo alternativo en cada ojo, como en el estrabismo alternante, por lo que la visión madura plenamente en ambos ojos.

Por este motivo el tratamiento en los niños debe ser precoz, para evitar que se deteriore la agudeza visual, bastando en algunos casos simplemente con corregir el defecto de refracción; no obstante, si hay riesgo de ambliopía, puede ser necesario ocluir (colocar un parche) en el ojo con mejor visión para mejorar el desarrollo visual del ojo suprimido.

Debe intentarse corregir la causa subyacente del estrabismo antes de que el niño alcance la edad escolar, ya que así aumenta la probabilidad de un mejor resultado visual y porque el problema estético puede ser origen de burlas en el colegio. Sin embargo, no siempre tiene éxito el tratamiento y hay que recurrir a la cirugía.

Si el estrabismo es de tipo paralítico, debe identificarse y tratarse su causa. La diplopía puede corregirse prescribiendo gafas con prismas o mediante oclusión, pero será necesario operar si estas medidas resultan insuficientes.

En los adultos con estrabismo concomitante que no se hayan tratado anteriormente o requieran una nueva operación, esta puede llevarse a cabo por motivos puramente estéticos.

Cuidados preoperatorios específicos

Debe llevarse a cabo una evaluación ortóptica para identificar los músculos que requieren cirugía y el grado de corrección necesario. La cirugía suele realizarse en régimen ambulatorio, con anestesia general. Los tipos de operación más comunes son la resección (acortamiento) de un músculo debilitado para potenciar su acción y la recesión (debilitamiento) de un músculo hiperactivo; la recesión consiste en retroceder la inserción del músculo en el globo ocular para reducir su potencia.

El equilibrio logrado mediante estos procedimientos devuelve a los ojos a una posición paralela.

Cuidados postoperatorios específicos

Es habitual tener que limpiar el ojo bastante a menudo, ya que las suturas conjuntivales pueden causar irritación y los ojos pueden estar «pegajosos». La irritación empeora en ambientes con polvo o suciedad. Hay que enseñar al paciente a limpiarse el ojo con agua hervida fría y algodones humedecidos. No es preciso que la limpieza sea estéril, ya que se trata de una operación extraocular y el riesgo de infección intraocular es mínimo.

Se administra una combinación de antibióticos y antiinflamatorios tópicos, según las preferencias del cirujano. Pueden ser necesarios analgésicos suaves, sobre todo en pacientes que se hubieran sometido a cirugías previas en la misma área. No es preciso tapar el ojo.

En los casos más complejos, donde el objetivo es mejorar el aspecto estético o corregir la diplopía, el uso de suturas ajustables puede mejorar los resultados a largo plazo. El ajuste de las suturas se realiza al final de la intervención si el paciente está despierto o a la mañana siguiente usando un anestésico local (Kanski, 2015); así se ajusta de modo más preciso la posición de los músculos extraoculares y se obtienen mejores resultados.

El paciente puede volver a sus actividades escolares o laborales en cuanto el ojo esté sin molestias, normalmente al cabo de 1 semana.

Hay que recomendarle que tenga cuidado, sobre todo al lavarse al pelo, y que no se bañe en piscinas durante 3-4 semanas.

La necesidad de continuar usando oclusiones con parches (en niños) o gafas depende de cada paciente, y hay que dar la información pertinente antes del alta.

Complicaciones de la cirugía de estrabismo

- *Infección:* si el ojo está cada vez más enrojecido y doloroso y se observa secreción purulenta, probablemente haya una infección. Se tomarán muestras para frotis, cultivos y antibiograma, y se iniciará el tratamiento antibiótico.
- *Granuloma por sutura:* hay una tumefacción rojiza persistente inmediatamente por encima de la sutura. Puede ser fuente de preocupación, pero suele resolverse espontáneamente; en caso contrario, se puede prescribir una combinación de antibiótico-corticoide.
- *Hipercorrección/hipocorrección:* en ocasiones, el grado de resección o retroceso muscular no es adecuado y se requiere una nueva cirugía correctora.
- *Deslizamiento o pérdida de músculo:* el músculo puede deslizarse hacia atrás o perderse en la órbita si no se sutura al globo ocular de modo correcto y con la tensión necesaria durante la operación. Es necesaria una nueva intervención para recuperar el músculo.

Dacriocistorrinostomía

El objetivo de esta intervención es crear una vía alternativa al sistema de drenaje lagrimal bloqueado. La obstrucción se produce por cambios inflamatorios crónicos secundarios a infecciones recurrentes en los canalículos o el conducto nasolagrimal. Nunca debe llevarse a cabo la operación durante un episodio de dacriocistitis aguda, pues aumenta el riesgo de celulitis orbitaria.

La cirugía resuelve la obstrucción en el conducto nasolagrimal creando una anastomosis entre el propio saco lagrimal y la mucosa nasal adyacente, para lo que debe practicarse previamente una abertura (rinostomía) eliminando un área pequeña de hueso. Si la obstrucción está a nivel del canalículo común, la inflamación y las adherencias postoperatorias pueden amenazar la permeabilidad de los conductos lagrimales, por lo que se insertarán por los puntos lagrimales unos tubos de silicona a través de la rinotomía hasta la nariz, tutores que se dejarán durante 3-4 meses.

Es necesaria la intervención quirúrgica en caso de:

- Epífora (lagrimeo) excesiva que afecta a la calidad de vida, debido a que el paciente tiene que estar secándose continuamente las lágrimas y puede tener excoriación de la piel periocular.
- Episodios recidivantes de dacriocistitis, que pueden ser muy dolorosos.
- Obstrucción congénita que no se cura mediante irrigación y sondaje de los canalículos y el conducto nasolagrimal.

Antes de la cirugía es importante determinar el sitio de la obstrucción, lo que puede hacerse irrigando a través de los puntos lagrimales. Si hay una obstrucción evidente, esta puede localizarse mediante una dacriocistografía, que consiste en una radiografía del sistema de drenaje lagrimal tras inyectar un contraste radiopaco. En aquellas situaciones en que se sospeche que la causa del lagrimeo es una obstrucción funcional, como por fallo del bombeo lagrimal, puede realizarse una gammagrafía lagrimal usando una dosis baja de isótopos radiactivos (Sundaram et al., 2016). Las intervenciones endoscópicas a través del conducto nasolagrimal producen menos traumatismo en el saco lagrimal y el hueso adyacente, aunque suele ser necesario el uso postoperatorio de corticoides tópicos para reducir el grado de cicatrización por el consiguiente riesgo de bloqueo recurrente.

Cuidados preoperatorios específicos

La cirugía suele realizarse con anestesia general, por lo que el paciente ingresará el día de la intervención habiendo ayunado durante 4 h. Sin embargo, en caso de llevar a cabo una dacriocistorrinostomía endoscópica, puede recurrirse a la anestesia local.

La preparación variará según las preferencias del cirujano; así, en algunos pacientes se colocará previamente en la fosa nasal un taponamiento de gasa empapada en cocaína y adrenalina para producir vasoconstricción y evitar el sangrado; esto suele hacerse después de la inducción anestésica, pero también al preparar al paciente en la sala.

Hay que avisar al paciente de que puede sentir algo de mareo al levantarse tras la operación, debido al uso de anestesia hipotensora. Además, hay que comentarle que puede haber una equimosis marcada alrededor de la zona intervenida.

Cuidados postoperatorios específicos

Como puede bajarse la presión arterial durante la anestesia para reducir el flujo sanguíneo en el área quirúrgica, a veces el paciente se queda en observación durante la primera noche.

La hemorragia es una complicación posible, por lo que hay que medir a menudo la presión arterial y la frecuencia cardíaca, así como comprobar el patrón al tragar. La hemorragia puede no ser inmediata, sino presentarse cuando la presión arterial del paciente vuelve a sus valores normales. Los pacientes no suelen regresar a la sala con un suero intravenoso, pero, de ser así, se comprobará la vía por si hay extravasación, con edema doloroso, o flebitis, que se ve como un enrojecimiento siguiendo el trayecto de la vena. La infusión suele retirarse cuando la presión arterial del paciente se ha normalizado y el anestesista lo considera adecuado.

Puede aplicarse un taponamiento nasal o un apósito compresivo en el quirófano, y habrá que comprobar regularmente que no estén empapados. Cualquier hallazgo anormal será comunicado inmediatamente al médico de guardia, ya que una hemorragia tras dacriocistorrinostomía es una urgencia oftalmológica que puede requerir una reintervención. Si la cirugía no es por vía endoscópica, se puede retirar el apósito al día siguiente y limpiar la incisión; los puntos cutáneos se retirarán a los 5-7 días de la operación.

La medicación postoperatoria es variable, pero suele prescribirse una pomada antibiótica para aplicarla en la herida cutánea (Shaw y Lee, 2017). Si se han implantado cordones de silicona (fig. 11.9), se dejarán *in situ* durante 2-3 meses, hasta que haya desaparecido la inflamación, y se retirarán en la consulta.

Es importante instruir bien al paciente tras una dacriocistorrinostomía. Debe evitar esnifar, sonarse la nariz y estornudar durante la primera semana, ya que estas maniobras podrían provocar un enfisema posquirúrgico. Si hay tutores de silicona, los pacientes tienen que comprobar que están en la posición adecuada ya que, si se deslizan hacia arriba y salen de la vía lagrimal, pueden rozar en la córnea y causar una abrasión. Las molestias por la incisión entre el canto interno y la nariz pueden impedir que los pacientes usen sus gafas, por lo que a veces requerirán ayuda durante los primeros días para sus actividades cotidianas debido a la menor agudeza visual.

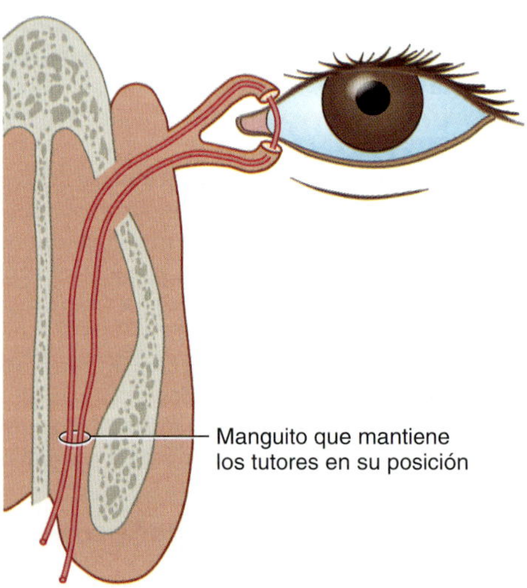

Figura 11.9 Posición de los tutores de silicona tras una dacriocistorrinostomía.

Tumores oculares y orbitarios

Existe una gran variedad de tumores benignos y malignos que pueden ocurrir en los ojos o las estructuras adyacentes; en la tabla 11.4 se exponen algunos de los tipos más comunes.

Tipos de cirugía

- *Enucleación:* extirpación del globo ocular y, en caso de tumores malignos, parte del nervio óptico.
- *Evisceración:* eliminación del contenido del globo ocular, pero dejando el cascarón escleral. Suele practicarse después de traumatismos oculares graves para reducir el riesgo de oftalmía simpática o en caso de infección intraocular para impedir que se extienda hacia las meninges.
- *Exenteración:* es una cirugía radical en la que se elimina todo el contenido de la órbita junto a cualquier área de hueso en la que haya sospecha de infiltración tumoral.

Cuidados preoperatorios específicos

Como todas estas intervenciones acarrean cierto grado de desfiguración, la atención psicológica al paciente es fundamental. La cantidad de información que se dará al paciente y sus familiares dependerá de cada persona, ya que algunas personas pueden sentir ansiedad por recibir más de la que puedan asumir; también puede ser útil que el paciente conozca a alguien que se haya sometido previamente al mismo tipo de operación que se le va a realizar.

Cuidados postoperatorios específicos

La asistencia y el apoyo para cada paciente variará según la persona, el tipo de operación y la indicación quirúrgica.

Inicialmente, la cavidad resultante puede requerir lavados frecuentes, usando la misma técnica básica que tras la cirugía ocular, y se instilarán colirios o pomadas de antibiótico 3-4 veces al día. Puede aplicarse un parche compresivo para reducir la equimosis.

El tamaño de la prótesis varía desde una cascarilla de enucleación o evisceración hasta una prótesis de sustitución de hueso orbitario y piel con un ojo artificial montada en una gafa tras una exenteración.

El tiempo necesario para que el paciente aprenda los cuidados de su prótesis y cavidad es variable, pero se le dejará ir a su ritmo. A veces requerirá ayuda de servicios comunitarios, a cuyos profesionales puede ser necesario instruir sobre los cuidados que precisan estos pacientes. Hay que animar a la familia a colaborar en la asistencia, ya que pueden ser el principal apoyo tras el alta.

Tabla 11.4 Tumores oculares y orbitarios

Localización/ tipo	Tumor	Descripción
Párpados		
Benigno	Xantelasmas	Estructuras aplanadas en forma de placa, a menudo con un tono amarillento, que pueden indicar hipercolesterolemia. Suelen eliminarse mediante escisión simple como cirugía ambulatoria, pero pueden recurrir
	Papilomas	Tumores pequeños que pueden ser sésiles o pediculados. Se eliminan mediante escisión con anestesia local, pero pueden sangrar y precisar cauterización. También pueden recidivar
Maligno	Carcinoma de células basales/*ulcus rodens*	Se ve sobre todo en ancianos, pero cada vez es más frecuente en personas más jóvenes por exposición solar. Hay que asegurar a los pacientes que, aunque el tumor invade los tejidos circundantes, es excepcional que dé metástasis. Es el tumor maligno más frecuente del párpado, y suele presentarse como «una verruga» de larga evolución. En la exploración se presenta como un tumor con los bordes engrosados y un cráter central cubierto por una costra que ha crecido lentamente. Puede tratarse mediante escisión con márgenes amplios o radioterapia. Puede ser necesario recurrir a colgajos o injertos de piel tras la extirpación de lesiones extensas
	Carcinoma epidermoide	Se presenta como una tumoración verrugosa que puede causar eversión e induración de los bordes palpebrales. No son tan radiosensibles como los carcinomas de células basales y puede requerirse una escisión con márgenes amplios seguida de un injerto de piel para mantener la función del párpado
Órbita		
Benigno	Meningioma	Se origina en las meninges que rodean el nervio óptico, pudiendo causar pérdida de visión por afectación del mismo, o en las meninges del hueso esfenoidal, con posible compresión directa del nervio óptico. El signo de presentación más frecuente es el exoftalmos con diplopía y desplazamiento inferior o lateral del globo ocular. Según la velocidad de crecimiento del tumor, las opciones terapéuticas son la escisión quirúrgica y la radioterapia
Capa uveal		
Maligno	Melanoma	Puede surgir de un nevo pigmentado y localizarse en el iris, el cuerpo ciliar o la coroides, ya que procede de células pigmentadas del tejido uveal. El paciente debe ser derivado a un centro especializado, donde se aplican diversas opciones de tratamiento, principalmente la radioterapia en placa y la enucleación
Retina y vítreo		
Maligno	Retinoblastoma	Tumor de la retina que puede ser de origen hereditario, en cuyo caso a menudo afecta a ambos ojos. También puede verse en varios miembros de la misma familia. Si no se trata, se extiende hacia la órbita y las estructuras circundantes

Los pacientes pueden requerir la ayuda de otros profesionales, como técnicos de prótesis o terapeutas de maquillaje, para adaptar y colocar la prótesis y restaurar el aspecto y la moral del paciente.

No se encargará la prótesis definitiva hasta que haya desaparecido la inflamación postoperatoria y la herida haya cicatrizado por completo.

Fracturas orbitarias

El traumatismo orbitario más frecuente es la fractura «en estallido»; se produce cuando la presión intraorbitaria se eleva súbitamente por una contusión en el ojo, que desplaza y rompe la pared orbitaria medial o inferior hacia el seno adyacente. La fractura del suelo de la órbita es la más común, al ser la pared más fina, y el paciente puede presentar diplopía, restricción de la elevación del ojo, hipoestesia malar y hundimiento del globo ocular en la órbita (enoftalmos).

Si no hay un desplazamiento evidente, el tratamiento suele ser conservador. No obstante, cuando persisten los síntomas, sobre todo diplopía y enoftalmos, se llevará a cabo una reparación quirúrgica de la fractura mediante inserción de un implante de silicona, intervención que a menudo se realiza con la colaboración de un cirujano maxilofacial.

Párpados

Blefaritis

La blefaritis es una enfermedad crónica de los párpados muy frecuente que puede presentarse a cualquier edad. Puede clasificarse en blefaritis anterior o posterior según su localización respecto a la línea gris del párpado.

Entre sus causas están infecciones por estafilococos, dermatitis seborreica (que también puede afectar a las cejas y al cuero cabelludo), enfermedades como acné rosácea o una higiene deficiente.

Los pacientes suelen referir irritación con sensación de quemazón en los ojos, con presencia de secreción si hay infección.

Los párpados pueden estar enrojecidos, habrá costras en las pestañas y pueden verse las glándulas de Meibomio dilatadas.

Es fundamental explicar a los pacientes cómo tratar esta enfermedad, porque si no cumplen las medidas prescritas persistirán los síntomas. El tratamiento se basa en aplicar compresas calientes sobre los párpados cerrados (se ha comercializado una máscara tipo antifaz que resulta más cómoda y retiene el calor mejor que los paños calientes), seguido de limpieza de los párpados frotándolos con toallitas. En algunos casos se puede prescribir pomada antibiótica para los párpados.

Entropión

Consiste en una inversión del borde palpebral, sobre todo del párpado inferior, causada por cambios seniles, espasmo del músculo orbicular o cicatrización conjuntival, de modo que las pestañas contactan directamente con la córnea, produciendo dolor intenso así como abrasiones y cicatrización corneal (Marsden, 2007). Aunque pueden aliviarse las molestias fijando el párpado inferior a la mejilla con una tira de esparadrapo, la solución definitiva tiene que ser quirúrgica.

El tratamiento depende de la causa del entropión (Nerad, 2001). En la mayoría de casos, se corrige mediante escisión de una tira de piel y músculo, acortando la lámina anterior del párpado, o fijando los músculos retractores al borde del tarso, procedimientos que hacen que el borde palpebral se separe del globo ocular. Es importante no hipercorregir el entropión para que no aparezca un ectropión.

Ectropión

Consiste en una eversión del borde palpebral, normalmente por pérdida de elasticidad del músculo orbicular o cicatrización de la piel periocular. Esto se traduce en una disminución del drenaje lagrimal, ya que los puntos lagrimales dejan de estar en aposición con la superficie del ojo y las lágrimas rebosan por la mejilla (epífora), causando un ojo enrojecido y con molestias debido a la exposición, así como una conjuntivitis por un flujo lagrimal ineficaz y una mala lubricación de la superficie ocular (Khaw et al., 2004). Si solo hay un grado mínimo de ectropión, puede bastar una cauterización leve o la extirpación de un rombo de la conjuntiva por debajo del punto lagrimal inferior para que al cicatrizar traccione del párpado nuevamente a su posición correcta.

Los grados mayores de ectropión se solucionan mediante el tensado del párpado, bien con la escisión de una cuña palpebral o con la creación de una tira en el borde del tarso que se fija a la pared de la órbita.

Cuidados postoperatorios

Ambos tipos de intervenciones suelen llevarse a cabo con anestesia local. Normalmente se deja el ojo tapado con un parche tras la operación durante 2-3 h, ya que puede producirse algo de sangrado. Una vez retirado el parche, el paciente se aplicará una pomada antibiótica dos o tres veces al día durante 4-5 días y volverá a la consulta para retirar las suturas. Puede ser necesario limpiar el ojo con agua hervida fría, con cuidado de no tirar de forma inadvertida de los puntos.

Tarsorrafia

La tarsorrafia se realiza cuando el paciente tiene riesgo de queratitis por exposición y no ha sido eficaz el uso de lubricantes y lentes de contacto terapéuticas (lentillas blandas de gran diámetro sin otra función que proteger la superficie corneal y mantener la integridad del globo ocular).

Las enfermedades oculares que pueden requerir una tarsorrafia son el exoftalmos, las úlceras corneales que tardan en curarse o la incapacidad para cerrar el ojo por lesión o mal funcionamiento del nervio facial.

El paciente suele ingresar para la cirugía, que suele ser el último recurso terapéutico. Hay que explicarle detalladamente el procedimiento porque puede estar preocupado por el resultado estético de la intervención, que reduce el tamaño de la hendidura palpebral. Esta alteración será más acusada si se lleva a cabo una tarsorrafia central, en la que los párpados se fusionan en su parte central, técnica que se reserva para casos extremos de queratitis por exposición normalmente como medida transitoria. El paciente a menudo encuentra que el alivio del dolor compensa la deformación estética.

Durante la operación se elimina el epitelio conjuntival del borde palpebral superior e inferior, normalmente en la zona lateral del párpado. Se forman así dos áreas cruentas que se adherirán al cicatrizar. Se cosen los párpados entre sí, pasando las suturas a través de pequeñas almohadillas de goma, para evitar que el hilo vaya cortando los tejidos por la presión de los movimientos palpebrales. Como dichas suturas suelen mantenerse un mínimo de 10 días, hay que enseñar al paciente a limpiarlas y cómo aplicarse la pomada antibiótica. Si la presencia de las suturas y las almohadillas de goma es inaceptable para el paciente, puede llevar gafas de sol. Si la tarsorrafia se hace como una operación transitoria, puede revertirse con facilidad.

Ptosis

La ptosis puede afectar a uno o ambos ojos y ser adquirida o congénita; consiste en la caída del párpado superior, lo que a veces produce pérdida de visión o hace que el paciente adopte una posición anormal de la cabeza, echándola hacia atrás para poder ver a través de la ranura que dejan los párpados. Suele deberse a defectos del músculo elevador, alteraciones neurológicas o peso excesivo del párpado superior por inflamación, tumores o cicatrización. El tratamiento dependerá de la causa.

La ptosis primaria requiere corrección quirúrgica, pero hasta que esta se lleve a cabo puede corregirse usando gafas o lentes de contacto con soportes que levanten el párpado descendido a una posición normal.

Si el trastorno es de origen neurológico, como en la *miastenia gravis,* inicialmente hay que identificar y tratar la enfermedad responsable. Si es consecuencia de un traumatismo, la cirugía debe aplazarse hasta que se hayan resuelto el edema y la inflamación y pueda revaluarse la situación.

La cirugía de elección suele ser la resección del músculo elevador, a través de la conjuntiva o de la piel. La cantidad de resección depende del grado de ptosis, pero debe ser cuidadosamente calculada, ya que la hipercorrección puede dar lugar a una queratitis por exposición, aunque el uso de suturas ajustables ha reducido este riesgo.

Chalazión/quiste de Meibomio

El *sebum* bloquea el ducto de una glándula de Meibomio causando estancamiento de secreciones sebáceas, que con frecuencia se infectan por *Staphylococcus aureus.* Se presenta como un bulto redondeado de consistencia elástica, a menudo en la superficie interna del párpado, que produce irritación y puede ser de tal tamaño que dificulte la visión o induzca astigmatismo al presionar sobre la córnea y alterar su curvatura.

Los episodios recurrentes pueden indicar diabetes, pero si se localizan en el mismo sitio hay que descartar un carcinoma de células sebáceas (Marsden, 2007). Si el chalazión no responde a los antibióticos, es necesario realizar el drenaje y legrado de la glándula infectada, seguido de tratamiento antibiótico.

Preparación del alta

La frecuencia de cirugía ambulatoria ha aumentado espectacularmente en los últimos años, de modo que se ha vuelto más importante elaborar planes de alta eficaces que garanticen la continuidad asistencial y reduzcan el riesgo de complicaciones postoperatorias. Siempre que sea posible, deben identificarse las necesidades del paciente en las visitas preoperatorias o al ingresarlo, sobre todo si es necesaria la intervención de servicios comunitarios. Hay que tener en cuenta los siguientes factores.

- *Medicación:* las enfermeras deben cerciorarse de que el paciente puede administrarse su medicación tópica y que comprende la pauta prescrita de fármacos tópicos y sistémicos. Si el paciente es incapaz de ponerse colirios, hay que disponer lo necesario para que lo haga un cuidador o una enfermera de atención comunitaria. Hay que explicar al paciente cómo conseguir más medicación. Existen dispositivos que facilitan la instilación de gotas, pero algunos no son apropiados para su uso en ojos recién operados, ya que pueden poner en peligro la integridad de la herida.
- *Seguimiento:* hay que detallar al paciente las citas de revisión en consulta antes de darle el alta.
- *Cuidado del ojo:* debe mostrarse al paciente o sus cuidadores cómo limpiar el ojo y qué tienen que emplear para hacerlo. También hay que instruirles para reconocer posibles complicaciones y facilitarles un teléfono de contacto si necesitan consejo. Los pacientes pueden volver al día siguiente para retirar el apósito o se les llamará para comprobar que no hay problemas. Algunas unidades de oftalmología tienen enfermeras que realizan visitas domiciliarias al día siguiente, mientras que otras cuentan con instalaciones «hoteleras» para el postoperatorio inmediato que facilitan que el paciente acuda a la revisión del día después de la intervención o que la enfermera pueda visitarlo en dichas dependencias.
- *Transporte:* se avisará al paciente para que prepare un medio de transporte al ser dado de alta; si no dispone de él, puede planificarse el uso de una ambulancia o medio similar desde el hospital. No es recomendable que los pacientes operados de los ojos conduzcan de vuelta a casa, ya que incluso intervenciones menores pueden afectar a su capacidad para calcular las distancias y reducir su visión periférica.
- *Servicios comunitarios:* puede ser necesario organizar servicios de ayuda o entrega de comida. Hay que proporcionar al paciente un número de contacto de servicios comunitarios, por si surgen problemas o cambian sus circunstancias.
- *Cuidadores:* deben implicarse en la planificación del alta, así como conocer todas las medidas adoptadas y otra información relevante.
- *Actividades cotidianas:* la restricción de actividades dependerá del tipo de intervención y las preferencias del cirujano.

Toda la información debe darse verbalmente, apoyada con hojas o folletos explicativos. Estos se diseñarán teniendo en cuenta el grado de deterioro visual del paciente. Es importante valorar hasta qué punto el paciente y sus cuidadores entienden la información recibida, recalcándola en caso necesario.

Conclusión

Este capítulo ha abordado las necesidades concretas y los cuidados que requieren los pacientes sometidos a cirugía intraocular o extraocular.

La enfermería oftalmológica implica la atención a una amplia variedad de pacientes con problemas diversos, y para que sea eficaz debe realizarse con un enfoque holístico. La profundidad y complejidad de su papel fue reflejada inicialmente por el esquema de competencias desarrollado por el Royal College of Nursing (2005) y últimamente por un grupo de competencias multiprofesional (Royal College of Ophthalmologists, 2017).

La enfermería oftalmológica debe atender a personas que pueden ver su independencia amenazada por una posible pérdida de visión o, en un pequeño porcentaje de casos, dar apoyo a personas cuyo estilo de vida va a sufrir cambios sustanciales por su discapacidad visual. Estos posibles cambios pueden hacer que una situación o intervención que parece banal a la enfermera resulte intimidatoria para el paciente. La necesidad de atender a cada paciente como un individuo es difícil de compatibilizar con el rápido trasiego de pacientes en la mayoría de unidades oftalmológicas hoy en día.

Los esfuerzos para apoyar a los pacientes y sus cuidadores se verán recompensados por la gran cantidad de personas que recuperarán su independencia en la comunidad.

RESUMEN DE PUNTOS CLAVE

- Es necesario que la enfermera tenga conocimientos básicos de la estructura y fisiología ocular para poder apreciar los posibles problemas de sus pacientes.

(Continúa)

(cont.)

- Es importante ser consciente de las necesidades especiales de los pacientes sometidos a cirugía ocular para planificar una atención más eficiente y eficaz.
- Reconocer la importancia de una continuidad asistencial entre el hospital y la comunidad permite planificar correctamente el alta y adoptar las medidas pertinentes.
- Una educación eficaz del paciente puede conseguir que esté bien informado y que se reduzca la frecuencia de reingresos.

PUNTOS DE APRENDIZAJE PARA LA REFLEXIÓN

Tras haber leído este capítulo, piense en lo que sabe ahora y en lo que aún necesita averiguar. Estas preguntas pueden ser de ayuda:

- ¿Por qué es importante realizar la exploración del paciente de manera sistemática?
- ¿Qué se controla con la prueba de la rejilla de Amsler?
- ¿Cuáles son las posibles causas de astigmatismo?

Agradecimientos

Dawn Avery: jefe ortoptista, The Ipswich Hospital NHS Trust

Ali Mearza: oftalmólogo consultor, Charing Cross Hospital, Imperial College Healthcare NHS Foundation Trust

Bibliografía

Child, A. (2003). Genetic basis for primary open angle glaucoma. *Glaucoma Forum – International Glaucoma Association, 4*, 22–23.

Chivers, J. (2003). Care of older people with visual impairment. *Nursing Older People, 15*(1), 22–26.

Coombes, A., & Seward, H. (1999). Posterior capsule opacification: IOL design and material. *British Journal of Ophthalmology, 83*(6), 640–641.

Department of Health. (2004). *Human tissue act 2004*. London: HMSO.

Dua, H. S., Faraj, L. A., Said, D. G., Gray, T., & Lowe, J. (2013). Human and corneal anatomy redefined: A novel pre descements layer (Dua layer). *Ophthalmology, 120*, 1778–1785.

Flammer, J. (2006). *Glaucoma: a guide for patients, an introduction for care providers, a* quick reference (3rd ed.). Toronto: Hogrefe Nad Huber.

HSE, *Guidance on the personal protective equipment at work regulations*. HMSO, London 2019.

International Glaucoma Association. (2008). *The risk to relatives from chronic (primary open angle) glaucoma*. Available at: <www.glaucoma-association.com/nqcontent.cfm?>.

International Glaucoma Association. (2019). *Use your eye drops!* Available at: <https://www.glaucoma-association.com/about-glaucoma/treatments/eye-drops>.

James, B., Chew, C., & Bron, A. (2016). *Lecture notes on ophthalmology* (12th edn). Oxford: Wiley Blackwell Publishing.

Kanski, J. (2015). *Clinical ophthalmology* (8th edn). London: Saunders.

Khaw, P., Shah, P., & Elkington, A.(2004). ABC of eyes. London: BMJ Publishing.

Marsden, J. (2007). *An evidence base for ophthalmic nursing practice*. Chichester: John Wiley.

Marsden, J. (2017). *Ophthalmic care*. Chichester: M & K Publishing.

Mearza, A. A., Qureshi, M. A., & Rostron, C. K. (2007). Experience and 12-month results of Descemet-stripping endothelial keratoplasty. *Cornea, 26*(3), 279–283.

Nerad, J. (2001). *Oculoplastic surgery: the requisites in ophthalmology*. London: Mosby.

National Institute for Health & Care Excellence (NICE). (2017). *Cataracts in adults:*

management. (NG77). Available at: https://www.nice.org.uk/guidance/ng77.
Royal College of Nursing. (2005). *Competencies: an integrated career and competency framework for ophthalmic nursing*. London: RCN. Available at: www.rcophth.ac.uk/professional-resources/new-common-clinical-competency-framework-to-standardise-competences-for-ophthalmic-non-medical-healthcare-professionals/.
Royal College of Nursing. (2018). *The Code: Professional standards of practice and behavior for nurses, midwives and nursing associates*. London: Nursing and Midwifery Council.
Royal College of Ophthalmologists. (2017). *Ophthalmic services guidance*. Available at: <www.rcophth.ac.uk/wp-content/uploads/2017/08/Emergency-eye-care-in-hospital-eye-units-and-secondary-care.pdf>.
Royal National Institute of Blind People. (2015). *A glaucoma case finding pilot within the African Caribbean community*. Available at: www.rnib.org.uk.
Shaw, M., & Lee, A. (2017). *Ophthalmic nursing* (5th ed.). Boca Raton: CRC Press.
Simmons, S. T., Cioffi, G. A., Gross, R. L., et al. (2006). *Glaucoma: Basic and clinical science course*. San Francisco: American Academy of Ophthalmology.
Stollery, R., Shaw, M. E., & Lee, A. (2005). *Ophthalmic nursing* (3rd edn). Oxford: Blackwell.
Sundaram, V., Barsam, A., Barker, L., & Khaw, P. T. (2016). *Training in ophthalmology the essential curriculum* (2nd ed). Oxford: Oxford University Press.
Walsh, M. (2005). *Nurse practitioners: clinical skills for health care professionals*. Edinburgh: Butterworth-Heinemann.

Lecturas adicionales

Batterbury, M., & Bowling, B. (2018). *Ophthalmology: An illustrated colour text* (4th ed). London: Churchill Livingstone.
Brady, F. (1992). *A singular view: The art of seeing with one eye* Toronto: Edgemore Enterprises.
Clark, A. (2003). Protocol-based care: 1. How integrated care pathways work. *Prof. Nurse., 18*(12), 694–697.
Fraser, S., Asaria, R., & Kon, C. (2000). *Eye know how*. London: BMJ Publishing.
Gordon, H. (2006). Preoperative assessment in ophthalmic regional anaesthesia. *Continuing Education in Anaesthesia. Critical Care and Pain, 6*(5), 203–206.
Marsden, J., & Shaw, M. (2003). Correct administration of topical eye treatment. *Nursing Standard, 17*(30), 42–44.
Richardson, M. (2007). The sense of sight: Part one – Structures and visual pathway. *Nursing Times, 103*(29), 26–27.
Richardson, M. (2007). The sense of sight: Part two – Seeing in colour, detail and depth. *Nursing Times, 103*(30), 24–25.
Richardson, M. (2007). The sense of sight: Part three – Testing vision. *Nursing Times, 103*(31), 26–27.
Strominger, M., & Richards, R. (2000) Adjustable sutures in pediatric ophthalmology. *Journal of Ophthalmic Nursing and Technology, 19*(3), 142–147.
Waldock, A., & Cook, S. D. (2000). Corneal transplantation: how successful are we? *British Journal of Ophthalmology, 84*(8), 813–815.
Walsh, M. (2005). *Nurse practitioners: Clinical skills for health care professionals*. Edinburgh: Butterworth-Heinemann.

Capítulo 12

Pacientes que requieren cirugía otorrinolaringológica

Joseph Mahaffey

ÍNDICE DEL CAPÍTULO

OBJETIVOS CLAVE DEL CAPÍTULO

El objetivo de este capítulo es ofrecer a los profesionales sanitarios una perspectiva general de la cirugía de oído, nariz y garganta y de la de cabeza y cuello. Al final del capítulo, el lector debería ser capaz de:

- Describir la anatomía y fisiología del oído, nariz y garganta.
- Describir las afecciones del oído, nariz y garganta que requieren cirugía.
- Conocer las evaluaciones propias de esta especialidad.
- Exponer los cuidados pre- y postoperatorios.
- Ofrecer una educación profesional y cuidados al paciente, incluida la planificación de un alta segura.
- Conocer la terminología relacionada con la rinología, la otología y la laringología.

Cuestiones en las que pensar antes de leer el capítulo

- Repasar la anatomía y fisiología del oído, nariz y garganta.

(Continúa)

(cont.)

- La cirugía ORL abarca un amplio espectro de edades y enfermedades. Haga una lista de las intervenciones quirúrgicas más frecuentes en ORL y defínalas.
- ¿Qué tipos de cirugía ORL son los más adecuados para la cirugía de día?

Introducción

En el siglo XIX, la cirugía de oído, nariz y garganta (ORL) se estableció como especialidad independiente. A lo largo del siglo XX se produjeron grandes avances impulsados por el desarrollo de las técnicas microscópicas, endoscópicas y con láser; la cirugía de día; y las técnicas innovadoras de la cirugía reconstructiva de cabeza y cuello. Estos avances han repercutido de manera considerable en los profesionales sanitarios que trabajan en un servicio de ORL. La cirugía podría resultar menos traumática para la persona, la recuperación se podría acelerar y la rotación de pacientes aumentaría. En las unidades de cirugía de día se practica en este momento la cirugía ORL si la persona cumple determinados criterios (v. capítulo 3), tolera la anestesia general y su vida cotidiana apenas se interrumpe con la intervención. El equipo multidisciplinario de ORL, cabeza y cuello proporciona hoy un futuro más optimista y una mejor calidad de vida a los pacientes que sufren enfermedades extensas y malignas de cabeza y cuello.

La diversidad dentro de la cirugía ORL ofrece a la plantilla que trabaja en un servicio de ORL multitud de oportunidades y experiencias para desarrollar las habilidades y competencias clínicas. Confiamos en que el lector, tras leer este capítulo, disfrute de las compensaciones de la asistencia otorrinolaringológica y sepa afrontar sus retos.

Este capítulo está dividido en cuatro apartados:

- Oído.
- Nariz y senos paranasales.
- Garganta.
- Cabeza y cuello.

Oído

Anatomía y fisiología

El oído se divide en tres partes:

- Oído externo.
- Oído medio.
- Oído interno.

Oído externo

El pabellón auricular, compuesto por cartílago fibroelástico y piel, actúa localizando y amplificando el sonido y protegiendo el conducto auditivo del entorno y de los traumatismos. Este conducto se limpia de forma automática y muy eficiente gracias a la migración continua del epitelio desde la cara interna hacia la externa. Las ondas sonoras descienden por el conducto hasta la membrana timpánica, que transmite las vibraciones sonoras al oído medio.

Oído medio

Es una cavidad que contiene aire. Se comunica con la nasofaringe a través de la trompa de Eustaquio, que ventila e iguala la presión dentro de la cavidad. El oído medio tiene tres huesecillos: el martillo, el yunque y el estribo. Estos transmiten las vibraciones sonoras desde la membrana timpánica hasta la cóclea del oído interno. Detrás del oído medio se encuentran las celdas aéreas mastoideas. La apófisis mastoides se relaciona estrechamente con el cerebelo, el lóbulo temporal y el laberinto del oído interno. En este lugar se encuentran también partes del nervio facial, que gobierna los movimientos faciales, y de la cuerda del tímpano, responsable de la percepción del gusto (Luers y Hüttenbrink, 2016).

Oído interno

El oído interno consta de dos secciones: la cóclea (conducto auditivo) y el aparato vestibular (conducto del equilibrio), situados dentro del laberinto (Van De Water, 2012).

La endolinfa circula por ambos conductos transmitiendo las señales acústicas y el equilibrio. El nervio vestibulococlear tiene dos ramos y funciones: el nervio coclear/auditivo transmite los impulsos eléctricos a la corteza cerebral, donde se percibe el sonido, y el nervio vestibular transmite impulsos desde el oído interno y los conductos semicirculares al cerebelo, procesando la información relativa a la postura, el movimiento y el equilibrio.

Trastornos del oído que requieren cirugía

Hay una serie de trastornos y enfermedades que mejoran con la intervención quirúrgica.

A continuación se detallan los ejemplos principales; los tipos de cirugía se explican en el cuadro 12.1.

- *Exostosis:* sobrecrecimiento óseo en el conducto auditivo externo. Se repara mediante canaloplastia.

Cuadro 12.1 Tipos de cirugía de oído

- *Miringoplastia:* cierre con un injerto de fascia temporal de una perforación de la membrana timpánica. El injerto se coloca detrás de la membrana y se sujeta suavemente con fragmentos de Gelfoam, que se absorben de forma gradual en unas semanas. El injerto no se estabiliza por completo hasta unos 6 meses después. Se conocen dos tipos de abordaje: endoauricular y postauricular. Este procedimiento se conoce también como timpanoplastia de tipo I.
- *Osiculoplastia:* conexión entre el estribo y el martillo para mejorar la conducción del sonido a través de los huesecillos. Se puede realizar asimismo una miringoplastia en el mismo acto. Este procedimiento se conoce también como timpanoplastia de tipo II.
- *Mastoidectomía:* existen tres tipos. Se utiliza un abordaje postauricular.
  - Cortical: se eliminan las células aéreas mastoideas; la audición no se ve afectada.
  - Radical: más extensa que la cortical; se extirpan el tímpano, la pared ósea del conducto auditivo, la mucosa del oído medio y los huesecillos; la audición se ve muy afectada.
  - Radical modificada: se preserva la mayor parte posible del tímpano y los huesecillos; la audición se ve menos afectada.
- *Estapedectomía:* se abre una ventana en la base del estribo y se extrae el estribo dañado. Se inserta una prótesis móvil para facilitar la vibración y la conducción del sonido.
- *Descompresión del saco:* se drena la endolinfa que llena el laberinto membranoso del oído interno para aliviar las alteraciones vestibulares.
- *Laberintectomía:* se destruye toda la estructura del laberinto del oído interno, lo cual provoca una sordera total de ese lado.

- *Perforación timpánica:* se debe a un traumatismo o a una otitis media (infección aguda o crónica del oído medio). Se repara mediante miringoplastia o timpanoplastia con un injerto.
- *Discontinuidad osicular:* el objetivo de la osiculoplastia es reparar la cadena de huesecillos.
- *Otoesclerosis:* crecimiento excesivo del hueso que determina una fijación del estribo y sordera de transmisión. Es un trastorno familiar, más frecuente en las mujeres; el embarazo parece exacerbarlo. Se repara mediante estapedectomía.
- *Neurinoma (schwannoma) acústico:* tumor del elemento vestibular del octavo par craneal. Su incidencia es rara y progresa de manera lenta; los neurocirujanos y los otólogos suelen practicar esta cirugía juntos.
- *Colesteatoma:* proliferación benigna de células epiteliales escamosas en el oído medio y en las celdas aéreas mastoideas, que da lugar a infecciones y supuración, sordera conductiva y neurosensorial y parálisis del nervio facial. Si no se trata adecuadamente, se produce una afectación ósea (mastoiditis) que puede motivar complicaciones extra- e intracraneales (cuadro 12.2). La cirugía para extirpar el colesteatoma se denomina mastoidectomía.
- *Enfermedad de Ménière:* se desconoce su etiología. Afecta al oído interno y provoca vértigo, acúfenos y sordera. En ocasiones se práctica una descompresión del saco endolinfático, pero antes se ensayan diversos tratamientos médicos. No se conoce ningún tratamiento que sirva para todos los que padecen esta enfermedad. La laberintectomía se realiza si los síntomas son graves y producen un sufrimiento continuado al paciente.
- *Sordera neurosensorial profunda:* puede mejorar con un implante coclear.

Cuadro 12.2 **Posible progresión de la infección grave del oído medio**

Complicaciones otológicas

- Membrana timpánica perforada.
- Mastoiditis.
- Absceso mastoideo.
- Laberintitis.

Complicaciones de cabeza y cuello

- Absceso cervical.
- Parálisis del nervio facial.

Complicaciones cerebrales

- Absceso extradural.
- Meningitis.
- Absceso subdural.
- Absceso cerebral.

- *Sordera:* algunos pacientes sordos mejoran con una prótesis auditiva osteointegrada (BAHA), un audífono que se implanta de forma permanente.

Pruebas específicas

Las ondas sonoras atraviesan por conducción aérea el conducto auditivo hasta alcanzar la cadena de huesecillos. La conducción ósea hace que las ondas transmitidas lleguen al oído interno, donde la energía sonora se transforma en energía neuronal y es interpretada por el cerebro. Cuando el problema ocurre en el oído externo o en el medio, la sordera se denomina conductiva; cuando reside en la cóclea, el nervio auditivo o el sistema nervioso central, se denomina neurosensorial. El cuadro 12.3 enumera las causas específicas de sordera.

Pruebas clínicas de la audición y las enfermedades del oído

- *Audiometría simple:* uso de diapasones (pruebas de Rinne y Weber) para diferenciar la sordera conductiva de la neurosensorial. Es una prueba barata, sencilla y portátil.
- *Otoscopia:* exploración de la cara interna del conducto auditivo y de la membrana timpánica para visualizar y diagnosticar afecciones como acumulación de cera (cerumen), perforación, cuerpos extraños, otitis externa/media, exostosis, colesteatoma y mastoiditis.
- *Audiometría de tonos puros:* medición formal de la audición, generalmente realizada por un otólogo. El paciente se coloca unos auriculares y hace una señal cuando oye un determinado sonido. Los resultados se representan en gráficos que reflejan la conducción aérea y la conducción ósea del sonido.
- *Audiometría de impedancia:* informa sobre la presión en el oído medio, la función de la trompa de Eustaquio y los reflejos del oído medio, y puede revelar una disfunción del nervio facial (Campbell, 2018).
- *Logoaudiometría:* determina el umbral de recepción del habla y la discriminación y permite diagnosticar la sordera neurosensorial y evaluar la necesidad de un audífono.
- *Vestibulometría:* determina el estado funcional del sistema vestibular; ayuda a diagnosticar los mareos.
- *Otoemisiones acústicas:* evalúan la audición de los recién nacidos para saber si funciona la cóclea. Dentro del conducto auditivo se introduce una sonda con un altavoz y un micrófono. Los tonos se envían desde el altavoz a través del oído medio para estimular los cilios de la cóclea. Los cilios responden generando diminutos sonidos propios, que se detectan con el micrófono. Si existe sordera, los cilios cocleares no emiten ningún sonido.
- *Respuestas auditivas provocadas del tronco del encéfalo:* miden la latencia con la que las ondas eléctricas del tronco

Cuadro 12.3 **Causas de sordera específica**

Sordera conductiva

- Cerumen impactado.
- Cuerpo extraño en el conducto auditivo.
- Daños en la membrana timpánica.
- Otoesclerosis.
- Colesteatoma.

Sordera neurosensorial

- Arterioesclerosis.
- Congénita.
- Medicamentos ototóxicos.
- Neurinoma acústico.
- Traumatismos por lesiones de oído/cabeza.
- Sobreexposición a ruidos de alta intensidad.
- Presbiacusia.

encefálico responden a clics en el oído. El retraso de un lado con respecto al otro indica una lesión localizada en el octavo par craneal (como un neurinoma acústico), entre el oído y el tronco del encéfalo, o en el propio tronco del encéfalo.

- *Radiología:* el estudio radiológico ayuda a identificar los estadios de la enfermedad. La tomografía computarizada (TC) y la resonancia magnética (RM) son herramientas diagnósticas excelentes, sobre todo para detectar las enfermedades del oído medio y la mastoides y el neuroma acústico.
- *Prueba clínica del equilibrio:* la prueba de Romberg sirve para averiguar si una lesión tiene un origen cerebeloso o laberíntico. El paciente cierra los ojos y se mantiene erguido con los pies juntos. Una lesión laberíntica hace que el paciente se balancee hacia el lado de la lesión y esta inclinación se acentúa al cerrar los ojos. Una lesión cerebelosa se manifiesta por un balanceo simétrico que no cambia al cerrar los ojos.
- *Prueba clínica de la marcha:* el paciente camina en línea recta entre dos puntos y luego gira rápidamente para regresar a la línea recta. Los pacientes con una lesión laberíntica se desvían hacia el lado de la lesión. El desequilibrio intenso al girar revela una lesión cerebelosa.
- *Prueba clínica del nervio facial:* el nervio facial es el principal nervio motor de los músculos faciales y del músculo estapedio del oído medio y transmite el gusto de los dos tercios anteriores de la lengua. La función del nervio facial debe evaluarse siempre en toda enfermedad del oído.

En cuanto a la sordera, la presencia de otalgia (dolor de oído), otorrea (secreción por el oído externo) y acúfenos también facilita el diagnóstico. Otro dato importante es el nistagmo: los ojos se alejan lentamente del lado afectado y luego regresan rápidamente (nistagmo horizontal). El nistagmo es frecuente en las enfermedades del oído interno.

Evaluación de un paciente que requiere cirugía de oído

En el momento del ingreso, el personal realiza una evaluación exhaustiva del estado físico y psicológico del paciente. El Nursing and Midwifery Council (2018) especifica claramente en *The Code (El Código)* que las enfermeras deben asegurarse de evaluar y atender las necesidades físicas, sociales y psicológicas del paciente; solo así se garantizan unos cuidados seguros y centrados en el paciente. Como marco sirve un modelo de asistencia en enfermería, como el de Roper, Logan y Tierney (Holland, 2008). La evaluación específica de las siguientes actividades de la vida es necesaria para un paciente que requiera cirugía del oído y los cuidados postoperatorios consiguientes: comunicación, trabajo y socialización, expresión de una imagen corporal saludable, alimentación y bebida, y evacuación.

Comunicación

La sordera es una discapacidad importante que afecta a la vida social, laboral y educativa. El profesional sanitario debe evaluar la sordera del paciente formulándose las preguntas siguientes:

Localización y naturaleza:

- ¿Qué lado está afectado?
- ¿Cuál es la gravedad de la sordera?
- ¿Hay distorsión del sonido o acúfenos?

Efectos de la sordera:

- Sobre la socialización.
- Sobre el trabajo o los estudios.
- Sobre las actividades rutinarias, como hacer la compra, llamar por teléfono.
- Sobre la imagen corporal y la autoestima.

Métodos utilizados para mejorar la audición/comunicación:

- ¿Lleva un audífono?
- ¿Funciona bien el audífono? ¿Cuándo se limpió por última vez? ¿Es cómodo?
- ¿Lee el paciente los labios?

El personal debe esforzarse por crear un entorno óptimo para una comunicación bidireccional eficaz (cuadro 12.4).

Es esencial fomentar la expresión de cualquier temor o preocupación sobre la cirugía y los cuidados posteriores. Algunos tipos de cirugía, como la estapedectomía y la mastoidectomía, conllevan cierto riesgo de empeoramiento de la sordera o de sordera total.

Trabajo y vida social

Conocer la ocupación y situación social del paciente ayuda al personal a evaluar los cuidados y a planificar un alta segura. Ciertos oficios, como la construcción o la música, implican la

Cuadro 12.4 **Habilidades de comunicación para pacientes con problemas de audición**

- Asegúrese de que la zona esté bien iluminada para leer bien los labios y observar la expresión facial.
- Atraiga la atención del paciente.
- Mire de frente al paciente.
- Hable en un tono normal; los gritos distorsionan el sonido.
- Hable con claridad.
- Repita la frase si no se le entiende o se le entiende mal.
- Acérquese al lado de mejor audición del paciente, pero no demasiado.
- No se cubra la cara ni los labios, ni hable con nada en la boca.
- Anote todo lo que no se entienda bien.
- No hable deprisa ni muestre fastidio o frustración; los pacientes sordos suelen ser muy sensibles a la expresión facial.
- Fomente el uso del audífono y dele tiempo al paciente para que lo ajuste.
- Haga que el paciente asista a las sesiones de los médicos; asegúrese de que todos los miembros del equipo multidisciplinario conocen la sordera del paciente; evite hablar del paciente y compruebe que este entiende lo que usted le dice.

exposición a altos niveles de ruido y esta exposición podría contribuir a la sordera o causarla. El cirujano podría recomendar un cambio de ocupación.

Se requiere cierto tiempo (1-2 semanas) para la recuperación completa y para prevenir las complicaciones. Si se desea obtener el máximo reposo, habrá que organizar con antelación la baja laboral y el cuidado de las personas dependientes. Las necesidades familiares y laborales deben atenderse antes de la operación.

Imagen corporal

La imagen corporal y la autoestima se ven afectadas si la sordera interfiere en la vida del paciente. Los pacientes se sienten vulnerables, avergonzados y tímidos, y muchos llevan una vida solitaria.

La cicatrización de la cirugía es mínima; las incisiones son preauriculares, a través de la membrana timpánica, o postauriculares (fig. 12.1). Esta última exige en ocasiones un afeitado, que genera cierta preocupación al paciente.

Comida y bebida

Es importante evaluar la dieta y el apetito habituales del paciente. Dada la alteración del laberinto, las complicaciones postoperatorias comprenden a veces mareos, náuseas y vómitos.

Evacuación

Se comentará con el paciente cuáles son sus hábitos intestinales y vesicales. El mareo postoperatorio y el reposo en cama, sumados a los efectos de la anestesia, dificultan esta actividad, sobre todo en los pacientes de mayor edad. La vergüenza por el uso del orinal o la cuña agravan el problema.

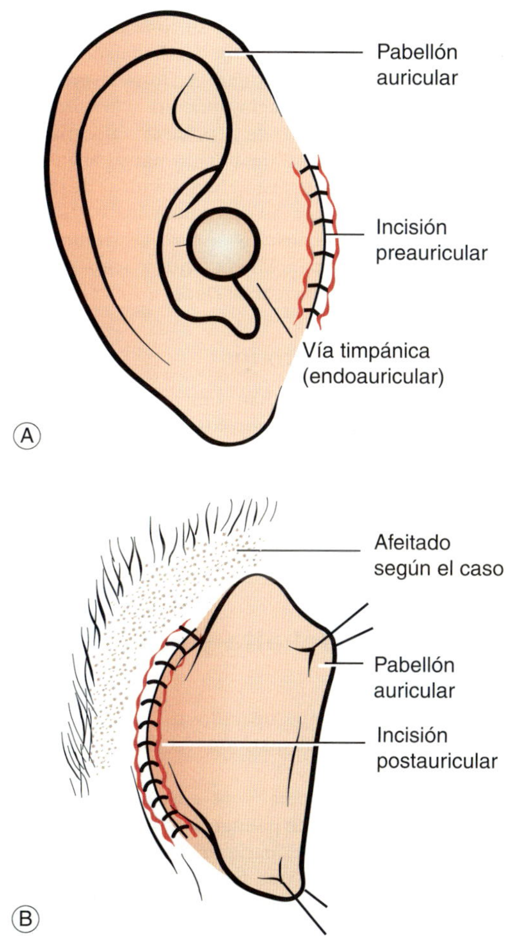

Figura 12.1 Tipos de incisión en la cirugía del oído. (A) Preauricular. (B) Postauricular.

Estudio de caso

El siguiente estudio de caso ilustra los cuidados pre- y postoperatorios de una persona sometida a estapedectomía por otoesclerosis.

La señora Doris Marsh, de 42 años, es ama de casa y madre de dos hijos (de 9 y 14 años). Su marido, hombre de negocios, trabaja en Francia y regresa a casa los fines de semana. Doris ingresó para una estapedectomía derecha programada. Sus síntomas consisten en acúfenos leves y una sordera progresiva en el lado derecho. Es posible que sus dos embarazos hayan agravado su sordera.

Evaluación

El cuadro 12.5 muestra la evaluación de Doris Marsh.

Preparación preoperatoria específica

El médico ingresa a Doris y obtiene su consentimiento informado. Este incluye una exposición detallada sobre los posibles riesgos asociados a la cirugía. A Doris le preocupa de manera especial el posible agravamiento o la sordera total del lado derecho por fracaso de la prótesis o por un traumatismo quirúrgico. El médico trata de disipar su angustia ofreciendo una información realista y asegurándose de que Doris entienda todos los aspectos del procedimiento.

La audiometría, a menos que se haya realizado en los 6 meses previos, se repite para obtener información actualizada sobre la función auditiva actual de Doris.

Cuidados postoperatorios

En los capítulos anteriores se han comentado cuestiones generales de los cuidados postoperatorios. En el caso de Doris, las posibles complicaciones específicas de la cirugía son el desplazamiento de la prótesis, la parálisis del nervio facial, los mareos, las náuseas y los vómitos, y las dificultades de comunicación. En el cuadro 12.6 se detallan el plan asistencial y la evaluación de los cuidados prestados.

Planificación del alta y educación del paciente

La mayoría de los pacientes operados del oído suelen recibir el alta 1-2 días después; algunas intervenciones se realizan en el día.

La planificación del alta y la educación del paciente comienzan en la unidad de preingreso y se refuerzan durante la estancia hospitalaria del paciente. Las hojas informativas con consejos representan una fuente inestimable de educación y tranquilidad, ya que los pacientes suelen tener dificultades para asimilar toda la información verbal ofrecida por las enfermeras y los médicos. El cuadro 12.7 ilustra los consejos de alta que se dan a los pacientes tras una operación de oído.

El seguimiento ambulatorio depende de la naturaleza de la operación y puede durar entre 1 y 6 semanas. En las consultas externas se retiran los posibles vendajes auditivos, y se repiten el examen auditivo y la audiometría.

Nariz

Anatomía y fisiología

La nariz forma parte del sistema respiratorio y es la responsable del sentido del olfato. La nariz también aporta rasgos estéticos importantes al rostro (Behrbohm, 2015). Las fosas nasales unen la cara, los senos paranasales y la nasofaringe.

Nariz externa

El tercio superior de la nariz externa está formado por dos huesos nasales fusionados. Los dos tercios inferiores son cartílago, con una punta muy flexible protegida por tejido fibroadiposo.

Cavidad nasal

Está formada por dos conductos iguales, divididos y sostenidos por un tabique osteocartilaginoso. La abertura anterior de cada fosa es el vestíbulo y está revestida de piel y pelo. La parte posterior se abre hacia la nasofaringe y se denomina coana. Los cornetes recubren la pared lateral de cada lado; suele haber tres: superior, medio e inferior. Su función es incrementar al máximo la superficie mucosa para calentar y humidificar el aire inhalado. El espacio entre los cornetes medio e inferior contiene el complejo ostiomeatal, que drena los senos paranasales (Tysome y Kanegaonkar, 2017). Los cilios contenidos en el epitelio baten sin cesar transportando hacia atrás el moco en dirección a la nasofaringe (Freeman y Kahwaji, 2018).

Vascularización

La irrigación arterial tan generosa de la nariz procede de los sistemas carotídeos externo e interno que originan la arteria esfenopalatina y la arteria etmoidal anterior. Del drenaje venoso se ocupan las venas esfenopalatinas y etmoidales.

Inervación

El nervio olfativo inerva los receptores olfativos de la mucosa nasal. Las fibras de este nervio atraviesan el techo de la cavidad nasal en el seno etmoidal a la altura de la lámina cribosa y forman el bulbo olfativo en el cerebro. Las glándulas secretoras de la nariz están controladas por el sistema nervioso autónomo. La inervación sensorial de la cavidad nasal corre a cargo de las divisiones oftálmica y maxilar del nervio trigémino (Pires et al., 2009).

Cuadro 12.5 **Evaluación preoperatoria de un paciente sometido a una estapedectomía**

Mantenimiento de un entorno seguro

- Se realiza una lectura de las constantes vitales: pulso de 72 latidos/min y presión arterial de 110/65 mmHg.
- Alergias: ninguna conocida.
- Antecedentes personales: cesárea hace 9 años bajo anestesia general.
- Medicación: Fybogel (fibra) en sobres (a demanda) para mantener la regularidad intestinal.
- Doris está preocupada por la cirugía, en particular por el riesgo potencial, aunque mínimo, para su audición derecha. Le inquieta asimismo la velocidad de recuperación, porque su madre está cuidando de sus hijos y su marido está fuera, en Francia, hasta el fin de semana (5 días).

Respiración

- Frecuencia respiratoria: 14 respiraciones/min.
- Doris fuma entre 10 y 15 cigarrillos al día.
- Radiografía de tórax: sin anomalías.

Control de la temperatura corporal

- La temperatura de Doris es de 36,5 °C.

Comunicación

- Doris tiene una visión normal.
- La audición del lado izquierdo es normal.
- Doris tiene una sordera pronunciada en el lado derecho; presenta acúfenos leves; le cuesta socializar, sobre todo en grupos grandes y ruidosos. No utiliza audífono por vergüenza.
- Doris está preocupada por la operación y por sus obligaciones domésticas.

Comida y bebida

- Doris es menuda: mide 1,55 m y pesa 50 kg.
- El apetito y la alimentación de Doris son normales.

Evacuación

- Doris es propensa al estreñimiento y realiza una deposición cada 2-3 días.
- Toma Fybogel para mantener el ritmo intestinal.
- Doris orina con normalidad; el análisis de orina no revela ninguna anomalía.

Higiene e indumentaria personal

- Doris se baña todas las noches y se ducha después de hacer ejercicio.

Movilidad

- Doris lleva una vida independiente.
- La sordera derecha le hace ser más prudente cuando conduce o cuando sale y se encuentra en un lugar muy concurrido.

Trabajo y vida social

- Doris es ama de casa y madre; su marido solo está en casa los fines de semana y por eso su vida doméstica es muy ajetreada.
- Doris nada dos veces por semana y pasea al perro todos los días.
- A Doris le preocupan las vacaciones de verano de su familia dentro de 4 meses; tiene previsto volar a España.

Imagen corporal

- El aspecto de Doris es informal y no parece preocupada por las mínimas cicatrices quirúrgicas previsibles.

Sueño

- Doris duerme bien, unas 7-8 h cada noche.

Muerte

- Doris manifiesta cierta aprensión por la anestesia.

Cuadro 12.6 **Cuidados postoperatorios de un paciente tras una estapedectomía**

Doris Marsh retorna al servicio tras una estapedectomía derecha. Está orientada pero adormecida. La oxigenoterapia continúa a razón de 4 l/min. La infusión intravenosa sigue su curso. Doris puede beber líquidos si no siente náuseas. En el conducto auditivo externo hay un tapón de lana de algodón cubierto por un apósito de gasa ligero; parece moderadamente teñido de sangre.
El cirujano ha indicado reposo en cama con una almohada hasta la mañana siguiente para mantener la integridad de la prótesis.

Respiración

- *Problema:* posible pérdida de la permeabilidad de la vía respiratoria y dificultad respiratoria debido a la anestesia, la somnolencia y el reposo en cama.
- *Objetivo:* Doris mantiene permeable la vía respiratoria y respira con normalidad.
- *Cuidado:*
  - Asegúrese de que el oxígeno se administra con el flujo prescrito; proporcione cuidados bucales para evitar la sequedad de la boca.
  - Anime a Doris a tumbarse en una postura de convalecencia, con la oreja operada hacia arriba, hasta que esté completamente despierta, para mantener permeable la vía respiratoria; puede utilizar una almohada si se nota más cómoda.
  - Observe repetidamente la frecuencia, la profundidad y el ritmo de la respiración (cada 15 min durante las primeras 2 h y luego cada 1-2 o 4 h a medida que se estabilice su estado); observe también si hay cianosis o dificultad respiratoria e informe de inmediato al médico.
  - Fomente la respiración profunda y la tos para eliminar las secreciones.
- *Evaluación:* aunque Doris estuvo adormecida durante las primeras 2 h, no mostró signos de dificultad respiratoria. La oxigenoterapia se interrumpió al cabo de las 4 h prescritas. A pesar de ser fumadora, su tórax permanecía limpio. Frecuencia respiratoria: 12-16 respiraciones/min.

Mantenimiento de un entorno seguro

- *Problema:* posible alteración de la prótesis del oído medio debido a su vulnerabilidad inicial.
- *Objetivo:* mantener la integridad de la prótesis.
- *Cuidado:*
  - Asegúrese de que Doris permanezca en reposo en la cama conforme a las instrucciones; puede utilizar solo una almohada.
  - Asegúrese de que Doris no se caiga de la cama, ya que se sentirá mareada y adormecida durante las primeras horas.
  - Coloque el timbre de llamada y la cuña a mano, para minimizar cualquier inconveniente del reposo en cama.
  - Ayude a Doris a satisfacer sus necesidades diarias, pero reduzca su actividad física al mínimo; cerciórese de que Doris sepa que no debe moverse de forma brusca o con sacudidas; ofrezca la cuña; facilite la toma de sólidos y líquidos proporcionando alimentos blandos y pajitas para beber.
  - A la mañana siguiente, procure que Doris se mueva despacio, al principio con ayuda si se marea.
  - Aconseje a Doris que no realice actividades agotadoras durante los próximos 6 meses.
- *Evaluación:* a Doris le resultaba pesado el reposo en cama, pero lo aguantó bien a pesar de algunos episodios de náuseas. Utilizó la cuña sin problemas y bebió líquidos con una pajita. A la mañana siguiente, Doris se movió con cautela pero de forma segura. Los médicos le aconsejaron que siguiera con el reposo durante las 2 semanas siguientes y afirmaron que podría volar a España al cabo de 4 meses.
- *Problema:* posible parálisis del nervio facial debido a un traumatismo quirúrgico.
- *Objetivo:* detectar rápidamente la aparición de cualquier defecto del nervio facial.
- *Cuidado:*
  - Realice una exploración del nervio facial al tomar las constantes vitales: observe la cara de Doris en reposo para saber si hay asimetría y pídale a Doris que levante las cejas, que sonría y que cierre los ojos con fuerza.
  - Si advierte cualquier debilidad o déficit, notifíquelo de inmediato al médico y continúe la vigilancia.
  - Tranquilice a Doris e indíquele que la debilidad probablemente se deba a la hinchazón postoperatoria, que causa una compresión del nervio y que tiende a desaparecer por completo.
- *Evaluación:* se efectuaron los controles periódicos y no se observó ninguna debilidad. Así pues, el nervio facial conservó intacta su función.

Comida y bebida

- *Problema:* Doris no se siente capaz de comer y beber con normalidad debido a los mareos y náuseas postoperatorios y al reposo en cama.

Cuadro 12.6 *(cont.)*

- *Objetivo:* aliviar las náuseas, los posibles vómitos y los mareos para que Doris se hidrate de forma adecuada y vuelva a tomar una dieta normal.
- *Cuidado:*
  - Administre la infusión intravenosa prescrita y compruebe la permeabilidad e integridad de la cánula y el sitio quirúrgico.
  - Lleve una gráfica con el balance hídrico exacto hasta que termine la infusión intravenosa y Doris esté bebiendo con normalidad.
  - Administre el tratamiento antiemético según la prescripción/demanda y controle su efecto; pida a Doris que notifique al personal si siente náuseas o mareos y pregúntele también con frecuencia cómo se encuentra.
  - Una vez que hayan remitido las náuseas, se aconseja ofrecer sólidos y líquidos por vía oral; primero líquidos claros, y luego alimentos suaves; a continuación, se pide a los familiares/amigos que le traigan su comida y bebida favoritas.
- *Evaluación:* Doris se sintió mareada y con náuseas al regresar a la planta. Se administró el antiemético prescrito, que surtió efecto, si bien continuó con un ligero mareo. Doris bebió entonces líquidos, pero rechazó los sólidos hasta la mañana. La infusión intravenosa se suspendió después del desayuno. Doris recibió el alta a su domicilio esa misma tarde, después de tomar el desayuno y la comida y comprobar que los había tolerado. Se sentía «aturdida», pero su familia estaba allí para llevarla a casa.

Comunicación

- *Problema:* Doris indica que oye peor del lado derecho que antes de la cirugía; está angustiada, sobre todo al observar el apósito teñido de sangre.
- *Objetivo:* aliviar la ansiedad de Doris.
- *Cuidado:*
  - Tranquilice a Doris y dígale que el deterioro de la audición es normal; el edema quirúrgico, el taponamiento auditivo y cualquier drenaje del oído medio entorpecen la audición; los efectos de la cirugía no suelen advertirse hasta pasadas 2-6 semanas.
  - Es esperable algo de sangrado; la descarga moderada de sangre fresca sobre el algodón puede continuar durante las primeras 24 h, y luego disminuye de forma gradual.
  - Fomente habilidades eficaces de comunicación (v. cuadro 12.4).
- *Evaluación:* después de explicarle a Doris la razón más probable de su empeoramiento auditivo, su angustia disminuyó y la visita postoperatoria del cirujano la tranquilizó mucho. El sangrado resultó moderado y el apósito de lana de algodón se cambió tres veces durante las primeras 12 h. Cuando recibió el alta, solo quedaba una leve mancha de sangre no reciente. Se aconsejó a Doris que se cambiara el apósito tres veces al día durante los 2 días siguientes y luego cada día hasta que cesara el sangrado. Doris recurría al oído izquierdo para comunicarse con el personal y los visitantes.

Cuadro 12.7 **Consejos de alta para los pacientes operados del oído**

- Cambie a diario el algodón colocado a la entrada del conducto auditivo. Procure no retirar el tapón del oído. Si se cae el tapón, póngase en contacto con el hospital para que le orienten.
- Es normal que por el oído salga una pequeña cantidad de secreción rojiza. Si no fuera así, si tuviera un color amarillo/verde o si observara un nuevo sangrado, póngase en contacto con el hospital.
- Cuando se bañe o duche, protéjase el oído con un algodón untado en vaselina. No deje que le entre agua dentro del conducto auditivo durante al menos 1 mes, ya que podría infectarse. Utilice un champú seco durante 1 semana y no nade durante 1 mes o el tiempo que se le indique.
- Si tiene puntos de sutura, se le indicará cuándo deben retirarse.
- Es habitual un ligero mareo durante unos días. Si el mareo empeora, póngase en contacto con el hospital. No conduzca si está mareado y absténgase de trabajar o de realizar cualquier actividad agotadora durante 1-2 semanas o el tiempo que se le indique. Si procede, no vuele durante al menos 1 mes, pero háblelo con su médico antes de salir. No se suene la nariz ni toque instrumentos de viento durante 1 mes. Estornude con la boca abierta. Estas precauciones protegen el oído y la zona operada frente a los traumatismos.
- La audición suele disminuir durante las primeras semanas debido al taponamiento, la hinchazón o las secreciones. Se realizarán pruebas auditivas de control.
- El dolor suele ser leve. Si el dolor aumenta, póngase en contacto con el hospital.
- Si le preocupa cualquier tema relacionado con la recuperación y los cuidados posteriores, no dude en ponerse en contacto con el hospital.

Funciones de la nariz

La nariz cumple las funciones siguientes:
- Vía respiratoria.
- Filtración y protección por los pelos nasales, el transporte de moco y los cilios; y acción antibacteriana dentro del moco.
- Humidificación y calentamiento por la sangre y las glándulas secretoras.
- Olfato.
- Resonancia del sonido.

Senos paranasales

Los senos paranasales actúan como prolongaciones de la cavidad nasal. Existen cuatro pares: frontal, esfenoidal, etmoidal y maxilar.

Las funciones de los senos paranasales son las siguientes:
- Producción de moco.
- Cavidades llenas de aire que reducen el peso del cráneo.
- Protección del ojo y del encéfalo frente a los traumatismos.
- Contribución a la resonancia del sonido.

Trastornos de la nariz y los senos paranasales que requieren cirugía

Hay una serie de trastornos y enfermedades que mejoran con la intervención quirúrgica. A continuación se detallan los ejemplos principales; los tipos de cirugía se explican el cuadro 12.8.
- *Trastornos de la mucosa nasal:* por ejemplo, rinitis alérgica, sinusitis y pólipos nasales.
- *Trastornos del sistema nervioso autónomo:* en concreto, rinitis vasomotora. Se produce un desequilibrio entre la inervación parasimpática y simpática de la mucosa nasal, que explica la mayor vascularización de los cornetes y la obstrucción nasal.
- *Trastornos estructurales:* por ejemplo, desviación del tabique, hematoma septal, fractura de los huesos nasales y huesos nasales irregulares.

Cuadro 12.8 **Tipos de cirugía nasal y sinusal**

Cirugía del cornete inferior para corregir la hipertrofia debida a rinitis alérgica/vasomotora

- *Diatermia:* cicatrización/contracción de la mucosa de los cornetes mediante técnicas bipolares, monopolares, con láser o de ablación.
- *Turbinoplastia:* reducción del tamaño de los cornetes desde el interior utilizando un microdebridador.
- *Turbinectomía:* extirpación parcial o total para aumentar la permeabilidad de la vía respiratoria.
- *Fractura quirúrgica:* reduce el tamaño y la función y alivia la obstrucción y los síntomas de la rinitis.

Cirugía del tabique

- *Resección submucosa del tabique:* para enderezar el tabique desviado y aumentar así el flujo de aire nasal.
- *Septoplastia:* se preserva al máximo el cartílago septal; se realiza para corregir la desviación septal. El tejido cartilaginoso se puede reinsertar o enderezar como injerto de soporte.
- *Drenaje del hematoma septal:* se realiza mediante aspiración con aguja o incisión formal.

Huesos nasales

- *Rinoplastia:* corrige la deformidad ósea y cartilaginosa externa e interna por razones estéticas y funcionales.
- *Reducción de la fractura nasal:* restaura la permeabilidad de la vía respiratoria y la estética de la nariz.

Cirugía de los senos paranasales

- *Polipectomía:* los pólipos nasales se pueden extirpar con un microdebridador o con pinzas quirúrgicas.
- *Cirugía endoscópica funcional de los senos paranasales* (CEFS): el objetivo es restablecer el drenaje funcional normal de los senos paranasales; incluye la extirpación delicada de la mucosa dañada y el ensanchamiento del orificio natural de cada seno.
  - Antrostomía maxilar.
  - Etmoidectomía: desbridamiento suave de los senos etmoidales posteriores y anteriores para mejorar el drenaje de moco.
  - Cirugía del seno esfenoidal: apertura de los orificios esfenoidales para minimizar la obstrucción posterior.
  - Cirugía del seno frontal: apertura del receso frontal para mejorar el drenaje del seno frontal.
- *Etmoidectomía externa:* se realiza una incisión externa para facilitar la erradicación de la enfermedad. La mejora de las técnicas endoscópicas ha reducido la necesidad de practicar por sistema esta cirugía. Abordaje idóneo para la extirpación tumoral.
- *Lavado antral:* se irriga el seno con suero fisiológico a través de una cánula y se expulsan el pus y la mucosidad.
- *Procedimiento de Caldwell-Luc:* se limpia el antro maxilar mediante una antrostomía realizada por dentro del labio superior. La cirugía endoscópica de los senos paranasales ha reducido la necesidad de este tipo de antrostomía.

- *Infección:* por ejemplo, sinusitis aguda/crónica. Es un trastorno inflamatorio en el que se obstruyen los orificios de los senos paranasales (aberturas naturales de los senos en la cavidad nasal). La mucosidad se acumula en los senos paranasales, no drena y el seno se acaba infectando. Si no se restablece la depuración normal de los senos, se produce un engrosamiento crónico de la mucosa con la consiguiente obstrucción nasal, dolor de cabeza, dolor facial y secreción purulenta.

Pruebas específicas

Es necesario realizar una exploración física y una anamnesis exhaustiva. El tratamiento conservador es la opción preferida y se basa en la prescripción de preparados tópicos nasales y sinusales. Se pueden realizar las pruebas siguientes:

- *Pruebas de alergia:* para localizar y eliminar los alérgenos.
- *Endoscopia:* para visualizar la anatomía nasal.
- *Rinomanometría:* medida objetiva de la respiración nasal anómala.
- *Radiografía:* revela la patología ósea.
- *TC:* ofrece una imagen detallada de las enfermedades óseas y de los tejidos blandos.
- *RM:* valiosa en caso de neoplasia maligna.

Evaluación de un paciente que requiere cirugía nasal/sinusal

La mayoría de estas intervenciones se realizan como cirugía de día o con ingreso de una noche. De acuerdo con el modelo de asistencia en enfermería de Roper, Logan y Tierney, en el momento del ingreso se evaluarán las actividades de la vida siguientes (Holland, 2008).

Mantenimiento de un entorno seguro

Dada la vascularización tan abundante de la nariz, la cirugía nasal y de los senos paranasales conlleva riesgo de hemorragia. La observación preoperatoria de las constantes vitales del paciente proporciona una referencia exacta para la atención postoperatoria. La historia clínica completa, incluida la medicamentosa, puede revelar trastornos o medicamentos que exacerben la hemorragia, por ejemplo, trastornos de la coagulación o un tratamiento anticoagulante.

Respiración

Las afecciones y enfermedades de la nariz y los senos paranasales suelen provocar obstrucción nasal, ronquidos, apnea obstructiva del sueño (interrupción de la respiración durante períodos intermitentes mientras se duerme) y respiración bucal. Por eso, está indicada la evaluación de la frecuencia, la profundidad y el ritmo respiratorios del paciente. La colocación quirúrgica de un taponamiento nasal obliga al paciente a respirar por la boca y le puede ocasionar angustia. Se anotarán también los trastornos torácicos que puedan ocasionar dificultad respiratoria, como el asma.

Comida y bebida

El taponamiento nasal dificulta esta actividad, ya que genera un vacío parcial; el paciente puede referir una sensación de aspiración al tragar. La secreción posnasal, la pérdida del sentido del olfato y la presencia de sangre en la boca reducen el apetito por los alimentos sólidos y líquidos.

Sueño

Conviene evaluar el patrón habitual de sueño del paciente. Como se ha comentado, los trastornos nasales y sinusales suelen causar obstrucción nasal, que interfiere en la respiración y el sueño. El paciente podría roncar, sufrir interrupciones del sueño o sequedad de boca y referir fatiga. El taponamiento nasal postoperatorio, la hinchazón y la secreción influyen también en la capacidad del paciente para dormir y esta tiende a mejorar conforme se va recuperando.

Imagen corporal

La presencia de apósitos nasales y/o secreciones nasales modifica a veces la imagen corporal del paciente y puede producir angustia, aunque dure poco.

Estudio de caso

El siguiente estudio de caso ilustra los cuidados pre- y postoperatorios de una persona sometida a septoplastia.

El Sr. Arnold Black ingresa en el servicio a las 10 de la mañana, ya que su operación está prevista para la tarde. Tiene 52 años, está casado y trabaja como cocinero. Arnold sufre una desviación del tabique, que le provoca obstrucción nasal y ronquidos. Además, padece asma, que se controla con inhaladores; por este motivo, se le ingresó para mantenerle en observación durante la noche.

Evaluación

El cuadro 12.9 detalla la evaluación de Arnold Black.

Preparación preoperatoria específica

Arnold ha permanecido en ayunas desde que tomó el desayuno temprano, a las 6 de la mañana. Dado el asma de Arnold, se realiza una radiografía de tórax, para asegurarse de que tolerará la anestesia, y se mide el flujo máximo para evaluar su capacidad pulmonar. Se prescribe una premedicación de tres inhalaciones de la medicación antiasmática de Arnold.

Cuadro 12.9 **Evaluación preoperatoria de un paciente sometido a una septoplastia**

Mantenimiento de un entorno seguro

- Se realiza una lectura de las constantes vitales: pulso de 80 latidos/min y presión arterial de 150/80 mmHg.
- Alergias: ninguna conocida.
- Antecedentes médicos: asma desde la infancia; ingreso por bronquitis y crisis asmática hace 5 años; nunca se ha sometido a anestesia general.
- Medicación:
  - Inhalador de salbutamol: dos inhalaciones tres veces al día y según la necesidad.
  - Inhalador de beclometasona: dos inhalaciones dos veces al día.
- Arnold está angustiado por la operación, ya que nunca se ha sometido a anestesia general; además, le preocupa que su asma rebrote.

Respiración

- Frecuencia respiratoria: 16 respiraciones/min.
- Arnold dejó de fumar hace 5 años tras tener que ingresar en el hospital para recibir tratamiento por su bronquitis y asma.
- Arnold respira por la boca debido a una obstrucción nasal.
- Radiografía de tórax: pulmones limpios y anestesista satisfecho.
- Flujo máximo: 480 l/min.

Control de la temperatura corporal

- La temperatura de Arnold es de 36,8 °C.

Comunicación

- Arnold lleva gafas para leer.
- Su audición es buena por ambos lados.
- Como se ha comentado, Arnold tiene miedo de la anestesia y le preocupa el riesgo para su asma.

Comida y bebida

- Arnold es de complexión robusta: mide 1,77 m y pesa 81 kg.
- Tiene buen apetito y, como es cocinero, le gusta cocinar y cenar con los amigos.
- Arnold es judío y no come cerdo.

Evacuación

- Arnold tiene deposiciones diarias y orina con normalidad.
- Análisis de orina: ninguna anomalía.

Aseo e indumentaria personal

- Arnold se viste de forma elegante. Se baña a diario.

Movilidad

- Arnold lleva una vida independiente; evita los paseos con muchas cuestas y las escaleras por su asma.

Trabajo y vida social

- Arnold trabaja a tiempo completo como chef en un restaurante muy concurrido. Le han concedido 2 semanas de descanso para recuperarse.
- Le gusta nadar dos veces por semana y visitar a su familia.

Imagen corporal

- Arnold está preocupado por la férula interna y por su aspecto.
- Es consciente de que no tendrá ninguna cicatriz externa.

Sueño

- Arnold respira por la boca y se despierta incómodo con la boca muy seca.
- Ronca y suele dormir inquieto (unas 6 h), por lo que no cree que el sueño le repare.

Muerte

- Arnold está un poco angustiado por la anestesia.

Cuidados postoperatorios

Las complicaciones postoperatorias de la septoplastia y de la mayoría de los tipos de cirugía nasal/sinusal son:

- Hemorragia.
- Infección.
- Hematoma: por ejemplo, septal o periorbitario, es decir, alrededor del ojo.
- Dificultad para comer y beber, debido al edema y al taponamiento nasal.
- Dificultad para respirar con normalidad, debido al edema y al taponamiento nasal.

En el cuadro 12.10 se describe el plan de cuidados postoperatorios de Arnold.

Cuadro 12.10 **Cuidados postoperatorios de un paciente tras una septoplastia**

Arnold Black regresa a planta después de la septoplastia. Lleva un taponamiento nasal y las férulas internas. Los tapones deben retirarse a las 6 h de la intervención si el sangrado no es excesivo. Las férulas permanecerán durante 1 semana. Arnold está consciente, orientado y recibe oxigenoterapia a razón de 2 l/min hasta la mañana siguiente. En la almohadilla nasal se observa sangre fresca en cantidad moderada.

Respiración

- *Problema:* posible pérdida de la permeabilidad de la vía respiratoria y dificultad respiratoria debida a la anestesia, al taponamiento nasal, a las férulas y al asma.
- *Objetivo:* Arnold es capaz de mantener permeable la vía respiratoria y de respirar por la boca.
- *Cuidado:*
  - Mantenga una posición erguida para facilitar la respiración y la descarga nasal.
  - Asegúrese de que la oxigenoterapia se aplique según el régimen prescrito.
  - Observe la frecuencia, la profundidad y el ritmo de la respiración, así como la presencia de sibilancias/opresión para detectar enseguida cualquier crisis asmática y/o dificultad respiratoria; realice la observación con la frecuencia adecuada.
  - Tranquilice a Arnold indicándole que la respiración bucal garantiza un flujo de aire adecuado; proporcione un colutorio y cuidados para prevenir la sequedad de boca.
  - Administre la medicación antiasmática prescrita y vigile su efecto.
  - Tranquilice a Arnold, indicándole que notará la nariz taponada durante 2-3 semanas debido al edema quirúrgico.
- *Evaluación:* Arnold mantuvo la oxigenoterapia hasta la mañana. Los parámetros respiratorios observados se mantuvieron dentro de los límites normales. Toleró bien la respiración bucal, aunque la sequedad de la boca le resultó algo incómoda. Al regresar a planta se auscultaron sibilancias ligeras, que se aliviaron con dos inhalaciones de salbutamol. Arnold notó una mejoría.

Mantenimiento de un entorno seguro

- *Problema:* posible hemorragia tras una intervención quirúrgica sobre una zona muy vascularizada.
- *Objetivo:* minimizar la hemorragia.
- *Cuidado:*
  - Realice observaciones de las constantes vitales según la pauta postoperatoria recomendada; la hipotensión y la taquicardia constituyen signos de hemorragia.
  - Observe la secreción nasal; cambie las almohadillas nasales según sea necesario y anote la frecuencia con que se cambian los apósitos; examine la parte posterior de la garganta por si hubiera sangrado posnasal.
  - Aplique compresas de hielo en la frente, la nuca y el puente de la nariz si sangra mucho; esta medida favorece la vasoconstricción.
  - Notifique al médico cualquier signo como los mencionados.
  - Retire el taponamiento según las instrucciones, pero, si sangra mucho, no lo haga hasta que el médico haya examinado a Arnold.
  - Asegúrese de que Arnold continúa en reposo hasta 1 h después de retirar el taponamiento para minimizar la actividad y el riesgo de nuevo sangrado; luego, facilite una movilización suave.
  - Insista a Arnold para que no se suene ni se hurgue la nariz y para que estornude con la boca abierta a fin de reducir la presión dentro de la nariz.
- *Evaluación:* durante la primera hora se observó un rezume constante y moderado de sangre fresca. Se aplicó una bolsa de hielo, que pareció reducir la hemorragia. Al cabo de 4 h, la descarga nasal resultó mínima y serosanguinolenta. Se retiró

(Continúa)

Cuadro 12.10 *(cont.)*

el taponamiento sin ninguna complicación conforme a las instrucciones. Los parámetros observados se situaban dentro de los límites normales. Arnold se movió por la planta sin ningún problema.

- *Problema:* posible infección de la nariz debido a la cirugía y la inserción de férulas.
- *Objetivo:* prevenir la infección.
- *Cuidado:*
  - Observe si hay signos de infección: secreción purulenta, pirexia e inflamación; notifique cualquier signo.
  - Administre la terapia antibiótica prescrita y compruebe si Arnold sabe que debe completar el ciclo cuando sea dado de alta.
  - Después de llegar a casa, se evitará durante 1 semana el contacto con personas aquejadas de tos o resfriado.
- *Evaluación:* Arnold no mostró ningún signo de infección. Se administró tratamiento antibiótico y se organizó y explicó la medicación que debía llevarse a casa.
- *Problema:* posible hematoma septal por acumulación de sangre entre el tabique y la mucosa.
- *Objetivo:* detectar enseguida el comienzo del sangrado.
- *Cuidado:*
  - Indique a Arnold que notifique al personal si el dolor empeora y la obstrucción nasal se agrava después de retirar el tapón.
  - Asegúrese de que las férulas permanezcan *in situ* durante 1 semana, conforme a las indicaciones, para mantener la posición del tabique.
- *Evaluación:* en principio no había signos de hematoma. El dolor consistía en una molestia leve (normal) que se alivió con paracetamol. Las férulas permanecieron intactas y se retiraron cuando Arnold acudió a revisión en las consultas externas.

Comida y bebida

- *Problema:* dificultad para tragar debido a la presencia de tapones nasales.
- *Objetivo:* garantice una hidratación/nutrición adecuada para que Arnold vuelva a tragar con normalidad.
- *Cuidado:*
  - Mantenga la infusión intravenosa según la prescripción.
  - Fomente la ingesta de líquidos y una dieta blanda según la tolerancia; ofrezca bebidas complementarias si no se ingieren sólidos.
  - Tranquilice al paciente y dígale que la dificultad para tragar desaparecerá en cuanto se haya retirado el taponamiento nasal.
  - Lleve una gráfica con un balance hídrico exacto hasta que termine la infusión intravenosa y se reanude la ingesta oral normal.
- *Evaluación:* Arnold refería una sensación de aspiración en la parte posterior de la garganta cada vez que tragaba. Su ingesta oral era escasa al principio (350 ml de agua en 5 h) y solo pudo tomar la sopa para cenar. La infusión intravenosa se mantuvo hasta que se terminó a las 21:00 h. En cuanto se retiró el taponamiento nasal a las 20:00 h, su deglución se normalizó y se comió un sándwich algo tarde.

Taponamiento nasal y colocación de una férula

Taponamiento nasal

Como se ha comentado antes, la hemorragia es la complicación postoperatoria principal de la cirugía nasal y sinusal. En algunos tipos de cirugía nasal se introducen compresas al final de la operación que ejercen presión contra la pared de la mucosa, reduciendo así el riesgo de hemorragia. En la actualidad es bastante habitual que no se coloque ningún taponamiento nasal postoperatorio. La figura 12.2 ilustra los tipos de taponamiento nasal utilizados habitualmente.

El cirujano indica el momento en que se debe retirar el tapón: 4, 12 o 24 h después. Es normal observar un poco de sangrado fresco a través del taponamiento durante las primeras 1-2 h de convalecencia. Para vigilarlo se aplica un apósito nasal (almohadilla), que se cambia según sea necesario. Si la hemorragia no parece remitir, se deja el taponamiento tal cual y se avisa al médico.

Es posible que el personal retire el taponamiento nasal. Se prepara un lote básico de apósitos, ya que, para limpiar con suavidad el exterior de la nariz una vez retirado el taponamiento, se utilizan suero fisiológico y gasas. Es fundamental explicar el procedimiento al paciente para minimizar su ansiedad. El paciente debe sentarse erguido en la cama, pues así se simplifica la retirada del taponamiento y no deglute sangre. A continuación, se pide al paciente que inspire y espire tranquilamente con un ritmo constante; con cada espiración, se va retirando despacio el taponamiento de la nariz con unas

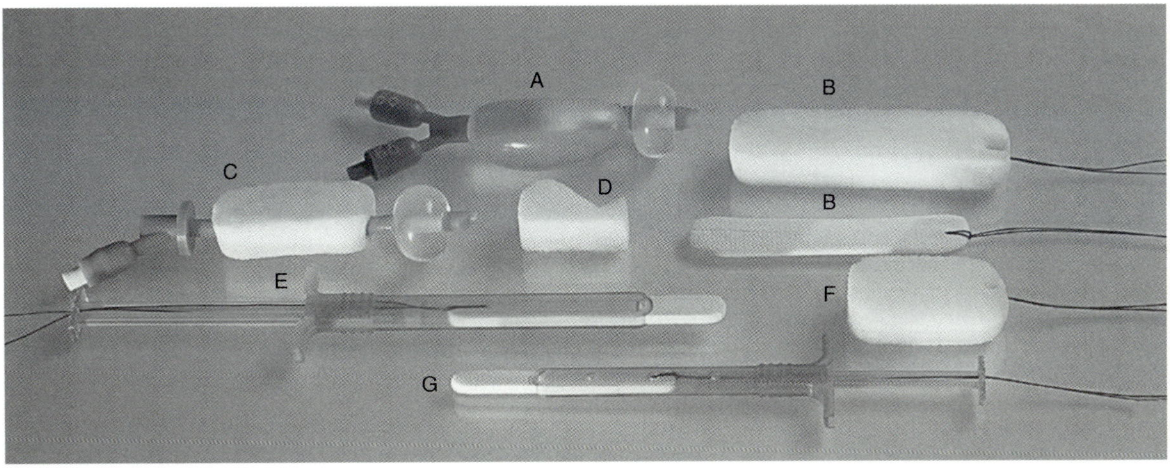

Figura 12.2 Ejemplos de taponamiento nasal. (A) Catéter nasal Xomed Epistat. (B) Tapón nasal Flex-Pak de Pope. (C) Catéter nasal Xomed Epistat II. (D) Taponamiento Staxi-Stat sin cordón. (E) Taponamiento nasal grande Fast-Pak con aplicador. (F) Taponamiento Weimert para epistaxis. (G) Taponamiento nasal pequeño Fast-Pak con aplicador. (Tomado de Roberts, J.R. & Hedges, J. (2009). Clinical procedures in emergency medicine (5th edn.). Elsevier Inc., con autorización.)

pinzas. Si se han colocado taponamientos en ambas fosas nasales, se va alternando el lado, retirando un poco cada vez. Al principio es habitual que se produzca cierto sangrado fresco, en forma de un «hilillo» de sangre. La compresión suave sobre la nariz y la aplicación de compresas de hielo en la frente, el puente de la nariz y la parte posterior del cuello aumentarán la vasoconstricción. Se aplica una almohadilla nasal y se continúa vigilando la secreción nasal. Es normal que las secreciones nasales disminuyan hasta una secreción serosanguinolenta mínima a lo largo de 2-3 días.

Férula nasal

Después de la septoplastia se pueden insertar férulas internas de silicona en cada cavidad nasal. Las férulas mantienen la posición del tabique y se dejan colocadas durante 1-2 semanas. Se suturan *in situ* y se pide al paciente que no las toque. El cirujano retira las férulas en las consultas externas.

Si se practicara además una rinoplastia, podría colocarse una férula externa para fijar la nueva posición de los huesos nasales tras la reparación de las fracturas nasales y la septorrinoplastia.

La férula se puede preparar con cinta de esparadrapo quirúrgico, escayola o termoplástico. El médico retira la férula 1-2 semanas después en las consultas externas.

Planificación del alta y educación del paciente

El paciente recibe las instrucciones de alta de forma verbal y escrita (cuadro 12.11).

El seguimiento ambulatorio tiene lugar al cabo de 1 a 6 semanas. En ese momento se retira cualquier férula nasal y se examinan la nariz y los senos paranasales. Los efectos beneficiosos de la cirugía no se evalúan hasta este momento como mínimo, ya que la hinchazón quirúrgica tarda tiempo en disminuir.

Garganta

Anatomía y fisiología

Dentro de la especialidad de ORL, los componentes de la garganta son:

- Faringe.
  - Nasofaringe.
  - Bucofaringe.
  - Hipofaringe.
- Laringe.
- Glándulas salivales.

Faringe

La faringe cumple las funciones siguientes:

- Llevar los alimentos, la saliva y la mucosidad al esófago.
- Actuar como vía respiratoria entre la nariz y la boca, por un lado, y la laringe, por el otro.
- Resonar el sonido emitido en la laringe.

La nasofaringe se sitúa encima del paladar blando, en la parte posterior de la nariz, está revestida por una mucosa y contiene el orificio de la trompa de Eustaquio y las

Cuadro 12.11 Consejos para el alta de los pacientes tras una cirugía nasal/sinusal

- Notará la nariz más taponada debido a la hinchazón, y esta sensación puede tardar 2-3 semanas en desaparecer. Si le han recetado gotas nasales, aplíquelas para descongestionar la nariz (la figura 12.3 ilustra el método correcto de instilación de las gotas nasales).
- Dentro de la nariz podrían aparecer costras mientras cicatriza la herida; las duchas con agua tibia reblandecen a veces las costras; no se hurgue la nariz, porque podría sangrar.
- Estornude con la boca abierta para reducir la presión nasal. Límpiese la nariz, pero no se suene hasta después de la revisión ambulatoria postoperatoria.
- La secreción nasal puede continuar unos días y suele estar ligeramente teñida de sangre.
- Si se produce un sangrado fresco y constante, pellízquese la zona carnosa de la nariz e inclínese hacia delante; aplíquese hielo en la frente y en el puente de la nariz; no se trague la sangre porque podría sentir náuseas; si el sangrado no cede después de 15 min, llame al servicio de ORL o al servicio de urgencias para que le orienten.
- Durante los primeros días no tome bebidas, comidas, baños y duchas muy calientes, ya que aumentan el riesgo de sangrado.
- Evite el trabajo y la actividad agotadora durante al menos 1 semana, o el tiempo que se le indique.
- No fume y evite los lugares llenos de humo; no entre en contacto con personas resfriadas o con tos, ya que la infección se puede contagiar por la nariz.
- Si las férulas nasales están colocadas, no las toque; acuda a la cita ambulatoria para su retirada.

vegetaciones adenoides (sacos de tejido linfoide). La bucofaringe se localiza entre el paladar blando y el hueso hioides. El hioides es un pequeño hueso en forma de U ubicado debajo de la lengua, a la que sostiene; su posición la mantienen músculos y ligamentos. Las amígdalas palatinas se encuentran dentro de la bucofaringe, a ambos lados de la base de la lengua. Al igual que las vegetaciones adenoides, se trata de tejido linfoide, cuya función es proteger de las infecciones. La hipofaringe se sitúa detrás de la laringe y se comunica con el esófago. La inervación de la faringe tiene lugar a través de ramos del nervio glosofaríngeo (noveno par craneal).

Laringe

La laringe es el órgano de la fonación y se compone de cartílago rígido, ligamentos, músculos y membranas. Las cuerdas vocales están formadas por repliegues de mucosa que se aproximan y separan, interfiriendo de manera controlada en el flujo de aire y creando vibraciones audibles, conocidas como habla. La otra función importante de la laringe es proteger el árbol traqueobronquial por los siguientes medios:

- *Epiglotis:* colgajo de cartílago y mucosa que ocluye la laringe al tragar.
- *Glotis:* espacio comprendido entre las cuerdas vocales y contenido en la laringe, que se puede cerrar para iniciar la tos.

El nervio vago emite ramos para la laringe, llamados nervios laríngeos superior y recurrente.

Glándulas salivales

Existen tres pares de glándulas salivales.

- Las *glándulas parótidas* producen sobre todo saliva serosa que se segrega hacia la boca a través de los conductos parotídeos, próximos a los segundos molares superiores.

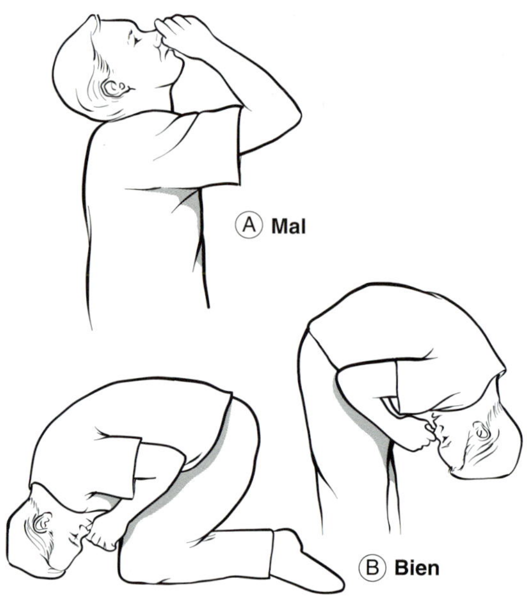

Figura 12.3 Método correcto para la instilación de la medicación nasal. (A) Si se utiliza un método incorrecto, las gotas nasales pasan a la faringe sin alcanzar importantes estructuras nasales internas. (B) El método correcto garantiza la propagación de las gotas nasales a través de las membranas nasales importantes. *Gotas:* se aconseja permanecer con la cabeza hacia delante durante unos minutos después de la instilación. *Aerosol:* si la medicación se administra en forma de aerosol, se recomienda una posición erguida, sin inclinación de la cabeza hacia atrás; el medicamento se administra con ayuda de una bomba dotada de dosímetro (Pires et al., 2009).

Cuadro 12.12 Funciones de la saliva

- Facilita la masticación y la deglución.
- Lubrica los alimentos.
- Contribuye al gusto.
- Protege la cavidad bucal de las infecciones.
- Facilita el habla.

- Las *glándulas submandibulares* producen un líquido seromucoso que drena en el suelo de la boca a través de los conductos submandibulares.
- Las *glándulas sublinguales* tienen una naturaleza predominantemente mucosa y drenan en la boca a través de los conductos sublinguales.

Cada 24 h se producen entre 500 y 1.000 ml de saliva. Las funciones de la saliva se enumeran en el cuadro 12.12.

Vascularización

La irrigación arterial de la región de la cabeza y el cuello deriva del arco de la aorta y las arterias carótidas internas y externas. Las arterias carótidas internas irrigan el encéfalo y la órbita; las carótidas externas irrigan los tejidos más superficiales de la cabeza y el cuello.

La sangre venosa de la cara, el cuello y otros tejidos superficiales drena hacia las venas yugulares externas.

Trastornos de la garganta que requieren cirugía

Siguen algunos ejemplos de trastornos de la garganta que requieren a menudo cirugía (cuadro 12.13).

Amigdalitis recidivante y absceso periamigdalino

La infección bacteriana repetida, en general por estreptococos, puede ocasionar graves molestias. Los problemas consisten en dolor, pirexia y dificultad para tragar (disfagia). La infección puede localizarse en una de las amígdalas, provocando un absceso periamigdalino, conocido como absceso de Quincy; si no se trata adecuadamente, se sigue a veces de una complicación por restricción y edema de la vía respiratoria. La amigdalectomía se recomienda para ambos trastornos.

Ronquidos nocturnos y apnea obstructiva del sueño

El colapso temporal de la vía respiratoria alta durante la inspiración provoca obstrucción y ronquidos. El lugar más habitual de este problema es el paladar blando.

La apnea del sueño se define como la interrupción de la respiración en 30 ocasiones durante al menos 10 s cada una a lo largo de un período de sueño de 7 h (Dhillon y East, 2013). El consumo de alcohol, el tabaquismo y el sobrepeso aumentan el riesgo de ronquidos y apnea obstructiva del sueño, puesto que reducen el tono muscular faríngeo. Otros factores son los siguientes: pólipos nasales, desviación del tabique nasal, hipertrofia de los cornetes, aumento de tamaño de las vegetaciones adenoides y amígdalas, úvula flácida y paladar blando. La corrección de estos problemas estructurales y el tratamiento de la obstrucción fisiológica deberían aliviar la apnea del sueño y los ronquidos.

El tipo más habitual de cirugía para este trastorno es la uvulopalatofaringoplastia (UPFP), con o sin amigdalectomía, un procedimiento diseñado para mejorar la vía respiratoria alta (fig. 12.4).

Bolsa faríngea

Se trata de una hernia de la mucosa faríngea en la que se acumulan restos de alimentos. La bolsa puede agrandarse y ocasionar una compresión esofágica, regurgitación y disfagia. La cirugía endoscópica permite reparar la bolsa utilizando un diverticuloscopio específico y una grapadora. El paciente puede empezar a tomar líquidos y dieta blanda al día siguiente y recibir el alta domiciliaria 1 día después.

Cuerpos extraños

Las espinas de pescado y los huesos de cordero y pollo son los cuerpos extraños que más veces se alojan en la faringe o

Cuadro 12.13 Tipos de cirugía de garganta

- *Amigdalectomía:* extirpación quirúrgica de las amígdalas palatinas.
- *Uvulopalatofaringoplastia* (UPFP): resección quirúrgica de la úvula, el paladar blando ± las amígdalas para ensanchar la vía respiratoria alta.
- *Reparación de la bolsa faríngea:* se utiliza un endoscopio para visualizar la hernia faríngea (divertículo de Zenker) y se repara con grapas; la técnica tradicional de reparación se basa en una incisión externa del cuello y la reparación faríngea.
- *Faringoscopia:* examen endoscópico de la faringe.
- *Esofagoscopia:* examen endoscópico del esófago.
- *Laringoscopia:* examen endoscópico de la laringe.
- *Traqueostomía:* se extirpa una pequeña ventana de cartílago entre el segundo y el tercer anillo traqueal para establecer la permeabilidad de la vía respiratoria. Se introduce el tubo de traqueostomía elegido y se sutura inicialmente en su lugar.

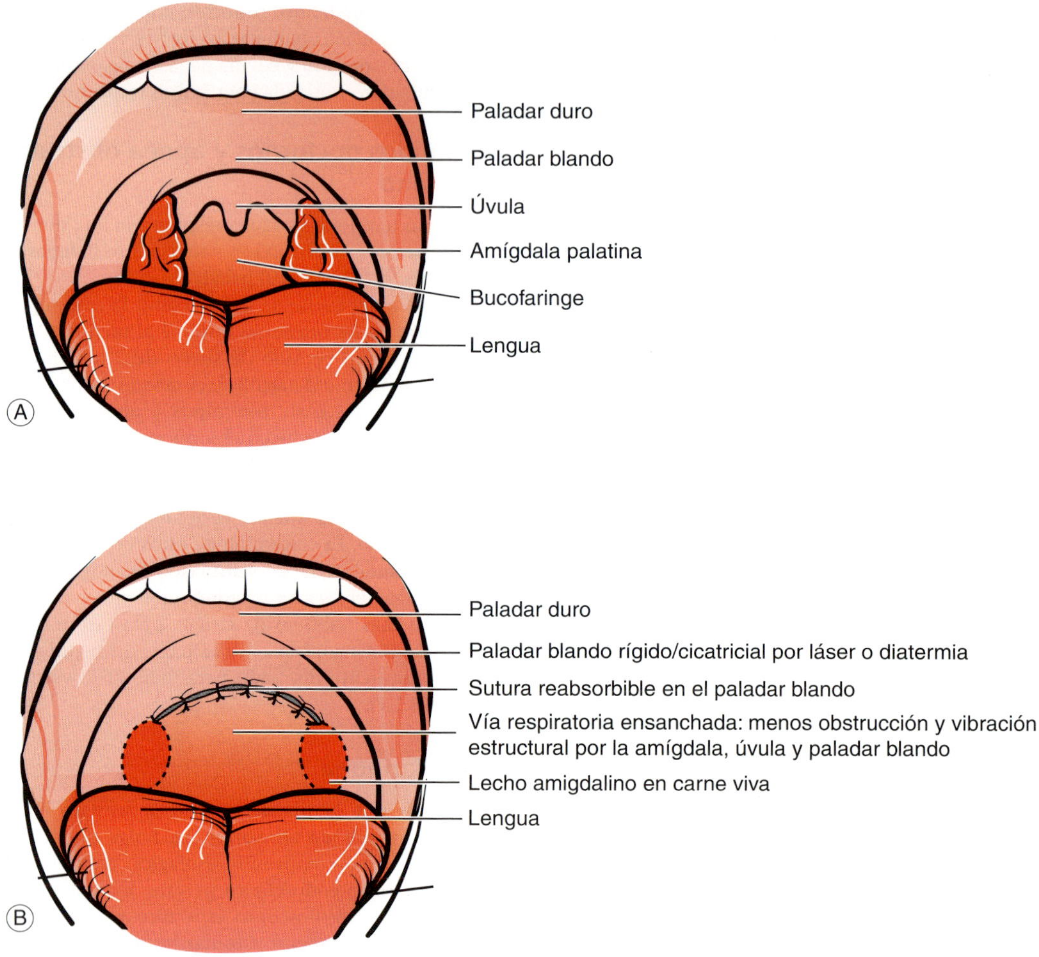

Figura 12.4 (A) Bucofaringe en la apnea obstructiva del sueño. (B) UPFP con grandes áreas de tejido doloroso en carne viva en el postoperatorio y vía respiratoria mejorada.

el esófago de los pacientes adultos y causan dolor y disfagia y también angustia. La endoscopia para extraer los cuerpos extraños abarca la faringoscopia y la esofagoscopia.

Obstrucción de la vía respiratoria

La obstrucción aguda o potencial de la vía respiratoria es grave y obedece a las causas siguientes:

- Traumatismos de la tráquea o la laringe que provocan edema o lesión estructural.
- Edema asociado a la cirugía de cabeza y cuello y a las quemaduras.
- Incompetencia (fallo de funcionamiento correcto) laríngea.
- Desaparición del reflejo nauseoso y, por tanto, riesgo de aspiración hacia los pulmones.
- Incapacidad para expectorar las secreciones pulmonares.

La traqueostomía se practica para restablecer o mantener permeable la vía respiratoria en los trastornos anteriores. Si un paciente está recibiendo respiración asistida durante mucho tiempo, se suele efectuar una traqueostomía, ya que la intubación endotraqueal puede causar lesiones laríngeas y traqueales (Myatt, 2015).

Tipos de tubos de traqueostomía

Las marcas más conocidas son Portex, Shiley y Silver Negus, y todas ellas ofrecen una gama variada de tamaños. Los tubos Negus de plata se usan poco ahora, ya que existen alternativas más duraderas y coste-efectivas. Los tubos de traqueostomía muestran diferentes formas y el tipo utilizado depende del trastorno del paciente.

Liso o fenestrado. Un orificio o fenestración en la parte superior del tubo facilita el paso del aire de la tráquea a la faringe, atravesando la laringe: por eso, cuando se ocluye el

Cuadro 12.14 Factores de cuidado específicos para los pacientes sometidos a una traqueostomía

- *La traqueostomía puede ser temporal.* El mantenimiento de la permeabilidad y la seguridad del tubo son esenciales para mantener abierta la vía respiratoria. Se utilizan suturas y/o esparadrapo.
- *La traqueostomía elude la vía respiratoria alta.* Los sistemas corporales naturales de humidificación y calentamiento de la boca y la nariz se eluden, así que el aire inspirado es más seco y frío. Las secreciones se vuelven secas y viscosas y la tráquea se puede irritar, a menos que se apliquen métodos alternativos de humidificación y calentamiento; por ejemplo, humidificadores mecánicos, nebulizadores salinos y velos húmedos de gasa.
- *La traqueostomía puede alterar el reflejo tusígeno del paciente.* Esto aumenta la irritación traqueal y la producción de esputo. La capacidad de expectoración disminuye, por lo que se precisa asistencia en forma de fisioterapia y aspiración traqueal. La limpieza de la cánula interna, si la hay, también elimina las secreciones.
- *La traqueostomía dificulta la comunicación.* Los pacientes pueden sentirse muy angustiados y aislados. Las dificultades de comunicación se alivian mediante un cuidado cercano al control de enfermería, la proximidad del timbre de llamada, el uso de bolígrafo y papel y pizarras, el habla con los labios y la gesticulación. Con paciencia y tranquilizando al paciente, el personal se ganará su confianza. En cuanto el paciente pueda utilizar una válvula fonatoria o vocalizar ocluyendo el extremo del tubo con un dedo, se sentirá más tranquilo.
- *La traqueostomía puede causar molestias al tragar.* Si se le permite tomar sólidos, se le ofrecerán alimentos blandos para facilitar su ingestión. En el caso de que la deglución se encuentre muy deteriorada (p. ej., por pérdida del reflejo nauseoso y aspiración), se aplicará nutrición enteral.
- *La traqueostomía puede ocasionar una infección.* La infección de la herida puede ocurrir en el lugar de la incisión, lo cual exige un cuidado minucioso de la herida. Con una técnica aséptica, se limpia la zona que rodea el tubo con suero fisiológico utilizando gasas y bastoncillos de algodón; a continuación, se coloca un apósito (p. ej., Lyofoam) bajo la aleta del tubo. Esta medida se realiza cada vez que sea necesario, y como mínimo una vez por turno.

extremo del tubo con un dedo o con una válvula fonatoria, el paciente puede vocalizar. Esta es la razón por la que los tubos fenestrados se utilizan en pacientes que se han recuperado del período agudo y presentan una vía respiratoria alta funcional, así como capacidad funcional para vocalizar (competencia laríngea) y en aquellos que podrían estar iniciando el destete de la traqueostomía.

Los tubos simples se insertan cuando se realiza la traqueostomía inicial. El tubo liso no tiene orificio; por eso, no se puede utilizar la vía respiratoria alta ni vocalizar de una manera efectiva.

Con/sin manguito. El manguito se encuentra en la base del tubo y se infla de aire a través de una válvula, que se ve en el exterior del tubo. Su objetivo es que no se aspiren las secreciones gástricas/bucales gracias al cierre de la vía respiratoria alta. Se infla para la ventilación pulmonar prolongada, asegura la máxima oxigenación de los pulmones y evita las fugas de aire. Si se desea la vocalización o si se va a iniciar el destete de la traqueostomía, se desinflará el manguito o bien se cambiará el tubo por otro sin manguito. De forma regular hay que comprobar la presión del manguito cuando esté inflado, ya que la presión continuada podría inducir irritación o necrosis traqueales; esta presión se puede medir con un manómetro específico.

Con/sin cánula interna removible. En general, se prefieren los tubos con cánulas internas, ya que estas se pueden retirar con la frecuencia deseada para limpiar las secreciones, reducen la frecuencia de aspiración (que resulta traumática para el paciente) y disminuyen el riesgo de oclusión del tubo y la dificultad respiratoria asociada. Los tubos sin cánulas internas tienden a acumular secreciones viscosas difíciles de eliminar, por lo que conllevan más riesgo de oclusión.

Cuidado de la traqueostomía

Este tema se expone con más detalle en el estudio de caso de laringectomía. Los aspectos comunes a los cuidados abarcan el mantenimiento permeable de la vía respiratoria, con aspiración y humidificación, y la comunicación.

Los cuadros 12.14 y 12.15 describen las cuestiones clave que deben tenerse en cuenta cuando se atiende a un paciente con una traqueostomía.

Pruebas específicas para pacientes que requieren cirugía de la garganta

Se pueden realizar las pruebas siguientes:

- Inspección visual con linterna frontal y espéculo, depresor lingual o laringoscopio.
- Estudios del sueño para diagnosticar la apnea del sueño.
- Endoscopia para visualizar anomalías estructurales, por ejemplo, bolsa faríngea, edema laríngeo.
- Radiografías para exponer la localización y la naturaleza del cuerpo extraño.
- TC/RM para visualizar lesiones traumáticas en la garganta o lesiones de tejidos blandos.
- Tomografía por emisión de positrones (PET) para exponer la actividad celular; también resulta útil tras la radioterapia.
- Estudio con bario para detectar una disfunción faríngea/esofágica, por ejemplo, acumulación en la bolsa faríngea.

El médico realiza una historia clínica completa del paciente y expone los problemas siguientes:

- Frecuencia de la amigdalitis/absceso de Quincy y posible hospitalización para tratamiento.

Cuadro 12.15 Aspiración paso a paso de un tubo de traqueostomía

- Asegúrese de que el equipo de aspiración, situado a la cabecera de la cama, funcione para poder utilizarlo en cuanto sea necesario.
- Detecte los signos de aspiración: roncus (gorgoteo de tono bajo), sibilancias, disnea, inquietud, percepción de un flujo de aire restringido en la mano (Heidari y Shahbaz, 2017).
- Comente con el paciente todos los aspectos del cuidado para minimizar su angustia.
- Retire la cánula interna, si la hay, limpie las secreciones y vuelva a insertarla.
- Si persisten los signos anteriores, prepare el equipo de aspiración.
- Inserte el catéter de aspiración en el tubo; su tamaño debe ser inferior a la mitad del diámetro del tubo de traqueostomía, ya que un catéter demasiado grande aspira mucho oxígeno y provoca hipoxia.
- Ponga en marcha la aspiración con un intervalo de presión de 80-120 mmHg; una presión alta puede ocasionar hipoxia y traumatismo.
- Use un equipo de protección individual (delantal, gafas y guantes) para minimizar el riesgo de infección cruzada.
- Retire el envoltorio del catéter e inserte el catéter solo hasta un tercio de su longitud para minimizar el traumatismo traqueal.
- Aplique la aspiración ocluyendo el orificio del puerto del catéter. Esta medida solo se efectuará durante su retirada y no durará más de 15 s. Una técnica inadecuada aumenta el riesgo de hipoxia y traumatismo (Myatt, 2015).
- Deseche el catéter y los guantes con los residuos infecciosos y enjuague el tubo de aspiración con agua estéril. Con estas medidas se garantiza un alto nivel de control de las infecciones.
- Evalúe la vía respiratoria del paciente y, si precisa más aspiración, repita el proceso.

- Gravedad de la apnea del sueño y de los ronquidos, y su efecto sobre la calidad del sueño y la relación con la pareja.
- Naturaleza de la disfagia, tipos de alimentos tolerados y presencia de posible adelgazamiento.

Evaluación de un paciente que requiere cirugía de garganta

Las actividades siguientes reflejan las cuestiones específicas que se deben considerar durante la evaluación de una persona ingresada para cirugía de garganta.

Respiración

Ciertos tipos de cirugía de garganta persiguen una mejora de la vía respiratoria, por ejemplo, la UPFP y la traqueostomía.

Hay que efectuar una minuciosa evaluación del estado respiratorio del paciente, el estado del tórax y los niveles de saturación de oxígeno en sangre para obtener una referencia exacta de cara al postoperatorio.

Es imprescindible evaluar las técnicas utilizadas por el paciente para facilitar una respiración difícil si se desea ofrecer una atención personalizada. Los métodos utilizados pueden consistir en sentarse erguido, inclinarse sobre una mesa, carraspear, utilizar medicamentos nebulizados, aplicar oxigenoterapia o técnicas de relajación.

Mantenimiento de un entorno seguro

En todos los pacientes, el personal evaluará en el preoperatorio las constantes vitales, así como los antecedentes médicos y la medicación actual/reciente para detectar cualquier tendencia al sangrado.

El paciente podría experimentar molestias o dolor después de la cirugía de garganta, en particular después de una amigdalectomía/UPFP. La preparación del paciente durante el preoperatorio, generando expectativas realistas sobre el dolor postoperatorio, mejora la recuperación. Después de la amigdalectomía y la UPFP, algunos pacientes refieren un dolor moderado durante como máximo 14 días.

Control de la temperatura corporal

La ingestión de un cuerpo extraño, como un hueso de bordes afilados, conlleva riesgo de perforación faríngea/esofágica. El personal realiza una evaluación minuciosa de la temperatura, el pulso y el grado de confort del paciente; la pirexia, la taquicardia y el dolor en el tórax o en la parte superior de la espalda representan signos de perforación (Lalwani, 2012). Si la perforación no se detecta y se permite la alimentación oral, el paciente puede sufrir complicaciones graves y posiblemente mortales, por ejemplo, mediastinitis y empiema (pus en la cavidad pleural).

De ahí que la evaluación minuciosa resulte de vital importancia.

Comida y bebida

Está indicado evaluar el peso del paciente, su índice de masa corporal, la alimentación habitual, la ingestión de líquidos y el apetito general, ya que cualquier trastorno de la garganta afecta a la capacidad para comer y beber. Los episodios repetidos de amigdalitis o absceso de Quincy pueden provocar una pérdida de peso, al igual que la disfagia asociada a una bolsa faríngea y las dificultades respiratorias. La obesidad puede ocurrir en pacientes con apnea obstructiva del sueño.

Comunicación

La evaluación de esta actividad resulta especialmente pertinente para los pacientes ingresados con dificultades respiratorias que podrían requerir una traqueostomía. Es posible que el paciente se encuentre demasiado agotado para hablar. Entre las cuestiones pertinentes que se deben estudiar figuran las siguientes:

- ¿Habla, entiende y escribe el paciente?
- ¿Tiene problemas de audición?
- ¿Necesita gafas?, ¿para qué actividades?

Basándose en todo lo anterior, se pueden planificar métodos alternativos de comunicación; por ejemplo, uso de bolígrafo y papel o de pizarras, habla labial y gestos.

Sueño

La apnea obstructiva del sueño, los ronquidos y las dificultades respiratorias suelen determinar patrones deficientes de sueño; algunos pacientes ingresan agotados en el hospital. La evaluación del sueño es necesaria para obtener información sobre la calidad, la duración y el estilo de sueño, incluidos los métodos utilizados por el paciente para mejorar el sueño.

Cuidados postoperatorios de los pacientes operados de la garganta

Las complicaciones postoperatorias específicas tras la cirugía de garganta afectan a las actividades de respiración, mantenimiento de un entorno seguro, control de la temperatura corporal y alimentación y bebida.

Posible falta de permeabilidad de la vía respiratoria y dificultad para comunicarse

Estas ocurren sobre todo en pacientes con obstrucción de la vía respiratoria o con una traqueostomía. Los aspectos concretos de la asistencia se centran en aliviar la dificultad respiratoria y mantener una función respiratoria adecuada. Es esencial vigilar las constantes vitales y los niveles de oxigenación de la sangre del paciente, ya que su estado puede deteriorarse enseguida. En el cuadro 12.14 se describen las cuestiones clave relativas a los cuidados de la traqueostomía.

Hemorragia, infección y dolor, sobre todo después de una amigdalectomía

La hemorragia postoperatoria es una posible complicación de toda cirugía. Tras la amigdalectomía, las zonas vasculares en carne viva pueden sangrar sin previo aviso. Está indicada la observación periódica de las constantes vitales del paciente; la hipotensión y la taquicardia constituyen signos de hemorragia. Se considera buena práctica vigilar el pulso cada hora durante la primera noche postoperatoria (no procede en la cirugía de día), ya que un pulso alto durante el sueño es un indicador fiable de sangrado. La hematemesis y la deglución repetida podrían indicar un sangrado de las zonas amigdalinas.

La infección también es causa de sangrado. El paciente debe comer y beber con la mayor normalidad posible (tres comidas al día con refrigerios, basados en alimentos texturizados, más 2 l de líquidos al día); la razón es que así se mantiene la garganta libre de residuos e infecciones, con lo que se minimiza el riesgo de sangrado.

Perforación faríngea/esofágica tras determinados procedimientos endoscópicos, incluida la extracción de cuerpos extraños

Como se ha comentado con anterioridad en el proceso de evaluación, está indicada la observación estrecha de las constantes vitales. El cirujano dicta cuándo el paciente puede empezar a tomar líquidos y sólidos por boca; a menudo solo se permite agua estéril al principio y, si el paciente continúa sin manifestar signos de perforación, se introduce una dieta blanda de manera paulatina, en general al día siguiente.

Dificultad para comer y beber

Un paciente sometido a una traqueostomía puede experimentar disfagia debido a una compresión esofágica; por eso, se recomienda una dieta blanda. Tras la reparación de la bolsa faríngea o la extracción de un cuerpo extraño se aconseja también una dieta blanda para que la zona afectada cicatrice de una manera confortable. En cambio, después de la amigdalectomía se aconseja una dieta normal, texturizada por las razones comentadas con anterioridad.

Planificación del alta y educación del paciente

El paciente recibe consejos generales sobre la dieta y el control del dolor y se le explica la posible medicación que se llevará a casa. Los pacientes amigdalectomizados reciben los consejos por escrito (cuadro 12.16) para reforzar cuestiones importantes. La revisión en las consultas externas tiene lugar entre 2 y 6 semanas después.

Los pacientes con una traqueostomía prolongada reciben el alta con un buen apoyo de enfermería comunitaria. El equipo de aspiración y nebulización se puede trasladar al domicilio y, antes del alta, el paciente y la familia deben mostrar competencia en el cuidado completo de la traqueostomía. A menudo se realiza una prueba en casa, durante un permiso de fin de semana o de 1 día, para evaluar la competencia del paciente y su familia.

Se recomiendan revisiones periódicas en las consultas externas para facilitar el cambio del tubo y examinar la evolución del paciente (se recomienda un cambio mensual del tubo para evitar las infecciones y la oclusión del tubo). Se indica al paciente y a su familia que se pongan en contacto con el servicio si tienen dudas o si surge algún problema.

Cuadro 12.16 **Consejos para el alta tras una amigdalectomía**

- Descanse durante 2 semanas y tómese un tiempo libre en el trabajo.
- Lleve una dieta normal, porque al masticar y tragar alimentos con textura se alivia el dolor y se limpian los lechos de las amígdalas, lo cual ayuda a prevenir la infección.
- Beba muchos líquidos (2-3 l al día).
- Cuide bien su higiene bucal y haga enjuagues y gárgaras después de cada comida.
- Este procedimiento es doloroso. Las molestias podrían aumentar entre el 4.° y el 8.° día, cuando se desprende una membrana de los lechos amigdalinos, un suceso normal. Tome analgésicos de manera regular, sobre todo antes de las comidas.
- Es posible que le duelan los oídos. Esto es algo normal, ya que los nervios de la zona de las amígdalas y los oídos están conectados.
- No fume ni vaya a lugares concurridos; aléjese de las personas resfriadas o con tos. Así evitará la irritación local y las infecciones.
- Las manchas blancas en la parte posterior de la garganta son normales y forman parte del proceso de curación.
- Los consejos anteriores son importantes; es esencial que coma y beba con normalidad para recuperarse adecuadamente. Si nota alguno de los siguientes síntomas, póngase en contacto con el servicio de ORL o el servicio de urgencias del hospital, ya que representan signos de infección y podrían obligar a su reingreso:
  - Dolor intenso y progresivo.
  - Sangrado.
  - Elevación de la temperatura.

Cabeza y cuello

Trastornos de cabeza y cuello que requieren cirugía

Esta rama de la cirugía ORL abarca una amplia gama de trastornos, a menudo malignos, que requieren cirugía y/o radioterapia. Las actividades de respirar, comunicarse, comer y beber y mostrar una imagen corporal saludable se pueden ver profundamente afectadas tanto por la enfermedad como por el tratamiento. La imagen corporal se altera a veces de forma drástica debido a la naturaleza desfigurante de la cirugía. Se requiere una atención especializada, con el objetivo de rehabilitar al paciente para que se adapte a un estilo de vida diferente a través de la educación y la empatía individual y familiar.

Las neoplasias de cabeza y cuello parecen ocurrir con más frecuencia en personas expuestas a (Dhillon y East, 2013):

- Tabaco para fumar o esnifar.
- Alcohol.
- Polvo de madera dura.
- Metales pesados, como el cromo.
- Radiación.
- Virus.

A continuación se ofrece una breve perspectiva general de las enfermedades de cabeza y cuello y de su cirugía.

Neoplasia de las glándulas salivales

La mayoría de los tumores de las glándulas salivales se localizan en las glándulas parótidas y son benignos; la incidencia de neoplasias malignas aumenta en las glándulas submandibulares (American Cancer Society, 2019).

La *parotidectomía* es la extirpación de la glándula parótida. Se explica al paciente el riesgo de lesión del nervio facial; a menudo, la debilidad facial es pasajera y se debe a la hinchazón quirúrgica.

La *escisión de la glándula submandibular* conlleva riesgo de lesión, en ocasiones permanente, de los ramos submandibulares del nervio facial.

Neoplasias del oído

La infección crónica del oído puede inducir una enfermedad maligna en el pabellón auricular, el conducto auditivo y el oído medio. La sobreexposición solar puede provocar neoplasias malignas en el oído externo.

La cirugía varía desde una escisión en cuña del pabellón auricular hasta la resección radical de toda la oreja y los tejidos circundantes.

Neoplasias de la nariz y los senos paranasales

Son poco frecuentes y exigen la colaboración de oftalmólogos, cirujanos plásticos, cirujanos maxilofaciales o neurocirujanos. La proximidad a los ojos, la cara, la mandíbula y el cerebro obliga a una resección, un rescate y una reconstrucción delicados y precisos. El otorrinolaringólogo desempeña un papel clave en el tratamiento de estos pacientes.

Neoplasias nasofaríngeas

El tratamiento de los tumores que surgen en esta región puede incluir la resección quirúrgica; la erradicación de la enfermedad es costosa y a veces se prefiere la radioterapia.

Neoplasias hipofaríngeas

Los tumores benignos son raros. Normalmente, las enfermedades malignas se dan en pacientes fumadores y consumidores habituales de alcohol. A veces, la enfermedad cursa sin síntomas graves; el motivo inicial de consulta es una leve sensación de «tener algo en la garganta» (Dhillon y East, 2013). En el momento del diagnóstico, el tumor ha crecido lo suficiente como para requerir cirugía y/o radioterapia. Se extirpan la laringe, la faringe y posiblemente parte del esófago; el esófago se reconstituye en ocasiones con yeyuno (Medina y Vasan, 2018). Entre el 30 y el 40% de los pacientes tratados sobreviven 5 años (American Cancer Society, 2017).

Neoplasias bucofaríngeas

Las neoplasias malignas, sobre todo el carcinoma epidermoide, pueden afectar al tercio posterior de la lengua, el suelo de la boca, la epiglotis, el paladar blando, la úvula, las amígdalas y la pared faríngea. Las metástasis a los ganglios linfáticos se producen por la generosa vascularización linfática de estas regiones. La resección quirúrgica engloba a veces la bucofaringe afectada, parte de la mandíbula si la enfermedad afecta al hueso, y una reconstrucción mediante colgajos de músculo y piel. La finalidad de la radioterapia postoperatoria es erradicar la enfermedad maligna residual.

Neoplasias laríngeas

Los tumores benignos son raros, y el carcinoma epidermoide es la neoplasia maligna más frecuente. Los síntomas suelen consistir en alteraciones de la voz (disfonía), disfagia y, en casos avanzados, dificultad respiratoria. El tratamiento se basa en la laringectomía parcial endoscópica con láser o la extirpación quirúrgica «abierta» de la laringe (laringectomía) y la disección cervical si están afectados los ganglios del cuello. Asimismo, se puede aplicar una radioterapia postoperatoria. La figura 12.5 muestra la alteración anatómica tras una laringectomía.

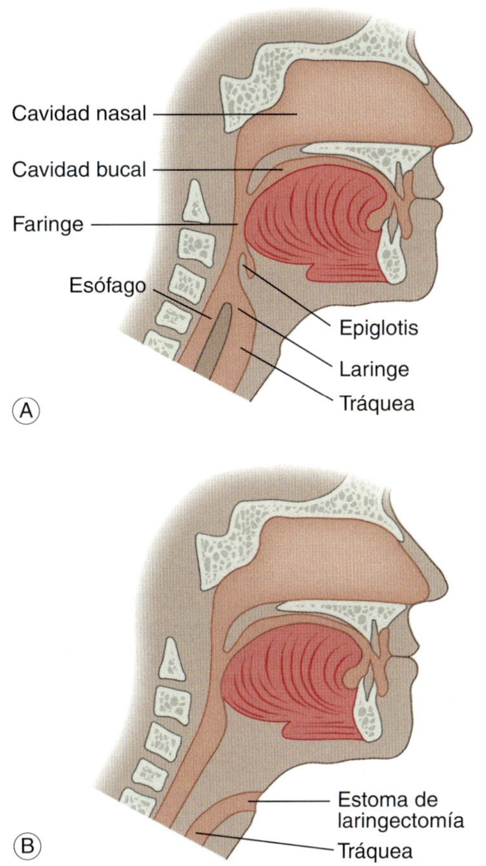

Figura 12.5 Anatomía alterada tras una laringectomía. (A) Antes de la cirugía. (B) Después de la cirugía.

Bultos en el cuello

En general, los bultos laterales del cuello representan metástasis, es decir, diseminación a distancia de un carcinoma maligno, cuyo tumor primario asienta a menudo dentro de la faringe y la laringe. Para realizar el diagnóstico completo se requiere una investigación clínica minuciosa.

Pruebas específicas para pacientes que requieren cirugía de cabeza y cuello

Las pruebas son las siguientes:

- Aspiración con aguja fina del bulto del cuello para análisis citológico y determinación de la naturaleza del carcinoma: por ejemplo, epidermoide.
- Radiología:
  - Las radiografías permiten exponer la lesión macroscópica.
  - La TC/RM revela imágenes exactas de la enfermedad y de su propagación metastásica.
  - PET en caso de recidiva, y/o después de la quimioterapia/radioterapia.
- Endoscopia bajo anestesia general ± biopsia de cualquier lesión anómala; puede incluir laringoscopia, faringoscopia y esofagoscopia. El diagnóstico se puede establecer mediante la clasificación internacional TNM (cuadro 12.17).

Evaluación de un paciente que requiere cirugía de cabeza y cuello

Es necesario evaluar las actividades de la vida específicas de las personas que padecen enfermedades de cabeza y cuello y que precisan cirugía.

Respiración

La evaluación de la función respiratoria normal del paciente es esencial, ya que la enfermedad y la cirugía de cabeza y

Cuadro 12.17 Clasificación TNM

El diagnóstico y el pronóstico del cáncer de cabeza y cuello se basan en la clasificación del tumor, la afectación ganglionar y las metástasis (Sobin et al., 2010):

- Tumor (T): tamaño del tumor primario.
- Ganglios linfáticos (N): si los ganglios linfáticos regionales presentan cáncer.
- Metástasis (M): si el cáncer se ha extendido a otra región corporal.

La clasificación TNM de la Unión Internacional Contra el Cáncer (UICC) facilita un consenso para una clasificación y estadificación unitarias del cáncer con repercusión clínica.

cuello conllevan riesgo de obstrucción aguda de la vía respiratoria. El paciente refiere a veces dificultades para respirar debido a los efectos del tumor sobre la función laríngea y la permeabilidad de la vía respiratoria.

Mantenimiento de un entorno seguro

La vascularización abundante de la cabeza y el cuello explica el posible riesgo de hemorragia y hematoma en el postoperatorio. La evaluación del estado cardiovascular del paciente en el preoperatorio sirve de referencia. Algunos pacientes son bebedores empedernidos o alcohólicos: averiguar su ingestión semanal de alcohol en unidades durante la evaluación inicial permite prepararse frente a cualquier complicación postoperatoria relacionada con la abstinencia de alcohol y administrar medicación para aliviar los síntomas de abstinencia.

Control de la temperatura corporal

El riesgo de infección postoperatoria requiere una evaluación de la temperatura del paciente y su capacidad de cicatrización. La radioterapia previa de la zona predispone a una mala cicatrización de la herida debido a sus efectos sobre la integridad tisular. Las enfermedades y la cirugía mayor de cabeza y cuello pueden debilitar el sistema inmunitario del organismo y aumentar la vulnerabilidad frente a las infecciones.

Por eso, de manera sistemática se evalúan los signos tempranos de infección, por ejemplo, en el tórax (neumonía) y en la boca (muguet).

Comida y bebida

A menudo, los pacientes ingresan tras haber sufrido disfagia y adelgazamiento durante cierto tiempo; puede observarse infrapeso y malnutrición, así que la preparación óptima para la cirugía pasa por ofrecer alimentos y bebidas enriquecidos. Se pesa a todos los pacientes de manera regular (tres veces por semana) hasta el momento del alta.

Asimismo, se prepara al paciente para afrontar las dificultades para comer y beber durante la fase postoperatoria. El personal responsable del ingreso evalúa los conocimientos que tiene el paciente sobre la cirugía y los cuidados posteriores, en particular la necesidad de una «dieta absoluta» prolongada (aprox. 7-14 días), la alimentación con un tubo enteral y el aporte de alimentos blandos o en purés en cuanto se permita la ingesta oral.

Evacuación

Se evalúan los hábitos miccionales e intestinales del paciente. La ingestión deficiente de líquidos y sólidos antes de la cirugía podría causar estreñimiento. Se efectúa un análisis preoperatorio de orina para detectar cualquier anomalía.

Comunicación

En el preoperatorio, algunos pacientes refieren ronquera (enfermedad laríngea) y molestias o dolor en la zona afectada que dificultan el habla. El logopeda realiza una evaluación minuciosa del paciente antes de la operación, que incluirá una evaluación de los métodos más idóneos para restablecer el habla.

Imagen corporal

Las enfermedades y la cirugía desfigurantes de la cabeza y el cuello suelen alterar la imagen corporal y bajar la autoestima. Es vital preparar al paciente de la mejor manera posible antes de la cirugía, incluyendo una evaluación de la percepción que el paciente tenga sobre la enfermedad y la cirugía, sus efectos en las actividades de la vida y las cicatrices consiguientes.

Aseo e indumentaria personal

Como se ha comentado antes, la autoestima de los pacientes con enfermedades de cabeza y cuello se ve afectada, al igual que las actividades de asearse y vestirse. Toda desfiguración puede comportar un cambio en el modo de vestir, al intentar ocultar un desafortunado resultado final.

Por eso, es esencial evaluar el estilo y la opinión de los pacientes sobre su imagen, así como sus impresiones sobre la recuperación y el aspecto postoperatorios.

Trabajo y vida social

Conocer la ocupación del paciente, sus actividades sociales y su situación domiciliaria es esencial para la rehabilitación y el alta. Algunos necesitarán ausentarse largo tiempo del trabajo para recibir un tratamiento completo, que incluye a veces la radioterapia, y para recuperarse. Este período puede oscilar entre 2 y 12 meses. Se puede aconsejar el abandono completo del trabajo o un cambio de ocupación, porque la cirugía, por ejemplo la laringectomía, podría afectar irremediablemente al rendimiento laboral. Los cambios en el estilo de vida de una persona producen a veces una enorme angustia emocional y económica. Por esta razón, está indicada la evaluación por los servicios sociales, a los que puede efectuarse una derivación.

Muerte

El miedo a morir puede resultar insuperable ante un diagnóstico de cáncer o una cirugía mayor seguida de meses de rehabilitación. El personal puede ahondar en estas complejas cuestiones y ofrecer expectativas postoperatorias realistas, basadas en una asistencia empática y amable. Los pacientes con cáncer de cabeza y cuello establecen vínculos muy estrechos y duraderos con los profesionales sanitarios durante los largos tratamientos hospitalarios.

Estudio de caso

El siguiente estudio de caso de un paciente sometido a laringectomía por un carcinoma epidermoide de laringe permite exponer los aspectos asistenciales más relevantes en el ámbito de la cirugía de cabeza y cuello.

El Sr. Benedict Warren ingresa en el servicio para una laringectomía total al día siguiente. Dos semanas antes, durante una laringoscopia, se le diagnosticó un cáncer de laringe.

Benedict tiene 63 años, está casado con hijos y nietos y hace 3 años se jubiló de su trabajo en la banca.

Evaluación

En el cuadro 12.18 se detalla la evaluación de Benedict tras su ingreso para laringectomía.

Preparación preoperatoria específica

En las consultas externas se realizarán los siguientes procedimientos:

- TC.
- Análisis de sangre, electrocardiograma (ECG) y radiografía de tórax.
- Reunión con el logopeda para comentar la rehabilitación del habla.

Cuadro 12.18 Evaluación preoperatoria de un paciente sometido a una laringectomía

Mantenimiento de un entorno seguro

- Se realiza una lectura de las constantes vitales: pulso regular de 76 latidos/min y presión arterial de 155/85 mmHg.
- Alergias: ninguna conocida.
- Antecedentes médicos: fibrilación auricular diagnosticada hace 2 años; limpieza dental bajo anestesia general hace 1 año; historia de ronquera durante 4 meses; laringoscopia hace 2 semanas con diagnóstico de carcinoma laríngeo.
- Medicación: digoxina 125 μg al día; paracetamol ocasional para las molestias de garganta.
- Benedict está muy angustiado por la cirugía y su recuperación; en particular, por cómo se las arreglará con el estoma de la laringectomía.

Respiración

- La frecuencia respiratoria es de 16 respiraciones/min.
- Se observa un ligero estridor (respiración ruidosa).
- La saturación de oxígeno en el aire es del 94%.
- La radiografía de tórax es normal.
- Benedict fumó entre 20 y 30 cigarrillos al día durante 35 años y lo redujo a 10-15 al día desde que comenzó la ronquera; sigue fumando 5 cigarrillos al día desde la fecha de diagnóstico.

Control de la temperatura corporal

- La temperatura de Benedict es de 36,4 °C.

Comunicación

- La ronquera es evidente; Benedict se cansa enseguida de usar la voz.
- Usa gafas para leer.
- Su audición es normal.
- Benedict refiere que le preocupa no poder comunicarse después de la operación, pero ha venido con un gran bloc de papel y bolígrafos. Su hijo le ha preparado una pizarra para que se comunique dentro del hospital.
- Benedict y su mujer se han reunido con el logopeda y han hablado de la rehabilitación vocal; es un buen candidato para la inserción de la válvula de Blom-Singer y eso le agrada.
- Benedict y su familia han estado leyendo los folletos de laringectomía y se los han llevado.

Comida y bebida

- Benedict sigue una dieta normal, pero evita los alimentos que obligan a masticar mucho por sus molestias en la garganta.
- Mide 1,84 m y pesa 82 kg.

(Continúa)

Cuadro 12.18 *(cont.)*

- No tiene mucho apetito desde el diagnóstico, debido a su aprensión.
- Benedict admite haber bebido alcohol en cantidad elevada (unas 40 unidades a la semana) durante muchos años, pero ha reducido su consumo a unas 10 unidades a la semana, sobre todo de vino, desde que le diagnosticaron la cardiopatía.

Aseo e indumentaria personal

- Benedict se viste con elegancia. Solicita ver los «baberos» o cubreestomas y filtros de laringectomía (dispositivos que se llevan sobre el estoma de laringectomía para proteger la vía respiratoria de las partículas transportadas por el aire y humedecer el aire inhalado). Se baña todas las noches.

Movilidad

- Benedict lleva una vida independiente.

Trabajo y vida social

- Benedict se jubiló de la banca hace 3 años y disfruta de una vida hogareña ocupada y variada. Él y su mujer se van de vacaciones al extranjero dos veces al año y visitan periódicamente a sus hijos y sus familias.
- Las aficiones de Benedict son la jardinería, el golf, las relaciones sociales y actuar en el teatro para aficionados. Le apena no seguir pisando el escenario pero después de operarse, cuando termine la radioterapia, espera continuar con el club de teatro de otra manera.

Imagen corporal

- A Benedict le preocupa que su dependencia del personal merme su masculinidad y declara que «no le seduce nada la alimentación para bebés».

Sueño

- El sueño se ha visto interrumpido por la ronquera y el estridor leve, sobre todo durante el último mes. Desde el diagnóstico, su patrón de sueño se ha vuelto más errático; suele dormir 6 h, pero se despierta cuatro o cinco veces.

Evacuación

- Benedict tiene deposiciones diarias y su micción es normal; el análisis de orina no revela anomalías.
- Benedict sabe que, después de una laringectomía, hay que mantener una actividad intestinal regular, ya que se pierde la capacidad de cerrar la glotis para hacer esfuerzos.

Muerte

- Benedict se siente seguro al estar bajo los efectos de la anestesia.
- Dice que, por primera vez desde que se le diagnosticó su cardiopatía, siente miedo por su futuro.

- Reunión con un paciente laringectomizado (si el paciente la solicita).
- Preparación para la cirugía: es decir, comentar la cirugía, las alteraciones anatómicas, las posibles complicaciones postoperatorias (dificultad para comer y beber e hinchazón) y entregar folletos informativos.

Una vez ingresado en el servicio, se continúan los preparativos psicológicos y físicos del paciente y su familia.

Cuidados postoperatorios

Los cuidados postoperatorios específicos para la actividad respiratoria se exploran en el plan de cuidados (cuadro 12.19).

Cuidados postoperatorios de los pacientes operados de cabeza y cuello

A continuación se aclaran otros posibles problemas específicos de un paciente sometido a laringectomía.

Mantenimiento de un entorno seguro

Está indicada la vigilancia continua de las constantes vitales del paciente en busca de signos de hemorragia, ya que la cirugía afecta a una zona con una vascularización muy generosa. El riesgo de hematoma también ocurre por la misma razón y, para minimizarlo, se insertan dos drenajes Redivac, uno a cada lado del cuello, que drenan la sangre y el líquido tisular de la zona quirúrgica. En el capítulo 5 se expone con más detalle el cuidado de los drenajes y las heridas quirúrgicas.

El paciente laringectomizado tiende a experimentar dolor y molestias moderados durante el período postoperatorio. A menudo nota entumecimiento en zonas del cuello debido a la extirpación de los nervios más superficiales durante la resección quirúrgica. Durante los 2-3 primeros días se aplica un sistema de analgesia controlada por el paciente (ACP) y a continuación se administran analgésicos de manera pautada hasta que cesa el dolor. En el capítulo 8 se comenta con más detalle el control del dolor.

Cuadro 12.19 Cuidados postoperatorios de la actividad respiratoria de un paciente sometido a una laringectomía

Benedict regresa orientado pero somnoliento a la planta. Por el estoma de laringectomía pasa un tubo de traqueostomía (Shiley, tamaño 8, liso, con manguito e inflado) fijado con esparadrapo; respira oxígeno humidificado al 40%. Se han insertado dos drenajes quirúrgicos Redivac, uno a cada lado del cuello.

- *Problema:* posible pérdida de la permeabilidad de la vía respiratoria y dificultad respiratoria debido a los efectos de los anestésicos, la somnolencia, la inflamación quirúrgica y el estoma de laringectomía recién creado.
- *Objetivo:* mantener permeable la vía respiratoria y el estoma de laringectomía. Benedict deberá adaptarse al estoma de laringectomía y aprender a cuidarse.
- *Cuidado:*
  - Asegúrese de que los equipos de oxígeno y aspiración funcionan bien, ya que Benedict dependerá de ellos durante su estancia en el hospital.
  - Atienda a Benedict cerca del control de enfermería y téngalo a la vista para una observación segura.
  - Benedict ha perdido el habla, por lo que necesita métodos alternativos de comunicación: timbre de llamada a mano, bolígrafo y papel y pizarra de comunicación; anime a Benedict a pronunciar palabras con los labios y a gesticular.

Primeras 72 h

- El estoma de laringectomía, pese a ser una estructura permanente, se puede ocluir por la hinchazón quirúrgica y las secreciones. Para evitarlo, asegúrese de que el tubo de traqueostomía esté en su sitio, bien sujeto con esparadrapo, hasta que los médicos indiquen lo contrario.
- En la cabecera de Benedict se deben tener tubos de traqueostomía de reserva (uno del mismo tipo y tamaño y otro del mismo tipo pero de un tamaño más pequeño) y dilatadores traqueales, ya que esto permite un cambio rápido del tubo de traqueostomía si este se bloquea o desplaza de forma irreversible. Disponer de un tubo de menor tamaño es una medida de seguridad por si se reduce el estoma de laringectomía.
- Benedict debe permanecer erguido, con la cabeza y el cuello bien apoyados en almohadas. Estas medidas contribuyen a mantener permeable la vía respiratoria y favorecen la expectoración de las secreciones y el drenaje quirúrgico; el apoyo cómodo reduce la tensión en la cabeza, el cuello y las incisiones quirúrgicas.
- Benedict ha perdido toda la capacidad para humidificar y calentar el aire inspirado debido a la alteración de su anatomía, por eso hay que recurrir a métodos alternativos:
  - Asegúrese de que el oxígeno prescrito pase siempre por un termohumidificador mecánico.
  - Administre suero fisiológico nebulizado según la prescripción.
  - Asegúrese de utilizar una mascarilla de traqueostomía, ya que las mascarillas faciales no son adecuadas para la región del cuello.
- Estas medidas garantizan la humidificación y el calentamiento del oxígeno inhalado así como unas secreciones menos espesas, con lo que se previene la irritación traqueal.
- Compruebe el estado respiratorio cada 15 min durante las primeras 2 h, y luego cada 1-2 h durante la noche si se estabiliza la situación y los parámetros observados se sitúan dentro de límites normales. A partir de ese momento se puede ampliar la observación hasta cada 4 h si Benedict se recupera bien.
- Los parámetros que deben observarse son los siguientes:
  - Frecuencia, profundidad y ritmo respiratorios.
  - Uso de los músculos accesorios.
  - Signos de cianosis o palidez.
  - Porcentaje de saturación del oxígeno en sangre.
  - Naturaleza de las secreciones traqueales.
- Observe en todo momento si se acumulan secreciones traqueales, que se manifestarán por cualquiera de los siguientes signos:
  - Roncus (gorgoteo de baja intensidad).
  - Sibilancias.
  - Disnea.
  - Inquietud o angustia.
  - Flujo de aire deficiente durante la espiración (se detecta colocando una mano cerca de la entrada del tubo de traqueostomía).
  - Caída de los niveles de saturación del oxígeno en sangre.
- Si se observa alguno de los signos anteriores, retire la cánula interna del tubo de traqueostomía y enjuague las secreciones que contenga, luego séquela y vuelva a colocarla. Anime al paciente a toser (le costará más por la desaparición de la laringe) y a realizar ejercicios de respiración profunda para que expulse las secreciones.
- Si Benedict continúa mostrando signos de dificultad respiratoria, proceda a la aspiración traqueal con la técnica recomendada (v. cuadro 12.15).

(Continúa)

Cuadro 12.19 *(cont.)*

- La comprobación de la cánula interna del tubo de traqueostomía de Benedict y la posible aspiración se realizarán cada 1-2 h hasta la mañana siguiente, ya que las secreciones se acumulan sin provocar ningún signo evidente. A partir de ese momento se puede hacer la comprobación cada 2-4 h o el tiempo que se indique.
- Mantenga inflado el manguito del tubo de traqueostomía; así se evita la aspiración de cualquier secreción del sitio quirúrgico y de la punción traqueoesofágica; controle la presión del manguito cada 4 h utilizando el manómetro del manguito; el inflado excesivo del manguito causa irritación y necrosis traqueal.
- Desinfle el manguito con una jeringa solo por indicación del médico (normalmente, al cabo de 2-3 días); las secreciones se habrán acumulado en la parte superior del manguito. Para evitar su aspiración pulmonar, efectúe una aspiración inmediata.
- Lleve una gráfica con los cuidados del estoma, en la que registrará la siguiente información:
  - Hora de la atención.
  - Descripción de las secreciones.
  - Episodios de comprobación y limpieza de la cánula interna y de la aspiración.
  - Episodios de comprobación de la presión del manguito.
- Esta gráfica facilita el análisis de la evolución de Benedict, sirve de referencia exacta para fisioterapeutas, médicos y otros profesionales sanitarios y garantiza un registro minucioso.
- A la mañana siguiente, remita a Benedict al fisioterapeuta de la planta para que lo evalúe y envíe su informe.

Días 3-7

- Efectúe los cuidados señalados, pero reduciendo la frecuencia de las observaciones (cada 6 h); los cuidados del estoma de laringectomía y la aspiración se realizan según la necesidad.
- Coordine con los médicos la retirada del tubo de traqueostomía de Benedict (una vez desinflado el manguito), ya que el uso prolongado del tubo puede irritar la tráquea y dañar la mucosa.
- Si el médico lo indica, retire el tubo de traqueostomía e introduzca un botón de estoma (un pequeño dispositivo tubular de plástico) del tamaño adecuado para sujetar el estoma, evitar que se contraiga y mantener permeable la vía respiratoria.
- Si el botón de estoma tiende a salirse, fíjelo al cuello con esparadrapo.
- Retire el botón según sea necesario para limpiar las secreciones; enjuáguelo, séquelo y vuelva a insertarlo.
- Siga conservando un tubo de traqueostomía de reserva y un botón de estoma (del mismo tamaño) junto a la cama de Benedict, por si presentara una dificultad respiratoria repentina u oclusión de la vía respiratoria.
- En cuanto los niveles de saturación de oxígeno de Benedict parezcan situarse dentro de límites normales (el análisis se realiza tras retirar temporalmente el oxígeno), y siguiendo las instrucciones del médico, interrumpa la terapia con oxígeno humidificado, pero siga vigilando la saturación de oxígeno y la respiración cada 6 h para detectar cualquier insuficiencia o dificultad respiratoria.
- Continúe humidificando por otros medios:
  - Nebulizadores convencionales de suero fisiológico, muy eficaces para ablandar las secreciones espesas.
  - Velos de gasa humedecidos con suero fisiológico, que se fijan al cuello con esparadrapo y cubren el estoma de laringectomía.
  - Baberos o cubreestomas de laringectomía humedecidos.
- Observe la cantidad, la viscosidad y el color de las secreciones; la mancha de sangre debe haber desaparecido.

Del día 7 hasta el alta: fase de rehabilitación

- Empiece a enseñar a Benedict a cuidar del estoma; paso a paso, instruya a Benedict sobre cómo limpiar el estoma con suero y gasas, cómo toser y expulsar las secreciones, y cómo limpiar e insertar el botón del estoma; adapte el proceso de aprendizaje al ritmo de Benedict y su familia, pues así mejorará la comprensión y asimilación de la información.
- Supervise a Benedict cuando realice él mismo el cuidado del estoma y ofrézcale una opinión constructiva, incluyendo una evaluación positiva; refuerce el aprendizaje hasta que Benedict se muestre competente y capaz de cuidar de su estoma.
- Durante esta fase, incluya a la familia todo lo que pueda, ya que esta sentirá mucha aprensión acerca del estado de Benedict y los cuidados de un estoma de laringectomía.
- Si el estoma no parece contraerse y si los médicos lo indican, retire el botón del estoma y deje el estoma expuesto; el botón está indicado si la barbilla o el cuello ocluyen el estoma, sobre todo por la noche al dormir.
- Retire las suturas del estoma según las instrucciones (normalmente, el día 14); para entonces, la estructura traqueal habrá curado en su nueva posición.

Evaluación del cuidado

Benedict fue atendido en todo momento cerca del control de enfermería y se realizó una observación cuidadosa de su estado.

Se logró una comunicación segura y eficaz, porque durante el primer día Benedict anotaba las cosas y usaba una pizarra con imágenes; pronto Benedict prefirió otros medios y se hacía entender con gestos elementales. Enseguida empezó a hablar con los labios y el personal lo entendía con facilidad. Benedict sujetaba el timbre de llamada durante los primeros

Cuadro 12.19 *(cont.)*

2 días y sentía mucha angustia si lo perdía de vista. Conforme su estado de salud mejoró, Benedict se mostró más relajado y confiado para comunicarse con el personal y las visitas. Los equipos de oxígeno y aspiración se revisaron en cada turno; no se encontraron fallos y funcionaron de manera correcta.

Primeras 72 h

Benedict permaneció somnoliento durante las primeras 6 h y se resbalaba por la cama; dos enfermeras colocaron almohadas de forma estratégica (detrás de la cabeza, el cuello, el torso y cada brazo) para conseguir una posición erguida.

El tubo de traqueostomía estaba fijo; el esparadrapo se cambió en cada turno para que no se ensuciara y endureciera.

Se mantuvo un flujo continuado de oxígeno humidificado del 40%. Los niveles de saturación del oxígeno en sangre oscilaron entre 96 y 99%; a los 2 días se realizaron análisis aleatorios de la saturación del oxígeno respirando el aire ambiental, pero los resultados descendieron por debajo del 90%, es decir, se precisaba la oxigenoterapia para prevenir la hipoxia. Su frecuencia respiratoria varió entre 14 y 20 respiraciones/min. La limpieza de la cánula interna del tubo de traqueostomía y la aspiración se realizaron cada hora hasta la mañana siguiente; las secreciones estaban teñidas de sangre y eran poco espesas.

Luego se hicieron más abundantes y viscosas, pero siguieron teñidas de sangre durante los 2 días siguientes. Hubo que realizar frecuentes cuidados de la cánula interna y aspiraciones, a menudo cada 30 min-2 h, para mantener permeable la vía respiratoria de Benedict. Se prescribieron nebulizadores de suero fisiológico, que se administró cada 4 h; las secreciones se volvieron menos espesas. Benedict se angustiaba mucho con la acumulación de secreciones porque se sentía incapaz de respirar; utilizaba el timbre de llamada y hacía gestos frecuentes a las enfermeras solicitando ayuda. Al disminuir la cantidad de secreciones, Benedict se relajó un poco.

El día 2, Benedict se agitó de manera repentina: su frecuencia respiratoria era de 25 respiraciones/min; la saturación de oxígeno, del 88%, y el flujo de aire percibido en la abertura de traqueostomía, mínimo. La cánula interna estaba limpia, por lo que se realizó una aspiración inmediata y, al tercer intento, se extrajo un gran tapón pegajoso por las secreciones acumuladas y teñidas de sangre.

El estado respiratorio de Benedict se volvió a normalizar, pero se quedó muy afectado por este episodio. Se le explicó que los tapones mucosos podían formarse a partir de una combinación de esputo, secreciones quirúrgicas y falta de humidificación. Benedict se sintió reconfortado y tranquilo al saber que su estoma de laringectomía funcionaba bien y que los tapones de moco no eran infrecuentes.

Se incrementaron las nebulizaciones de suero fisiológico cada 2-4 h para evitar la infrahumidificación y el episodio no se volvió a repetir. El manguito del tubo de traqueostomía se revisó cada 4 h para mantener una presión segura y se desinfló, a petición del médico, el día 3. De inmediato se aspiró una gran cantidad de secreciones teñidas de sangre.

El fisioterapeuta evaluó a Benedict a la mañana siguiente y comprobó que sus pulmones estaban ligeramente consolidados. Se administró tratamiento dos veces al día durante 3 días hasta que el tórax parecía más limpio. Se enseñó a Benedict a realizar ejercicios de respiración profunda y de tos para expectorar de forma más eficiente.

Días 3-7

La naturaleza de las secreciones había mejorado al quinto día, pues eran menos viscosas y más transparentes. El fisioterapeuta lo visitaba a diario, sobre todo para comprobar los progresos de Benedict. Las necesidades de aspiración de Benedict se redujeron hasta cada 3-4 h, ya que ahora expectoraba con más facilidad hacia la cánula interna del tubo de traqueostomía. Se eliminaron más secreciones limpiando la cánula interna que realizando la aspiración. La intensidad de la humidificación se redujo porque las secreciones eran menos viscosas y se administraban nebulizaciones de suero fisiológico cada 4-6 h.

Los médicos ordenaron la retirada del tubo de traqueostomía el día 5. El estoma de la laringectomía estaba bien formado y era grande; pero si Benedict inclinaba la cabeza hacia abajo, el tejido del cuello, aún hinchado, ocluía el 50% del estoma. Se insertó un botón de estoma y se fijó al cuello con esparadrapo; con esta medida, el estoma parecía conservar su permeabilidad. A Benedict le resultaba incómodo el tubo de traqueostomía y se sentía mejor con el botón colocado.

El botón se retiraba cada 2-4 h para enjuagar cualquier secreción.

Las necesidades de aspiración de Benedict se redujeron conforme avanzaba la semana, y al séptimo día sus secreciones eran mínimas y solo precisaba aspiración una o dos veces por turno.

Del día 7 hasta el alta

Benedict y su familia estaban dispuestos a aprender el cuidado del estoma, así que, en cuanto las secreciones torácicas de Benedict se redujeron al mínimo, se comenzó la instrucción básica. Su familia trajo un gran espejo de mesa para que Benedict lo utilizara mientras cuidaba del estoma. Benedict debía ponerse las gafas para ver con claridad el estoma. Benedict logró retirar, limpiar, secar y reinsertar el botón del estoma con éxito tras solo 2 días de instrucción y supervisión.

(Continúa)

Cuadro 12.19 *(cont.)*

Lo que más le costaba a Benedict era limpiar el estoma, en parte porque sus manos y dedos, muy grandes, le bloqueaban la vista y le entorpecían la aspiración de las secreciones.

La mujer de Benedict se ofreció a ayudarle y enseguida aprendió las técnicas necesarias. Las secreciones a menudo se secaban y formaban costras cerca de la abertura del estoma; ella las recogía con unas pinzas. Benedict mantuvo el ánimo y se mostró decidido a cuidar él mismo del estoma para no depender de su mujer. Al recibir el alta había ganado destreza y habilidad y era capaz de limpiar su estoma de manera competente, aunque dejaba que su mujer recogiera las costras.

A los 12 días, Benedict se colocaba el botón del estoma solo por la noche, pues lo necesitaba para dormir. El estoma no parecía contraerse durante el día. No obstante, se aconsejó a Benedict y a su familia que vigilaran la circunferencia del estoma en el domicilio, ya que podía reducirse con el tiempo, sobre todo durante la radioterapia.

La radioterapia provoca una inflamación e hinchazón local en el cuello y el estoma que a veces persiste varias semanas una vez finalizada. Si Benedict detectaba que el estoma se encogía, debía llevar el botón en todo momento hasta que cesaran los efectos secundarios.

El día 14, Benedict rara vez requería aspiración (una vez al día como máximo), pero desde el servicio se había solicitado a las enfermeras a domicilio que le llevaran un aparato portátil de aspiración a casa para cualquier emergencia. Benedict continuó con los nebulizadores salinos (cada 6 h) porque era propenso a la sequedad de las secreciones; las enfermeras le llevaron de nuevo un aparato nebulizador a su domicilio. Ambos equipos se entregaron antes de que Benedict se tomara el permiso diurno y nocturno previo al alta oficial. Las suturas del estoma se retiraron el día 14; algunas estaban profundamente incrustadas, por lo que, para facilitar al máximo este procedimiento, se aplicó una crema anestésica superficial (p. ej., Emla) 1 h antes de su retirada.

Control de la temperatura corporal

La «dieta absoluta» prolongada precipita en ocasiones una infección oral por hongos, es decir, un muguet, así que hay que examinar la boca en busca de signos precoces y prestar cuidados bucales cada hora para mantener la mucosa oral húmeda y limpia.

Las heridas del estoma de laringectomía y de la incisión cervical precisan una atención constante, y los apósitos que cubren estas zonas son mínimos. Muchas veces se aplica un apósito de película transparente permeable al vapor (p. ej., OpSite) sobre las zonas grapadas del cuello y una gasa ligera alrededor de los drenajes.

Comida y bebida

La mayoría de los tipos de cirugía de cabeza y cuello, excepto la extirpación de glándulas salivales o de bultos en el cuello, exige un período prolongado de «dieta absoluta» para que cicatricen las zonas afectadas. Con la alimentación enteral se pretende mantener el estado nutricional del paciente hasta que pueda tomar una dieta oral adecuada. Los tubos o sondas de alimentación cuentan con formas diversas: sonda nasogástrica, gastrostomía endoscópica percutánea (GEP) o tubo de yeyunostomía. En cuanto se permita la dieta oral, se empieza con alimentos blandos o purés, puesto que los músculos de la masticación y la deglución, incluida la lengua, suelen estar muy afectados. El logopeda puede efectuar un examen de la deglución (si se solicita) y prestar un asesoramiento inestimable para mejorar cualquier dificultad deglutoria. En el capítulo 6 se exponen con más detalle la nutrición y la alimentación enteral.

Evacuación

La alimentación enteral postoperatoria comporta a veces deposiciones blandas o diarrea; para facilitar la micción, se deja a veces una sonda vesical. La dependencia del retrete, la cuña o el orinal puede resultar embarazosa e incómoda al paciente.

Comunicación

La extirpación quirúrgica de la laringe implica una pérdida permanente del habla.

La rehabilitación postoperatoria por parte del logopeda es un proceso largo, lento y en ocasiones frustrante para el paciente. La laringe electrónica y la válvula de Blom-Singer representan ejemplos de ayudas fonatorias. Los preparativos para esta última comienzan en la mesa de operaciones con una punción traqueoesofágica; se trata de un orificio efectuado en la pared traqueal, que comunica la tráquea con el esófago y que es lo suficientemente grande como para alojar al principio un tubo de alimentación enteral (normalmente, de Ryles) y después la propia válvula de Blom-Singer. El logopeda coloca la válvula en las consultas externas, a menudo varias semanas después, una vez concluidas la radioterapia y la cicatrización de la herida. Hasta el momento en que se inserte la válvula, se utiliza el tubo de Ryles para mantener permeable la zona de punción.

Imagen corporal

Algunos pacientes se menosprecian por tener que llevar un tubo de alimentación y por su dependencia de los profesionales sanitarios para satisfacer sus necesidades diarias. Los tubos y los equipos dificultan la independencia y el cuidado propio; por eso, los pacientes a veces se deprimen y les baja la autoestima. Una vez que reciben el alta domiciliaria, les puede resultar incómodo mantener relaciones íntimas y a veces tienen problemas. Estas emociones negativas se alivian mediante una atención reflexiva y personalizada, tanto dentro del hospital como en el domicilio (asistencia comunitaria). En el capítulo 7 se exponen con más detalle las cuestiones relacionadas con la imagen corporal.

Planificación del alta y educación de los pacientes operados de cabeza y cuello

Esta comienza en la unidad de preingreso y continúa durante el ingreso, pues tanto el paciente como su familia necesitan mucho apoyo y preparación antes del alta. Si el paciente se ha sometido a laringectomía u otra cirugía mayor de cabeza y cuello, una buena práctica consiste en hacer una prueba en el domicilio, en forma de permiso de día o de fin de semana, para evaluar la capacidad que tienen el paciente y su familia de afrontar la situación. En ocasiones se requiere la intervención de los servicios sociales, sobre todo si el paciente vive solo y necesita ayuda para asearse y vestirse, las tareas domésticas o la compra. Los preparativos necesarios habrán comenzado en la fase preoperatoria con la evaluación inicial; luego, se pueden efectuar visitas postoperatorias a domicilio para evaluar las necesidades del paciente.

A menudo se necesita el apoyo de la enfermería comunitaria: las enfermeras de distrito pueden aportar equipos de aspiración y nebulización si fuera necesario; las enfermeras comunitarias pueden vigilar el cuidado del estoma y la ingesta nutricional, incluida la alimentación enteral si es continuada; y aunque no esté indicado el cuidado físico directo, se precisan apoyo y cuidados psicológicos, sobre todo durante la radioterapia.

La revisión en las consultas externas tiene lugar entre 1 y 6 semanas después. La radioterapia suele planificarse una vez que el paciente se ha instalado en casa y han cicatrizado las heridas.

Conclusión

En este capítulo se ha intentado exponer el abanico de procedimientos quirúrgicos y de asistencia al paciente en el campo de la cirugía de oído, nariz y garganta. Los avances quirúrgicos recientes, como la preservación de la hemilaringe, la cirugía transoral con láser para las neoplasias malignas faríngeas y laríngeas, la cirugía con láser del estribo, las prótesis auditivas osteointegradas y la cirugía endoscópica transnasal de los senos paranasales, la cirugía neurológica y la cirugía oftalmológica procuran ofrecer un resultado óptimo a los pacientes con técnicas mínimamente invasivas que requieren una hospitalización aguda y más corta y exigen al personal una exquisita atención ORL.

El servicio de ORL es un entorno dinámico y complejo y se ha convertido en un área de ejercicio con amplias oportunidades de desarrollo y realización profesional. La asistencia a una gama variada de personas que se someten a intervenciones rutinarias y a cirugía compleja especializada proporciona al personal unos conocimientos y una pericia enormes, sobre todo para el manejo de la vía respiratoria, la comunicación, la nutrición y la atención psicológica, que ofrecen un inmenso beneficio en todos los entornos sanitarios.

RESUMEN DE PUNTOS CLAVE

- El conocimiento de la anatomía y la fisiología permite al personal anticiparse, planificar y ofrecer la mejor atención.
- La base para planificar, aplicar y evaluar la atención es una evaluación minuciosa del estado físico y psicológico del paciente.
- El estudio clínico de las enfermedades ORL abarca la historia, la audiometría, las pruebas radiológicas, las pruebas de alergia, los estudios del sueño, la endoscopia y la biopsia.
- Las complicaciones específicas son las siguientes:
  - Cirugía del oído: agravamiento de la sordera, parálisis facial o vértigo.
  - Cirugía nasal/sinusal: hemorragia e infección.
  - Cirugía de garganta: pérdida de la permeabilidad de la vía respiratoria, disfagia y disminución de la capacidad de comunicación.
- La cirugía de cabeza y cuello abarca una amplia gama de técnicas quirúrgicas, cuyo objetivo es erradicar las neoplasias benignas y malignas y, si fuera posible, restablecer la función de la zona afectada.
- Se requiere una atención especializada para una recuperación segura y una rehabilitación satisfactoria del paciente y su familia.
- La planificación del alta y la educación del paciente comienzan en las consultas externas antes de la operación.
- Es imprescindible un cuidado óptimo de la traqueostomía, así como un conocimiento de la anatomía alterada, la gama de tubos de traqueostomía y las implicaciones que acarrea respirar, comer, beber y comunicarse con un estoma.
- Los folletos de asesoramiento constituyen una valiosísima herramienta para la educación del paciente y deberían entregarse a la mayoría de ellos.

PUNTOS DE APRENDIZAJE PARA LA REFLEXIÓN

Tras haber leído este capítulo, piense en lo que sabe ahora y en lo que aún necesita averiguar. Estas preguntas pueden ser de ayuda:

- ¿Cómo puede influir la cirugía ORL en la imagen corporal de una persona?
- La cirugía ORL afecta a varios sentidos y la cirugía del oído puede repercutir en la audición y el equilibrio. ¿Qué consejo debe dar la enfermera al paciente para que este sea capaz de mantener un entorno seguro en el postoperatorio?
- ¿Cómo puede una enfermera, que atienda a personas con cáncer de la boca, la cavidad oral, la faringe, la laringe, las glándulas salivales o la nariz y los senos paranasales, centrar los cuidados en el paciente?

Bibliografía

American Cancer Society. (2017). *Survival rates for laryngeal and hypopharyngeal cancers*. American Cancer Society. Available at: <www.cancer.org/cancer/laryngeal-and-hypopharyngeal-cancer/detection-diagnosis-staging/survival-rates.html>.

American Cancer Society. (2019). *About salivary gland cancer*. Atlanta: American Cancer Society. Available at: <. www.cancer.org/cancer/salivary-gland-cancer/about.html >.

Behrbohm, H. (2015). *The nose - revision and reconstruction*. Stuttgart: Thieme.

Campbell, K. (2018). *Impedance audiometry*. Medscape. Available at: emedicine.medscape.com/article/1831254-overview.

Dhillon, R., & East, C. (2013). *An illustrated text: ear, nose and throat and head and neck surgery* (4th ed.). Edinburgh: Churchill Livingstone.

Freeman, S., & Kahwaji, C. (2018). Physiology, nasal. In S. Bolla (Ed.), StatPearls *[online]*: StatPearls Publishing. Available at: < www.ncbi.nlm.nih.gov/books/NBK526086/ >.

Heidari, M., & Shahbaz, S. (2017). Nurses' awareness about principles of airway suctioning. *Journal of Clinical and Diagnostic Research, 11*(8), 17–19.

Holland, K. (2008). *Applying the Roper-Logan-Tierney model in practice* (2nd ed.). Edinburgh: Churchill Livingstone.

Lalwani, A. (2012). *Current diagnosis and treatment otolaryngology - head and neck surgery* (3rd ed.). Maidenhead: McGraw-Hill.

Luers, J., & Hüttenbrink, K.-B. (2016). Surgical anatomy and pathology of the middle ear. *Journal of Anatomy, 228*(2), 338–353.

Medina, J., & Vasan, N. (2018). *Cancer of the oral cavity, pharynx and larynx evidence-based decision making*. Geneva: Springer International Publishing.

Myatt, R. (2015). Nursing care of patients with a temporary tracheostomy. *Nursing Standard, 29*(26), 42–49.

Nursing and Midwifery Council. (2018). *The Code. Professional standards of practice and behaviour for nurses, midwives and nursing associates*. Available at: <www.nmc.org.uk/globalassets/sitedocuments/nmc-publications/nmc-code.pdf>.

Pires, A., Fortuna, A., Alves, G., & Falcão, A. (2009). Intranasal drug delivery: how, why and what for? *Journal of Pharmacy and Pharmaceutical Sciences, 12*(3), 288–311.

Sobin, L., Gospodarowicz, M., & Wittekind, C. (2010). *TNM classification of malignant tumours* (7th ed.). Chichester: Wiley.

Tysome, J., & Kanegaonkar, R. (2017). *ENT: an introduction and practical guide* (2nd ed.). Florida: CRC Press-Taylor and Francis Group.

Van De Water, T. (2012). Historical aspects of inner ear anatomy and biology that underlie the design of hearing and balance prosthetic devices. *The Anatomical Record, 295*(11), 1741–1759.

Lecturas adicionales

Bull, T., & Almeyda, J. (2009). *A color atlas of ENT diagnosis* (5th edn). London: Mosby-Wolfe.

Cascarini, L. (2011). *Oxford handbook of oral and maxillofacial surgery*. Oxford: Oxford University Press.

Dhillon, R., & East, C. (2013). *An illustrated text: ear, nose and throat and head and neck surgery* (4th ed.). Edinburgh: Churchill Livingstone.

Ludman, H. (2012). *ABC of ear, nose and throat*. London: BMJ Books.

Mitchell, D. (2015). *An introduction to oral and maxillofacial surgery*. Boca Raton: CRC Press, Taylor & Francis Group.

Munir, N. (2013). *Ear, nose and throat at a glance*. Chichester: Wiley-Blackwell.

Rogers, N. (2017). *Basic guide to oral and maxillofacial surgery*. Chichester: Wiley Blackwell.

Sami, A. S. (2017). *ENT made easy*. Banbury: Scion.

Scholes, M. (2015). *ENT secrets*. Philadelphia: Elsevier.

Scott, K. (2014). *Quick reference guide for otolaryngology: guide for APRNs, PAs, and other health care practitioners*. New York: Springer Publishing.

Páginas web

American Cancer Society: www.cancer.org

British Medical Journals – Otolaryngology/ENT: www.bmj.com/specialties/otolaryngology-ent

ENT UK: www.entuk.org

International Federation of Otorhino Laryngological Societies: www.ifosworld.org

National Institute on Deafness and Other Communication Disorders: www.nidcd.nih.gov

Royal College of Nursing – ENT and Maxillofacial Nursing: www.rcn.org.uk/get-involved/forums/ent-maxillofacial-nursing-forum

University of Cape Town – Professor Fagin: www.entdev.uct.ac.za

Capítulo 13

Pacientes que requieren cirugía tiroidea

Deborah Robinson

ÍNDICE DEL CAPÍTULO

OBJETIVOS CLAVE DEL CAPÍTULO

Al final del capítulo, el lector debería ser capaz de:

- Describir la anatomía y la fisiología de la glándula tiroidea y las estructuras relacionadas.
- Exponer los trastornos subyacentes que requieren cirugía tiroidea.
- Explicar las pruebas específicas que se requieren antes de la cirugía tiroidea.
- Comentar las cuestiones específicas relacionadas con la evaluación de enfermería.
- Exponer los cuidados pertinentes de enfermería antes y después de la cirugía tiroidea.
- Comentar el plan de alta de un paciente, incluyendo la educación correspondiente.

Cuestiones en las que pensar antes de leer el capítulo

- ¿Qué significa el término mixedema?
- Proporcione un resumen de la crisis tiroidea.
- ¿Cuántos lóbulos tiene la tiroides?

Introducción

Las personas con un trastorno de la glándula tiroidea pueden precisar cirugía por los efectos del desequilibrio de las hormonas tiroideas sobre el organismo o por una neoplasia maligna. Las indicaciones de la cirugía tiroidea comprenden inflamaciones benignas y malignas, bocio, hipo/hipertiroidismo y trastornos inflamatorios. En este capítulo se explorarán temas relacionados con el cuidado de los pacientes que precisan cirugía tiroidea, como el efecto de una imagen corporal alterada, y las posibles complicaciones.

Anatomía y fisiología

La glándula tiroidea consta de dos lóbulos, está muy vascularizada y se sitúa a ambos lados de la tráquea en la cara anterior del cuello, justo bajo la laringe. Los dos lóbulos están unidos por una banda de tejido, llamada istmo, ubicada delante de la tráquea y adherida a la tráquea y al cartílago cricoides por el ligamento de Berry. La glándula tiroidea pesa aproximadamente 20 g. La irrigación arterial de la glándula proviene de las arterias tiroideas superior e inferior. Los lugares de entrada de estos vasos en la glándula tiroidea constituyen referencias importantes y se denominan «polos» de la tiroides. El drenaje venoso tiene lugar a través de las venas tiroideas superior, media e inferior. Los nervios laríngeos recurrentes, ramos del nervio vago, inervan las cuerdas vocales, se sitúan detrás de la glándula tiroidea e inervan muchos de los músculos laríngeos intrínsecos, además de desempeñar una función vital en la emisión de la voz y la permeabilidad de la vía respiratoria. El drenaje linfático se realiza a través de la cadena cervical profunda (cara lateral) y hacia los ganglios pretraqueales y mediastínicos (cara inferior).

La glándula tiroidea tiene como función principal la producción de tres hormonas: tiroxina, triyodotironina y calcitonina. Los lóbulos de la glándula tiroidea contienen numerosos folículos revestidos de células epiteliales. Los folículos están llenos de coloide, segregado por las células epiteliales. La tiroglobulina es una proteína compleja que segregan estas mismas células epiteliales. El yodo es un componente esencial para la síntesis de tiroxina y triyodotironina. La producción de las hormonas tiroideas está controlada por la hormona estimulante de la tiroides (TSH) de la porción anterior de la hipófisis y por la hormona liberadora de la tiroides (TRH) del hipotálamo. Las hormonas tiroideas tiroxina (T4) y triyodotironina (T3) se almacenan en forma de tiroglobulina en los folículos antes de su liberación al sistema circulatorio (Marinelli, 2015). La tiroxina y la triyodotironina resultan esenciales para estimular el consumo de oxígeno de la mayoría de las células del organismo, regular el metabolismo de los lípidos y los hidratos de carbono, fomentar el crecimiento y el desarrollo normales, favorecer la lactancia normal y potenciar la acción de otras hormonas, como la insulina. La calcitonina es segregada por las células parafoliculares en respuesta al aumento de los niveles sanguíneos de calcio. Contribuye a reducir la concentración de calcio en los líquidos corporales, al favorecer la excreción de calcio y fosfato en la orina y su desplazamiento hacia los huesos.

Las cuatro glándulas paratiroideas se adhieren a la cara posterior de los lóbulos laterales de la glándula tiroidea. Las glándulas paratiroideas segregan la hormona paratiroidea, que regula la distribución y el metabolismo del calcio en el organismo. Las concentraciones sanguíneas de calcio y fósforo están gobernadas por sus acciones en el intestino, los huesos y los riñones. Esta hormona propicia la absorción del calcio en el intestino y la desmineralización del hueso, así como el desplazamiento del calcio hacia el líquido extracelular. La secreción deficitaria de la hormona puede reducir los niveles de calcio y provocar espasmos musculares, por ejemplo, tetania.

Trastornos de la glándula tiroidea

Los trastornos tiroideos suelen obedecer a una hipersecreción de hormonas tiroideas, es decir, hipertiroidismo; a una hiposecreción, es decir, hipotiroidismo (mixedema), o a una neoplasia.

Bocio

El bocio se define como un agrandamiento de la glándula tiroidea y ocurre en respuesta a la demanda de la glándula e incluye los nódulos benignos o malignos de la tiroides (Wilson y Giddens, 2009). La deficiencia de yodo en la dieta también puede originar un bocio.

El bocio se presenta como una masa en el cuello que se desplaza al tragar. Esto se debe a que la glándula tiroidea se encuentra unida a la laringe por una fascia. La masa puede localizarse a uno o a ambos lados de la tráquea. En ocasiones, el agrandamiento glandular desplaza y comprime la tráquea, provocando una alteración de la función traqueal, esofágica y vocal, y poniendo en peligro la vía respiratoria del paciente. Durante la exploración física, el médico identificará la forma y la textura del bocio. Los bocios suelen denominarse de la siguiente manera:

- Bocio liso, no tóxico o fisiológico.
- Bocio nodular no tóxico.
- Bocio liso y tóxico (enfermedad de Graves).
- Bocio nodular tóxico (tirotoxicosis secundaria, conocida como síndrome de Plummer) (Franklin et al., 2012).

Hipertiroidismo

El hipertiroidismo, o tirotoxicosis, se puede deber a una enfermedad de Graves (un trastorno autoinmunitario), un adenoma tóxico de la tiroides y un bocio multinodular en el que los pequeños nódulos tiroideos segregan hormonas tiroideas en exceso (Marinelli, 2015).

La prevalencia del hipertiroidismo en las mujeres es del 0,5-2% y resulta diez veces más frecuente que en los hombres (Franklin et al., 2012). Las características clínicas del hipertiroidismo varían según las personas (tabla 13.1). Los síntomas se caracterizan por una secreción excesiva de hormonas tiroideas y se deben al aumento del catabolismo, la mayor producción de calor, la labilidad neurovegetativa y la mayor sensibilidad a las catecolaminas, así como la mayor actividad gastrointestinal.

La enfermedad de Graves puede ocasionar síntomas angustiosos por la alteración de la imagen corporal, pues el cuello del paciente se hincha y sus ojos se alteran. Estos últimos muestran desde una mirada fija hasta una retracción de los párpados y, en su forma más grave, exoftalmía. La exoftalmía (protrusión anómala de los globos oculares) y la asinergia palpebral pueden generar una úlcera en la córnea, que provocará trastornos visuales y, en casos extremos, incluso edema de papila e incapacidad para mover el globo ocular (Lindholm y Laurberg, 2010).

Neoplasias de la glándula tiroidea

Las neoplasias de la glándula tiroidea son benignas, como el adenoma, o malignas. Las neoplasias tiroideas malignas se dividen en cuatro grupos: papilar, folicular, medular y anaplásica. El cáncer de tiroides es el tumor endocrino maligno más

Tabla 13.1 Características clínicas del hipertiroidismo (tirotoxicosis)

Síntoma	Problema
Pérdida de peso	Pérdida de masa muscular Aumento del apetito Intolerancia al calor Pirexia Alteración de la nutrición y el metabolismo
Taquicardia	Pulso nocturno elevado Palpitaciones Angina de pecho Posible fibrilación auricular Elevación de la presión arterial Insuficiencia cardíaca Alteración del sistema cardiovascular
Falta de aire (disnea)	Alteración de la actividad respiratoria
Piel húmeda y caliente	Aumento de la sudoración Caída del pelo Retracción de los párpados Alteración de la integridad de la piel
Debilidad y fatiga	Temblor de manos Aumento del tono muscular y de los reflejos Disnea de esfuerzo Tolerancia anómala a la actividad
Labilidad emocional	Aumento de la ansiedad Inquietud Aumento de la irritabilidad Insomnio Alteración del estado emocional y mental
Diarrea	Aumento de la motilidad gastrointestinal Alteración del hábito intestinal
Oligomenorrea o amenorrea	Deseo sexual disminuido Impotencia Sexualidad alterada

frecuente y representa el 90% de los cánceres de las glándulas endocrinas, pero solo el 1% de todas las neoplasias registradas en el Reino Unido (Vanderpump, 2011). El cáncer de tiroides es el cáncer endocrino más frecuente y su incidencia ha aumentado sin cesar en las 3 últimas décadas en todo el mundo. Esta tendencia se da en todos los continentes y se podría decir que quizá no se detecte lo suficiente (Pellegriti et al., 2013). Se desconoce la etiología del cáncer de tiroides, pero entre los factores de riesgo se encuentran los antecedentes de radiación sobre el cuello; la tiroiditis de Hashimoto; los antecedentes familiares de adenoma tiroideo; el síndrome de Cowden; la poliposis adenomatosa familiar; el cáncer de tiroides familiar; y la exposición a la lluvia radiactiva (p. ej., tras el accidente de Chernóbil). El pronóstico depende del tipo y la agresividad del tumor y de la presencia de metástasis, así como de la edad y el estado general de salud del paciente. Después de realizar las pruebas y estadificar la enfermedad, se llevará a cabo una tiroidectomía (Franklin et al., 2012).

Tratamiento conservador del hipertiroidismo

El hipertiroidismo se trata en principio de forma conservadora mediante el uso de una tionamida, por ejemplo, carbimazol o propiltiouracilo. Estos fármacos suprimen la formación de las hormonas tiroideas y deberían establecer un estado eutiroideo, es decir, un funcionamiento normal de la glándula tiroidea; también se utilizan para preparar al paciente ante la cirugía tiroidea. Si el paciente presenta síntomas cardíacos, se puede utilizar un β-bloqueante para disminuir la frecuencia cardíaca, por ejemplo, propranolol.

La terapia con yodo radiactivo es eficaz para los pacientes mayores de 45 años. Evita el uso prolongado de medicamentos y la necesidad de cirugía, aunque comporta el riesgo de provocar hipotiroidismo en el paciente (Milas, 2019). El paciente ingiere una solución de yoduro de sodio radiactivo, que emite radiación γ; esta destruye el tejido tiroideo y reduce así la producción de las hormonas tiroideas T3 y T4.

El Nursing and Midwifery Council (2018) pide a las enfermeras que mantengan una actitud abierta y sincera con todos los usuarios del servicio a la hora de exponer todos los aspectos de su cuidado y tratamiento, incluso si ocurre algún error o daño. La enfermera debe explicar los riesgos y ofrecer al paciente la oportunidad de hacer preguntas y pedir aclaraciones sobre sus cuidados.

Pruebas específicas de un paciente con disfunción tiroidea

Antes de la intervención quirúrgica se llevan a cabo diversas pruebas de laboratorio y de otro tipo.

Análisis de sangre

Los niveles séricos de todo lo siguiente se miden para evaluar la función tiroidea y para identificar el hipertiroidismo y las neoplasias malignas:

- Tiroxina libre (FT4).
- Triyodotironina libre (FT3).
- Hormona estimulante de la tiroides (TSH).
- Anticuerpos antitiroideos.
- Tiroglobulina (Tg).

- Anticuerpos antitiroglobulina (TgAb).
- Anticuerpos contra el receptor de TSH (TSH-RAb).
- Autoanticuerpos tiroideos.
- Calcitonina (Franklin et al., 2012).

Gammagrafía

Esta resulta útil en pacientes con un nódulo autónomo tóxico solitario o con una enfermedad multinodular tóxica pero no tanto para diagnosticar neoplasias malignas. Los isótopos radiactivos utilizados son:

- ^{99m}tecnecio.
- ^{131}yodo.

Otros estudios de imagen

Estos revelarán cualquier anomalía estructural dentro de la glándula tiroidea:

- Ecografía.
- Ecografía dúplex.
- Tomografía computarizada (TC).
- Resonancia magnética (RM).
- Fluorescencia de los rayos X (Okosieme et al., 2016).

Biopsia con aguja fina

La citología por aspiración con aguja fina (con o sin ecografía) facilita un diagnóstico exacto de la lesión tiroidea y debe utilizarse para planificar la cirugía de los pacientes con cáncer de tiroides.

Otras pruebas

Entre ellas se encuentran las siguientes:

- Electrocardiograma (ECG) para detectar fibrilación auricular.
- Niveles de colesterol para descartar hiperlipidemia.
- Historial menstrual para identificar un ciclo menstrual anormal, pérdida fetal o subfertilidad.
- Hemograma completo para identificar cualquier anomalía.
- Sangre para tipificación y pruebas cruzadas (en caso de hemorragia peri- o postoperatoria).

Evaluación de enfermería de un paciente que requiere cirugía tiroidea

Conviene realizar una historia completa de la salud del paciente, ya que sus problemas de salud suelen aparecer de manera gradual en el tiempo y a menudo tienen una naturaleza ambigua. El conocimiento de los efectos de la disfunción tiroidea permite a la enfermera recoger los datos pertinentes y efectuar un interrogatorio específico relacionado con el trastorno tiroideo. El uso de un modelo de enfermería también ayudará a estructurar el proceso de evaluación (cuadro 13.1).

Cuadro 13.1 **Evaluación de enfermería de Joanna Sweet**

Esta evaluación sigue el modelo de enfermería de Roper, Logan y Tierney (Holland y Jenkins, 2019).

Joanna Sweet es una mujer de 30 años, casada y con tres hijos pequeños de 2, 4 y 7 años. Trabaja como presentadora en la televisión local y su marido es periodista. Sufre hipertiroidismo y ha recibido tratamiento conservador, pero en este momento se plantea que la cirugía sería una buena opción porque la glándula tiroidea le está causando muchas molestias al comer y le preocupa la hinchazón de su cuello. Dentro de 2 semanas se extirpará la glándula tiroidea en el quirófano durante una estancia corta.

Mantenimiento de un entorno seguro

Joanna está muy preocupada por el resultado de la operación, por el aspecto de la cicatriz y por si la gente podrá verla.

La lectura de sus constantes vitales es la siguiente:

- Pulso: 86 latidos/min; pulso durante el sueño: 78 latidos/min. Refiere palpitaciones en el pasado.
- Presión arterial: 138/80 mmHg.

  Tratamiento farmacológico:
  - Carbimazol, 15 mg al día en los últimos 6 meses.
  - Propranolol, 20 mg 3 veces al día.
- Alergias: no es alérgica a nada, que ella sepa, ni ha tenido problemas con anestesias anteriores (le hicieron una apendicectomía hace 10 años y le drenaron un absceso mamario hace 4 años).

Comunicación

Joanna parece muy angustiada y hace numerosas preguntas. Lleva lentes de contacto por su miopía.

Cuadro 13.1 *(cont.)*

Respiración

- Frecuencia respiratoria: 18 respiraciones/min; regular. Joanna solía fumar 10 cigarrillos al día antes de quedarse embarazada de su primer hijo.

Comida y bebida

Joanna pesa 58 kg y mide 1,62 m. Su índice de masa corporal es de 22 kg/m^2. Dice que su peso ha bajado a 50 kg, a pesar de estar siempre comiendo. Su apetito se ha normalizado hace poco y casi ha recuperado su peso habitual. Le gusta tomar una copa de vino con la cena, o cuando ella y su marido salen con los amigos.

Evacuación

Suele hacer una o dos deposiciones al día. El análisis de orina no revela anomalías.

Aseo e indumentaria personal

Joanna es muy consciente de su aspecto y viste con gran elegancia. Le gusta ducharse al menos dos veces al día. Tiene una puntuación Waterlow de 7.

Control de la temperatura corporal

La temperatura de Joanna es de 36,8 °C.

Movilidad

Joanna no tiene ningún problema con esta actividad.

Trabajo y ocio

Joanna es presentadora de un programa diurno en una televisión local. Sus dos hijos menores van a la guardería y el mayor al colegio. Se ha dado cuenta de que ya no tolera de la misma manera a la gente y de que se irrita con gran facilidad. A ella y a su marido les gusta tener invitados.

Imagen corporal

Joanna está orgullosa de su aspecto y muy preocupada por el aspecto que tendrá la cicatriz después de la operación, y por si la podrá ocultar a los espectadores.

Sueño

Duerme de manera habitual 7 h, pero no siempre, sobre todo cuando está estresada por su trabajo.

Muerte

No expresa ningún temor a la anestesia.

Evaluación de la voz y de la tráquea del paciente

Se realiza una radiografía de tórax para asegurarse de que el agrandamiento de la glándula tiroidea no constriñe la tráquea ni la desvía hacia un lado. Dado el riesgo de lesión de los nervios laríngeos recurrentes durante la intervención quirúrgica, es esencial evaluar las cuerdas vocales antes de la operación. A menudo, esta se lleva a cabo en las consultas externas, donde se practica una laringoscopia indirecta para examinar el estado de las cuerdas vocales. Huang et al. (2015) señalan la utilidad del análisis exhaustivo de la voz antes y después de la operación, ya que otros factores, además de la lesión del nervio laríngeo, podrían alterar la voz después de la tiroidectomía.

Preparación preoperatoria específica

El paciente suele ingresar para cirugía de día o para una estancia corta (Bailey et al., 2019) y habrá asistido a una unidad de evaluación previa al menos 2 semanas antes de la operación. El paciente habrá estado tomando una tionamida (p. ej., carbimazol) antes de la operación para crear y mantener un estado eutiroideo, y podría estar tomando un β-bloqueante para reducir los síntomas cardíacos. Ofrecer suficiente información preoperatoria ayuda a reducir la ansiedad del paciente, que debe saber que podría sentir dolor de garganta en el postoperatorio. Hay que tranquilizar al paciente y decirle que la(s) incisión(es) quirúrgica(s) se quedará(n) en los pliegues naturales del cuello, es decir, no se notarán mucho. Sin embargo, algunos cirujanos podrían optar por un abordaje transaxilar o axilomamario bilateral que dejan una mínima cicatrización visible.

Intervenciones quirúrgicas

Según el tipo y la posición de los nódulos en la glándula tiroidea, se pueden llevar a cabo diversas técnicas quirúrgicas; en la actualidad, muchos pacientes se someten a tiroidectomía endoscópica o mínimamente invasiva asistida por vídeo. El cirujano procurará siempre conservar, si fuera posible, parte de la glándula tiroidea para la producción continuada de las hormonas tiroideas con la esperanza de evitar los problemas de hipotiroidismo en el postoperatorio. Asimismo, conviene proteger las glándulas paratiroideas –para no dañarlas ni extirparlas durante el procedimiento quirúrgico– y no lesionar los nervios laríngeos recurrentes.

Los procedimientos quirúrgicos más habituales son los siguientes.

- *Lobulectomía tiroidea:* extirpación de un lóbulo de la glándula tiroidea, incluido el istmo.
- *Lobulectomía casi total:* lobulectomía total que deja menos de 1 g de tejido tiroideo para proteger el nervio laríngeo recurrente.
- *Tiroidectomía casi total:* extirpación completa de un lóbulo tiroideo y lobulectomía casi total en el lado contralateral. La ventaja de este procedimiento quirúrgico es que se deja intacta una pequeña porción de la glándula tiroidea del paciente para la producción de hormonas tiroideas y disminuye la necesidad de su restitución postoperatoria.
- *Tiroidectomía total:* extirpación de los dos lóbulos y el istmo de la glándula tiroidea.

Procedimientos endoscópicos

Los procedimientos endoscópicos y la tiroidectomía videoasistida mínimamente invasiva, también conocida como *minimally invasive video-assisted thyroidectomy* (MIVAT), se practican ahora en muchos centros (Radford et al., 2011; Marinelli, 2015) y ofrecen la ventaja de menos dolor postoperatorio y mejores resultados estéticos. Radford et al. (2011) comprobaron que la tiroidectomía endoscópica, comparada con la cirugía convencional, conlleva una pérdida hemática significativamente menor y mejores resultados estéticos. Radford et al. (2011) reconocen que la MIVAT es una técnica satisfactoria, con claras ventajas sobre la cirugía tradicional y en la enfermedad tiroidea de pequeño volumen, que afecta principalmente a pacientes jóvenes del sexo femenino, pues se asocia a tasas más bajas de complicaciones y mejores resultados estéticos.

Cuidados postoperatorios específicos

Los cuidados postoperatorios son los mismos que para cualquier paciente quirúrgico, como se ha expuesto de manera breve en el capítulo 2, y las cuestiones relacionadas con la alteración de la imagen corporal se esbozan en el capítulo 7. No obstante, ciertas complicaciones son específicas de este tipo de cirugía y se deben vigilar de cerca en el postoperatorio inmediato. El personal de la unidad de recuperación postanestésica debe observar al paciente y saber que podría sufrir una obstrucción de la vía respiratoria, hemorragia, daño en los nervios laríngeos recurrentes, crisis tirotóxica y tetania (Marinelli, 2015). Estas complicaciones se comentarán a continuación y se ilustrarán asimismo en un plan de cuidados postoperatorios (cuadro 13.2).

Cuadro 13.2 **Plan de cuidados postoperatorios tras una tiroidectomía casi total**

Este plan de cuidados ilustra los cuidados de enfermería específicos de un paciente después de una cirugía tiroidea y se basa en el modelo de enfermería de Roper, Logan y Tierney (Holland y Jenkins, 2019).

Joanna Sweet ha regresado a planta tras una tiroidectomía casi total por un nódulo benigno. Está consciente y sentada en una postura erguida. Tiene una infusión intravenosa, pero puede beber sorbos de agua. La herida se ha cerrado con una sutura subepidérmica no reabsorbible y Steri-Strips y se ha cubierto con un apósito postoperatorio.

Respiración

- *Problema:* posible riesgo de dificultad respiratoria debido a la anestesia, al espasmo laríngeo, a la lesión del nervio laríngeo recurrente o a la presencia de un hematoma que comprima la tráquea.
- *Objetivo:* Joanna respira con normalidad.
- *Actuaciones de enfermería y justificación de los cuidados:*
  - Joanna debe sentarse en una postura erguida, con el cuello bien apoyado sobre almohadas. El apoyo de la cabeza y el cuello hace que Joanna se encuentre cómoda. Sentarse en una postura erguida le ayuda asimismo a toser y expectorar.

Cuadro 13.2 *(cont.)*

- A Joanna se le podría prescribir oxigenoterapia en el postoperatorio inmediato. Asegúrese de que se le administra con el flujo prescrito y de que la boca de Joanna se encuentra humedecida.
- Observe la frecuencia y la profundidad de la respiración de Joanna y el posible estridor y anote cualquier síntoma espontáneo o sensación de ahogo o cualquier signo de cianosis o dificultad respiratoria. Cualquier cambio en estas observaciones podría indicar una parálisis laríngea o la compresión de la tráquea por un hematoma, que requieren una intervención inmediata.
- Anime a Joanna a respirar profundamente y a toser y expectorar varias veces cada hora. La respiración profunda facilita la expansión completa del tórax, y la expectoración contribuye a reducir el riesgo de infección pulmonar.

- *Evaluación:* Joanna tenía una frecuencia respiratoria de 18-20 respiraciones/min y no mostraba ningún signo de problema respiratorio. La oxigenoterapia se suspendió al cabo de 2 h. Al toser notaba cierta molestia, pero logró expectorar.

Mantenimiento de un entorno seguro

- *Problema:* posible riesgo de hemorragia.
- *Objetivo:* detección temprana de la posible hemorragia.
- *Actuaciones de enfermería y justificación de los cuidados:*
  - Asegúrese de disponer un cortador de suturas cerca de la cama por si hubiera que retirar la sutura con rapidez (p. ej., si surge una dificultad respiratoria debido a un hematoma).
  - Observe el pulso y la presión arterial de Joanna, al principio cada 15-30 min. El aumento del pulso y la bajada de la presión arterial pueden indicar una hemorragia y deben comunicarse enseguida.
  - Observe el estado respiratorio de Joanna (como antes) para detectar cualquier signo de dificultad respiratoria causada por un posible hematoma alrededor de la tráquea.
  - Observe la herida por si hubiera signos de nuevo sangrado y compruebe la parte lateral y posterior del cuello de Joanna, donde podría haberse acumulado la sangre.
  - Si sospecha un hematoma, solicite de inmediato atención médica, porque quizá haya que aspirar o retirar la sutura para liberar el hematoma.
- *Evaluación:* los parámetros observados de Joanna se mantuvieron dentro de los límites normales. No se observaron signos de sangrado excesivo.
- *Problema:* posible riesgo de una crisis tiroidea.
- *Objetivo:* detección temprana de esta complicación potencial de la cirugía tiroidea.
- *Actuaciones de enfermería y justificación de los cuidados:*
  - Observe la temperatura, el pulso, las respiraciones y la presión arterial de Joanna en intervalos regulares. El aumento de la temperatura, el pulso, la frecuencia respiratoria o la presión arterial podría indicar una crisis tiroidea.
  - Compruebe si Joanna se queja de calor o palpitaciones, que podrían indicar el comienzo de esta complicación.
  - Vigile el estado mental de Joanna y cualquier fase de confusión o manía para detectar signos de una crisis tiroidea.
  - Si ocurre alguno de estos síntomas, avise de inmediato al médico.
- *Evaluación:* Joanna no mostró ningún signo de crisis tiroidea. Sus observaciones se mantuvieron dentro de los límites normales y no tuvo palpitaciones. Estaba alerta y orientada en tiempo y espacio.
- *Problema:* posible riesgo de tetania después de la cirugía.
- *Objetivo:* detección temprana de este posible problema.
- *Actuaciones de enfermería y justificación de los cuidados:*
  - Vigile si Joanna se queja de entumecimiento u hormigueo en los dedos de manos y pies, que podrían indicar hipocalcemia.
  - Controle si Joanna presenta un signo de Trousseau –contracción de la mano– mientras le toma la presión arterial.
  - Golpee con suavidad el hueso cigomático en la parte lateral de la cara de Joanna y vigile la contracción de los músculos faciales, es decir, el signo de Chvostek.
  - Observe si ha cambiado la tonalidad de voz de Joanna, porque podría indicar un espasmo de sus cuerdas vocales.
  - Vigile si Joanna se queja de calambres en el estómago, que podrían indicar tetania.
- *Evaluación:* Joanna no mostró ningún signo de tetania durante su recuperación postoperatoria.
- *Problema:* Joanna nota dolor en la garganta después de la cirugía.
- *Objetivo:* reducir su dolor hasta un nivel aceptable.
- *Actuaciones de enfermería y justificación de los cuidados:*
  - Examine el dolor de Joanna con una herramienta de evaluación del dolor.
  - Administre los analgésicos prescritos y vigile su eficacia al cabo de 30 min.

(Continúa)

Cuadro 13.2 *(cont.)*

  - Asegúrese de que Joanna se encuentra en una postura cómoda, con la cabeza y el cuello bien apoyados sobre almohadas.
- *Evaluación:* Joanna se quejaba al principio de dolor en la garganta, pero este se alivió eficazmente con 25 mg de diclofenaco. El resto del tiempo, el dolor se alivió tomando 25 mg de diclofenaco y 1 g de paracetamol cada 6 h.

Comida y bebida

- *Problema:* Joanna tiene dificultades para tragar por su dolor en la garganta.
- *Objetivos:*
  - Mantener el estado de hidratación y nutrición de Joanna.
  - Finalmente, Joanna logra comer y beber con normalidad.
- *Actuaciones de enfermería y justificación de los cuidados:*
  - Controle la infusión intravenosa, compruebe que la velocidad de infusión es correcta y que el líquido no se extravasa. Así, Joanna no se deshidratará y la cánula permanecerá dentro de la vena.
  - Anime a Joanna a beber sorbos de agua y aumente poco a poco la cantidad según la vaya tolerando. Los líquidos fríos resultan a veces más adecuados y mejor tolerados tras la cirugía tiroidea.
  - Si Joanna siente náuseas tras la anestesia, proporcione los antieméticos prescritos y vigile su eficacia.
  - La infusión intravenosa se puede interrumpir en cuanto Joanna esté tomando suficientes líquidos por vía oral.
  - La ingestión y la eliminación de líquidos de Joanna se medirán y vigilarán en una gráfica de balance hídrico hasta que ingiera una cantidad adecuada de líquidos y elimine suficiente orina.
  - Joanna puede tomar una dieta blanda cuando tenga ganas.
- *Evaluación:* Joanna logró beber un vaso de agua a las 2 h de su regreso a planta y antes del alta se había tomado un desayuno ligero. La infusión intravenosa se suspendió al cabo de 8 h, pues bebía sin problemas y no sentía náuseas. Joanna orinó a las 5 h de su retorno a la planta y, desde ese momento, la cantidad de orina eliminada resultó adecuada.

Comunicación

- *Problema:* Joanna tiene la voz ronca después de la cirugía.
- *Objetivos:*
  - Detectar signos de lesión del nervio laríngeo recurrente.
  - Tranquilizar a Joanna diciéndole que su voz acabará normalizándose.
- *Actuaciones de enfermería y justificación de los cuidados:*
  - Observe si Joanna ha perdido la fonación o presenta dificultad respiratoria, que podrían indicar una lesión de los nervios laríngeos recurrentes.
  - Asegúrese de que el personal médico revise las cuerdas vocales de Joanna para comprobar que están intactas y no se han dañado durante la operación.
  - Tranquilice a Joanna indicándole que su voz acabará normalizándose, ya que la mayoría de las ronqueras suelen ser pasajeras.
- *Evaluación:* antes del alta su voz empezaba a recuperar la normalidad.

Limpieza y colocación de apósitos

- *Problema:* Joanna tiene una herida quirúrgica en el cuello.
- *Objetivos:*
  - La herida ha cicatrizado, según se observa al retirar la sutura 5 días después de la operación.
  - No hay signos de infección de la herida.
- *Actuaciones de enfermería y justificación de los cuidados:*
  - Observe si hay signos de hemorragia en el apósito de la herida y notifíquelo a la enfermera encargada.
  - El apósito de quirófano se retira antes del alta y, si no contiene exudado, la herida puede dejarse expuesta. Si la herida sigue exudando, coloque un apósito estéril ligero para proteger la herida de los microorganismos.
  - Observe cualquier signo de enrojecimiento, calor, dolor e hinchazón en la herida, que pudiera indicar una infección.
  - Controle la temperatura de Joanna cada 4 h, ya que la pirexia podría indicar una infección.
- *Evaluación:* la temperatura de Joanna se mantuvo dentro de los límites normales. Cuando se retiró el apósito de quirófano, la herida estaba intacta y no se apreciaba exudado. Sin embargo, Joanna notaba mucho la herida, así que se colocó una gasa ligera. Como Joanna fue dada de alta a las 23 h, la enfermera de la consulta retiró la sutura a los 5 días tras comprobar que los bordes de la herida se habían apuesto. A continuación, animó a Joanna a masajear la cicatriz con una crema hidratante suave a diario, comenzando 2 semanas después de retirar la sutura para que la cicatriz no se contrajera.

Cuadro 13.2 *(cont.)*

Imagen corporal

- *Problema:* Joanna está preocupada por el aspecto de la cicatriz, pues trabaja en un medio de comunicación.
- *Objetivo:* Joanna se siente cómoda con su imagen corporal.
- *Actuaciones de enfermería y justificación de los cuidados:*
  - Dé tiempo a Joanna para que exprese sus temores sobre su aspecto físico.
  - Ofrezca a Joanna algunas ideas iniciales para camuflar la cicatriz (p. ej., con un pañuelo o fular) hasta que se encuentre satisfecha.
  - Tranquilice a Joanna indicándole que la cicatriz del cuello no se notará demasiado, porque se sitúa en uno de los pliegues naturales de la piel y porque, conforme avance la curación, se volverá más plana y pálida y con el tiempo apenas se verá.
  - Indique a Joanna que, una vez que hayan pasado 2 semanas desde la retirada de la sutura, deberá masajear con suavidad la cicatriz con una crema hidratante ligera para que no se contraiga.
- *Evaluación:* a Joanna le preocupaba cómo reaccionarían sus colegas ante su cicatriz y se sentía mejor llevando un ligero apósito de gasa cubierto con un fular. Contó que había conocido a otras personas operadas de la misma intervención y que sus cicatrices habían desaparecido con el tiempo.

Posibles problemas tras una cirugía tiroidea

Vía respiratoria obstruida

La vía respiratoria del paciente se puede obstruir por varias razones:

- La tráquea podría haberse dañado durante la cirugía o comprimido por un hematoma.
- El anestésico podría haber aumentado las secreciones traqueales o bronquiales o causado un laringoespasmo por irritación de la tráquea durante la intubación.
- El dolor en el cuello y en la garganta dificultan a veces la capacidad para expulsar el esputo.
- El daño de los nervios laríngeos recurrentes durante la cirugía puede causar parálisis laríngea, que dará lugar a dificultades respiratorias y podría precisar una traqueostomía urgente. La pérdida de la sensibilidad por encima de las cuerdas vocales explica que el paciente aspire las secreciones.

Hemorragia

La glándula tiroidea es un órgano muy vascularizado y, si bien el riesgo de hemorragia es bajo, debe vigilarse con atención, ya que la sangre podría acumularse en la zona que rodea a la tráquea y provocar dificultades respiratorias, es decir, estridor y disnea. Esta es una situación urgente que obliga a retirar de inmediato las suturas/grapas para liberar el hematoma. A veces hay que aspirar o evacuar el hematoma en el quirófano si esta medida no altera el estado respiratorio del paciente.

El riesgo de hematoma disminuye si el cirujano logra una buena hemostasia durante la intervención quirúrgica. Marinelli (2015) señala que no es necesario dejar ningún drenaje en la mayoría de los pacientes sometidos a cirugía tiroidea sin complicaciones y propone drenar los hematomas grandes mediante aspiración con aguja si no se ha colocado ningún drenaje.

Lesión del nervio laríngeo recurrente

La lesión del nervio laríngeo superior se manifiesta por ronquera y un aspecto rugoso de las cuerdas vocales. La lesión del nervio laríngeo recurrente afecta al habla del paciente. La lesión del nervio laríngeo recurrente de un solo lado causa ronquera y parálisis de las cuerdas vocales, mientras que la lesión de ambos nervios laríngeos provoca la pérdida del habla y una parálisis de las cuerdas vocales que origina problemas respiratorios. La lesión podría ser pasajera si se debe a una hinchazón, es decir, a un edema laríngeo, o permanente si se secciona o daña el nervio durante la operación (Marinelli, 2015). El deber profesional de sinceridad obliga a las enfermeras a mantener una actitud abierta y sincera cuando las cosas salen mal durante el tratamiento o cuando los cuidados ocasionan o podrían ocasionar daño o sufrimiento.

Crisis tiroidea

Puede aparecer si ingresan cantidades excesivas de hormonas tiroideas en la circulación causando un estado tirotóxico agudo. A veces la cirugía precipita la crisis, al parecer por la manipulación de la glándula tiroidea en el quirófano (Hampton, 2013); ocurre de forma más frecuente entre 6 y 24 h después de la operación. El paciente se quedará sin aliento, se sentirá muy acalorado, referirá palpitaciones y además quizá se sienta confuso o maníaco. El aumento descontrolado del metabolismo explica la hiperpirexia, la taquicardia notable y la hipertensión. Ante esta situación, el paciente debe recibir oxigenoterapia, así como sedantes y lavados fríos para reducir la hiperpirexia, aparte de una infusión intravenosa para corregir la deshidratación y controlar la hipertermia. Se administrarán β-bloqueantes por vía intravenosa (p. ej., propranolol), antitiroideos (p. ej., carbimazol) y glucocorticoides (p. ej., hidrocortisona) de manera urgente, ya que los pacientes pueden morir por insuficiencia cardíaca.

Tetania

El daño o la extirpación de las glándulas paratiroideas durante la operación reducen en ocasiones las concentraciones séricas de calcio –es decir, el hipoparatiroidismo provoca hipocalcemia–, por lo que el paciente puede experimentar tetania en los primeros días del postoperatorio. Este estado se debe en general a una interferencia en la perfusión sanguínea de las glándulas paratiroideas durante la cirugía (Marinelli, 2015) o a su extirpación inadvertida durante una tiroidectomía total, y suele ocurrir 24-72 h después de la operación, si bien puede aparecer 1-3 h después (Hughes y Marvell, 2011).

El paciente refiere entumecimiento u hormigueo en los dedos de manos y pies y experimenta además un espasmo carpopedal, es decir, calambres en manos y pies debidos a la hipocalcemia. El espasmo carpopedal se reconoce observando los signos de Trousseau y Chvostek (Hatfield, 2014). El signo de Trousseau se produce cuando la mano se contrae tras aplicar un torniquete alrededor del brazo, por ejemplo, al tomar la presión arterial del paciente. El signo de Chvostek positivo consiste en un espasmo de los músculos faciales al golpear con suavidad el hueso cigomático de la cara del paciente. La voz del paciente puede adquirir una tonalidad alta y estridente por el espasmo de las cuerdas vocales. Los retortijones gastrointestinales se asocian también a tetania. El tratamiento inicial de la tetania consiste en la administración intravenosa de gluconato de calcio. Si las glándulas paratiroideas han sufrido un daño permanente, el paciente tendrá que recibir suplementos de calcio por vía oral.

Planificación del alta y educación del paciente

La mayoría de los pacientes sometidos a cirugía tiroidea permanecen muy poco tiempo en el hospital, por lo que la cantidad de información ofrecida sobre su recuperación postoperatoria resulta primordial para una recuperación plena y satisfactoria (v. capítulo 9 para obtener más información sobre la planificación del alta).

Los pacientes no siempre son conscientes del cansancio que notarán cuando abandonen el hospital; muchos anestesistas administran esteroides como parte de su técnica anestésica. Hay que informarles de todo ello y de que el cansancio resulta bastante habitual después de cualquier tipo de intervención quirúrgica, ya que a veces se necesitan de 2 a 3 meses para una recuperación completa.

El paciente ha de recibir una información clara, tanto escrita como verbal, sobre las posibles complicaciones, como infección de la herida o tetania. Se insistirá en la necesidad de masajear con suavidad la(s) cicatriz(es) con una crema hidratante suave desde unas 2 semanas después de la retirada de las suturas/grapas. Asimismo, se ofrecerán consejos para camuflar, si fuera necesario, la(s) cicatriz(es) del cuello; por ejemplo, con un pañuelo o fular.

Seis semanas después de la operación, el paciente deberá acudir a las consultas externas. Así, el personal médico comprobará cómo progresa la cicatrización de la herida y si el paciente tiene problemas con la voz o al tragar. Se toman muestras de sangre para medir los niveles de las hormonas tiroideas, para cerciorarse de que el paciente no presente mixedema. Si el paciente sufre hipotiroidismo (mixedema), se le prescribirá un tratamiento de restitución con tiroxina, y si se ha practicado una tiroidectomía total, el tratamiento de restitución tiroidea se prescribirá de por vida.

Conclusión

La cirugía de la glándula tiroidea solo se efectúa en casos de neoplasia maligna o cuando no se logra controlar el hipertiroidismo con el tratamiento farmacológico. Un problema frecuente que afrontan los pacientes operados de la tiroides es la posición de la cicatriz después de la intervención y el modo en que esta afecta a su imagen corporal; no obstante, este problema ha disminuido gracias a la cirugía endoscópica. Los cuidados postoperatorios de enfermería se centran en la detección precoz de posibles complicaciones específicas para intervenir a tiempo.

RESUMEN DE PUNTOS CLAVE

- La tiroidectomía se practica por neoplasias malignas de la glándula tiroidea o por un hipertiroidismo descontrolado.
- Los pacientes deben encontrarse en estado eutiroideo antes de la cirugía.
- La evaluación preoperatoria de las cuerdas vocales resulta esencial.
- Los cuidados postoperatorios consisten en una supervisión cuidadosa de las posibles complicaciones, como la obstrucción de la vía respiratoria.
- Muchos pacientes notan dolor en la garganta en el postoperatorio.
- Algunos necesitan tratamiento de restitución con tiroxina (depende de los niveles de hormonas tiroideas).

PUNTOS DE APRENDIZAJE PARA LA REFLEXIÓN

Tras haber leído este capítulo, piense en lo que sabe ahora y en lo que aún necesita averiguar. Estas preguntas pueden ser de ayuda:

(Continúa)

(cont.)

- ¿Cuáles son los cuidados específicos que requiere un paciente que va a ser operado de la tiroides?
- ¿Cómo se manifiesta el signo de Chvostek positivo?
- ¿Qué son los nervios laríngeos recurrentes?

Bibliografía

Bailey, C. R., Ahuja, M., Bartholomew, K., Bew, S., Forbes, L., Lipp, A., et al. (2019). *Guidelines for day-case surgery 2019*. Association of Anaesthetists and the British Association of Day Surgery. Available at: <https://anaesthetists.org/Portals/0/Images/Guidelines%20cover%20images/Guideline_day_case_surgery_2019.pdf?ver=2019-05-05-075731-563>.

Franklin, I. J., Dawson, P. M., & Rodway, A. D. (2012). *Essentials of clinical surgery* (2nd ed.). London: Elsevier Health Sciences.

Hampton, J. (2013). Thyroid gland disorder emergencies – thyroid storm and myxedema coma. *AACN Advanced Critical Care, 24*(3), 925–932.

Hatfield, A. (2014). *The complete recovery room book* (5th ed.). Oxford: Oxford University Press.

Holland, K., & Jenkins, J. (2019). Applying the Roper-Logan-Tierney model in practice *(eBook)*: Elsevier Health Sciences.

Huang, C.-F., Yeng, Y., Chen, K.-D., Yu, J.-K., Shih, C.-M., Huang, S.-M., et al. (2015). The preoperative evaluation prevent the postoperative complications of thyroidectomy. *Annals of Medicine and Surgery, 4*(1), 5–10.

Hughes, S. J., & Marvell, A. (2011). *Oxford handbook of perioperative practice*. Oxford: Oxford University Press.

Lindholm, J., & Laurberg, P. (2010). Hyperthyroidism, exophthalmos, and goitre: historical notes on the orbitopathy. *Thyroid, 20*(3), 291–300. Available at<. https://doi.org/10.1089/thy.2009.0340. >.

Marinelli, M. (2015). Thyroid and parathyriod surgery. In J. C. Rothrock (Ed.), *Alexander's care of the patient in surgery* (pp. 538–557). St Louis: Elsevier Mosby.

Milas, K. M. (2019). Radioactive iodine for hyperthyroidism. *EndocrineWeb*. Available at<. www.endocrineweb.com/conditions/hyperthyroidism/radioactive-iodine-hyperthyroidism >.

Nursing and Midwifery Council. (2018). The Code. Professional standards of practice and behaviour for nurses, midwives and nursing associates. Available at: <www.nmc.org.uk/standards/code/>.

Okosieme, O., Gilbert, J., Abraham, P., Boelaert, K., Dayan, C., Gurnell, M., et al. (2016). Management of primary hypothyroidism: statement by the British Thyroid Association Executive Committee. *Clinical Endocrinology, 84*(6), 799–808.

Pellegriti, G., Frasca, F., Regalbuto, C., Squatrito, S., & Vigneri, R. (2013). Worldwide increasing incidence of thyroid cancer: update on epidemiology and risk factors. *Journal of Cancer Epidemiology, 2013*, Article 965212.

Radford, P. D., Ferguson, M. S., Magill, J. C., Karthikesalingham, A. P., & Alusi, G. (2011). Meta-analysis of minimally invasive video-assisted thyroidectomy. *Laryngoscope: Head and Neck, 121*(8), 1675–1681.

Vanderpump, M. P. J. (2011). The epidemiology of thyroid disease. *British Medical Bulletin, 99*, 39–51.

Wilson, S. F., & Giddens, J. F. (2009). *Health assessment for nursing practice* (4th ed.). St Louis: Mosby.

Páginas web

British Thyroid Association:
www.british-thyroid-association.org Sociedad de profesionales sanitarios del Reino Unido dedicada a la asistencia de los pacientes con enfermedades tiroideas.

Capítulo 14

Atención al paciente que requiere intervenciones y cirugía cardíacas

Louise Best y Kevin Barrett

ÍNDICE DEL CAPÍTULO

OBJETIVOS CLAVE DEL CAPÍTULO

Al final del capítulo, el lector debería ser capaz de:

- Describir la estructura, la función y el flujo sanguíneo a través del corazón.
- Identificar las anomalías estructurales que afectan al corazón.
- Describir cómo realizar una valoración de enfermería del paciente cardíaco.
- Describir el procedimiento utilizado para el cateterismo cardíaco, sus indicaciones y el control de enfermería que requieren los pacientes antes y después del procedimiento.
- Describir los procedimientos utilizados en la investigación y el tratamiento de pacientes con arritmias cardíacas.
- Identificar los cuidados específicos que requieren los pacientes que necesitan estimulación temporal y permanente y desfibriladores cardíacos internos.
- Comentar el control de enfermería de los casos que requieren cirugía cardíaca abierta.
- Identificar los consejos específicos que necesitan los pacientes antes de recibir el alta hospitalaria tras el estudio y tratamiento cardíacos.

Cuestiones en las que pensar antes de leer el capítulo

- Dibuje y rotule un diagrama del corazón.
- ¿A qué puede deberse la considerable variación de la mortalidad por enfermedad coronaria en el Reino Unido?
- ¿Cuáles son las principales causas de las enfermedades coronarias?

Introducción

El objetivo de este capítulo es ofrecer una visión general de los principios de la atención que requieren los pacientes que se someten a varios estudios y tratamientos invasivos para la enfermedad cardiovascular. Los procedimientos cardíacos más invasivos se revisan en detalle para comprender mejor lo que implican para el paciente, de modo que la enfermera pueda adaptar la información para satisfacer las necesidades del paciente. Aunque en este capítulo se describe la práctica clínica diaria aceptada, esta puede diferir de la política y las directrices locales, que deben tenerse en cuenta.

Anatomía y fisiología del corazón

El corazón se encuentra detrás del esternón, con dos tercios en el lado izquierdo del pecho. Se compone de tres capas: la capa interna es el endocardio; la capa muscular media es el miocardio; y la capa externa es el epicardio. La superficie epicárdica está rodeada por un saco fibroso protector e inelástico llamado pericardio, que contiene una pequeña cantidad de líquido seroso lubricante.

El corazón tiene cuatro cámaras: una aurícula y un ventrículo separados por una válvula tanto en el lado derecho como en el izquierdo, y las aurículas y los ventrículos están separados por los tabiques intraauricular e intraventricular. El corazón puede considerarse como una bomba de baja presión y otra de alta presión en serie. La sangre desoxigenada fluye desde el cuerpo a través de la vena cava inferior y superior hacia la aurícula derecha. El flujo sanguíneo de la aurícula derecha al ventrículo derecho se produce principalmente de forma pasiva (alrededor del 70%) cuando el corazón está relajado y no se contrae. Esta fase se denomina diástole. Cuando el corazón se contrae (sístole), la sangre es impulsada a través de la válvula tricúspide hacia el ventrículo derecho. Cuando el ventrículo se contrae, la válvula tricúspide se cierra y la sangre es expulsada a través de la válvula pulmonar a la arteria pulmonar y al sistema vascular pulmonar, donde se oxigena en los pulmones y se elimina el dióxido de carbono. Este es el sistema de baja presión.

Desde los pulmones, la sangre oxigenada entra en la aurícula izquierda a través de las venas pulmonares durante la diástole. La sangre fluye a través de la válvula mitral hacia el ventrículo izquierdo tanto de forma pasiva como por la contracción de la aurícula izquierda. Cuando el ventrículo se contrae en sístole, la válvula mitral se cierra, la válvula aórtica se abre y la sangre es expulsada a la aorta. Este es el sistema de alta presión, ya que la alta presión es necesaria para impulsar la sangre a través del cuerpo. Por esta razón, el ventrículo izquierdo tiene mayor masa muscular que el derecho. A continuación, la sangre circula por el cuerpo, se desoxigena y vuelve de nuevo a la aurícula derecha a través de la vena cava.

La contracción del músculo cardíaco (miocardio) debe realizarse en una secuencia específica para que se produzcan estos acontecimientos. Esto se consigue gracias al sistema de conducción especializado dentro del corazón. Está formado por el nódulo sinoauricular (SA), que se encuentra en la unión de la vena cava superior con la aurícula derecha, y es el marcapasos cardíaco que determina la frecuencia cardíaca. Los impulsos pasan a través de las aurículas hasta el nódulo auriculoventricular (AV), en la base de la aurícula derecha, y de ahí a ambos ventrículos a través del haz de His. En el corazón normal, esta es la única ruta que pueden seguir los impulsos eléctricos que pasan de las aurículas a los ventrículos. A continuación, los impulsos son conducidos por las ramas del haz derecho e izquierdo a la red de fibras de Purkinje, que abastece a los respectivos ventrículos. A efectos prácticos, se puede considerar que los acontecimientos ocurren simultáneamente en ambos lados del corazón, de modo que fluyen volúmenes idénticos de sangre a través de los lados derecho e izquierdo del corazón. La frecuencia y la fuerza de la contracción del corazón se ven afectadas por el sistema nervioso autónomo. El corazón está ricamente inervado por fibras nerviosas simpáticas, que al ser estimuladas aumentan tanto la frecuencia cardíaca como la velocidad de transmisión eléctrica a través del sistema de conducción. Esto aumenta la frecuencia cardíaca y la fuerza de la contracción. El nervio vago, del sistema nervioso parasimpático, también inerva el corazón y tiene un efecto totalmente opuesto, es decir, ralentiza el ritmo cardíaco al ser estimulado, por lo que puede considerarse como el sistema de frenado del corazón.

El flujo de sangre hacia delante a través del corazón se mantiene gracias a las válvulas tricúspide y mitral, que impiden que la sangre fluya hacia atrás desde los ventrículos hacia las aurículas, mientras que las válvulas pulmonar y aórtica impiden que la sangre fluya hacia atrás desde la arteria pulmonar y la aorta hacia los ventrículos derecho e izquierdo, respectivamente. Aunque estas válvulas tienen funciones similares, sus estructuras difieren. La válvula tricúspide, situada entre la aurícula y el ventrículo derechos, tiene tres valvas frente a las dos de la válvula mitral, situada entre la aurícula y el ventrículo izquierdos. Las valvas son delgadas, fuertes y fibrosas, y cuando se abren son empujadas contra la pared ventricular para permitir que la sangre fluya a través de ellas. Estas válvulas están unidas y estabilizadas dentro del corazón por partes especializadas del músculo cardíaco conocidas como músculos papilares, unidos a las válvulas tricúspide y mitral a través de cordones llamados cuerdas tendinosas. Las dos válvulas semilunares situadas entre el ventrículo derecho y la arteria pulmonar (válvula pulmonar) y el ventrículo izquierdo y la aorta (válvula aórtica) están ancladas al anillo fibroso del esqueleto cardíaco y no tienen músculos papilares ni cuerdas tendinosas. Tanto la válvula pulmonar como la aórtica tienen tres valvas.

El miocardio recibe su suministro de sangre de las arterias coronarias izquierda y derecha. Surgen de la aorta justo por encima de la válvula aórtica. El tronco principal izquierdo se divide en la descendente anterior izquierda y la rama circunfleja. La arteria descendente anterior izquierda suministra sangre oxigenada al tabique intraventricular y a la pared anterior del ventrículo izquierdo; la rama circunfleja suministra a la pared lateral del ventrículo izquierdo. La arteria coronaria derecha (ACD) irriga las paredes inferior y posterior de los ventrículos izquierdo y derecho. El miocardio recibe su suministro de sangre durante la fase diastólica del ciclo cardíaco. Estos vasos también suministran al tejido conductor especializado su sangre oxigenada.

Fisiopatología básica del corazón

Cualquier componente del corazón puede funcionar mal, ya sea por una anomalía congénita o por una enfermedad adquirida. El corazón también puede verse afectado por afecciones de otras partes del cuerpo (tabla 14.1).

Las enfermedades coronarias son la causa más frecuente de muerte en el Reino Unido, ya que 1 de cada 7 hombres y 1 de cada 12 mujeres mueren por esta causa. Las enfermedades coronarias causan alrededor de 66.000 muertes al año en el Reino Unido. El número de personas que murieron por enfermedades cardíacas y circulatorias por todas las causas en el Reino Unido en 2017 fue de 152.000 (British Heart Foundation, 2018a). La mortalidad por enfermedad coronaria varía considerablemente en el Reino Unido. Las tasas de mortalidad son más altas en el norte de Inglaterra y Escocia y más

Tabla 14.1 Enfermedades que afectan al corazón, en relación con la estructura cardíaca

	Miocardio	Pericardio	Arterias coronarias	Válvulas	Sistema de conducción
Enfermedad congénita	Defectos septales auriculares y ventriculares Miocardiopatías hipertróficas obstructivas		Anomalías anatómicas Hipercolesterolemia homocigótica	Atresia bivalva	Anomalías anatómicas Síndrome de Wolff-Parkinson-White Bloqueo auriculoventricular
Enfermedad adquirida	Infarto de miocardio Miocarditis Defecto septal ventricular Miocardiopatías	Pericarditis Taponamiento Proceso maligno	Ateroesclerosis Síndrome X	Fiebre reumática Infecciones Estenosis Insuficiencia Rotura de músculos papilares Rotura de cuerdas tendinosas Bloqueo auriculoventricular Síndrome del seno enfermo Taquicardia por reentrada del nódulo AV	Bloqueo auriculoventricular Síndrome del seno enfermo Taquicardia por reentrada del nódulo AV

bajas en el sur de Inglaterra. También son más altas en los trabajadores manuales que en los no manuales y son más altas en ciertos grupos étnicos. Sin embargo, han disminuido considerablemente en ese país, con una reducción aproximada del 40% en los últimos 10 años. Aunque las tasas de mortalidad están disminuyendo, la morbilidad no se reduce. En el Reino Unido hay 2,3 millones de personas que padecen enfermedades coronarias. También hay alrededor de 7 millones de personas que viven con enfermedades cardíacas y circulatorias, a lo que contribuye el envejecimiento y el crecimiento de la población por la mejora de las tasas de supervivencia de los episodios cardíacos y circulatorios. En los años sesenta, más de 7 de cada 10 infartos de miocardio en el Reino Unido eran mortales. En 2018, al menos 7 de cada 10 personas sobrevivieron (British Heart Foundation, 2018a). Además, algo menos de un millón de personas viven con insuficiencia cardíaca en el país (British Heart Foundation, 2018a).

Diversos factores, como el tabaquismo, la diabetes, el sedentarismo, las dietas ricas en grasas saturadas y la obesidad, acaban por estrechar la luz de las arterias coronarias, provocando una angina de pecho y un posible infarto de miocardio. El nombre general de esta enfermedad es ateroesclerosis. El proceso de la enfermedad que la provoca se debe a varios mecanismos complejos responsables de la acumulación de placas de grasa en las paredes de los vasos y de la calcificación de estos; lo cual provoca el estrechamiento de las arterias. Si las placas de grasa se ulceran, se produce una trombosis que puede conducir a la oclusión del vaso. La formación de la ateroesclerosis es esencialmente un proceso inflamatorio y está causada por diversos factores de riesgo (Shahawy y Libby, 2015). Este proceso morboso reduce el suministro de sangre al miocardio, lo que provoca dolor torácico isquémico (angina de pecho), y, si la arteria se ocluye completamente, la muerte del músculo cardíaco (*infarto* de miocardio). El infarto de miocardio provoca otras complicaciones si se ven afectadas las válvulas o el sistema de conducción.

Hay dos problemas principales que afectan a cada válvula cardíaca:

- Si no pueden cerrarse correctamente, tienen fugas, lo que se denomina regurgitación o insuficiencia.
- Cuando no pueden abrirse correctamente, obstruyen el flujo de sangre, y este estrechamiento se denomina estenosis.

Las válvulas habitualmente afectadas por la enfermedad en los adultos son la aórtica y la mitral. La calcificación de las válvulas debida a la tensión mecánica repetitiva conduce a la estenosis y al endurecimiento de las valvas de la válvula, lo que obstruye parcialmente el flujo sanguíneo y aumenta así la carga de trabajo del corazón. El proceso de la enfermedad aórtica degenerativa es un proceso activo que comparte algunas de las similitudes y factores de riesgo de la ateroesclerosis asociados a la enfermedad arterial coronaria, como la hiperlipidemia y la inflamación (Natarajan y Prendergast, 2017). Si no se corrige a tiempo, acaba provocando una insuficiencia cardíaca. El infarto de miocardio que afecta a los músculos papilares o que provoca la rotura de las cuerdas tendinosas desemboca en una insuficiencia mitral aguda. Esta requiere la reparación quirúrgica urgente o la sustitución de la válvula.

El sistema de conducción también se ve afectado por varias dolencias que afectan al ritmo, dando lugar a frecuencias cardíacas que pueden ser peligrosamente rápidas o lentas. Las anomalías congénitas como las vías de conducción extra o anómalas (como el síndrome de Wolff-Parkinson-White) proporcionan una conexión anómala entre las aurículas y los ventrículos, lo que permite la transmisión rápida de los impulsos y provoca taquicardias. El envejecimiento, de nuevo, puede causar fibrosis y calcificación del tejido conductor, lo que se traduce en anomalías del ritmo, incluidos diversos grados de bloqueo cardíaco y frecuencias cardíacas lentas. Los defectos de conducción, como el bloqueo cardíaco, también pueden estar causados por una enfermedad arterial coronaria, como resultado de la oclusión de la arteria que suministra sangre al tejido conductor.

Las enfermedades que afectan al miocardio acaban interfiriendo en la acción de bombeo del corazón. Esta es una causa frecuente de insuficiencia cardíaca porque el corazón ya no es capaz de bombear cantidades adecuadas de sangre para satisfacer las demandas de oxígeno del organismo. También puede provocar un infarto de miocardio.

Asimismo, la insuficiencia cardíaca puede ser consecuencia de una valvulopatía, hipertensión, cardiopatía pericárdica o infecciosa o miocardiopatía. Se calcula que 920.000 personas viven con esta afección en el Reino Unido (British Heart Foundation, 2018a). Esta afección es grave, con factores como la supervivencia de la cardiopatía isquémica, el envejecimiento de la población y el aumento de los factores de riesgo cardiovascular que contribuyen al incremento mantenido de su prevalencia (Taylor et al., 2019). La tasa de mortalidad a 5 años es de casi el 50%, que no ha mostrado ninguna mejora, en contraste con las tasas de supervivencia del cáncer, que se han duplicado (Taylor et al., 2019). Esto ilustra la gravedad del diagnóstico de insuficiencia cardíaca para el paciente.

Las miocardiopatías se clasifican en:

- Miocardiopatía dilatada.
- Miocardiopatía hipertrófica.
- Miocardiopatía o displasia arritmógena del ventrículo derecho.
- Miocardiopatía restrictiva.

La miocardiopatía dilatada es la más frecuente y tiene numerosas causas, como cardiopatía isquémica, hipertensión, valvulopatías e infecciones; sea cual sea la causa, acaba provocando una insuficiencia cardíaca congestiva que, cuando es grave, no responde al tratamiento farmacológico. Se cree que la miocardiopatía hipertrófica se transmite genéticamente. El engrosamiento del tabique intraventricular acaba provocando la obstrucción del ventrículo izquierdo y puede provocar muerte súbita por arritmias (Elliott et al., 2014). La miocardiopatía o displasia arritmógena del ventrículo derecho es también una enfermedad hereditaria; se caracteriza por la sustitución fibrosa del tracto de salida del ventrículo derecho. Predispone a los pacientes a arritmias ventriculares graves y a la muerte súbita cardíaca, y puede conducir eventualmente a la insuficiencia ventricular primero derecha y luego izquierda (Corrado et al., 2017). La miocardiopatía restrictiva es la forma más rara y tiene numerosas causas; restringe el llenado ventricular y reduce el volumen ventricular. También provoca insuficiencia cardíaca terminal y arritmias cardíacas graves. El tratamiento de los casos con miocardiopatía se orienta hacia el alivio de los síntomas, el tratamiento antiarrítmico y de la insuficiencia cardíaca avanzada, la inserción de marcapasos biventriculares o desfibriladores internos y el tratamiento de la insuficiencia cardíaca al final de la vida.

Evaluación y estudios

Los pacientes con enfermedades cardíacas requieren evaluaciones y estudios exhaustivos para diagnosticar y establecer el alcance de la enfermedad y sus efectos en el funcionamiento del organismo. La evaluación cardíaca debe ser específica y orientada, comprendiendo también la evaluación de los factores de riesgo y la exploración de los antecedentes familiares y sociales. También deben investigarse los síntomas cardinales de la enfermedad cardíaca: en particular, deben formularse preguntas sobre el dolor de pecho, la disnea, las palpitaciones, los mareos, la pérdida de conciencia y el edema de tobillo.

Síntomas cardinales de la enfermedad cardíaca

El dolor torácico central es el síntoma de presentación más frecuente en la cardiopatía coronaria y también puede darse en la cardiopatía valvular. Se caracteriza por la irradiación hacia el cuello, los brazos, los hombros, la mandíbula o la espalda y se describe frecuentemente como una sensación de aplastamiento que puede aparecer en reposo o después del ejercicio. También se asocia a otros síntomas como náuseas, vómitos y ansiedad extrema. Hay que tener en cuenta que los pacientes con diabetes pueden no presentar los síntomas típicos del dolor torácico y la isquemia puede ser indolora (Junghans et al., 2015).

Las enfermedades del corazón provocan arritmias cardíacas, por lo que se debe preguntar al paciente si ha experimentado palpitaciones, mareos o desmayos. Estos síntomas se pueden asociar a arritmias rápidas y lentas, como la taquicardia ventricular, distintos grados de bloqueo cardíaco y fibrilación auricular. Estos ritmos lentos o rápidos disminuyen el gasto cardíaco y bajan la presión arterial (hipotensión) que, si son graves, provocan un shock cardiógeno.

Los pacientes con cardiopatías izquierdas suelen experimentar disnea, ya sea al hacer un esfuerzo o en reposo. A menudo, los pacientes presentan una historia de incapacidad para permanecer tumbados durante mucho tiempo y de despertar del sueño con un episodio de disnea aguda. Además, se debe preguntar si tiene tos productiva y que describa el aspecto del esputo. Si el paciente expulsa grandes cantidades de esputo espumoso, claro y rosado, esto puede indicar la presencia de insuficiencia cardíaca y edema pulmonar.

La enfermera debe preguntar si el paciente ha notado hinchazón de tobillos, lo que indica la presencia de edema y una posible insuficiencia cardíaca derecha.

Antecedentes

La historia clínica previa es importante tanto para el diagnóstico como para la estratificación del riesgo de los casos. Deben hacerse preguntas sobre la historia médica pasada y reciente, ya que muchas afecciones aparentemente no relacionadas pueden ser la causa de la dolencia cardíaca actual. Hay que preguntar por la diabetes mellitus, ya que estos pacientes tienen un riesgo sustancialmente mayor de sufrir una enfermedad coronaria. Este riesgo parece ser mayor para las mujeres con diabetes mellitus de tipo 2, y estas pacientes suelen tener otros factores de riesgo de enfermedad arterial coronaria, como la hipertensión y la obesidad (Norhammar y Schenck-Gustafsson, 2012). La hipertensión, a menudo denominada el «asesino silencioso», provoca insuficiencia cardíaca, síndrome coronario agudo y, si no se trata, también está relacionada con la enfermedad renal. Los antecedentes de tratamiento invasivo reciente serán de especial importancia en un paciente con anomalías valvulares conocidas, ya que pueden causar una endocarditis infecciosa. El «tratamiento invasivo» clásico suele ser dental, con procedimientos de riesgo que implican la manipulación de la región gingival o la perforación de la mucosa oral (Habib et al., 2015).

Historia social y familiar

Muchas enfermedades cardíacas tienen un componente familiar o genético, y el interrogatorio con tacto los puede poner de manifiesto. Cada año se producen hasta 500 muertes por arritmias súbitas en jóvenes, y los avances recientes en la tecnología y los conocimientos clínicos mejoran la prevención, el diagnóstico y el tratamiento de estos pacientes de riesgo. Las directrices europeas vigentes dan orientación explícita sobre la investigación de cualquier muerte súbita inexplicada a una edad temprana (Priori et al., 2015; Basso et al., 2017). También debe investigarse con tacto el consumo de drogas recreativas, incluidos el tabaco y el alcohol, ya que son factores de riesgo reconocidos de enfermedad coronaria.

Estado ocupacional y funcional

La ocupación es importante, ya que la enfermedad cardíaca también puede ser causada por ciertos empleos; por ejemplo, los taberneros pueden sufrir miocardiopatía alcohólica, y los disolventes orgánicos utilizados en la industria de la limpieza en seco están implicados en las arritmias cardíacas y la miocardiopatía. Por razones médico-legales, el diagnóstico de enfermedad cardíaca limita significativamente, si no completamente, la carrera en las fuerzas armadas o la policía, y limita la capacidad de tener una licencia de piloto o de vehículo de servicio público. Además, la inserción de un desfibrilador interno cardíaco restringe la conducción de un vehículo de categoría 1 o 2 (DVLA, 2019a).

Asimismo, debe evaluarse la capacidad funcional, ya que los pacientes pueden haber reducido deliberadamente actividades como las tareas domésticas, el deporte u otras aficiones para limitar sus síntomas (Innes et al., 2018). Las preguntas sobre la capacidad del paciente para subir escaleras o caminar cuesta arriba (especialmente con viento frío) son especialmente reveladoras, ya que en algunos casos la enfermedad arterial coronaria se presenta predominantemente con disnea de esfuerzo, asociada a la subida de pendientes.

Factores de riesgo

Los factores de riesgo cardíaco pueden dividirse en modificables y no modificables. Los factores de riesgo modificables y no modificables predominantes se enumeran en el cuadro 14.1.

Hay que investigar estos factores de riesgo y también el tratamiento farmacológico actual, incluidas las drogas recreativas y los medicamentos de venta libre, ya que muchos tratamientos tienen efectos secundarios cardíacos. Esto constituirá una base útil para la educación sanitaria orientada como parte del proceso de rehabilitación cardíaca. Es importante no juzgar los factores de riesgo, ya que muchos pacientes son plenamente conscientes del papel de estos en su problema médico actual, y «culpar a la víctima» solo alienará al paciente y no servirá como base útil para una relación terapéutica.

Evaluación física

La observación general del paciente revela información útil, como palidez, cianosis, dificultad respiratoria en reposo y edema de tobillo.

El pulso y la presión arterial son herramientas útiles para evaluar el gasto cardíaco. Se obtienen mediciones de la

Cuadro 14.1 **Factores de riesgo cardíaco**

Factores de riesgo no modificables

- Edad.
- Sexo.
- Etnia.
- Predisposición genética.
- Hiperlipidemia.

Factores de riesgo modificables

- Hipertensión.
- Tabaquismo.
- Diabetes.
- Obesidad.
- Alcohol.
- Falta de ejercicio.
- Niveles altos de colesterol en sangre.

presión arterial y la frecuencia del pulso para comprobar si están dentro de los parámetros normales:

- Frecuencia cardíaca: 60-100 latidos/min.
- Presión sistólica: 100-140 mmHg.
- Presión diastólica: 60-85 mmHg.

Una frecuencia inferior a 60 o superior a 100 latidos/min compromete el gasto cardíaco, provocando una presión arterial baja y la perfusión insuficiente de los tejidos corporales. La calidad del pulso también debe evaluarse observando la fuerza y el ritmo. Algunos pacientes tienen un pulso irregular que podría ser el resultado de una fibrilación auricular o que podría indicar latidos ectópicos.

La evaluación circulatoria complementaria implica la palpación de los pulsos radial, braquial, femoral, poplíteo, dorsal y tibial posterior para determinar su presencia y fuerza. El llenado capilar puede utilizarse como indicador de la suficiencia arterial. Se evalúa aplicando una presión digital firme sobre el lecho ungueal para producir el blanqueamiento; al soltar la presión, el flujo sanguíneo debe volver en menos de 3 s. Esta información puede utilizarse para comparar el estado circulatorio después del cateterismo cardíaco.

Muchas anomalías cardíacas afectan a la función respiratoria, y viceversa. La evaluación respiratoria exhaustiva establecerá el grado de afectación del sistema respiratorio. Debe incluir la medición de la frecuencia respiratoria y la observación de la profundidad y el ritmo de la respiración, la dificultad respiratoria, el patrón del habla y el color de las mucosas (Smith y Rushton, 2015). Los pacientes que tienen dificultades para respirar utilizan los músculos accesorios. Esto puede verse observando la retracción de la piel a ambos lados del cuello, justo por encima de las clavículas; si la dificultad respiratoria es grave, la piel entre las costillas se retrae junto con el movimiento de los músculos abdominales. También se debe preguntar a los pacientes si experimentan alguna dificultad respiratoria y qué factores causan o alivian los problemas respiratorios. Los niveles de saturación de oxígeno (SaO_2) se miden con un pulsioxímetro, y son un indicador útil de la cantidad de oxígeno unido a la hemoglobina de la sangre, que normalmente se encuentra en el rango del 95-99%. La cianosis central no suele ser detectable hasta que la presión arterial de oxígeno cae por debajo de 8 kPa (kilopascales) y las saturaciones de oxígeno caen por debajo del 80% (Olive, 2016). La enfermera también debe preguntar si el paciente tiene tos, y si hay expectoración de esputo, se debe anotar y registrar su color, la consistencia y el volumen.

Debe realizarse una historia detallada de los hábitos de tabaquismo del paciente, que incluya lo siguiente: tipo y cantidad de cigarrillos fumados, el período de tiempo que ha sido fumador y si el paciente ha intentado dejar de fumar en el pasado. Esta información ayudará a formular un plan para ayudar al paciente a dejar de fumar en el futuro.

Estudios médicos

Algunos de estos estudios son sencillos y, una vez explicados, causan pocas molestias al paciente, pero los estudios más invasivos, como el cateterismo cardíaco, pueden ser incómodos y aterradores y se asocian a riesgos. A continuación se ofrece una visión general de estos estudios, seguida de una descripción detallada de la investigación más invasiva del cateterismo cardíaco y de los cuidados que requiere el paciente tras este procedimiento.

Radiografía de tórax

Esta investigación no invasiva exige poco al paciente, aparte de ser capaz de respirar profundamente y mantener la respiración durante unos segundos, el tiempo suficiente para tomar una radiografía de la pared torácica y su contenido. Esta investigación permite evaluar los pulmones, el corazón y los grandes vasos. No se requiere ninguna preparación física específica, a menos que la paciente sea una mujer en edad fértil, en cuyo caso se requerirá información sobre cuándo fue su última menstruación, y si existe alguna posibilidad de que esté embarazada, ya que existe el riesgo potencial de que la exposición a la radiación durante la radiografía pueda afectar al feto en desarrollo.

Análisis de sangre

Se obtendrán muestras de sangre para varias pruebas: entre ellas, la determinación de los valores de urea y electrólitos, que indican la función renal, y el recuento sanguíneo completo, para evaluar la anemia, la policitemia y la infección. Otro marcador útil de la inflamación, que suele elevarse en las infecciones y las enfermedades autoinmunitarias, es la proteína C reactiva (CRP) (Sproston y Ashworth, 2018). También se ha sugerido que la CRP es un marcador predictivo importante de un mayor riesgo cardiovascular (Sproston y Ashworth, 2018). La medición del potasio es particularmente importante, ya que los niveles anormalmente altos o bajos suponen un riesgo de desarrollar arritmias cardíacas.

El estudio de la coagulación es necesario antes de cualquier investigación y tratamiento invasivos si el paciente ha estado tomando medicamentos anticoagulantes. Si los tiempos de coagulación están prolongados, habrá riesgo de hemorragia tras cualquier procedimiento invasivo.

Los marcadores cardíacos séricos se miden si hay sospecha de infarto de miocardio. La isoenzima específica del miocardio de la creatina cinasa (CK-MB) y las proteínas relacionadas con ella, la mioglobina y la troponina (troponinas T e I), suelen permanecer en el interior de la célula; sin embargo, se liberan a la circulación cuando esta se estresa o se daña. Las troponinas cardíacas son los mejores marcadores para el diagnóstico definitivo y también se utilizan para estratificar el riesgo de los casos con dolor torácico. Los valores normales de estos marcadores pueden obtenerse a través de los laboratorios de cada hospital (Bodor, 2016).

Electrocardiografía

El ECG de 12 derivaciones registra la actividad eléctrica generada por el corazón al detectar la corriente de las derivaciones colocadas en puntos específicos de la superficie corporal. Las diferentes derivaciones observan distintas áreas del corazón desde diferentes direcciones. Los patrones de derivación resultantes proporcionan información específica sobre diferentes localizaciones anatómicas del corazón y, en particular, sobre las alteraciones de la conducción, la perfusión miocárdica y el agrandamiento de las cámaras. La interpretación del ECG requiere un conocimiento básico de la fisiología subyacente a las formas de onda y comprender los «planos» del corazón que trazan las derivaciones del ECG. La interpretación del ECG está fuera del ámbito de este libro, pero siempre es útil buscar la ayuda de un experto en la materia, y existen muchos libros de texto útiles sobre ECG para el intérprete novato (Sampson y McGrath 2015a,b).

Se debe tener cuidado de garantizar un trazado de buena calidad, de etiquetar con precisión el ECG con la hora y la fecha del registro y de anotar la presencia y el tipo de dolor torácico y cualquier otro factor contextual.

Electrocardiografía ambulatoria

El registro ambulatorio del ECG se utiliza para determinar si los síntomas de un paciente se deben a una arritmia intermitente o a una isquemia miocárdica. También conocida como monitorización Holter, consiste en que el paciente lleve una pequeña unidad de grabación que se conecta a tres electrodos de ECG colocados en la pared torácica. La grabadora registra continuamente el ECG del paciente durante un período de 24 a 48 h. El paciente activa un marcador de episodios que indicará en la cinta cuándo se han experimentado los síntomas, que pueden correlacionarse con el ECG registrado.

Ecocardiograma

La ecocardiografía transtorácica es una prueba no invasiva que permite evaluar la anatomía y función cardíacas mediante la producción de imágenes del corazón a partir del registro de ondas sonoras. Las ondas sonoras se registran desde el corazón desplazando un transductor sobre la pared torácica anterior. La ecocardiografía transtorácica identifica cambios estructurales del corazón. Mide el tamaño de las cámaras cardíacas, aporta información sobre el agrandamiento o la constricción del ventrículo y detecta anomalías como la presencia de tumores o el exceso de líquido dentro del saco pericárdico (que, si perjudica la función del corazón, se conoce como taponamiento cardíaco). También se utiliza para evaluar el funcionamiento de las válvulas. La prueba es indolora, dura unos 45 min y al finalizarla el paciente puede reanudar su actividad normal.

En comparación, la ecocardiografía transesofágica es más invasiva y, por tanto, está asociada a algunos riesgos. Consiste en introducir el transductor en el esófago, lo que proporciona una visión más directa del corazón. Es útil para identificar la insuficiencia mitral o el prolapso de una válvula, y un aneurisma aórtico disecante. El paciente debe dar su consentimiento informado antes del procedimiento, ya que implica sedación, ayuno y aplicación de un anestésico en la garganta para facilitar la inserción de la sonda. Por lo tanto, el paciente debe recuperarse de forma normal y estará en observación para detectar arritmias durante el período de recuperación.

Prueba de esfuerzo (tolerancia)

Suele realizarse en una cinta de correr o en una bicicleta. Emplea un ECG continuo de 12 derivaciones y registros de la presión arterial, y es una prueba inestimable para revelar síntomas cardíacos o cambios en el ECG que pueden no producirse en reposo. La prueba también se utiliza para evaluar el pronóstico en pacientes con enfermedades cardíacas conocidas y para evaluar los tratamientos. No está exenta de riesgos y debe ser realizada siempre por personal capacitado, con equipos de reanimación disponibles (Society for Cardiological Science and Technology, 2011). Una proporción significativa de pacientes no puede realizar una prueba de esfuerzo y en estos casos se utiliza una técnica de imagen como la gammagrafía de perfusión.

Escáneres nucleares

La exploración nuclear es un área de la medicina en evolución y permite evaluar la perfusión miocárdica, la viabilidad y la función ventricular. La tomografía computarizada de emisión monofotónica (SPECT) consiste en la inyección intravenosa de una sustancia radiactiva como el tecnecio 99 o el talio 201. La sustancia es absorbida por el corazón, donde se visualiza con una cámara γ. Las sustancias radiactivas permiten demostrar el daño miocárdico (detección de puntos calientes) o la hipoperfusión (detección de puntos fríos). Estas técnicas pueden combinarse con pruebas de esfuerzo para obtener un método de evaluación más preciso. El tecnecio es el agente que se utiliza cada vez más debido a la mejor calidad de la imagen.

Resonancia magnética cardíaca

La resonancia magnética (RM) cardíaca es una prueba no invasiva que se utiliza cada vez más para diagnosticar y dar información sobre afecciones cardíacas específicas. La resonancia magnética está disponible en la mayoría de los hospitales del Reino Unido y el número de exploraciones realizadas ha crecido a un ritmo del 15-20% al año (British Heart Foundation, 2019a). Utiliza un potente campo magnético, ondas de radio y un ordenador para producir imágenes detalladas de las estructuras dentro y alrededor del corazón. Permite evaluar la anatomía y función del corazón, incluidas las válvulas cardíacas, las arterias coronarias, los ventrículos y el pericardio, y facilita el tratamiento y la planificación de las intervenciones cardiovasculares.

Angiografía coronaria por tomografía computarizada

La angiografía coronaria por tomografía computarizada (ACTC) es una prueba que examina las arterias que suministran sangre al corazón. Requiere la inyección de contraste y ayuda a diagnosticar y evaluar las enfermedades de los vasos sanguíneos o las afecciones relacionadas, como los aneurismas y las enfermedades de las arterias carótidas, la gravedad de las enfermedades de las arterias coronarias y las anomalías congénitas.

Cateterismo cardíaco

Este procedimiento de investigación confirma y evalúa el alcance de la enfermedad cardíaca. El procedimiento consiste en acceder al corazón a través de los principales vasos sanguíneos. El acceso al lado izquierdo del corazón se consigue habitualmente mediante la cateterización de la arteria femoral o radial, aunque en algunas situaciones se utiliza la arteria braquial. El cateterismo cardíaco derecho se realiza por vía venosa, generalmente la vena femoral, aunque también pueden utilizarse las venas subclavia o yugular. El procedimiento se realiza con anestesia local.

La información relativa a la función cardíaca se obtiene midiendo las presiones intracardíacas, mientras que la visualización radiográfica de la acción de bombeo del corazón y del flujo sanguíneo dentro de las arterias coronarias, la aorta y la arteria pulmonar se consigue inyectando un tinte radiopaco durante la radioscopia de rayos X. Esto permite visualizar cualquier anomalía dentro de las cámaras del corazón, así como estenosis u oclusión en las arterias coronarias y pulmonares.

El cateterismo cardíaco se utiliza para confirmar, tratar y evaluar la evolución de los siguientes trastornos:

- Enfermedad arterial coronaria.
- Enfermedad valvular.
- Disfunción ventricular.
- Enfermedades o trastornos de las arterias pulmonares y aórticas.
- Defectos de la pared auricular y ventricular.
- Anomalías de la conducción eléctrica.

Procedimiento de cateterismo

Tanto el abordaje femoral como el radial implican la introducción de una aguja en la arteria, seguida de la introducción de una guía larga y fina a través de la aguja en la arteria. La aguja se retira, dejando el cable, sobre el que se inserta una vaina introductora (fig. 14.1). Durante esta parte del procedimiento, el paciente experimentará algunas molestias, una sensación de presión sobre la ingle o la muñeca cuando se inserta la vaina introductora en la arteria, y quizás una leve molestia cuando el catéter avanza a lo largo de la arteria. La presión arterial y el ECG del paciente se controlan estrechamente durante todo el procedimiento para detectar cualquier arritmia o cambio isquémico.

La vaina introductora permite el acceso repetido a la arteria y al corazón con diferentes catéteres. Dentro de la vaina hay una válvula que evita la pérdida de sangre cuando se retira el catéter. A continuación, se puede introducir un catéter en la aorta descendente y manipular suavemente la punta a través de la válvula aórtica hasta el ventrículo izquierdo. Se inyecta rápidamente un colorante radiopaco en el ventrículo (ventriculograma) para poder observar y registrar su acción de bombeo durante la radioscopia (fig. 14.2). Esto también identificará la presencia de anomalías como un aneurisma ventricular, una regurgitación valvular o una fuga a través de agujeros en la pared septal del corazón (defectos septales auriculares o ventriculares).

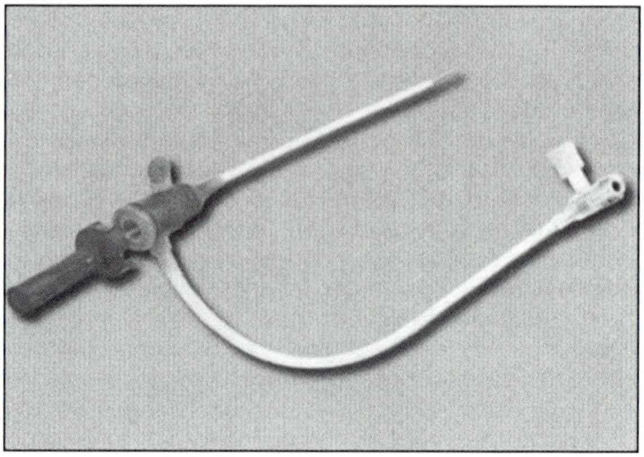

Figura 14.1 Vaina introductora arterial.

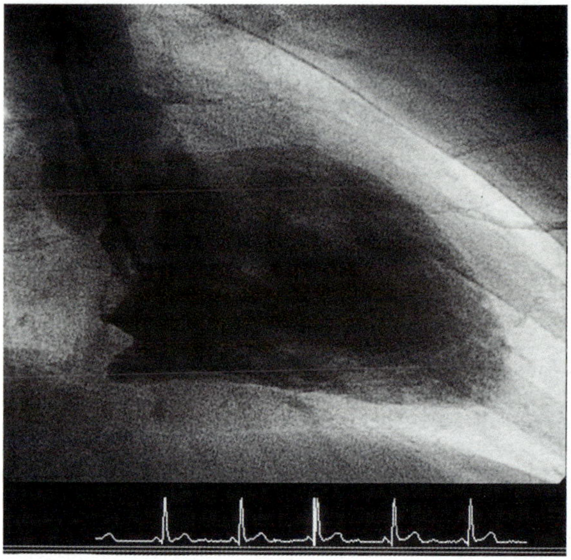

Figura 14.2 Ventriculograma del ventrículo izquierdo durante un cateterismo cardíaco.

Durante el ventriculograma, el paciente experimentará una sensación de «sofoco», que también puede incluir una sensación de incontinencia urinaria. Esto dura unos segundos y se debe a los efectos vasodilatadores del colorante inyectado. Después del ventriculograma se manipula otro catéter en la apertura de la arteria coronaria (fig. 14.3). Una vez en posición, se inyecta una pequeña cantidad de colorante radiopaco en la arteria coronaria (fig. 14.4). Esto permitirá visualizar las arterias mediante radioscopia de rayos X y mostrará irregularidades dentro de la arteria, como áreas de estenosis u oclusión.

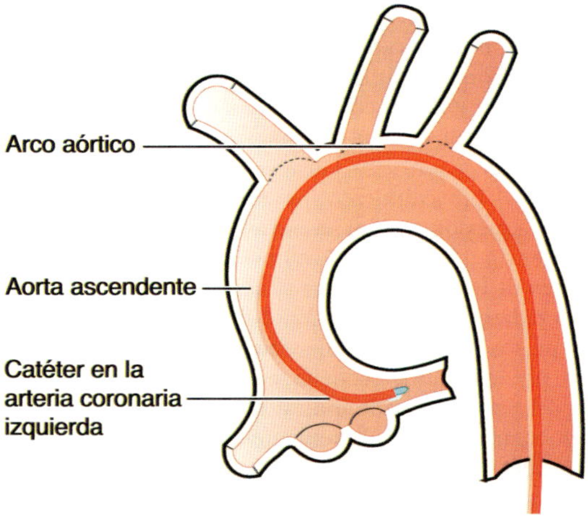

Figura 14.3 Esquema de un catéter de Judkins izquierdo colocado en el orificio de entrada de la arteria coronaria izquierda.

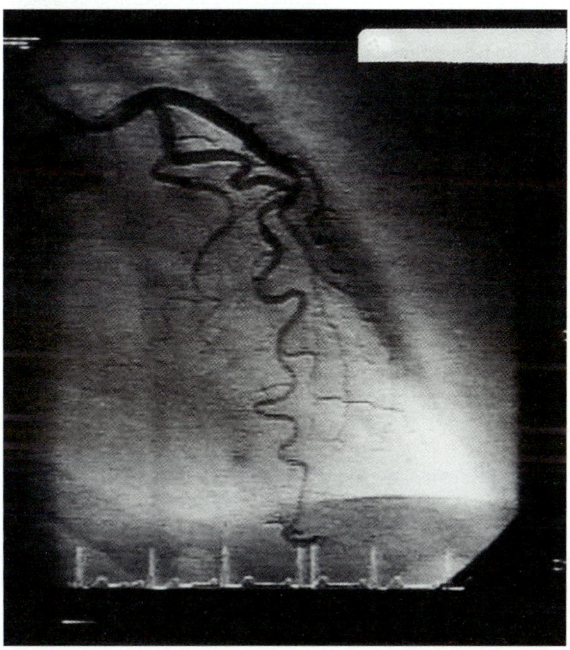

Figura 14.4 Angiografía del sistema arterial coronario izquierdo.

Durante esta parte del procedimiento, los pacientes no experimentan una sensación de sofoco, pero algunos tienen una angina de pecho debido a la obstrucción parcial de la arteria coronaria por el catéter y al desplazamiento de la sangre por el tinte. La angina suele durar solo unos segundos, pero es importante que el paciente informe al personal sobre el dolor para que pueda ser controlado y tratado con un vasodilatador como el trinitrato de glicerilo (TNG), más conocido como nitroglicerina.

La duración media del procedimiento es de entre 15 y 30 min. Al finalizar, se retira la vaina introductora arterial y se aplica una presión firme 1 cm superior y 1 cm medial al lugar de la punción femoral para evitar la hemorragia y favorecer la hemostasia. Se emplean varias medidas para conseguirlo; un método es aplicar presión digital durante 10-20 min (dependiendo del tamaño de la vaina) tras la retirada de la vaina arterial. También se pueden utilizar varios dispositivos para promover la hemostasia del sitio de la arteria femoral, como dispositivos neumáticos, dispositivos de sutura y clip y dispositivos biodegradables que implican la implantación de un sello de colágeno en el sitio de punción arterial o un apósito (Saleem y Baril, 2019). Aunque los dispositivos de sutura y biodegradables sellan el sitio de punción rápidamente y permiten una movilización más temprana que la compresión digital, el paciente sigue requiriendo un seguimiento de las complicaciones, ya que hay un mayor riesgo de hematoma, seudoaneurisma y oclusión arterial con estos dispositivos (Di Loreto y Sampson, 2018). Sin embargo, en cuanto a la comodidad del paciente, Kandarpa et al. (2016) encuentran que los dispositivos de cierre son más preferibles que la compresión manual, aunque cada dispositivo viene con su propio potencial de complicaciones. La comprensión de las indicaciones del dispositivo, las instrucciones de uso y los criterios de selección de los casos son imprescindibles para el éxito del dispositivo y minimizan las complicaciones (Bontrager y Abraham, 2017).

La hemostasia del sitio de la arteria radial puede lograrse con presión digital o con diversos dispositivos, como una pulsera de compresión neumática (banda TR). Los procedimientos de la arteria radial están ahora aceptados y se asocian a la reducción de las complicaciones del acceso vascular, movilización más temprana del paciente y, como consecuencia, una estancia más corta en el hospital (Manda y Baradhi, 2018).

El cateterismo a través de la arteria braquial difiere en que se realiza una pequeña incisión en la piel sobre la arteria en la fosa antecubital para exponer la arteria. Una vez finalizada la intervención, se sutura la arteriotomía, seguida de la sutura de la incisión cutánea. Por lo demás, el procedimiento es el mismo que el descrito para el abordaje femoral. Una vez conseguida la hemostasia, el paciente es trasladado a la sala para su evaluación y cuidados posteriores.

Estudios de electrofisiología

Los estudios de electrofisiología (EEF) se utilizan en pacientes con arritmias sintomáticas para evaluar el sistema de conducción del corazón, es decir, el nódulo sinoauricular, el nódulo auriculoventricular y el sistema de Purkinje. Estos estudios se realizan mediante procedimientos de cateterismo cardíaco derecho similares a los descritos en el apartado de estimulación cardíaca. Se utilizan para identificar (y tratar) el mecanismo de una arritmia y la localización de la anomalía anatómica (Lee y Linker, 2014). Las afecciones investigadas de esta manera comprenden taquicardias supraventriculares como las causadas por el síndrome de Wolff-Parkinson-White, aleteo y fibrilación auricular, taquicardias ventriculares o bradiarritmias, y síncopes que se sospechan de origen cardíaco (Gillingham, 2018). Este procedimiento se utiliza para obtener información sobre la actividad eléctrica del interior del corazón, mediante el registro y el mapeo de las señales intracardíacas durante el ritmo sinusal normal y durante la inducción de la arritmia del paciente (Lee y Linker, 2014). Las señales eléctricas del sistema de conducción cardíaco se registran mediante electrodos, que también pueden marcar el ritmo del corazón. Los estudios de EEF a menudo conducirán a una decisión sobre la posibilidad de llevar a cabo una ablación con catéter para tratar la causa subyacente de la afección y los síntomas del paciente (Gillingham, 2018).

Estos estudios son largos y pueden durar hasta 4 h. El paciente suele estar consciente pero ligeramente sedado durante el estudio. A menudo, el procedimiento es incómodo por tener que permanecer inmóviles durante largos períodos de tiempo. Además, los pacientes experimentan los síntomas de su arritmia inducida, que pueden ser aterradores y se asocian a síntomas como mareos, dolor en el pecho y palpitaciones.

Los cuidados previos y posteriores al procedimiento son similares a los del cateterismo, con la salvedad de que los pacientes pueden tener que suspender el tratamiento antiarrítmico algún tiempo antes del estudio. El cese del tratamiento farmacológico deja al paciente sin protección profiláctica contra las arritmias. Esto causa mucha ansiedad durante el período previo al estudio, ya que pueden pasar muchas semanas antes de que el cuerpo se libere de algunos de los fármacos.

Evaluación y preparación del paciente antes del cateterismo cardíaco

Debe documentarse si el paciente padece alguna alergia al medio de contraste o al yodo. Aunque es poco frecuente, algunos pacientes son alérgicos al yodo contenido en el medio de contraste, lo que puede provocar síntomas de alergia, anafilaxia y, en raras ocasiones, la muerte. Se debe preguntar a las mujeres de entre 15 y 50 años cuándo fue su última menstruación y si existe la posibilidad de que estén embarazadas, ya que la pequeña dosis de radiación de los rayos X podría afectar al feto en desarrollo.

Para que el paciente pueda dar su consentimiento informado, el personal médico debe explicar el procedimiento y obtener el consentimiento. El Nursing and Midwifery Council (NMC) (2018) señala que, para actuar en todo momento en el mejor interés de los casos, es importante asegurar que se obtenga el consentimiento debidamente informado y que este quede documentado antes de llevar a cabo cualquier acción. El Royal College of Nursing (2017) proporciona orientación sobre los principios del consentimiento para las enfermeras, incluidos la responsabilidad profesional y la información para guiar la práctica.

La evaluación del nivel de ansiedad del paciente puede utilizarse como indicador para establecer la profundidad de la información necesaria sobre el procedimiento. El nivel de ansiedad se manifiesta en forma de señales verbales y no verbales, como la postura, el tono de voz y las expresiones faciales. Las observaciones iniciales sirven de base para comparar después del procedimiento. La evaluación incluye la medición de la presión arterial, el pulso, el ECG, la temperatura y la frecuencia respiratoria. Deben evaluarse la frecuencia y el volumen de los pulsos pedios para el abordaje femoral o los pulsos radiales y cubitales para el abordaje braquial. A veces, estos pulsos son difíciles de encontrar después del cateterismo, por lo que una pequeña marca de bolígrafo con el permiso del paciente puede indicar su posición exacta. Se debe documentar el color y la temperatura de todas las extremidades, anotando la fuerza del pulso y los tiempos de relleno capilar, ya que pueden ser indicadores útiles de la suficiencia arterial tras el procedimiento.

Debe registrarse el peso corporal, ya que la dosis de muchos fármacos se calcula en función del peso: por ejemplo, la heparina, que suele administrarse durante el cateterismo.

Es necesario asegurarse de que los resultados sanguíneos relativos al estado de la coagulación y la bioquímica sanguínea del paciente estén disponibles antes del cateterismo, y que el personal médico sea informado de cualquier anomalía. El tiempo de protrombina prolongado da lugar a una hemorragia tras la inserción del catéter, mientras que los electrólitos anormales provocan arritmias cardíacas durante o después del procedimiento. El riesgo debe evaluarse en pacientes con riesgo de desarrollar nefropatía inducida por contraste y en aquellos con deterioro renal preexistente, diabetes o anemia, o de edad avanzada, y pueden necesitar hidratación previa y control de su medicación antes del procedimiento (Mullasari y Victor, 2014). Se aconseja a los pacientes que toman metformina que dejen de tomarla entre 48 h antes y 48 h después del procedimiento; esto se debe al riesgo de acidosis láctica al recibir el contraste (Young, 2014).

Los estudios sugieren que la educación temprana para los pacientes que esperan un cateterismo cardíaco programado puede tener un impacto positivo en la calidad de vida de los casos y la ansiedad percibida (Roberts-Collins et al., 2017; Haddad et al., 2017).

El paciente debe estar en ayunas durante un mínimo de 2-3 h según la política local, ya que el ayuno reducirá el contenido gástrico y el riesgo de inhalación de vómitos durante el procedimiento, y reducirá este riesgo en caso de complicaciones que requieran una cirugía de urgencia. Los períodos de ayuno más prolongados provocan malestar en el paciente y deshidratación, lo que aumenta la dificultad para conseguir el acceso venoso.

Tratamiento del paciente tras un cateterismo cardíaco

Los principales objetivos de los cuidados tras el cateterismo son la detección precoz de complicaciones y la mejora de la comodidad y la seguridad del paciente. Si bien el cateterismo cardíaco sigue siendo el procedimiento de referencia para evaluar la anatomía coronaria y la función cardíaca, conlleva una tasa de complicaciones baja pero definitiva, < 1%, y una tasa de mortalidad del 0,05% (Manda y Baradhi, 2018).

Sea cual sea el método utilizado para promover la hemostasia, el paciente necesitará una evaluación periódica de las constantes vitales, los pulsos distales y el lugar de punción de la piel para detectar hemorragias y la formación de hematomas.

La evaluación del deterioro de la circulación de la extremidad afectada incluye la palpación de los pulsos radial y cubital si se ha utilizado el abordaje radial o braquial, y los pulsos pedio y tibial posterior en el pie si se ha utilizado el abordaje femoral. Estos pulsos deben evaluarse cada 15 min durante la primera hora (o según la política local). Se debe evaluar la presencia o ausencia del pulso, así como su fuerza y frecuencia. El color, el calor y la sensibilidad de la extremidad distal a la zona de punción arterial también deben evaluarse regularmente según la política local, y la ecografía Doppler es útil cuando el pulso es débil o difícil de palpar. Un miembro frío, sin pulso, pálido y con pérdida de sensibilidad indica una circulación mala o ausente debido a la interrupción del flujo sanguíneo por oclusión arterial. Se debe evaluar el relleno capilar y debe ser inferior a 3 s.

La zona del introductor, que puede estar cubierta con un apósito transparente, también debe observarse regularmente para detectar signos de hemorragia o la formación de hematomas. Si cualquiera de las dos es evidente, se debe aplicar un apósito estéril y una presión firme a unos centímetros por encima del lugar de la punción durante aproximadamente 15 min o hasta que se consiga la hemostasia. En ocasiones, los hematomas de gran tamaño requieren una evacuación quirúrgica, aunque la mayoría se reabsorben con el paso del tiempo.

La monitorización continua del ECG puede no ser necesaria, siempre que el paciente no haya tenido arritmias durante el procedimiento. Si las arritmias o la isquemia miocárdica han sido un problema, el ECG del paciente se monitoriza continuamente para detectar nuevos signos de arritmias, cambios isquémicos e infarto. Las constantes vitales deben registrarse cada 15 min durante la primera hora (dependiendo de la política local) y reducirse a partir de entonces. Hay que evaluar síntomas como la disnea, el dolor torácico, el dolor de espalda, el dolor en el lugar de acceso y el dolor en la extremidad, que deben identificarse y tratarse rápidamente. El paciente debe ser vigilado para detectar cambios en la neurología, por ejemplo, la disminución de la conciencia o la debilidad de las extremidades o del rostro, que pueden ser causados por un accidente cerebrovascular o por el efecto de los sedantes. La estimulación del nervio vago disminuye la frecuencia cardíaca y la contractilidad miocárdica y provoca vasodilatación, causando bradicardia e hipotensión. Si la frecuencia cardíaca es inferior a 60 latidos/min y se asocia a hipotensión, el objetivo inmediato de la atención es aumentar el retorno venoso y, por tanto, la presión arterial, colocando al paciente en posición supina con las extremidades inferiores elevadas. Si la bradicardia persiste, se puede administrar atropina, que aumenta la frecuencia cardíaca y posteriormente la presión arterial al inhibir la estimulación vagal (Bernelli, 2015). Se pueden administrar líquidos intravenosos para aumentar el volumen intravascular y, por tanto, la presión arterial. La atropina causa angina en algunos pacientes susceptibles debido al aumento de la frecuencia cardíaca y el consiguiente aumento de la demanda de oxígeno del miocardio, pero la necesidad de atropina es mayor que esta complicación.

Los pacientes experimentan molestias por el pinchazo de la aguja o el lugar de la incisión, así como dolor isquémico debido a la angina de pecho. El nivel de dolor y malestar del paciente debe evaluarse regularmente utilizando una escala de dolor. Los analgésicos prescritos deben administrarse según sea necesario y se evaluarán sus efectos. El dolor que no se resuelve debe investigarse más a fondo, ya que la angina que no se alivia con vasodilatadores puede indicar un infarto de miocardio, que requiere una intervención médica urgente. El dolor que se experimenta en la extremidad afectada indica la formación de un hematoma o la reducción u oclusión del aporte de sangre, todo lo cual requiere atención inmediata y una intervención adecuada.

Siempre que el paciente no tenga náuseas ni esté somnoliento, se pueden reanudar los líquidos orales y la dieta; si la ingesta de líquidos del paciente no está restringida, se debe fomentar una ingesta de líquidos orales de 2,5 l en 24 h para contrarrestar la deshidratación debida al efecto diurético del medio de contraste. El aumento de la ingesta de líquidos también aumenta la excreción renal del medio de contraste, que puede ser tóxico para los túbulos renales y causar una insuficiencia renal aguda. La hidratación adecuada, antes y después del procedimiento, es particularmente importante en pacientes con deterioro de la función renal (Mullasari y Victor, 2014).

El reposo en cama y la inmovilización son necesarios después del cateterismo de la arteria femoral, para asegurar que se ha conseguido la hemostasia y para minimizar la formación de hematomas. Durante el período de reposo en cama se debe aconsejar al paciente que mantenga la extremidad afectada recta y relajada con un mínimo de movimientos hasta que se establezca la hemostasia. La duración del reposo en cama tras el cateterismo cardíaco depende de la práctica local, pero no debe ser superior a 2-4 h, dependiendo del tipo de dispositivo de cierre vascular utilizado. La menor duración del reposo en cama mejora la comodidad y la independencia del paciente. La movilización suave puede iniciarse tras el período prescrito de reposo en cama, siempre que no haya signos de hemorragia o hematoma.

Preparación para el alta

La mayoría de los casos ingresados para estos estudios se somete al procedimiento en 1 día. Todos deben recibir los consejos adecuados antes de ser dados de alta al domicilio, y se les debe aconsejar que reduzcan su actividad física y que descansen durante las 24 h siguientes al procedimiento. Se aplican las restricciones de conducción de la DVLA y los pacientes deben recibir este consejo al ser dados de alta. Se les debe aconsejar que no levanten objetos pesados durante 72 h, para evitar la hemorragia de la zona de punción arterial. Si se produce una hemorragia, se aconsejará al paciente o a su cuidador que aplique una presión firme en el lugar de la punción durante 15 min. Si la hemorragia no se controla, deben ponerse en contacto con su médico de cabecera o con un número de teléfono de asesoramiento facilitado por el hospital o la clínica. Si se produce una hemorragia grave, hay que tumbarse, pedir a alguien que aplique presión y, si no se detiene, llamar a los servicios de urgencia. Asimismo, los pacientes deben ponerse en contacto con su médico de cabecera o con el hospital si la zona de punción se enrojece, duele o se hincha, lo que es indicativo de infección.

Los pacientes deben ser informados de los resultados de su angiografía y recibir más consejos sobre la modificación del estilo de vida, el control de los factores de riesgo y el tratamiento farmacológico. Someterse a un cateterismo cardíaco puede ser un momento difícil y de ansiedad para muchos pacientes. La ansiedad debería reducirse si mejoran el conocimiento y la comprensión del procedimiento, así como los autocuidados posteriores (Carroll et al., 2016).

Cateterismo terapéutico

Los pacientes que requieran una intervención coronaria percutánea y la implantación de una endoprótesis o una valvuloplastia deben ser preparados como para un cateterismo cardíaco.

Intervención coronaria percutánea e implantación de endoprótesis

La intervención coronaria percutánea (ICP) es un tratamiento de la angina de pecho que elimina o retrasa la necesidad de realizar injertos de derivación arterial coronaria.

El objetivo del procedimiento es dilatar el segmento o segmentos estenosados o estrechos de la arteria coronaria o, si la arteria está completamente ocluida por trombos y ateromas, reabrir la arteria. La angioplastia y la implantación de endoprótesis ensanchan la luz del vaso enfermo y mejoran el flujo sanguíneo, eliminando o reduciendo los síntomas de la angina.

El procedimiento es similar al cateterismo cardíaco, pero difiere en que se introduce una guía fina en un catéter guía colocado en el orificio de la arteria coronaria afectada. La guía atraumática se introduce suavemente en la arteria y se manipula a través del segmento estenosado u ocluido. Una vez colocada la aguja, se pasa un pequeño balón de entre 1,25 y 4 mm de diámetro y de entre 10 y 30 mm de longitud (dependiendo del tamaño de la arteria y de la longitud del segmento enfermo) sobre la guía hasta que se coloca en el segmento estenosado. Una vez colocado el balón, se infla con una mezcla de medio de contraste y solución salina. El inflado del balón comprime el ateroma, que también puede agrietarse, ampliando así la luz del vaso; sin embargo, un efecto secundario de esto es la disección local de la capa media arterial (Khan, 2018a). El ensanchamiento del vaso mejora el flujo sanguíneo al miocardio, con el cese o la reducción de la angina de pecho. Casi todos los procedimientos de ICP en la práctica emplean una combinación de angioplastia con balón e implantación de endoprótesis (Khan, 2018a).

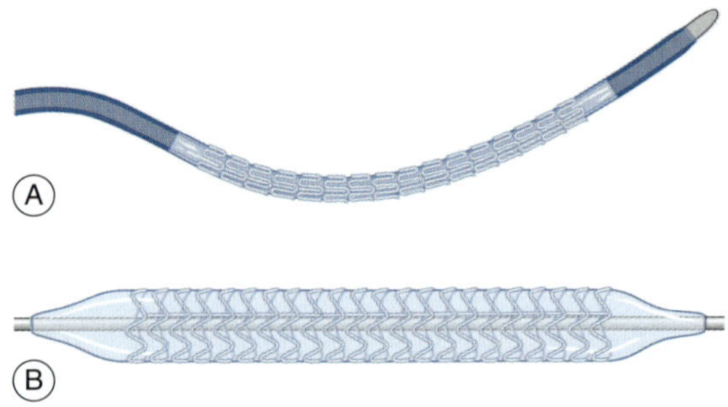

Figura 14.5 (A) Endoprótesis plegada sobre un balón de angioplastia coronaria. (B) Endoprótesis expandida por el balón.

Las endoprótesis son tubos diminutos hechos de una malla de alambre que, cuando se expanden mediante un balón en su interior, permanecen expandidos y mantienen la arteria abierta una vez que el balón se ha desinflado y retirado (fig. 14.5). Las endoprótesis proporcionan un soporte estructural a la pared del vaso al resistir el retroceso elástico y retienen cualquier tejido disecado que, de otro modo, podría provocar la oclusión inmediata de la arteria. Aunque las endoprótesis han mejorado drásticamente los resultados angiográficos y han reducido a la mitad la necesidad de reintervención (Buccheri et al., 2016), se asocian a hiperplasia tisular, lo que provoca la reestenosis de la endoprótesis. En la clínica, esto es evidente en los 6 meses siguientes al procedimiento, y es necesario repetir la revascularización debido a la reaparición de los síntomas isquémicos y al aumento de la morbilidad y mortalidad (Khan, 2018a). En un intento de superar la reestenosis en la endoprótesis, existen endoprótesis recubiertas con fármacos que inhiben la proliferación de tejido en la luz de la endoprótesis. Se denominan endoprótesis liberadoras de fármacos y su uso se recomienda en función de la anatomía de la lesión objetivo. El National Institute for Health and Care Excellence (NICE) recomienda usar endoprótesis con liberación de fármacos cuando la lesión tiene una longitud superior a 15 mm o si la arteria diana tiene un calibre inferior a 3 mm (NICE, 2008). Estas endoprótesis han evolucionado y ahora hay endoprótesis de segunda generación que tienen una tasa más baja de trombosis de la endoprótesis debido a las mejoras en el diseño (Khan, 2018b).

La endoprótesis viene premontada en un catéter con balón y se introduce en la arteria coronaria (fig. 14.6A). Cuando se infla el balón, la endoprótesis se expande y se incrusta en la pared de la arteria (fig. 14.6B); el balón se desinfla y se retira, dejando atrás la endoprótesis (fig. 14.6C).

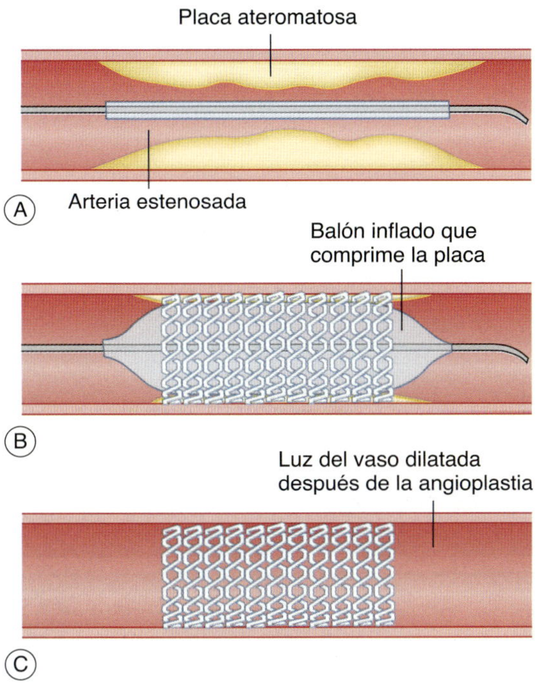

Figura 14.6 Angioplastia coronaria transluminal percutánea e inserción de una endoprótesis coronaria. (A) Representación esquemática de una arteria estenosada con una endoprótesis montada sobre un catéter con balón dentro de la luz arterial. (B) Balón de angioplastia inflado, expandiendo la endoprótesis dentro de la pared arterial. (C) Se retira el balón, dejando atrás la endoprótesis para mantener una luz del vaso abierta y mejorar el flujo sanguíneo.

La endoprótesis permanece en la arteria de por vida para proporcionar soporte estructural, manteniendo la luz arterial abierta. El paciente permanece consciente pero sedado durante todo el procedimiento, que puede durar tan solo 20 min (aunque un procedimiento complejo puede durar más). Durante el inflado del balón, los pacientes suelen experimentar una angina de pecho de moderada o grave causada por la oclusión total del flujo sanguíneo. El dolor dura mientras se infla el balón (fig. 14.7), entre 15 y 60 s, y cede al desinflarlo. Esto se controla con fármacos vasodilatadores como el trinitrato de glicerilo. Sin embargo, si el dolor es intenso, puede administrarse un opioide como la diamorfina por vía intravenosa.

Preparación previa al procedimiento

La preparación del paciente es la misma que la del cateterismo cardíaco.

Para reducir la incidencia de la formación de trombos dentro de la endoprótesis, a los pacientes que se someten a una intervención coronaria percutánea se les prescribe un régimen de tratamiento previo de ácido acetilsalicílico y clopidogrel, que inhibe la agregación plaquetaria; además, las complicaciones trombóticas pueden tratarse con antagonistas de los receptores de la glucoproteína IIb-IIIa, que pueden introducirse antes o durante el procedimiento cuando hay trombos *in situ*. El prasugrel puede utilizarse como alternativa al clopidogrel y se ha comprobado que presenta un beneficio significativo sobre aquel en lo que respecta a los episodios cardiovasculares sin aumento de las hemorragias (Young, 2014). También está recomendado por el NICE como posible tratamiento para adultos con síndrome coronario agudo que se someten a una ICP (NICE, 2014a). El ticagrelor es otra opción de tratamiento que ha demostrado mejorar los resultados en comparación con el clopidogrel (NICE, 2014a). Sin embargo, el prasugrel y el ticagrelor se reservan para pacientes seleccionados de alto riesgo sometidos a procedimientos complejos de ICP (Neumann et al., 2018).

Durante los procedimientos de ICP se utiliza tradicionalmente la heparina no fraccionada. La bivalirudina es un anticoagulante alternativo a los antagonistas de los receptores de la glucoproteína IIb-IIIa y a la heparina, que puede reducir el riesgo de hemorragia en el período perioperatorio (Young, 2014). Se recomienda su uso si el paciente tiene riesgo de trombocitopenia inducida por heparina (Neumann et al., 2018).

Se debe explicar el procedimiento y obtener el consentimiento del paciente. Dado que pueden ser necesarios procedimientos adicionales, como la cirugía de derivación coronario de urgencia, los pacientes también deben dar su consentimiento. El paciente y su familia deben ser informados de estas posibles complicaciones, y tienen que entender sus implicaciones (Neumann et al., 2018).

Cuidados y evaluación después del procedimiento

La evaluación de las constantes vitales y el tratamiento posterior al procedimiento son similares a los del cateterismo cardíaco, salvo que se retrase la retirada de la vaina introductora arterial de la arteria femoral hasta que los efectos anticoagulantes de la heparina hayan desaparecido. La reversión de la heparina se monitoriza midiendo el tiempo de coagulación activado (TCA), y la vaina se retira cuando es < 150 s (Kern et al., 2018). Sin embargo, la retirada de la vaina puede realizarse inmediatamente después de la ICP si se utiliza una técnica de cierre como el implante de colágeno o un dispositivo de sutura para sellar el lugar de punción de la arteria.

El paciente debe colocarse en posición supina y se le debe indicar que no doble la pierna a la altura de la cadera, ya que esto acoda la vaina, ocluye la arteria femoral o provoca una hemorragia en el lugar de la vaina. Para modificar la posición del paciente se debe utilizar el procedimiento de rodamiento. El lugar de la vaina debe observarse regularmente para detectar hemorragias y evaluar los pulsos distales de acuerdo con las directrices locales. La temperatura y el color de la extremidad afectada deben evaluarse como en el caso anterior en

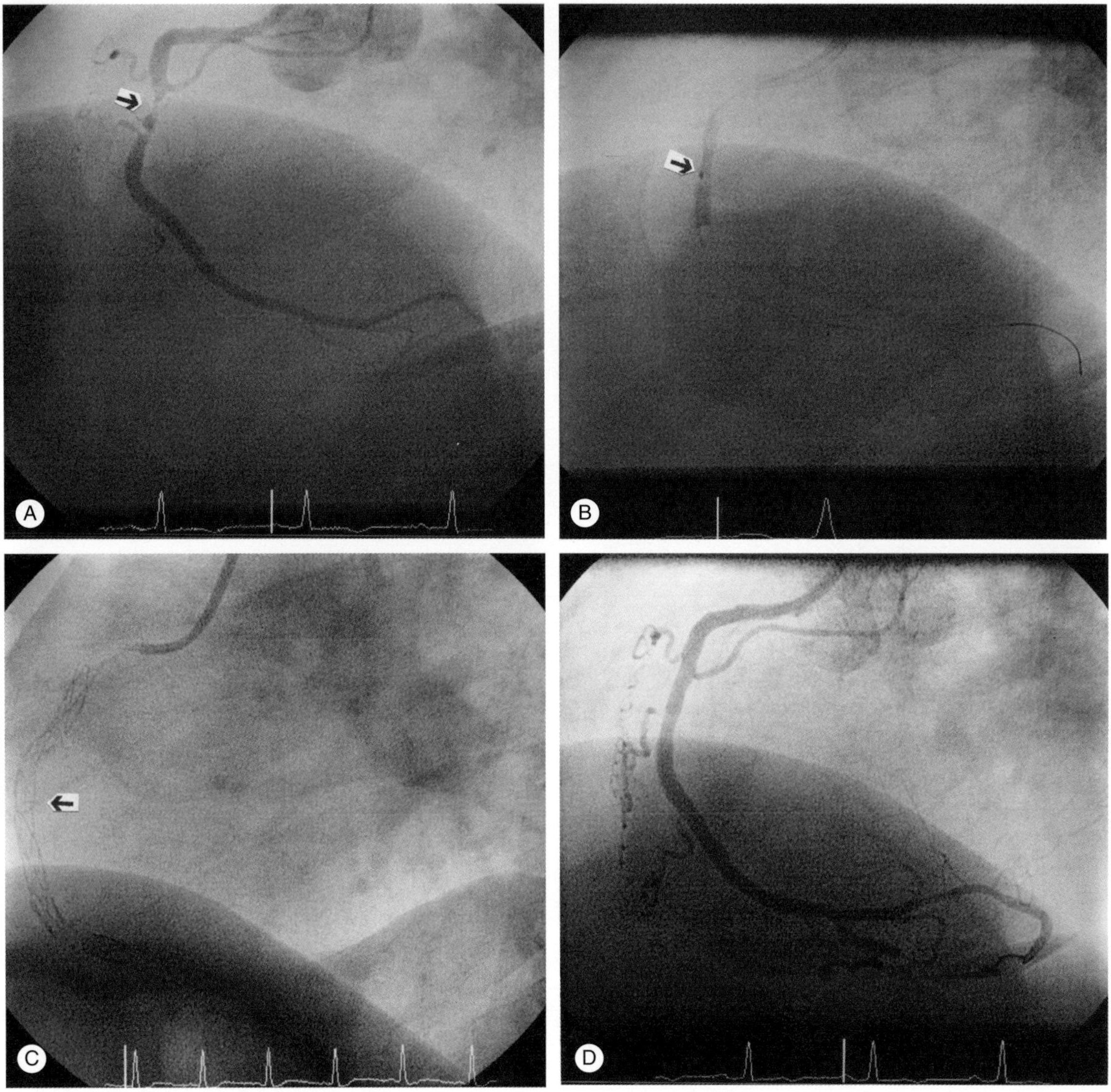

Figura 14.7 Secuencia de radiografías que muestra: (A) la arteria coronaria derecha con un segmento estenosado (flecha); (B) el balón de angioplastia inflado dentro del vaso estenosado; (C) una endoprótesis larga dentro de la pared del vaso; y (D) una angiografía de la arteria coronaria derecha tras la angioplastia y el implante de la endoprótesis.

busca de signos de insuficiencia circulatoria, indicados por una extremidad fría, pálida y sin pulso.

El paciente estará monitorizado continuamente mediante ECG para detectar arritmias y cambios en la forma de onda, como la elevación o depresión del ST, que son indicativos de isquemia cardíaca. Las constantes vitales, como el pulso, la presión arterial y la circulación, se controlan con frecuencia en el período inicial posterior al procedimiento, como se ha descrito anteriormente.

Cualquier procedimiento que rompa la barrera cutánea protectora del cuerpo requiere una asepsia estricta cuando se retira la vaina arterial. El médico o la enfermera que se consideren competentes en el procedimiento retirarán la vaina, una vez que el TCA sea < 150 s. La hemostasia se consigue aplicando una presión firme sobre el lugar de la vaina con compresión digital o con un dispositivo de compresión de la arteria femoral durante 20-30 min. Algunos pacientes pueden seguir necesitando el dispositivo de compresión durante un período prolongado debido a la anticoagulación, pero a una presión reducida. Deben administrarse analgésicos antes de la retirada de la vaina, para aumentar la comodidad mientras se requiere una presión inguinal firme. Los pacientes pueden movilizarse 2-3 h después de la retirada de la vaina, siempre que no haya hemorragia y sus constantes vitales sean estables (según la política local).

Hay varias posibles complicaciones que se presentan en distintos momentos, tanto en el período inmediato como en el tardío después del procedimiento, entre las que se incluyen las siguientes:

- Se debe sospechar un *taponamiento* si hay un cambio en el estado hemodinámico del paciente, como un descenso de la presión arterial y un aumento de la frecuencia cardíaca. El paciente requerirá una ecocardiografía urgente a pie de cama si se sospecha de taponamiento y se necesitará un drenaje (Young, 2014).
- *Hemorragia retroperitoneal* por sangrado de la pared posterior de la arteria (complicación potencialmente grave). Se manifiesta en las 24-48 h posteriores al procedimiento con hipotensión, dolor de espalda, de costado o abdominal y cambios de coloración de la piel.
- *Neuropatía femoral* debida a una presión excesiva del dispositivo de hemostasia (complicación precoz).
- *Trombosis de la endoprótesis u oclusión del vaso coronario* (complicación precoz o tardía). El espasmo y la oclusión de la arteria coronaria se producen en cualquier momento después del procedimiento. El espasmo y la reestenosis son más frecuentes después de la ICP cuando no se ha utilizado una endoprótesis. Se debe vigilar al paciente para detectar dolor torácico y cambios isquémicos en el ECG.
- *Seudoaneurisma* debido a una pared vascular dañada o rota, que provoca una hemorragia en el tejido circundante, y que se indica mediante un hematoma doloroso y creciente y un moratón generalizado (Stone et al., 2014).

En vista de estas complicaciones, el papel de la enfermera es vigilar de cerca al paciente para detectarlas a tiempo y minimizar sus efectos.

Tras implantar la endoprótesis, a los pacientes se les prescribe clopidogrel y ácido acetilsalicílico por sus efectos antiplaquetarios. Tras la colocación programada de una endoprótesis se recomienda el tratamiento antiplaquetario dual (TAPD) durante aproximadamente 6 meses, independientemente del tipo de endoprótesis que se utilice tras la ICP. Se puede aumentar hasta 12 meses en situaciones clínicas específicas (Neumann et al., 2018). Estos fármacos evitan la trombosis de la endoprótesis mientras crece un tejido endotelial protector sobre esta. Es fundamental que el paciente conozca bien y cumpla con este tratamiento farmacológico, ya que el incumplimiento provocará la trombosis y oclusión del vaso, causando un infarto de miocardio o la muerte. Una vez completada la endotelización, el riesgo de trombosis se reduce y el clopidogrel puede suspenderse, aunque el ácido acetilsalicílico se mantiene de por vida.

Los cuidados de la zona de punción son muy parecidos a los descritos en la sección de cateterismo cardíaco (v. anteriormente).

Intervención coronaria percutánea primaria

Los pacientes que presentan un infarto agudo de miocardio con elevación del segmento ST (IAMCEST) requieren un tratamiento de reperfusión miocárdica de urgencia. Esto puede lograrse mediante un tratamiento fibrinolítico (trombolítico) o una intervención coronaria percutánea primaria (ICP). El procedimiento es similar al descrito anteriormente y requiere un acceso rápido a las instalaciones de un laboratorio de cateterismo cardíaco con personal debidamente formado. Tras la ICP y colocación de una endoprótesis por un IAMCEST o un infarto de miocardio sin elevación del segmento ST (IAMSEST), el paciente debe recibir ácido acetilsalicílico y un inhibidor del P2Y12 durante 12 meses, independientemente del tipo de endoprótesis, si no hay un riesgo excesivo de hemorragia (Neumann et al., 2018). El paciente continuará con el ácido acetilsalicílico durante el resto de su vida.

Educación del paciente

El paciente debe recibir información sobre el tratamiento del dolor torácico, que podría estar causado por la trombosis o reestenosis de la endoprótesis. Se debe aconsejar al paciente sobre el uso del espray de trinitrato de glicerilo (TNG) e informarle de que debe ponerse en contacto con los servicios de urgencia si se siente mal, independientemente del TNG, o si el dolor torácico dura más de 10 min.

Se debe advertir al paciente de que no debe dejar de tomar el ácido acetilsalicílico y el clopidogrel. Hay que ponerse en contacto con el cardiólogo del paciente si hay problemas de hemorragia. Existe riesgo de trombosis de la endoprótesis si se suspenden estos medicamentos.

El paciente debe recibir información sobre el tratamiento de la hemorragia. Se deben evitar los baños y duchas calientes durante 48 h y evitar levantar objetos pesados hasta 72 h para prevenir el riesgo de hemorragia.

La DVLA aconseja que el paciente no conduzca durante 1 semana después de una ICP exitosa. Si no tuvo éxito, se incrementa a al menos 4 semanas (DVLA, 2019b).

Los consejos dietéticos son pertinentes para los pacientes con antecedentes de ateroesclerosis. Se recomienda reducir la sal, el azúcar y las grasas saturadas. Las grasas saturadas deben ser sustituidas por grasas poliinsaturadas y monoinsaturadas, mientras que se debe aconsejar un mayor consumo de fibra en forma de frutas y verduras frescas y sustituir la carne roja grasa por pescado y pollo (Piepoli et al., 2016).

La rehabilitación cardíaca es una parte importante del plan de tratamiento del paciente y debería recomendarse a todos los pacientes que se someten a procedimientos de ICP. Incluye educación sanitaria, consejos para reducir el riesgo cardiovascular, actividad física y tratamiento del estrés (Dalal et al., 2015). El NICE, el Department of Health, la British Association for Cardiovascular Prevention and Rehabilitation y otras directrices europeas más amplias también recomiendan programas de rehabilitación cardíaca (Dalal et al., 2015).

Tratamientos cardíacos

Los siguientes tratamientos implican la cateterización del lado derecho del corazón a través del sistema venoso. Las venas más utilizadas son la cefálica, la subclavia, la yugular y la femoral. Los electrodos pueden insertarse para:

- Estimulación temporal o permanente.
- Un desfibrilador cardioversor implantable (DCI).
- Ablación de las vías de conducción intracardíacas.
- Valvuloplastia mitral.

Estimulación cardíaca

Los marcapasos cardíacos son dispositivos alimentados por baterías que estimulan eléctricamente el corazón para que se contraiga cuando la frecuencia cardíaca del paciente es anormalmente lenta, lo que se denomina «captura». Los marcapasos tienen dos funciones principales: detectar el ritmo cardíaco y marcar el ritmo del corazón. Si el ritmo se ralentiza, el marcapasos lo detecta y acelera el corazón a un ritmo preprogramado. Si el ritmo es más rápido que el programado, el marcapasos se inhibe hasta que la frecuencia cardíaca vuelva a disminuir. Esto se conoce como estimulación a demanda y mantiene una frecuencia cardíaca estable. La estimulación biventricular implica la inserción de un cable de estimulación adicional en el seno coronario en la base de la aurícula derecha. Este actúa como cable de estimulación del ventrículo izquierdo con el objetivo de mejorar el gasto cardíaco y la calidad de vida, así como reducir los ingresos hospitalarios en pacientes con insuficiencia cardíaca crónica y bloqueo de rama izquierda (Eftekhari et al., 2017).

Los marcapasos temporales constan de una batería fuera del cuerpo (el «generador de estimulación»), que se conecta a un electrodo colocado dentro de la aurícula derecha o el ventrículo derecho del corazón. Las baterías de los marcapasos permanentes se implantan bajo la piel de la pared torácica (fig. 14.8). Se han revisado las indicaciones de los dispositivos de estimulación cardíaca y antiarrítmica (Brignole et al., 2013) y son:

- Apoyo al sistema de conducción después de la cirugía cardíaca, la implantación de la válvula aórtica transcatéter (TAVI) y el trasplante cardíaco (normalmente temporal, pero puede requerir una estimulación permanente).
- Tras un infarto de miocardio complicado por un bloqueo auriculoventricular permanente (normalmente temporal, pero que puede requerir una estimulación permanente).
- Profilaxis durante la anestesia general para pacientes con frecuencias cardíacas lentas o bloqueo auriculoventricular asintomático (generalmente temporal).
- Alteraciones de la conducción que provocan una parada sinusal y un paro ventricular; bradicardia asociada a un bajo gasto cardíaco (normalmente se requiere un sistema permanente).
- Estimulación de taquiarritmias (marcapasos permanentes con función antitaquicardia).

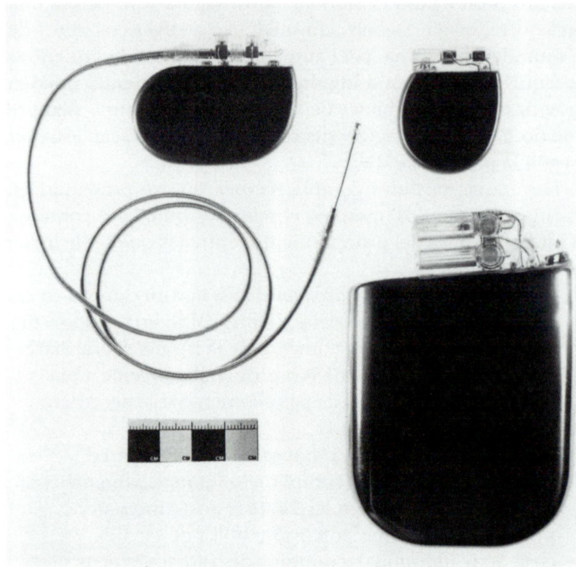

Figura 14.8 Marcapasos permanente implantable y electrodo de estimulación. El dispositivo más grande es un desfibrilador cardioversor implantable con funciones de estimulación.

- Cuando un sistema de estimulación permanente ha fallado o se ha infectado (temporal).
- Para la resincronización cardíaca en algunos pacientes con insuficiencia cardíaca (NICE, 2014b).

La estimulación cardíaca suele realizarse bajo anestesia local y consiste en introducir un electrodo de estimulación (cable) a través de la vena cefálica o subclavia en el ventrículo derecho para la estimulación unicameral, o en la aurícula y el ventrículo derechos para la estimulación bicameral. A continuación, el corazón puede ser estimulado eléctricamente para que se contraiga mediante un marcapasos externo temporal o permanentemente implantado. El marcapasos inicia un impulso eléctrico, a través del electrodo de estimulación, que estimula al músculo cardíaco para que se despolarice y se contraiga.

Preparación para la estimulación cardíaca

Además de ser una maniobra posterior a la cirugía cardíaca, la estimulación temporal suele realizarse como un procedimiento de urgencia (Pitcher y Nolan, 2015) con poco tiempo para preparar psicológicamente al paciente, mientras que la estimulación permanente suele realizarse de forma programada, lo que permite un tiempo adecuado para la preparación del paciente.

El paciente no debe comer entre 4 y 6 h antes del procedimiento, pero puede tomar líquidos por vía oral hasta 2 h antes (según la política local) (Fawcett y Thomas, 2018), ya que la deshidratación y el posterior colapso de las venas provoca dificultades en la canulación para la inserción del electrodo de estimulación. Se registran la presión arterial, el pulso, la temperatura, la frecuencia respiratoria y el ECG de 12 derivaciones.

El personal médico debe obtener el consentimiento informado, aunque esto puede no ser posible durante una urgencia. Hay que averiguar si el paciente entiende el procedimiento y si necesita información. Debe explicarse por qué es necesario el marcapasos y qué se puede esperar durante e inmediatamente después del procedimiento, y se debe tranquilizar al paciente asegurándole que el procedimiento no es excesivamente doloroso.

Cuidados y evaluación en el postoperatorio

El cuidado del paciente tras la estimulación temporal o permanente es similar, excepto que con la estimulación temporal el generador de estimulación es externo y requerirá controles intermitentes para asegurar su correcto funcionamiento (Reade, 2007). En el ECG se controla el ritmo, la frecuencia y la presencia de latidos inducidos por el marcapasos, que van precedidos de un artefacto llamado pico de estimulación. El pico de estimulación aparece antes de la onda P en la estimulación auricular o antes del complejo QRS en la estimulación ventricular. Los pacientes con marcapasos temporal requieren que se inspeccione el apósito para verificar que es seguro y está limpio, y que el electrodo de estimulación está pegado con cinta adhesiva para evitar el movimiento y la retirada accidental. Es importante comprobar que el electrodo está bien sujeto al generador de estimulación, que está colocado de forma segura para evitar que se caiga. Los ajustes del marcapasos, como la frecuencia, el modo de estimulación y la salida de energía, deben registrarse en las notas de enfermería del paciente. Las constantes vitales deben vigilarse estrechamente durante la primera hora (o según la política local), ya que, aunque las complicaciones son infrecuentes, pueden ser graves (Iig, 2014); por ello, es importante que se detecten pronto y se traten. Las complicaciones que pueden ocurrir con la estimulación temporal o permanente, o después de los estudios electrofisiológicos o la ablación, comprenden:

- *Neumotórax o hemotórax* (1-3%): frecuentemente asintomático, causado por la entrada de aire o sangre en el espacio pleural durante la canulación de la vena subclavia. El estado respiratorio se vigila para detectar disnea, aumento de la frecuencia respiratoria en reposo, movimientos torácicos desiguales, taquicardia, hipotensión y reducción de la saturación de oxígeno. El diagnóstico se confirma mediante una radiografía de tórax, que mostrará la ausencia de marcas en el campo pulmonar. Si es sintomático, puede ser necesario el tratamiento con un drenaje torácico intercostal.
- *Perforación cardíaca:* causada por la penetración del electrodo en el corazón durante el procedimiento. Suele ser asintomática y se resuelve con el cambio de posición del electrodo. En raras ocasiones esto puede dar lugar a la grave complicación del taponamiento cardíaco, en el que la sangre se filtra en el espacio pericárdico, inhibiendo gradualmente la capacidad de la sangre para llenar los ventrículos durante la diástole (Jenson et al., 2017). La sangre, atrapada en el espacio pericárdico, comprime y reduce progresivamente el tamaño de los ventrículos, comprometiendo el llenado ventricular y el gasto cardíaco, lo que provoca hipotensión y taquicardia. Esta urgencia se maneja introduciendo una aguja a través de la pared torácica en el espacio pericárdico para aspirar la sangre y aliviar el taponamiento (pericardiocentesis), o incluso puede requerir esternotomía o toracotomía (Vanezis et al., 2017).
- *Hematoma del bolsillo del marcapasos:* causado por una hemostasia inadecuada dentro del bolsillo o por el reflujo de alrededor del electrodo de marcapasos en la vena. Los hematomas se resuelven con frecuencia sin necesidad de intervención y se absorben lentamente; sin embargo, debe vigilarse el bolsillo para detectar el dolor y la formación de hematomas, ya que se han registrado hematomas en el bolsillo en el 5,2% de las inserciones, lo que ha provocado una estancia hospitalaria prolongada en algunos pacientes (Palmer, 2014).
- *Infección:* entre el 1 y el 6% de los sistemas de marcapasos se infectan y pueden requerir su retirada y sustitución. La infección causa una morbimortalidad apreciable. La asepsia estricta durante y después de la implantación del marcapasos es esencial para prevenirla; si se produce una infección, la detección temprana y el tratamiento con antibióticos son importantes.

Disfunción del marcapasos

Se debe vigilar el ECG para detectar fallos en la estimulación, ya sea en la detección o en la captura (Palmer, 2014; Mulpuru et al., 2017), como se indica a continuación:

- *Sobredetección:* el marcapasos detecta señales no cardíacas y la estimulación se inhibe por ellas, como la contracción del músculo esquelético. Estas señales adicionales desconectan el marcapasos, provocando la ausencia de estimulación, con la frecuencia cardíaca cayendo por debajo de la frecuencia de demanda establecida del marcapasos. Para remediar este fallo puede ser necesario disminuir el nivel de sensibilidad del marcapasos o retirar cualquier equipo eléctrico sin conexión a tierra que pueda estar interfiriendo en el marcapasos.
- *Insensibilidad:* el marcapasos es incapaz de percibir el ritmo subyacente del paciente y, por tanto, estimula a pesar de ello, lo que puede iniciar una taquicardia ventricular si un impulso de estimulación coincide con la fase vulnerable del período refractario relativo del corazón. La infradetección puede ser causada por lo siguiente:
  - Conexiones sueltas (marcapasos temporal), que requieren apretar las conexiones de los cables.
  - Pérdida de contacto del electrodo con el miocardio o fractura del cable, que requieran el reposicionamiento o la sustitución del cable (marcapasos temporal o permanente).
  - Batería baja, lo que hace necesario el reemplazo del marcapasos.

- Niveles de sensibilidad del marcapasos demasiado bajos.
- *Fallo de captura:* el marcapasos no logra capturar o estimular el ritmo del corazón, indicado por un pico de estimulación que no es seguido inmediatamente por un complejo QRS. Las posibles causas de este fallo son similares a las que provocan la infradetección o la sobredetección.

El umbral de los marcapasos temporales debe comprobarse diariamente. El umbral mide la cantidad mínima de energía que se necesita para acelerar o despolarizar el corazón de forma continua (Reade, 2007). Es normal que el umbral aumente ligeramente durante la estimulación. Esto se debe a la inflamación resultante de la estimulación eléctrica repetitiva del corazón por el marcapasos, aunque algunas alteraciones metabólicas como la acidosis y la hiperpotasemia también aumentarán el umbral. También aumentará si el electrodo se ha movido o desplazado dentro del ventrículo.

Un técnico cardíaco o una enfermera que se consideren competentes para realizar el procedimiento medirán este umbral. El ritmo de estimulación debe ser continuo; para conseguirlo puede ser necesario aumentar la frecuencia de estimulación por encima de la frecuencia cardíaca intrínseca del paciente. Se debe tener precaución si la frecuencia intrínseca del paciente es alta, ya que la estimulación a una frecuencia más alta puede causar taquicardia o fibrilación ventricular. Una vez que se detecta un ritmo de estimulación en el monitor de ECG, el interruptor de salida de voltaje se reduce lentamente hasta que se interrumpe el ritmo de estimulación (Reade, 2007); este es el umbral de estimulación. A continuación se establece la salida de estimulación a un nivel dos o tres veces superior al umbral. Esto permite aumentar el umbral posteriormente y reducir la frecuencia de estimulación hasta el nivel prescrito. Si el umbral de estimulación ha aumentado drásticamente, el personal médico debe ser informado, ya que el electrodo de estimulación puede requerir un reposicionamiento para evitar el fracaso de la estimulación.

Educación del paciente

Por lo general, los pacientes se recuperan rápidamente de la inserción de un marcapasos y experimentan una mejora en la actividad física y en la confianza como consecuencia del cese de los síntomas previos al marcapasos (British Heart Foundation, 2018b). Los pacientes con marcapasos permanentes deben recibir información sobre su marcapasos antes de ser dados de alta. Es esencial que el paciente entienda la necesidad de acudir regularmente a las citas en la consulta de marcapasos, donde se puede comprobar el funcionamiento del marcapasos mediante técnicas no invasivas.

Puede ser necesario modificar el estilo de vida, y el paciente recibe la siguiente información:

- Se aconsejará que no realice ejercicios vigorosos durante las 4-6 semanas siguientes a la implantación del marcapasos. Puede reanudar la actividad sexual, pero se le aconseja evitar posturas que ejerzan presión sobre los brazos y el pecho durante las 4 semanas siguientes a la inserción. Esto evita el desprendimiento del electrodo de estimulación del corazón (British Heart Foundation, 2018b). Tras este período, se desarrolla un tejido cicatricial que mantiene el electrodo firmemente dentro del corazón.
- Los fabricantes de marcapasos proporcionan hojas informativas para los pacientes con consejos sobre los equipos eléctricos que deben evitarse, por ejemplo, los teléfonos móviles deben sostenerse en el lado opuesto al marcapasos y los sistemas de alarma de las tiendas y los sistemas de seguridad de los aeropuertos pueden activarse por los componentes metálicos del marcapasos (British Heart Foundation, 2018b).
- Por lo general, los pacientes con marcapasos no deben someterse a resonancias magnéticas. Sin embargo, algunos de los nuevos modelos son capaces de soportar la exploración por resonancia magnética. El paciente debe ser informado de ello y estará documentado en su tarjeta de identificación del marcapasos (British Heart Foundation, 2018b).
- Se aconseja al paciente que acuda al médico si los síntomas originales vuelven a aparecer, para que se pueda comprobar el funcionamiento del marcapasos.
- El paciente debe recibir información sobre cómo reconocer los signos de infección de la herida y las medidas que debe tomar en caso de que se produzca.
- Se debe animar al paciente a llevar siempre una tarjeta de identificación del marcapasos.
- Los marcapasos tienen una vida útil de entre 6 y 10 años (British Heart Foundation, 2018b), por lo que los pacientes deben ser conscientes de que el marcapasos tendrá que ser sustituido en algún momento por la batería agotada.
- Se debe notificar a la DVLA cuando se implanta un marcapasos a un paciente. Los pacientes no deben conducir un vehículo hasta después de su primera revisión del marcapasos (normalmente 1 semana después de la inserción), lo que garantizará su correcto funcionamiento (DVLA, 2019c). Se entiende que esta condición se cumple siempre que no haya otra afección descalificadora (DVLA, 2019c).

Hay que tranquilizar a los pacientes diciéndoles que los marcapasos son muy fiables y animándolos a retomar su estilo de vida anterior al marcapasos. En el sitio web de la British Cardiology Society puede obtenerse información útil para el paciente sobre la estimulación y los procedimientos cardíacos.

Desfibrilador cardioversor implantable

Los desfibriladores cardioversores implantables (DCI) se introdujeron a finales de la década de los ochenta. Estos dispositivos tienen numerosas funciones, como se describe a continuación, pero se utilizan esencialmente para los pacientes con riesgo de muerte súbita cardíaca debido a arritmias cardíacas ventriculares malignas. En el Reino Unido se producen anualmente entre 50.000 y 70.000 muertes súbitas de origen cardíaco, lo que representa la causa más importante de muerte por enfermedad coronaria (NICE, 2014c). Los DCI actúan de forma similar a los marcapasos, ya que detectan los ritmos cardíacos, activan la estimulación antitaquicardia, proporcionan ráfagas de impulsos de estimulación y, si es necesario, administran una desfibrilación de alta energía para revertir la fibrilación ventricular. En la tabla 14.2 se resumen las normas actuales.

El DCI tiene un aspecto muy similar al de un marcapasos, salvo que es más grande y pesado, ya que pesa unos 75 g en lugar de unos 30 g (British Heart Foundation, 2019b) (v. fig. 14.8); se implanta de la misma manera que un marcapasos.

El DCI tiene varias funciones: es capaz de detectar taquiarritmias que ponen en peligro la vida del paciente y poner fin a las mismas mediante la estimulación por sobrecarga, la cardioversión o la desfibrilación. Cuando el DCI detecta un ritmo rápido, intenta ralentizarlo iniciando una breve ráfaga de estimulación rápida que puede interrumpir la taquicardia, reduciendo así la frecuencia. Si esto no tiene éxito, el DCI cardiovertirá el ritmo con una descarga de baja energía o, si el ritmo degenera en fibrilación ventricular, desfibrilará el corazón con una descarga de mayor energía. El DCI también es capaz de estimular el ritmo del corazón en caso de que el ritmo de recuperación sea demasiado lento (Bryant et al., 2016).

Cuidados específicos antes y después del implante

La preparación física y los cuidados posteriores al implante del paciente son los mismos que para la implantación de un marcapasos. Los pacientes serán revisados después de 2-4 semanas para comprobar el sitio de inserción, y a partir de entonces para el análisis del dispositivo cada 3-6 meses (Mansour y Khairy, 2014). El paciente requerirá un nivel muy alto de preparación psicológica y apoyo antes y después del procedimiento. El DCI no cura la arritmia del paciente, simplemente la controla. Las descargas emitidas por el DCI son repentinas y dolorosas, sea cual sea el nivel de energía de la descarga. Las descargas pueden poner de manifiesto el hecho de que el paciente probablemente acaba de experimentar una arritmia que pone en peligro su vida. Algunos pacientes pueden incluso perder el conocimiento antes de la descarga, debido a la interrupción del gasto cardíaco como resultado de la taquiarritmia. La batería del DCI dura entre 4 y 8 años y se debe advertir al paciente que no se dejará que se agote y que puede pitar o vibrar para avisar de que debe cambiarse (British Heart Foundation, 2019b). Los DCI más recientes también pueden ser objeto de seguimiento desde casa con un monitor domiciliario. Esto permite al equipo del hospital controlar de cerca el DCI sin que el paciente tenga que acudir al hospital, pero no sustituye las citas de seguimiento. Se trata de una tecnología nueva y no está disponible para todos los DCI (British Heart Foundation, 2019b).

Educación y apoyo a los pacientes

Hay que comentar varias cuestiones con los pacientes para ayudarles a adaptarse a vivir con un DCI (Pedersen et al., 2016). Esto incluye dar al paciente la oportunidad de hablar sobre el significado de las descargas, lo que implicará una conversación honesta sobre la gravedad de la arritmia. El paciente debe estar preparado para el hecho de que

Tabla 14.2 Indicaciones de los desfibriladores cardioversores implantables

Prevención secundaria (en ausencia de una causa tratable)	Prevención primaria
Parada cardíaca por taquicardia ventricular o fibrilación ventricular	Antecedentes de infarto de miocardio previo (no más de 4 semanas) **O:** Disfunción ventricular izquierda con una fracción de eyección del ventrículo izquierdo de < 35% **y** una duración del QRS de ≥ 120 ms
Taquicardia ventricular mantenida espontánea, que causa síncope o compromiso hemodinámico	Afecciones cardíacas familiares que causan muerte súbita, como el síndrome de QT largo, la miocardiopatía hipertrófica, el síndrome de Brugada o la displasia arritmógena del ventrículo derecho (DAVD), o haber sido sometido a una reparación quirúrgica de una cardiopatía congénita
Taquicardia ventricular mantenida, sin síncope ni paro cardíaco y con reducción asociada de la fracción de eyección (fracción de eyección del ventrículo izquierdo < 35%), pero sus síntomas no son peores que los de la clase III de la clasificación funcional de insuficiencia cardíaca de la New York Heart Association (NYHA)	

Fuente: NICE (2014).

las descargas pueden ser dolorosas y repentinas, y algunos pacientes las describen como si un caballo les diera una patada en el pecho. Tanto el paciente como sus familiares deben estar seguros de que la descarga no será sentida por ninguna otra persona que toque al paciente durante la misma.

Los pacientes con permisos de conducir vehículos pesados o de servicio público los pierden automáticamente (DVLA, 2019c); el paciente no podrá conducir por el riesgo de perder la conciencia durante la activación del DCI. Para los conductores de otros vehículos, la normativa es algo compleja, pero en general no podrán conducir durante los 6 meses siguientes a la implantación, y posteriormente deberán estar libres de cualquier intervención del dispositivo durante 6 meses antes de reanudar la conducción (DVLA, 2019c).

Puede ser necesario dedicar un tiempo considerable tanto al paciente como a los familiares, ya que ambos necesitan ayuda para comprender las implicaciones de tener un DCI (Humphreys et al., 2018) y asistencia para recuperar la confianza en la capacidad del paciente para retomar las actividades normales de la vida. La ansiedad es muy frecuente después de la implantación del DCI, afecta hasta el 87% de los casos, y se describe depresión hasta en el 20-35% de los casos (Clarke, 2015). El apoyo psicológico se identifica como una necesidad esencial desde la perspectiva del propio paciente (Clarke, 2015). Sin embargo, se ha informado de que algunos pacientes están tan asustados por la perspectiva de recibir una descarga que su calidad de vida se ve profundamente inhibida (Clarke, 2015).

Muchos centros que colocan DCI ofrecen ahora un soporte considerable a sus pacientes a través de grupos de apoyo dirigidos por pacientes y de rehabilitación cardíaca; hay organizaciones nacionales que también ofrecen este tipo de apoyo, por ejemplo, la Cardiomyopathy Association.

Grabadoras de bucle implantables

Las grabadoras de bucle implantables (GBI) son pequeños dispositivos electrónicos que se colocan por vía subcutánea para vigilar al paciente en busca de arritmias que puedan ser la causa de síncopes inexplicables, palpitaciones inexplicables y detección de fibrilación auricular paroxística. Pueden programarse para detectar arritmias preestablecidas y también activarse manualmente para registrar cuando el paciente experimenta síntomas (Gilmore y Anderson, 2016). Permiten la detección, el diagnóstico y el acceso al tratamiento precisos, como marcapasos, DCI y anticoagulación para la fibrilación auricular (Eftekhari et al., 2017).

Ablación cardíaca

Cuando se descubre un tejido conductor anómalo durante los estudios de electrofisiología, puede considerarse la posibilidad de realizar una ablación cardíaca, que consiste en la destrucción del tejido conductor anormal.

Hay diversas anomalías de conducción que causan taquiarritmias sintomáticas y potencialmente mortales que son indicaciones para este procedimiento (Katritsis et al., 2017).

- *Síndrome de Wolff-Parkinson-White* (WPW): una anomalía congénita en la que las aurículas y los ventrículos están conectados por fibras musculares conductoras anómalas, conocidas como vías accesorias. Los impulsos viajan a lo largo de estas vías muy rápidamente, causando taquicardia. La tasa de éxito de este procedimiento es superior al 95%, especialmente en el caso del síndrome de Wolff-Parkinson-White y de la taquicardia por reentrada del nódulo auriculoventricular (Sternick et al., 2017).
- *Taquicardia por reentrada nodular auriculoventricular* (TRNA): se produce cuando existen vías de conducción lenta y rápida en el nódulo AV o en el tejido perinodular. Los impulsos viajan normalmente por la vía rápida. Si el paciente tiene un latido ectópico auricular prematuro, este impulso conducido puede encontrar la vía rápida bloqueada o refractaria a la estimulación adicional, por lo que se conduce por la vía lenta. Si la vía rápida se ha recuperado lo suficiente, el impulso puede volver por esta vía para reexcitar la aurícula, provocando una taquicardia por reentrada. Este tipo de taquicardia puede tratarse destruyendo parcialmente el nódulo AV (Katritsis et al., 2016).
- *Fibrilación auricular (mantenida y paroxística)* sintomática a pesar de la medicación antiarrítmica. Se aísla la vena pulmonar y se realiza la ablación en las aurículas izquierda y derecha para detener la vía que soporta las ondas de reentrada que mantienen la fibrilación auricular (Ramrakha y Hill, 2012). El paciente puede requerir una ecografía transesofágica para asegurarse de que no hay trombos en la orejuela de la aurícula izquierda antes del procedimiento (Ramrakha y Hill, 2012).
- *Aleteo auricular y taquicardia ventricular:* también pueden tratarse mediante ablación.

La ablación de la vía de conducción anómala se lleva a cabo, en la mayoría de los casos, mediante el uso de corriente eléctrica de radiofrecuencia. La ablación por radiofrecuencia suministra una corriente eléctrica directamente al tejido endocárdico anómalo a través del catéter; la interfaz entre el catéter y el endocardio se calienta a temperaturas superiores a 50 °C hasta que se produce la muerte celular focal (Ramrakha y Hill, 2012). El resultado es la desaparición de la actividad eléctrica en el tejido ablacionado. Como alternativa, las técnicas de crioablación destruyen el tejido congelándolo a −70 °C (Ramrakha y Hill, 2012). Durante el procedimiento, el paciente no debe experimentar dolor, pero puede sentir el paso de los catéteres por sus vasos sanguíneos, así como la incomodidad de tener que permanecer inmóvil durante períodos prolongados. Por lo tanto, el paciente necesitará tranquilidad y apoyo durante todo el tratamiento.

El procedimiento se lleva a cabo con anestesia local, y el paciente recibirá tanto sedación como analgésicos durante este procedimiento, a menudo largo y potencialmente incómodo. Los catéteres pueden colocarse en el corazón desde las venas femoral, subclavia o yugular, o desde la arteria femoral. Estos catéteres se retiran después del procedimiento mientras el paciente sigue en el laboratorio de cateterismo. La hemostasia se consigue mediante la aplicación de una presión firme sobre los lugares de inserción, como se describió anteriormente en el apartado correspondiente.

Preparación previa al procedimiento

La preparación física del paciente es la misma que para la inserción de un marcapasos, aunque la preparación psicológica debe adaptarse para ayudar al paciente a entender el tratamiento y las probables sensaciones que experimentará durante la ablación. Existe un riesgo del 1% de bloqueo cardíaco completo en los pacientes con taquicardia por reentrada del nódulo auriculoventricular (Asirvatham y Stevenson, 2015), lo que provocaría la necesidad de un marcapasos permanente.

Tratamiento posterior al procedimiento

Al regresar a la sala, el paciente debe ser monitorizado para la detección temprana de la arritmia original (Thanavaro, 2019). Las constantes vitales deben vigilarse estrechamente en el período inmediatamente posterior al procedimiento para detectar complicaciones como el neumotórax y el taponamiento asociados a la inserción del catéter, aunque actualmente se encuentran complicaciones en menos del 4% de los casos de ablación (Thanavaro, 2019). Se deben observar los lugares de punción vascular para detectar hemorragias y hematomas. Si la arteria fue canulada durante el procedimiento, también se debe vigilar la perfusión de la extremidad afectada, como se describió anteriormente.

Siempre que el paciente se encuentre bien y no haya tenido ninguna complicación, el alta hospitalaria suele producirse al día siguiente. Antes del alta se le debe aconsejar sobre el tratamiento de la zona de punción e instruirle sobre el tratamiento farmacológico pertinente. Los pacientes que reciben información clara, instructiva y pertinente, adaptada a sus necesidades individuales, tienen más probabilidades de adaptarse mejor a las limitaciones de su enfermedad y están en condiciones de tomar decisiones con conocimiento de causa.

Valvuloplastia mitral

La estenosis de la válvula mitral es una enfermedad progresiva que suele ser mortal si no se realiza alguna forma de intervención que amplíe el orificio de la válvula lo suficiente como para permitir un gasto cardíaco adecuado. La estenosis se produce cuando las valvas de la válvula se engrosan y hay una fusión de las comisuras, lo que interfiere en la apertura y el cierre normales de la válvula. Este proceso patológico ocurre frecuentemente como resultado de un episodio previo de cardiopatía reumática (Ancona y Pinto, 2019)

La valvuloplastia mitral percutánea con balón (VMPB) es el tratamiento de elección en la mayoría de los casos con estenosis mitral sintomática (Baumgartner et al., 2017). Los preparativos para la valvuloplastia son similares a los del cateterismo cardíaco. El paciente permanece consciente, aunque sedado, durante todo el procedimiento. Aunque la válvula mitral se encuentra en el lado izquierdo del corazón, se introduce un catéter balón de Inoue en el lado derecho, sobre una guía preposicionada, a través de la vena femoral (fig. 14.9). El acceso a la aurícula y el ventrículo izquierdos se obtiene mediante la punción del tabique auricular desde el interior del corazón con una aguja transeptal. Esta parte del procedimiento suele ser bien tolerada por el paciente. Como alternativa, también son posibles los abordajes arteriales retrógrados en la aurícula izquierda, aunque existe un alto riesgo de daño arterial (Sanati y Firoozi, 2017). Una vez colocado el balón dentro de la abertura de la válvula, se infla con un medio de contraste diluido para separar las comisuras fusionadas de la válvula estenosada.

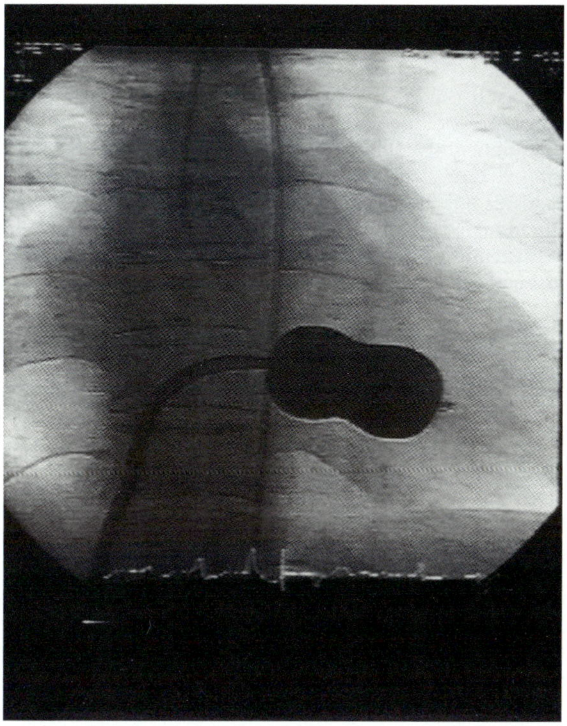

Figura 14.9 Radiografía de un balón de valvuloplastia inflado que dilata una válvula mitral estenosada.

Al finalizar el procedimiento se retiran el balón y los demás catéteres, así como las vainas introductoras vasculares una vez que los efectos anticoagulantes de la heparina han revertido. El tratamiento de enfermería del lugar de introducción varía entre las técnicas manuales y las que emplean dispositivos de cierre vascular. El paciente debe evitar mover la extremidad afectada, para facilitar la hemostasia, y permanecer en reposo hasta que se haya logrado la hemostasia y los constantes vitales sean estables. Los cuidados previos y posteriores al procedimiento son similares a los descritos para los pacientes sometidos a cateterismo cardíaco. Sin embargo, se debe vigilar estrechamente al paciente durante las primeras horas para detectar arritmias y signos de taponamiento causados por la compresión de las cámaras del corazón por el líquido en el espacio pericárdico (Jenson et al., 2017). Esto puede ocurrir si la guía o el catéter perforan la pared del miocardio y hacen que la sangre se filtre al espacio pericárdico, lo cual provoca hipotensión, bajo gasto cardíaco, taquicardia y taquipnea, y requiere una intervención médica inmediata para evitar un shock irreversible y la muerte. Los pacientes son dados de alta al día siguiente, siempre que no se hayan presentado complicaciones tras el procedimiento, como embolias sistémicas y hemorragias. El daño a la válvula que resulta en una regurgitación severa es poco frecuente, pero podría requerir el reemplazo quirúrgico de la válvula mitral (Sanati y Firoozi, 2017). En pacientes con estenosis de la válvula aórtica también puede utilizarse la valvuloplastia con balón, pero con menos éxito y cuando la sustitución de la válvula aórtica no es adecuada o para evaluación antes de la implantación de la válvula aórtica transcatéter (Keeble et al., 2016).

Implantación de válvula aórtica transcatéter

La calcificación de la válvula aórtica es la causa más frecuente de estenosis aórtica en la población de edad avanzada. El calcio se acumula dentro de las capas de las valvas de la válvula y restringe su movimiento, lo que puede obstruir el ventrículo izquierdo durante la sístole (Carpenter, 2019).

El implante de válvula aórtica transcatéter (TAVI) se ofrece a pacientes sintomáticos no aptos para la cirugía debido a factores de riesgo como edad avanzada, enfermedades asociadas graves y disfunción ventricular izquierda (Carpenter, 2019). El TAVI se desarrolló por primera vez en 2004 como un procedimiento menos invasivo que la cirugía valvular aórtica para los pacientes de alto riesgo que desarrollan estenosis de la válvula aórtica (EA) sintomática (Khosravi y Wendler, 2018). Además, la esperanza de vida de los casos a los que se les propone la intervención TAVI debe ser mayor más de 1 año (Baumgartner et al., 2017). El acceso se realiza a través de ambas arterias femorales (pero también se utilizan abordajes subclavio, transaórtico y transapical) y se coloca una válvula protésica de xenoinjerto (porcina o bovina) en la válvula aórtica a través de un catéter o un balón que empujará la válvula nativa enferma fuera del camino (Carpenter, 2019). El nuevo injerto está montado en un marco, por lo que no necesita suturas para permanecer en su sitio.

El paciente necesitará monitorización cardíaca después del procedimiento debido al riesgo de desarrollar un bloqueo cardíaco (Carpenter, 2019). Habrá que vigilar estrechamente las constantes vitales del paciente para detectar el riesgo de deterioro, que requerirá una intervención inmediata. Habrá que vigilar los puntos de acceso para detectar complicaciones, tal y como se describió anteriormente en el tratamiento postoperatorio del cateterismo cardíaco. Los cables de estimulación pueden colocarse durante el procedimiento y deben retirarse solo cuando esté indicado. La función neurológica debe vigilarse estrechamente para detectar signos de ictus, ya que los pacientes tienen un mayor riesgo tras el TAVI (Carpenter, 2019). Si no hay complicaciones, el paciente puede sentarse fuera de la cama al día siguiente y la enfermera debe asegurarse de que se proporcionen analgésicos (British Heart Foundation, 2019c). Actualmente, el tratamiento antiplaquetario dual con ácido acetilsalicílico y clopidogrel durante un máximo de 6 meses es el tratamiento recomendado tras el TAVI (Magkoutis et al., 2016).

Cirugía cardíaca abierta

La cirugía cardíaca es necesaria para varios trastornos que no pueden ser controlados o tratados mediante un tratamiento conservador. La enfermedad arterial coronaria y la valvulopatía son las afecciones más frecuentes que requieren cirugía cardíaca abierta. Una parte de los casos necesitará un trasplante cardíaco debido a una insuficiencia cardíaca terminal en la que otros tratamientos ya no son eficaces para controlar la enfermedad.

Antes de la cirugía cardíaca, los pacientes suelen someterse a varios estudios y tratamientos, como se ha comentado anteriormente. El paciente y su familia suelen acudir a la consulta de preadmisión entre 2 y 4 semanas antes del ingreso, para que se puedan realizar los análisis de sangre y otros estudios pertinentes. La educación preoperatoria se imparte de forma individual o en grupo. No es de extrañar que los pacientes estén muy ansiosos antes de la cirugía cardíaca, y es difícil equilibrar la necesidad de explicar el procedimiento con el riesgo de alarmarlos indebidamente. La preparación física para la cirugía es la misma que para cualquier intervención quirúrgica (v. capítulo 2). La preparación psicológica para la cirugía desempeña un papel importante en el postoperatorio, ya que puede reducir la ansiedad y el dolor.

Cirugía de revascularización coronaria

Algunos pacientes no obtienen un alivio sintomático con las intervenciones coronarias percutáneas, o tienen una enfermedad arterial coronaria extensa, y requieren un injerto de derivación de arterias coronarias (IDAC). Un pequeño número de casos requiere esta cirugía de forma urgente, ya sea por un deterioro agudo o tras complicaciones de un cateterismo cardíaco o una angioplastia coronaria transluminal percutánea. Se trata de un procedimiento importante en el que puede ser necesario el cuidado postoperatorio en la unidad de cuidados intensivos; sin embargo, los pacientes estables se extuban cada vez antes y se les devuelve «rápidamente» a las áreas de cuidados intensivos, reduciendo así la presión sobre las camas de cuidados intensivos (Bainbridge y Cheng, 2017).

El procedimiento tradicional consiste en exponer el corazón a través de una esternotomía media y colocar al paciente en derivación cardiopulmonar, que asume la función del corazón y los pulmones durante la cirugía. A continuación se extirpa una porción del vaso donante, que se anastomosa a la aorta y distalmente a la arteria coronaria por debajo de la obstrucción, restableciendo así el flujo sanguíneo a través del injerto.

Los injertos de donante más utilizados son la vena safena mayor o la arteria radial. Otra posibilidad es utilizar la arteria mamaria interna. En este caso, la arteria solo se desprende distalmente y el extremo libre se anastomosa a la arteria coronaria por debajo de la obstrucción. El uso de la arteria mamaria interna es el injerto *gold standard* para derivar la arteria coronaria descendente anterior (CDA) en pacientes sometidos a IDAC y se utiliza en más del 95% de los casos en todo el mundo (Squiers y Mack, 2018). La arteria mamaria interna se utiliza porque permanece permeable durante más tiempo que otros injertos; esto parece deberse a su resistencia a la formación de ateromas. También se están utilizando injertos de arteria mamaria interna bilateral en determinados casos (Squiers y Mack, 2018). Sin embargo, el uso de la arteria mamaria interna no está exento de riesgos, ya que su uso retrasa la cicatrización del esternón porque la arteria mamaria interna irriga la pared torácica y gran parte de la zona incisa para acceder al corazón. Las complicaciones respiratorias son más frecuentes, debido al aumento concomitante del dolor asociado a este procedimiento y, por tanto, a la reticencia a respirar profundamente.

La recuperación de la cirugía es más larga que la de las técnicas percutáneas; además de la herida del esternón, puede haber heridas en el muslo, la pierna o la muñeca si se ha utilizado la vena safena o la arteria radial. Si se ha utilizado la vena safena, la herida del muslo o pierna puede tardar más en cicatrizar que la herida del esternón por varias razones, entre ellas, la anemia, el edema y la reducción del suministro de sangre a la extremidad inferior debido a la presencia de una enfermedad vascular periférica. Además, los injertos de vena safena tienen una tasa de oclusión del 50% al décimo año cuando se utilizan para la revascularización (McKavanagh et al., 2017). Se ha descrito que los injertos arteriales, como la arteria mamaria interna izquierda (AMII) y los injertos arteriales radiales, tienen una tasa de permeabilidad del 90% a los 10 años (Bachar y Manna, 2019).

Nuevos abordajes

En los últimos años se ha debatido sobre la seguridad del abordaje convencional de esternotomía completa, derivación cardiopulmonar y paro cardíaco inducido con cardioplejía. Preocupa especialmente la manipulación de la aorta cuando el paciente es puesto en derivación cardiopulmonar por primera vez, ya que aumenta el riesgo de microembolias en la circulación general. Además, la derivación cardiopulmonar provoca una respuesta inflamatoria total como consecuencia del contacto de la sangre con las superficies artificiales del circuito de derivación cardiopulmonar (Kraft et al., 2015). Como resultado, la derivación cardiopulmonar puede ser responsable de muchas de las complicaciones postoperatorias: disfunción miocárdica, insuficiencia respiratoria, lesión renal aguda (LRA), disfunción neurológica y trastornos hemorrágicos (Kraft et al., 2015). En consecuencia, se ha desarrollado una cirugía menos intervencionista, como la cirugía coronaria mínimamente invasiva mediante una incisión de minitoracotomía (Langer y Argenziano, 2016). Este procedimiento reduce los riesgos asociados a la esternotomía y a la derivación cardiopulmonar, con una demanda creciente de los casos (Langer y Argenziano, 2016) e identificado como ventajoso para la creciente población de pacientes de cirugía cardíaca de edad avanzada (mayores de 75 años) (Barsoum et al., 2014). La cirugía sin bomba o a corazón latente, que utiliza un dispositivo conocido como «pulpo» para estabilizar e inmovilizar una porción de tejido cardíaco durante la anastomosis del injerto, es un abordaje alternativo a este problema, con una menor incidencia asociada de fibrilación auricular, accidente cerebrovascular, insuficiencia renal e infecciones torácicas (Head et al., 2017).

Sustitución de válvulas

Los pacientes que se someten a la cirugía de sustitución valvular se beneficiarán de la mejoría de sus síntomas. Sin embargo, la sustitución valvular plantea un nuevo conjunto de complicaciones relacionadas con la prótesis valvular y todas ellas conllevan limitaciones para el paciente. Los tipos de prótesis valvulares utilizados son válvulas mecánicas, válvulas de animales (xenoinjertos) o válvulas de cadáver (homoinjertos) (fig. 14.10).

Un ejemplo de válvula cardíaca mecánica es la válvula bivalva de St. Jude (v. fig. 14.10B). Las válvulas mecánicas tienen riesgo de trombosis y, por tanto, de obstrucción, lo que podría provocar un accidente cerebrovascular incapacitante o mortal. Esto significa que el paciente tiene que tomar anticoagulantes el resto de su vida. La tromboembolia y la hemorragia relacionadas con los anticoagulantes presentan la mayoría de las complicaciones que experimentan los pacientes sometidos al reemplazo de válvulas protésicas (Baumgartner et al., 2017). La infección es otro problema importante. Si no se produce ninguna de estas complicaciones, las válvulas mecánicas son muy duraderas, incluso muchos años.

Las válvulas de origen animal (también conocidas como válvulas bioprotésicas) suelen obtenerse del cerdo (porcinas) o de la vaca (bovinas), por ejemplo, una válvula Magna Ease, que puede tratarse con glutaraldehído para su uso en seres humanos (v. fig. 14.10C). Las válvulas de cadáver se utilizan con menos frecuencia por la falta de disponibilidad (NHS Blood and Transplant, 2019).

Es importante que el paciente participe en el proceso de toma de decisiones, ya que para algunos puede ser inviable aceptar un xenoinjerto u homoinjerto por razones religiosas, morales o éticas, mientras que otros no soportan la anticoagulación a largo plazo. La elección entre una válvula mecánica o una bioprotésica se determina estimando el riesgo de hemorragia y tromboembolia relacionadas con los anticoagulantes con una válvula mecánica frente al deterioro estructural con una bioprótesis y teniendo en cuenta el estilo de vida y las preferencias del paciente. El uso de bioprótesis se considera cuando la esperanza de vida es inferior a la supuesta durabilidad de la válvula (Baumgartner et al., 2017). Uno de los resultados del número de pacientes que se someten a una sustitución valvular

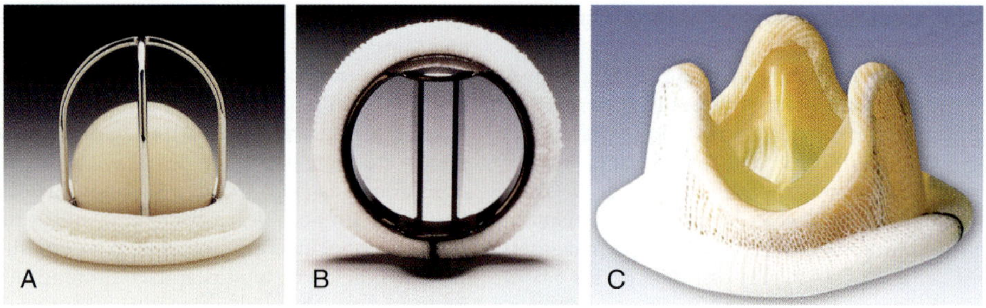

Figura 14.10 Ejemplos de válvula protésica. (A) Válvula de bola con jaula Starr-Edwards. (B) Válvula bivalva de St. Jude Medical. (C) Válvula Magna Mitral Ease (xenoinjerto). (Tomado de deWit, S.C., Stromberg, H.K., Vreeland Dallred, C. (2017). Medical-Surgical Nursing: Concepts and Practice (3rd edn.). Elsevier Inc., con autorización.)

con éxito y del envejecimiento de la población es que ahora se realizan más sustituciones sobre otra sustitución.

La válvula protésica debe ser sustituida en el futuro, ya que desarrolla fallos. Todos los pacientes con válvulas protésicas deben tomar precauciones contra las infecciones. Los antibióticos profilácticos deben tomarse antes de cualquier procedimiento quirúrgico u odontológico invasivo (Baumgartner et al., 2017). También existe el riesgo de desarrollar una endocarditis infecciosa (sobre todo en los primeros 3 meses después de la cirugía), que puede dañar la anastomosis, causando una insuficiencia valvular potencialmente mortal; sin embargo, se ha descrito una incidencia del 1-6% (Karchmer et al., 2019).

Tratamiento postoperatorio de la cirugía a corazón abierto

Los pacientes sometidos a cirugía cardíaca se consideraban tradicionalmente enfermos críticos y permanecían en la unidad de cuidados intensivos durante 24-48 h después de la operación. Ahora se ha reducido a unas pocas horas o a una estancia de una noche, antes de ser trasladado de nuevo a una sala de cuidados intensivos donde se puede continuar con una estrecha vigilancia. Dentro de la cirugía cardíaca, como resultado de los avances en las técnicas quirúrgicas y anestésicas, de la necesidad de racionalizar los servicios cardíacos y del aumento de la demanda de la cirugía cardíaca, se está desarrollando rápidamente un programa de recuperación mejorada después de la cirugía (*enhanced recovery after surgery* [ERAS]) (Li et al., 2018). Anima a los pacientes a desempeñar un papel activo en la preparación de la cirugía y su recuperación. Los principios clave del programa ERAS comprenden la educación del paciente, la optimización pre- y postoperatoria, la optimización médica, la extubación temprana, el control de las náuseas y los vómitos, el buen control del dolor, la ingesta nutricional fomentada, los procedimientos mínimamente invasivos y la movilización temprana (McConnell et al., 2018). El programa ERAS también proporciona al paciente objetivos diarios por los que debe esforzarse.

La mayoría de los casos que siguen el programa ERAS habrán sido identificados en la consulta de preevaluación. Entre los factores que se tienen en cuenta está el hecho de que el paciente sea apto antes de la operación con un riesgo preoperatorio menor. Además del riesgo preoperatorio, hay que tener en cuenta la duración de la operación, el mantenimiento de la estabilidad hemodinámica y la extubación temprana (Ljungqvist et al., 2017).

Este grupo de pacientes pasa menos tiempo en cuidados intensivos y vuelve a la sala en cuanto está hemodinámicamente estable. La pérdida de sangre por los drenajes torácicos también debe ser mínima, con un requerimiento mínimo de oxígeno y manteniendo niveles satisfactorios de gasometría arterial y saturación de oxígeno. Una vez que el paciente es trasladado de nuevo a la sala, los objetivos continuados de los cuidados en el postoperatorio son mantener la ventilación espontánea, oxigenación y estabilidad hemodinámica adecuadas, lo que se conseguirá en parte si el paciente está cómodo, sin dolor y se moviliza.

Alteraciones del ritmo cardíaco

La monitorización del ECG es necesaria para la detección temprana de arritmias auriculares o ventriculares; la fibrilación auricular es una de las arritmias más frecuentes, se presenta en el 35% de los casos quirúrgicos en el postoperatorio (Greenberg et al., 2017). Las arritmias son frecuentes debido a la alteración electrolítica resultante de la derivación cardiopulmonar y la hipotermia inducida como parte del procedimiento. Las alteraciones del ritmo comprometen la presión arterial, por lo que se prescribirá un tratamiento farmacológico adecuado. El paciente puede desarrollar disritmias durante o después de la manipulación quirúrgica, lo que también afecta a la presión arterial y requiere la estimulación cardíaca temporal a través de los electrodos de estimulación epicárdica que se insertan durante la cirugía (Ley y Koulakis, 2015).

Alteraciones del balance hídrico

La presión venosa central (PVC) se controla para detectar aumentos de presión (que indican hipervolemia) o disminuciones (que indican hipovolemia). La presión venosa central también indica la función del ventrículo derecho, y una presión elevada indica cierto grado de deterioro. Se requiere un control frecuente de la presión arterial. La hipotensión indica vasodilatación debida a una temperatura central elevada, o hipovolemia debida a la pérdida de sangre o a la reposición inadecuada de líquidos. El personal de enfermería controla el balance hídrico mediante vías de atención integradas que detallan qué medicamentos o infusiones intravenosas deben administrarse para optimizar el balance hídrico del paciente (Hardin y Kaplow, 2019).

Los episodios de hipertensión (presión sistólica > 140 mmHg) provocan la rotura o una fuga de sangre en las líneas de sutura del injerto o «impulsar» una pequeña hemorragia de una anastomosis. La prevención de estas complicaciones requiere tratamiento con un vasodilatador intravenoso como el trinitrato de glicerilo, cuya dosis se ajusta en función de la presión arterial del paciente para mantener la normotensión. Los episodios hipertensivos pueden estar causados por el dolor y, por tanto, requieren una analgesia eficaz. La ansiedad se reduce si la enfermera tranquiliza al paciente y, tal vez, involucra a sus familiares en su cuidado; si estas medidas fallan, puede ser necesario un tratamiento ansiolítico.

Los drenajes torácicos se insertan en el momento de la cirugía en los espacios pleural, mediastínico y pericárdico; deben ser vigilados estrechamente y se registrará la pérdida de sangre (v. capítulo 15). Para favorecer el drenaje se suele aplicar una succión baja –unos 5 kPa– a los drenajes torácicos.

En el postoperatorio inmediato, la medición del drenaje se llevará a cabo con regularidad y si es excesivo (≥ 100 ml/h), aunque la mayoría de las unidades cardíacas tendrán sus propias políticas locales, según las cuales se debe informar al personal médico en caso de hemorragia activa. Si el drenaje es nulo o muy escaso y el paciente está hemodinámicamente inestable, hay un alto índice de sospecha de que puede haber colecciones en los espacios pericárdico o pleural, que requieren una investigación más profunda.

Si el drenaje no disminuye, puede indicar complicaciones como la rotura de la línea de sutura o un trastorno de la coagulación debido a los anticoagulantes administrados durante la derivación cardiopulmonar, y requiere un tratamiento médico inmediato. Es importante que se establezca la causa de la hemorragia, ya sea de coagulación o quirúrgica. Las hemorragias que surgen de los problemas de coagulación comprenden los efectos residuales de la heparina, las deficiencias de los factores de coagulación, la disfunción plaquetaria y la fibrinólisis extensa (Brand et al., 2018). Las pruebas en el punto de atención (tromboelastografía) son útiles para orientar el tratamiento hacia el crioprecipitado, la protamina u otros factores de coagulación; también son útiles para establecer si la hemorragia tiene una causa quirúrgica.

En ausencia de una causa de coagulación, la hemorragia quirúrgica se asocia a una mayor pérdida de sangre y requiere repetir la exploración quirúrgica (Brand et al., 2018). Los lugares más frecuentes de hemorragia postoperatoria son los sitios de anastomosis, los sitios de derivación de la arteria cardiopulmonar, las ramas laterales de los injertos y los sitios de los cables esternales.

Los drenajes se pueden retirar cuando el drenaje sea mínimo (≤ 10-25 ml/h), por lo general durante tres lecturas consecutivas o en un plazo de 24 h y no se observan fugas de aire. El drenaje pericárdico se retirará después del cable de estimulación, si se utiliza. Los drenajes torácicos pueden ser una fuente de dolor, y los cuidados de enfermería deben garantizar que su presencia no restrinja la movilidad del paciente ni tiren de su piel.

Tratamiento del dolor

En el postoperatorio inmediato, el dolor se controlará con analgésicos no opiáceos y opiáceos administrados por vía intravenosa hasta que el paciente esté despierto. Muchos pacientes también se beneficiarán de controlar su propio dolor con una bomba de analgesia controlada por el paciente (ACP) (Zubrzycki et al., 2018). El dolor debe estar bien controlado para mejorar el confort del paciente, prevenir episodios de hipertensión y permitir que el paciente respire profundamente y expectore, evitando así la infección pulmonar y el colapso alveolar. Los procedimientos dolorosos, como la extracción de drenajes torácicos, requieren emboladas adicionales de opioides u óxido nitroso y oxígeno. La necesidad de opioides disminuye con el tiempo, pero el control eficaz del dolor sigue siendo una prioridad para que el paciente pueda recuperar la movilidad y así evitar las numerosas complicaciones asociadas a la inmovilidad, como la trombosis venosa profunda y la infección torácica.

Delirium

El 26-52% de los casos experimentan trastornos psicológicos en el período postoperatorio inmediato. Anteriormente estaba mal definido como psicosis poscardiotomía o psicosis posbomba; sin embargo, ahora entra en una definición común de *delirium* poscirugía cardíaca (Kotfis et al., 2018). El *delirium* se define como un cambio o fluctuación en el comportamiento del paciente que afecta a la función cognitiva, la percepción, la función física y el comportamiento social (NICE, 2019).

Un paciente con *delirium* puede experimentar:

- *Delirium* hiperactivo: inquietud, agitación y agresividad.
- *Delirium* hipoactivo: retraído, tranquilo y somnoliento.
- *Delirium* mixto: incluye signos y síntomas tanto hiperactivos como hipoactivos, y el cuadro fluctúa entre ambos.

Esto altera el comportamiento, con manifestaciones que van desde la confusión y la desorientación hasta las alucinaciones visuales y auditivas. Atender a los pacientes con *delirium* postoperatorio supone un reto y una amenaza para la seguridad del paciente, ya que puede mostrarse agresivo y no cooperar con el tratamiento. Esta afección también es muy alarmante para los pacientes y sus familiares, que observan un comportamiento poco característico de su ser querido.

El *delirium* suele ser temporal, pero es importante descartar o tratar cualquier causa subyacente, como la deshidratación, el estreñimiento, la hipoxia, la infección, el dolor, la mala alimentación, la privación del sueño y el deterioro sensorial. La enfermera debe asegurarse de que haya una comunicación y reorientación efectivas con el paciente y de proporcionar tranquilidad al paciente y a su familia (NICE, 2019). El paciente angustiado y con riesgo de sufrir daños puede necesitar medicación antipsicótica a corto plazo.

Heridas quirúrgicas

Las heridas en el esternón y en las piernas deben vigilarse para detectar signos de infección y deterioro de la cicatrización. Los apósitos suelen retirarse al tercer o cuarto día tras la intervención; si las heridas están limpias y secas, pueden dejarse al descubierto. Si la herida rezuma o está abierta, debe tratarse asépticamente y cubrirse con un apósito adecuado. Las heridas suelen cerrarse con un material de sutura absorbible, que no es necesario retirar, aunque puede ser necesario recortar los extremos sueltos de la sutura cerca de la piel.

Se han desarrollado nuevas terapias para las heridas y la prevención del riesgo de infecciones del sitio quirúrgico (ISQ). Los sistemas de terapia negativa de heridas de un solo uso, como el apósito PICO, se utilizan en pacientes de alto riesgo con heridas quirúrgicas cerradas y niveles bajos de exudado. Los pacientes de alto riesgo son aquellos con diabetes, diálisis renal, mal estado físico o IMC alto (NICE, 2018). Los pacientes de alto riesgo también se benefician de un chaleco de soporte para el esternón después de la apertura del tórax, diseñado para quitar la tensión de los cables del esternón y evitar que las dos mitades de este se muevan, minimizando las complicaciones a ese nivel (Caimmi et al., 2016). El chaleco postorácico deberá llevarse día y noche durante, por lo general, 6 semanas de postoperatorio hasta que el esternón haya cicatrizado. Se aconsejará a las mujeres que lleven un sujetador suave, sin aros y con cierre frontal, de día y de noche después de la cirugía. El peso y el movimiento de los senos pueden tirar de la herida del esternón, lo que puede comprometer y tensar la herida quirúrgica.

Episodios neurológicos

En el postoperatorio pueden observarse complicaciones neurológicas, como un accidente cerebrovascular o cambios de comportamiento. El ictus se presenta en el 6% de los casos, con una mayor incidencia en ancianos (Raffa et al., 2019). Estos episodios se deben a la disrupción de la placa ateromatosa, con liberación de restos, cuando se pinza la aorta durante la cirugía. La evaluación neurológica frecuente del paciente en el período postoperatorio inmediato detectará cualquier alteración neurológica y permitirá la pronta investigación de lesiones cerebrales (NICE, 2017).

Complicaciones respiratorias

Se debe vigilar estrechamente al paciente en la fase postoperatoria temprana para detectar dificultades respiratorias debidas a neumotórax, atelectasia, derrames pleurales e hipoventilación debida al dolor (Miskovic y Lumb, 2017). Los pulmones del paciente también son vulnerables a las zonas de colapso (atelectasia), en las que el pulmón no se ha expandido por completo tras haberse colapsado durante la cirugía y haber sido sometido a un período de ventilación mecánica en el postoperatorio.

La evaluación respiratoria implica la monitorización y el registro de la profundidad y frecuencia respiratorias para la hipoventilación o la hiperventilación, y la pulsioximetría para la reducción de la saturación de oxígeno indicada por un nivel de saturación (SaO_2) $\leq$ 94%. Debe administrarse oxígeno humidificado para mantener los niveles de $SaO_2 \geq$ 94%. La base de los cuidados de soporte y profilácticos para la función respiratoria es una posición óptima, una tos cómoda para expectorar la flema y una movilización temprana.

La temperatura corporal debe controlarse cada 4 h para detectar una elevación $\geq$ 37 °C, lo cual indicaría la presencia de una infección. Las fuentes más probables en un paciente de cirugía cardíaca son los pulmones, las heridas quirúrgicas, el tracto urinario y las vías centrales (Rhee y Sax, 2014).

Nutrición e hidratación

Se anima a los pacientes a iniciar la ingesta oral postoperatoria lo antes posible junto con la alimentación y la movilización tempranas (Maes et al., 2019). Se ha abandonado el tratamiento de mantenimiento con líquidos en el paciente quirúrgico cardíaco y se ha pasado a una terapia dirigida con líquidos para reducir la incidencia de la sobrecarga de estos y la hemodilución.

Es frecuente que los pacientes pierdan el apetito en el postoperatorio y hay que animarlos a que empiecen a comer lo antes posible, para facilitar la cicatrización de la herida y recuperar fuerzas. Recuperar el patrón dietético normal puede llevar tiempo y tendrá que hacerse poco a poco, con comidas pequeñas ligeras y nutritivas.

Diuresis

La mayoría de los casos tendrá una sonda urinaria hasta 24 h después de la operación. Esto permite controlar la producción de orina y la función renal. La producción de orina debe medirse y registrarse cada hora. Si el gasto es inferior a 0,5 ml/kg/h, puede indicar que el paciente está hipovolémico o que los riñones están mal perfundidos debido a la hipotensión, lo que requerirá atención médica inmediata para evitar un fracaso renal agudo.

Un nivel alto de higiene de la sonda urinaria, el mantenimiento de un sistema cerrado (NICE, 2014d) y una alta ingesta de líquidos ayudarán a reducir el riesgo de infección relacionado con la sonda. Los pacientes con una válvula cardíaca protésica que desarrollan una infección del tracto urinario tienen riesgo de desarrollar endocarditis valvular infecciosa (Cahill et al., 2017). Cuando el paciente se recupere sin complicaciones, el catéter se retira antes de las 24 h para reducir este riesgo.

Movilización

Los pacientes suelen estar agotados tras la cirugía cardíaca y tienen que lidiar con el dolor y los hematomas de las heridas del esternón y las piernas. Se recomienda una movilización suave el día siguiente a la cirugía, siempre que el estado del paciente sea estable. Se empezará por levantarse de la cama con ayuda y sentarse en una silla, y luego se aumentará gradualmente la actividad, desde caminar por la zona de la cama hasta hacer excursiones más largas por la sala. Los ejercicios activos para las extremidades ayudan a prevenir la trombosis venosa profunda, junto con la movilización temprana, que también ayuda a prevenir la infección torácica y las úlceras por presión, y aumenta la autoestima del paciente y mejora la recuperación de la cirugía.

Preparación para el alta

Siempre que el paciente haya tenido una recuperación sin complicaciones, se le dará el alta a su domicilio en el cuarto o quinto día de postoperatorio, que puede ser antes si participa en el programa ERAS. Antes del alta, el paciente necesitará la siguiente información y será visitado por el equipo de rehabilitación en el momento del alta:

- Debe darse información nutricional para optimizar la curación de la herida, mantener el peso corporal ideal y reducir los niveles de colesterol si están elevados. Hay que enseñar a los pacientes a comer de forma saludable, evitando los alimentos con alto contenido de azúcar y grasas saturadas. También deben comer mucha fruta fresca, verduras, cereales, legumbres, pescado y carne magra. Los alimentos ricos en grasas saturadas deben consumirse con moderación o evitarse por completo. La ingesta de sal está asociada a la hipertensión y también debe reducirse a un mínimo de 5 g diarios (Piepoli et al., 2016). Medidas sencillas como no añadir sal a los alimentos ayudan a reducir su consumo.
- Si el paciente tiene una herida en la pierna, hay que aconsejarle que se ponga en contacto con su médico de cabecera si la herida se enrojece, duele o se hincha. También hay que decir al paciente que la hinchazón del tobillo al final del día no es infrecuente. Este efecto se reduce mucho elevando la pierna, usando una media de soporte y evitando las piernas cruzadas al sentarse.
- Las heridas del esternón tienden a curarse más rápidamente que las de las piernas, pero siguen requiriendo observación para detectar signos de infección y mala cicatrización. Aunque la incidencia de la infección de la herida del esternón es baja, el riesgo de infección aumenta en presencia de una traqueotomía. Esto se debe a la proximidad de la traqueotomía a la herida esternal y al riesgo asociado de contaminación por patógenos respiratorios. Cuando se ha utilizado la arteria mamaria interna en la revascularización, el aporte de sangre al esternón puede haberse interrumpido durante la disección y esto retrasará la cicatrización del esternón (Squiers y Mack, 2018). Si se usa un chaleco postorácico, se deben dar consejos sobre su uso de día y de noche y sobre cómo lavar y cuidar la prenda. También hay que aconsejar sobre cómo lavarse o ducharse y proteger sus heridas.
- Se debe informar al paciente de que las molestias en el pecho pueden tardar unas semanas en desaparecer. Es tentador que el paciente se siente en una posición encorvada, lo que puede empeorar los dolores y la rigidez y reducir la entrada de aire a los pulmones. Es importante que el paciente proteja su esternón para ayudar a la cicatrización y debe evitar levantar pesos pesados hasta 12 semanas después de la cirugía. Esto incluirá restricciones a la hora de empujar y tirar con los brazos. Cuando viajan en coche se les aconseja que lleven el cinturón de seguridad, y puede resultar más cómodo utilizar una pequeña almohada entre este y el pecho.
- Algunos pacientes tienen dolor torácico varios días o semanas después de la cirugía, debido al síndrome pospericardiotomía. Se trata de una afección inflamatoria del pericardio que provoca fiebre, dolor, disnea y un roce pericárdico o pleural. Este síndrome responde a analgésicos, antiinflamatorios y diuréticos (Sasse y Eriksson, 2017).
- La actividad física debe fomentarse positivamente porque reduce la presión arterial, los niveles de colesterol y el peso corporal. Se reintroducirá colaborando con el equipo de rehabilitación. Se animará a los pacientes a hacer ejercicio al menos 5 días a la semana, pero preferiblemente a diario durante un período de 30 min (Piepoli et al., 2016). El ejercicio no tiene por qué ser complejo ni competitivo; un paseo diario es suficiente para obtener beneficios para la salud.
- No hay restricciones para tener relaciones sexuales y se aconsejará la vuelta a la actividad sexual una vez que se sientan seguros de hacerlo. Es importante que encuentren una posición cómoda que proteja la herida y no suponga una tensión en el pecho ni restrinja la respiración.
- Los pacientes que se han sometido a sustituciones valvulares necesitan información adicional, tanto verbal como escrita, sobre la protección de su válvula protésica frente a la endocarditis infecciosa, que provocará daños en la válvula o la muerte. Las infecciones dentales afectan a la válvula, por lo que es importante que el paciente entienda la importancia de la higiene bucal y de visitar al dentista regularmente. Los antibióticos profilácticos son necesarios antes de cualquier tratamiento dental, incluidos el raspado y pulido, y otros procedimientos quirúrgicos (Baumgartner et al., 2017).
- Los pacientes con válvulas protésicas mecánicas necesitarán anticoagulación de por vida para prevenir la trombosis y la embolia de la válvula. Se requiere una educación e información eficaces para mejorar la comprensión y el cumplimiento terapéutico.

Trasplante cardíaco

Algunos pacientes se deteriorarán tanto que las terapias convencionales ya no son eficaces para controlar su insuficiencia cardíaca. Las afecciones cardíacas más frecuentes que causan insuficiencia cardíaca terminal son la miocardiopatía dilatada

(46%), la cardiopatía coronaria (21%) y la cardiopatía congénita (5%) (NHS Blood and Transplant, 2018a).

Estos pacientes están muy limitados físicamente, y a menudo requieren oxigenoterapia continua y un «cóctel» de medicamentos. Estas medidas solo pueden mantener la vida durante 1 año aproximadamente. Muchos pacientes en el Reino Unido requieren trasplantes de corazón, pero se produjeron menos de 200 trasplantes en 2017 o 2018 debido a un suministro limitado de órganos de donantes (NHS Blood and Transplant, 2018a). Toda la actividad de trasplantes se coordinará a través de la Transplant Support Service Authority del Reino Unido (www.organdonation.nhs.uk). Por desgracia, algunos pacientes aptos para el trasplante morirán antes de que se disponga de un corazón adecuado. Sin embargo, la actividad en trasplantes cardíacos aumentó en 2017-2018 un 10% (NHS Blood and Transplant, 2018b).

Antes de ser candidatos al trasplante, los pacientes se someten a un riguroso procedimiento de selección (NHS Blood and Transplant, 2018c) cuyo objetivo es establecer si se han agotado todas las demás opciones de tratamiento. En segundo lugar, debe establecerse que el paciente no cumple ninguno de los criterios de contraindicación, incluida cualquier afección preexistente, como la insuficiencia renal, que aumenta el riesgo de que el corazón trasplantado falle y sea rechazado, o una neoplasia que haría inútil el trasplante (NHS Blood and Transplant, 2018c). Las personas no seleccionadas para el trasplante necesitan mucho apoyo emocional para ayudarles a aceptar esta decepción y su muerte inminente. La supervivencia tras el trasplante ha mejorado a lo largo de los años gracias a la mejora del tratamiento del rechazo y la infección. La tasa de supervivencia a 1 año es ahora del 83% (NHS Blood and Transplant, 2018a).

Los pacientes considerados aptos para el trasplante pueden tener que esperar desde unos pocos días hasta más de 1 año antes de que se disponga de un corazón adecuado. Durante este tiempo necesitarán tanto apoyo físico para mantener un estado de salud óptimo antes de la cirugía como apoyo psicológico para ayudarles a asimilar las cuestiones relacionadas con ser receptores de un corazón donado. Además, el período de espera es imprevisible y los pacientes y las familias se benefician y necesitan el apoyo emocional y psicológico continuo de las enfermeras (McDermott et al., 2010).

Los cuidados postoperatorios inmediatos son similares a los de cualquier paciente sometido a cirugía cardíaca, con la salvedad de que, como el paciente está recibiendo fármacos inmunodepresores, los signos de infección pueden quedar enmascarados. Esencialmente, el tratamiento postoperatorio puede describirse como el control de la disfunción primaria del injerto, el control del rechazo del aloinjerto, la minimización de los efectos secundarios de la inmunodepresión y el afrontamiento del propio procedimiento de trasplante (Bhagra et al., 2018).

El tejido trasplantado será rechazado por el sistema inmunitario del organismo en ausencia de una terapia inmunodepresora. Cuando se produce el rechazo, el tejido trasplantado es atacado por las células inmunitarias (Bhagra et al., 2018) y, por tanto, comienza a fallar. Los medicamentos que suprimen esta respuesta inmunitaria deberán tomarse de por vida. Los fármacos inmunodepresores también frenan la capacidad del organismo de combatir las infecciones, lo que supone una carga adicional para el paciente, dejándolo potencialmente vulnerable a infecciones graves que aumentan la morbilidad y la mortalidad. Los fármacos también tienen otra serie de efectos secundarios, que reducen el cumplimiento con el tiempo.

La terapia antirrechazo típica gira en torno a los siguientes fármacos: corticoesteroides, azatioprina, ciclosporina A, FK506 (tacrolimús), ciclofosfamida y micofenolato mofetilo (Koomalsingh y Kobashigawa, 2018). Los esteroides se recetan solo por un período limitado, pero los otros medicamentos se tomarán de por vida. Estos fármacos tienen efectos secundarios que alteran la distribución de la grasa en los hombros, causando una joroba, y en la cara, causando un aspecto redondeado o «cara de luna». Los corticoesteroides también reducen la densidad ósea, lo que conduce a osteoporosis y aumenta el riesgo de fracturas. Los efectos secundarios de estos fármacos pueden ser desagradables y afectan al cumplimiento del paciente, especialmente si este es un adolescente, cuando la alteración de la imagen corporal puede percibirse como algo importante.

La azatioprina es un fármaco citotóxico que suprime la médula ósea, inhibe la producción de linfocitos y reduce así el número de células inmunitarias responsables del rechazo. Sin embargo, dado que se suprimen todas las células producidas por la médula, puede aparecer anemia y las dosis más altas se asocian a disfunción renal (Rang et al., 2016).

La ciclosporina suprime la producción y activación de los linfocitos T, las células responsables de la destrucción del tejido trasplantado, aunque la ciclosporina es menos tóxica para las células de la médula ósea (Adams et al., 2016). El fármaco también altera la apariencia, aumenta el crecimiento del vello corporal y provoca hipertrofia de las encías, por ejemplo (Rang et al., 2016), lo que afecta al cumplimiento terapéutico. El objetivo general del tratamiento farmacológico es mantener un delicado equilibrio entre la prevención del rechazo y la no supresión excesiva del sistema inmunitario, de modo que el paciente sea incapaz de combatir la infección. A pesar de la terapia inmunodepresora, los pacientes siguen experimentando episodios de rechazo agudo, lo que hace que el corazón corra el riesgo de ser destruido por su propio sistema inmunitario. Los episodios de rechazo agudo son difíciles de diagnosticar porque hay pocos signos clínicos fiables que indiquen su presencia, por lo que será necesario realizar periódicamente una biopsia endomiocárdica (Asher, 2017). Consiste en la inserción de un catéter biotomo en el ventrículo derecho a través de la vena subclavia o yugular, para poder extraer pequeñas muestras de tejido cardíaco para su examen histológico.

Los episodios de rechazo agudo disminuyen con el tiempo y el sistema inmunitario del paciente desarrolla cierta tolerancia al tejido trasplantado. Sin embargo, la mayoría de los casos experimentan un rechazo crónico, que se manifiesta por una forma difusa de enfermedad coronaria que estrecha gradualmente las arterias coronarias provocando la isquemia del miocardio. La enfermedad arterial coronaria es la principal causa de muerte en quienes sobreviven más de 1 año tras el trasplante, pero, como el corazón del donante está desnervado a consecuencia de la cirugía, la mayoría de los casos no experimentan angina. Además, la terapia inmunodepresora a largo plazo (especialmente, la azatioprina) se asocia a un mayor riesgo de malignidad, como los tumores cutáneos (Inman et al., 2018).

En segundo lugar, después del rechazo, el principal riesgo para los pacientes trasplantados es la infección: en este momento, las principales infecciones que provocan mortalidad son la neumonía bacteriana y las infecciones fúngicas (Stehlik et al., 2018). Si el período intraoperatorio no ha tenido incidencias, se puede extubar al paciente y se mantiene su hemodinámica con soporte inotrópico de bajo nivel y diuréticos (Pettit y Kydd, 2018).

Los pacientes que se han sometido a un trasplante deben acudir a citas hospitalarias periódicas para controlar la función del órgano. Esto implica varias pruebas, desde simples análisis de sangre, ecocardiografía y ECG, hasta las biopsias endomiocárdicas más invasivas, que inicialmente pueden ser tan frecuentes como una vez al mes y luego cada 4-6 meses durante los siguientes 2-5 años. El seguimiento del rechazo crónico requiere un cateterismo cardíaco anual y una angiografía coronaria, para vigilar el desarrollo de la enfermedad arterial coronaria (Koomalsingh y Kobashigawa, 2018).

La educación sanitaria exhaustiva permite a los pacientes adaptarse a los cambios de estilo de vida necesarios para mantener su corazón sano; deben comprender que es necesario seguir una buena higiene tanto en el cuidado personal como en la preparación de los alimentos para prevenir las infecciones. Además, el paciente debe saber cómo vigilar los signos de infección para recibir una terapia antibiótica temprana. Debe aprender a tomarse la temperatura; esto debe hacerse y registrarse dos veces al día. Si se detectan anomalías que indiquen una infección o un posible episodio de rechazo, los pacientes deben consultar a su médico de cabecera o volver al hospital. Además, hay que hacer frente a las alteraciones de la imagen corporal, inducidas por la terapia antirrechazo. Los pacientes también deben estar plenamente informados de lo que pueden hacer por sí mismos para mantener un corazón sano. Para ello, deben centrarse en una alimentación saludable, dirigida a evitar el aumento de peso, que incrementa la carga de trabajo del corazón, y a mantener el colesterol en sangre en niveles normales para ralentizar el proceso de la enfermedad que causa la ateroesclerosis coronaria y el posterior infarto de miocardio: la ateroesclerosis acelerada es la principal causa de muerte de los receptores que sobreviven más de 1 año (Chih et al., 2016). Una alimentación saludable implica evitar los alimentos ricos en grasas saturadas, azúcar y calorías, y consumir alimentos como fruta fresca, verduras, carne blanca y pescado azul (Piepoli et al., 2016). Se debe animar a los pacientes trasplantados a hacer ejercicio con regularidad; sin embargo, la frecuencia cardíaca aumenta por la estimulación del sistema nervioso simpático y, dado que el corazón trasplantado no está inervado, tiene que depender de la liberación más lenta de catecolaminas para aumentar la frecuencia cardíaca y la presión arterial con el ejercicio (Grupper et al., 2018). Por el contrario, la frecuencia cardíaca tarda más en descender después del ejercicio, ya que las catecolaminas tardan unos 15 min en descomponerse y reducir su efecto. Por lo tanto, el programa de ejercicios debe incluir un período de calentamiento y enfriamiento de 10-15 min.

Conclusión

La cirugía y los procedimientos intervencionistas en el corazón son tratamientos habituales para afecciones que afectan a estructuras específicas como las arterias coronarias, las válvulas o el sistema de conducción. El trasplante cardíaco es la opción definitiva cuando otros tratamientos ya no son eficaces, sin embargo, el número de pacientes que reciben trasplantes de corazón está limitado por la disponibilidad de corazones de donantes.

RESUMEN DE PUNTOS CLAVE

- La atención a los pacientes cardíacos requiere un amplio conocimiento del funcionamiento del corazón y de los efectos de su disfunción en el organismo.
- La enfermera debe ser capaz de llevar a cabo una evaluación exhaustiva para establecer los efectos de la enfermedad cardíaca en la función y el bienestar físico y psicológico del paciente.
- Los cuidados cardíacos cambian constantemente a medida que avanzan los conocimientos sobre las enfermedades del corazón y se desarrollan terapias innovadoras. Esto requiere que la enfermera sea una profesional informada y con conocimientos.

PUNTOS DE APRENDIZAJE PARA LA REFLEXIÓN

Tras haber leído este capítulo, piense en lo que sabe ahora y en lo que aún necesita averiguar. Estas preguntas pueden ser de ayuda:

- ¿Qué estrategias puede utilizar la enfermera para ayudar a reducir la ansiedad que se asocia a las intervenciones cardíacas?
- ¿Qué información debe ofrecerse a un paciente con un marcapasos cardíaco interno cuando atraviesa sistemas de seguridad electrónicos?
- ¿Cómo podría aconsejar a un paciente sobre la reanudación de la actividad sexual tras la implantación de un marcapasos?

Bibliografía

Adams, M., Holland, N., & Urban, C. (2016). *Pharmacology for nurses: a pathophysiologic approach* (5th ed.). New York: Pearson.

Ancona, R., & Pinto, S. (2019). Mitral valve incompetence: epidemiology and causes. *E-Journal of Cardiology Practice, 16*(11). Available from: <www.escardio.org/Journals/E-Journal-of-Cardiology-Practice/Volume-16/Mitral-valve-incompetence-epidemiology-and-causes>.

Asher, A. (2017). A review of endomyocardial biopsy and current practice in England: out of date or underutilised? *British Journal of Cardiology, 24*, 108–112.

Asirvatham, S., & Stevenson, W. (2015). Atrioventricular nodal block with atrioventricular nodal reentrant tachycardia ablation. *Circulation: Arrhythmia and Electrophysiology, 8*(3), 745–747.

Bachar, B., & Manna, B. (2019). Coronary artery bypass graft. *StatPearls*. [Internet] Available from: <www.ncbi.nlm.nih.gov/books/NBK507836/>.

Bainbridge, D., & Cheng, D. (2017). Current evidence on fast track cardiac recovery management. *European Heart Journal Supplements, 19*(suppl A), A3–A7.

Barsoum, E., Azab, B., Shah, N., Patel, N., Shariff, M., Lafferty, J., et al. (2014). Long-term mortality in minimally invasive compared with sternotomy coronary artery bypass surgery in the geriatric population (75 years and older patients). *European Journal of Cardio-Thoracic Surgery, 47*(5), 862–867.

Basso, C., Aguilera, B., Banner, J., et al. Association for European Cardiovascular Pathology. (2017). Guidelines for autopsy investigation of sudden cardiac death: 2017 update from the Association for European Cardiovascular Pathology. *Virchows Archiv, 471*(6), 691–705.

Baumgartner, H., Falk, V., Bax, J. J., et al. (2017). 2017 ESC/EACTS Guidelines for the Management of Valvular Heart Disease. *European Heart Journal, 38*, 2739–2791.

Bernelli, C. (2015). Pharmacotherapy in the cardiac catheterization laboratory. *Cardiovascular Pharmacology: Open Access, 04*(03).

Bhagra, S., Pettit, S., & Parameshwar, J. (2018). Cardiac transplantation: indications, eligibility and current outcomes. *Heart, 105*(3), 252–260.

Bodor, G. (2016). Biochemical markers of myocardial damage. *The Journal of the International Federation of Clinical Chemistry and Laboratory Medicine, 27*(2), 95–111.

Bontrager, M., & Abraham, S. (2017). Comparison of complications after transfemoral coronary angiography between mechanical and manual closure techniques. *Cogent Medicine, 4*(1).

Brand, J., McDonald, A., & Dunning, J. (2018). Management of cardiac arrest following cardiac surgery. *BJA Education, 18*(1), 16–22.

Brignole, M., Auricchio, A., Baron-Esquivias, G., Bordachar, P., & Boriani, G. (2013). 2013 ESC Guidelines on cardiac pacing and cardiac resynchronization therapy. The Task Force on cardiac pacing and resynchronization therapy of the European Society of Cardiology (ESC). Developed in collaboration with the European Heart Rhythm Association (EHRA). *European Heart Journal, 34*(29), 2281–2329.

British Heart Foundation. (2018a). *Heart and circulatory diseases statistics 2018*. Available at: <www.bhf.org.uk/what-we-do/our-research/heart-statistics/heart-statistics-publications/cardiovascular-disease-statistics-2018>.

British Heart Foundation. (2018b). *Pacemaker*. Available at: <www.bhf.org.uk/informationsupport/publications/treatments-for-heart-conditions/pacemakers>.

British Heart Foundation. (2019a). *What is an MRI scan?* Available at: <www.bhf.org.uk/informationsupport/heart-matters-magazine/medical/tests/cardiac-mri>.

British Heart Foundation. (2019b). *Implantable cardioverter defibrillators (ICDs)*. Available at: <www.bhf.org.uk/informationsupport/publications/heart-conditions/implantable-cardioverter-defibrillators>.

British Heart Foundation. (2019c). *TAVI*. Available at: <www.bhf.org.uk/informationsupport/treatments/tavi>.

Bryant, H., Roberts, P., & Diprose, P. (2016). Perioperative management of patients with cardiac implantable electronic devices. *BJA Education, 16*(11), 388–396.

Buccheri, D., Piraino, D., Andolina, G., & Cortese, B. (2016). Understanding and managing in-stent restenosis: a review of clinical data, from pathogenesis to treatment. *Journal of Thoracic Disease, 8*(10), E1150–E1162.

Cahill, T., Baddour, L., Habib, G., Hoen, B., Salaun, E., Pettersson, G., et al. (2017). Challenges in Infective Endocarditis. *Journal of the Ameican College of Cardiology, 69*(3), 325–344.

Caimmi, P., Sabbatini, M., Kapetanakis, E., Cantone, S., Ferraz, M., Cannas, M., et al. (2016). A randomized trial to assess the contribution of a novel thorax support vest (corset) in preventing mechanical complications of median sternotomy. *Cardiology and Therapy, 6*(1), 41–51.

Carpenter, S. (2019). The nursing aspects of a transcatheter aortic valve implantation patient's pathway. *British Journal of Cardiac Nursing, 14*(4), 1–11.

Carroll, D., Malecki-Ketchell, A., & Astin, F. (2016). Non-pharmacological interventions to reduce psychological distress in patients undergoing diagnostic cardiac catheterization: a rapid review. *European Journal of Cardiovascular Nursing, 16*(2), 92–103.

Chih, S., Chong, A., Mielniczuk, L., Bhatt, D., & Beanlands, R. (2016). Allograft vasculopathy: the Achilles' heel of heart transplantation. *Journal of the American College of Cardiology, 68*(1), 80–91.

Clarke, S. (2015). Shock therapy: psychological impact and patient support. *British Journal of Cardiac Nursing, 10*(3), 116–123.

Corrado, D., Link, M., & Calkins, H. (2017). Arrhythmogenic right ventricular cardiomyopathy. *The New England Journal of Medicine, 376*, 61–72.

Dalal, H., Doherty, P., & Taylor, R. (2015). Cardiac rehabilitation. *BMJ, 351*, h5000.

Di Loreto, F., & Sampson, M. (2018). Evidence to practice: use of Angio-Seal following PCI. *British Journal of Cardiac Nursing, 13*(1), 20–28.

DVLA. (2019a). *Heart attacks, angioplasty, and driving*. Available at: <www.gov.uk/heart-attacks-and-driving>.

DVLA. (2019b). *Assessing fitness to drive: a guide for medical professionals*. Available from: <www.gov.uk/guidance/assessing-fitness-to-drive-a-guide-for-medical-professionals>.

DVLA. (2019c). *Cardiovascular disorders: assessing fitness to drive*. Available from: www.gov.uk/guidance/cardiovascular-disorders-assessing-fitness-to-drive#pacemaker-implant–including-box-change.

Eftekhari, H., Hayat, S., Dhangal, T., & Osman, F. (2017). Cardiac pacing and devices: history, technologies and current innovations. *British Journal of Cardiac Nursing, 12*(6), 280–289.

Elliott, P., Anastasakis, A., Borger, M. A., et al. (2014). 2014 ESC Guidelines on diagnosis and management of hypertrophic cardiomyopathy. *European Heart Journal, 35*(39), 2733–2779.

Fawcett, W., & Thomas, M. (2018). Pre-operative fasting in adults and children: clinical practice and guidelines. *Anaesthesia, 74*(1), 83–88.

Gillingham, I. (2018). The electrophysiology study. *British Journal of Cardiac Nursing, 13*(5), 220–228.

Gilmore, M., & Anderson, M. (2016). An update on the use of implantable loop recorders. *British Journal of Cardiac Nursing, 11*(1), 21–29.

Greenberg, J., Lancaster, T., Schuessler, R., & Melby, S. (2017). Postoperative atrial fibrillation following cardiac surgery: a persistent complication. *European Journal of Cardio-Thoracic Surgery, 52*(4), 665–672.

Grupper, A., Gewirtz, H., & Kushwaha, S. (2018). Reinnervation post-heart transplantation. *European Heart Journal, 39*, 1799–1806.

Habib, G., Lancellotti, P., & Iung, B. (2015). 2015 ESC Guidelines for the management of infective endocarditis. *European Heart Journal, 36*(44), 3075–3128.

Haddad, N., Saleh, M., & Eshah, N. (2017). Cardiac catheterisation and patients' anxiety levels. *British Journal of Cardiac Nursing, 12*(7), 353–358.

Hardin, S., & Kaplow, R. (2019). *Cardiac surgery essentials for critical care nursing* (3rd ed.). Burlington, MA: Jones and Bartlett Learning.

Head, S., Milojevic, M., Taggart, D., & Puskas, J. (2017). Current practice of state-of-the-art surgical coronary revascularization. *Circulation, 136*(14), 1331–1345.

Humphreys, N., Lowe, R., Rance, J., & Bennett, P. (2018). Living with an implantable cardioverter defibrillator: partners' experiences. *British Journal of Cardiac Nursing, 13*(6), 279–285.

Ilg, K. (2014). Cardiac pacemakers and implantable defibrillators. In B. Nallamothu, & T. Baman (Eds.), *Inpatient cardiovascular medicine*. New Jersey: John Wiley & Sons Inc.

Inman, G., Wang, J., Nagano, A., et al. (2018). The genomic landscape of cutaneous SCC reveals drivers and a novel azathioprine associated mutational signature. *Nature Communications, 9*(1), 3667.

Innes, A., Dover, A., & Fairhurst, K. (2018). *Macleod's clinical examination* (14th ed.). London: Elsevier.

Jenson, J., Poulsen, S., & Molgaard, H. (2017). Cardiac tamponade: a clinical challenge. *E-Journal of cardiology practice, 15*(17). Available at: <www.escardio.org/Journals/E-Journal-of-Cardiology-Practice/Volume-15/Cardiac-tamponade-a-clinical-challenge>.

Junghans, C., Sekhri, N., Zaman, M., Hemingway, H., Feder, G., & Timmis, A. (2015). Atypical chest pain in diabetic patients with suspected stable angina: impact on diagnosis and coronary outcomes. *European Heart Journal - Quality of Care and Clinical Outcomes, 1*(1), 37–43.

Kandarpa, K., Machan, L., & Durham, J. (2016). *Handbook of interventional radiologic procedures* (5th ed.). Philadelphia: Wolters Kluwer.

Karchmer, A., Chu, V., Calderwood, S., & Baron, E. (2019). *Prosthetic valve endocarditis: Epidemiology, clinical manifestations, and diagnosis*. Available at: <www.uptodate.com/contents/prosthetic-valve-endocarditis-epidemiology-clinical-manifestations-and-diagnosis>.

Katritsis, D., Boriani, G., Cosio, F. G., et al. (2017). European Heart Rhythm Association (EHRA) consensus document on the management of supraventricular arrhythmias, endorsed by Heart Rhythm Society (HRS), Asia-Pacific Heart Rhythm Society (APHRS), and Sociedad Latinoamericana de Estimulación Cardiaca y Electrofisiologia (SOLAECE). *EP Europace, 19*(3), 465–511.

Katritsis, D., Zografos, T., Katritsis, G., Giazitzoglou, E., Vachliotis, V., Paxinos, G., et al. (2016). Catheter ablation vs. antiarrhythmic drug therapy in patients with symptomatic atrioventricular nodal re-entrant tachycardia: a randomized, controlled trial. *Europace, 19*, 602–606.

Keeble, T., Khokhar, A., Akhtar, M., Mathur, A., Weerackody, R., & Kennon, S. (2016). Percutaneous balloon aortic valvuloplasty in the era of transcatheter aortic valve implantation: a narrative review. *Open Heart, 3*(2), Article e000421.

Kern, M., Seto, A., & Forsberg, M. (2018). Vascular access. In M. Kern, P. Sorajja, & M. Lim (Eds.), *The interventional cardiac catheterization handbook* (4th edn). Philadelphia: Elsevier.

Khan, N. (2018a). Coronary artery stents: part 1. *British Journal of Cardiac Nursing, 13*(4), 168–172.

Khan, N. (2018b). Coronary artery stents: part 2. *British Journal of Cardiac Nursing, 13*(5), 229–234.

Khosravi, A., & Wendler, O. (2018). TAVI 2018: from guidelines to practice. *e-Journal of Cardiology Practice, 15*(29). Available at: <www.escardio.org/Journals/E-Journal-of-Cardiology-Practice/Volume-15/TAVI-2018-from-guidelines-to-practice>.

Koomalsingh, K., & Kobashigawa, J. (2018). The future of cardiac transplantation. *Annals of Cardiothoracic Surgery, 7*(1), 135–142.

Kotfis, K., Szylińska, A., Listewnik, M., Strzelbicka, M., Brykczyński, M., Rotter, I., et al. (2018). Early delirium after cardiac surgery: an analysis of incidence and risk factors in elderly ≥65 years) and very elderly ≥80 years) patients. *Clinical Interventions in Aging, 13*, 1061–1070.

Kraft, F., Schmidt, C., Van Aken, H., & Zarbock, A. (2015). Inflammatory response and extracorporeal circulation. *Best Practice & Research Clinical Anaesthesiology, 29*(2), 113–123.

Langer, N., & Argenziano, M. (2016). Minimally invasive cardiovascular surgery: incisions and approaches. *Methodist DeBakey Cardiovascular Journal, 12*(1), 4–9.

Lee, D., & Linker, N. (2014). Electrophysiology study in patients with tachycardia. *British Journal of Cardiac Nursing, 9*(1), 25–29.

Ley, S., & Koulakis, D. (2015). Temporary pacing after cardiac surgery. *AACN Advanced Critical Care, 26*(3), 275–280.

Li, M., Zhang, J., Gan, T. J., et al. (2018). Enhanced recovery after surgery pathway for patients undergoing cardiac surgery: a randomized clinical trial. *European Journal of Cardio-Thoracic Surgery, 54*(3), 491–497.

Ljungqvist, O., Scott, M., & Fearon, K. (2017). Enhanced recovery after surgery. *JAMA Surgery, 152*(3), 292.

Maes, T., Meuwissen, A., Diltoer, M., Nguyen, D., La Meir, M., Wise, R., et al. (2019). Impact of maintenance, resuscitation and unintended fluid therapy on global fluid load after elective coronary artery bypass surgery. *Journal of Critical Care, 49*, 129–135.

Magkoutis, N., Fradi, S., Azmoun, A., Ramadan, R., Ben Ouanes, S., Vavuranakis, M., et al. (2016). Antiplatelet therapy in TAVI: current clinical practice and recommendations. *Current Pharmaceutical Design, 22*(13), 1888–1895.

Manda, Y., & Baradhi, K. (2018). *Cardiac catheterization, risks and complications*. Available at: www.ncbi.nlm.nih.gov/books/NBK531461/.

Mansour, F., & Khairy, P. (2014). ICD Follow-up and troubleshooting. In K. Ellenbogen, & K. Kaszala (Eds.), *Cardiac pacing and ICDs* (6th ed.). Chichester: John Wiley & Sons Ltd.

McConnell, G., Woltz, P., Bradford, W., Ledford, J., & Williams, J. (2018). Enhanced recovery after cardiac surgery program to improve patient outcomes. *Nursing, 48*(11), 24–31.

McDermott, A., Hardy, J., & McCurry, M. (2010). Emotional impact on patients and families on the heart transplant waiting list. *British Journal of Cardiac Nursing, 5*(6), 280–284.

McKavanagh, P., Yanagawa, B., Zawadowski, G., & Cheema, A. (2017). Management and prevention of saphenous vein graft failure: a review. *Cardiology and Therapy, 6*(2), 203–223.

Miskovic, A., & Lumb, A. (2017). Postoperative pulmonary complications. *British Journal of Anaesthesia, 18*(3), 317–334.

Mullasari, A., & Victor, S. (2014). Update on contrast induced nephropathy. *e-Journal of Cardiology Practice., 13*(4). Available at: <www.escardio.org/Journals/E-Journal-of-Cardiology-Practice/Volume-13/Update-on-contrast-induced-nephropathy>.

Mulpuru, S., Madhavan, M., McLeod, D., Cha, Y., & Friedman, P. (2017). Cardiac pacemakers: function, troubleshooting, and management. *Journal of the American College of Cardiology, 69*(2), 189–210.

Natarajan, D., & Prendergast, B. (2017). Aortic stenosis – pathogenesis, prediction of progression, and percutaneous intervention. *Journal of the Royal College of Physicians of Edinburgh, 47*(2), 172–175.

National Institute for Health and Care Excellence (NICE). (2008). *Drug-eluting stents for the treatment of coronary artery disease*. Technology appraisal guidance [TA152]. Available at: <www.nice.org.uk/guidance/ta152/chapter/1-Guidance>.

National Institute for Health and Care Excellence (NICE). (2014a). *Prasugrel with percutaneous coronary intervention for treating acute coronary syndromes (review of technology appraisal guidance 182)*. Available at: <www.nice.org.uk/guidance/ta317/documents/prasugrel-with-percutaneous-coronary-intervention-for-treating-acute-coronary-syndrome-review-of-ta182-final-appraisal-document2>.

National Institute for Health and Care Excellence (NICE). (2014b). *Implantable cardioverter defibrillators and cardiac resynchronisation therapy for arrhythmias and heart failure*. Technology appraisal guidance [TA314]. Available at: <www.nice.org.uk/guidance/ta314/chapter/2-Clinical-need-and-practice>.

National Institute for Health and Care Excellence (NICE). (2014c). *Implantable cardioverter defibrillators and cardiac resynchronisation therapy for arrhythmias and heart failure*. Technology appraisal guidance [TA314]. Available at: www.nice.org.uk/guidance/ta314.

National Institute of Health and Care Excellence (NICE). (2014d). *Infection prevention and control*. Quality standard [QS61]. Available at: www.nice.org.uk/guidance/qs61/chapter/Quality-statement-4-Urinary-catheters.

National Institute of Health and Care Excellence (NICE). (2017). *Stroke and transient ischaemic attack in over 16s: diagnosis and initial management*. Clinical guideline [CG68]. Available at: <www.nice.org.uk/guidance/cg68/chapter/1-Guidance#rapid-recognition-of-symptoms-and-diagnosis>.

National Institute for Health and Care Excellence (NICE). (2018). *PICO negative pressure wound therapy for closed surgical incision wounds*. Medtech innovation briefing [MIB149]. Available at: <www.nice.org.uk/advice/mib149/chapter/The-technology>.

National Institute for Health and Care Excellence (NICE). (2019). *Delirium: prevention, diagnosis and management*. Clinical guideline [CG103]. Available at: <www.nice.org.uk/guidance/cg103/chapter/1-Guidance>.

Neumann, F., Sousa-Uva, M., Ahlsson, A., et al. (2018). 2018 ESC/EACTS Guidelines on myocardial revascularization. *European Heart Journal, 40*(2), 87–165.

NHS Blood and Transplant. (2018a). *Annual report on cardiothoracic organ transplantation: Report for 2017/2018*: NHS Blood and Transplant & NHS England [Online].

NHS Blood and Transplant. (2018b). *Organ donation and transplantation: Activity report 2017/18*: [Online] NHS Blood and Transplant.

NHS Blood and Transplant. (2018c). *Heart transplantation: Selection criteria and recipient registration*: [Online] NHS Blood and Transplant.

NHS Blood and Transplant. (2019). *NHS Blood and Transplant warns of a shortage of heart valve donors*. Available at: <www.nhsbt.nhs.uk/news/nhs-blood-and-transplant-warns-of-a-shortage-of-heart-valve-donors/>.

Norhammar, A., & Schenck-Gustafsson, K. (2012). Type 2 diabetes and cardiovascular disease in women. *Diabetologia, 56*(1), 1–9.

Nursing and Midwifery Council. (2018). *The Code. Professional standards of practice and behaviour for nurses, midwives and nursing associates*. Available at: <www.nmc.org.uk/globalassets/sitedocuments/nmc-publications/nmc-code.pdf>.

Olive, S. (2016). Using pulse oximetry to assess oxygen levels. *Nursing Times, 112*(16), 12–13.

Palmer, S. (2014). Post-implantation pacemaker complications: the nurse's role in management. *British Journal of Cardiac Nursing, 9*(12), 592–598.

Pedersen, S., Knudsen, C., Dilling, K., Sandgaard, N., & Johansen, J. (2016). Living with an implantable cardioverter defibrillator: patients' preferences and needs for information provision and care options. *Europace, 2016*, euw109.

Pettit, S., & Kydd, A. (2018). Heart transplantation. In K. Valchanov, N. Jones, & C. Hogue (Eds.), *Cardiothoracic critical care*. Cambridge: Cambridge University Press.

Piepoli, M., Hoes, A., Agewall, S., Albus, C., Brotons, C., Catapano, A., et al. (2016). 2016 european guidelines on cardiovascular disease prevention in clinical practice. *European Heart Journal, 37*, 2315–2381.

Pitcher, D. & Nolan, J. (2015). *Peri-arrest arrhythmias*. Available at: <www.resus.org.uk/resuscitation-guidelines/peri-arrest-arrhythmias/>.

Priori, S., Blomström-Lundqvist, C., Mazzanti, A., Blom, N., Borggrefe, M., Camm, J., et al. (2015). 2015 ESC Guidelines for the management of patients with ventricular arrhythmias and the prevention of sudden cardiac death. *European Heart Journal, 36*(41), 2793–2867.

Raffa, G., Agnello, F., Occhipinti, G., Miraglia, R., Lo Re, V., Marrone, G., et al. (2019). Neurological complications after cardiac surgery: a retrospective case-control study of risk factors and outcome. *Journal of Cardiothoracic Surgery, 14*(1).

Ramrakha, P., & Hill, J. (2012). *Oxford handbook of cardiology* (2nd ed.). Oxford: Oxford University Press.

Rang, H., Ritter, M., Flower, J., & Henderson, G. (2016). *Rang and Dale's pharmacology* (8th ed.). London: Elsevier Ltd.

Reade, M. (2007). Temporary epicardial pacing after cardiac surgery: a practical review. Part 1: General considerations in the management of epicardial pacing. *Anaesthesia, 62*(3), 264–271.

Rhee, C., & Sax, P. (2014). Evaluation of fever and infections in cardiac surgery patients. *Seminars in Cardiothoracic and Vascular Anesthesia, 19*(2), 143–153.

Roberts-Collins, C., Anderson, C., MacCallam, J., Randle-Phillips, C., & Medley, A. (2017). Cardiac catheterisation and the promotion of positive coping and self-management. *British Journal of Cardiac Nursing, 12*(7), 342–351.

Royal College of Nursing. (2017). *Principles of consent: Guidance for nursing staff*. London: Royal College of Nursing.

Saleem, T., & Baril, D. (2019). Vascular access closure devices. *StatPearls*. Available at: <www.ncbi.nlm.nih.gov/books/NBK470233/>.

Sampson, M., & McGrath, A. (2015a). Understanding the ECG Part 2: ECG basics. *British Journal of Cardiac Nursing, 10*(12), 588–594.

Sampson, M., & McGrath, A. (2015b). Understanding the ECG. Part 1: Anatomy and physiology. *British Journal of Cardiac Nursing, 10*(11), 548–554.

Sanati, H., & Firoozi, A. (2017). Percutaneous balloon mitral valvuloplasty. *Interventional Cardiology, 2017*, 100–116.

[Online]. Available at: <www.intechopen.com/books/interventional-cardiology/percutaneous-balloon-mitral-valvuloplasty>.
T. Sasse, U. Eriksson, Post-cardiac injury syndrome: aetiology, diagnosis, and treatment. *e-Journal of Cardiology Practice. 15*(21) (2017) Available at: <www.escardio.org/Journals/E-Journal-of-Cardiology-Practice/Volume-15/Post-cardiac-injury-syndrome-aetiology-diagnosis-and-treatment>.
Shahawy, S., & Libby, P. (2015). Atherosclerosis. In L. Lilly (Ed.), *Pathophysiology of heart disease: A collaborative project of medical students and faculty* (6th ed.). Philadelphia: Wolters Kluwer.
Smith, J., & Rushton, M. (2015). How to perform respiratory assessment. *Nursing Standard, 30*(7), 34–36.
Society for Cardiological Science and Technology (SCST). (2011). *Clinical guidance by Consensus: Recommendations for clinical exercise tolerence tests.Updated 2011*. Available at: <www.scst.org.uk/resources/ETT_consensus_March_2008.pdf>.
Sproston, N., & Ashworth, J. (2018). Role of C-reactive protein at sites of inflammation and infection. *Frontiers in Immunology, 9*, 754.
Squiers, J., & Mack, M. (2018). Coronary artery bypass grafting—fifty years of quality initiatives since Favaloro. *Annals of Cardiothoracic Surgery, 7*(4), 516–520.
Stehlik, J., Kobashigawa, J., Hunt, S., Reichenspurner, H., & Kirklin, J. (2018). Honoring 50 years of clinical heart transplantation in Circulation: in-depth state-of-the-art review. *Circulation, 137*(1), 71–87.
Sternick, E., Faustino, M., Correa, F., Pisani, C., & Scanavacca, M. (2017). Percutaneous catheter ablation of epicardial accessory pathways. *Arrhythmia & Electrophysiology Review, 6*(2), 80.
Stone, P., Campbell, J., & AbuRahma, A. (2014). Femoral pseudoaneurysms after percutaneous access. *Journal of Vascular Surgery, 60*(5), 1359–1366.
Taylor, C., Ordóñez-Mena, J., Roalfe, A., Lay-Flurrie, S., Jones, N., Marshall, T., et al. (2019). Trends in survival after a diagnosis of heart failure in the United Kingdom 2000-2017: Population based cohort study. *BMJ, 2019*, l223.
Thanavaro, J. (2019). Catheter ablation for atrial fibrillation. *The Journal for Nurse Practitioners, 15*(1), 19–25.e1.
Vanezis, A., Prasad, R., & Andrews, R. (2017). Pacemaker leads and cardiac perforation. *JRSM Open, 8*(3), 205427041668143.
Young, S. (2014). Coronary angioplasty: Patient management and nursing care. *British Journal of Cardiac Nursing, 9*(9), 430–435.
Zubrzycki, M., Liebold, A., Skrabal, C., Reinelt, H., Ziegler, M., Perdas, E., et al. (2018). Assessment and pathophysiology of pain in cardiac surgery. *Journal of Pain Research, 11*, 1599–1611.

Páginas web

British Cardiology Society: www.bcs.com

Cardiomyopathy UK: www.cardiomyopathy.org/

Society for Cardiothoracic Surgery in Great Britain and Ireland: scts.org

Capítulo 15

Atención del paciente que requiere cirugía torácica

Madhini Sivasubramanian

ÍNDICE DEL CAPÍTULO

OBJETIVOS CLAVE DEL CAPÍTULO

Al final del capítulo, el lector debería ser capaz de:

- Haber revisado la anatomía y la fisiología del sistema respiratorio y los principios fundamentales de la respiración.
- Tener conocimiento de los procesos patológicos que se presuponen en los pacientes que se someten a intervenciones quirúrgicas y para investigación relacionadas con el tórax.
- Entender los principios de la valoración respiratoria.
- Entender el fundamento de los cuidados de enfermería postoperatorios de los pacientes de cirugía torácica y la investigación asociada, incluido el tratamiento de los drenajes torácicos.
- Ser capaz de planificar el alta del paciente con la inclusión de la educación adecuada.

Cuestiones en las que pensar antes de leer el capítulo

- Dibuje un esquema de los pulmones identificando las estructuras.
- Cuando se valora la función respiratoria, ¿qué factores debe tener en cuenta la enfermera?
- ¿Cuál es la diferencia entre apnea y disnea?

Introducción

Una de cada cinco personas de la población del Reino Unido sufre una enfermedad del pulmón, con 550.000 nuevos diagnósticos cada año (British Lung Foundation, 2016). La enfermedad pulmonar, o enfermedad respiratoria, puede abarcar una serie de trastornos del pulmón como asma, bronquiectasias, enfermedad pulmonar obstructiva crónica (EPOC), fibrosis quística, fibrosis pulmonar idiopática (FPI), cáncer de pulmón, mesotelioma, apnea obstructiva del sueño, neumonía/infecciones de vías respiratorias bajas, tuberculosis respiratoria y sarcoidosis. Continúa siendo un factor principal en las desigualdades sanitarias: aquellos que viven en las zonas más desfavorecidas del país tienen una probabilidad más de dos veces superior de desarrollar cáncer de pulmón y EPOC que los que viven en otras partes.

Alrededor del 2% de la población del Reino Unido vive con una EPOC diagnosticada, un término genérico que abarca la bronquitis crónica y el enfisema. Esto la convierte en la segunda enfermedad pulmonar más frecuente en el Reino Unido después del asma, y la investigación indica que su prevalencia está en aumento (British Thoracic Society, 2017). La EPOC causa 115.000 ingresos urgentes al año, 24.000 muertes al año y 16.000 muertes a los 90 días del ingreso (NHS

England, 2014). Es la quinta enfermedad más mortal en el Reino Unido, y el número de fallecimientos por EPOC aumenta con la edad, a medida que los pulmones se obstruyen más con el tiempo (NICE, 2019).

En la cirugía torácica generalmente predomina el tratamiento de la patología maligna relacionada con trastornos de los pulmones, la pared torácica, el esófago y el diafragma. Los cambios significativos de la demografía del paciente en los últimos 20 años han significado que esta subespecialidad opera a una población cada vez más enfermiza y envejecida. Para los profesionales sanitarios que trabajan en la especialidad de cirugía torácica es esencial conocer la anatomía y fisiología del sistema respiratorio y las relaciones entre las estructuras de las costillas, la pleura, los pulmones, la pared torácica y el diafragma, junto con las estructuras asociadas del mediastino. Cuando se consideran las alteraciones del patrón respiratorio también es importante valorar la mecánica y la regulación de la respiración.

Este capítulo comienza con una perspectiva general de la anatomía y fisiología respiratorias. Esta se sigue de un examen de los trastornos respiratorios que requieren intervención quirúrgica, la atención que requieren los pacientes sometidos a intervención quirúrgica y los cuidados de enfermería asociados.

Perspectiva general del sistema respiratorio y la mecánica de la respiración

La función principal del sistema respiratorio es la transferencia eficaz de oxígeno a través de las vías respiratorias desde la atmósfera hasta los alvéolos pulmonares y la eliminación del dióxido de carbono en sentido opuesto. Esta función es posible mediante el proceso de la respiración. La respiración puede describirse como un proceso rítmico automático regulado a nivel central en el tronco del encéfalo que da lugar a una contracción y relajación de los músculos esqueléticos del diafragma, la caja torácica y el abdomen, con el movimiento consiguiente de gases al interior y exterior de los alvéolos pulmonares.

La respiración (que incluye la inhalación y exhalación) es el proceso global de oxidación controlada de los hidratos de carbono y las grasas para generar energía en todas las células del cuerpo y la producción de dióxido de carbono como producto de desecho.

Esta sección considerará la estructura y función del sistema respiratorio y la manera en que tienen lugar la ventilación y la difusión gaseosa.

Estructura y función

El tórax contiene dos pulmones, cada uno de los cuales consta de vías respiratorias, una irrigación sanguínea extensa y tejido conjuntivo elástico. El pulmón derecho está constituido por tres lóbulos y el pulmón izquierdo tiene dos. Se puede decir que la división del lóbulo superior izquierdo llamada língula se corresponde con el lóbulo medio derecho. Las vías respiratorias, que son los conductos de transmisión del flujo de aire al interior y exterior de los pulmones, comienzan en la nariz y la boca y abarcan la faringe y la laringe (v. capítulo 12 para detalles sobre la anatomía y fisiología). La tráquea es el comienzo de las vías respiratorias bajas y comienza por debajo de la laringe, continuando hasta el mediastino, donde se divide en los bronquios principales derecho e izquierdo. La tráquea del adulto tiene un diámetro de 2-2,5 cm como promedio y su longitud varía entre 10 y 12 cm. La tráquea se mantiene permeable mediante el soporte de 16-20 anillos cartilaginosos en forma de C. Posteriormente, situado directamente detrás de la tráquea, se extiende un músculo fino entre los extremos abiertos del cartílago, que se distiende para permitir el paso del alimento, el esófago. El bolo alimentario que desciende por el esófago disminuye temporalmente la luz de la tráquea.

En el punto de la bifurcación traqueal en bronquios principales derecho e izquierdo existe un cartílago de división afilado conocido como carina. La carina ayuda a separar el flujo de aire hacia el lado derecho e izquierdo, minimizando la turbulencia. El bronquio principal derecho forma un ángulo con la línea media de aproximadamente 20-30° y el bronquio principal izquierdo se desvía con un ángulo más agudo de 45-55°. La consecuencia de esta diferencia es que los objetos inhalados o aspirados en posición erecta tienden a seguir un trayecto más directo hacia el bronquio principal derecho. En posición supina, los objetos aspirados o inhalados van hacia los segmentos del pulmón dependientes de la gravedad.

Funcionalmente, los pulmones pueden dividirse en dos zonas: las vías respiratorias de conducción y la zona respiratoria. Las vías respiratorias de conducción (cuyo volumen se denomina espacio muerto anatómico) no contienen alvéolos y por tanto no participan en el intercambio gaseoso. El intercambio gaseoso tiene lugar en las regiones del pulmón que contienen alvéolos, la llamada zona respiratoria, que representa la mayor parte del volumen pulmonar.

Vías respiratorias de conducción

Los bronquios principales derecho e izquierdo se subdividen en bronquios lobulares y después segmentarios. Los bronquíolos terminales, las vías respiratorias más pequeñas sin alvéolos, son producto de subdivisiones más pequeñas. Estas vías respiratorias se hacen más estrechas, más cortas y más numerosas de manera progresiva a medida que penetran en el pulmón. Los bronquíolos terminales se subdividen posteriormente en bronquíolos respiratorios, que contienen algunos alvéolos en sus paredes y por tanto entran en la zona respiratoria.

Por convención, las vías respiratorias de conducción pueden clasificarse ampliamente en dos tipos diferentes: bronquios cartilaginosos y bronquíolos membranosos. La tráquea, los bronquios principales y las divisiones subsiguientes de los bronquios contienen placas cartilaginosas de soporte en sus paredes. Estas placas cartilaginosas mantienen la permeabilidad en las vías respiratorias grandes y por ello permiten que los bronquios se dilaten o contraigan independientemente del volumen pulmonar. A medida que los bronquios se subdividen progresivamente, el cartílago desaparece de forma gradual. En las vías respiratorias ≤ 1 mm, es decir, los bronquíolos terminales y sus subdivisiones posteriores, el cartílago desaparece completamente.

Los bronquios además se caracterizan por un epitelio cilíndrico seudoestratificado en bandas espirales de músculo liso y un epitelio ciliado productor de moco. La «escalera mucociliar» es una función significativa del sistema respiratorio, atrapando el polvo y otras partículas inhaladas en el moco que, junto con los macrófagos neutralizadores, son barridos hacia la laringe por los cilios y se eliminan con la tos y al sonarse la nariz o se degluten. Este mecanismo puede contribuir a la obstrucción de la vía respiratoria cuando los pacientes son incapaces de toser adecuadamente para eliminar las secreciones, bien debido a intubación traqueal, a un reflejo tusígeno deficitario o a dolor tras cirugía torácica.

Zona respiratoria

Los bronquíolos respiratorios contienen algunos alvéolos en sus paredes y finalmente se subdividen en conductos alveolares que están completamente revestidos de alvéolos. Estas vías respiratorias, revestidas de un epitelio cúbico simple, no contienen cartílago en sus paredes. Una diferencia funcional importante entre los bronquios y los bronquíolos es que estos últimos están insertados directamente en el entramado de tejido conjuntivo de los pulmones y, al no tener soporte cartilaginoso, su diámetro depende del volumen pulmonar.

Los alvéolos son sacos de paredes finas cuyo diámetro es aproximadamente de 0,3 mm y están cubiertos por una red de capilares finos. La tensión superficial de la fina película de líquido en el interior de los alvéolos tendería a causar un colapso del espacio respiratorio, pero esto se evita por la secreción de las células que revisten los alvéolos. La secreción contiene surfactante que reduce la tensión superficial, evitando así el colapso alveolar. El colapso de estos pequeños espacios respiratorios sigue siendo un problema potencial y aparece frecuentemente en la patología respiratoria.

Pleura

La forma de los pulmones se adapta a la de la cavidad torácica a través del equilibrio de tensiones dentro del tórax, el cual se mantiene mediante la pleura. La pleura es una membrana doble: la pleura visceral cubre la superficie del pulmón y se refleja formando la pleura parietal, que cubre la superficie interna de la pared torácica. La pleura visceral carece de inervación sensitiva, mientras que la pleura parietal recibe inervación de los nervios intercostales y frénicos, que le aportan sus características de dolor y sensibilidad.

Las dos pleuras funcionan como una unidad debido al pequeño volumen de líquido pleural existente entre ambas capas. Este líquido actúa como lubricante, permitiendo el deslizamiento de una capa contra otra durante los movimientos respiratorios, pero no permite la separación de la pleura (así como dos placas de cristal con una pequeña gota de agua entre ellas no se pueden separar, excepto deslizándolas entre sí). La pleura, actuando en conjunto, permite la transferencia del movimiento desde los músculos respiratorios de la pared torácica hasta los pulmones, facilitando las variaciones de presión intratorácica que son vitales para la función respiratoria.

La tendencia de los pulmones a separarse de la pared torácica y colapsarse se debe a la elasticidad natural del tejido conjuntivo pulmonar y la tensión superficial del líquido que reviste los alvéolos. La presión intrapleural negativa equilibra estas tensiones durante todo el ciclo respiratorio. La presión intrapleural negativa es consecuencia de las fuerzas externas sobre la pleura, en forma de impulso de los pulmones hacia el interior separándose de la pared del tórax y el movimiento hacia el exterior de la pared torácica.

Eliminación de partículas inhaladas

La filtración del aire inspirado la llevan a cabo los grandes pelos de la nariz y la membrana mucosa nasal, que atrapa el material particulado inhalado. La dirección de la corriente de aire inspirada cambia abruptamente en la nasofaringe, haciendo que el material particulado aterrice sobre la pared posterior de la faringe. Las amígdalas y las adenoides localizadas en la proximidad proporcionan la defensa inmunitaria frente al material inspirado biológicamente activo. Las partículas inhaladas más pequeñas pueden alcanzar las vías respiratorias más bajas y algunas de ellas se alojan en el epitelio mucoso y son eliminadas a través de la escalera mucociliar o por el reflejo de la tos o del estornudo. Algunas partículas pequeñas permanecen en suspensión como aerosoles y simplemente son exhaladas. Los alvéolos no tienen cilios, por lo que las partículas que se depositan allí son englobadas por los macrófagos y se eliminan del pulmón a través del sistema linfático o del flujo sanguíneo.

La respiración nasal es el mecanismo normal para la entrada del aire debido a los mecanismos adicionales de defensa pulmonar que aporta. La respiración oral es necesaria durante los resfriados (cuando las vías nasales están congestionadas) y cuando se necesita movilizar grandes volúmenes de aire, por ejemplo, durante el ejercicio. La respiración oral es una respuesta fisiológica básica a la disnea, ya que los cornetes nasales crean el doble de resistencia al flujo respiratorio a través de la nariz, en comparación con el flujo respiratorio por la boca. La respiración oral elude los mecanismos protectores de la nariz, permitiendo así la entrada al árbol traqueobronquial de aire seco, sin calentar ni filtrar.

Inspiración y espiración

La frecuencia y profundidad de la respiración constituyen una actividad compleja regulada por el centro respiratorio del bulbo raquídeo del tronco del encéfalo. La respiración está regulada en cierta medida por el control voluntario (conductual), de modo que puede suspenderse o alterarse temporalmente. Su principal regulación depende del control metabólico (automático). El control voluntario de la respiración permite que se produzca la respiración en relación con acciones auxiliares, por ejemplo, hablar, cantar, deglutir, hacer esfuerzo, estornudar y toser. El control metabólico suple los requerimientos básicos de oxígeno del cuerpo.

El centro respiratorio recibe impulsos sensitivos de muchas fuentes, entre ellas los quimiorreceptores y propiorreceptores. Los quimiorreceptores son receptores que responden a los cambios en la composición química de la sangre u otros líquidos. Los quimiorreceptores centrales se encuentran en la superficie del tronco del encéfalo rodeados por el líquido extracelular encefálico. Son sensibles a los cambios de concentración del ion hidrógeno (pH), de modo que su incremento, es decir, una caída del pH, estimula la ventilación. El dióxido de carbono disuelto en el líquido cefalorraquídeo causa una caída del pH, y es un estímulo potente para la respiración. Los quimiorreceptores periféricos se localizan en los cuerpos carotídeos, en la bifurcación de las arterias carótidas comunes, y en los cuerpos aórticos por encima y por debajo del cayado aórtico. Los quimiorreceptores periféricos responden a la disminución de la concentración arterial de oxígeno (PaO_2) y al incremento de concentración arterial de dióxido de carbono ($PaCO_2$). Estos receptores son responsables del aumento de la ventilación que aparece en respuesta a la hipoxemia arterial. Una caída de la concentración de oxígeno es un estímulo para la respiración, pero solo débil. Se hace más importante en la enfermedad pulmonar obstructiva crónica, en que existe tolerancia a una elevación establecida de las concentraciones de dióxido de carbono.

El ritmo de la respiración está controlado por el centro neumotáxico de la protuberancia, que responde a los impulsos de los propiorreceptores, o receptores de estiramiento pulmonar, los cuales se cree que se sitúan en el músculo liso de los bronquios y posiblemente de los bronquíolos. Responden a la distensión del pulmón, que al dilatarse estira las vías respiratorias y los alvéolos, cuyo efecto es la inhibición de la actividad inspiratoria adicional. También se observa la respuesta opuesta, es decir, si los pulmones se desinflan tienden a iniciar la actividad inspiratoria. Los receptores de estiramiento tienden a prevenir la inflación excesiva del pulmón y, en presencia de estrechamiento de la vía respiratoria o inspiración lenta, su activación tardía permite que la inspiración dure más tiempo hasta que se consiga un volumen corriente adecuado.

Se piensa que los receptores irritativos se sitúan entre las células epiteliales de las vías respiratorias y son estimulados por gases nocivos, polvos inhalados, el humo del tabaco, y el aire frío. Son similares a los receptores que se encuentran en la nariz, la nasofaringe, la laringe y la tráquea. Pueden iniciar diversas respuestas, como el estornudo, la tos y la broncoconstricción. Es posible que estos receptores tengan una función en la broncoconstricción del asma, como resultado de su respuesta a la histamina liberada.

Mecánica de la respiración

El gas fluye desde una región de mayor presión a otra de menor presión. Cuando la presión total en los alvéolos se iguala a la presión atmosférica, no existe flujo respiratorio. Para que se produzca la inspiración, la presión alveolar debe ser menor que la atmosférica, y al contrario para la espiración. Existen dos maneras de crear la diferencia de presión necesaria para que ocurra la inspiración: puede reducirse la presión alveolar, como en la respiración natural, o puede elevarse la presión en la vía respiratoria, como en la ventilación con presión positiva con respirador artificial.

La inspiración es la fase activa de la respiración, momento durante el cual se contraen el diafragma y los músculos intercostales externos. La contracción del diafragma fuerza el contenido abdominal hacia abajo, y la contracción de los músculos intercostales produce elevación de las costillas. Esto da lugar a una expansión de la cavidad torácica y a reducción de la presión en el espacio pleural que rodea los pulmones. A medida que cae la presión en el espacio pleural, los pulmones distensibles se expanden pasivamente, causando la caída de presión requerida en los conductos alveolares y los espacios respiratorios. A medida que disminuye la presión, el aire fluye por las vías respiratorias hacia los espacios alveolares hasta que se igualan las presiones, marcando el final de la fase inspiratoria.

Durante la espiración, que generalmente es la fase pasiva, el diafragma y los músculos intercostales se relajan, permitiendo que se produzca un retroceso elástico de los pulmones que aumenta la presión alveolar y produce el flujo del gas hacia el exterior del pulmón. Durante el ejercicio y la hiperventilación voluntaria, la espiración puede hacerse activa en lugar de pasiva. Los músculos significativos para la espiración son los músculos de la pared abdominal, como el recto abdominal, los músculos oblicuos interno y externo y el transverso del abdomen. Cuando estos músculos se contraen aumenta la presión intraabdominal y el diafragma es impulsado hacia arriba.

Otros músculos que pueden emplearse para ayudar a la respiración son los músculos accesorios del cuello y los hombros, los músculos escalenos, que elevan las dos primeras costillas, y los músculos esternocleidomastoideos, que elevan el esternón. Estos tienen muy poca o ninguna actividad durante la respiración tranquila, pero durante el ejercicio o la respiración trabajosa pueden contraerse enérgicamente.

El intercambio de dióxido de carbono y oxígeno entre el aire alveolar y los capilares pulmonares se produce por un proceso de difusión simple desde las zonas de alta concentración hacia las de concentración relativamente baja. Se calcula que la gran área superficial de los pulmones que proporcionan los alvéolos es de 50-100 m^2 y, con la barrera hematogaseosa extremadamente fina formada por la membrana alveolar y la membrana capilar, crean el entorno ideal para que se produzca la difusión gaseosa. El dióxido de carbono es sumamente soluble y difunde mucho más rápidamente que el oxígeno a través de las membranas.

Concentración de gases en sangre

El oxígeno se transporta en la sangre de dos formas: disuelto y en combinación con la hemoglobina. La cantidad de oxígeno disuelto es proporcional a la presión parcial de oxígeno, pero este solo por sí mismo es insuficiente para cubrir las demandas de los tejidos. El oxígeno combinado con la hemoglobina, es decir, oxihemoglobina, es el modo más importante de

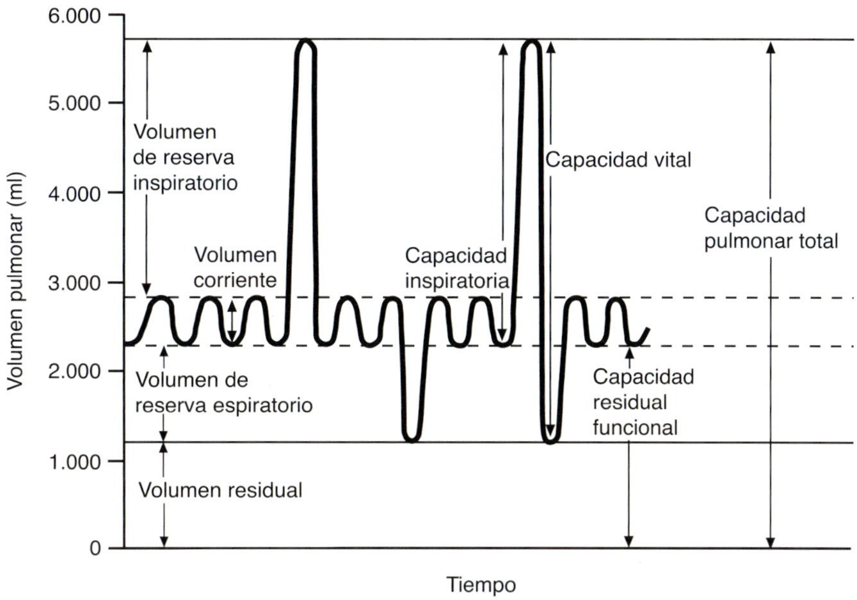

Figura 15.1 Volúmenes pulmonares. (Tomado de Foss (1989).)

transporte y asegura que el oxígeno disuelto en el plasma pueda reponerse continuamente para la captación por los tejidos. El oxígeno forma una combinación con la hemoglobina fácilmente reversible y se unirá o separará de la hemoglobina dependiendo de las presiones parciales relativas del plasma circundante. Las diferencias en las cadenas de aminoácidos de la hemoglobina pueden producir variantes de la misma con una capacidad reducida de transporte del oxígeno, por ejemplo, la hemoglobina S de las células falciformes.

La saturación de oxígeno se define como el cociente entre la concentración de oxihemoglobina y la concentración de hemoglobina desaturada (o reducida) y se expresa como un porcentaje. Los valores normales de hemoglobina son aproximadamente de 15 g/100 ml de sangre y el valor normal de la saturación de oxígeno de la sangre arterial es de 97% cuando toda la hemoglobina transporta oxígeno a capacidad completa. La saturación de oxígeno de la sangre venosa es cercana al 75%, lo que refleja la captación del oxígeno por los tejidos y la gran reserva de oxígeno restante. El análisis de gases en sangre arterial mide la PaO_2, cuyos límites normales son de 11,5-13,5 kilopascales (kPa).

Volúmenes pulmonares

Con propósitos de medida y descripción, el volumen total de aire en los pulmones se divide en volúmenes y capacidades, donde la capacidad se considera la combinación de dos o más volúmenes (fig. 15.1). Durante la respiración en reposo el volumen de aire que se desplaza hacia dentro y fuera, es decir, el volumen corriente (VC), se aproxima a 500 ml. El volumen de aire que queda en los pulmones al final de la espiración es la capacidad residual funcional (CRF), que está compuesta por el volumen de reserva espiratorio (VRE) y el volumen de aire que queda en los pulmones al final de la espiración completa, llamado volumen residual (VR). El VRE se requiere cuando se necesita un incremento de la respiración, por ejemplo, durante el ejercicio. A partir del conocimiento de la CRF pueden asumirse otros volúmenes. La capacidad inspiratoria (CI) es el volumen máximo que puede inspirarse y consta del volumen corriente y el volumen de reserva inspiratorio (VRI). Este último, como el VRE, es el volumen adicional disponible durante el ejercicio u otros grados aumentados de respiración.

En la inspiración máxima, el volumen total de aire es la capacidad pulmonar total (CPT). El VR, la CPT y la CRF no se pueden medir directamente sin un equipamiento complejo. Sin embargo, la capacidad vital puede determinarse eficazmente e indica la diferencia de volumen entre la CPT y el VR. Considerando estos hechos, es obvio que los pulmones tienen grandes volúmenes de reserva y capacidad para una mayor ventilación. Las consecuencias de la resección pulmonar, por lo tanto, puede que no limiten mucho la función respiratoria si el tejido pulmonar restante está sano y puede utilizarse la capacidad de reserva.

Valoración respiratoria

La valoración respiratoria es una parte vital de la atención de los pacientes sometidos a cirugía torácica. El propósito es obtener una impresión clínica de la función o disfunción respiratoria y de la gravedad de los síntomas para confirmar la necesidad de intervenciones médicas y subrayar las áreas temáticas para la posterior educación del paciente.

Valoración de la respiración

La frecuencia, la profundidad y la calidad determinan el patrón de la respiración. La frecuencia respiratoria se calcula contando el número de movimientos torácicos por minuto. Una elevación y descenso del tórax es un ciclo respiratorio completo. La frecuencia respiratoria normal en reposo es de 12-18 respiraciones/min (en adultos); en los lactantes y niños es más rápida. La relación de la frecuencia del pulso con la de la respiración es aproximadamente de 5:1. La profundidad de la respiración es el volumen de aire que se desplaza hacia adentro y afuera con cada respiración, es decir, el volumen corriente (~500 ml). La calidad se compara con la de la respiración relajada normal, que se realiza sin esfuerzo, es automática, regular y casi silente.

Patrones respiratorios

Hiperpnea

La hiperpnea es un incremento de la profundidad y la frecuencia de la respiración. Puede ser una respuesta fisiológica normal, por ejemplo, durante el ejercicio, para cubrir las demandas metabólicas de los tejidos.

Taquipnea

La taquipnea es un incremento de la frecuencia respiratoria y hace referencia a una respiración rápida y superficial. Se puede observar en la fiebre, cuando el cuerpo intenta eliminar el exceso de calor por sí mismo. Las respiraciones aumentan aproximadamente en siete por minuto por cada 1 °C de elevación de la temperatura. La frecuencia respiratoria también aumenta en la neumonía, las enfermedades pulmonares obstructivas, la insuficiencia respiratoria y en las lesiones del centro respiratorio del tronco del encéfalo.

Bradipnea

La bradipnea es una frecuencia respiratoria disminuida pero regular, causada, por ejemplo, por depresión del centro respiratorio en respuesta a fármacos opioides o a un tumor encefálico.

Disnea

La disnea es una respiración difícil y trabajosa. A menudo es evidente la dilatación de las narinas, y toda la pared torácica y la cintura escapular se elevan y descienden de manera exagerada. La disnea es un síntoma subjetivo, es la sensación desagradable de necesitar un esfuerzo inadecuado para respirar y puede estar causada por una obstrucción al flujo respiratorio.

Ortopnea

La ortopnea es la dificultad respiratoria que aparece cuando el paciente está tumbado. El trastorno se alivia adoptando una posición más erguida; el número de almohadas requeridas puede dar una indicación aproximada del grado de disnea que se experimenta.

Hipoventilación

La hipoventilación es una alteración del patrón de la respiración, que se hace irregular o lenta y superficial, como resultado de fármacos/drogas, intoxicación por dióxido de carbono o anestésicos.

Hiperventilación

La hiperventilación es un aumento de la frecuencia y la profundidad de la respiración, por ejemplo, en el miedo, la ansiedad, estados de histeria, coma hepático, lesiones mesencefálicas del tronco del encéfalo y desequilibrio acidobásico, como en la cetoacidosis diabética (respiración de Kussmaul).

Respiración de Cheyne-Stokes

La respiración de Cheyne-Stokes es un patrón cíclico en el cual las respiraciones aumentan gradualmente en frecuencia y profundidad y después disminuyen durante un ciclo de 30-45 s. Con estos ciclos alternan períodos de apnea (20 s). Este tipo de patrón respiratorio se asocia con la hipertensión intracraneal, la insuficiencia cardíaca congestiva grave, la insuficiencia renal, la meningitis y la sobredosis de fármacos/drogas. También aparece frecuentemente en el paciente moribundo.

Apnea

La apnea es la ausencia total de respiraciones. Puede ser periódica o cíclica.

Sonidos respiratorios que se oyen sin ayuda del fonendoscopio

Escuchando la respiración del paciente se puede obtener información adicional sobre su estado respiratorio. A continuación se da la descripción de los sonidos respiratorios que se oyen sin la ayuda de un fonendoscopio.

Estertores

Estas respiraciones ruidosas, tipo ronquido, generalmente causadas por secreciones excesivas en la tráquea o los bronquios, se oyen frecuentemente en el paciente inconsciente.

Estridor

El estridor es un sonido alto, estridente y agudo con la inspiración, generalmente causado por obstrucción laríngea y alteración resultante del flujo respiratorio. Tiende a ser más intenso y estridente que la sibilancia.

Sibilancias

La sibilancia es un sonido alto y agudo o grave que se oye principalmente con la espiración. Las sibilancias se generan por la vibración de las paredes de las vías respiratorias estrechadas cuando pasa el aire a través de ellas a velocidad elevada. El diámetro de las vías respiratorias puede estar reducido por broncoespasmo, edema de la mucosa u objetos

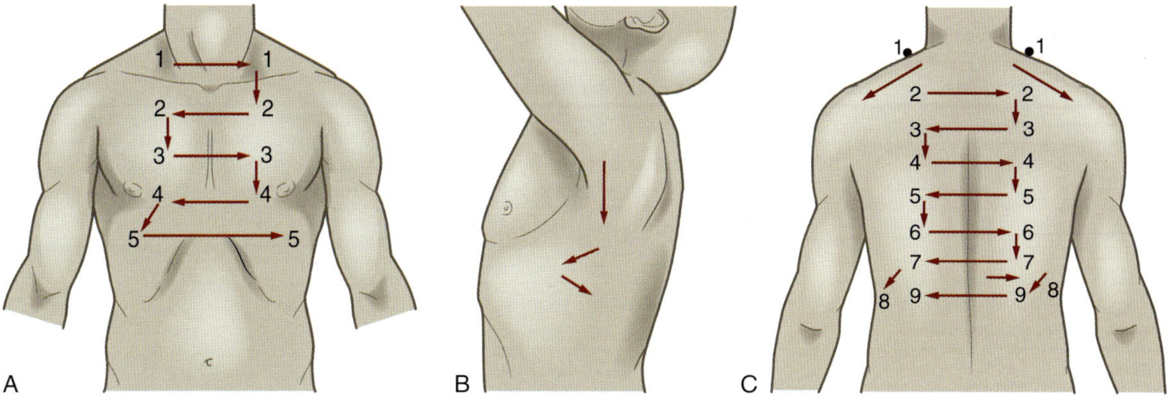

Figura 15.2 Auscultación torácica. Los números representan el orden en el que se escucha. (Tomado de Lewis, S.L., et al. (2017). Medical Surgical Nursing: Assessment and Management of Clinical Problems (10th edn.). Elsevier Inc.)

extraños. El tono de la sibilancia no se relaciona con la longitud de la vía respiratoria, sino que se relaciona directamente con su grado de compresión, es decir, cuanto más estrechada esté la vía respiratoria, más aguda es.

Auscultación respiratoria

La auscultación respiratoria se realiza con la ayuda de un fonendoscopio (fig. 15.2).

Crepitantes

Los crepitantes son ruidos discontinuos que pueden diferenciarse en finos, medios o gruesos. El sonido es como el crujido del papel tisú con el fonendoscopio. Se cree que los crepitantes son sonidos húmedos producidos por un exceso de líquido en las vías respiratorias y son significativos en la neumonía, la fibrosis pulmonar y la insuficiencia cardíaca congestiva.

Roce pleural

El roce pleural se caracteriza por un sonido grave áspero que se oye tanto en inspiración como en espiración, causado por la inflamación de las superficies pleurales. El roce pleural se asocia con la respiración, pero no se altera con la tos.

Observaciones adicionales

Las observaciones adicionales pueden contribuir más a la valoración del estado respiratorio.

Cianosis

La cianosis es una coloración azulada de la piel causada por una disminución relativa de la saturación de oxígeno en los capilares cutáneos. Generalmente se dice que la cianosis aparece cuando están presentes más de 5 g de hemoglobina desoxigenada por 100 ml de sangre, siempre y cuando el valor de hemoglobina esté dentro de los límites normales. Los pacientes anémicos no aparecerán cianóticos a menos que estén gravemente hipoxémicos, y los pacientes policitémicos requieren un porcentaje de hemoglobina desoxigenada considerablemente más bajo para presentar cianosis. La cianosis que está presente en los dedos de las manos y pies y en los lóbulos de las orejas, es decir, cianosis periférica, generalmente se relaciona con problemas circulatorios, como insuficiencia cardíaca. La cianosis central está presente cuando se encuentran afectadas las regiones más centrales del paciente, por ejemplo, la lengua y los labios y el tronco. Esta se relaciona con la falta de oxigenación de la sangre arterial a través del sistema pulmonar. La cianosis aguda puede aparecer como consecuencia de asfixia o atragantamiento.

Dedos en palillo de tambor

Los dedos en palillo de tambor son una manifestación significativa de la enfermedad cardiopulmonar crónica, aunque el mecanismo es desconocido. Se identifica con más frecuencia en los pacientes que tienen carcinoma broncógeno, enfermedad pulmonar obstructiva crónica o fibrosis quística. Se caracteriza por un aumento de tamaño indoloro de las falanges terminales de los dedos de manos y pies y ensanchamiento y profundización del lecho ungueal.

Tos

La tos es el síntoma más frecuente en los pacientes con enfermedad pulmonar, en particular de las vías respiratorias bajas, y puede iniciarse por estimulación inflamatoria, mecánica o térmica de los receptores localizados en la faringe, la laringe, la tráquea, los bronquios grandes e incluso el pulmón y la pleura visceral.

Las características de la tos deben evaluarse usando las descripciones de la tabla 15.1, y se valoran en términos de relación temporal, posición del paciente y exposición ambiental. La tos de inicio reciente indica una infección probable y la que es más llamativa al despertar apunta a bronquitis o una

Tabla 15.1 Evaluación de la tos

Evaluación de la tos	Posibles causas/indicaciones
Carraspeo	Goteo posnasal
Seca y perruna	Puede deberse a nerviosismo, infecciones víricas, carcinoma broncógeno o insuficiencia cardíaca congestiva
Fuerte y dura	Irritación de vías respiratorias altas
Sibilante	Asociada con broncoespasmo
Intensa, o cambiante según las características o la postura	Puede ser carcinoma broncógeno
Débil	Indica problemas en los bronquios periféricos y el parénquima pulmonar
Dolorosa	Puede indicar afectación pleural o patología de la pared torácica

Tabla 15.2 Tipos de tos

Tipo de tos	Descripción de la tos
Eficaz	Lo suficientemente fuerte para limpiar la vía respiratoria
Inadecuada	Audible, pero demasiado débil para movilizar las secreciones
Productiva	Expulsión de moco como resultado de la tos
Seca	No produce humedad ni secreciones
Perruna	Como el barritar de una foca, indicativa de un problema en las vías respiratorias altas; por ejemplo, laringitis, laringotraqueítis
Estridente/ronca	Tos seca y dura, asociada con trastornos de las vías respiratorias altas; por ejemplo, laringitis, laringotraqueítis
Carraspera	Períodos breves frecuentes de tos o carraspera. La tos puede ser seca y consecuencia de fumar, de una infección vírica o de goteo posnasal

Fuente: adaptado de Wilkins, R., Krider, S., Sheldon, R. (1995). Clinical Assessment in Respiratory Care (3rd edn.). London: Mosby.

enfermedad pulmonar supurativa. Los paroxismos de tos nocturnos pueden ser indicativos de asma o insuficiencia cardíaca izquierda. La tos que empeora en decúbito puede ser debida a bronquiectasias o a goteo retronasal por sinusitis, y la que se asocia a la ingesta a aspiración de alimentos a la tráquea. Una tos en empeoramiento es el síntoma de presentación más frecuente del cáncer bronquial. También aparece tos por razones psicológicas. En la tabla 15.2 se muestran los tipos y descripciones de la tos.

Esputo

El esputo es la sustancia expulsada desde el árbol traqueobronquial, la faringe, la boca, los senos y la nariz. El término flema se refiere estrictamente a las secreciones de los pulmones y el árbol traqueobronquial; las flemas pueden contener moco, detritos celulares, microrganismos, sangre, pus y material particulado inhalado. Diariamente se producen secreciones normales de hasta 100 ml que se eliminan por la escalera mucociliar y se degluten sin ser percibidos. El esputo puede describirse como fino, denso, viscoso (es decir, gelatinoso), firme (es decir, extremadamente pegajoso), espumoso, mucoide o mucopurulento. Otras observaciones del esputo comprenden el color, el olor y la cantidad (tabla 15.3).

Hemoptisis

La hemoptisis es la expectoración de sangre y varía desde un esputo que contiene hebras de sangre hasta la expectoración de grandes cantidades de sangre franca. El origen de la sangre puede ser la boca, la nariz, las vías respiratorias o el tejido pulmonar. El interrogatorio cuidadoso puede ayudar a diferenciar la hemoptisis de la hematemesis. La hemorragia masiva puede aparecer en tuberculosis pulmonar, abscesos pulmonares, embolia e infarto pulmonar, bronquiectasias y carcinoma broncógeno. También puede aparecer hemoptisis tras cirugía pulmonar, biopsia de pulmón o broncoscopia, de modo que debe advertirse al paciente de estas posibilidades.

Tabla 15.3 Descripción del esputo

Descripción del esputo	Posibles causas/indicaciones
Claro o mucoide	Infección vírica, bronquitis crónica, goteo posnasal
Amarillo o verde	Infecciones bacterianas primarias o secundarias
Herrumbroso	Puede indicar neumonía bacteriana
Maloliente	Debido a absceso pulmonar, infección por microorganismos anaerobios
Espumoso y rosa	Edema pulmonar agudo

Fuente: adaptado de Kumar and Clark (2005).

Dolor torácico

El dolor torácico se asocia con una serie de trastornos cardíacos y pulmonares. Se requiere una valoración cuidadosa de los factores precipitantes, el tipo y la calidad del dolor, así como de la localización y la duración del mismo para distinguir entre ellos.

El dolor torácico de origen pulmonar afecta a la pared torácica y la pleura parietal, las vías respiratorias principales, el diafragma y el mediastino. El dolor que se origina en la pared torácica está bien localizado y es muy agudo, aumentando con la respiración profunda y con la tos. A menudo se denomina dolor pleurítico por la similitud con el dolor que se experimenta en la pleuresía. El dolor pleurítico es como el dolor de un cuchillo en el tórax, en particular asociado con la respiración profunda. El dolor relacionado con las neoplasias de los pulmones o los bronquios principales está peor definido, es menos localizado y más sordo. El dolor diafragmático se experimenta como dolor referido en los hombros.

Trastornos frecuentes que requieren intervención quirúrgica

Enfermedades que afectan a la pleura

Neumotórax recurrente

El neumotórax es una enfermedad debida a la entrada de aire en el espacio pleural por diversas razones, que causa un colapso del pulmón subyacente. La entrada de aire al espacio pleural altera la tensión superficial de la película líquida que mantiene juntas las dos pleuras, con pérdida de la presión negativa intrapleural. Las dos pleuras se separan y ya no funcionan como una unidad. El pulmón subyacente se colapsa, ya que las fuerzas de retroceso elásticas del pulmón ahora son mayores que la presión intrapleural. Los neumotórax pequeños pueden pasar desapercibidos. La aparición de neumotórax puede acompañarse de dolor, en particular si también existe irritación de la pleura parietal debido a su inervación. Con un gran neumotórax el paciente presentará disnea, taquipnea y taquicardia agudas, con reducción del movimiento del tórax en el lado afectado. El diagnóstico se confirma mediante radiografía torácica.

El neumotórax puede clasificarse ampliamente en tres tipos principales: espontáneo, traumático y a tensión.

Neumotórax espontáneo

El neumotórax espontáneo puede aparecer sin patología pulmonar (primario) o con ella (secundario). El neumotórax primario ocurre frecuentemente en hombres jóvenes, delgados y altos. Las explicaciones posibles son la rotura de alvéolos o bullas que alteran la pleura visceral (las bullas son cavidades de aire en el tejido pulmonar que se crean cuando se rompen los alvéolos). El neumotórax secundario puede ser consecuencia de una enfermedad pulmonar crónica, por ejemplo, asma grave, enfisema o fibrosis quística, y también se origina en la rotura de alvéolos o bullas.

Neumotórax traumático

El neumotórax traumático se produce cuando entra aire desde el exterior de la pared torácica, por ejemplo, tras un traumatismo de la pared del tórax como heridas punzantes o fracturas costales. La toracocentesis, la biopsia pleural o la inserción de un catéter venoso central o un marcapasos pueden dar lugar del mismo modo a rotura pleural. La cirugía torácica por sí misma crea un neumotórax debido a la necesidad de entrar en la cavidad pleural para alcanzar el tejido pulmonar. La ventilación con presión positiva, particularmente cuando se utiliza presión positiva al final de la espiración, puede causar un neumotórax porque implica elevación de la presión en la vía respiratoria en todo el ciclo respiratorio. La rotura del esófago también puede permitir la entrada de aire en el espacio pleural.

Neumotórax a tensión

El neumotórax a tensión es una enfermedad grave y potencialmente mortal causada por la entrada de aire en el espacio pleural con la inspiración, que no puede escapar durante la espiración, dando lugar a una compresión progresiva del pulmón subyacente. Si no se trata, puede producirse una desviación traqueal y mediastínica hacia el pulmón no afectado que compromete tanto la ventilación de ese pulmón como el retorno venoso al corazón, dando lugar a shock y posible muerte.

Tratamiento

Los neumotórax pequeños generalmente se resuelven espontáneamente porque el aire se reabsorbe del espacio pleural. Los neumotórax más grandes pueden requerir la inserción de un drenaje torácico sellado bajo agua o una válvula de Heimlich para facilitar la eliminación del aire y, en consecuencia, la resolución de la tensión superficial en el espacio pleural a medida que el pulmón se expande de nuevo. La recurrencia del neumotórax espontáneo puede hacer que se considere la intervención quirúrgica, es decir, pleurodesis o pleurectomía.

Derrame pleural

Un derrame pleural es una acumulación anómala de líquido en el espacio pleural debido a alteraciones de la presión hidrostática. Las causas de derrame pleural son patología maligna, infección, insuficiencia cardíaca congestiva, estados hipoproteicos, atelectasia y después de radioterapia.

El tamaño del derrame influirá en los síntomas de presentación del paciente, es decir, el grado de disnea que experimente (que varía desde leve hasta grave) y el grado de dolor que presente (dolor torácico o referido al hombro). Los síntomas pulmonares derivan de los efectos de ocupación de espacio del líquido del espacio pleural y pueden consistir en tos, fiebre, sudoración y producción de esputo. Un volumen de líquido de 300 ml o más puede observarse en la radiografía, junto con desviación mediastínica, dependiendo del volumen de la colección líquida.

Toracocentesis

La toracocentesis proporcionará el diagnóstico definitivo, y los derrames pequeños pueden drenarse eficazmente de este modo. Los derrames mayores o recurrentes pueden requerir la inserción de un drenaje torácico, ya que la toracocentesis repetida puede causar la formación de lóculos, por la cual el líquido se acumula en múltiples bolsas causadas por las adherencias de los intentos repetidos de aspiración. En la patología maligna puede ser necesaria la cirugía paliativa, como la pleurodesis, porque las colecciones repetidas de líquido son problemáticas, previniendo así su acumulación posterior.

Empiema

El empiema pleural, es decir, piotórax, es una colección de líquido infectado o purulento en el espacio pleural. Representa la etapa final de un proceso patológico que comienza con un derrame pleural contaminado tras neumonía bacteriana, la rotura de un absceso pulmonar al espacio pleural o a partir de un absceso subfrénico. Las fístulas broncopleurales, la penetración traumática en la pleura y la necesidad de drenajes torácicos prolongados también pueden dar lugar a infección. El empiema comienza clásicamente con la infección de un derrame pleural de baja viscosidad y un pulmón subyacente que es totalmente expandible. La progresión del empiema finalmente reduce la capacidad del pulmón debido a la viscosidad creciente del líquido y al desarrollo de una cavidad de paredes fibrosas gruesas rodeando el líquido infectado.

Los pacientes con empiema pueden presentar dolor pleural y fiebre. El tratamiento inicial del empiema puede ser conservador, intentando evacuar el empiema con drenajes torácicos y antibióticos. El empiema cavitado crónico requiere intervención quirúrgica porque el drenaje solo no evitará la recurrencia de la colección de líquido infectado en la cavidad. La intervención quirúrgica consiste en descorticación y drenaje del líquido.

Patología maligna de la pleura

Las neoplasias malignas primarias de la pleura son infrecuentes y se asocian con la exposición a asbestos. Entre los tumores pleurales primarios que aparecen, la mayoría son mesoteliomas, de los que existen dos tipos:

- *Fibroma pleural:* un mesotelioma fibroso localizado que puede tratarse mediante escisión quirúrgica.
- *Mesotelioma maligno difuso:* una lámina fibrosa gruesa que produce derrames pleurales de alto volumen y aparición rápida; tiene mal pronóstico y la cirugía es puramente paliativa, intentando prevenir la formación adicional de derrame.

Patología maligna del pulmón

El carcinoma broncógeno hace referencia a un tumor maligno del pulmón que se origina en la pared o el revestimiento epitelial del bronquio. El pulmón también es una localización frecuente de diseminación metastásica del cáncer de otras partes del cuerpo.

El cáncer de pulmón es una de las tres formas más prevalentes de cáncer, se diagnostican aproximadamente 46.000 casos al año en el Reino Unido, y un 79% de ellos son prevenibles. El extraordinario aumento de incidencia del cáncer de pulmón en el siglo XX se atribuye al tabaquismo. Aunque anteriormente era mucho más frecuente en los hombres, las cifras están alcanzando uniformidad, ya que un 46% de los pacientes con cáncer de pulmón son mujeres. En el Reino Unido fallecen casi 36.000 individuos cada año como consecuencia de cáncer de pulmón y globalmente solo un 5% de los pacientes sobreviven 10 años o más después del diagnóstico (Cancer Research UK, 2015).

Tipos histológicos de cáncer de pulmón

Según la clasificación de la OMS de 2015 de los tumores pulmonares, los seis cánceres de pulmón histológicamente diferentes más importantes son los siguientes:

- Carcinoma de células escamosas: una forma de cáncer de pulmón tipo no microcítico, se origina con más frecuencia en los campos pulmonares centrales, en el epitelio de los bronquios grandes. Existen tres subtipos principales: carcinoma de células escamosas queratinizante, no queratinizante y basaloide (Travis et al., 2015).
- Adenocarcinoma: una forma de cáncer de pulmón tipo no microcítico, se origina periféricamente, en el tejido glandular. Su patrón de diferenciación puede ser como

Tabla 15.4 Descriptores de la estadificación T

Estadio T	Tamaño tumoral y descriptores
Tx	No puede valorarse, no se visualiza en pruebas de imagen
T0	Sin evidencia de tumor primario
Tis	Carcinoma *in situ*
T1a	Tumor < 1 cm
T1b	1 cm < tumor ≤ 2 cm
T1c	2 cm < tumor ≤ 3 cm
T2	• En un bronquio principal • Invasión de la pleura visceral • Atelectasia obstructiva • Invasión local del diafragma
T2a	3 cm < tumor ≤ 4 cm
T2b	4 cm < tumor ≤ 5 cm
T3	5 cm < tumor ≤ 7 cm • Invasión local de pared torácica, pericardio parietal, nervio frénico • Ganglio satélite (en el mismo lóbulo)
T4	Tumor > 7 cm • Invasión de mediastino, tráquea, corazón/grandes vasos, esófago, cerebro, carina, nervio laríngeo recurrente • Ganglio satélite (en un lóbulo diferente del mismo pulmón)

Fuente: adaptado de Lim et al. (2018).

sigue: lepídico, acinar, papilar, micropapilar o sólido (Travis et al., 2015).

- Macrocítico: una forma de cáncer de pulmón tipo no microcítico, se origina periféricamente, en las células epiteliales pulmonares. A menudo se diagnostica por la ausencia de características histopatológicas de otras formas más específicas de cáncer de pulmón (Travis et al., 2015).
- Neuroendocrinos: comprenden los carcinomas pulmonares microcíticos y los carcinomas neuroendocrinos macrocíticos, y son tumores carcinoides que se originan en las células neuroendocrinas. Generalmente, los pacientes con carcinoides tienen un mejor pronóstico, en parte debido al crecimiento lento del tumor, y no muestran la misma asociación con el tabaquismo que se observa en la mayoría de los otros cánceres pulmonares (Travis et al., 2015).
- Sarcomatoide: término general para un conjunto de formas muy infrecuentes de cáncer de pulmón entre las que se encuentran el carcinoma pleomorfo, el carcinosarcoma y el blastoma pulmonar (Travis et al., 2015).
- NUT: carcinoma asociado a redistribución cromosómica en el gen *NUT* (Travis et al., 2015).

La escasa tasa de supervivencia de los pacientes con cáncer de pulmón se debe a su desarrollo insidioso y a que los síntomas solo se hacen evidentes tardíamente en la progresión de la enfermedad. En ocasiones se detecta la presencia de un tumor precozmente como parte del cribado con rayos X durante exploraciones médicas rutinarias. Estos pacientes pueden encontrarse bien y en forma y tener dificultades para aceptar que se ha hecho tal diagnóstico.

En el diagnóstico del cáncer de pulmón se utiliza un sistema de codificación internacional para su agrupación en estadios, lo que permite al equipo médico optimizar las intervenciones terapéuticas. Se consideran tres factores:

- T = tamaño del tumor.
- N = afectación ganglionar.
- M = posible diseminación metastásica.

En las tablas 15.4 a 15.7 se puede ver la descripción de la estadificación.

Investigaciones específicas necesarias antes de la cirugía

Muchas intervenciones para la investigación dependen de la colaboración del paciente para que sean eficaces, con la evidente necesidad de explicaciones claras y del consentimiento informado. El período de la investigación supone una ansiedad extrema para el paciente debido a la incertidumbre acerca

Tabla 15.5 **Descriptores de la estadificación N**

Estadio N	Descriptor ganglionar
Nx	Los ganglios linfáticos regionales no pueden valorarse
N0	Sin metástasis en los ganglios linfáticos regionales
N1	Metástasis en ganglios linfáticos peribronquiales y/o hiliares homolaterales y ganglios intrapulmonares, incluida afectación por extensión directa
N2	Metástasis en ganglios linfáticos mediastínicos y/o subcarinales homolaterales
N3	Metástasis en ganglios linfáticos mediastínicos contralaterales, hiliares contralaterales, o escalenos o supraclaviculares homolaterales o contralaterales

Fuente: adaptado de Lim et al. (2018).

Tabla 15.6 **Descriptores de la estadificación M**

Estadio M	Descriptor metastásico
M0	Sin metástasis a distancia
M1a	Nódulo tumoral diferente en un lóbulo contralateral; nódulos pleurales o derrame pleural o pericárdico maligno
M1b	Metástasis extratorácica única o afectación de un único ganglio a distancia (no regional)
M1c	Múltiples metástasis extratorácicas en uno o varios órganos

Fuente: adaptado de Lim et al. (2018).

Tabla 15.7 **Agrupación global en etapas basada en la estadificación TNM**

	N0	N1	N2	N3
T1a	IA1	IIB	IIIA	IIIB
T1b	IA2	IIB	IIIA	IIIB
T1c	IA3	IIB	IIIA	IIIB
T2a	IB	IIB	IIIA	IIIB
T2b	IIA	IIB	IIIA	IIIB
T3	IIB	IIIS	IIIB	IIIC
T4	IIIA	IIIA	IIIB	IIIC
M1a	IVA	IVA	IVA	IVA
M1b	IVA	IVA	IVA	IVA
M1c	IVB	IVB	IVB	IVB

Fuente: adaptado de Lim et al. (2018).

del diagnóstico, el tratamiento y los posibles resultados. Muchas de estas investigaciones se realizan con la posibilidad de un resultado de malignidad.

Radiografía de tórax

La radiografía de tórax puede utilizarse para detectar y observar la progresión de las alteraciones pulmonares causadas por los procesos patológicos; para determinar la posición de los drenajes torácicos y las vías venosas centrales; y para evaluar la eficacia del tratamiento. Las radiografías de tórax no permiten hacer un diagnóstico definitivo, excepto en el caso del neumotórax.

Las radiografías de tórax estándar se realizan en dos sentidos:

- *Proyección posteroanterior* (PA): el paciente se sitúa de pie delante de la placa y se radia desde atrás. Como el corazón está en la mitad anterior del tórax, esta proyección produce menos magnificación cardíaca. El paciente permanece de pie con las manos en las caderas de modo que las escápulas se desplacen hacia los lados del tórax y no se superpongan con los campos pulmonares.
- *Proyección lateral:* generalmente se realiza una placa lateral izquierda con el paciente de pie con el lado

izquierdo contra la película. Esta proyección aporta menor magnificación cardíaca y una imagen más nítida del lóbulo inferior izquierdo, que en la proyección posteroanterior se oculta por la sombra cardíaca. De manera similar, una placa lateral derecha producirá imágenes más nítidas de una lesión en el lado derecho.

En la fase postoperatoria inmediata o en el paciente crítico se requieren placas portátiles. Las placas portátiles se realizan con la película detrás del paciente y por tanto es una proyección anteroposterior. La interpretación de la placa requiere habilidad debido a la superposición de las sombras de las sábanas, pijamas, tubos, etc. Las escápulas también pueden ser evidentes.

Las radiografías de tórax habitualmente se realizan con el paciente en inspiración profunda mantenida. Las placas en espiración pueden ser útiles cuando se detecta un pequeño neumotórax porque el volumen pulmonar se reduce mientras que el volumen de aire pleural se mantiene, pero ocupa un mayor porcentaje del volumen torácico.

Tomografía computarizada

La tomografía computarizada (TC) tiene un valor inestimable en la investigación de los trastornos pulmonares porque la claridad de las imágenes es superior a la de las obtenidas con radiografía convencional. Las proyecciones transversales no invasivas crean imágenes que confirmarán la invasión de la pared torácica por afectación tumoral, una diseminación metastásica o pequeños ganglios metastásicos.

Tomografía por emisión de positrones

La tomografía por emisión de positrones (PET) es una técnica de medicina nuclear que mide la actividad bioquímica y metabólica de las células después de la inyección de un isótopo que emite positrones. La PET es útil para la detección y estadificación de las células malignas.

Resonancia magnética

La resonancia magnética (RM) es una intervención no invasiva en la que los átomos de hidrógeno del cuerpo del paciente se alinean por efecto de un campo magnético. Las ondas de radio que pasan a través del cuerpo son absorbidas por los átomos de hidrógeno y el consiguiente movimiento causa un cambio detectable en el campo magnético. Los diferentes tipos de tejido tienen distinta concentración de hidrógeno y de este modo se puede crear una imagen.

Pruebas de función pulmonar

Las pruebas de función pulmonar son un medio de valorar el estado funcional de los pulmones. Las medidas pueden determinar el volumen corriente, las tasas de flujo de gases y la rigidez, es decir, la distensibilidad, de los pulmones y la pared torácica. También pueden mostrar las características de difusión del movimiento de los gases a través de la membrana alveolocapilar.

Las pruebas de función pulmonar no son un instrumento diagnóstico. Sin embargo, tienen valor para distinguir entre un defecto restrictivo en los pulmones, por ejemplo, derrame pleural o fracturas costales, y un defecto obstructivo, por ejemplo, asma o enfisema. La importancia de las pruebas de función pulmonar en el contexto de la cirugía radica en la valoración del grado de afectación de los pulmones patológicos y la evaluación de la función pulmonar antes de la anestesia.

El instrumento principal para las pruebas de función pulmonar es el espirómetro, que está diseñado para medir los volúmenes pulmonares y el flujo de gases. Ahora la espirometría se realiza con pequeños dispositivos manuales portátiles. Los trazados de espirometría muestran la relación del volumen de aire espirado en 1 s (VEF_1) en comparación con el volumen total de aire espirado (CVF). Una función pulmonar normal mostraría un cociente VEF_1/CVF de 75-80%. En los pacientes con obstrucción al flujo respiratorio se encuentra un cociente menor del 70%. En los trastornos restrictivos, la CVF está disminuida, pero el VEF_1 es normal, lo que puede mostrar un cociente mayor del 80% (Kumar y Clark, 2005).

El índice de flujo espiratorio máximo (FEM), conocido frecuentemente como flujo máximo, también se utiliza para determinar el estado funcional de los pulmones, ya que mide la tasa de flujo espiratorio máximo durante la espiración forzada después de una inspiración profunda. Se correlaciona estrechamente con el VEF_1 descrito anteriormente y es una determinación fácilmente disponible de la función pulmonar mediante un flujómetro.

Saturación de oxígeno

La valoración no invasiva de la saturación de oxígeno puede efectuarse mediante pulsioximetría. Esta técnica determina la absorción de longitudes de onda seleccionadas de la luz que pasa a través de un dedo de la mano o del pie o del lóbulo de la oreja. A medida que la sangre pierde oxígeno en los lechos capilares, se hace menos permeable a la luz roja. El oxímetro mide las diferencias en la absorción de la luz y convierte el valor en un porcentaje que representa el grado de saturación de oxígeno de la hemoglobina. Pueden obtenerse lecturas falsas cuando los pacientes han recibido contrastes intravasculares, en pacientes con anemia falciforme o si el paciente lleva esmalte de uñas (Jubran, 2015).

Examen del esputo

Las secreciones respiratorias pueden enviarse para examen bacteriológico o citológico y asegurarse de que se ha prescrito el tratamiento adecuado. El examen citológico es apropiado si se sospecha malignidad porque las células malignas pueden sembrarse en las vías respiratorias. Sin embargo, un resultado negativo no es necesariamente indicativo de un diagnóstico de no malignidad.

Tabla 15.8 Determinaciones de gases en sangre arterial

Parámetro	Límites
pH	7,35-7,45
PO_2	11,5-13,5 kPa
PCO_2	4,5-6,0 kPa
HCO_3	25-30 mmol/l
Saturación	95-99%
Exceso de base	−2 a +2

Fuente: Hatchett & Thompson (2008).

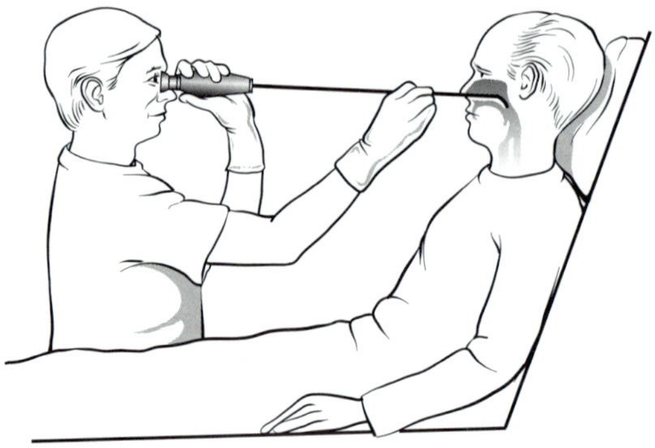

Figura 15.3 Broncoscopia fibroóptica (pernasal). El paciente se sitúa en sedestación. El broncoscopio pasa directamente hacia atrás a través de la nariz hacia la nasofaringe. (Tomado de Stradling (1991).)

Análisis de gases en sangre arterial

El análisis de gases en sangre arterial proporciona información precisa relacionada con el equilibrio acidobásico y la concentración de oxígeno y dióxido de carbono presentes en la sangre arterial. La interpretación precisa de los resultados requiere un conocimiento del cuadro clínico completo del paciente, incluido su tratamiento. Se utiliza una muestra de sangre arterial, ya que contiene las concentraciones de oxígeno y dióxido de carbono que establecen los pulmones. La sangre venosa no refleja la función del pulmón.

Las muestras arteriales frecuentemente se obtienen de la arteria radial, la arteria femoral y en ocasiones de la arteria braquial. De forma alternativa, las muestras arteriales pueden tomarse de una vía arterial que tenga el paciente. Las determinaciones normales de gases en sangre arterial se muestran en la tabla 15.8.

Broncoscopia

La broncoscopia proporciona una visión endoscópica del árbol traqueobronquial y se realiza usando un broncoscopio fibroóptico flexible o uno rígido. La broncoscopia puede ser diagnóstica o terapéutica, es decir, para aliviar una estenosis o extraer un cuerpo extraño, y se efectúa con anestesia local o general.

La intervención consiste en pasar un broncoscopio a través de la laringe y la tráquea hasta las ramas principales de la vía respiratoria. Se pueden visualizar las paredes bronquiales; hacer biopsias, cepillados y aspirados para examen; y se realizan intervenciones no quirúrgicas. El paciente se sitúa en posición recostada o erguida, apoyado en almohadas. Después se avanza con el broncoscopio hasta la tráquea a través de la nariz o la boca (fig. 15.3). Antes de la intervención se requieren 6 h de ayuno para reducir el riesgo de aspiración si el paciente vomita.

Broncoscopia rígida

Es una intervención paliativa que generalmente se lleva a cabo con anestesia general para el alivio de una obstrucción de la vía respiratoria en la tráquea y los bronquios principales. La broncoscopia rígida también se realiza para biopsias y extracción de objetos extraños inhalados. A través de esta vía pueden efectuarse derivaciones, ablación con láser y braquiterapia bronquial, la administración de altas dosis de radioterapia en un corto período de tiempo sin lesionar el tejido sano.

Broncoscopia fibroóptica (flexible)

La laringe y las vías respiratorias altas se anestesian antes de la inserción del broncoscopio, de modo que se requiere que el paciente esté en ayunas. El paciente se sitúa en posición reclinada o erguida y apoyado en almohadas. Se hace avanzar el broncoscopio hasta la tráquea a través de la nariz o la boca con el fin de visualizar las vías respiratorias altas y las vías respiratorias distales al árbol bronquial principal.

Complicaciones potenciales tras la broncoscopia

Las complicaciones tras la broncoscopia son infrecuentes. Sin embargo, pueden aparecer neumotórax, hemorragia y/o fiebre transitoria (Vachani et al., 2012).

Los cuidados tras la intervención consisten en mantener la vía respiratoria y observar si aparece espasmo laríngeo (que suele resolverse espontáneamente, pero puede requerir una concentración elevada de oxígeno humidificado hasta que lo haga). Después de la anestesia local se requiere ayuno hasta que desaparezcan los efectos. El reflejo nauseoso puede explorarse con sorbos de agua, lo que debe preceder a beber y comer libremente. Se pueden tomar líquidos aproximadamente 2 h tras la intervención porque se aplica anestesia tópica en espray en la garganta. Después de la broncoscopia es frecuente que el esputo esté teñido de sangre, especialmente si se han tomado biopsias.

Biopsia transtorácica/percutánea con aguja

Este procedimiento se utiliza cuando están presentes lesiones pulmonares periféricas, en particular lesiones irresecables, para determinar la elección de tratamiento, es decir, quimioterapia o radioterapia radical. Se inserta una aguja de biopsia en los pulmones para aspirado citológico o para muestras de tejido para histología. Una complicación de esta intervención puede ser el neumotórax. Después de la intervención se realiza radiografía de tórax y el paciente puede necesitar permanecer en el hospital durante la noche.

Las contraindicaciones de esta intervención son coagulopatías, bullas enfisematosas múltiples, hemoptisis o embolia gaseosa. Cuando los métodos transtorácicos/percutáneos o por broncoscopia han sido infructuosos, puede ser necesaria una biopsia pulmonar abierta con anestesia general. Por tanto, se requerirá obtener una biopsia a través de una pequeña incisión de toracotomía (Margereson y Riley, 2003). La intervención puede realizarse con el fin de proceder con la cirugía de resección tras confirmar la histología mediante examen de un corte congelado.

Mediastinoscopia y mediastinotomía

Esta es una técnica diagnóstica para establecer la histología de los ganglios linfáticos mediastínicos aumentados de tamaño observados en la radiografía u otras pruebas de imagen del tórax. El abordaje se realiza a través de una incisión a mitad de camino entre la parte inferior de la hendidura esternal y el cartílago cricoides, lo que permite el examen del mediastino y la obtención de una biopsia. El mediastinoscopio se pasa a través de la incisión y por un tracto que se hace por disección con el dedo a través de la fascia pretraqueal (fig. 15.4). Las complicaciones de la intervención comprenden hemorragia, ronquera debida a lesión del nervio laríngeo recurrente y neumotórax.

La mediastinotomía anterior es un abordaje alternativo que se emplea para alcanzar ganglios que son inaccesibles mediante mediastinoscopia. A través de esta ruta se puede acceder a los ganglios alrededor del cayado aórtico a la izquierda de la bifurcación traqueal y a los ganglios mediastínicos anteriores a ambos lados del tórax. La incisión se hace en el segundo cartílago/espacio intercostal y puede implicar la apertura de la pleura con el fin de inspeccionar el hilio.

Toracoscopia

Se inserta un toracoscopio rígido en el espacio pleural, a menos que estén presentes adherencias pleurales que obstruyan el paso o la visión del toracoscopio. El acceso se consigue a través de los espacios intercostales. A través del toracoscopio se pueden realizar otras intervenciones, por ejemplo, pleurodesis con talco (usando polvos), biopsia o pleurectomía. Después de la intervención habitualmente se inserta un drenaje torácico para volver a expandir el pulmón.

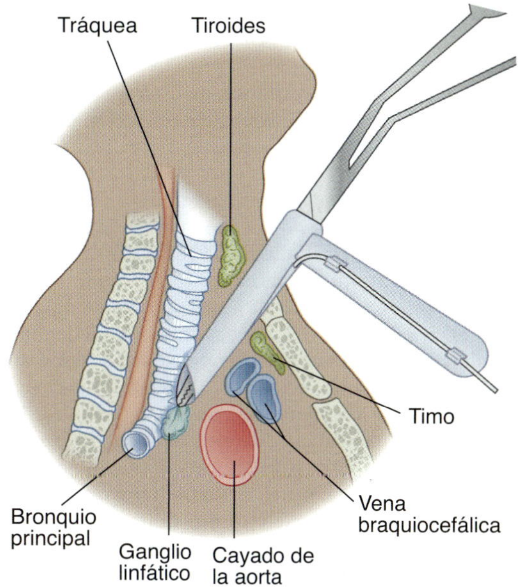

Figura 15.4 Mediastinoscopia. Diagrama de un mediastinoscopio en situación, anterior a la tráquea, permitiendo la biopsia de un ganglio linfático en la región de la carina principal. (Reproducido a partir de Crompton (1987), con autorización de Blackwell Science Ltd.)

Cuidados preoperatorios

El estrés psicológico de los pacientes que esperan una intervención quirúrgica está bien documentado en la literatura (v. capítulo 4). Sin embargo, las necesidades específicas de los pacientes que están a la espera de cirugía torácica no están bien definidas. Se sabe que los pacientes que tienen buena salud física, pero que requieren ingreso para cirugía, tienen un grado de ansiedad más alto que los que están enfermos al ingreso (Livingstone et al., 1993). Esto tiene una importancia particular para los pacientes torácicos, ya que aquellos que esperan cirugía para trastornos como un neumotórax persistente o en los que se ha encontrado una neoplasia maligna en una exploración médica rutinaria a menudo se encuentran bien cuando son ingresados de manera electiva. El paciente también estará ansioso por la posibilidad de malignidad y de si su enfermedad es operable, porque el cirujano no puede garantizar que la resección sea posible hasta que haya empezado la intervención. En estas circunstancias, los pacientes temen recuperarse de la anestesia y saber que el cirujano no ha sido capaz de seguir adelante. Los pacientes a menudo asistirán a una consulta previa al ingreso para poder llevar a cabo una valoración exhaustiva de enfermería que tiene en cuenta cualquier necesidad personal, social, médica, psicológica, espiritual o cultural. También proporciona una oportunidad para que tanto los pacientes como sus familiares comenten las implicaciones de la cirugía, así como para permitir que el paciente se someta a otras investigaciones preoperatorias.

La valoración del paciente antes de la cirugía puede constar de algunas o todas las investigaciones descritas anteriormente, algunas de las cuales se pueden haber realizado en el contexto ambulatorio. En ocasiones pueden repetirse pruebas, como radiografías de tórax, para observar la progresión de la enfermedad. La fase preoperatoria también consistirá en el registro de un electrocardiograma (ECG) de 12 derivaciones para valorar la aptitud física para la anestesia general y pruebas en sangre para las concentraciones de hemoglobina, cribado de la coagulación y pruebas cruzadas. Generalmente se solicitarán dos unidades de sangre para que estén disponibles para la cirugía y el período postoperatorio inmediato.

Durante la fase preoperatoria, un fisioterapeuta valorará al paciente y le comentará los ejercicios respiratorios que necesita realizar en el postoperatorio. Se puede necesitar la implicación de más personal multidisciplinario, por ejemplo, el dietista si el paciente está mal nutrido o ha perdido peso durante la progresión de la enfermedad. El Nursing and Midwifery Council (2018) señala que la enfermera debe trabajar en colaboración no solo con el paciente, sino también con otros profesionales de la atención sanitaria y social para asegurarse de que la atención que se brinda es segura y eficaz. En el preoperatorio el paciente requerirá estar en ayunas, de acuerdo con el protocolo del servicio, y someterse a la preparación de la piel, que puede consistir en baño y afeitado de la zona quirúrgica.

Intervenciones quirúrgicas torácicas

Aunque la cirugía ofrece resultados esperanzadores en muchos tipos de cáncer de pulmón, solo un 30% de los casos pueden ser de elección para la resección. A pesar de ello, un 60-80% de los pacientes quirúrgicos operados durante la enfermedad en estadio 1 alcanzan 5 años de supervivencia. La tasa de supervivencia global a los 5 años poscirugía de los pacientes es del 37% para el carcinoma de células escamosas y del 27% para el adenocarcinoma (Tobias y Hochhauser, 2014).

Toracotomía

La toracotomía es el abordaje quirúrgico normal para los pulmones y la pleura, aunque la exposición del mediastino anterior puede hacerse a través de una esternotomía media. Este último abordaje también puede utilizarse cuando existen lesiones pulmonares bilaterales o para realizar cirugía pleural bilateral.

Las incisiones de toracotomía, aproximadamente de 20-22 cm de longitud, se realizan a lo largo de la línea del quinto espacio intercostal, incidiendo los músculos torácicos subyacentes por capas. Los abordajes de toracotomía pueden hacerse de varias maneras, pero frecuentemente se realiza una incisión anterolateral, que se sitúa más hacia la parte delantera del tórax, o bien una incisión posterolateral, hacia la parte posterior, y se considera de elección para el acceso al tórax. El paciente se coloca en posición de decúbito lateral. También se puede acceder a la cavidad torácica a través de una incisión axilar.

Tras la incisión, el acceso a los órganos torácicos se facilita separando las costillas, y se lleva a cabo la entrada a la pleura. Al paciente se le ventila durante toda la intervención con un tubo endotraqueal de doble luz, que permite al anestesista la ventilación selectiva a través del bronquio principal derecho o izquierdo. Mientras progresa la cirugía, el pulmón intervenido se vacía de aire y el paciente es ventilado completamente a través del otro pulmón. Antes de cerrar el tórax, el pulmón afectado vuelve a expandirse y ventilarse, lo que permite al cirujano comprobar la seguridad de las líneas de sutura y valorar su capacidad para resistir los cambios de presión que se producen durante el ciclo respiratorio, y después se insertan uno o dos drenajes intercostales.

El abordaje de toracotomía permite realizar varias intervenciones quirúrgicas que se detallan a continuación.

Resección pulmonar

La resección quirúrgica se realiza para extirpar porciones del pulmón malignas o infectadas. La cirugía de resección generalmente sigue las divisiones anatómicas de los pulmones y puede consistir en:

- Extirpación de todo el pulmón: neumectomía.
- Extirpación de uno o dos lóbulos de un pulmón: lobulectomía.
- Extirpación de un segmento de un pulmón: segmentectomía.
- Extirpación de tejido pulmonar sin relación con las divisiones anatómicas: resección en cuña (Margereson y Riley, 2003).

La extensión de la resección depende del tamaño, la localización y el tipo celular del tumor. Un tumor que no cruce una fisura del pulmón y que se localice en un lóbulo puede tratarse con lobulectomía o posiblemente mediante segmentectomía. Los tumores que cruzan las fisuras y afectan a más de un lóbulo requerirán una resección más extensa. Los tumores que afectan al hilio pulmonar pueden requerir neumectomía, ya que de otro modo puede no ser posible la extirpación de todo el tumor.

La función pulmonar puede demandar una resección más limitada de lo que es deseable con el fin de conservar una función respiratoria adecuada tras la cirugía. Esto sería particularmente relevante en los pacientes con una función pulmonar limitada debido a asma o enfisema.

La cirugía de resección también puede llevarse a cabo empleando intervenciones broncoplásticas que intentan preservar el tejido pulmonar extirpando la sección patológica del bronquio. Después se anastomosan los extremos libres del bronquio. Un ejemplo de este tipo de cirugía es la resección en manguito, en la que se extirpa el lóbulo superior con un manguito del bronquio principal, y después el lóbulo inferior se anastomosa mediante su bronquio a la tráquea.

Segmentectomía

La segmentectomía está indicada en los pacientes con una reserva pulmonar limitada. También conocida como resección segmentaria, consiste en extirpar una sección del lóbulo del pulmón e implica disección roma y resección del segmento broncopulmonar. Después de la intervención se insertan drenajes torácicos para ayudar a la reexpansión del pulmón y la eliminación del líquido hemoseroso.

Lobulectomía

La lobulectomía es la extirpación de un lóbulo del pulmón debido a tumores benignos/malignos.

Neumectomía

La neumectomía es la extirpación de un pulmón debido a un carcinoma primario o una infección.

Espacio de la neumectomía

Tras la resección de todo el pulmón aparecen cambios en el espacio de la neumectomía. Por la elevación diafragmática, el espacio se reduce a menos del que ocupaba previamente el tejido pulmonar. En el período postoperatorio inmediato el espacio se llena de aire (durante las etapas finales de la cirugía se asegura la centralidad del mediastino mediante la regulación del volumen de gas en el espacio). En ocasiones los pacientes presentan disnea y deterioro de los valores de saturación de oxígeno tras la cirugía, y una radiografía de tórax puede revelar desviación de la tráquea y el mediastino, habitualmente hacia el lado contrario al espacio, comprometiendo la función del pulmón restante. Su corrección puede lograrse mediante la eliminación de un volumen de aire o sangre del espacio, tras lo que se repite la radiografía de tórax para comprobar la alineación traqueal.

En las primeras 36 h tras la cirugía se produce hemorragia en el espacio, que genera un nivel líquido visible por encima del diafragma en la radiografía de tórax. En algunos centros, el volumen de líquido que se acumula en el espacio puede regularse durante las primeras 24 h con un drenaje de tórax que se mantiene pinzado, pero se libera durante 1 min cada hora. Esta intervención permite que el líquido se acumule lentamente y observar cualquier incremento en la velocidad de pérdida hemática. El volumen de gas en el espacio disminuye gradualmente, ya que primero el dióxido de carbono y después el oxígeno del aire se reabsorben. En los días siguientes aumenta el volumen de líquido por el exudado inflamatorio y cambia de naturaleza gradualmente desde el estado líquido hasta convertirse en una sustancia más sólida por las alteraciones del contenido de fibrina. Los cambios finales en el espacio aparecen lentamente y consisten en la reabsorción de nitrógeno y el desarrollo de una presión negativa con una ligera desviación en la centralidad del mediastino. Esto induce la formación y acumulación de un líquido bajo en proteínas que llena eficazmente el resto del espacio (Merritt et al., 2011).

El espacio que queda tras la lobulectomía es mucho más pequeño. El relleno de este espacio se consigue por la elevación del diafragma y la expansión de los lóbulos restantes del pulmón.

Cirugía pleural

Las indicaciones de cirugía pleural son los neumotórax espontáneos y recurrentes.

Pleurectomía

La pleurectomía implica la separación de la pleura parietal del vértice y la superficie posterolateral del pulmón a través de una pequeña incisión de toracotomía posterolateral o de un abordaje menos invasivo mediante cirugía toracoscópica videoasistida (VATS) a través de un ojo de cerradura (Petrella y Spaggiari, 2016). La pleurectomía completa es imposible porque la pleura parietal no puede despegarse del diafragma. La respuesta inflamatoria consiguiente, como resultado de la separación de la pleura, causa la adherencia de la pleura visceral (con el pulmón subyacente) a la pared torácica. En las zonas donde persiste la pleura parietal, la adhesión se consigue mediante abrasión mecánica para producir la respuesta inflamatoria requerida. La cirugía finaliza con la inserción de drenajes torácicos.

Pleurodesis

La pleurodesis consiste en estimular una respuesta inflamatoria para producir la adhesión de las pleuras. Esto se puede hacer químicamente, por ejemplo, mediante la instilación de talco yodado, es decir, pleurodesis química, o bien quirúrgicamente mediante abrasión mecánica de las superficies pleurales con videoasistencia (VATS) o a través de una incisión de toracotomía, es decir, pleurodesis quirúrgica. Esta intervención es útil para prevenir los derrames pleurales recurrentes asociados a patología maligna, así como en el neumotórax recurrente. Al cierre de la intervención se insertan uno o dos drenajes torácicos.

Las intervenciones pleurales son muy dolorosas y después de la cirugía se requiere una atención cuidadosa para controlar el dolor y asegurarse de que el paciente puede respirar con facilidad. El dolor no tratado hará que el paciente minimice la respiración, comprometiendo así la expansión pulmonar.

Toracoscopia

Los avances en las técnicas toracoscópicas han dado lugar al empleo de telescopios y dispositivos de videoasistencia que proyectan las imágenes magnificadas en monitores de grabación en vídeo, lo que permite al cirujano realizar resecciones pulmonares y mediastínicas, biopsias, timectomías y drenaje de derrames pericárdicos y pleurales. En muchos casos las intervenciones toracoscópicas han suplido la necesidad de toracotomía, con los consiguientes beneficios de incisiones muy reducidas, es decir, de dos a cuatro zonas de punción de 5-7 mm en lugar de una incisión de toracotomía, menos dolor y menor restricción de la actividad muscular del hombro (que deriva de la disección a través del músculo en las toracotomías).

Las intervenciones toracoscópicas requerirán la inserción de drenajes torácicos en la cirugía, pero estos no suelen mantenerse más de 2 días.

Drenaje de empiema y descorticación

Esta técnica implica la extirpación de la corteza fibrosa gruesa de la superficie del pulmón y la pared torácica a través de una pequeña incisión de toracotomía posterolateral, con el fin de permitir que el pulmón subyacente se expanda de nuevo. La cirugía suele causar una gran pérdida hemática que puede continuar después de la operación. Se insertarán drenajes torácicos para controlar la gravedad de la pérdida sanguínea tras la intervención.

Puede que algunos pacientes no toleren la descorticación, de modo que puede considerarse un drenaje abierto. Esta opción requiere una resección costal para facilitar la inserción de un drenaje torácico de gran calibre. El tubo se corta y el extremo se inserta en una bolsa de estoma para drenaje. Se puede dejar durante largos períodos de tiempo, según sea necesario. Este drenaje difiere de otros drenajes intercostales en que no requiere sellado bajo agua. La cavidad del empiema se sella por la cubierta fibrosa sin conexión con el espacio pleural. Por ello, es posible el drenaje abierto sin peligro de neumotórax.

Reducción del volumen pulmonar

Esta intervención se lleva a cabo a través de esternotomía media para permitir la escisión de un 25-30% del volumen de cada pulmón con el fin de intentar mejorar el retroceso elástico y reducir el trabajo respiratorio, como resultado de un empiema grave.

Timectomía

La glándula tímica se sitúa a nivel retroesternal en el mediastino (v. fig. 15.4), y su aumento de tamaño puede causar dificultad respiratoria debido a la presión que ejerce. Los tumores del timo pueden ser benignos (p. ej., quistes o teratomas) o malignos (p. ej., carcinoma o sarcoma). El pronóstico tras la resección quirúrgica se relaciona directamente con la agresividad de la lesión y con el trastorno sistémico asociado. Los cambios anatomopatológicos de la glándula tímica suelen observarse en pacientes con miastenia grave, un trastorno autoinmunitario de la transmisión neuromuscular caracterizado por debilidad y fatiga de los músculos voluntarios. En estos casos la timectomía puede influir en la evolución clínica del trastorno. La timectomía generalmente se realiza a través de esternotomía media y se inserta un drenaje torácico postoperatorio.

Trasplante pulmonar

Los trasplantes de pulmón se han realizado con éxito durante más de 2 décadas y representan un 54% de las intervenciones de pacientes en espera para un trasplante cardiotorácico. En marzo de 2018, en el Reino Unido había 338 personas en la lista de espera activa para trasplante de pulmón (NHS Blood and Transplant, 2019). Inicialmente, el trasplante de pulmón se limitaba a los pacientes con vasculopatía pulmonar, pero también es una opción en la patología pulmonar parenquimatosa en fase terminal. Estas indicaciones son la enfermedad pulmonar obstructiva crónica, la fibrosis pulmonar intersticial y la fibrosis quística (Whitson y Hayes Jr, 2014). El trasplante pulmonar aislado se realiza a través de toracotomía posterolateral, haciendo la anastomosis a la altura del bronquio principal (Gust et al., 2018). Para evitar el rechazo del injerto será necesario tomar medicación inmunodepresora.

En un registro internacional los pacientes adultos trasplantados de pulmón entre 1990 y 2014 tuvieron una supervivencia media de 5,8 años, aunque los que sobrevivieron 1 año tuvieron una supervivencia media de 8,0 años. Las tasas de supervivencia son las siguientes: 3 meses, 89%; 1 año, 80%; 3 años, 65%; 5 años, 54%, y 10 años, 32% (Yusen et al., 2016).

Cuidados postoperatorios

En un sentido amplio, las prioridades de la atención de enfermería tras la cirugía torácica son similares independientemente del tipo de cirugía a que se haya sometido el paciente, es decir, valoración y mantenimiento del estado respiratorio y hemodinámico y provisión de un control adecuado del dolor. La tabla 15.9 ilustra los cuidados postoperatorios del paciente después de la cirugía torácica.

Complicaciones potenciales tras la cirugía torácica

Insuficiencia respiratoria

La insuficiencia respiratoria es la incapacidad para mantener un intercambio gaseoso adecuado. Las causas son hemoneumotórax inducido quirúrgicamente, neumonía, atelectasia y ocasionalmente la administración de opioides para alivio del dolor. La insuficiencia respiratoria vendrá indicada por el acortamiento de la respiración, reducción de la frecuencia respiratoria, disminución de los valores de la saturación de oxígeno, alteración de los gases en sangre arterial, reducción de la expansión pulmonar, sonidos respiratorios y cianosis. El tratamiento del paciente debe consistir en posición incorporada, uso de oxigenoterapia prescrita ajustada según los valores de la saturación de oxígeno y aportación de tranquilidad.

Hemorragia

La pérdida de sangre después de la cirugía se puede hacer más evidente cuando se estabiliza la presión arterial y empiezan a sangrar los pequeños vasos, lo que se había prevenido anteriormente mediante vasoconstricción o hipotensión. Puede aparecer una hemorragia más grave de vasos más grandes como la arteria o la vena pulmonar, que requerirá cirugía adicional para reparar el defecto. El tratamiento de la hemorragia comprende administración de oxígeno y líquidos y corrección de posibles problemas de la coagulación mediante el regreso al quirófano o la administración de fármacos, dependiendo de la causa de la hemorragia.

Tabla 15.9 Cuidados postoperatorios después de una cirugía torácica

Prioridades de enfermería	Fundamento
Control hemodinámico	
Tras la cirugía, el paciente necesitará observación y control estrechos	Observar la recuperación postoperatoria del paciente
La valoración de la temperatura, el pulso, la presión arterial y la frecuencia respiratoria se realiza inicialmente cada 30 min, y la frecuencia se reduce a medida que el paciente se estabiliza	Valorar cualquier cambio hemodinámico que pueda indicar hemorragia, shock, dificultad respiratoria o infección
A las pocas horas de la cirugía puede ser necesaria una radiografía de tórax	Observar la centralidad del mediastino y la reexpansión del pulmón
Tras una neumectomía puede requerirse control cardíaco	Posibilidad de arritmias cardíacas tras una neumectomía si se ha abierto el pericardio
Valoración respiratoria	
Se requiere una observación cuidadosa de la saturación de oxígeno, bien mediante control continuo o bien en el momento de la determinación de otros signos vitales	Asegurarse de que el paciente está recibiendo oxígeno en un porcentaje adecuado, en particular si se ha realizado una neumectomía u otra resección
En la etapa postoperatoria precoz pueden obtenerse algunas muestras rutinarias de gases en sangre arterial	Controlar todos los parámetros respiratorios, incluidas la PO_2 y la PCO_2
Debe utilizarse oxígeno, establecido a la tasa indicada y usando un sistema de administración que humidifique y permita un porcentaje exacto de oxígeno	La humidificación facilita la expectoración del esputo, manteniendo la humedad de las secreciones
Control del dolor	
Se requiere una atención cuidadosa a la experiencia de dolor del paciente para minimizar el dolor lo más posible	Los pacientes que tienen dolor serán reacios a respirar profundamente y toser, lo que aumenta el riesgo de infección torácica. También serán reticentes a moverse en la cama, lo que incrementa el riesgo de úlceras de presión y trombosis venosa profunda
Se dispone de varios métodos de control del dolor: la analgesia controlada por el paciente (ACP) después de la cirugía torácica se está haciendo cada vez más popular, y es un método eficaz para controlar el dolor si se ha preparado al paciente adecuadamente para su utilización en el preoperatorio. La ACP utiliza analgésicos opioides y habitualmente antieméticos. El empleo de opioides requiere un control respiratorio meticuloso	La ACP facilita la implicación del paciente, permitiéndole un cierto grado de control del dolor. Requiere una enseñanza preoperatoria cuidadosa, ya que después de la cirugía el paciente puede no desear que se le moleste para aprenderlo. Los analgésicos opioides pueden causar depresión del centro respiratorio
Algunos centros usan analgesia epidural, otro medio eficaz de control del dolor, pero este puede dificultar la movilidad del paciente	Generalmente el paciente está con reposo en cama hasta que se retira el catéter epidural. Puede observarse cierta retención urinaria debido a la disminución de la sensibilidad
Perfusión intravenosa continua de analgésicos opioides	Un sistema eficaz de administración, controlado por la enfermera
El control del dolor requiere una revisión continua, en particular cuando se cambia de los preparados intravenosos a los orales	La valoración continua es necesaria para asegurarse de que el dolor del paciente se trata adecuadamente
El grado de dolor puede disminuir significativamente tras la retirada del drenaje torácico	El drenaje torácico es un factor significativo en el dolor que experimenta el paciente

(Continúa)

Tabla 15.9 Cuidados postoperatorios después de una cirugía torácica *(cont.)*

Prioridades de enfermería	Fundamento
Equilibrio de líquidos	
Se prescribirán líquidos cristaloides de mantenimiento	Prevenir la deshidratación del paciente y sustituir cualquier pequeña pérdida de volumen hemático
El equilibrio de líquidos tendrá que mantenerse de acuerdo con: • Pérdida de sangre • Presión arterial • Diuresis • Presión venosa central (PVC)	Las pérdidas de volumen hemático mayores tendrán que sustituirse con expansores del plasma o sangre para mantener la presión arterial y la capacidad de transporte de oxígeno de la sangre Mantener la presión arterial que sostiene la perfusión sistémica La diuresis baja puede indicar un estado de deshidratación En ausencia de diuresis, la determinación de la PVC indicará si el paciente está deshidratado y necesita líquidos o si tiene sobrecarga de volumen y requiere diuréticos para estimular la función renal
El paciente podrá comenzar con pequeños volúmenes de líquido y seguir hasta una dieta ligera cuando sea capaz, a menos que se haya realizado cirugía esofágica o se haya aplicado un espray anestésico en la garganta	Estimular al paciente a beber y comer según su tolerancia. La cirugía esofágica requerirá que el paciente siga una dieta absoluta para permitir la curación de las anastomosis El espray anestésico en la garganta puede hacer que el paciente aspire al deglutir
Drenaje torácico	
La mayoría de las intervenciones torácicas darán lugar a la inserción de uno o dos drenajes torácicos	Los drenajes torácicos facilitan la reexpansión del pulmón mediante la evacuación de la sangre y el aire del espacio pleural
Los drenajes torácicos se conectarán a una unidad de drenaje sellada bajo agua	El sellado bajo agua actúa como válvula unidireccional, permitiendo el drenaje de aire del tórax, que burbujea en el agua, pero no puede volver al tórax
Puede aplicarse aspiración con bajo vacío	Un bajo vacío estimula el drenaje del tórax y, por tanto, la reexpansión del pulmón
La pérdida de sangre en la botella de drenaje debe registrarse al menos cada hora durante las primeras 24-48 h	Controlar la velocidad de pérdida hemática y asegurar la sustitución de grandes pérdidas
Observe la oscilación del nivel de líquido en el tubo de drenaje	La oscilación se corresponde con los cambios de presión en los pulmones durante las respiraciones, pero pueden estar ausentes si el drenaje se bloquea o si se aplica aspiración. El líquido se desplazará hacia el paciente en aspiración y hacia fuera del mismo en espiración. Este movimiento puede estar enmascarado en presencia de aspiración. Si el paciente tiene ventilación con presión positiva, el patrón se invertirá; es decir, se desplaza hacia fuera del paciente durante la inspiración
Observe el burbujeo en el drenaje	El burbujeo se corresponde con el drenaje de aire desde el tórax durante la espiración y la tos. Significa que el drenaje está permeable. El burbujeo puede ser enérgico, en particular si se aplica aspiración, y con esta puede ser continuo. En ausencia de aspiración, se asociará con la actividad espiratoria y la tos. Tanto el burbujeo como la oscilación pueden disminuir a medida que el pulmón se expande totalmente
Asegúrese de que la botella de drenaje torácico se mantiene a un nivel más bajo que el tórax	Facilita el drenaje de líquido desde el tórax. Evita la desviación del líquido de vuelta al espacio pleural
Véase el texto para las diferencias en los cuidados de los drenajes de neumectomía	

Tabla 15.9 **Cuidados postoperatorios después de una cirugía torácica *(cont.)***

Prioridades de enfermería	Fundamento
Fisioterapia torácica	
El objetivo de la fisioterapia es fomentar la respiración profunda, la tos y la movilidad	Esto ayudará a facilitar la reexpansión del pulmón
Inicialmente se estimula al paciente a sentarse incorporado	Facilitar la expansión óptima del pulmón
El fisioterapeuta que estuvo implicado en el preoperatorio ve al paciente poco después de la cirugía	Estimular al paciente a realizar respiraciones profundas y a toser, asegurarse de que el pulmón operado se restablece rápidamente hasta la expansión total y eliminar las secreciones retenidas. Esto también ayudará a prevenir infecciones torácicas
Entre las visitas del fisioterapeuta, el personal de enfermería continuará estimulando las respiraciones profundas y la tos	
A medida que progrese la evolución postoperatoria, el fisioterapeuta se implicará a la hora de ayudar al paciente a movilizarse	La movilidad, como el ejercicio, es un medio eficaz para estimular una buena expansión pulmonar
Movilidad	
Debe proporcionarse alivio de las zonas de presión mientras el paciente permanece en cama	Generalmente, los pacientes torácicos tienden a sentarse incorporados, lo que causa mucha presión en la piel del sacro
Se estimula al paciente a sentarse fuera de la cama al día siguiente de la cirugía	La movilización precoz se estimula para prevenir las complicaciones del reposo en cama
En los días siguientes se estimula la movilización progresiva, particularmente una vez retirados los drenajes torácicos Se estimula al paciente a empezar la movilización al cuarto de baño inicialmente, y después a dar paseos más largos Se observará al paciente subir un tramo de escaleras antes del alta	El incremento de la movilidad estimula la expansión del pulmón y mejora la tolerancia al ejercicio
Se estimula la movilidad del hombro afectado a través de ejercicios proporcionados por el fisioterapeuta	Restablecer la amplitud de movimiento normal y prevenir el hombro congelado
Cuidado de la herida	
Los apósitos del quirófano se observan regularmente en la fase postoperatoria precoz	Observar si existe hemorragia en la incisión
Los apósitos del quirófano se dejan intactos durante 48 h (o de acuerdo con el protocolo del servicio)	Prevenir la infección de la herida
Observación y cuidado de la herida de acuerdo con el protocolo del servicio	La herida debe observarse regularmente en busca de signos de exudado o infección
Retirada de grapas/suturas de acuerdo con el protocolo	Las grapas/suturas frecuentemente se retiran antes del alta, o bien se hacen planes con el equipo comunitario para retirarlas después del alta

Retención de esputo

La retención de esputo es la acumulación de secreciones en el árbol traqueobronquial inferior. Puede detectarse como obstrucción de la vía respiratoria con hipoxia y acidosis respiratoria debido a la retención de dióxido de carbono y la oxigenación inadecuada. El tratamiento de enfermería comprende la administración de oxígeno humidificado o salino y broncodilatadores en nebulización; broncoscopia para eliminar tapones de esputo, o minitraqueotomía para permitir la aspiración de la vía respiratoria.

Infecciones torácicas

Las infecciones torácicas pueden aparecer en los pacientes que son incapaces de moverse eficazmente o que no soportan la fisioterapia debido a una mala tolerancia al dolor. Son más frecuentes si el paciente era fumador antes de la cirugía. El alivio eficaz del dolor para permitir la movilización y los ejercicios respiratorios son vitales para prevenir que ocurra esto.

Arritmias cardíacas

La fibrilación auricular (FA) sigue siendo la complicación médica más frecuente después de la cirugía torácica, con una incidencia que varía desde un 10 a un 20% tras la lobulectomía pulmonar y hasta un 40% después de neumectomía (Onaitis et al., 2010, citado por Andrea et al., 2012). Si el paciente presenta compromiso puede considerarse el empleo de medicación antiarrítmica oral o intravenosa.

Fístula broncopleural

Una fístula broncopleural es una comunicación entre las vías respiratorias y la pleura tras la cirugía y puede ser debida a problemas en el momento de la intervención por patología del muñón bronquial o por alteraciones del muñón en una etapa posterior por falta de curación o infección. Puede aparecer después de lobulectomía, pero es más frecuente tras neumectomía. Los síntomas consisten en expectoración de líquido del espacio de neumectomía y la posible contaminación del pulmón restante por el líquido infectado. Las fístulas pequeñas pueden curar espontáneamente, pero pueden requerir la inserción de un drenaje torácico para prevenir el desplazamiento del líquido a las vías respiratorias. La cirugía del muñón bronquial puede consistir en la escisión del tejido infectado o necrótico y su reparación con tejido pericárdico o intercostal.

Enfisema quirúrgico

El enfisema quirúrgico puede ser consecuencia de una fístula broncopleural, pero no exclusivamente; también puede acompañar a un neumotórax. El enfisema quirúrgico indica la presencia de aire en el tejido subcutáneo, principalmente en el cuello, la pared torácica y la cabeza. Si la fuga de aire del tórax es extensa el enfisema quirúrgico puede ser muy debilitante, con cierre completo de los párpados por la tumefacción, con la consiguiente ceguera temporal para el paciente y la necesidad de cuidados de enfermería experimentados. El aire subcutáneo generalmente se reabsorbe espontáneamente cuando se instaura un drenaje torácico efectivo.

Tratamiento de enfermería de los drenajes torácicos intercostales

El drenaje intercostal (torácico) es necesario después de la cirugía para facilitar la eliminación de aire y sangre del tórax y permitir que el pulmón vuelva a expandirse completamente. En la tabla 15.9 se señalan algunas observaciones de enfermería en relación con el drenaje.

Los drenajes torácicos se fijan a una cámara estéril con agua y proporcionan una válvula unidireccional. Esto permite la eliminación del aire en la espiración (la columna de agua puede bajar o burbujear) y previene la reentrada del aire con la inspiración (la columna de agua se eleva) (fig. 15.5). Se puede añadir aspiración externa al sistema para aportar una mayor extracción de presión negativa y ayudar a la expansión del pulmón.

Debe evitarse pinzar los drenajes porque el aire se acumulará en la cavidad torácica, creando un incremento de presión positiva, lo que aumenta el potencial de neumotórax a tensión. El desagüe u ordeño de los drenajes es un tema extremadamente controvertido, pero se desaconseja enérgicamente debido al aumento asociado de la presión intratorácica y al riesgo de neumotórax.

Los pacientes cuyos drenajes se desconectan se tratan mejor mediante reconexión rápida del tubo y, en segundo lugar, tosiendo para disipar el aire. Posteriormente se debe realizar una radiografía de tórax para valorar si hay algún cambio en su estado.

La retirada del drenaje torácico solo debe considerarse cuando el pulmón se ha expandido de nuevo o cuando el drenaje ha cesado. Mientras se retira el tubo se emplea una maniobra de Valsalva modificada, es decir, el paciente realiza una inspiración profunda y mantiene la respiración con el fin de disminuir el riesgo de entrada de aire en la pleura. Antes de la retirada del drenaje se requerirán analgésicos. La sutura en bolsa de tabaco asegura el cierre de la piel al retirar el drenaje. La sutura se retira aproximadamente 2-5 días después o de acuerdo con el protocolo del servicio. Generalmente es suficiente un pequeño apósito para absorber la pérdida de sangre local y puede retirarse al día siguiente. Ante cualquier fuga de aire obvia debe informarse inmediatamente al equipo

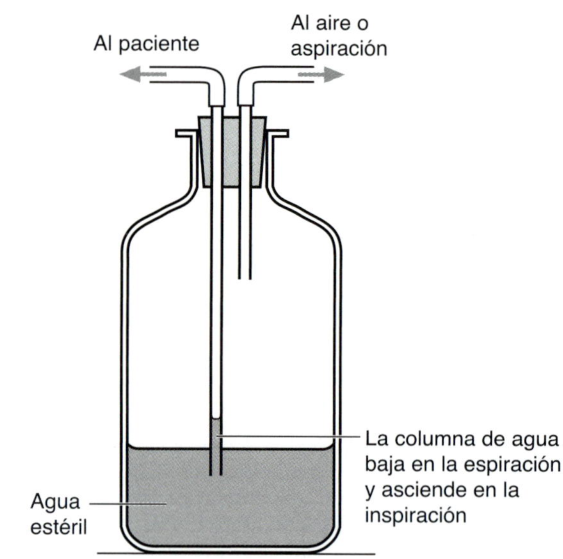

Figura 15.5 Botella para drenaje torácico intercostal.

médico. No es necesario aplicar gasas de parafina (se piensa que evitan fugas de aire a través de la piel). Originalmente se aconsejaban radiografías de tórax rutinarias después de la retirada del drenaje; sin embargo, estudios recientes han demostrado que su omisión es segura en los pacientes tras la cirugía cardiotorácica y que solo deben realizarse cuando estén indicadas clínicamente (Sepehripour et al., 2012).

Educación sanitaria/enseñanza específica del paciente y preparación para el alta

Muchas personas que han sufrido una resección pulmonar por cáncer de pulmón consideran la cirugía curativa y esperan una recuperación bastante rápida de una buena salud. Los que han sido sometidos a neumectomía inicialmente pueden observar que tienen la respiración bastante acortada debido a la reducción de la capacidad pulmonar y, si no están preparados para este hecho, pueden descorazonarse bastante. La preparación cuidadosa de cada paciente para el alta debe contener expectativas realistas de su tolerancia al ejercicio y de cómo puede mejorarla. El fisioterapeuta estará estrechamente implicado en este aspecto del alta.

Los pacientes en preparación para el alta requerirán consejo sobre una serie de temas, como el control del dolor, el cuidado de la herida, la reanudación de la actividad sexual, la dieta y los deportes. El asesoramiento requerirá adaptarse de acuerdo con la edad del paciente, la intervención y el estado físico previo a la cirugía, y será específico de las normas individuales del servicio.

La mayor parte de los pacientes no volverán a trabajar hasta que hayan sido vistos por el cirujano, es decir, en las 6-8 semanas del postoperatorio. De forma similar, se aconsejará a los pacientes que no conduzcan hasta después de esta cita, y deben informar a su compañía de seguros de la cirugía.

También puede ser pertinente el consejo de dejar de fumar. Algunos pacientes pueden pedir asesoramiento en relación con el permiso para volar, y las líneas aéreas individuales serán capaces de dar consejo. En relación con la educación sanitaria, es difícil ser preceptivo ya que cada paciente tiene diferentes necesidades y grados de comprensión, pero se debe intentar ofrecer una educación sanitaria individualizada según sea adecuado.

Conclusión

La cirugía torácica es una especialidad en rápida expansión, y desafía a la enfermera que trabaja en este campo. Por ello es esencial que las enfermeras entiendan totalmente la anatomía y fisiología del sistema respiratorio y las intervenciones quirúrgicas relacionadas.

RESUMEN DE PUNTOS CLAVE

- El conocimiento de la fisiología normal de los pulmones es esencial para entender la alteración fisiológica como consecuencia de la enfermedad o la cirugía.
- La respiración normalmente es un proceso automático y rítmico que se realiza sin esfuerzo consciente. La patología respiratoria o la cirugía torácica pueden alterar este proceso y hacer que sea un esfuerzo doloroso.
- La valoración respiratoria es fundamental en la atención de enfermería de los pacientes respiratorios sometidos a cirugía.
- El conocimiento de los procesos patológicos que alteran la anatomía y la función respiratoria será importante en la valoración de los síntomas resultantes que afectan al paciente.
- El conocimiento de las técnicas de investigación que preceden a la cirugía torácica es vital para preparar a los pacientes física y psicológicamente. Es importante tanto la información sensitiva como de la intervención.
- La función de la enfermera en la fase preoperatoria es esencial para recoger una valoración de enfermería exhaustiva, teniendo en cuenta las necesidades personales, sociales, médicas, psicológicas, espirituales y culturales.
- Las intervenciones quirúrgicas torácicas son muy dolorosas y requieren cuidados de enfermería especializados para aliviar el dolor y mantener un esfuerzo respiratorio óptimo.
- El conocimiento de los cuidados de enfermería postoperatorios y de las complicaciones potenciales es vital para una recuperación segura del paciente.
- Se deben buscar activamente oportunidades para la educación sanitaria específica y el fomento de la salud, con el fin de asegurarse de que el paciente esté totalmente informado de su satisfacción durante todo el período perioperatorio.

PUNTOS DE APRENDIZAJE PARA LA REFLEXIÓN

Tras haber leído este capítulo, piense en lo que sabe ahora y en lo que aún necesita averiguar. Estas preguntas pueden ser de ayuda:

- ¿Cómo se realiza la oximetría?
- Describa el sistema de estadificación TNM en relación con el cáncer de pulmón.
- ¿Cómo puede ayudar la enfermera al paciente que está experimentando disnea?

Bibliografía

British Lung Foundation. (2016). The battle for breath – the impact of lung disease in the UK. Available at: <www.blf.org.uk/policy/the-battle-for-breath-2016>.

British Thoracic Society. (2017). *Literature review: the economic costs of lung disease and the effectiveness of policy and service interventions*. London: British Thoracic Society.

Cancer Research UK. (2015). *Lung cancer mortality statistics*. [Online] Available at: <www.cancerresearchuk.org/health-professional/cancer-statistics/statistics-by-cancer-type/lung-cancer/mortality#heading-Zero>.

Crompton, G. (1987). *Diagnosis and management of respiratory diseases* (2nd ed.). London: Blackwell Scientific.

Foss, M. (1989). *Thoracic surgery*. London: Austen Cornish.

Gust, L., D'Journo, X. B., Briodue, G., et al. (2018). Single-lung and double-lung transplantation: technique and tips. *Journal of Thoracic Disease, 10*(4), 2508–2518.

Hatchett, R., & Thompson, T. (2008). *Cardiac nursing – a comprehensive guide* (2nd ed.). London: Churchill Livingstone.

Jubran, A. (2015). Pulse oximetry. *Critical Care, 16*(19), 272.

Kumar, P., & Clark, M. (2005). *Clinical medicine* (6th ed.). London: W.B. Saunders.

Lim, W., Ridge, C. A., Nicholson, A. G., & Mirsadraee, S. (2018). The 8th lung cancer TNM classification and clinical staging system: review of the changes and clinical implications. *Quantitative Imaging in Medicine and Surgery, 8*(7), 709–718.

Livingstone, J. I., Harvey, M., Kitchen, N., et al. (1993). Role of pre-admission clinic in a general surgical unit: a six month audit. *Annals of the Royal College of Surgeons of England, 75*(3), 211–212.

Margereson, C., & Riley, J. (2003). *Cardiothoracic surgical nursing. Current trends in adult care*. London: Blackwell Science.

Merritt, R. E., Reznik, S. I., DaSilva, M. C., Sugarbaker, D. J., Whyte, R. I., Donahue, D. M., et al. (2011). Benign emptying of the postpneumonectomy space. *The Annals of Thoracic Surgery, 92*, 1076–1081.

NHS Blood and Transplant. (2019). *Organ donation and transplantation – activity figures or the UK as at April 2019*. Available at: nhsbtdbe.blob.core.windows.net/umbraco-assets-corp/15720/annual_stats.pdf.

NHS England. (2014). *Overview of potential to reduce lives lost from Chronic Obstructive Pulmonary Disease (COPD)*. Available at: <www.england.nhs.uk/wp-content/uploads/2014/02/rm-fs-6.pdf>.

National Institute for Health and Care Excellence (NICE). (2019). *Chronic obstructive pulmonary disease*. Available at: cks.nice.org.uk/chronic-obstructive-pulmonary-disease#!topicSummary.

Nursing and Midwifery Council. (2018). *The code. Professional standards of practice and behaviour for nurses, midwives and nursing associates*. Available at: <www.nmc.org.uk/standards/code/>.

Onaitis, M., D'Amico, T., Zhao, Y., O'Brien, S., & Harpole, D. (2010). Risk factors for atrial fibrillation after lung cancer surgery: analysis of the Society of Thoracic Surgeons general thoracic surgery database. *The Annals of Thoracic Surgery, 90*, 368–374.

Petrella, F., & Spaggiari, L. (2016). The smaller the better: a new concept in thoracic surgery? *The Lancet Oncology, 17*(6), 699–700.

Sepehripour, A. H., Farid, S., & Shah, R. (2012). Is routine chest radiography indicated following chest drain removal after cardiothoracic surgery? *Interactive Cardiovascular and Thoracic Surgery, 14*(6), 834–838.

Stradling, P. (1991). *Diagnostic bronchoscopy: a teaching manual*. Edinburgh: Churchill Livingstone.

Tobias, J. S., & Hochhauser, D. (2014). *Cancer and its management*. New Jersey: John Wiley & Sons.

Travis, W. D., Brambilla, E., Nicholson, A. G., et al. (2015). The 2015 World Health Organization Classification of Lung Tumors: Impact of Genetic, Clinical and Radiologic Advances Since the 2004 Classification. *Journal of Thoracic Oncology, 10*(9), 1243–1260.

Vachani, A., Haas, A. R., & Sterman, D. H. (2012). Bronchoscopy. In S. G. Spiro, G. A. Silvestri, & A. Agustí (Eds.), *Clinical Respiratory Medicine* (pp. 154–173). Philadelphia: Saunders.

Whitson, B. A., & Hayes, D. (2014). Indications and outcomes in adult lung transplantation. *Journal of Thoracic Disease, 6*(8), 1018–1023.

Yusen, R. D., Edwards, L. B., Dipchand, A. I., et al. (2016). The Registry of the International Society for Heart and Lung Transplantation: Thirty-third Adult Lung and Heart Lung Transplant Report—2016; Focus Theme: Primary Diagnostic Indications for Transplant. *The Journal of Heart and Lung Transplantation, 35*(10), 1170–1184.

Lecturas adicionales

Finkelmeier, B. A. (2000). *Cardiothoracic surgical nursing* (2nd ed.). Philadelphia: Lippincott.

Scanlon, C., Spearman, C., & Sheldon, R. (1995). *Egan's fundamental principles of respiratory care* (6th ed.). London: Mosby.

West, J. (1990). *Respiratory physiology – The essentials* (5th ed.). London: Williams & Wilkins.

Wilkins, R., Krider, S., & Sheldon, R. (1995). *Clinical assessment in respiratory care* (3rd edn). London: Mosby.

Página web

The European Society for Cardiovascular Surgery: escvs.com

Capítulo | 16 |

Pacientes que requieren cirugía gastrointestinal alta

Jay Macleod (con la colaboración de Nuala Davison)

ÍNDICE DEL CAPÍTULO

OBJETIVOS CLAVE DEL CAPÍTULO

Al final del capítulo, el lector debería ser capaz de:

- Describir los aspectos esenciales de la anatomía y la fisiología del sistema digestivo alto.
- Explicar brevemente los estudios específicos.
- Explicar brevemente las causas, las condiciones y las intervenciones quirúrgicas.
- Proporcionar ejemplos de métodos de valoración para los pacientes que se someten a cirugía gastrointestinal alta.
- Destacar el tratamiento pre- y postoperatorio específico.
- Proporcionar un ejemplo de estudio de caso y de planificación de la asistencia basada en la evidencia.
- Intervenir y ayudar en la información y la planificación del alta de los pacientes.

Cuestiones en las que pensar antes de leer el capítulo

- ¿Cuál es el objetivo fundamental del ayuno preoperatorio?
- Ofrezca una perspectiva general de la política y la práctica que se siguen en su lugar de trabajo en relación con el ayuno preoperatorio.

(Continúa)

(cont.)

- Describa la técnica para la introducción de un tubo nasogástrico a un paciente consciente.

Introducción

Este capítulo ofrece información a aquellas enfermeras que atienden a pacientes en una sala especializada en cirugía gastrointestinal alta. Se centra especialmente en aquellas intervenciones quirúrgicas que se realizan cuando han fracasado o parecen inadecuados todos los demás métodos de tratamiento. En este capítulo se aborda también la técnica endoscópica y se esbozan los métodos de diagnóstico y tratamiento.

Conviene recordar igualmente que en el ámbito de la gastroenterología existen muchas técnicas y prácticas diferentes. Por consiguiente, dependiendo de su origen las intervenciones quirúrgicas pueden recibir nombres ligeramente diferentes. Es importante compaginar el uso de este libro con las prácticas y las investigaciones más recientes basadas en la evidencia.

En diferentes secciones de este capítulo se hablará de cada órgano y se describirán los correspondientes aspectos anatómicos y fisiológicos, junto con los detalles sobre la valoración específica de enfermería. No obstante, con el objeto de evitar repeticiones, al comienzo del capítulo se abordarán conjuntamente todos los estudios específicos.

La valoración de enfermería consiste en la recogida de datos, la revisión o el análisis de esos datos, la identificación de los posibles problemas y la elaboración de un diagnóstico de enfermería. Es muy importante obtener una anamnesis exhaustiva con la ayuda del paciente o sus familiares, que pueda servir como punto de partida para la valoración. Para completar esa valoración se puede recurrir a la entrevista (es decir, una serie de preguntas sobre el estado del paciente), la observación de cualquier indicio no verbal de molestia o sufrimiento y las mediciones con la ayuda de herramientas de valoración, como una tabla para valorar el dolor. Constituye un proceso continuo y es necesario revisarlo frecuentemente. A los efectos de este capítulo, la estructura se basará en el modelo de enfermería de Roper, Logan y Tierney, descrito en Williams (2015), ya que sigue siendo la mejor opción en el entorno de una sala. El tratamiento pre- y postoperatorio generalizado es el mismo que para cualquier paciente que se somete a cirugía abdominal alta, y únicamente destacaremos algunos problemas específicos después de analizar la enfermedad o disfunción de cada órgano.

Perspectiva general de la anatomía y la fisiología del sistema digestivo

El sistema digestivo comprende los órganos, las estructuras y las glándulas complementarias del tubo digestivo que participan conjuntamente en el proceso de degradación de los componentes de los alimentos en elementos más pequeños para su absorción y posterior aprovechamiento por las células. Por consiguiente, el sistema digestivo está constituido por el tubo digestivo, un tubo musculomembranoso continuo tapizado por mucosa, que tiene una longitud de 9 m, aproximadamente. Este tubo discurre sin interrupción a través de la cavidad corporal desde la boca hasta el ano, y comprende la boca, la faringe, el esófago, el estómago, el intestino delgado, el intestino grueso, el recto y el ano.

En el sistema digestivo se desarrollan cuatro actividades fundamentales:

- Ingestión: ingreso del alimento en el organismo (comer).
- Peristaltismo: desplazamiento del alimento a lo largo del tubo digestivo.
- Absorción de los nutrientes al interior de las células para su uso.
- Defecación: expulsión de los productos de desecho.

Se utilizan dos métodos de digestión: química y mecánica. Mediante la digestión química se degradan los hidratos de carbono, las proteínas y los lípidos de gran tamaño por medio de una serie de reacciones químicas. En este proceso intervienen órganos auxiliares que sintetizan y almacenan enzimas digestivas, como las glándulas salivales, el hígado, la vesícula biliar y el páncreas, situados fuera del tubo digestivo. Mediante la digestión mecánica se moviliza físicamente el alimento, por ejemplo, masticándolo y mezclando o batiendo el contenido del estómago con las enzimas digestivas.

Pruebas

Un paciente puede someterse a muchas pruebas para diagnosticar el trastorno y permitir que el equipo quirúrgico planifique las acciones pertinentes o la intervención quirúrgica (tabla 16.1). A menudo representa un proceso de eliminación de los distintos diagnósticos diferenciales posibles.

Es necesario explicar debidamente al paciente las pruebas propuestas, con el objeto de obtener un consentimiento informado y proceder o no a dichas pruebas. Los pacientes deberán otorgar su consentimiento de palabra y, en muchos casos,

Tabla 16.1 **Estudios del tubo digestivo o las vías biliares realizados antes de una intervención quirúrgica**

Prueba	Cirugía
Radiografía abdominal	Tubo digestivo/vías biliares
Radioscopia	Tubo digestivo/vías biliares
TC	Tubo digestivo/vías biliares
Papilla de bario	Tubo digestivo alto
Deglución de bario	Tubo digestivo alto
Colecistografía	Vías biliares
Colangiograma	Vías biliares
Colangiografía	Vías biliares
Esofagogastroduodenoscopia (EGD)	Tubo digestivo alto
Colangiopancreatografía retrógrada endoscópica (CPRE)	Vías biliares
Colangiografía transhepática percutánea (CTHP)	Vías biliares
Ecografía	Tubo digestivo/vías biliares
Ecografía endoscópica	Tubo digestivo alto

por escrito. El consentimiento informado comprenderá una entrevista con el paciente, en la que se le explicará la prueba específica, los riesgos que conlleva y los posibles resultados de la misma y, de hecho, la posibilidad de no realizar dicha prueba. El Nursing and Midwifery Council (NMC) (2018) y el Department of Health (DoH) (2009) explican las cuestiones relacionadas con el consentimiento. En la tabla 16.1 se describen brevemente las pruebas más frecuentes.

Radiografía abdominal

En circunstancias normales, los rayos X pueden atravesar los materiales densos, lo que proporciona una silueta de los órganos investigados. A menudo, cuando se estudian los tejidos blandos y los órganos de la cavidad abdominal, hay que emplear un medio de contraste (como sulfato de bario) para destacar los espacios y las cavidades del tubo digestivo. Los rayos X utilizan radiaciones ionizantes y, por consiguiente, conllevan un riesgo relativo, especialmente cuando las células se dividen rápidamente.

Cuestiones de enfermería

Los pacientes que corren más riesgo son las mujeres con capacidad reproductora, ya que hay más posibilidades de que un feto resulte afectado por una radiografía pélvica. Por consiguiente, hay que supervisar cuidadosamente cualquier radiografía abdominal y solicitarla únicamente si es absolutamente necesario. Para todas las exploraciones radiológicas de las pacientes en edad reproductora se aplica una norma de 28 días si existe alguna posibilidad de que estén embarazadas y se les ha retrasado el período (RCR, 2013). Para las exploraciones con dosis elevadas de radiación todavía se puede aplicar la regla anterior de los 10 días desde el primer día del último período menstrual. Puede haber algunas excepciones a esta regla en el caso de las mujeres que se hayan sometido a ligadura tubárica, no estén menstruando o no mantengan relaciones sexuales. La radiografía abdominal permite detectar cálculos biliares (aproximadamente el 10% de esos cálculos son radiopacos) y niveles de líquidos abdominales.

TAC (tomografía axial computarizada)/TC

Esta prueba proporciona una imagen computarizada de una parte del cuerpo mediante la combinación de rayos X finos, en muchos casos con un medio de contraste. Se obtienen «cortes» del abdomen que permiten identificar irregularidades anatómicas, incluyendo tumores.

Estudios con bario

Para los estudios radiológicos del tubo digestivo se emplea un medio de contraste radiopaco, sulfato de bario. Es un medio de contraste fino y lechoso que se ingiere por vía oral y permite detectar pequeñas alteraciones en el estómago.

Deglución de bario y papilla de bario

Esta prueba suele realizarse para visualizar mejor el esófago, el estómago y los tramos altos del intestino; por lo tanto, permite detectar un agravamiento de la esofagitis, la disfagia, las úlceras gástricas o duodenales o la presencia de anomalías como hernias de hiato, estenosis, obstrucciones o fístulas.

Cuestiones de enfermería

Conviene que el paciente no coma ni beba nada durante un período de 6-8 h antes de la prueba, ya que esta proporciona mejores resultados si el estómago está vacío.

Colecistografía

Una colecistografía es una radiografía que muestra la vesícula biliar tras la introducción de un medio de contraste radiopaco que contiene yodo. Se puede introducir por ingestión o inyección, y esta técnica suele utilizarse para detectar cálculos u obstrucciones biliares, o para evaluar la capacidad de llenado y vaciado de la vesícula biliar. En lugar de esta prueba, actualmente se recurre en muchos casos a otros métodos, como la ecografía o la tomografía computarizada (TC).

Colangiograma o colangiografía

El medio de contraste radiopaco se inyecta directamente en las vías biliares o por vía intravenosa. Esta prueba se realiza durante la cirugía biliar para detectar posibles anomalías o bloqueos, ya que permite visualizar los conductos biliares en las radiografías. También se puede obtener una colangiografía postoperatoria para confirmar la permeabilidad del colédoco tras la cirugía exploratoria y la supresión de cualquier cálculo residual (a veces, el colédoco puede desarrollar edema e inflamación). El medio de contraste se introduce por el catéter en T permanente que se inserta durante la cirugía.

Cuestiones de enfermería

El equipo quirúrgico debe realizar la colangiografía postoperatoria y analizar sus resultados antes de proceder a retirar el catéter en T. Más adelante, en este mismo capítulo, se explicará el papel que desempeña la enfermera.

Endoscopia

Para estudiar las cavidades o el interior del tubo digestivo se puede emplear un endoscopio, un instrumento luminoso de fibra óptica que puede introducirse por un orificio natural para visualizar cavidades y órganos internos en un monitor. El endoscopio de fibra óptica se emplea a menudo para acceder a zonas a las que anteriormente no se podía acceder con otros instrumentos, ya que es mucho más flexible. También existe la posibilidad de introducir instrumentos a través de un tubo especial del endoscopio para obtener biopsias o realizar otras intervenciones, como la polipectomía.

Esofagogastroduodenoscopia

Para explorar los tramos altos del tubo digestivo hay que esperar a que se vacíe el estómago, con el objeto de poder visualizarlo y prevenir una posible aspiración. La esofagogastroduodenoscopia (EGD) se emplea habitualmente para detectar y diagnosticar úlceras y tumores. También sirve para determinar la causa del sangrado gastrointestinal alto y obtener muestras de biopsia.

Cuestiones de enfermería

Para asegurarse de que el estómago está vacío, el paciente no puede ingerir nada por vía oral aproximadamente durante 6 h antes de estas pruebas. A menudo se emplea un aerosol anestésico durante la prueba para anestesiar la garganta. Debido a ello, tras la intervención se suele esperar a que el paciente recupere la sensibilidad faríngea antes de que pueda volver a beber. Tiene que transcurrir aproximadamente 1 h, después de lo cual el paciente puede comer o beber normalmente. A veces el paciente no puede beber nada tras una dilatación esofágica hasta que se obtiene una radiografía, con el objeto de descartar posibles lesiones o traumatismos como consecuencia de la intervención.

Colangiopancreatografía retrógrada endoscópica

La colangiopancreatografía retrógrada endoscópica (CPRE) permite visualizar las vías biliares por vía endoscópica. Puede ser una prueba exclusivamente diagnóstica o utilizarse también con fines terapéuticos. Se introduce el endoscopio con un catéter delgado a través del esófago, el estómago y el duodeno hasta llegar a la papila duodenal. Al llegar a ese punto se inyectan los conductos pancreático y colédoco con un medio de contraste introducido por la ampolla de Vater. El monitor mostrará cualquier posible irregularidad y se podrán obtener biopsias y muestras para citología. Esta prueba suele utilizarse para confirmar el diagnóstico de la ictericia obstructiva, la pancreatitis crónica, el carcinoma pancreático o los cólicos biliares, y también puede facilitar la extracción de cálculos biliares.

Cuestiones de enfermería

El paciente no debe recibir nada por vía oral al menos durante 6 h antes de la prueba. Se puede utilizar un aerosol anestésico para la garganta, y también sedación. Tras el estudio, los efectos del anestésico pueden persistir hasta 1 h, con lo que el paciente no podrá comer ni beber durante ese tiempo. Hay que vigilar la presión arterial y el pulso, que pueden indicar sangrado o perforación. Esta prueba puede estar contraindicada en pacientes con trastornos cardíacos o respiratorios (Eykyn, 2014).

Colangiografía transhepática percutánea

Para la colangiografía transhepática percutánea (CTHP) se emplea como medio de contraste un colorante muy concentrado que se inyecta directamente en las vías biliares, lo que permite visualizar todos los componentes del sistema biliar. Para inyectarlo se utilizan una aguja y un catéter que se introduce por vía transcutánea bajo control ecográfico. Resulta especialmente útil para estudiar los síntomas persistentes derivados del sistema biliar en aquellos pacientes que ya se han sometido a una colecistectomía o una gastrectomía y en los que no se puede realizar una CPRE.

Cuestiones de enfermería

Igual que en la CPRE.

Ecografía

La sonda ecográfica emite ondas sonoras de alta frecuencia y recibe los ecos que generan diferentes órganos, lo que permite visualizarlos. Es una técnica segura, no invasiva y no emplea radiaciones ionizantes. Se usa en gastroenterología para estudiar y detectar anomalías del sistema biliar, el páncreas, el hígado y el bazo.

Cuestiones de enfermería

Si se utiliza la ecografía para estudiar la vesícula biliar o el páncreas, puede que el paciente tenga que ayunar hasta 8 h y beber únicamente líquidos claros antes de la prueba para que no haya alimentos ni líquidos que puedan tapar la zona que se vaya a examinar. También garantiza que la vesícula estará totalmente dilatada debido a la retención de la bilis.

Trastornos gastrointestinales altos

Boca

Anatomía y fisiología

En este capítulo no se describirán los trastornos de la boca, pero se insistirá en la importancia que tiene una boca sana para la digestión. La boca contiene estructuras que participan en la preparación de los alimentos para su tránsito por el tubo digestivo. Esas estructuras son la lengua, los dientes, los paladares duro y blando y las glándulas salivales. Para morder y masticar, los músculos extrínsecos de la lengua tienen que mover la comida de un lado al otro y los músculos intrínsecos tienen que modificar la forma de la comida para poder deglutirla. El acto de masticar varía también dependiendo del patrón dental y de la forma de la boca del individuo, así como del tipo de comida que se ingiere.

Para que se forme el bolo alimenticio y se pueda facilitar su avance, se necesita la saliva de las glándulas salivales parótida, submandibular y sublingual, que secretan moco y amilasa. El flujo de saliva depende del estímulo que generan el sentido del gusto y la presión en la boca. La saliva se encarga también de mantener limpia la boca y de eliminar las partículas de alimentos, manteniéndola húmeda (Tortora y Derrikson, 2014).

Debido a ello, es importante que las personas tengan una boca limpia y húmeda y se sometan a revisiones odontológicas periódicas para favorecer y facilitar la masticación y la formación y deglución del bolo alimenticio.

Esófago

Anatomía y fisiología

El esófago mide aproximadamente 24 cm de longitud y forma un conjunto muscular que se puede colapsar. Discurre desde la base de la faringe, por detrás de la tráquea, atravesando la abertura entre las cavidades torácica y abdominal, para ir a desembocar a nivel del esfínter esofágico inferior del estómago. Consta de cuatro capas:

- La túnica adventicia (capa exterior).
- La muscular, músculos longitudinales y circulares que ayudan a empujar la comida mediante el peristaltismo. Estos músculos van cambiando gradualmente desde la musculatura voluntaria o estriada del esfínter faringoesofágico superior hasta la musculatura involuntaria o lisa del esfínter cardioesofágico.
- La capa submucosa, que contiene vasos sanguíneos y tejido.
- La capa mucosa, que facilita el paso del bolo alimenticio a lo largo del esófago mediante unas glándulas especiales que secretan mucosidad.

El esófago se encarga de transportar el bolo alimenticio a lo largo del conducto mediante la acción involuntaria del peristaltismo (contracciones y ondas). Todo este proceso dura 1-8 s, dependiendo de la consistencia del bolo alimenticio. Los esfínteres faringoesofágico y gastroesofágico controlan el flujo del bolo, relajándose para permitir el paso de los alimentos y contrayéndose para impedir su retroceso.

Disfunción esofágica

Una disfunción es cualquier anomalía que interrumpe o altera el funcionamiento normal del esófago, produciendo síntomas desagradables, como dolor agudo (odinofagia) y dificultad para deglutir (disfagia), obstrucción de los alimentos y sensación de paso de líquido al deglutir; a menudo, el paciente es capaz de señalar la localización del problema. En la tabla 16.2 se muestran algunas de esas anomalías, causas e intervenciones, que se describen a continuación.

Tabla 16.2 Disfunción esofágica: causas de intervenciones quirúrgicas

Causa	Intervención
Divertículo esofágico	Esofagomiotomía
Traumatismo/perforación de esófago	Gastroscopia/esofagogastroduodenoscopia/cirugía reconstructiva
Acalasia esofágica	Esofagomiotomía o dilatación
Estenosis esofágica	Dilatación, inserción de una endoprótesis
Esofagitis	Dilatación, esofagogastrostomía, fundoplicatura, vagotomía y piloroplastia
Cáncer de esófago	Esofagectomía, inserción de una endoprótesis

Divertículo esofágico

Un divertículo esofágico constituye una zona debilitada de la pared muscular del esófago por la que puede deslizarse una bolsa de mucosa y submucosa, produciendo una protrusión. Se diagnostica con ayuda del tránsito de bario y la radiografía. No se utiliza la gastroscopia ni se introduce un tubo nasogástrico, ya que existe mayor riesgo de perforación.

Intervención. Su tratamiento consiste en la resección quirúrgica de la bolsa. Debido a su posición, hay que extremar las precauciones para no dañar los vasos adyacentes, y a menudo se practica una miotomía (un corte en el músculo) para reducir el riesgo de espasticidad muscular.

Traumatismo y/o perforación del esófago

Un traumatismo externo puede producirse por una herida penetrante, una herida de bala o una herida por aplastamiento. Los traumatismos internos pueden deberse a la deglución de cuerpos extraños, la punción con objetos cortantes o como consecuencia de una prueba diagnóstica. Como ejemplos podemos citar los objetos metálicos, las prótesis dentales, las espinas de pescado y el instrumental médico. También pueden producirse otros efectos traumáticos por la ingestión de sustancias tóxicas o por la distensión continua y sin tregua causada por los vómitos, que dañan la mucosa (desgarro de Mallory-Weiss) o rompen el esófago en todo su espesor.

Intervención. Normalmente se realiza una esofagoscopia para extraer el cuerpo extraño o dilatar el esófago. En caso de traumatismo grave, se crea una gastrostomía para poder introducir una sonda de alimentación y permitir que remita el edema y sane la zona esofágica dañada. Tras una perforación de esófago se pueden prescribir antibióticos, ya que aumenta el riesgo de infección.

Acalasia esofágica

La acalasia esofágica es una alteración neuromuscular que produce espasmos benignos del esfínter esofágico inferior, a veces con una dilatación muy marcada del esófago. El esfínter esofágico inferior no responde y no se relaja para facilitar la deglución. Debido a ello, el paciente siente como si la comida se le atascase en la garganta. En muchos casos se produce regurgitación y distensión esofágica. Existe riesgo de que la comida pase del esófago a la tráquea, produciendo aspiración respiratoria. Para el diagnóstico se recurre a la EGD y la esofagografía con bario.

Intervención. Hay que intentar dilatar el esfínter esofágico inferior con un balón inflado a presión, que se introduce bajo control radiológico o endoscópico. En un pequeño porcentaje de casos se puede producir una perforación. Si fracasa la dilatación, se puede realizar una esofagomiotomía quirúrgica, que consiste en la división de la pared muscular.

Varices esofágicas

Las varices esofágicas están formadas por vasos sanguíneos dilatados, hinchados y congestionados en la base del esófago, que pueden romperse y provocar una hemorragia torrencial, potencialmente muy peligrosa.

Intervención. El tratamiento va dirigido a detener la hemorragia. Esto se puede conseguir por vía endoscópica inyectando adrenalina (epinefrina) en las varices o colocando una banda elástica alrededor del vaso que sangra. En situaciones de emergencia se puede introducir una sonda de Sengstaken-Blakemore para bloquear la unión gastroesofágica y detener la hemorragia.

Estenosis esofágica

Las estenosis esofágicas pueden deberse a la radioterapia intensiva y prolongada, a la compresión externa del esófago por un tumor o un órgano adyacente dilatado, a una neoplasia esofágica o a la ingestión de sustancias cáusticas. No obstante, la causa más frecuente es un estrechamiento inflamatorio causado por el reflujo ácido (v. más adelante). El diagnóstico se basa en una anamnesis exhaustiva y específica de cualquier alteración reciente en la deglución y en el uso de pruebas como la endoscopia y la biopsia.

Intervención. Hay que tratar la causa subyacente, lo que puede incluir la dilatación de la luz esofágica y posiblemente la inserción de una endoprótesis.

Esofagitis

El revestimiento mucoso del esófago puede inflamarse tras un episodio agudo o crónico de infección (p. ej., por hongos); por irritación (neoplasias malignas, ingestión de sustancias químicas o uso prolongado de un tubo nasogástrico); por complicaciones de la cirugía gástrica/duodenal; o por traumatismos causados por vómitos repetidos, reflujo, flexión, tos, inclinarse o realizar esfuerzos. El diagnóstico comprende una anamnesis específica, una esofagoscopia y/o una biopsia (Kumar et al., 2014).

Intervención. Hay que tratar la causa subyacente; se puede recurrir al tratamiento médico o a la dilatación, la esofagogastrostomía, la fundoplicatura, la vagotomía o la piloroplastia.

Cáncer de esófago

Es el 14.° tipo más frecuente de neoplasia en el Reino Unido, donde se diagnostican unos 9.100 casos nuevos cada año. El cáncer de esófago provoca aproximadamente el 5% del número total de muertes por cáncer en el Reino Unido (Cancer Research UK, 2016a). El cáncer de esófago es más frecuente entre las personas mayores de 85 años, y también es más frecuente en los hombres que en las mujeres. El índice de supervivencia a los 5 años es del 15%, y a los 10 años, del 12%.

Hay dos tipos fundamentales de carcinoma esofágico.

- El *carcinoma epidermoide* representa aproximadamente la mitad de los casos diagnosticados y se desarrolla en las células escamosas que tapizan el esófago.
- El *adenocarcinoma* se desarrolla a partir de las células glandulares productoras del moco que hay en el revestimiento esofágico y suele aparecer en el tercio inferior del esófago. Puede infiltrar las estructuras adyacentes situadas por encima y por debajo, tiene un comienzo insidioso y no produce síntomas en sus fases iniciales. Los síntomas pueden consistir en alteraciones de las cuerdas vocales (p. ej., ronquera), disfagia con bloqueo total en algunos casos, anorexia, pérdida de peso, dolor, regurgitación de alimentos sin digerir, tos o carraspeo persistentes, halitosis o mal aliento y hemoptisis. En última instancia, el tumor puede invadir otras estructuras vecinas, como los bronquios, la tráquea, el pericardio y los grandes vasos, produciendo metástasis en los ganglios linfáticos y el hígado. Aproximadamente el 1-5% de los pacientes con esófago de Barrett (un trastorno en el que el esófago inferior presenta lesiones cancerosas benignas en el epitelio cilíndrico) desarrolla este tipo de neoplasia (Cancer Research UK, 2016a). Por consiguiente, es importante que estos pacientes se sometan a controles gastroscópicos regulares.

Se cree que existe una correlación entre el carcinoma esofágico y la obesidad, el consumo excesivo de alcohol (más de 14 unidades semanales), el tabaquismo y algunos trastornos médicos poco frecuentes, como la acalasia (Cancer Research UK, 2016a).

Diagnóstico. El diagnóstico se basa en una anamnesis específica, tal como se explica en la valoración, la esofagografía con bario, la EGD, la biopsia, la ecografía endoscópica y la TAC. También se puede realizar una broncoscopia para descartar una posible lesión traqueal.

Ecografía endoscópica. La ecografía endoscópica (EE) ha revolucionado la estadificación de las neoplasias esofágicas. El paciente se somete a una gastroscopia, pero se introduce una sonda de fibra óptica que utiliza ondas sonoras, en lugar de una cámara, para medir las dimensiones del tumor, comprobar su relación con estructuras adyacentes y examinar los ganglios linfáticos.

Intervención. Hay que optar por la cirugía (esofagectomía parcial o total) si se considera que el tumor es curativo, o recurrir a medidas paliativas, como la inserción de una endoprótesis metálica autoexpansiva. Se puede optar también por la quimioterapia o el tratamiento con láser (terapia fotodinámica [TFD]). La radioterapia puede resultar eficaz en estadios iniciales o como medida paliativa en estadios avanzados. Si el paciente manifiesta disfagia muy marcada, se puede crear una yeyunostomía alimenticia para satisfacer sus necesidades nutricionales.

Inserción de una endoprótesis. Cuando el carcinoma está muy avanzado o invade órganos y tejidos vecinos, el

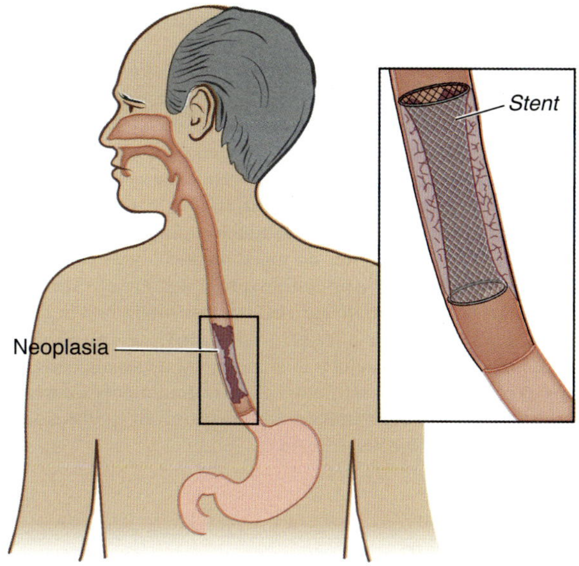

Figura 16.1 *Stent* o endoprótesis esofágica.

tratamiento paliativo puede representar la mejor opción. Se introduce una endoprótesis expansiva para mantener el esófago abierto (fig. 16.1).

Intervención quirúrgica. El tratamiento quirúrgico consiste en una esofagectomía, mediante la que se reseca todo el esófago o una parte del mismo. Se puede acceder a través del tórax y el abdomen, únicamente por el abdomen o exclusivamente por el tórax, dejando el estómago colocado en la cavidad torácica. También se puede combinar la esofagectomía con la radioterapia y la quimioterapia, ya sea antes o después de la cirugía.

Cirugía esofágica: valoración preoperatoria específica

Evidentemente, uno de los problemas para los pacientes que se someten a una esofagectomía es la comida y la bebida, que debe analizarse detalladamente como parte de la valoración preoperatoria específica. Hay que interrogar y documentar las respuestas en relación con la anamnesis específica para identificar posibles alteraciones del apetito, disfagia progresiva, dolor subesternal, regurgitación, vómitos, pérdida marcada de peso, aumento de la ansiedad, aumento metastásico de las glándulas cervicales, hematemesis y, por último, melenas o anemia. Se puede preguntar, por ejemplo: «¿Desde cuándo tiene problemas para tragar?», «¿Le sucede con todos los alimentos o solo con los líquidos?», «¿Regurgita la comida?», «¿Cuánto tiempo necesita para tragar la comida?», «¿Dónde se le atraganta la comida?», «¿Le duele?», «Si es así, ¿dónde le duele?», «¿Está empeorando o mejorando?». Tal como se puede ver en el cuadro 16.1, si se plantean las preguntas apropiadas, se pueden identificar los problemas específicos.

Intervenciones postoperatorias específicas de enfermería

Mantenimiento de un entorno seguro

Se realiza una valoración inmediata del paciente siguiendo la estructura A, B, C, D y E con el objeto de prevenir la aparición de futuras complicaciones como shock hipovolémico, atelectasias postoperatorias y dolor persistente (Hatfield, 2014).

Cuadro 16.1 **Problemas específicos relacionados con la comida y la bebida**

- Déficit nutricional: secundario a una alteración del apetito a causa de las náuseas, la anorexia, la regurgitación, la disfagia o el dolor al ingerir comida.
- Mayor pérdida de peso: como consecuencia de una alteración del apetito/patología.
- Posible riesgo de desnutrición: como consecuencia de una alteración del estado nutricional/patología.

El *objetivo específico* consistirá en asegurarse de que se mantienen unos niveles nutricionales adecuados y el paciente está bien nutrido antes de someterse a la intervención quirúrgica. Hay que mitigar o eliminar cualquier dolor o molestia asociada.

Intervenciones de enfermería y justificación

- Valore la capacidad del paciente para retener la comida y los líquidos. Documente la ingesta de alimentos, calorías y líquidos en las gráficas apropiadas y en las tablas de peso. Esto le ayudará a supervisar la ingesta nutricional y cualquier posible fluctuación en el peso, así como a identificar la necesidad de otras intervenciones.
- Facilite la ingestión de los alimentos ofreciendo bebidas con la comida; a veces, el agua con gas puede ayudar a eliminar un bloqueo y a movilizar los alimentos que hayan quedado atrapados. Hay que ofrecer comidas poco abundantes, frecuentes y ligeras, que sean fáciles de ingerir. Hay que ofrecer siempre las comidas en un entorno propicio.
- Puede que haya que suministrar nutrición en forma líquida con suplementos vitamínicos y bebidas de gran contenido proteínico, o sustituir totalmente la nutrición enteral por alimentación parenteral para poder cubrir las necesidades nutricionales.
- Conviene implicar al bromatólogo y/o la enfermera nutricional para reforzar la educación del paciente, con el objeto de prevenir complicaciones con problemas adicionales tras la introducción de dietas especiales.
- Derive al paciente al bromatólogo y posiblemente a los gastroenterólogos.
- Mantenga el registro de alimentos/documentación nutricional para supervisar las necesidades del paciente.

Respiración

Como parte de la valoración postoperatoria específica, hay que considerar las necesidades respiratorias y la manipulación de un drenaje torácico cerrado. Este sistema de drenaje se coloca en la cavidad pleural y puede ser de aspiración o no para poder garantizar que los pulmones siguen insuflados. El agua debe tener la altura adecuada para cubrir el tubo en el frasco de drenaje, y actúa como una válvula que impide que el aire vuelva a la cavidad pleural. Para satisfacer las necesidades circulatorias hay que supervisar las constantes vitales y comprobar si el paciente puede desarrollar shock hipovolémico. Para prevenir complicaciones tromboembólicas hay que favorecer la movilización mediante ejercicios pasivos y activos.

Comida y bebida

Es importante cubrir las necesidades nutricionales e hídricas postoperatorias mediante un régimen de reposición de líquidos y administración de expansores volumétricos por vía intravenosa, incluyendo la reposición y/o los suplementos de nutrición parenteral total (NPT). En muchos casos se coloca durante la operación un tubo de yeyunostomía para la alimentación postoperatoria, antes de permitir que el paciente empiece a ingerir alimentos al cabo de varios días, una vez que la anastomosis haya cicatrizado.

Aseo personal y apósitos

La herida corre un riesgo elevado de infección; debido a ello, hay que vigilar estrechamente para identificar posibles signos de infección clínica, como eritema, hinchazón, calor, dolor y exudado. Como parte de las necesidades personales del paciente, hay que ayudarle con la higiene y crear un entorno seguro.

Evacuación

Compruebe si se produce retención urinaria, como consecuencia de la respuesta neuroendocrina al estrés, la anestesia y la posición de decúbito.

Otras posibles complicaciones específicas

Estas posibles complicaciones son fugas anastomóticas, desnutrición, neumotórax, neumonía por aspiración, infección de la herida, bloqueo de la endoprótesis, desarrollo de fístulas, pronóstico desfavorable y ansiedad intensa.

Estómago

Anatomía y fisiología

El estómago presenta una anatomía coherente con la del resto del tubo digestivo, pero desempeña la función específica de albergar y digerir los alimentos tras su ingestión, merced a su forma y a la modificación de la misma para recibir los alimentos y convertirse en un reservorio al llenarse. La musculatura lisa oblicua, circular y longitudinal contribuye a contraer el estómago y a batir su contenido. Se cree que la parte superior de la pared gástrica es más delgada y tiene poca capacidad contráctil; el píloro es más grueso y posee una función contráctil más desarrollada. El control neuromuscular y la actividad esfinteriana regulan el tránsito de los alimentos por el esófago, el estómago y el duodeno.

La mucosa posee la capacidad de secretar enzimas mediante unas glándulas gástricas que existen en el epitelio cilíndrico de la mucosa. Esas células reciben el nombre de células cimógenas y secretan pepsinógeno; las células parietales secretan ácido clorhídrico, y las células mucosas se encargan de secretar moco y factor intrínseco.

La gastrina, una hormona producida por la mucosa pilórica, estimula la secreción de jugos gástricos y ácido clorhídrico. Los alimentos proteínicos presentes en el estómago estimulan la secreción de gastrina, que es liberada a la circulación para que llegue a las glándulas gástricas. La pared del estómago absorbe el agua y la glucosa, así como algunos fármacos y el alcohol. El estómago tiene normalmente un pH de 1,2-3,0, que mantiene gracias a la secreción de ácido clorhídrico (Tortora y Derrikson, 2014).

Patología

Hernia de hiato

El estómago se hernia hacia la cavidad torácica a través de una abertura en el diafragma. Los pacientes sintomáticos manifiestan reflujo gastroesofágico: el contenido ácido refluye hacia el esófago, produciendo inflamación. Generalmente afecta a personas mayores de 50 años. La debilidad muscular y las anomalías diafragmáticas favorecen la hernia, que puede producirse por un aumento de la presión intraabdominal, por ejemplo, a causa de la gestación, la obesidad, una neoplasia maligna, un traumatismo o tos/estornudos persistentes.

Hernia hiatal por deslizamiento. Este es el tipo más frecuente de hernia de hiato. La parte superior del estómago y la unión gastroesofágica ascienden y se deslizan entrando y saliendo del tórax. El diagnóstico se basa en los estudios radiológicos y la radioscopia. Las manifestaciones clínicas consisten clásicamente en pirosis, regurgitación y disfagia. El tratamiento quirúrgico actual para los pacientes sintomáticos consiste en una fundoplicatura laparoscópica de Nissen, aunque algunos cirujanos recurren todavía a la cirugía abierta.

Hernia hiatal paraesofágica. El estómago o una parte del mismo atraviesa la abertura diafragmática, pasando junto a la unión gastroesofágica. Las pruebas diagnósticas son las mismas que para una hernia hiatal por deslizamiento. Las manifestaciones clínicas suelen consistir en sensación de plenitud después de comer, o molestias torácicas, hemorragias, obstrucción y dolor por estrangulamiento de la hernia, que empeora al tumbarse. No suele observarse reflujo, y un pequeño porcentaje de los pacientes con este tipo de hernia de hiato no manifiesta ningún síntoma.

Intervención quirúrgica. Se puede practicar una gastropexia anterior, que consiste en colocar la parte más débil del estómago en su posición normal y fijarla a la pared abdominal.

Disfunción gástrica

Disminuye la absorción, lo que favorece una acumulación de líquido; se invierte el peristaltismo, lo que produce vómitos, y la mucosidad gástrica deja de actuar como una barrera.

Úlcera péptica

La úlcera péptica se define como una erosión y ulceración de la mucosa del estómago o el duodeno. Se cree que la mayoría de estas úlceras se deben a la infección por *Helicobacter pylori*, el uso de AINE y/o un aumento de la secreción ácida (Tortora y Derrikson, 2014). Para diagnosticar estas úlceras (que pueden ser gástricas, duodenales o úlceras de estrés) se recurre a la gastroscopia, los estudios con bario y una prueba respiratoria para *H. pylori*.

Úlcera gástrica. La úlcera péptica aparece en la zona prepilórica del estómago. Se asocia especialmente a factores como tendencia familiar, estrés, consumo de alcohol, tabaquismo y determinados fármacos ulcerógenos. El ácido acetilsalicílico, la fenilbutazona y otros antiinflamatorios no esteroideos (AINE) predisponen a las úlceras gástricas debido a que inhiben la síntesis de prostaglandinas. Las prostaglandinas tienen un efecto protector que permite que la mucosa resista el ataque de los jugos gástricos y el ácido clorhídrico. Los esteroides y los quimioterápicos tienen un efecto similar. Otros factores que pueden alterar la capa mucosa y causar daños son el reflujo intestinal y la hipersecreción de ácido clorhídrico, que produce gastritis.

Las manifestaciones clínicas consisten fundamentalmente en dolor urente en la región epigástrica, que aparece aproximadamente 45-90 min después de una comida y suele aliviarse con el vómito. La comida no sirve de ayuda y puede intensificar el dolor. Otras posibles manifestaciones son eructación persistente, hematemesis y posible aspecto desnutrido. Las úlceras gástricas tienen la complicación añadida de un aumento de la mortalidad como consecuencia de las complicaciones hemorrágicas. Muy pocas de estas úlceras son malignas y la mayoría de las úlceras gástricas malignas aparecen en el antro gástrico.

Intervención. El tratamiento consiste en bloquear la secreción ácida con inhibidores de la bomba de protones y erradicar *H. pylori* con una combinación de antibióticos. La inmensa mayoría de los pacientes no requiere cirugía en ningún momento, aunque este era el único tratamiento posible hasta hace 20 años. Actualmente solo hay que recurrir a la cirugía por complicaciones como sangrado, perforación o cáncer (tabla 16.3).

Úlcera duodenal. Las úlceras duodenales se localizan en los primeros 1-2 cm del duodeno y pueden producirse por una liberación excesiva de ácido gástrico o por *H. pylori*. A menudo afectan a personas de 45 a 64 años y son dos veces más frecuentes en los hombres que en las mujeres (nidirect, 2019).

Las manifestaciones clínicas están igualmente relacionadas con el dolor, que aparece en la región mesoepigástrica 2-3 h después de la ingestión de comida y a menudo durante las primeras horas de la mañana, entre la 1:00 h y las 2:00 h. Los pacientes suelen describirlo como lumbalgia o pirosis. Este dolor puede remitir con la ingestión de comida, especialmente de leche o antiácidos. Las úlceras duodenales no suelen ser malignas, pero durante muchos años han sido relacionadas con la ingestión de cafeína, el estrés, el exceso de alcohol, la cirrosis, la pancreatitis crónica, la insuficiencia renal crónica y el tabaquismo. Para su estudio y diagnóstico se recurre a la gastroscopia, los análisis de sangre (para corregir una posible anemia) y una exploración física general. A veces se realizan pruebas de la función gástrica para detectar la presencia o ausencia de ácido clorhídrico e hipersecreción.

Tabla 16.3 Úlcera péptica: condiciones para la intervención quirúrgica

Condición	Intervención
Úlcera gástrica	Gastrectomía parcial Gastrectomía total Esofagogastrostomía
Úlcera duodenal	Vagotomía troncal Vagotomía supraselectiva Antrectomía Piloroplastia

Intervención. El tratamiento consiste también en la administración de inhibidores de la bomba de protones, como omeprazol y lansoprazol y otros preparados más recientes (que suprimen marcadamente la secreción ácida), y una combinación de antibióticos para erradicar *H. pylori*. La cirugía se reserva para algunas complicaciones agudas como el sangrado y la perforación, tal como hemos explicado anteriormente. En contadas ocasiones, cuando fracasa el tratamiento médico y se observa ulceración sintomática recidivante a pesar de las máximas medidas médicas, se puede considerar la opción de la cirugía programada (v. tabla 16.3).

Úlcera de estrés. Las úlceras de estrés pueden producirse por infecciones, shock, quemaduras o traumatismos graves, y pueden aparecer tanto en el estómago como en el duodeno. Se cree que guardan relación con un aumento de la pepsina, los ácidos y la isquemia de la pared gástrica. Comienzan rápidamente, durante las primeras 48 h, y pueden ser muy extensas hacia el quinto o sexto día. Las úlceras siguen extendiéndose mientras persistan las circunstancias estresantes. Generalmente, los pacientes reciben tratamiento sintomático con antiácidos.

Complicaciones agudas

- Las *hemorragias* constituyen una complicación frecuente de las úlceras pépticas y afectan en la mayoría de los casos al estómago distal y el duodeno proximal. La hemorragia se manifiesta en forma de melenas, pero también puede poner en peligro la vida del paciente en muchos casos. Hay que corregirla reponiendo los líquidos perdidos, administrando sangre o hemoderivados (p. ej., plasma). Para detener el sangrado se puede inyectar adrenalina (epinefrina) o fibrina/trombina por vía endoscópica.

  Para detener el sangrado muy intenso o que no responde al tratamiento endoscópico puede ser necesaria la *intervención quirúrgica*.
- La *perforación* y la peritonitis posterior comienzan bruscamente, en ocasiones sin previo aviso. Constituyen una urgencia quirúrgica y es necesario operar al paciente tan pronto como lo permita su estado.

El paciente experimenta dolor abdominal alto, que puede manifestarse en el hombro derecho. Se observa distensión y rigidez abdominales. El paciente puede entrar en shock rápidamente.

El *tratamiento quirúrgico* consiste en sobresuturar la perforación y administrar antibióticos intravenosos para combatir la peritonitis bacteriana.

- Las cicatrices y la estenosis del esfínter pilórico pueden causar una *obstrucción*. El paciente tiene sensación de plenitud y manifiesta náuseas y vómitos. Hay que proceder inicialmente a la descompresión, para lo que se puede extraer el contenido gástrico mediante aspiración por un tubo nasogástrico.

  Intervención quirúrgica: la gastroenterostomía es una intervención paliativa para la obstrucción pilórica (fig. 16.2). La vagotomía y la antrectomía consisten en la sección del nervio vago y la resección del antro gástrico. Esta intervención ayuda a reducir la hipersecreción de ácido clorhídrico cuando fracasa el tratamiento con inhibidores de la bomba de protones. Estos pacientes pueden necesitar NPT si han perdido mucho peso.

Cáncer gástrico

Actualmente, en el Reino Unido el cáncer gástrico o de estómago es la decimoséptima neoplasia más frecuente en los adultos; el número de personas diagnosticadas ha descendido en los 10 últimos años, y se han diagnosticado unos 6.700 casos nuevos en 2015. Es más frecuente en los hombres que en las mujeres y la mitad de los casos se diagnostican en personas mayores de 75 años (Cancer Research UK, 2016b).

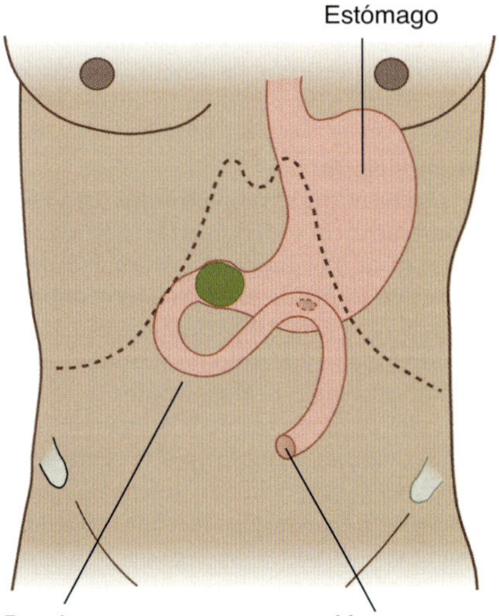

Figura 16.2 Gastroenterostomía.

Entre los factores predisponentes cabe destacar:

- *Dieta:* se cree que el consumo abundante de alimentos salados, curados y ahumados incrementa el riesgo individual.
- *Infecciones:* la infección por *H. pylori* es una infección bacteriana frecuente en el estómago. Se diagnostica mediante gastroscopia y biopsia, y a menudo basta un único ciclo de antibióticos para erradicarla. Si no se trata, puede multiplicar por cinco el riesgo de desarrollar cáncer de estómago.
- Se cree que la *cirugía gástrica previa* incrementa el riesgo de cáncer de estómago, debido a la reducción de la producción de ácido.
- La *anemia perniciosa* es otro factor predisponente; el estómago no produce suficientes enzimas gástricas para captar la vitamina B_{12}. No obstante, se pueden elevar las concentraciones de vitamina B_{12} mediante inyecciones trimestrales de hidroxicobalamina.

El pronóstico es desfavorable, ya que muchos tumores son asintomáticos y, por consiguiente, se manifiestan tardíamente, a menudo con metástasis. Los tumores localizados en la curvatura menor no alteran la función gástrica, mientras que algunos que aparecen en el orificio cardíaco o pilórico se acompañan de síntomas debidos a una alteración de la motilidad gástrica. Solo un 15% de las personas con cáncer de estómago sobrevive durante 10 años o más (Cancer Research UK, 2016b).

Debido a que este trastorno no produce síntomas en sus fases iniciales, se ha especulado sobre las posibles ventajas de un programa de cribado para todos aquellos pacientes mayores de 40 años que manifiesten dispepsia. No obstante, la dispepsia es una alteración muy habitual y afecta a una proporción considerable de la población general, mientras que el cáncer gástrico es relativamente infrecuente.

La presentación clínica consiste en dispepsia durante 4 semanas, anorexia, náuseas, vómitos o hematemesis, ronquera, molestias epigástricas, distensión abdominal, dolor, pérdida de peso, presencia de sangre en heces y anemia ferropénica.

Para diagnosticarlo se puede buscar sangre oculta, aunque la EGD/gastroscopia representa la prueba estándar para obtener biopsias y confirmar el diagnóstico histológico. Para estadificar las lesiones y determinar si es posible resecarlas se recurre a la TC y la laparoscopia.

Intervención. Se puede practicar una gastrectomía parcial o total (figs. 16.3 y 16.4). La gastrectomía total conlleva a menudo una morbilidad y una mortalidad elevadas.

Asistencia pre- y postoperatoria de los pacientes con cáncer de estómago

Valoración preoperatoria específica

Los pacientes con cáncer gástrico pueden presentar muchos problemas que requieren una intervención de enfermería. La mayoría de los pacientes quirúrgicos suelen manifestar ansiedad en relación con la intervención quirúrgica inminente, pero la situación resulta más amenazadora debido al posible

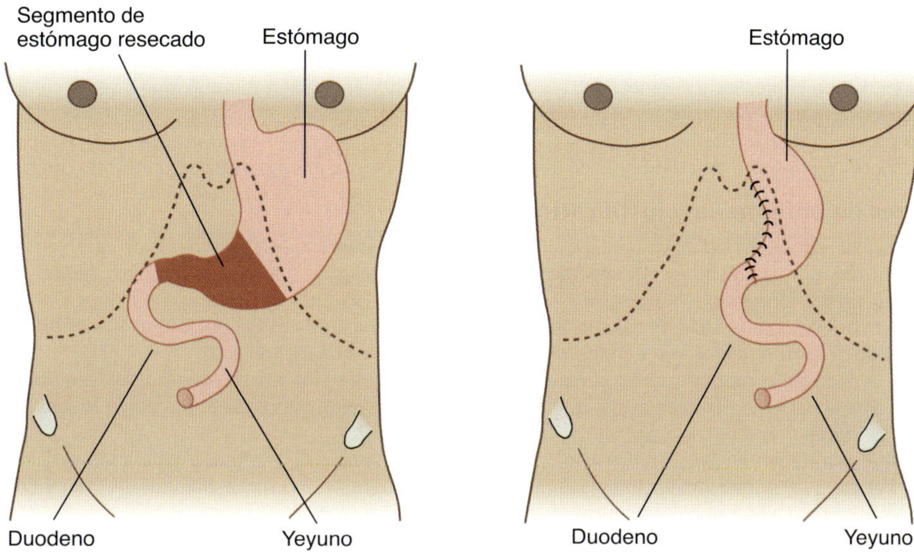

Figura 16.3 Gastroduodenostomía: Billroth I.

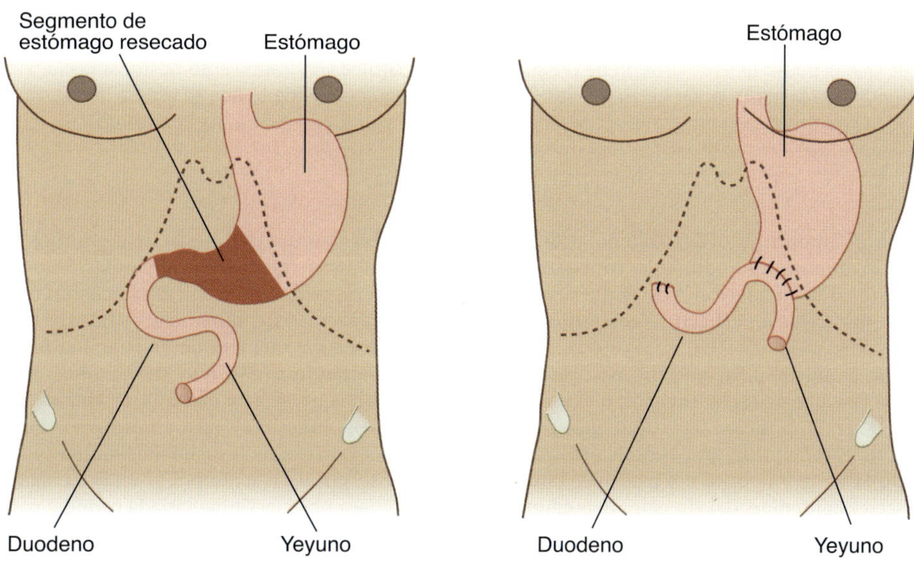

Figura 16.4 Gastrectomía parcial: Billroth II.

diagnóstico de cáncer y a su pronóstico desfavorable. Otros problemas específicos asociados al cáncer de estómago son la deficiencia nutricional secundaria a la anorexia, la consiguiente pérdida de peso y el dolor. Para poder planificar adecuadamente la asistencia de enfermería, es muy importante combatir el dolor pre- y postoperatorio de la cirugía para el cáncer gástrico, y las cuestiones deben centrarse en las características, la localización, el patrón, la duración y la intensidad del dolor, así como en la reacción del paciente al mismo (cuadro 16.2).

Intervenciones de enfermería postoperatorias específicas

Mantenimiento de un entorno seguro. Inmediatamente después de la cirugía hay que colocar al paciente en posición semirreclinada para conseguir que se sienta más cómodo y ayudarle a respirar mejor.

Respiración y comunicación. Para prevenir complicaciones pulmonares hay que administrar analgésicos que favorezcan la respiración profunda y la tos productiva. De ese

Cuadro 16.2 Problemas específicos relacionados con el dolor

- Dolor relacionado con la presencia anómala de células epiteliales en la formación tumoral, que a veces comprimen los nervios y otros órganos.
- Dolor por la presencia de metástasis o ascitis.
  El *objetivo específico* consistirá en asegurarse de que se alivia el dolor y se intenta alcanzar un estado óptimo sin dolores.

Intervenciones de enfermería y justificación

- Utilice una tabla de valoración del dolor para vigilar la aparición de posibles indicadores de dolor: por ejemplo, inquietud, irritabilidad, verbalización y retraimiento. Los informes verbales no siempre son exactos, debido a los efectos de la enfermedad y los fármacos.
- Analice la información sobre la tabla de valoración para indicar las características del dolor. Esto le facilitará el diagnóstico diferencial del dolor, garantizando de ese modo que se adoptan las medidas apropiadas.
- Comente con el paciente el propósito del control del dolor y que lo que se intenta es conseguir un estado sin dolor. Esto le garantizará que el paciente comprende por qué debe informar de cualquier posible aumento de la sensación de dolor antes de que se vuelva más intensa.
- Utilice diferentes estrategias no farmacológicas para aliviar el dolor: cambio de postura, estimulación cutánea y masajes con aceites. Debido a los numerosos factores que pueden causar y agravar el dolor, puede que sea mejor combinar diferentes métodos para aliviar el dolor en lugar de emplear una única técnica.
- Entre las estrategias conductistas para mitigar el dolor cabe destacar la distracción, la relajación y el uso de imágenes. Estas estrategias permiten al paciente desviar la atención de su dolor y pueden estimular la liberación de endorfinas mediante la sensación de control y la relajación muscular.
- Póngase en contacto con el personal médico para comentar y escoger un método eficaz y las dosis de analgésicos. Los analgésicos pueden ser opioides, no opioides y otros tratamientos complementarios.
- Explique la intervención quirúrgica que se va a realizar y el método para controlar el dolor después de la misma. Asegúrese de que el paciente tiene ocasión de preguntar sobre la cirugía y el tratamiento postoperatorio. Esto le proporcionará toda la información necesaria para asegurarse de que entiende lo que se espera de él.
- Derive al paciente al servicio/enfermera especializados en dolor para su supervisión y asesoramiento.

modo se facilitará el intercambio de oxígeno y dióxido de carbono, con lo que se obtendrá una concentración adecuada de oxígeno en la circulación. Los analgésicos adecuados evitan la respiración superficial y facilitan la fisioterapia.

Comida y bebida. Se puede dejar un tubo nasogástrico o nasoyeyunal *in situ*. Hay que evitar la irritación o el sangrado como consecuencia de la posición del tubo nasogástrico sobre la mucosa, observando y comprobando la posición del mismo y cuidando la nariz y la boca del paciente. También hay que supervisar el contenido del drenaje. A menudo se interrumpe la administración de líquidos orales con el objeto de proteger la anastomosis. Puede haber riesgo de deshidratación; por consiguiente, habrá que supervisar la ingesta de líquidos y proceder a su reposición mediante infusión intravenosa. De ese modo, se compensarán las pérdidas por el drenaje y los vómitos, y se cubrirán las necesidades normales de hidratación. Hay que llevar un registro muy exacto y retirar el tubo nasogástrico una vez que se considere que la anastomosis ha cicatrizado. A menudo se obtiene una radiografía con contraste antes de retirar el tubo nasogástrico o nasoyeyunal. Si lo tolera el paciente, el aporte de líquidos orales se va incrementando gradualmente, pero también en este caso hay que vigilar estrechamente por si aparecen signos de distensión abdominal y dolor.

También aumenta el riesgo de desnutrición y/o inanición. Una vez que se restablece la alimentación oral, hay que satisfacer las necesidades dietéticas ofreciendo cantidades pequeñas y frecuentes de alimentos blandos y bebidas. También puede que haya que reponer la vitamina B_{12} y aportar suplementos vitamínicos ya que, tras la resección del estómago, es posible que se vea afectada la absorción de vitaminas, incluida la síntesis de factor intrínseco, que es importante para la absorción de la cianocobalamina (vitamina B_{12}). Hay que observar al paciente por si muestra signos de regurgitación, ya sea por ingerir demasiada comida, comer muy rápido o como consecuencia del edema a nivel de la anastomosis.

En ocasiones, cuando se produce un íleo prolongado o complicaciones, puede que haya que recurrir a la alimentación parenteral durante los 5-6 días posteriores a la intervención, y reanudar la nutrición normal una vez que vuelva la función intestinal y el paciente empiece a sentir hambre.

Movilización. El paciente puede tener una movilidad limitada debido al proceso patológico, la cirugía, el dolor al moverse y los efectos de la anestesia. Hay que animarle a que se mueva administrándole suficientes analgésicos y supervisando los posibles efectos secundarios de la hipotensión arterial y los mareos. El objetivo consiste en ir incrementando la movilidad del paciente a diario en la medida de sus posibilidades.

Aseo personal y apósitos. Existe el riesgo de que se infecte la herida, por lo que es importante observar posibles signos de infección. Hay que supervisar la cantidad y las características del drenaje de la herida. Hay que cambiar los apósitos según las necesidades. Hacia el tercer día se puede retirar el apósito y descubrir la herida. Las suturas/grapas se retiran al cabo de 7-10 días, aproximadamente.

Otras complicaciones específicas

El paciente puede experimentar shock, hemorragias, complicaciones pulmonares y otras que se describen a continuación.

Esteatorrea. La presencia de grasas no absorbidas en las deposiciones se debe a la rapidez del vaciado gástrico, que impide que las secreciones pancreáticas y biliares puedan degradar y digerir el contenido gástrico.

***Síndrome de vaciamiento rápido o* dumping.** El síndrome de vaciamiento rápido o *dumping* consiste en la aparición de síntomas vasomotores y gástricos después de las comidas, normalmente al cabo de 10-90 min. Si se ha anastomosado el estómago al yeyuno, el contenido puede progresar muy rápidamente; debido a ello, puede que no se absorba completamente. Esto repercute en la absorción de los hidratos de carbono y los electrólitos, ya que es necesario diluirlos antes de poder absorberlos. Si se ingieren líquidos con las comidas, estos también aceleran el vaciado gástrico, produciendo síntomas como mareos, desvanecimiento, debilidad, sudoración, dolor y sensación de plenitud. Estos síntomas se producen por la rápida distensión del asa yeyunal anastomosada al estómago; debido a su hipertonicidad, el contenido intestinal desplaza el líquido extracelular para poder diluirlo.

Gastritis. Al suprimir el píloro, este deja de funcionar como barrera para impedir el reflujo del contenido duodenal; lo mismo sucede con el esófago cuando se suprime el esfínter cardíaco. En ocasiones puede producirse deficiencia de vitamina B_{12}, con la anemia consiguiente.

Información y planificación del alta hospitalaria

Es importante comentar el tema con el paciente que se vaya a someter a tratamiento quirúrgico para un trastorno gastrointestinal alto e informarle debidamente de todas las intervenciones y pruebas que se vayan a realizar. Para explicar los procedimientos y sus resultados hay que emplear un lenguaje apropiado que permita al paciente hacer preguntas al respecto. El período de adaptación es muy importante para el paciente, que se ve obligado a alterar su estilo de vida debido a la intervención quirúrgica o al tratamiento paliativo. Un enfoque multidisciplinario con la participación de profesionales médicos, el propio paciente, los allegados y los amigos ayudará a planificar los cuidados posteriores y la rehabilitación del paciente. Si no se ha curado el trastorno, puede que haya que asesorar al paciente para que adapte su dieta con el objeto de satisfacer las necesidades nutricionales alteradas; informarle sobre la forma de identificar cualquier posible complicación; proporcionarle los números de contacto apropiados para que pueda pedir ayuda a los especialistas; y asesorarle sobre la forma de controlar y combatir su dolor y de manipular el equipo especializado, como el tubo de gastrostomía o la alimentación parenteral. En procesos avanzados hay que derivar al paciente lo antes posible al equipo de cuidados paliativos antes de que pueda volver a la sociedad. De ese modo se garantizan los cuidados y el apoyo adecuados, lo que puede ayudar a prevenir y/o prever algunos de los síntomas preocupantes que produce el cáncer de estómago avanzado.

Vesícula biliar

Anatomía y fisiología

La vesícula biliar es una pequeña bolsa o saco muscular que se localiza bajo el hígado y está unida al mismo por tejido conjuntivo y al colédoco por el conducto cístico. Sus paredes internas tienen una estructura similar a la de la mucosa gástrica. El hígado secreta bilis continuamente hacia el conducto hepático, pero la mayor parte de la misma se concentra y almacena en la vesícula biliar. Posteriormente, la bilis es secretada al duodeno bajo control neuroendocrino en respuesta a la digestión de alimentos. La bilis concentrada puede saturarse de colesterol y formar cristales, lo que marca el comienzo de la litiasis biliar.

La actividad del nervio vago estimula el flujo biliar. Cuando los alimentos pasan al duodeno estimulan los receptores sensoriales, induciendo la actividad refleja del vago. Se libera acetilcolina y los músculos vesiculares se contraen. Al mismo tiempo, la mucosa duodenal sintetiza colecistocinina, una hormona que estimula la vesícula biliar para que se contraiga y expulse la bilis almacenada hacia el sistema digestivo para intervenir en la emulsificación de las grasas.

La bilis está constituida por agua, sales biliares conjugadas (p. ej., glucocolato sódico, glucoquenodesoxicolato sódico, taurocolato sódico y tauroquenodesoxicolato sódico, que derivan del colesterol), pigmentos biliares (bilirrubina y biliverdina) y diversos lípidos. Es una sustancia de color amarillo/verde oscuro y sabor amargo. Tiene un pH de 7,6-8,6 y se secretan diariamente 800-1.000 ml, aproximadamente. Cumple la doble función de facilitar la digestión de las grasas mediante su emulsificación y de favorecer su excreción estimulando el peristaltismo. Cuando los eritrocitos se degradan, liberan hierro, globina y bilirrubina. El hierro y la globina se reciclan, pero parte de la bilirrubina se excreta a los conductos biliares. En última instancia es degradada en el intestino delgado, lo que confiere su color a las heces y contribuye a la síntesis de vitamina K.

Incidencia de la patología vesicular

Los posibles factores que predisponen a la patología vesicular son el origen étnico, el sexo femenino, la edad avanzada y determinados factores genéticos, así como la obesidad, la vida sedentaria y la pérdida muy rápida de peso (Stinton y Shaffer, 2012).

Presentación clínica

Muchos pacientes tienen antecedentes de molestias biliares, cólicos e intolerancia a las comidas grasas, pero no han acudido nunca al médico. La patología vesicular puede

Cuadro 16.3 Patología vesicular

- *Colelitiasis:* presencia de cálculos en la vesícula biliar o el colédoco. *Intervención:* disolución de los cálculos, CPRE con o sin esfinterotomía, colecistectomía, coledocolitotomía, exploración del colédoco y extracción percutánea de cálculos vesiculares.
- *Colecistolitiasis:* cálculos en la vesícula biliar. *Intervención:* colecistectomía abierta o colecistectomía laparoscópica.
- *Coledocolitiasis:* cálculos biliares en el colédoco. *Intervención:* disolución de los cálculos, CPRE, coledocolitotomía, colecistectomía con exploración del colédoco.
- *Colangitis:* inflamación de vías biliares. *Intervención:* tratamiento conservador y sintomático.
- *Colecistitis:* inflamación de la vesícula biliar. *Intervención:* tratamiento conservador y sintomático o cirugía.

inducir síntomas que van desde molestias leves después de una comida con muchas grasas hasta un cuadro de náuseas agudas, vómitos y dolor intenso. El dolor se localiza en el hipocondrio derecho y a menudo se irradia al hombro derecho. Es severo e intenso, puede ser espasmódico y remite una vez que los cálculos pasan de la vesícula biliar al colédoco. Si el dolor no se trata y se producen vómitos persistentes, puede producirse un shock. Puede cursar con pirexia debido a una posible infección. También puede acompañarse de ictericia si los cálculos biliares obstruyen el colédoco (cuadro 16.3).

Tratamiento conservador y sintomático

En esta fase aguda muchos pacientes ingresan en la sala de cirugía para controlar sus síntomas antes de someterse a una intervención quirúrgica. Antiguamente, lo habitual era evitar la cirugía hasta que remitía la inflamación, en muchos casos durante un período de hasta 6 semanas. Sin embargo, las investigaciones demuestran que el pronóstico mejora con la cirugía laparoscópica precoz (en las primeras 48 h tras el ingreso por colecistitis) (Ozkardes et al., 2014).

Cuestiones de enfermería. Para combatir el dolor intenso se administran analgésicos regulares al paciente. Existe riesgo de peritonitis por perforación de la vesícula biliar; debido a ello, hay que vigilar la magnitud del dolor y las constantes vitales y realizar las intervenciones apropiadas. Los pacientes pueden ingerir líquidos, pero no deben recibir alimentos sólidos, especialmente si manifiestan náuseas y vómitos. En caso de vómitos persistentes se puede introducir un tubo nasogástrico. Para reponer líquidos se recurre a la infusión intravenosa, vigilando estrechamente el balance hidroelectrolítico. Hay que administrar antibióticos para reducir la inflamación vesicular asociada a la infección.

Entre las pruebas diagnósticas cabe destacar la radiografía abdominal, la ecografía y la CPRE o la ecografía endoscópica si existe ictericia o colangitis.

Colecistectomía laparoscópica

Se introduce un laparoscopio en el abdomen bajo anestesia general. Se insufla dióxido de carbono en el abdomen para obtener una visión clara. Para facilitar el manejo de los instrumentos se practican otras tres inserciones pequeñas. A continuación se disecciona la vesícula biliar y se extrae por el ombligo. Esta técnica tiene varias ventajas. El paciente puede moverse totalmente en una fase más precoz de su recuperación, lo que ayuda a prevenir posibles complicaciones. La desfiguración quirúrgica es mucho menor y se pueden retirar los tubos de drenaje al cabo de 24 h. Esta intervención es menos dolorosa; por consiguiente, se necesitan menos analgésicos opioides, aunque el paciente experimenta algunas molestias al introducirle el dióxido de carbono.

Sin embargo, hasta en el 5-10% de los casos no se puede usar la vía laparoscópica y hay que practicar una colecistectomía abierta. La colecistectomía laparoscópica representa el tratamiento estándar para la litiasis biliar sintomática. No obstante, se asocia a una mayor incidencia de lesiones de los conductos biliares, una complicación catastrófica que conlleva una considerable morbilidad y mortalidad perioperatoria. Es muy importante diagnosticar las lesiones biliares precisamente y lo antes posible, ya que pueden acarrear complicaciones graves (Renz et al., 2017).

Tratamiento postoperatorio específico

El tratamiento de enfermería es el mismo que para poder lograr una recuperación normal tras una anestesia general. Hay que administrar analgésicos para combatir las molestias que puedan acarrear la intervención y la insuflación de dióxido de carbono. Se puede empezar a suministrar líquidos orales una vez que el paciente se ha recuperado totalmente de la anestesia, y habitualmente se reanuda la dieta al día siguiente. Generalmente, el paciente abandona el hospital al cabo de 24 h, aunque cada vez es más frecuente darle el alta el mismo día. En ese caso, una enfermera tendrá que retirar las suturas al cabo de 1 semana.

Intervenciones quirúrgicas

Colecistoduodenostomía

Esta es una técnica quirúrgica para tratar la ictericia obstructiva causada por una estenosis del conducto biliar por factores congénitos, inflamación, cirugía previa o tumores inoperables del páncreas o los ganglios linfáticos locales. La vesícula se anastomosa al duodeno, obviando el colédoco, la ampolla de Vater y el esfínter de Oddi (fig. 16.5). Con esta intervención se consigue que la bilis fluya directamente hasta el duodeno.

Coledocostomía (exploración del colédoco)

Esta técnica permite extraer cálculos del conducto biliar e insertar un tubo en T para drenar el conducto, así como un drenaje preventivo de la herida al lecho vesicular (fig. 16.6).

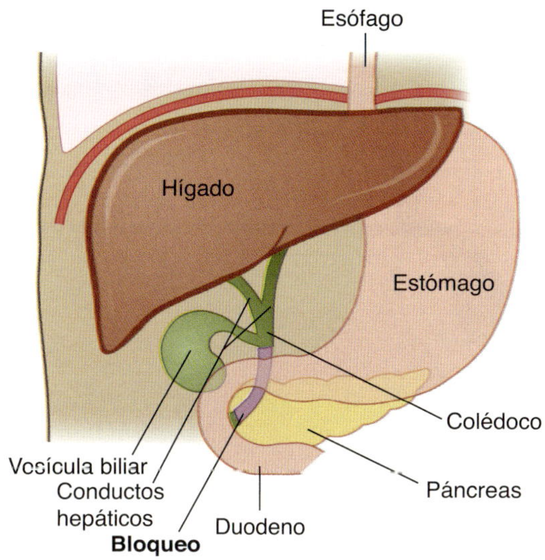

Figura 16.5 Colecistoduodenostomía.

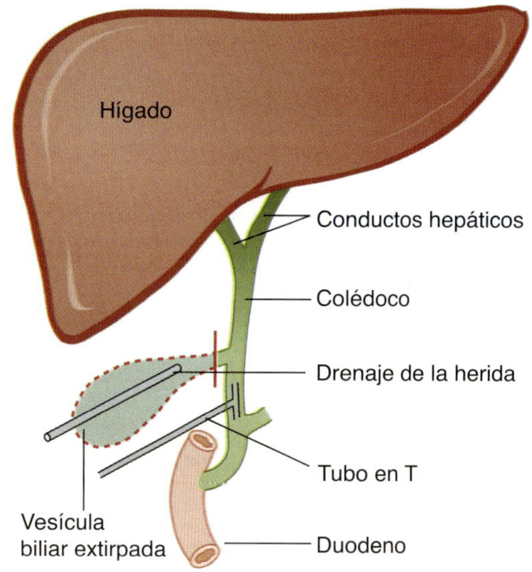

Figura 16.6 Colecistectomía (exploración del colédoco).

Colecistectomía y exploración del colédoco

Se extirpa la vesícula biliar y se explora el colédoco; normalmente se recurre a esta intervención para extraer cálculos biliares. Se inserta un tubo de drenaje en T para asegurarse de que el colédoco sea permeable y la bilis pueda drenar sin problemas (v. fig. 16.6). Posteriormente se extrae el tubo unas 2 semanas después de la intervención y se obtiene una colangiografía postoperatoria. A menudo se coloca un drenaje preventivo desde la herida hasta el lecho vesicular. Esta intervención se puede realizar por vía laparoscópica o se puede emplear una técnica abierta.

Principios de un tubo en T. Durante la intervención se realiza una colangiografía para detectar la presencia de cálculos biliares en el colédoco. Si se identifica algún cálculo, el cirujano suele explorar el colédoco y extraer los cálculos o la gravilla. Tras la intervención pueden producirse fugas, inflamación y edema en el colédoco; debido a ello, se inserta un tubo en T para mantener el conducto abierto. Este tubo en T permite que la bilis drene sin problemas, unos 300-450 ml, durante el primer día; posteriormente, esa cantidad va disminuyendo gradualmente al remitir el edema.

Aproximadamente 8-10 días después de la colecistectomía se realiza una colangiografía postoperatoria. Algunos cirujanos pinzan el tubo en T antes de efectuar la colangiografía postoperatoria. Hay que prestar especial atención a cualquier dolor que pueda experimentar el paciente al pinzar el tubo. En tal caso, hay que retirar inmediatamente la pinza e informar al equipo quirúrgico.

El cirujano examina los resultados, y si comprueba que el edema ha remitido y que no quedan cálculos ni se producen fugas biliares, el personal de enfermería procede a retirar el tubo en T. Habitualmente se administran analgésicos al paciente al menos 30 min antes de retirar el tubo en T. Una vez retirado, es importante vigilar por si se produjera un descenso brusco de la presión arterial o un aumento del pulso, o si el paciente mostrara signos de dolor, ya que esto puede indicar que ha desarrollado peritonitis biliar por el paso de bilis al espacio peritoneal.

Colecistoyeyunostomía

Esta es una técnica quirúrgica paliativa para la ictericia obstructiva secundaria a un tumor pancreático. La vesícula biliar se anastomosa al yeyuno, obviando el colédoco, la ampolla de Vater y el esfínter de Oddi (fig. 16.7). Se puede introducir un tubo de drenaje preventivo hasta la zona de la anastomosis.

Pancreatectomía (operación de Whipple)

Esta técnica se emplea para el carcinoma de la cabeza del páncreas. Se resecan el duodeno y parte del páncreas y se conectan el colédoco y los conductos pancreáticos al yeyuno (fig. 16.8). Existen muchas variantes de esta técnica.

Asistencia pre- y postoperatoria de los pacientes que se someten a cirugía biliar

Valoración preoperatoria específica

Los pacientes que necesitan tratamiento quirúrgico por una disfunción biliar presentan muchos problemas que requieren intervenciones de enfermería. Los problemas específicos están relacionados con el riesgo de peritonitis por una posible perforación de la vesícula biliar; las hemorragias por disminución de la síntesis y la absorción de vitamina K como consecuencia de la ictericia obstructiva; la infección de la herida por obstrucción o movilización del tubo en T, y las infecciones

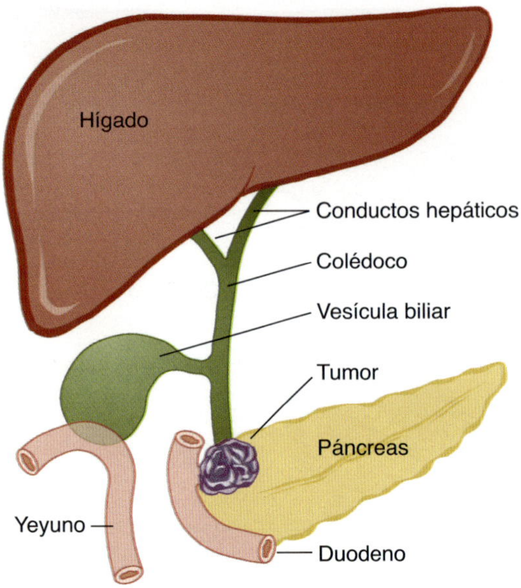

Figura 16.7 Colecistoyeyunostomía.

torácicas postoperatorias como consecuencia del dolor que produce la incisión abdominal alta, que impide al paciente respirar profundamente y toser. No obstante, desde la aparición de la colecistectomía laparoscópica se emplean técnicas mínimamente invasivas para realizar más del 90% de estas intervenciones, lo que reduce la necesidad de practicar una incisión subcostal. En el cuadro 16.4 se detallan los problemas específicos asociados a la respiración.

Intervenciones postoperatorias específicas de enfermería

Mantenimiento de un entorno seguro. Es importante vigilar las constantes vitales, para detectar un posible shock; el abdomen, para descartar signos de distensión, y el dolor, incluyendo su localización y características. Todo esto nos indica la posibilidad de una peritonitis, una perforación y/o una hemorragia. Su detección precoz nos garantizará que se puedan adoptar las medidas inmediatas, como la reposición de líquidos y/o la cirugía de urgencia.

Comunicación. Ya se ha hablado más detalladamente del dolor en la sección sobre cirugía gástrica y en relación con la respiración tras la cirugía biliar. No obstante, el tratamiento del dolor tiene consecuencias importantes en relación con la movilización y la prevención de las trombosis venosas profundas.

Comida y bebida. Generalmente, el paciente puede empezar a comer y beber inmediatamente después de una colecistectomía laparoscópica, y al cabo de 24 h tras una intervención abierta.

Higiene personal y apósitos. Ya se ha descrito la manipulación de la herida en intervenciones de enfermería anteriores, aunque existe también riesgo de infección del tubo de drenaje

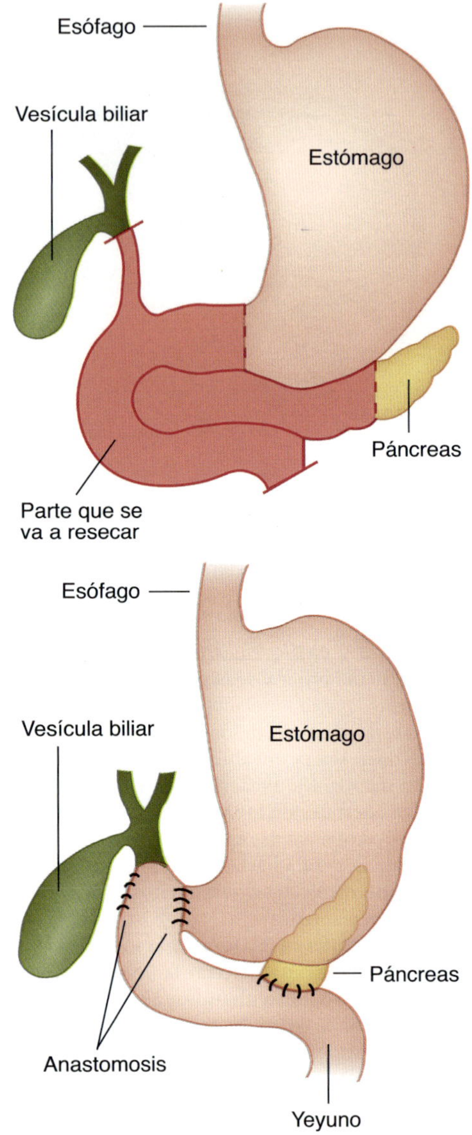

Figura 16.8 Pancreatectomía (operación de Whipple).

en T. Hay que documentar e informar de cualquier signo de infección clínica, eritema, hinchazón, calor, dolor, drenaje purulento o mal olor, ya que esto permitirá iniciar la antibioterapia sistémica si fuera necesario.

Hay que descartar posibles signos de obstrucción del tubo en T, observando si se producen cambios en el color de la piel (ictericia), deposiciones pálidas, orina de color amarillo oscuro, náuseas y vómitos y una disminución de la cantidad de drenaje en la bolsa biliar. Cualquiera de estos signos puede indicar que se ha obstruido la salida de bilis, lo que

Cuadro 16.4 **Problemas específicos relacionados con la respiración**

- Intercambio de aire inadecuado, debido a una reducción de la ventilación pulmonar.
- Ventilación pulmonar reducida, debido a respiraciones frecuentes y superficiales.
- Respiraciones superficiales, debido al riesgo de dolor que se produce al expandir los pulmones.
- Posible riesgo de infección torácica, debido a la dificultad para expectorar y a la limitación de la movilidad.
- Dificultad para expectorar, debido a la consistencia de las secreciones pulmonares y a la falta de fuerza para expectorar.

El *objetivo específico* consistirá en mantener un intercambio de aire (expansión pulmonar) óptimo y prevenir las infecciones torácicas.

Intervenciones de enfermería y justificación

- Tras la cirugía se debe valorar la profundidad y frecuencia de las respiraciones, así como los niveles de saturación de oxígeno.
- Hay que enseñar al paciente a respirar profundamente (con el diafragma) antes de la cirugía y animarle a seguir haciéndolo tras la intervención. Esto le permitirá expandir totalmente los pulmones y evitará que se consoliden las secreciones pulmonares. Implique al fisioterapeuta, especialmente si el paciente ha experimentado problemas respiratorios identificados antes de la cirugía.
- Asegúrese de que se valora el dolor del paciente y se le administran analgésicos antes de los ejercicios intensivos de respiración profunda o la fisioterapia y la movilización.
- Explique al paciente que debe sujetar su herida abdominal antes de toser y expectorar, con el objeto de reducir cualquier tensión o tirantez sobre la línea de incisión.
- Recomiende una ingesta hídrica adecuada, que reducirá la consistencia de las secreciones pulmonares y facilitará la expectoración del esputo.
- Movilice al paciente tan pronto como lo permita su estado, ya que esto le permitirá respirar más profundamente, asegurándose de ese modo una ventilación adecuada de los pulmones.
- Derive al paciente al fisioterapeuta, para la movilización y la comprobación.

puede incrementar la presión dentro del colédoco y a veces en el hígado y el sistema porta. Hay que observar si se produce eritema y excoriaciones en la piel que rodea el tubo en T, y proteger esa zona con un apósito pequeño en forma de ojo de cerradura, ya que la bilis que puede salir alrededor del tubo puede causar irritación y dolor en la piel.

Otras complicaciones específicas

Conviene recordar que las personas mayores corren mayor riesgo de morbilidad y mortalidad cuando se someten a una intervención de urgencia en las vías biliares, debido a una mayor incidencia de complicaciones asociadas al sistema cardiovascular.

Información y planificación del alta hospitalaria

Como ya hemos explicado anteriormente en este capítulo, es importante informar debidamente a los pacientes que se someten a tratamiento quirúrgico para que sean plenamente conscientes de las posibles consecuencias del mismo. El paciente que se ha sometido a una colecistectomía puede presentar síntomas asociados a la salida libre de la bilis. La vesícula biliar ya no actúa como reservorio y la bilis fluye de forma ininterrumpida. Esto puede significar que cuando el paciente come alimentos grasos puede sentir náuseas y desarrollar diarrea poscolecistectomía. Hay que advertirle igualmente de la necesidad de informar sobre posibles dolores, náuseas o cambios en el color de la piel, ya que esto podría indicar una obstrucción biliar adicional.

Cirugía bariátrica (por Nuala Davison)

Las cifras de obesidad se han triplicado en todo el mundo desde 1975. Según la Organización Mundial de la Salud (OMS), en 2016 más de 1.900 millones de adultos mayores de 18 años tenían sobrepeso. De ellos, unos 650 millones eran obesos. En el Reino Unido, los datos del NHS recogen 10.660 ingresos hospitalarios atribuibles directamente a la obesidad en 2017/18, y otros 710.000 ingresos en los que la obesidad había influido de alguna manera (NHS Digital, 2019).

La obesidad representa un factor importante de riesgo de trastornos cardiovasculares y otras enfermedades crónicas como la hipertensión arterial, la diabetes de tipo 2 y la dislipidemia. Se ha podido comprobar que estos factores disminuyen tras la cirugía bariátrica (Beamish et al., 2016). Se ha demostrado que la cirugía bariátrica es un método seguro y eficiente para perder peso. En general, para la cirugía bariátrica se recurre más a técnicas laparoscópicas que a intervenciones abiertas. Todas las intervenciones bariátricas primarias se llevan a cabo bajo anestesia general.

Para valorar el grado de obesidad de una persona se emplea el índice de masa corporal (IMC). Se considera que una persona tiene sobrepeso si tiene un IMC de 25 kg/m^2 o más, y es obesa si su IMC supera los 30 kg/m^2.

$$\text{IMC}\left(\text{kg/m}^2\right) = \text{peso}\left(\text{kg}\right)/\text{altura}\left(\text{m}^2\right)$$

En el Reino Unido, la elección de los candidatos para la cirugía bariátrica se basa en los criterios establecidos por el National Institute for Health and Care Excellence (NICE), pero en las posibilidades de acceso de una persona a la cirugía bariátrica influyen los criterios de financiación que establezca el Clinical Commissioning Group (CCG) local de esa persona, y que pueden variar dependiendo de la zona.

En general, se considera que una persona puede ser candidata a la cirugía si cumple los siguientes requisitos:

- Un IMC de 40 kg/m^2 o superior, o entre 35 y 40 kg/m^2 si presenta otros trastornos importantes (p. ej., diabetes de tipo 2, apnea obstructiva del sueño, cardiopatía isquémica o hipertensión arterial incontrolada) que podrían mejorar si perdiera peso.
- Evidencia de que se han probado todas las medidas no quirúrgicas apropiadas y existentes, pero no han permitido lograr o mantener una pérdida de peso adecuada y clínicamente beneficiosa al menos durante 6 meses; esas medidas incluirían los fármacos y las dietas para perder peso.
- La persona ha estado recibiendo o va a recibir terapia intensiva en un servicio especializado en el tratamiento de la obesidad; en el Reino Unido, esto significa generalmente la participación en un programa de nivel 3 especializado en la pérdida de peso durante un período de 12-24 meses (eso incluiría la información aportada por un médico especializado en obesidad, enfermeras especialistas, bromatólogos, psicólogos/psiquiatras y fisioterapeutas).
- La persona presenta unas condiciones generales aptas para la anestesia y la cirugía.
- Compromiso con la necesidad de realizar un seguimiento a largo plazo.
- También se recomienda la cirugía para la obesidad como opción de primera línea (en lugar de cambios en el estilo de vida o tratamiento farmacológico) para aquellos adultos con un IMC superior a 50 kg/m^2 en los que se considera apropiado el tratamiento quirúrgico.

En 2017-2018 se produjeron 6.627 ingresos con un diagnóstico primario de obesidad con una intervención bariátrica primaria o secundaria (NHS Digital, 2019).

Tipos de cirugía

La cirugía bariátrica permite perder peso y mantener esa pérdida mediante diferentes mecanismos, pero únicamente demuestra todo su potencial cuando se acompaña de determinados cambios en el comportamiento del paciente. Los tipos de cirugía más utilizados actualmente en el Reino Unido son la derivación gástrica *(bypass)*, la gastrectomía en manga, la banda gástrica ajustable y la inserción de un balón gástrico. La derivación biliopancreática y el cruce duodenal son mucho menos frecuentes.

Los principales mecanismos de acción son:

- *Restricción de la ingestión de alimentos* (banda gástrica, gastrectomía en manga y balón gástrico).

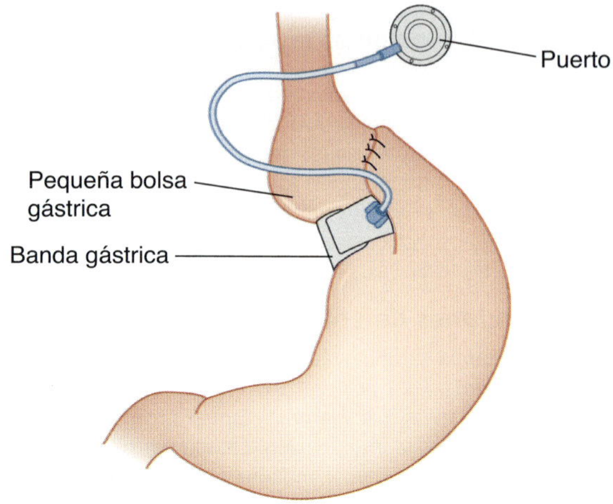

Figura 16.9 Banda gástrica ajustable.

- *Malabsorción:* reducción de la cantidad de intestino delgado por donde se absorben los alimentos (derivación biliopancreática y cruce duodenal).
- *Una combinación de restricción y malabsorción* (derivación gástrica en Y de Roux).

Banda gástrica ajustable

Para esta intervención se coloca una sonda de silicona alrededor de la parte superior del estómago, cerca de su unión con el esófago, creando de ese modo una bolsa gástrica de tamaño reducido (fig. 16.9). La banda induce sensación de saciedad y ralentiza el tránsito del alimento hacia la zona del estómago situada por debajo de la misma (Burton y Brown, 2011). Se puede ajustar la banda (apretarla o aflojarla) inyectando suero salino a través de un puerto subcutáneo si no proporciona suficiente restricción o resulta excesivamente restrictiva. Los pacientes pueden comer casi cualquier tipo de alimentos, aunque algunos tienen problemas para deglutir determinados alimentos, como el pan blanco y la carne roja. Esta técnica permite perder peso de forma lenta y gradual.

Gastrectomía en manga o tubular

Se elimina la parte exterior, dejando un estómago estrecho y en forma de tubo (fig. 16.10). Se reduce el tamaño del estómago un 70-80%. El apetito disminuye y los pacientes se sacian antes con una cantidad menor de comida debido al menor tamaño del estómago. Esta técnica puede representar una intervención única o constituir la primera parte de una derivación gástrica en dos tiempos para personas muy obesas. Si el paciente deja de perder peso, se puede practicar una segunda intervención, como una derivación gástrica o un cruce duodenal. Tras el tratamiento, los pacientes necesitarán suplementos de vitaminas y minerales de por vida.

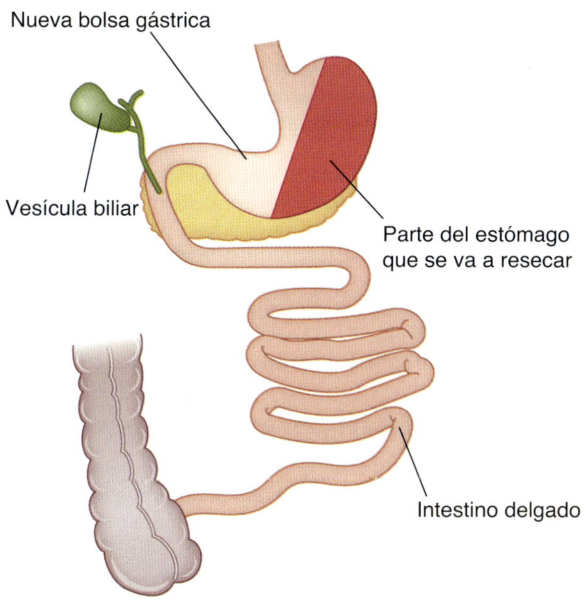

Figura 16.10 Gastrectomía en manga o tubular.

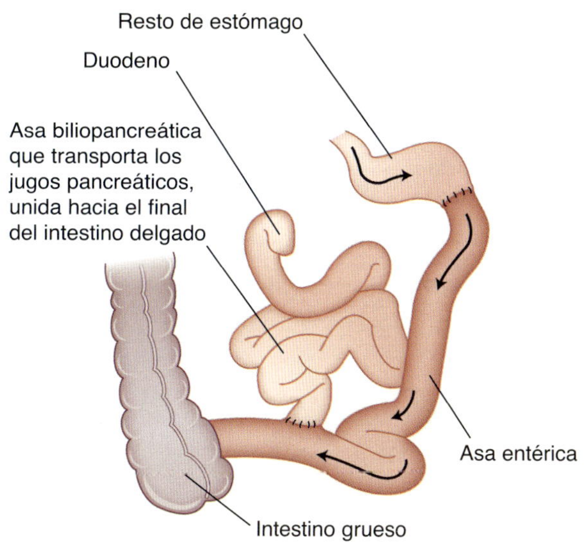

Figura 16.11 Derivación biliopancreática y cruce duodenal.

Derivación biliopancreática y cruce duodenal (DBP/CD)

Estas son las intervenciones de cirugía bariátrica menos utilizadas; permiten perder más peso que otros tratamientos, pero son intervenciones quirúrgicas más complejas y con mayores dificultades técnicas.

La operación consiste en reducir el tamaño del estómago (limitando así el tamaño de las porciones de alimentos) y la longitud del intestino funcional allí donde se absorben los alimentos (malabsorción). La comida pasa del estómago al asa alimentaria. En ambos casos se anastomosa un segmento de duodeno (asa biliopancreática) al asa alimentaria para permitir el paso de la bilis y el jugo pancreático (fig. 16.11). Las dos asas se juntan formando un asa común, en la que se digieren y absorben los nutrientes; la longitud de esa asa puede variar dependiendo de la técnica empleada. Al acortar la zona del intestino en la que se produce la absorción, el paciente puede desarrollar malabsorción de hierro, calcio, vitaminas y proteínas. El paciente tendrá que tomar suplementos de vitaminas y minerales de por vida y someterse periódicamente a análisis de sangre. Tras la DBP/CD cabe esperar una pérdida de peso muy rápida, lo que puede favorecer la formación de cálculos vesiculares. Sucandy et al. (2015) observaron esta complicación tras la DBP/CD en el 22,7% de sus pacientes.

Derivación gástrica

Con esta técnica se consigue que el paciente pierda peso mediante la creación de una pequeña bolsa gástrica superior (restricción de la ingesta alimentaria) y el acortamiento del intestino funcional (malabsorción leve). Esa pequeña bolsa gástrica se conecta a la parte inferior del intestino delgado (asa de Roux) (fig. 16.12). Los jugos pancreáticos y la bilis pasan de la parte del estómago y el duodeno que se evita y se mezclan a través de la anastomosis con el asa de Roux, creando de ese modo un conducto común. La malabsorción no es tan intensa como la que se produce tras la derivación biliopancreática/cruce duodenal, aunque los pacientes pueden desarrollar deficiencia de hierro o vitamina B_{12} y deben tomar suplementos de vitaminas y minerales de por vida, además de someterse periódicamente a análisis de sangre. Tras la cirugía de derivación gástrica puede producirse un síndrome de *dumping* si se consumen grandes cantidades de hidratos de carbono o grasas. Los síntomas consisten en diarrea, mareos, temblores, sudoración y náuseas. Se pueden limitar esos síntomas evitando los alimentos que los provocan.

Balón gástrico

El balón gástrico es un dispositivo provisional que se puede emplear para perder peso a corto plazo o para conseguir una pérdida de peso inicial en pacientes muy obesos cuando se considera que la cirugía laparoscópica plantea muchas dificultades técnicas. El balón se coloca por vía endoscópica, generalmente bajo anestesia general (fig. 16.13). El balón llena el estómago, lo que implica que el paciente se sentirá más lleno después de comer una porción más pequeña que antes de la intervención. El balón se llena con solución salina y azul de metileno, de manera que el paciente sabrá si se ha roto si expulsa orina de color azul/verde. El balón

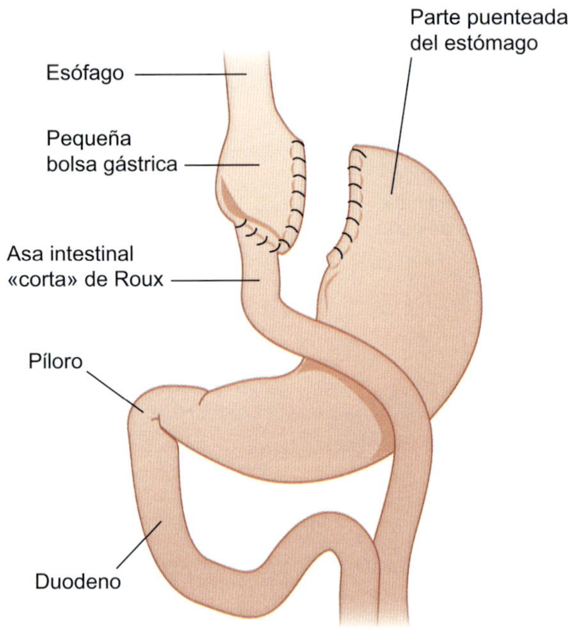

Figura 16.12 Derivación gástrica.

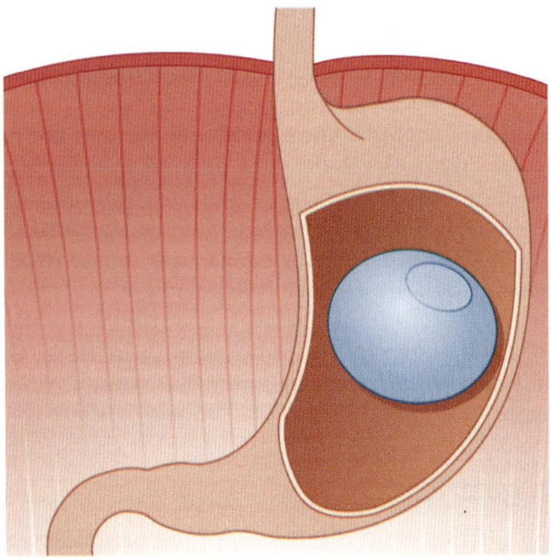

Figura 16.13 Balón gástrico.

puede ser de diferentes tamaños y puede mantenerse colocado durante períodos de tiempo variables, de acuerdo con las instrucciones del fabricante; normalmente, ese período de tiempo oscila entre 6 y 12 meses. En la mayoría de los casos, para evitar que el paciente vuelva a ganar peso, se programa una segunda intervención para después de la retirada del balón.

Asistencia preoperatoria específica

Se requiere un enfoque multidisciplinario para poder garantizar que el paciente es evaluado debidamente, se estabiliza médicamente y recibe la información necesaria para introducir en su vida los cambios necesarios para que la cirugía pueda proporcionar resultados satisfactorios (Still, 2007). El equipo debe incluir representantes de la enfermería, la cirugía, la medicina (endocrinología, cardiología, gastroenterología, neumología), la psicología, la bromatología y la anestesiología. El tipo de intervención puede depender de los trastornos concomitantes, los hábitos alimentarios, las posibles alteraciones psicológicas (como la necesidad de atracarse de comida), la edad, el tipo de obesidad y las preferencias del paciente.

Asistencia postoperatoria específica

Tras la cirugía bariátrica hay que atender a los pacientes en un entorno adaptado para esta especialidad. Es muy importante disponer de un equipo con una carga de trabajo adaptada a la población de pacientes. Ese equipo debe incluir asientos (zonas ambulatoria y hospitalaria), balanzas, camas, camillas de exploración, aseos/retretes, sillas de ruedas, mesas de quirófano, grúas y ayudas para la movilidad. También se debe disponer de batas de la talla apropiada.

Para medir las constantes vitales tras la cirugía hay que utilizar el equipo apropiado (esfigmomanómetros con manguitos de gran tamaño). Hay que prestar especial atención a los posibles signos de sepsis, que pueden indicar la existencia de una fuga anastomótica. Las fugas anastomóticas pueden constituir una complicación potencialmente mortal tras la gastrectomía en manga, la derivación gástrica o la DBP/CD. Los posibles signos son: taquicardia, dificultad respiratoria, dolor en el hombro izquierdo, dolor abdominal y ansiedad (Dunham, 2012). Normalmente, para tratar una fuga hay que volver a operar.

El riesgo de embolia pulmonar (EP) ha disminuido en los últimos años gracias a la profilaxis prolongada contra los episodios tromboembólicos venosos (ETV) (Montravers et al., 2015). Para limitar el riesgo de trombosis venosa profunda o EP, todos los pacientes deben recibir profilaxis antiembólica (p. ej., enoxaparina), utilizar medias antiembólicas de compresión gradual y empezar a moverse lo antes posible.

En los pacientes que reciben fármacos antidiabéticos hay que controlar regularmente la glucemia durante el período postoperatorio hasta que empiecen a recibir líquidos nutritivos. Un miembro del equipo local de endocrinología/diabetes debe encargarse de su asistencia. Conviene revisar las necesidades de insulina y antihipertensivos, que pueden disminuir considerablemente tras la cirugía. Los pacientes que se someten a intervenciones que favorecen la malabsorción deben recibir preparados de liberación regular en vez de fármacos de liberación prolongada (Still, 2007).

La reintroducción de los líquidos y alimentos dependerá del tipo de cirugía. El bromatólogo debe informar debidamente a los pacientes antes de la intervención y realizar una visita de seguimiento poco después. Cuando se grapa el estómago (derivación gástrica, gastrectomía en manga y DBP/CD) hay que comprobar que no se producen fugas a través de las grapas antes de reanudar la ingesta oral, ya sea mediante una radiografía o administrando azul de metileno por vía oral y vigilando el drenaje. Generalmente, los pacientes necesitan 6-8 semanas para pasar gradualmente de sorber líquidos a ingerir libremente líquidos suaves, una dieta blanda y finalmente una dieta normal, aunque en pequeñas cantidades. Para combatir las náuseas y los vómitos hay que administrar antieméticos y líquidos intravenosos hasta poder restablecer una ingesta oral adecuada.

Tras la cirugía hay que prestar especial atención al cuidado de la piel. Es muy importante cambiar de postura al paciente y vigilar las zonas de presión con frecuencia, utilizar colchones adecuados para aliviar la presión y controlar la humedad entre los pliegues cutáneos (Hatfield, 2014). Hay que vigilar estrechamente las heridas quirúrgicas, especialmente en los pacientes diabéticos.

Las enfermeras que atienden a los pacientes que se someten a cirugía bariátrica deben mostrar sensibilidad hacia las necesidades específicas de su grupo de pacientes (NMC, 2018). Los estigmas del peso pueden dar lugar a actitudes discriminatorias, como el rechazo al trabajo y la privación de la asistencia médica (Turner et al., 2011). Para poder ofrecer unos cuidados de enfermería de calidad es esencial conocer bien las causas de la obesidad y las consecuencias físicas y psicológicas específicas que puede tener para una persona.

Información específica sobre el alta hospitalaria

El éxito de la cirugía bariátrica depende de que el paciente modifique su dieta y sus hábitos de vida. El bromatólogo le proporcionará una serie de consejos dietéticos por escrito que deberá seguir durante las primeras 6 semanas tras la cirugía y posteriormente.

Si fuera necesario, habrá que ponerse de acuerdo con las enfermeras de atención primaria para la retirada de las suturas. Los pacientes deben regresar a su casa con suministros de profilaxis ETV para 2 semanas; también hay que proporcionarles un recipiente para objetos cortantes y enseñarles cómo deben autoadministrarse el tratamiento. También hay que proporcionarles suministros iniciales de sus suplementos multivitamínicos y minerales, así como incluir instrucciones en su informe de alta en relación con las necesidades que podrían surgir. Hay que facilitarles los números para ponerse en contacto con los bromatólogos y la enfermera clínica. También hay que insistir en la necesidad de que los pacientes acudan a las revisiones a largo plazo.

Complicaciones a largo plazo específicas de cada técnica

Banda gástrica

Las complicaciones a largo plazo pueden consistir en intolerancia a los alimentos, enfermedad por reflujo gastroesofágico (ERGE), fugas, erosión por la banda, infección del puerto y dilatación esofágica. Algunas de estas complicaciones pueden recibir tratamiento ambulatorio pero otras, como el deslizamiento o la migración de la banda y las complicaciones del puerto, necesitan tratamiento quirúrgico adicional.

Gastrectomía en manga o tubular

Las posibles complicaciones consisten en fugas por la línea de grapas, estrechamiento de la manga/estenosis, ERGE, esofagitis y náuseas crónicas (Rogula et al., 2018).

Derivación biliopancreática/cruce duodenal

Entre las posibles complicaciones cabe citar las fugas por la línea de grapas, la obstrucción del intestino delgado, la pancreatitis, los cálculos biliares, las deficiencias de vitaminas y minerales, la desnutrición proteínica, los gases y la hinchazón, y los gases y deposiciones malolientes (Rogula et al., 2018). Es muy importante realizar un seguimiento de por vida para prevenir deficiencias de vitaminas y minerales.

Derivación gástrica

Las posibles complicaciones consisten en fugas por la línea de grapas, formación de una úlcera marginal en la unión entre la bolsa gástrica y el yeyuno, estenosis (estrechamiento a nivel de la unión entre la bolsa gástrica y el yeyuno), fístulas gastrogástricas (formación de un conductor entre la bolsa y el muñón gástrico) (Rogula et al., 2018), síndrome de *dumping* e hipoglucemia reactiva. Hay que vigilar estrechamente los análisis de sangre para detectar una posible deficiencia de vitaminas y minerales.

RESUMEN DE PUNTOS CLAVE

- En este capítulo se ha descrito la fisiopatología de los órganos de los tramos superiores del tubo digestivo. Se han utilizado diagramas para facilitar su comprensión y se han descrito también la disfunción de esos órganos y las intervenciones quirúrgicas.
- Se ha incluido la etiología y datos epidemiológicos, cuando era pertinente, pero conviene recordar que estas estadísticas pueden variar conforme progresa la intervención médica y se realizan pruebas.
- Se han ofrecido algunas recomendaciones para ayudar a la enfermera a que utilice un método de resolución de problemas a la hora de valorar al paciente, planificar su asistencia, fijar unos objetivos e iniciar el cuidado de aquellos pacientes que se van a someter a tratamiento quirúrgico por diferentes trastornos del tubo gastrointestinal alto.
- Por último, se ha explicado la información y la preparación del paciente para el alta hospitalaria, sugiriendo la necesidad de centrarse en la importancia de promover la salud. Es muy importante informar debidamente al paciente para evitar que surjan complicaciones y afrontar las consecuencias de un fallo quirúrgico que pueda necesitar una nueva intervención.

PUNTOS DE APRENDIZAJE PARA LA REFLEXIÓN

Tras haber leído este capítulo, piense en lo que sabe ahora y en lo que aún necesita averiguar. Estas preguntas pueden ser de ayuda:

- ¿Qué aspectos esenciales debe tratar la enfermera con el paciente antes de la cirugía para ayudarle a afrontar la ansiedad que pueda generar la intervención inminente en su tubo gastrointestinal alto?
- ¿Cómo puede tratar la enfermera las náuseas y los vómitos del paciente?
- ¿Qué debe saber usted antes de administrar una transfusión sanguínea?

Bibliografía

Beamish, A. J., Olbers, T., Kelly, A. S., & Inge, T. H. (2016). Cardiovascular effects of bariatric surgery. *Nature Reviews Cardiology, 13*, 730–743.

Burton, P. R., & Brown, W. A. (2011). The mechanism of weight loss with laparoscopic adjustable gastric banding: induction of satiety not restriction. *The International Journal of Obesity, 35*(3), S26–S30.

Cancer Research UK. (2016a). *Oesophageal cancer statistics*. Available at: <www.cancerresearchuk.org/health-professional/cancer-statistics/statistics-by-cancer-type/oesophageal-cancer#heading-Two>.

Cancer Research UK. (2016b). *About stomach cancer*. Available at: <www.cancerresearchuk.org/about-cancer/stomach-cancer/about-stomach-cancer>.

Department of Health (DoH). (2009). *Reference guide to consent for examination or treatment* (2nd ed.). Available at: <www.gov.uk/government/publications/reference-guide-to-consent-for-examination-or-treatment-second-edition>.

Dunham, M. (2012). Increasing incidence of the biliopancreatic diversion with duodenal switch as a surgical weight loss option; implications for nursing care. *Bariatric Nursing and Surgical and Patient Care, 7*(2).

Eykyn, F. (2014). Endoscopic retrograde cholangiopancreatography (ERCP) performed under propofol sedation. *Gastrointestinal Nursing, 11*(10), 44–48.

Hatfield, A. (2014). *The complete recovery room book* (5th ed.). Oxford: Oxford University Press.

Kumar, M., Sweis, R., & Wong, T. (2014). Eosinophilic oesophagitis: investigations and management. *Postgraduate Medical Journal, 90*, 273–281.

Montravers, P., Ribeiro-Parenti, L., & Welsch, C. (2015). What's new in postoperative intensive care after bariatric surgery? *Intensive Care Medicine, 41*, 1114–1117.

NHS Digital. (2019). *Statistics on obesity, physical activity and diet, England*. Available at: <digital.nhs.uk/data-and-information/publications/statistical/statistics-on-obesity-physical-activity-and-diet/statistics-on-obesity-physical-activity-and-diet-england-2019>.

nidirect. (2019) *Stomach ulcer and duodenal ulcer*. Available at: <https://www.nidirect.gov.uk/conditions/stomach-ulcer-and-duodenal-ulcer>.

Nursing and Midwifery Council. (2018). *The Code. Professional standards of practice and behaviour for nurses, midwives and nursing associates*. <www.nmc.org.uk/globalassets/sitedocuments/nmc-publications/nmc-code.pdf>.

Ozkardes, A. B., Tokac, M., Dumlu, E. G., Bozkurt, B., Ciftci, A. B., Yetisir, F., et al. (2014). Early versus delayed laparoscopic cholecystectomy for acute cholecytitis: a prospective, randomized study. *International Surgery, 99*(1), 56–61.

Renz, B. W., Bosch, F., & Angele, M. K. (2017). Bile duct injury after cholecystectomy: surgical therapy. *Visceral Medicine, 33*(3), 184–190.

Rogula, T. G., Schauer, P. R., & Fouse, T. (2018). *Prevention and management of complications in bariatric surgery*. Oxford: Oxford University Press.

Royal College of Radiologists (RCR). (2013). *Radiation and the Early Fetus*. London: Royal College of Radiologists. Available at: <www.rcr.ac.uk/system/files/publication/field_publication_files/BFCR%2813%294_radiation.pdf >.

Still, C. (2007). Before and after surgery: the team approach to management. *Supplement to OGB Management, 19*(4), 15–21.

Stinton, L. M., & Shaffer, E. A. (2012). Epidemiology of gallbladder disease: Cholelithiasis and cancer. *Gut Liver, 6*(2), 172–187.

Sucandy, I., Abulfaraj, M., Naglak, M., & Antanavicius, G. (2015). Risk of biliary events after selective cholecystectomy during bioliopancreatic diversion with duodenal switch. *Obesity Surgery, 26*(3), 531–537.

Tortora, G. J., & Derrikson, B. (2014). *Principles of anatomy and physiology* (14th edn). New Jersey: Wiley.

Turner, R. N., Wildschut, T., & Sedikides, C. (2011). Dropping the weight stigma: Nostalgia improves attitudes toward persons who are overweight. *Journal of Experimental Social Psychology, 48*(1), 130–137.

Williams, B. C. (2015). The Roper-Logan-Tierney model of nursing: A framework to complement the nursing process. *Nursing, 45*(3), 24–26.

Lecturas adicionales

Hind, M., & Wicker, P. (2000). *Principles of perioperative practice*. Edinburgh: Churchill Livingstone.

Porock, D., & Palmer, D. (2003). *Cancer of the gastrointestinal tract: a handbook for nurse practitioners*. London: Whurr.

Capítulo | 17 |

Pacientes que requieren cirugía colorrectal y anal

Katie Adams y Fiona Hibberts

ÍNDICE DEL CAPÍTULO

OBJETIVOS CLAVE DEL CAPÍTULO

Al final del capítulo, el lector debería ser capaz de:

- Describir la anatomía y fisiología del tubo digestivo inferior.
- Explicar brevemente los estudios específicos para pacientes con trastornos colorrectales y anales.
- Explicar brevemente las causas, enfermedades e intervenciones quirúrgicas.
- Dar ejemplos de procedimientos de evaluación de pacientes sometidos a cirugía colorrectal y anal.
- Destacar el tratamiento específico pre- y postoperatorio.
- Colaborar en la educación y la planificación del alta de los pacientes.

Cuestiones en las que pensar antes de leer el capítulo

- ¿Cuáles son los nombres que los pacientes y el público utilizan para el tubo digestivo?
- ¿Qué estrategias puede utilizar la enfermera para ayudar a un paciente a entender la función del tubo digestivo?
- ¿Cómo puede aliviar la vergüenza que puede causar la realización de procedimientos íntimos?

Introducción

Este capítulo proporcionará información a las enfermeras que atienden a pacientes en una sala de cirugía especializada en cirugía colorrectal y anal. Se centrará en las intervenciones quirúrgicas que se llevan a cabo cuando todos los demás métodos de tratamiento han sido ineficaces o son, de hecho, inadecuados. El capítulo se sustenta en las normas profesionales de práctica y comportamiento para las enfermeras y personal afín que el Nursing and Midwifery Council (NMC) espera que todo colegiado cumpla según lo estipulado en *El Código* (NMC, 2018). Este capítulo también incluirá la práctica endoscópica, y se describirán los procedimientos tanto diagnósticos como terapéuticos.

Hay muchas técnicas y prácticas diferentes en el campo de la gastroenterología; por lo tanto, los procedimientos quirúrgicos tienen nombres ligeramente diferentes, según su origen. Es importante utilizar este libro junto con la práctica e investigación actuales basadas en la evidencia.

Para el propósito de este capítulo, el marco de evaluación se basa en el modelo de enfermería de Roper, Logan y Tierney, descrito en Williams (2015), ya que sigue siendo la mejor práctica en el entorno de la sala. El tratamiento pre- y postoperatorio general es el mismo que para cualquier paciente sometido a cirugía colorrectal y anal, y solo se destacarán los problemas específicos tras comentar la enfermedad o disfunción del órgano.

Exploraciones

Son muchos los procedimientos diagnósticos a los que puede someterse un paciente para diagnosticar un trastorno y permitir al equipo quirúrgico planificar el procedimiento o la

Tabla 17.1 Estudios del tubo digestivo inferior realizados antes de una intervención quirúrgica

Estudio	Cirugía
Radiografías abdominales	Tubo digestivo
TC	Tubo digestivo
RM	Tubo digestivo distal
Colonoscopia	Tubo digestivo distal
Sigmoidoscopia	Tubo digestivo distal
Proctoscopia	Tubo digestivo distal
Ecografía	Abdomen y tubo digestivo
Proctografía	Tubo digestivo distal
Tránsito intestinal	Tubo digestivo distal

intervención quirúrgica pertinentes (tabla 17.1). El diagnóstico no siempre está claro inicialmente y diferentes exploraciones ayudan a llegar al diagnóstico final.

El paciente necesita una explicación completa del procedimiento propuesto para poder tomar una decisión informada sobre el consentimiento y la realización de la prueba. Los pacientes deberán dar su consentimiento verbal y, a menudo, escrito. El consentimiento informado implica una conversación con el paciente, en la que se le explica qué es lo que se va a analizar en concreto, los riesgos que conlleva y los posibles resultados de la prueba, e incluso la posibilidad de no realizarla. También deben comentarse con el paciente las alternativas a la prueba. El Department of Health ofrece orientación sobre el consentimiento en su documento *Reference guide to consent for examination or treatment* (Department of Health and Social Care, 2009). A continuación se describen brevemente los estudios más frecuentes.

Algunas exploraciones utilizan radiaciones ionizantes (rayos X) para crear imágenes, como las radiografías simples, la tomografía computarizada (TC) y la radioscopia, como los enemas con Gastrografin o los estudios del intestino delgado. Los pacientes que corren más riesgo con este tipo de procedimientos son las mujeres durante su vida fértil, que pueden estar embarazadas a sabiendas o sin saberlo, ya que existe una mayor posibilidad de dañar al feto por las radiografías de la pelvis. Por lo tanto, cualquier radiografía abdominal o pélvica debe valorarse cuidadosamente y solo debe realizarse si es absolutamente esencial. Las pacientes en edad fértil (incluso si no se admite fácilmente la actividad sexual) deben someterse a una prueba de β-hCG en orina o en sangre antes de un estudio con radiación ionizante. El hecho de que una paciente esté embarazada no es una contraindicación absoluta para someterse a un estudio que implique radiación; sin embargo, deben considerarse cuidadosamente los riesgos, los beneficios y las alternativas, como una resonancia magnética o una ecografía, que suelen estar disponibles. Al solicitar un estudio, los médicos deben incluir detalles de las fechas de la menstruación, para que el radiólogo siga la norma de los 10 días (Royal College of Radiologists, 2013).

Rayos X

Una radiografía implica el uso de radiación (rayos X) para tomar imágenes 2D del paciente, como una radiografía abdominal. Los rayos X reaccionan de forma diferente en función de la densidad de los tejidos; por ejemplo, el hueso es denso y aparece de color blanco en las radiografías, en contraste con el gas intestinal, que casi no tiene densidad y aparece de color negro. Cuando se examinan los tejidos blandos y los órganos de la cavidad abdominal es necesario utilizar un medio de contraste como el sulfato de bario o el Gastrografin, ambos de aspecto blanco y denso en las radiografías, para resaltar los espacios y cavidades del tubo digestivo.

Las radiografías de abdomen son útiles para detectar niveles de líquido abdominal, gases intestinales, estreñimiento y obstrucción. Las radiografías de tórax pueden detectar gas libre bajo el diafragma, lo que sugiere una perforación intestinal o está presente tras una intervención quirúrgica. Las radiografías de tórax también se utilizan para comprobar la posición de la punta de una sonda nasogástrica para asegurarse de que está en el estómago y no se ha introducido inadvertidamente en los pulmones.

Cuestiones de enfermería

Como en todas las pruebas en las que se utiliza la radiación, hay que tener en cuenta si la paciente puede estar embarazada (v. anteriormente). También hay que tener en cuenta la posición del paciente; por ejemplo, en el caso de una radiografía de tórax para buscar gas libre en una perforación intestinal, el paciente debe estar sentado durante 15 min antes de la prueba para permitir que cualquier gas libre flote hacia arriba, lo que ofrece la mejor oportunidad de verlo. Es importante asegurarse de que el paciente lo entiende, ha dado su consentimiento y ha recibido la preparación necesaria para la prueba (p. ej., medicamentos, enemas o una vejiga llena).

Tomografía computarizada (TC)

Este estudio proporciona una imagen computarizada de una parte del cuerpo, que se consigue combinando radiografías finas, a menudo con un medio de contraste; es uno de los estudios abdominales más frecuentes que se realizan a pacientes con síntomas digestivos. Se obtienen «cortes» del abdomen que son útiles para mostrar la anatomía interior de un paciente, incluidas anomalías como tumores, obstrucciones intestinales o del tracto urinario, bloqueos vasculares u órganos infectados.

El contraste puede administrarse de varias maneras, dependiendo de lo que se haya solicitado en la TC, por ejemplo, por vía oral, intravenosa, a través de un estoma o por vía rectal. La mayoría de los contrastes se administran una vez que el paciente está en radiología, con la excepción del contraste oral, que el paciente tendrá que tomar 1 h antes de la exploración y, por lo tanto, se suele administrar en la sala. Merece la pena comprobar el momento en que se administra el contraste oral y su concentración, ya que varía en función de la exploración, y el contraste suele administrarse de forma más diluida que en otros estudios con contraste (v. más adelante). Los medios de contraste radiológicos pueden afectar a los riñones, por lo que se debe evaluar la función renal del paciente antes de su administración.

Resonancia magnética (RM)

La resonancia magnética es un método de obtención de imágenes que se basa en las características magnéticas de las moléculas de agua de los tejidos para crear imágenes del cuerpo y que no depende de la radiación ionizante, como ocurre con la TC o los rayos X. Es especialmente útil cuando la radiación ionizante está contraindicada (p. ej., cuando un paciente requiere múltiples exploraciones, o cuando está embarazada) o para determinadas zonas del cuerpo, como el hígado o la pelvis, donde puede proporcionar imágenes especialmente detalladas. En el marco de la cirugía colorrectal se utiliza sobre todo para obtener imágenes de las estructuras pélvicas como los tumores rectales y anales, o de otros trastornos del canal anal, como las fístulas perianales.

Cuestiones de enfermería

Los pacientes que se someten a una resonancia magnética a menudo necesitarán estar en ayunas antes de la exploración, por lo que es mejor comprobarlo con el servicio de radiología o el equipo tratante antes de la exploración. La exploración en sí tarda más que una resonancia magnética estándar, por ejemplo, hasta 20-30 min para una resonancia magnética de la pelvis, y suele realizarse dentro de un túnel estrecho y cerrado, por lo que los pacientes pueden sentirse claustrofóbicos mientras se realiza la exploración. La resonancia magnética afecta a algunos tipos de metal, como un marcapasos, pero no a otros, como las grapas metálicas utilizadas durante una anastomosis intestinal, y el equipo tratante deberá tenerlo en cuenta al organizar esta exploración. Es importante asegurarse de que se deja constancia de esto en las notas del paciente para garantizar una comunicación eficaz entre la sala y el servicio de radiología.

Colonoscopia, sigmoidoscopia y proctoscopia

El interior del tubo digestivo puede examinarse mediante un endoscopio, que es un instrumento luminoso y flexible de fibra óptica que se introduce a través del recto o de un estoma para permitir la inspección de esa parte del intestino, transmitiendo luego las imágenes a una pantalla de televisión. El endoscopio de fibra óptica se utiliza para llegar a zonas antes inaccesibles con otros instrumentos, ya que tiene mayor flexibilidad y el extremo del endoscopio puede moverse y ajustarse para recorrer los intrincados giros del intestino. También se pueden pasar instrumentos a través de un tubo especial dentro del endoscopio, para obtener biopsias o realizar otros procedimientos como la polipectomía.

Para que esta investigación tenga éxito, el intestino debe estar libre de su contenido fecal normal. Para la sigmoidoscopia se puede administrar un enema, un laxante o supositorios para que el paciente pueda evacuar eficazmente el intestino distal y el recto del contenido fecal. Para la colonoscopia se administran soluciones de limpieza intestinal antes de la exploración, en combinación con una dieta modificada, normalmente una dieta baja en residuos o con líquidos claros, el día anterior al procedimiento. Este procedimiento suele realizarse para detectar cualquier anomalía del colon o para investigar una hemorragia rectal, cambios en el patrón intestinal, anemia o la causa de una obstrucción, por ejemplo, un cáncer.

Cuestiones de enfermería

La limpieza de la parte distal del colon puede estar contraindicada en pacientes con síntomas de una posible obstrucción en el intestino. Las causas de una obstrucción pueden ser un cáncer de colon, un estrechamiento debido a una enfermedad intestinal inflamatoria o una perforación diverticular. Es necesario evaluar al paciente antes de solicitar los estudios y prescribir los medicamentos adecuados para la limpieza del intestino. Después de las pruebas, el paciente puede sentirse incómodo, con una sensación de hinchazón, flato y, ocasionalmente, náuseas.

Estudios de contraste

Para los estudios radiológicos del tubo digestivo se utilizan a menudo medios de contraste radiopacos. Las preparaciones líquidas de sulfato de bario (no soluble en agua) o de Gastrografin (soluble en agua) se administran por diversas vías, normalmente por vía oral o rectal, pero también a través de una fístula o un estoma.

Enema de Gastrografin o enema de bario

Se introduce bario o Gastrografin en el recto y el paciente lo retiene mientras se realizan estudios radiológicos para detectar trastornos en el recto y el intestino grueso. Es especialmente útil para evaluar estenosis, obstrucciones o vólvulos, pero está contraindicado cuando existe un riesgo potencial de perforación del intestino.

Consideraciones de enfermería

Si se utiliza bario para estudios radiológicos en el recto, debe prestarse especial atención a que el recto se vacíe antes del procedimiento y a que se evite el estreñimiento tras el mismo, aumentando la ingesta de líquidos y eliminando el medio de contraste mediante un enema de limpieza.

Proctograma

Se introduce bario o pasta de Gastrografin en el recto y también se puede dar a beber el contraste al paciente. Puede poner de manifiesto la presencia de un enterocele, un rectocele y cualquier trastorno anatómico del recto, y suele utilizarse para evaluar a los pacientes con trastornos del suelo pélvico y dificultad de evacuación.

Estudios de tránsito intestinal

Para investigar el tiempo que tardan los alimentos en recorrer el tubo digestivo, se administran al paciente marcadores radiopacos en cápsulas y se tragan. Al cabo de 5 días se realiza una radiografía abdominal simple para ver si alguno de los marcadores sigue dentro del intestino. El tránsito intestinal lento, que da lugar a estreñimiento, puede diagnosticarse evaluando el número y la distribución de los marcadores retenidos, o los trastornos de evacuación diagnosticados si los marcadores quedan retenidos dentro del recto.

Muestras de heces

Suelen obtenerse y cultivarse para detectar microorganismos infecciosos, sangre oculta o grasas fecales. La muestra de heces puede ser una única muestra o formar parte de una serie de muestras.

Trastornos colorrectales y anales

Intestino delgado

Anatomía y fisiología

El intestino delgado es un órgano largo, muscular y tubular que va desde el píloro gástrico hasta el ciego, terminando en la válvula ileocecal. Consta de las mismas capas que todo el tubo intestinal, que se han descrito detalladamente en el capítulo 16. Sin embargo, la submucosa y la mucosa difieren, ya que su función principal es la absorción y ayudar en las etapas finales de la digestión. El intestino delgado se divide en tres secciones principales: el duodeno, el yeyuno y el íleon, tiene aproximadamente 2,5 cm de diámetro y entre 3 y 8 m de longitud.

La capa de la mucosa tiene una mayor superficie creada por pliegues y vellosidades que ayudan a la absorción del contenido intestinal. Entre las vellosidades hay pequeñas fosas revestidas de epitelio glandular, denominadas glándulas o criptas (criptas de Lieberkühn), cuya función principal es la secreción de enzimas digestivas intestinales.

Estas enzimas digestivas dejan las paredes intestinales vulnerables a la acción enzimática. Por lo tanto, las paredes del intestino delgado están protegidas por las secreciones alcalinas de las glándulas de Brunner en el duodeno, y el moco en todo el intestino delgado, que tienen el efecto de neutralizar el ácido y las enzimas.

Función normal

El alimento es impulsado a lo largo del intestino delgado por el peristaltismo. Esta acción implica una actividad muscular mediante un movimiento rítmico, de relajación y de propulsión. Estas acciones permiten mezclar y descomponer los alimentos para su absorción y desplazar el quimo a través del intestino delgado. Los jugos intestinales se segregan para ayudar a la digestión de los hidratos de carbono y las proteínas. Las grasas se convierten en ácidos grasos y monoglicéridos por la acción de la lipasa pancreática. Las sales biliares ayudan a convertirlas en una forma hidrosoluble para su absorción por las vellosidades. El intestino delgado se encarga de absorber aproximadamente el 90% de los nutrientes a través de las vellosidades mediante diversos procesos. Esto se ve facilitado por la secreción de enzimas, en particular las enzimas pancreáticas amilasa y proteasa, que ayudan químicamente a la descomposición de los alimentos en moléculas más pequeñas.

Función anómala

El aumento del peristaltismo provoca cólicos y diarrea, lo que da lugar a malabsorción de nutrientes. A veces la cirugía abdominal provoca un íleo paralítico, lo que impide el paso de los alimentos y reduce la absorción de nutrientes.

Obstrucción del intestino delgado

La obstrucción intestinal se refiere al bloqueo o la ralentización del flujo normal del contenido intestinal y puede ser parcial o completa (tabla 17.2). El intestino situado por encima de la obstrucción se dilata y las secreciones se acumulan, provocando el estancamiento del contenido o incluso la inversión del flujo. El intestino distal a la obstrucción se colapsa y pierde su función. El contenido intestinal se acumula a medida que el intestino se dilata y puede causar vómitos, eventualmente de naturaleza fecal. La mitad de las obstrucciones del intestino delgado se deben a adherencias, ya sean congénitas o, más frecuentemente, causadas por una cirugía previa. Otras causas son las hernias (tanto las que pueden verse fuera del abdomen [externas], como las que están dentro de la propia cavidad abdominal [internas]), la enfermedad diverticular y el cáncer de intestino grueso.

Manifestaciones clínicas

La obstrucción del intestino delgado suele denominarse mecánica o funcional y puede diagnosticarse observando las manifestaciones clínicas, en particular los vómitos de líquido fecal, la ausencia de heces, el dolor cólico y la distensión abdominal. La obstrucción intestinal mecánica es una causa física de obstrucción del intestino, ya sea desde el interior de

Tabla 17.2 Obstrucción del intestino delgado: causas e intervenciones quirúrgicas

Causa	Intervención
Mecánica: obstrucción de la luz	
Cuerpo extraño	Laparotomía, escisión y extirpación, reparación
Mecánica: pared de la luz alterada por la enfermedad	
Enfermedad de Crohn: estenosis	Resección del intestino delgado o plastia de la estenosis
Intususcepción	Reducción o resección y anastomosis
Divertículo de Meckel	Reducción, reparación o resección
Vólvulo	Resección del intestino delgado
Neoplasias	Resección, escisión del tumor y anastomosis terminoterminal
Mecánica: se produce fuera de la luz	
Hernia estrangulada	Reducción y reparación o resección
Adherencias	División de las adherencias
Neoplasia	Resección, escisión del tumor y anastomosis terminoterminal
Paralítico	
Cirugía anterior	Descompresión por intubación nasogástrica
Infección	No tomar ningún tipo de alimentos o líquidos; antibióticos
Isquemia mesentérica	Resección quirúrgica y anastomosis

este (tumor, cuerpo extraño, invaginación) o desde el exterior (como adherencias o hernia). La obstrucción intestinal funcional es aquella en la que la luz del intestino está intacta, pero hay una pérdida de la función normal o del peristaltismo, lo que provoca una acumulación de líquido dentro del intestino delgado similar a la de la obstrucción mecánica. En el intestino delgado, la obstrucción funcional se denomina íleo paralítico y en el intestino grueso, seudoobstrucción.

Las manifestaciones clínicas dependen del grado de obstrucción y de la porción afectada. La obstrucción aguda del intestino delgado tiene un inicio rápido asociado a síntomas graves de dolor cólico, náuseas y vómitos que provocan una pérdida de electrólitos y deshidratación. La obstrucción puede complicarse por la interferencia en el aporte de sangre a una sección del intestino delgado, lo que provoca isquemia, necrosis tisular y riesgo de perforación. Si el paciente evoluciona hasta el punto de desarrollar una isquemia intestinal, este tipo de obstrucción requiere una intervención quirúrgica inmediata. Las manifestaciones clínicas de la obstrucción crónica o parcial del intestino delgado se presentan con un inicio más lento, ya que la luz se obstruye de forma gradual o intermitente. Los síntomas empeoran progresivamente a medida que se desarrolla la afección y, en ocasiones, requerirán una intervención quirúrgica, pero esto es menos urgente.

Diagnóstico

A menudo, lo único que se necesita es una historia clínica detallada, una exploración y una radiografía abdominales, sobre todo en pacientes con obstrucción adherencial que pueden haber presentado síntomas similares en múltiples ocasiones anteriores.

Obstrucción mecánica

La obstrucción mecánica puede producirse en cualquier parte del intestino delgado y puede ser simple o complicarse con la estrangulación. Este tipo de obstrucción se produce por un bloqueo interno que ocluye la luz o por una presión externa a la luz del intestino. Otra característica de la estrangulación implica que no solo la luz del intestino está ocluida, sino que el aporte de sangre al intestino también se ha visto afectado y en esta etapa el intestino puede progresar rápidamente hasta llegar a la perforación. A continuación se comentan los diversos tipos de obstrucción mecánica.

Adherencias. Esta es la causa más frecuente de que los pacientes desarrollen una obstrucción del intestino delgado. Son el resultado de la formación de tejido cicatricial dentro de la cavidad peritoneal. Esto suele ocurrir durante la respuesta inflamatoria de la cicatrización, cuando el tejido cicatricial se adhiere a una parte del intestino. Se asocia a una cirugía previa, presencia de una infección, una inflamación o una lesión.

En ocasiones, los pacientes nacen con adherencias, denominadas bandas adhesivas congénitas, pero esto es menos frecuente. Las manifestaciones clínicas se producen cuando el intestino se retuerce o se enrosca; dependen del grado de obstrucción, pero en general incluyen náuseas, vómitos, dolor por retortijones abdominales y distensión. El diagnóstico se realiza mediante una radiografía abdominal o una TC. La intervención consiste en romper las adherencias y liberar el intestino si la obstrucción no se resuelve con un tratamiento conservador.

Hernia estrangulada. Otra causa común de obstrucción del intestino delgado es la debilidad de la pared muscular, que permite que el peritoneo y el intestino sobresalgan, lo que en algunos pacientes conduce a la estrangulación. Si una hernia se vuelve irreductible y se constriñe, se reduce el aporte de sangre (lo que se denomina estrangulamiento) y se produce isquemia, necrosis y gangrena del epiplón o del asa intestinal que contiene. Las manifestaciones clínicas también incluyen dolor cólico y aumento de la inflamación de la hernia. El diagnóstico puede realizarse únicamente mediante un examen abdominal, pero puede requerir radiografías, una ecografía o una TC. La intervención consiste en la reducción y reparación de la hernia en una operación, posiblemente con resección del intestino o del epiplón afectados si son inviables.

Cuerpo extraño. Este tipo de obstrucción es poco frecuente. Puede deberse a cálculos biliares o a un bolo alimenticio que no ha sido digerido y se queda alojado en el intestino delgado, provocando una obstrucción. La intervención se realiza mediante laparotomía quirúrgica para tratar la causa subyacente.

Estenosis debidas a la enfermedad de Crohn. La formación de tejido cicatricial como resultado de las exacerbaciones frecuentes de la enfermedad da lugar a un estrechamiento de la luz del intestino delgado. La intervención se realiza mediante resección o estenosoplastia de la zona estenosada o, si es accesible, mediante dilatación endoscópica, con el objetivo de aliviar la obstrucción preservando la mayor cantidad posible de intestino delgado.

Intususcepción. Está causada por el deslizamiento del intestino sobre sí mismo, o plegamiento, a menudo muy cerca de la válvula ileocecal, y ocurre con frecuencia en los bebés pequeños. Una porción del intestino prolapsa en la luz de otra porción, que puede bloquearse como resultado. Las manifestaciones clínicas específicas incluyen las ya descritas, pero también puede presentarse con sangre en las heces y un bulto palpable que se percibe a través de la pared abdominal. Los estudios de diagnóstico incluyen una ecografía, durante la cual se puede ver un signo «en diana». La intervención suele ser no quirúrgica y puede incluir el uso de Gastrografin en el colon para intentar reducir el intestino, o mediante cirugía si no se resuelve o si hay signos de que el intestino podría estar desarrollando una isquemia.

Divertículo de Meckel. Se trata de una patología congénita en la que se produce un cierre incompleto del tallo amarillo, un conducto que une el saco vitelino con el intestino medio del embrión, dejando un saco que sobresale de la pared del íleon. Su longitud puede variar de 2 a 50 cm, y es susceptible de inflamación. A menudo es asintomática, pero puede presentarse de forma similar a la apendicitis o a la obstrucción intestinal. La intervención se realiza mediante la resección quirúrgica de la parte afectada del intestino.

Neoplasias. El nuevo crecimiento de tejido (tumor) puede ser benigno o maligno y es poco frecuente en el intestino delgado; puede acabar provocando una obstrucción. El diagnóstico puede requerir una TC o una RM, con una colonoscopia o una enteroscopia por empuje para llegar a la lesión y realizar una biopsia si es necesario. La intervención se realiza mediante resección, escisión del tumor y anastomosis del intestino, con o sin estoma, generalmente por laparoscopia. Puede ser necesario un tratamiento adicional con quimioterapia.

Obstrucción funcional

Obstrucción paralítica (íleo paralítico). Esta afección consiste en la ausencia o la disminución de la acción peristáltica, lo que hace que el contenido intestinal no fluya eficazmente a través del intestino delgado. Aunque no es estrictamente una complicación específica, conviene mencionarla en este punto, ya que la afección se asocia a la cirugía abdominal, la infección o la isquemia mesentérica. Las manifestaciones clínicas incluyen las ya comentadas, pero pueden complicarse con fiebre, deshidratación, desequilibrio electrolítico y dificultad respiratoria. El diagnóstico se realiza mediante un examen abdominal y una radiografía o una TC abdominal. La intervención incluye el tratamiento sintomático, la descompresión intestinal, las infusiones de líquidos y electrólitos y la evitación de ciertos medicamentos como los opiáceos.

Intervención de enfermería. Muchos pacientes ingresados con obstrucción del intestino delgado son tratados como urgencias quirúrgicas, por lo que el tiempo para mejorar los niveles nutricionales y de líquidos está limitado. Se deben reemplazar los líquidos perdidos por los vómitos o la diarrea y corregir los electrólitos mediante infusión intravenosa. Inicialmente se debe animar al paciente a abstenerse de tomar alimentos o líquidos por vía oral hasta que se recupere la función intestinal. Se introduce una sonda nasogástrica con drenaje continuo y succión intermitente para permitir la descompresión del intestino. Se controlan los signos vitales y se evalúa el control del dolor.

Ocasionalmente, se requiere una intervención quirúrgica, por ejemplo, laparoscopia o laparotomía con o sin resección, y con anastomosis o estoma, si el íleo paralítico da lugar a una complicación como isquemia o perforación.

Enfermedad intestinal inflamatoria

La enfermedad inflamatoria intestinal suele referirse a dos trastornos, la enfermedad de Crohn y la colitis ulcerosa, aunque existen otras formas.

Enfermedad de Crohn

Identificada originalmente en 1932 por el médico estadounidense Burrill B. Crohn, esta enfermedad suele estudiarse junto con la colitis ulcerosa; sin embargo, tiene una etiología diferente y se presenta clínicamente de forma distinta. Puede afectar a cualquier parte del aparato digestivo, desde la boca hasta el ano, pero es más frecuente en el intestino delgado, especialmente en el íleon terminal. Los segmentos enfermos suelen estar separados por segmentos intestinales normales y pueden aparecer como lesiones aisladas «salteadas» por otras partes del intestino. La inflamación puede provocar una producción excesiva de fibroblastos y angiogenia, es decir, nuevos brotes capilares, y se distingue histológicamente por la formación de un granuloma. Clínicamente, se produce un engrosamiento de la pared intestinal y del revestimiento de la mucosa, dando un aspecto de empedrado en la fase avanzada. También existe el peligro de que la sección afectada del intestino forme abscesos que pueden romperse o estrechamiento de la luz a por la fibrosis y el daño transmural, causando fístulas o *sinus* (Chang et al. 2015).

La enfermedad de Crohn es especialmente frecuente en adultos jóvenes, aunque puede darse a cualquier edad. Se manifiesta en ambos sexos por igual, y en los países desarrollados, con mayor frecuencia en la población blanca y en la judía. Todavía se especula mucho sobre la causa de la enfermedad, pero, como muchos otros trastornos, es multifactorial, con factores genéticos y ambientales. Se han identificado muchos genes y puede asociarse a trastornos autoinmunitarios, aditivos alimentarios, alérgenos y de respuesta individual al estrés (Chang et al. 2015).

Manifestaciones clínicas. Los síntomas clínicos de la enfermedad son insidiosos y a menudo están muy avanzados antes de que se diagnostique al paciente. El paciente puede acudir al médico quejándose de cansancio asociado a letargo y, a veces, de una temperatura elevada persistente.

Otros síntomas específicos son el dolor abdominal, que a menudo se describe como retortijones, sobre todo después de las comidas. Es el resultado del peristaltismo que sigue a la ingesta de alimentos y de la incapacidad del contenido de fluir a través de una sección estenosada del intestino. Algunos pacientes se quejarán de un dolor crónico leve y persistente, que se produce entre los espasmos tipo cólico, y otros pueden tener un deseo doloroso e ineficaz de vaciar el recto (tenesmo). La inflamación crónica de partes del intestino y el edema pueden provocar diarrea. El paciente suele admitir que ha perdido peso como consecuencia de haberse saltado las comidas para evitar el dolor de los calambres. Esto provoca desnutrición y anemia, ya que el paciente puede estar ya desnutrido debido a la malabsorción de nutrientes a través del intestino delgado. El diagnóstico se realiza a través de la anamnesis del paciente, la exploración física, los estudios radiológicos como la TC y la RM, la colonoscopia y la ileoscopia, los análisis de sangre (leucocitosis, velocidad de sedimentación globular [VSG], hemoglobina, proteína C reactiva [CRP]) y las muestras de heces para detectar microorganismos infecciosos, contenido de grasa y sangre oculta.

Complicaciones. Pueden surgir complicaciones debido a obstrucción, perforación o malabsorción, melena debida a la ulceración sangrante y formación de abscesos. Otros efectos de la enfermedad pueden presentarse como ulceración e infección de la piel, iritis, artropatía y sepsis perianal en forma de fístulas anales.

Intervención. La gran mayoría de los pacientes reciben tratamiento médico a largo plazo, con compuestos de ácido 5-aminosalicílico (5-ASA), esteroides e inmunodepresores como la azatioprina y anticuerpos monoclonales como el infliximab. Sin embargo, hasta el 70% de los pacientes necesitará en algún momento de su vida una intervención quirúrgica. Esta puede consistir en resección segmentaria del intestino delgado, colectomía subtotal o total con formación de ileostomía, estenosoplastia o cirugía de la enfermedad perianal. Los pacientes pueden requerir una intervención quirúrgica en muchas ocasiones (más del 50% intentando aliviar los síntomas de la enfermedad). La incidencia global de la cirugía está disminuyendo, especialmente la necesidad de cirugía de urgencia, a medida que mejora el tratamiento médico de la enfermedad de Crohn.

Colitis ulcerosa

Este término se utiliza para describir la inflamación difusa y múltiples ulceraciones de la mucosa superficial y, ocasionalmente, de la submucosa del intestino grueso y el recto. La mucosa se vuelve edematosa y enrojecida con sangrado, y finalmente se ulcera. Esta ulceración hace que el intestino grueso desarrolle numerosas lesiones continuas que acaban provocando una hipertrofia muscular que acorta, estrecha y engrosa el intestino. El paciente tendrá períodos de exacerbación y remisión. Existe un peligro de dilatación tóxica, especialmente en el colon transverso en la enfermedad aguda grave, que puede dar lugar a una perforación (Overbey et al., 2014). La inflamación de la colitis ulcerosa comienza en el recto y se extiende hacia el intestino grueso en diferente grado en cada paciente y en diferentes cantidades a lo largo de su vida. A diferencia de la enfermedad de Crohn, que puede presentar lesiones salteadas, la inflamación en la colitis ulcerosa (CU) se extiende como una única zona de inflamación desde el recto en dirección proximal. Además, a diferencia de la enfermedad de Crohn, la colitis ulcerosa afecta solo al intestino grueso dentro del tubo digestivo, a menos que afecte a la totalidad del intestino grueso, en cuyo caso puede afectar también solo a la última parte del intestino delgado, lo que se denomina «ileítis retrógrada».

Etiología e incidencia. La etiología de la colitis ulcerosa sigue sin estar clara, pero lo más probable es que se trate de una combinación de la susceptibilidad genética del paciente y de los subsiguientes factores ambientales que provocan una respuesta inmunitaria a las bacterias del colon. Al igual que en la enfermedad de Crohn, la colitis ulcerosa tiene una tendencia familiar, con un riesgo diez veces mayor de desarrollar la CU si se tiene un pariente de primer grado afecto, y suele afectar a adultos jóvenes hasta la mediana edad. Otras enfermedades pueden asociarse a la colitis ulcerosa, como la artritis, la espondilitis anquilosante, el piodermia gangrenoso y la hepatitis (Lynch y Hsu, 2018), así como un mayor riesgo de desarrollar cáncer colorrectal a lo largo de la vida.

Manifestaciones clínicas. Son similares a las descritas en la enfermedad de Crohn pero, histológicamente, se observan abscesos en las criptas, que pueden necrosarse y ulcerarse. Hay tenesmo intermitente con urgencia y dolor tipo cólico. Pueden producirse deposiciones blandas, a menudo entre 10 y 20 veces al día. Puede haber hemorragia rectal, que a veces provoca anemia. Con el tiempo, la progresión debilitante de la enfermedad puede llegar a tal grado que afecte a las actividades normales de la vida y a las interacciones sociales. También puede estar tan avanzada que puede haber fístulas y abscesos.

La colonoscopia es la herramienta diagnóstica de elección, en la que se puede clasificar la actividad de la enfermedad y tomar biopsias. Si la inflamación es grave, a menudo se realiza una sigmoidoscopia flexible en su lugar, debido a las reservas sobre la realización del procedimiento en pacientes que tienen colitis activa, con un riesgo teórico mayor de perforar el intestino.

Intervención. La intervención médica tiene como objetivo reducir la inflamación en curso, lo que se denomina remisión, y prevenir la recaída, lo que se denomina «brote» de la colitis ulcerosa. Los compuestos de 5-ASA son el principal fármaco antiinflamatorio en el tratamiento de la colitis ulcerosa y pueden administrarse por vía oral o rectal en función del grado y la extensión de la inflamación. Los corticoesteroides, como la prednisolona, la hidrocortisona y la budesonida, ayudan además a reducir la inflamación junto con la 5-ASA y a inducir la remisión. Los esteroides pueden requerirse por vía intravenosa si el paciente no responde a la medicación oral inicial, y luego volver gradualmente a la medicación oral y reducirse eventualmente si el paciente entra en remisión. Al igual que en el caso de la enfermedad de Crohn, los nuevos inmunomoduladores, que alteran la respuesta inflamatoria del organismo dentro del intestino, también están disponibles cuando los esteroides no han funcionado o como forma de evitarlos. Entre los fármacos inmunodepresores se encuentran la azatioprina, la mercaptopurina y el metotrexato, y si un paciente los toma durante algún tiempo, necesitará frecuentes análisis de sangre para asegurarse de que su médula ósea no está suprimida, haciéndolo más susceptible a las infecciones. En la actualidad existen fármacos adaptados inmunológicamente, en forma de anticuerpos como el infliximab, el adalimumab y el ustekinumab, que se utilizan tanto en la enfermedad de Crohn como en la colitis ulcerosa y que funcionan dirigiéndose a vías específicas implicadas en la inflamación.

La cirugía puede ser entonces aconsejable si el tratamiento médico no consigue la remisión, lo que se denomina colitis refractaria, o la enfermedad ha estado activa durante la mayor parte de los 20 años, cuando el paciente puede tener un mayor riesgo de desarrollar un adenocarcinoma de colon y recto. En el contexto de la urgencia, la inflamación dentro del intestino puede llegar a ser tan grave que el revestimiento del intestino se convierta en una fuente de sepsis importante o corra el riesgo de una perforación aguda (colitis fulminante), en cuyo caso puede ser necesaria una operación de urgencia.

Los pacientes con una larga historia de colitis ulcerosa, en la que pueden haber tenido múltiples brotes que requieran ingreso hospitalario, pueden tener cambios celulares atípicos en el intestino (displasia) o que no son capaces de dejar completamente los esteroides, serán remitidos a un cirujano colorrectal para comentar la extirpación de su intestino grueso. Como la colitis ulcerosa es una enfermedad del intestino grueso, al extirpar la totalidad del intestino grueso (colon y recto), operación denominada proctocolectomía, el paciente se curará. Una vez tomada la decisión de extirpar el intestino grueso, el cirujano y el paciente deben decidir juntos la mejor manera de realizar la salida del intestino delgado. Algunos pacientes pueden desear que se les practique una ileostomía que piensan mantener a largo plazo y, por lo tanto, no se requiere ninguna otra intervención quirúrgica tras la proctocolectomía. Una gran parte de los pacientes desea mantener su función intestinal lo más normal posible y poder seguir abocando el intestino por el ano. Para estos pacientes la solución más frecuente es la formación de una anastomosis ileoanal de bolsa en J (fig. 17.1). Esta técnica consiste en utilizar la última parte del intestino delgado para crear un depósito que luego se une al ano, y permite que el contenido del intestino delgado se acumule dentro de la bolsa antes de que el paciente perciba la sensación de tener un movimiento intestinal. Si el intestino delgado estuviera unido directamente al ano, el paciente probablemente tendría diarrea o incontinencia casi constantes.

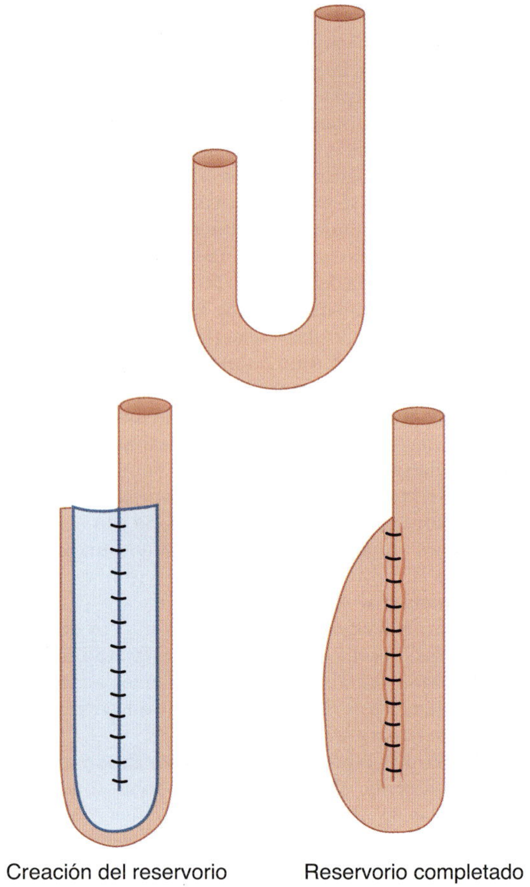

Figura 17.1 Anastomosis entre la bolsa ileal y el ano. Bolsa en J (dos secciones de intestino delgado para formar la bolsa).

Lo más habitual es que estos pacientes se sometan a un procedimiento en dos etapas. En la primera etapa se extirpan el colon y el recto (proctocolectomía) con la formación de la bolsa en J, que luego se anastomosa al canal anal (anastomosis anal de la bolsa ileal), y finalmente se crea una ileostomía funcional más proximal, para que la bolsa pueda curar en su lugar sin tener que funcionar como parte del tubo digestivo al mismo tiempo. La segunda etapa consiste en revertir la ileostomía, una vez que la bolsa haya cicatrizado, 2 o 3 meses después.

En el caso de la colitis fulminante, el paciente suele estar grave en el hospital y probablemente necesitará antibióticos, posiblemente transfusiones de sangre, y tendrá un mal estado nutricional. Estos pacientes requieren una operación para extirpar el intestino grueso, pero sin el tiempo de operación y la complejidad añadidos de extirpar el recto y crear una bolsa, ya que habría una importante inflamación pélvica asociada a su enfermedad activa. Por lo tanto, se someten a una colectomía subtotal, en la que se extirpa el intestino grueso hasta el sigma distal/recto superior, pero el recto permanece en su lugar, y el extremo del intestino delgado se saca a la superficie de la piel como una ileostomía. Cuando se cierra el recto, la inflamación en curso suele resolverse pero tarda algún tiempo, durante el cual la mucosa puede seguir acumulándose con el muñón rectal y, si la presión aumenta lo suficiente, puede provocar el estallido del recto: estallido del muñón. Por este motivo, el cirujano puede llevar el extremo del recto a la piel o dejar una sonda a través del ano durante unos días después de la operación.

Una vez que el paciente se ha recuperado de esta operación, se puede optar por proceder a la extirpación del resto del recto y mantener la ileostomía o proceder a realizar una bolsa, con o sin una ileostomía funcional mientras la bolsa cicatriza.

El procedimiento completo puede realizarse en tres etapas, mientras que una operación más programada puede completarse en solo dos etapas o, raramente, en una etapa si no se forma una ileostomía en asa de cobertura.

- La *etapa 1* incluye la colectomía, la preservación del recto y del esfínter anal y la formación de la ileostomía.
- La *etapa 2* incluye la formación del reservorio y la ileostomía en asa. Esto puede cerrarse fácilmente cuando el depósito o la bolsa hayan sanado. Las etapas 1 y 2 pueden realizarse en una sola operación en casos programados.
- La *etapa 3* es el cierre de la ileostomía en asa.

Ileostomía

En esta operación, el íleon se introduce a través de una abertura en el abdomen, en la superficie de la piel. Suele realizarse tras una panproctocolectomía o colectomía total, cuando se ha extirpado el intestino enfermo o inflamado, por ejemplo, en la colitis ulcerosa o la enfermedad de Crohn. La apertura está más arriba en el intestino (íleon); por lo tanto, el contenido intestinal es más líquido, ya que el agua no ha sido absorbida a través del colon grueso.

Cuidados pre- y postoperatorios de pacientes con enfermedad inflamatoria intestinal

Evaluación preoperatoria específica

Si el paciente ha estado en un período de exacerbación durante algunas semanas, puede estar ya deshidratado y desnutrido. Por lo tanto, la intervención de enfermería debe incluir la reposición de líquidos y sangre, y un programa de apoyo nutricional realizado antes de la intervención quirúrgica; esto puede incluir la nutrición parenteral. Si el paciente no se encuentra en estado de exacerbación, se recomienda una dieta baja en residuos, con pequeñas porciones varias veces al día. Los antibióticos se prescriben a menudo como medida profiláctica. En ambos tipos de cirugía que implican la formación de una ileostomía y una anastomosis ileal, la preparación psicológica y el apoyo del estomaterapeuta deben ser un componente integral de la planificación de los cuidados.

El estomaterapeuta también participará en el marcaje del sitio para la ileostomía, es decir, en la ubicación adecuada para el paciente en términos de ropa, cirugía previa y pliegues y distribución de la grasa corporal. También es importante evaluar las necesidades del paciente y adaptarlas a los tipos de aparatos y bolsas de ileostomía disponibles. Una parte vital de la preparación para este tipo de cirugía incluye proporcionar educación y conocimientos sobre la enfermedad y las intervenciones quirúrgicas en un lenguaje que el paciente entienda y en el que pueda responder cuando se le hagan las preguntas adecuadas. Existen muchos folletos informativos para los pacientes en organizaciones como la Ileostomy and Internal Pouch Association of Great Britain and Ireland, y Colostomy UK, así como de los fabricantes de productos para estomas.

Uno de los problemas que pueden surgir con este tipo de cirugía y la formación de la ileostomía es la ansiedad en el paciente que siente que puede haber perdido el control sobre la eliminación fecal, lo que aumenta el riesgo de alteración de la imagen corporal (cuadro 17.1).

Intervenciones postoperatorias específicas

Comida y bebida. Tras una operación urgente, en el postoperatorio inmediato el paciente puede tener colocada una sonda nasogástrica, que estará en drenaje continuo y podrá ser aspirada cada 4 h. De este modo se garantiza que no haya retención de líquido gástrico, que de otro modo causaría distensión abdominal. La pérdida de líquidos se producirá por el drenaje del estoma, por lo que habrá que reponerlos mediante infusión intravenosa. Este método de reposición de líquidos será necesario hasta que haya evidencia de actividad intestinal tras la cirugía. Los líquidos suelen administrarse por vía oral en pequeñas cantidades y se aumentan gradualmente si no hay distensión abdominal, malestar o vómitos. Si se produce distensión e intolerancia a los líquidos, se restringe la ingesta de líquidos por vía oral hasta que la distensión disminuya. Si esto no se resuelve, el paciente puede requerir soporte nutricional intravenoso u ocasionalmente una nueva intervención quirúrgica, ya que el intestino puede estar

Cuadro 17.1 Cuestiones específicas relacionadas con el estoma

- Aumento de la ansiedad debido a la posible presencia de olores y flatulencias procedentes de la ileostomía.
- Aumento de la ansiedad asociada a la visibilidad del dispositivo del estoma a través de la ropa.
- Ansiedad asociada a la adaptación a la ileostomía y capacidad de aplicar mecanismos de afrontamiento.
- Ansiedad con respecto a las relaciones de pareja y a la expresión de la sexualidad.

El *objetivo específico* será preservar la imagen corporal del paciente y capacitarlo para que conserve la sensación de control sobre la función intestinal.

Intervención de enfermería y justificación

- La posibilidad de que se produzcan olores es uno de los problemas que causan bastante ansiedad. Para que el paciente pueda controlar el olor, es importante que cambie la bolsa con regularidad y que conozca las bolsas a prueba de olores, así como los desodorantes que se pueden utilizar cuando se vacía y se cambia la bolsa.
- Se debe aconsejar acerca del tipo de alimentos que se pueden consumir que reduzcan el olor; por ejemplo, el zumo de naranja y el yogur. Algunos alimentos deben evitarse, como la col, las cebollas, las judías y el ajo, para evitar la vergüenza asociada a las flatulencias.
- El paciente debe recibir formación en cuanto a los alimentos que aumentan la flatulencia y el período de tiempo entre la ingesta y la producción de flato. Si el flato es difícil de controlar, puede aumentar la vergüenza social.
- También se debe enseñar al paciente a anticiparse a la necesidad de colocar la bolsa correcta y los filtros desodorantes, minimizando así los efectos del flato al liberarse a través del filtro desodorizado.
- El paciente debe recibir formación sobre cómo ocultar la bolsa debajo de una capa de ropa elástica. Esto mantendrá la bolsa junto a la superficie de la piel, reduciendo así el volumen, y mejorará la imagen corporal al permitir que el paciente se vista de forma aceptable con la ropa que ya tiene.
- Se debe fomentar la conversación con el paciente y la familia sobre la respuesta emocional normal a una ileostomía. Esto da la oportunidad de explorar y aceptar los sentimientos negativos. Las estrategias de afrontamiento deben abordarse con el paciente y su familia, ya que puede ser necesario modificarlas, adaptarlas o adoptar nuevos métodos.
- Debe ofrecerse asesoramiento especializado e información sobre otras organizaciones especializadas, ya que el contacto con otras personas en una situación similar reducirá parte del aislamiento que pueda sentir el paciente. También aumentará la conciencia del paciente de que la enfermedad es controlable.
- También debe proporcionarse asesoramiento especializado sobre cómo manejar la ileostomía en las actividades laborales, sociales y sexuales normales. Esto permitirá al paciente considerar estrategias de afrontamiento para estas actividades, ayudando así a asegurar resultados satisfactorios.
- Asegúrese de que el paciente tiene los datos de contacto de su estomaterapeuta local para que este le asesore y le haga un seguimiento.

obstruido. La dieta se inicia una vez que se toleran los líquidos orales y puede ser inicialmente una dieta baja en residuos y alta en calorías, hasta que el paciente se haya adaptado a su función digestiva alterada.

Eliminación. El tratamiento de una ileostomía implica la observación del estoma para detectar cualquier signo de necrosis, edema o retracción de este. El color del estoma debe seguir siendo un rosa saludable; si cambia a un color azulado o negro, puede indicar isquemia y que el estoma corre el riesgo de desarrollar necrosis tisular. Si se produce una necrosis tisular, es necesario intervenir quirúrgicamente para extirpar el intestino isquémico. A veces, el tejido que rodea el estoma se edematiza, y esto puede hacer que la piel tire de los vasos sanguíneos, lo que provoca la oclusión del aporte de sangre al estoma. El tamaño de la bolsa debe ser revisado cuando el edema ceda, para un correcto ajuste de los dispositivos. Es importante que se mida y se deje constancia de toda la pérdida de líquidos para calcular las necesidades de reposición de líquidos del paciente cada 24 h.

También debe observarse el estoma para detectar cualquier signo de retracción. Esto puede deberse a una mala cicatrización de la línea de sutura, a una mala nutrición o a problemas técnicos en la formación del estoma. El paciente puede haber estado tomando fármacos esteroideos durante algún tiempo y, por lo tanto, será más susceptible a la rotura de la herida (Shanmugam et al., 2015).

Aseo y vestimenta personal. La integridad de la piel es muy importante para los pacientes con una ileostomía. La piel que rodea al estoma es vulnerable a la excoriación si la bolsa del estoma no está colocada correctamente y las heces se filtran a la superficie de la piel. Esto es más probable si la dieta no es correcta y las heces son más fluidas, con enzimas y secreciones digestivas. Es importante que la bolsa de estoma tenga el tamaño correcto y se adapte al contorno de la piel. A veces, los problemas pueden evitarse utilizando una bolsa drenable, un sellador de piel o una pasta de barrera.

Sexualidad. Existe la posibilidad de que el paciente experimente alguna disfunción sexual después de la cirugía, y esto puede estar asociado con el daño a los nervios en el momento de la cirugía o por el impacto psicológico de una imagen corporal alterada. Es importante, por lo tanto, que se den oportunidades al paciente y a la familia para una discusión completa, abierta y honesta de su capacidad para adaptarse a la ileostomía.

Herida. Debe prestarse especial atención a las suturas alrededor del estoma, asegurándose de que no estén demasiado apretadas, lo que puede provocar la rotura de la herida.

Complicaciones específicas adicionales

Otras complicaciones son la necrosis del estoma, el edema y la retracción, como se ha descrito anteriormente. A veces, puede producirse una obstrucción aguda como resultado de un íleo paralítico o un edema.

La excoriación de la piel puede producirse como resultado de la diarrea y la mala cicatrización de la herida, o la rotura de la herida debido a la desnutrición a largo plazo. Si el paciente y su familia tienen un déficit de conocimientos sobre la condición y el cuidado posterior, es posible que haya implicaciones psicológicas adversas con respecto a la aceptación tanto de la ileostomía como de la alteración de la imagen corporal.

Educación y planificación del alta

Antes del alta, la documentación debe indicar que el paciente no tiene fiebre ni ninguna condición que retrase la recuperación, y que podrá evolucionar satisfactoriamente en su propio hogar. Esto debería reducir el riesgo de reingreso. Además, se debe educar y aconsejar sobre cómo manejar el estoma. Debe establecerse una rutina para cambiar la bolsa, con todo el equipo preparado. La piel circundante debe limpiarse con agua tibia. La bolsa usada debe cerrarse en una bolsa de plástico y desecharse en el cubo de la basura, no en el inodoro. También se puede dar literatura de apoyo que destaque estos puntos y los números de contacto.

No hay restricciones en la dieta, pero se debe aconsejar al paciente que evite cualquier alimento que le produzca gases o molestias. No hay problemas para viajar, pero el paciente debe asegurarse tener a mano todo el equipo para cambiar la bolsa. Lo habitual es volver al trabajo entre 6 y 8 semanas después de la operación definitiva. Los pacientes que tienen una bolsa pueden volver a trabajar entre las operaciones, dependiendo de cómo se sientan.

Hay que explicar a los pacientes cómo utilizar las instalaciones comunitarias, las organizaciones especiales y los grupos de apoyo, y cómo buscar consejo o ponerse en contacto con los profesionales sanitarios adecuados para obtener apoyo si están preocupados por su evolución.

Intestino grueso

Anatomía y fisiología

El intestino grueso comienza como el ciego una vez unido a la última parte del intestino delgado, el íleon terminal, en la parte inferior derecha del abdomen, y es también donde se une el apéndice. El intestino grueso tiene dos secciones principales: el colon, que reside en la cavidad peritoneal principal del abdomen, y el recto, que se encuentra en la pelvis, debajo del peritoneo. El intestino grueso atraviesa el abdomen por su periferia, subiendo por el lado derecho como colon ascendente, atravesando la cara superior inferior del estómago como colon transverso y bajando por la pared abdominal izquierda, el colon descendente. Una vez en la parte inferior izquierda del abdomen, el colon serpentea en un arco redundante o segmento de intestino en forma de S, el colon sigmoide, antes de llegar al recto y finalmente al ano.

Su componente muscular está formado por músculo circular y longitudinal que, juntos, ayudan a impulsar el contenido del intestino. Su mucosa no contiene vellosidades, pero tiene células caliciformes que secretan moco para facilitar el paso de los residuos intestinales, que pueden permanecer en el colon durante varios días, dependiendo de la motilidad intestinal.

Función normal

La absorción de agua de los productos finales de la digestión es de aproximadamente 1 l en 24 h. Las heces son impulsadas a lo largo del colon por la acción del peristaltismo. Cada vez que el alimento entra en el estómago, se produce un acto reflejo que abre la válvula ileocecal. Esta acción hace que los alimentos pasen por el intestino delgado y lleguen al colon. Los movimientos peristálticos más grandes se producen de cuatro a cinco veces al día.

Una función adicional del intestino grueso es sintetizar la vitamina K en presencia de estercobilinógeno y bacterias. La vitamina K se absorbe a través de la pared intestinal en el torrente sanguíneo y tiene una función importante en la coagulación.

Función anómala

El peristaltismo puede ralentizarse, haciendo que el exceso de agua sea absorbido por el colon, lo que provoca estreñimiento; o acelerarse, lo que causa diarrea, y altera el patrón de eliminación intestinal.

Estreñimiento

Las heces se vuelven muy duras y pueden quedar impactadas, lo que provoca evacuaciones poco frecuentes y, dependiendo de la causa, incluso la ausencia total de defecación. Otros términos utilizados para describir el estreñimiento son la sensación de hinchazón o de saciedad y la dificultad o incapacidad para evacuar las heces duras.

Causas del estreñimiento. El estreñimiento puede deberse a una ingesta deficiente de fibra en la dieta, a la falta de movilidad, a algunos tipos de medicación (en particular, preparados analgésicos fuertes, antidepresivos y suplementos de hierro), o a daños o anomalías en el suministro de nervios (tabla 17.3). Otras afecciones intestinales más graves imitan las características del estreñimiento, como tumores o estenosis.

Diarrea

La diarrea es la evacuación de heces líquidas o blandas y, a menudo, frecuentes, a veces asociadas a urgencia. Esta afección debe ser reconocida como potencialmente dañina y se

Tabla 17.3 Diarrea y estreñimiento: causas e intervenciones

Causa	Intervención
Diarrea	
Infección	Antibióticos
Dieta	Evitar los alimentos picantes y el alcohol
Síndrome del intestino irritable	Evitar el estrés, el café y el alcohol
Colitis ulcerosa	Esteroides, cirugía, ileostomía
Enfermedad de Crohn	Esteroides, cirugía
Carcinoma	Cirugía
Trastornos metabólicos	Medicamentos
Malabsorción	Evitar ciertos alimentos (p. ej., las grasas)
Medicamentos	Identificar el fármaco causante
Estreñimiento	
Dieta	Dieta rica en fibra, educación
Medicamentos	Evitar los medicamentos que afectan a la motilidad intestinal
Daños en los nervios	Cirugía
Obstrucción/carcinoma	Cirugía
Suplementos de hierro	Terapia alternativa de reposición de hierro

debe valorar la pérdida de agua y electrólitos. Si no se reponen adecuadamente, la depleción de potasio y la deshidratación tienen consecuencias muy graves, especialmente para los niños pequeños y los ancianos.

Causas de la diarrea. La diarrea puede deberse a una infección (vírica o bacteriana), dieta (como las comidas picantes), síndrome del intestino irritable, enfermedad diverticular, colitis ulcerosa, enfermedad de Crohn, carcinoma, radiación, hiperactividad de la glándula tiroidea, malabsorción o efectos secundarios de los medicamentos, por ejemplo, los antibióticos y los AINE (v. tabla 17.3).

Los pacientes de edad avanzada son especialmente vulnerables a la alteración del patrón de eliminación intestinal, sobre todo cuando están hospitalizados. Se cree que esto está relacionado con los cambios en el estilo de vida impuestos a través del entorno hospitalario, por ejemplo, patrones de alimentación y dieta diferentes, movilidad reducida o limitada, aumento de la ansiedad e incapacidad para hacer frente al estrés.

Patología

Enfermedad diverticular

La enfermedad diverticular, o diverticulosis, es la presencia de hernias de mucosa en forma de bolsa a través de la capa muscular del colon, que pueden inflamarse, lo que se denomina diverticulitis, o provocar hemorragia por sangrado diverticular. La enfermedad diverticular es muy frecuente, sobre todo en zonas con dieta occidental, como el Reino Unido, EE. UU. y Canadá, y aproximadamente la mitad de los adultos mayores de 60 años presentan características de enfermedad diverticular. Se cree que están relacionados con una dieta baja en residuos y con el estreñimiento, que provoca cambios en la presión del colon, aunque todavía hay cierta incertidumbre sobre su etiología exacta. Aunque antes se creía que era una enfermedad de pacientes de mayor edad, la diverticulosis es cada vez más frecuente en pacientes más jóvenes, incluso de entre 20 y 30 años, sin que se entienda del todo el motivo. La diverticulosis puede afectar a cualquier parte del intestino grueso, pero es más frecuente en el sigmoide.

La diverticulitis se produce cuando los divertículos se inflaman y llegan incluso a perforarse, lo que puede causar un absceso local, un absceso pélvico o pus o materia fecal en toda la cavidad peritoneal. Los pacientes afectados suelen presentar un dolor de tipo calambre sobre el colon sigmoide en la fosa ilíaca izquierda, donde ocasionalmente se palpa una masa. La TC suele demostrar el patrón de inflamación asociado a la diverticulitis, así como cualquier complicación asociada, como un absceso o una perforación. El tratamiento es inicialmente conservador y consiste en antibióticos por vía intravenosa si el paciente no tolera la dieta oral o tiene mal estado general, así como el control de cualquier complicación, como el drenaje de un absceso realizado por los radiólogos, ya sea con ecografía o TC.

Cuadro 17.2 **Trastornos del intestino grueso**

Enfermedad diverticular

- *Indicaciones quirúrgicas:* hemorragia, perforación, peritonitis, formación de abscesos, formación de fístulas, obstrucción.
- *Tipos de cirugía:* procedimiento de Hartmann.

Obstrucción del intestino grueso

- *Indicaciones quirúrgicas:* cáncer, enfermedad diverticular, enfermedad inflamatoria intestinal, tumores benignos.
- *Tipos de cirugía:* resección segmentaria del colon, resección abdominoperineal, formación de colostomía, procedimiento de Hartmann, cirugía de derivación (paliativa).

Intervención quirúrgica. La cirugía puede ser necesaria si el paciente no responde al tratamiento inicial o si cuando se presenta hay signos de una perforación importante o un absceso abdominal no drenable. Tradicionalmente, los pacientes se sometían a una laparotomía abierta en la que se extirpaba el segmento de colon afectado y se sacaba el extremo proximal al abdomen, como un estoma final, lo que se conoce como operación de Hartmann. Muchos pacientes seguirán necesitando esta operación, pero otra opción disponible ahora es la cirugía laparoscópica, en la que el intestino puede unirse en esta operación inicial como una resección anterior, con o sin una ileostomía funcionante para revertirla en un momento futuro (cuadro 17.2).

Apendicitis

La apendicitis es una inflamación aguda del apéndice, una proyección tubular del intestino de unos 5-10 cm de longitud unida al ciego. Su función originalmente era la de digerir la celulosa en los herbívoros, pero esta función disminuyó al aumentar el consumo de carne en la dieta (Alexander et al., 2006). Sin embargo, se llena de heces y se vacía regularmente. Los problemas se producen cuando las heces o los cuerpos extraños se alojan en la luz tubular, o el tejido linfoide que rodea la base se inflama y provoca una obstrucción; la luz se inflama entonces y provoca dolor. Si no se trata, el apéndice puede gangrenarse y acabar perforándose, lo que hace que el pus y el contenido fecal se extiendan por todo el abdomen. En unos pocos pacientes, su propio cuerpo puede intentar sellar el apéndice del resto del abdomen formando adherencias agudas al apéndice, ya sea con el epiplón o con otras partes del intestino, normalmente el intestino delgado. Cuando se presentan estos casos, el conjunto de intestino, epiplón y apéndice puede ser palpable como una masa.

La apendicitis puede presentarse a cualquier edad, aunque por lo general es más frecuente en niños y en ancianos y es ligeramente más frecuente en los hombres.

Manifestaciones clínicas. La apendicitis se presenta de diversas maneras, dependiendo de la edad del paciente, la posición del apéndice, la causa de la apendicitis y los problemas de salud concurrentes. Puede variar desde un inicio lento con dolor abdominal difuso, náuseas, pérdida de apetito hasta un cuadro muy agudo con un inicio más repentino del dolor. Normalmente, el dolor comienza en el centro del abdomen, alrededor del ombligo, y con el tiempo se localiza en la fosa ilíaca derecha. Si el apéndice se ha perforado, es posible que el líquido infectado se haya extendido por todo el abdomen y que el paciente diga que, aunque su dolor se había localizado inicialmente en la fosa ilíaca derecha, puede haberse extendido de nuevo por todo el abdomen al empezar a sentirse más indispuesto.

Los síntomas sistémicos incluyen pérdida de apetito, náuseas, vómitos y escalofríos, con signos que incluyen taquicardia, fiebre y taquipnea. La analítica en sangre demuestra un recuento elevado de leucocitos, especialmente neutrofilia, y aumento de la CRP. Es importante que los análisis de sangre y los parámetros físicos normales no excluyan necesariamente una apendicitis aguda.

Investigación y diagnóstico. Aunque el diagnóstico de la apendicitis aguda es un diagnóstico clínico, a menudo hay cierta incertidumbre dada la variedad de formas en que puede presentarse; en estos casos, los estudios radiológicos ayudan a excluir otras causas, como una ecografía para buscar causas ginecológicas (quistes ováricos, dolor de ovulación) en las mujeres más jóvenes, o una TC para excluir tumores intestinales o diverticulitis en las más mayores.

Intervención. El objetivo principal es reducir el dolor y la infección asociados mediante la administración de antibióticos y analgésicos adecuados, y reponer la pérdida de líquidos antes de la cirugía.

Intervención quirúrgica. La apendicectomía es el tratamiento de un apéndice inflamado o infectado, debido al alto riesgo de perforación que conduce a la peritonitis (que es potencialmente mortal y constituye una emergencia quirúrgica) y normalmente se realizará por laparoscopia.

Peritonitis (inflamación del peritoneo)

La cavidad peritoneal es un entorno potencialmente estéril que, una vez contaminado por pus y bacterias infectadas, líquido fecal y productos de la digestión, se inflama e irrita, produciendo cantidades copiosas de líquido seroso. Este líquido seroso y las fugas de la rotura o la perforación pueden extenderse por la cavidad peritoneal y, si hay bacterias, las toxinas resultantes se absorberán a través del peritoneo. La peritonitis es el efecto final de multitud de causas, pero todos los pacientes con peritonitis requieren atención e intervención médica urgente. Las causas más frecuentes son la perforación a lo largo del tubo digestivo, como la úlcera duodenal perforada o la diverticulitis sigmoidea perforada, o la inflamación del páncreas con fuga de enzimas digestivas (pancreatitis).

Manifestaciones clínicas. El dolor asociado a la peritonitis puede ser muy intenso e inmediato, aunque algo difuso al principio. Rápidamente le siguen síntomas de shock con náuseas, vómitos y pérdida de líquidos y electrólitos asociados. La temperatura corporal es elevada, y el paciente está extremadamente letárgico y débil. El aumento inicial de la motilidad del tubo digestivo es evidente, pero va seguido de una disminución de la actividad conocida como íleo paralítico, una pérdida temporal del tono del músculo liso que hace que el abdomen se vuelva rígido y sensible.

Exploraciones y diagnósticos. Normalmente se solicita una radiografía de tórax, que debe realizarse, si es posible, después de que el paciente haya estado sentado durante al menos 15 min, de modo que cualquier gas libre dentro de la cavidad peritoneal haya tenido la oportunidad de subir por el abdomen para situarse bajo el diafragma y ser detectado una vez tomada la radiografía de tórax, viéndose como un borde de gas entre el diafragma y el hígado a la derecha o el estómago a la izquierda del paciente. El gas libre en una radiografía de tórax podrá demostrar que ha habido una perforación, pero no necesariamente la causa. Precaución: si se realiza una radiografía de tórax poco después de que un paciente haya sido operado, especialmente por laparoscopia, tendrá gas libre todavía dentro de la cavidad abdominal, que se verá en la radiografía. A menudo se realiza una tomografía computarizada, que podrá detectar tanto el gas libre como, a menudo, la causa subyacente.

Intervención quirúrgica. La peritonitis constituye una urgencia quirúrgica, junto con el tratamiento antibiótico adecuado y la reposición de líquidos y electrólitos. El paciente necesitará una cirugía (a excepción de la pancreatitis aguda), y se realizará una laparoscopia o una laparotomía. Los pacientes pueden estar muy mal con la peritonitis, y a menudo más después de una cirugía, y debe considerarse si el paciente necesitará un período de cuidados intensivos o la unidad de cuidados intensivos después de su operación.

Carcinoma colorrectal

El cáncer de colon es la segunda causa más frecuente de muerte por cáncer en el Reino Unido y es responsable de más del 10% de todas las muertes por cáncer (Cancer Research UK, 2016). Cada año se diagnostican más de 42.000 pacientes en el Reino Unido y es el cuarto cáncer más diagnosticado. En general, la incidencia del cáncer de intestino aumenta con la edad, alcanzando un máximo a los 85-89 años, y es más frecuente en personas de raza blanca que en personas de raza negra o asiática. Más de la mitad (57%) de los pacientes diagnosticados de cáncer de colon sobrevivirán más de 10 años después de su diagnóstico, y se prevé que la tasa de mortalidad por cáncer de colon se reduzca en un 23% entre 2014 y 2023.

Etiología e incidencia. El carcinoma colorrectal es más frecuente en personas mayores de 60 años y tiene una incidencia ligeramente superior en los hombres, ya que se diagnostica a 1 de cada 15 hombres y a 1 de cada 18 mujeres a lo largo de su vida, pero también es cada vez más frecuente en pacientes más jóvenes. En general, el adenocarcinoma representa el 90-94% de los casos, y la teoría es que un número importante de cánceres colorrectales surge de pólipos adenomatosos, es decir, de tumores benignos que se desarrollan a partir de la mucosa colónica normal.

El cáncer de intestino grueso se debe a diversos factores: factores genéticos predisponentes y factores dietéticos y ambientales. Otros factores de riesgo son la carne procesada, el consumo de alcohol y la ingesta de poca fibra, así como el sobrepeso o la obesidad. El tabaquismo, las radiaciones ionizantes y la escasa actividad física también se asocian a tasas más elevadas de cáncer de intestino.

Los pacientes con antecedentes familiares de cáncer de intestino tienen un mayor riesgo de desarrollarlo que la población general. Una persona con dos familiares de primer grado con cáncer de colon tendrá un riesgo dos veces mayor de ser diagnosticado de cáncer de colon, y en aproximadamente el 10% de los pacientes se encontrarán mutaciones específicas, como los pacientes con cáncer colorrectal hereditario no poliposo (CCHNP, a menudo llamado síndrome de Lynch). En ciertas familias hay tasas extremadamente altas de desarrollo de cáncer de colon con síndromes de poliposis, y en ellas se han detectado mutaciones genéticas específicas: aproximadamente el 3% de los pacientes a los que se les diagnostica cáncer colorrectal entran en este grupo.

El CCHNP se debe a mutaciones heredadas en las secuencias de reparación de los desajustes del ADN. Las ligeras variaciones de la mutación entre familias y pacientes provocan variaciones en la incidencia del cáncer de colon y otros cánceres asociados a este síndrome, como los de endometrio, ovario, intestino delgado, hepatobiliar, urinario y piel. Más de dos tercios de los pacientes con CCHNP acabarán siendo diagnosticados de cáncer colorrectal.

Los síndromes de poliposis engloban diversas afecciones hereditarias cuyas mutaciones genéticas llevan al paciente a desarrollar cientos, si no miles, de adenomas dentro del tubo digestivo y, especialmente, en el intestino grueso. Aunque estos adenomas no son malignos en sí mismos, tienen una tendencia a sufrir una transformación maligna, y su gran número hace que las personas con la mutación tengan un riesgo muy alto de desarrollar cáncer colorrectal. La más frecuente es la poliposis adenomatosa familiar (PAF), en la que miles de pólipos recubren todo el intestino grueso. La PAF se asocia a una mutación en el gen *APC*. Los pacientes con la mutación genética tienen un riesgo del 7% de desarrollar cáncer colorrectal antes de los 21 años y del 93% a los 50 años. A estos pacientes y a sus familias se les aconseja y ofrece una resección completa del intestino grueso en la edad adulta temprana. Otros síndromes de poliposis son el de Peutz-Jeghers, la poliposis juvenil familiar, el síndrome de poliposis serrada y el síndrome de poliposis mixta hereditaria, cada uno con su propio patrón de riesgo de cáncer colorrectal y otros cánceres asociados.

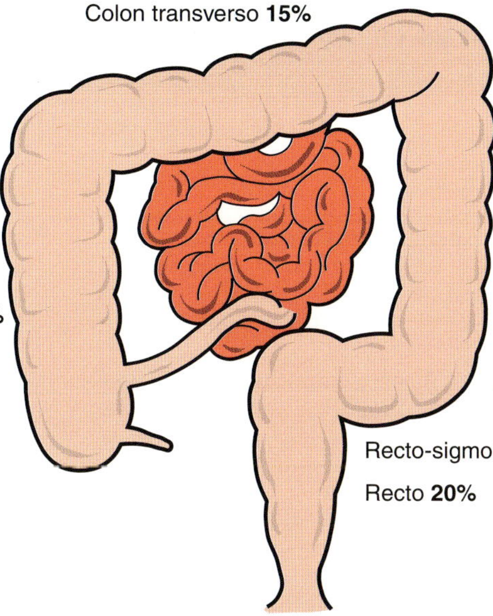

Figura 17.2 Distribución de los cánceres del intestino grueso. (Tomado de Butcher (2003), con autorización.)

A pesar de la creciente concienciación sobre las mutaciones genéticas asociadas al desarrollo de cánceres colorrectales, la mayoría de los pacientes diagnosticados son casos esporádicos, sin antecedentes familiares significativos.

La distribución porcentual de los cánceres dentro del intestino grueso se muestra en la figura 17.2. Se observa que los cánceres de recto y recto-sigmoide representan el 30% de los casos notificados, seguidos por el 25% en el colon sigmoide (Cancer Research UK, 2016).

Los cánceres colorrectales se clasifican mediante el sistema de estadificación TNM. Se trata de uno de los varios sistemas de clasificación, que proporciona una descripción más precisa del tumor en sí y de su relación con otros órganos que el antiguo sistema de clasificación de Dukes. Los tumores se clasifican en cuatro estadios, como se muestra en el cuadro 17.3.

Manifestaciones clínicas. Los síntomas suelen ser vagos y, a menudo, los pacientes habrán tenido síntomas durante algún tiempo antes de acudir a su médico de cabecera y se avergüenzan o atribuyen sus síntomas a otras causas como las hemorroides. Los pacientes presentan hemorragia rectal o cambios en el hábito intestinal, que puede ser estreñimiento, diarrea o una alternancia entre ambos. Incluso sin una hemorragia rectal manifiesta, los pacientes presentan anemia ferropénica, ya sea sintomática con cansancio y dificultad respiratoria o, más frecuentemente, descubierta en un análisis de sangre rutinario.

Pueden producirse algunas molestias abdominales, sobre todo si el tumor es grande y causa presión sobre los tejidos blandos y los nervios, aunque esto es menos frecuente, ya que los pacientes suelen ser diagnosticados antes.

Exploraciones. El estudio de los pacientes con cáncer colorrectal implica la confirmación del diagnóstico y la determinación del estadio. El sistema de estadificación TNM *(Tumor, Nodes, Metastases)* incorpora la extensión local del tumor, el tamaño y la afectación de órganos adyacentes, afectación de los ganglios linfáticos y presencia de metástasis a distancia. La confirmación del diagnóstico pasa por obtener una biopsia del tumor, generalmente a través de una colonoscopia. La tomografía computarizada de tórax, abdomen y pelvis permitirá evaluar el tumor primario, así como la enfermedad ganglionar o metastásica, más frecuentemente en pulmones e hígado. En el caso del cáncer de recto, se obtiene además una resonancia magnética de la pelvis, ya que esta es más adecuada para evaluar los órganos pélvicos. Ocasionalmente, se necesitarán otros estudios en determinados casos, como una PET-TC (que es un método sensible para detectar pequeñas metástasis en todo el cuerpo) o una RM del hígado si hay lesiones poco claras en la TC que puedan ser posibles metástasis.

Opciones terapéuticas. Tras la estadificación, se presenta el caso ante un equipo multidisciplinario (EMD) para determinar las mejores opciones de tratamiento que se pueden proponer. El EMD cuenta con la presencia de cirujanos colorrectales, oncólogos médicos y clínicos, enfermeras especializadas, radiólogos, anatomopatólogos y otros especialistas, si es necesario.

Existen diversas opciones de tratamiento para el cáncer colorrectal en función de la extensión de la enfermedad y del estado físico del paciente. En el caso de los pacientes sin metástasis, la cirugía con extirpación, o resección, del segmento de intestino afectado es el pilar del tratamiento. El principio de una resección colorrectal es extirpar todo el

Cuadro 17.3 **Clasificación TNM de los estadios de los tumores colorrectales**

Tumor primario (T)

Estadificación anatomopatológica

- TX: el tumor primario no puede ser evaluado.
- T0: sin evidencia de tumor primario.
- Tis: carcinoma *in situ:* intraepitelial o invasión de la lámina propia.
- T1: el tumor invade la submucosa.
- T2: el tumor invade la muscular propia.
- T3: el tumor invade la subserosa a través de la muscular propia, o los tejidos pericólicos o perirrectales no recubiertos por peritoneo.
- T4: el tumor invade directamente otros órganos o estructuras, o perfora el peritoneo.

Estadificación ecográfica (u)

- uT0: tumor benigno.
- uT1: invasión de la submucosa, pero no la atraviesa.
- uT2: invasión de la muscular propia, pero no la atraviesa.
- uT3: invasión de la grasa perirrectal.
- uT4: invasión de órganos adyacentes.

Ganglios linfáticos regionales (N)

- NX: los ganglios linfáticos regionales no pueden ser evaluados.
- N0: no hay metástasis en los ganglios linfáticos regionales.
- N1: metástasis en 1-3 ganglios linfáticos regionales.
- N2: metástasis en 4 o más ganglios linfáticos regionales.
- uN0: no hay ganglios perirrectales metastásicos.
- uN1: ganglios perirrectales metastásicos.

Metástasis a distancia (M)

- MX: las metástasis a distancia no pueden ser evaluadas.
- M0: no hay metástasis a distancia.
- M1: metástasis a distancia.

Fuente: Taylor et al. (2002).

segmento de intestino afectado, así como el aporte de sangre con sus ganglios linfáticos. Esto permite una estadificación completa del tumor y reduce la posibilidad de que reaparezca. La cirugía incluye la hemicolectomía derecha o izquierda, la colectomía transversal, la resección anterior y la escisión abdominoperineal del colon, dependiendo de la posición del tumor (figs. 17.3-17.6).

Existen varias vías por las que un paciente puede someterse a una resección intestinal; tradicionalmente se hacía mediante una cirugía abierta, denominada laparotomía, normalmente con una incisión en el centro del abdomen. En la actualidad es más frecuente que se ofrezca a los pacientes la cirugía laparoscópica, en la que la operación se realiza normalmente con pequeñas incisiones. La incisión más grande servirá para acomodar la extracción del segmento de intestino que se va a resecar. Otras opciones actuales son la cirugía laparoscópica de incisión única, la cirugía por orificio natural y la cirugía robótica.

Cuando hay un tumor de alto riesgo o una enfermedad más extensa, los pacientes pueden requerir un tratamiento adicional, como radioterapia o quimioterapia, que puede realizarse antes o después de la cirugía. En los pacientes que no están en condiciones de someterse a una resección intestinal existen otras opciones, como la radioterapia para los cánceres de recto o las endoprótesis colónicas para impedir la oclusión de la luz del intestino. En la actualidad, los pacientes con tumores tempranos también pueden someterse a la extirpación del tumor desde el interior del intestino mediante procedimientos endoscópicos o transanales.

Detección sistemática. Los pacientes tienen más posibilidades de sobrevivir, sin que la enfermedad reaparezca, si su cáncer de intestino se diagnostica en una fase temprana. Los síntomas del cáncer de intestino, especialmente en una fase temprana, pueden ser muy leves o incluso no existir. La detección sistemática es un método que trata de detectar los cánceres de intestino en pacientes que pueden no tener ningún síntoma, incluso cánceres y pólipos en fase muy temprana. En Inglaterra, Gales e Irlanda del Norte se invita a los pacientes mayores de 60 años, y en Escocia a los mayores de 50, hasta los 75 años, a participar en el programa nacional de detección sistemática. Se trata de un análisis de heces diseñado para

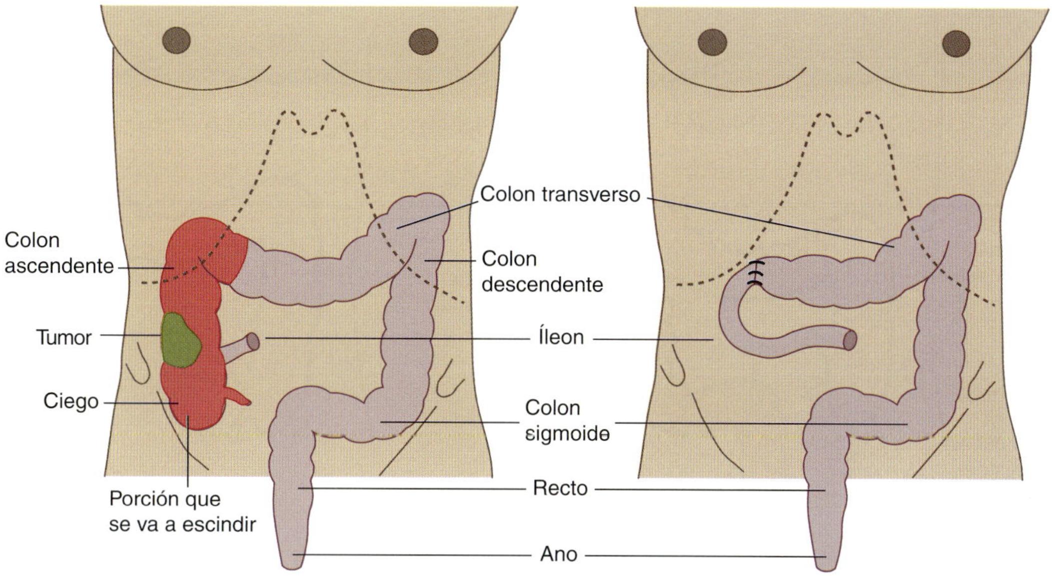

Figura 17.3 Hemicolectomía derecha.

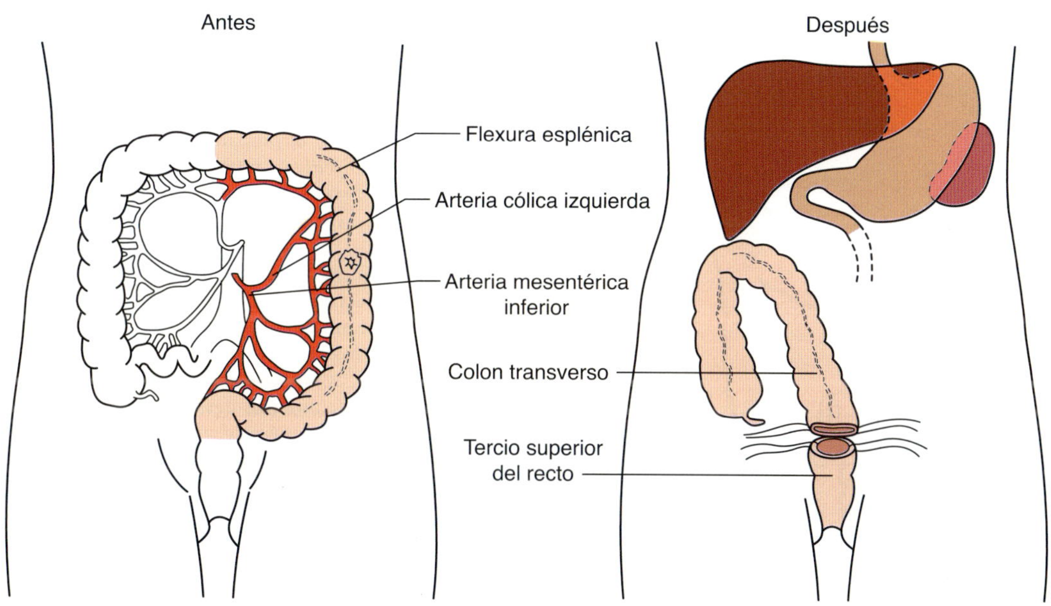

Figura 17.4 Hemicolectomía izquierda/colectomía sigmoidea.

detectar incluso pequeñas cantidades de sangre e invitar a esos pacientes a someterse a una colonoscopia. Además, a los hombres y mujeres de 55 años se les ofrece una sigmoidoscopia flexible para detectar lesiones en la parte inferior del intestino grueso. Ambas pruebas tienen por objeto diagnosticar a los pacientes en una fase más temprana y mejorar así el resultado para el paciente y la población en general.

Cuidados pre- y postoperatorios de los pacientes sometidos a cirugía colónica

Evaluación preoperatoria específica

La cirugía es el tratamiento más frecuente del cáncer colorrectal. El tumor se extirpa junto con un margen de tejido circundante. Si el diagnóstico y la intervención son tempranos, los

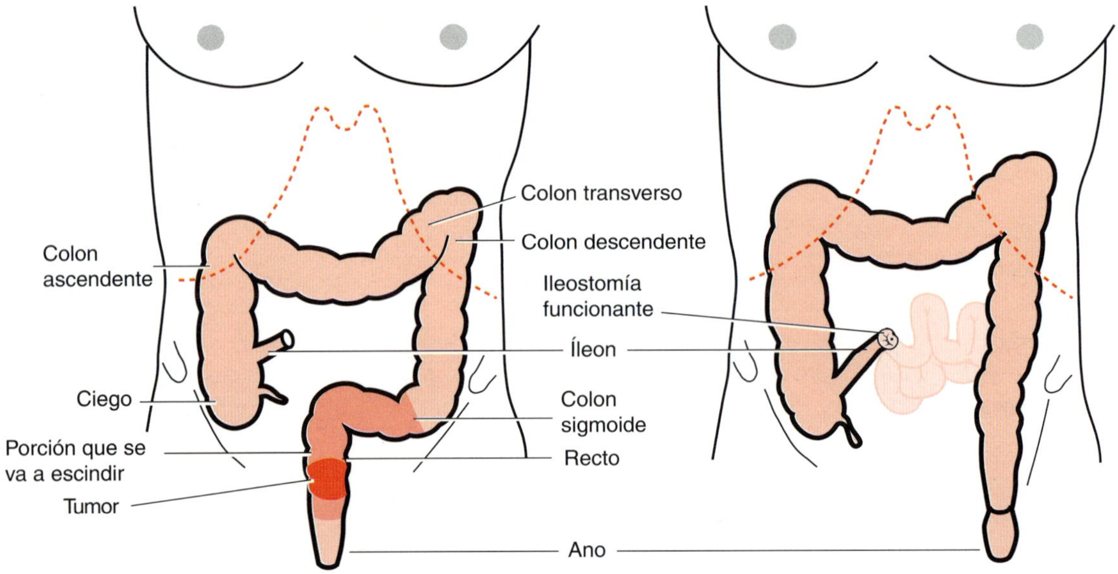

Figura 17.5 Resección anterior con ileostomía disfuncional.

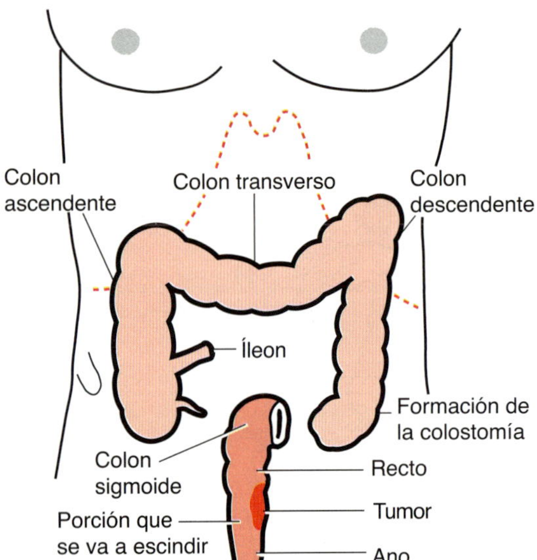

Figura 17.6 Escisión abdominoperineal del recto.

pacientes con estadios TNM 1 y 2 tienen un buen pronóstico y no requieren más tratamiento. Los equipos multidisciplinarios participan en la prestación de los mejores cuidados a los pacientes, y la enfermera es fundamental para defender al paciente, evaluar sus necesidades y comunicar las conversaciones mantenidas con él.

La enfermera tiene un papel importante a la hora de facilitar y documentar el suministro de información, las actividades de enseñanza, la exploración física, las pruebas de laboratorio o los procedimientos de diagnóstico, el consentimiento informado, la preparación psicológica, la preparación física del tubo digestivo y la piel y la administración de medicamentos. Estas son áreas importantes que permiten al paciente proceder con seguridad a la cirugía.

La preparación del intestino puede estar indicada para prevenir la infección y eliminar la materia fecal. Esto se consigue administrando un enema o irrigación colónica, o una preparación intestinal prescrita (polietilenglicol, picosulfato sódico o soluciones de fosfato). Durante estos procedimientos, algunos pacientes necesitan un seguimiento cuidadoso, debido a posibles efectos secundarios desagradables y a la pérdida de líquidos (cuadro 17.4). Véase el apartado sobre la preparación del intestino para la colonoscopia.

Formación y tratamiento del estoma

Estoma es el término griego utilizado para describir una boca o abertura. En este contexto, hablamos de una abertura en la pared abdominal a través de la cual se evacua el contenido del intestino.

Colostomía. Se introduce un trozo de colon sano a través de una abertura en el abdomen. Puede denominarse colostomía de barril simple, de barril doble o de asa que se apoya en una varilla, y puede ser temporal o permanente. Se realiza una colostomía temporal para dar tiempo a que el colon se recupere y cicatrice antes de reanudar sus funciones. La colostomía permanente suele realizarse tras la extirpación de una parte del intestino, especialmente tras la extirpación de un tumor maligno. La posición de la colostomía varía según la zona del colon afectada.

Cuestiones de enfermería. El tratamiento óptimo incluye que se haya comentado con todos los pacientes que vayan a someterse a una cirugía intestinal con la formación de un estoma la afección y sus implicaciones. Sin embargo, esto no es posible en algunas situaciones de urgencia. En la mayoría de los hospitales, una enfermera especializada en estomaterapia está disponible para evaluar, educar y asesorar tanto antes como después de la cirugía. El estomaterapeuta también aconsejará sobre la posición más adecuada para la formación del estoma. Hay que tener en cuenta la posición de la línea de incisión, los huesos, las cicatrices, los pliegues y la grasa de la piel, las actividades del paciente y el tipo de ropa que lleva.

Todos los pacientes en los que se ha creado un estoma deben recibir el material educativo adecuado, que les permitirá comprender qué cambios se han producido en su cuerpo, qué actividades pueden realizar con seguridad y cómo hacer frente a las complicaciones menores.

Intervenciones específicas de enfermería en el postoperatorio

Comida y bebida. Se puede restringir la ingesta de líquidos orales, pero debe volver a la normalidad tan pronto como sea posible después de la cirugía. Una buena indicación para comenzar con los líquidos orales y la dieta es cuando el paciente tiene ruidos intestinales y expulsa gases. Por tanto, es importante que el paciente reciba líquidos intravenosos para reponer la pérdida de líquidos y electrólitos. También existe riesgo de íleo paralítico derivado de la manipulación del intestino durante la cirugía. Esta complicación se trata dejando descansar el intestino. Si el paciente ha reanudado los líquidos orales, estos se suspenderán, y se volverá a los líquidos intravenosos hasta que los ruidos intestinales reaparezcan.

Los consejos para los pacientes con colostomía son similares a los ya descritos para los pacientes con ileostomía. Sin embargo, dependiendo del estadio de la enfermedad y del alcance de la cirugía, algunos pacientes necesitan más suplementos nutricionales de proteínas, calorías e hidratos de carbono.

Eliminación. El control particular del estoma ya se ha comentado en la sección referida a la formación de una ileostomía. Sin embargo, es importante que el paciente reciba educación y se le dé la opción de elegir qué dispositivo usar y cómo quitarlo y cambiarlo. La supervisión y la educación suelen correr a cargo del estomaterapeuta junto con la enfermera que trabaja en las salas especializadas de cirugía colorrectal.

Cambio de imagen corporal y actividad sexual. Un área importante de preocupación se refiere a la aceptación de la colostomía por el paciente desde una etapa temprana. Algunos pacientes pueden desear comentar el aspecto de la rehabilitación sexual. Los temores más frecuentes son los de tener impotencia o parecer mutilados, con el consiguiente efecto sobre su sexualidad. Ya se han dado ejemplos anteriormente y se destacan en el cuadro 17.1.

Cuidado de la piel. El riesgo para la integridad de la piel alrededor del estoma ya se ha comentado en el apartado de

Cuadro 17.4 **Cuestiones específicas relacionadas con la preparación intestinal preoperatoria (si se requiere)**

- Riesgo potencial de infección si el intestino no se limpia adecuadamente o de cancelar la operación debido a una preparación inadecuada.
- Posible pérdida de líquidos y electrólitos debido a la preparación física o a la deshidratación por las soluciones de limpieza.
- Riesgo potencial de perforación abdominal causada por la preparación física.

El *objetivo específico* será garantizar que el intestino esté limpio y despejado antes de la cirugía y minimizar los efectos secundarios de los vómitos, el dolor abdominal y la contaminación.

Intervenciones de enfermería y justificación

- Asegúrese de que el procedimiento de preparación de la limpieza física se lleva a cabo correctamente y de que se siguen y controlan cuidadosamente las instrucciones de cualquier laxante o irrigación. El resultado de la preparación debe estar plenamente documentado, y cualquier dificultad para llevar a cabo el procedimiento debe comunicarse al cirujano que realiza la cirugía.
- Toda la pérdida de líquidos asociada a la diarrea y los vómitos debe registrarse en la documentación adecuada, asegurando así que los líquidos y electrólitos puedan ser reemplazados por infusión intravenosa. Pueden utilizarse antieméticos para aliviar las náuseas y los vómitos excesivos.
- Identificar las características del dolor abdominal (p. ej., la localización, la duración y la intensidad) y suministrar los analgésicos adecuados, asegurándose de que se evalúa su eficacia. Cualquier molestia asociada a la diarrea se alivia asegurando que la zona anal esté limpia y seca después de cualquier acción intestinal, así como proporcionando pomadas anestésicas y cremas de barrera protectoras.

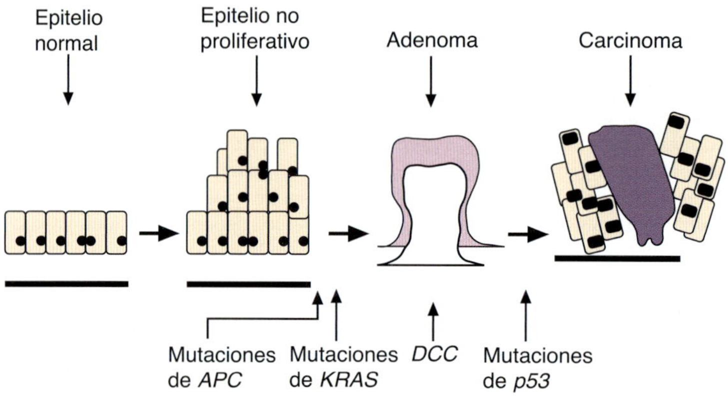

Figura 17.7 Secuencia del cáncer poliposo. Secuencia propuesta desde adenoma a carcinoma en el cáncer colorrectal. Las mutaciones e hipermetilación del gen de la poliposis adenomatosa *(APC)* se producen de forma temprana, seguidas por las mutaciones de *KRAS*. Las mutaciones de los genes *Deleted in colon cancer (DCC)* y *p53* aparecen más tarde en la secuencia, aunque el orden exacto puede variar. (Tomado de Jones (1998), con autorización.)

tratamiento de la ileostomía. Sin embargo, si el paciente tiene una línea de sutura perineal, existe un mayor riesgo de infección o necrosis de la herida. Esta zona también es muy dolorosa para el paciente, debido a la presencia de suturas y drenajes; por lo tanto, se puede utilizar un cojín especializado, por ejemplo, un cojín Valley, junto con los analgésicos adecuados.

Otras complicaciones específicas. Otras complicaciones son el riesgo de complicaciones pulmonares, el íleo paralítico, la infección de la herida, la necrosis del estoma y la ulceración del lugar de la anastomosis o sutura.

Educación y planificación del alta

Los consejos educativos son similares a los que se dan para la enfermedad inflamatoria intestinal, especialmente si se ha formado una colostomía. Se deben dar instrucciones sobre cómo y cuándo cambiar el dispositivo o la bolsa, irrigar el estoma si es necesario y limpiar la piel circundante. Los dispositivos y bolsas usados se eliminan colocándolos en una bolsa cerrada para la recogida de residuos.

El asesoramiento dietético es importante para que el paciente controle la ingesta de ciertos alimentos que dan lugar a un exceso de gases, estreñimiento o evacuación líquida.

También se puede dar literatura de apoyo y números de contacto para usar en caso de urgencia, o si el paciente está preocupado por su enfermedad y necesita apoyo y consejo.

Cirugía rectal

Pólipos

Los pólipos se producen a partir de la mucosa como pequeñas proyecciones de crecimiento y son más frecuentes en el intestino grueso, es decir, el sigmoide y el recto. A menudo son benignos, pero pueden ser el precursor del desarrollo de pólipos malignos y cáncer de intestino. La figura 17.7 ilustra la secuencia de un pólipo benigno que se convierte en maligno.

Manifestaciones clínicas. Los pólipos suelen ser asintomáticos, aunque pueden sangrar, por lo que el paciente presenta una hemorragia rectal. Los síntomas vienen determinados por el número de pólipos, su posición y tamaño.

Exploraciones. Entre ellas se encuentran el tacto rectal, la proctoscopia, la sigmoidoscopia, la colonoscopia y, ocasionalmente, las tomografías computarizadas específicamente adaptadas para observar el revestimiento del intestino grueso (colonografía computarizada).

Intervenciones quirúrgicas. La mayoría de los pólipos se pueden extirpar por vía endoscópica, con instrumentos endoscópicos que se pueden pasar por el canal de trabajo de un colonoscopio. Los pólipos se pueden evaluar utilizando ajustes especiales de luz durante la colonoscopia, imágenes de banda estrecha, para evaluar su potencial maligno y la idoneidad para la resección endoscópica. Endoscópicamente, los pólipos idóneos se pueden extirpar, incluso si son bastante grandes, por endoscopistas especialmente formados. Más cerca del borde anal son posibles otras opciones para la eliminación de los pólipos. A los pacientes con pólipos rectales grandes se les puede ofrecer una cirugía transanal mínimamente invasiva (TAMIS), en la que se introduce un acceso quirúrgico, similar a un gran acceso de laparoscopia, a través del canal anal para permitir a los cirujanos operar en el recto y extirpar las lesiones según sea necesario. A veces, ninguno de estos abordajes será apropiado y los pacientes pueden requerir resecciones intestinales, especialmente si se cree que un pólipo es maligno.

Absceso perianal

Un absceso se forma como resultado de una infección en los tejidos que rodean el canal anal, ya sea en la fosa isquioanal o cerca de los esfínteres anales. Suelen producirse como

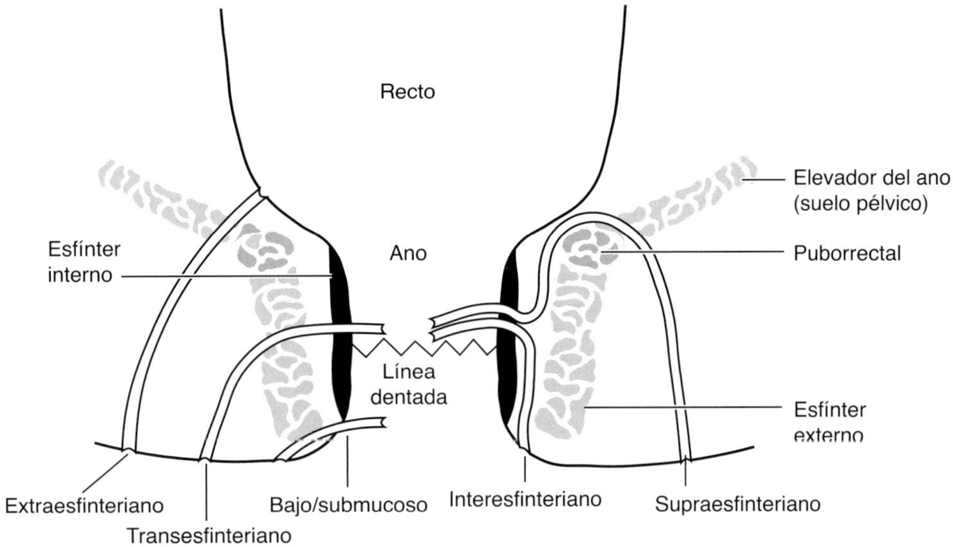

Figura 17.8 Esfínteres anales que muestran las posiciones de las fístulas anales.

resultado de la obstrucción de las glándulas anales, pero pueden ser parte de una enfermedad subyacente, como la enfermedad de Crohn o la tuberculosis.

Manifestaciones clínicas. Incluyen una zona muy dolorosa, aumento de la temperatura y edema. Puede haber una secreción maloliente asociada en el recto. Los abscesos pueden asociarse a una fístula perianal.

Intervención. Se requiere la escisión y el drenaje del absceso. Si se ha desarrollado una fístula, esta puede requerir una intervención quirúrgica posterior. Rara vez se requieren antibióticos, excepto cuando hay una celulitis significativa e induración a pesar de un drenaje quirúrgico adecuado.

Fístula

Una fístula es una abertura anómala entre dos superficies epiteliales, pero con frecuencia se trata de una abertura en la superficie cutánea cerca del ano (fig. 17.8). La fístula es frecuente en la enfermedad de Crohn, pero la mayoría está causada por un absceso e infección de una cripta cercana.

Manifestaciones clínicas. Comprenden aumento de la temperatura y dolor asociado a la presentación de un absceso. A veces se presenta una secreción rectal, que suele provocar excoriación de la piel circundante y prurito.

Intervención quirúrgica. A menudo adoptará la forma de incisión y drenaje si hay un absceso, y escisión o apertura del tracto fistuloso para permitir la curación por segunda intención. La inserción de un sedal, o material de sutura enhebrado a través del tracto de la fístula, permite que el tracto drene y a continuación se puede abrir quirúrgicamente (Hibberts y Carapeti, 2003). Si el tracto de la fístula contiene demasiado esfínter anal por debajo como para permitir que se abra con seguridad, entonces hay muchas otras opciones quirúrgicas, cada una con sus propios beneficios e inconvenientes, y la mayoría tiene una tasa de fracaso de entre el 40 y el 60% con el tiempo. Otros abordajes son los tapones de fístula, el pegamento para fístulas, el desbridamiento asistido por vídeo de los tractos, el acortamiento del tracto y la cobertura o el recorte de las aberturas internas. La clave de la intervención quirúrgica es erradicar la infección facilitando el drenaje, pero debe sopesarse con la preservación de la continencia. Por ello, es importante examinar y evaluar cuidadosamente la cantidad de músculo del esfínter anal afectado. El complejo del esfínter anal se examina mediante ecografía endoanal (estructura) y fisiología anorrectal (función) (Hibberts et al., 2019; Solanki et al., 2019).

Fisura

Una fisura es un desgarro en el revestimiento de la parte inferior del ano, que deja al descubierto el esfínter anal subyacente. A menudo se debe a un esfuerzo al defecar con heces duras. En la mayoría de los pacientes, la fisura suele producirse en la línea media, ya sea en la zona anterior o posterior, a excepción de los pacientes con enfermedad de Crohn, en los que puede estar en cualquier orientación del canal anal.

Manifestaciones clínicas. Hay un dolor extremadamente agudo en la evacuación de las heces, hasta el punto de que los pacientes describen la sensación de intentar expulsar un cristal. Puede tratarse mediante la aplicación local de un gel de nitrato, como el trinitrato de glicerilo, o de antagonistas de los canales del calcio, como el diltiacem. Estas cremas actúan relajando el esfínter anal, reduciendo el espasmo y aumentando el riego sanguíneo para la cicatrización. Al principio pueden utilizarse laxantes suaves para ablandar las heces y se aconseja aumentar el consumo de agua para evitar el estreñimiento. Se debe mostrar al paciente la posición correcta en el inodoro: las rodillas más altas que las caderas, los codos sobre las rodillas y evitar el esfuerzo.

Intervención quirúrgica. A veces puede ser necesaria, aunque muchas fisuras se resuelven solas. Las operaciones para mejorar la cicatrización de las fisuras incluyen la reducción de la presión en el canal anal inferior, una esfinterotomía, ya sea a través de medios químicos mediante la paralización del esfínter anal interno inferior con una inyección de Botox, o dividiendo o cortando físicamente el esfínter anal interno inferior lateralmente, con el fin de relajar el músculo en el punto de la fisura. Las implicaciones de someterse a este tipo de cirugía deben comentarse con el paciente, ya que se puede presentar incontinencia fecal y de flatos, temporal o permanente.

Hemorroides (almorranas)

Se trata de cojines de tejido conectivo esponjoso y vasos sanguíneos en el ano que, con esfuerzos prolongados y heces duras, pueden descender por el canal anal y provocar hemorragias. A veces se vuelven lo suficientemente grandes como para sobresalir del ano y pueden constreñirse, trombosarse y ser dolorosas. Esta afección se asocia al estreñimiento y a una mala posición y técnica para ir al baño, por lo que el esfuerzo para evacuar las heces aumenta la presión intraabdominal, lo que provoca su prolapso.

Manifestaciones clínicas. Puede haber evidencia de sangre fresca y aumento del dolor con los movimientos intestinales y algunos pacientes describen una pesadez o picor del canal anal durante el día.

Exploraciones. Incluyen el tacto rectal, la proctoscopia y la colonoscopia o sigmoidoscopia, sobre todo para excluir otras afecciones más graves.

Intervención. Muchos pacientes controlan la afección por sí mismos mediante aplicaciones locales de medicamentos tópicos para lubricar, anestesiar y reducir las hemorroides. Si se busca consejo médico, incluiría la promoción de la salud de una ingesta alta en fibra y posiblemente un laxante formador de masa antes de considerar la cirugía para eliminar las hemorroides externas, trombosadas y estranguladas.

Intervenciones quirúrgicas. Existen muchas opciones quirúrgicas para el tratamiento de las hemorroides, dependiendo de su tamaño y extensión. Las hemorroides internas más pequeñas pueden ligarse con bandas (pequeñas bandas elásticas para encoger las hemorroides), y las externas más grandes se ligan o extirpan con una hemorroidectomía.

Implicaciones para la enfermera. Las enfermeras deben ser conscientes de que el esfuerzo para defecar y el estreñimiento contribuyen a la aparición de hemorroides. Hay que animar a las mujeres embarazadas a que no sufran estreñimiento. Después de cualquier tipo de cirugía de hemorroides, los pacientes deben ser conscientes de que deben vigilar el sangrado excesivo y evitar el estreñimiento y el esfuerzo al defecar durante las dos primeras semanas.

Complicaciones. Las hemorroides pueden romperse o trombosarse, pero la mayoría de ellas se resuelven espontáneamente y basta con un tratamiento conservador.

Sinus pilonidal

El *sinus* pilonidal es una cavidad subcutánea ciega que se comunica con la piel y puede contener pelo. Lo más frecuente es que se sitúe sobre o cerca de la punta del cóccix, entre las nalgas, en la hendidura natal. La formación de abscesos es frecuente tras la irritación y posterior infección.

Manifestaciones clínicas. Incluyen dolor y secreción asociados a la formación de abscesos, suelen afectar a los hombres durante la adolescencia y existe un fuerte componente familiar. Las personas que tienen mucho vello entre las nalgas también tienen mayor riesgo de desarrollarlo.

Intervención. Incluye un curso de antibióticos y analgésicos apropiados si no hay un absceso y solo hay celulitis. Los abscesos deben ser drenados quirúrgicamente y se debe permitir que la herida cicatrice por segunda intención. Los objetivos de la cirugía programada para el *sinus* pilonidal son la escisión del *sinus* y la reducción de la angulación de la hendidura nativa. Se han descrito muchas técnicas, desde la simple apertura del *sinus* hasta la sutura primaria, pasando por diversas técnicas de colgajo reconstructivo. La recurrencia es común después de la cirugía, y las técnicas más complejas, aunque más exigentes, parecen dar un mejor resultado a largo plazo.

Educación y planificación del alta

Después de la cirugía rectal, los pacientes deben recibir orientación para prevenir la aparición de nuevas complicaciones o incluso la recurrencia. Es importante que reconozcan que hay que evitar hacer esfuerzos y el estreñimiento; por lo tanto, deben prestar especial atención y defecar en respuesta a la sensación inicial. El riesgo de estreñimiento se reducirá si se aumenta la ingesta de fibra en la dieta, se hace ejercicio regularmente y se utilizan medicamentos (con moderación) para ablandar las heces. Los pacientes deben observar si hay alguna hemorragia y buscar ayuda si esta se vuelve grave o persistente. Es especialmente importante que la higiene personal de la zona anal se realice con frecuencia para evitar el riesgo de infección. Lavar la zona con agua tibia es calmante y limpiador, y tomar baños tibios reducirá el dolor, mantendrá la zona anal limpia y promoverá la curación.

Recuperación mejorada tras la cirugía colorrectal

La cirugía colorrectal se situó a la cabeza de la recuperación mejorada de los pacientes tras la intervención quirúrgica. En 1997, el profesor Kehlet, jefe de cirugía en Dinamarca, dirigió un programa multimodal que mejoraba los resultados tras una cirugía mayor, reducía las complicaciones tras la intervención y, por tanto, la duración de la estancia hospitalaria de los pacientes. La «recuperación mejorada», rápida o acelerada, es un término general que engloba una serie de principios, con el objetivo último de devolver al paciente a su estado preoperatorio sin comprometer ningún criterio de alta, facilitando así un alta hospitalaria más rápida y una reducción de las complicaciones. La recuperación mejorada es un enfoque multidisciplinario para coordinar el recorrido del paciente antes de la operación y continúa después del alta. Los objetivos son acelerar la recuperación del paciente mediante una evaluación previa eficaz, nutrición temprana, movilización precoz y, en última instancia, acortar la duración de la estancia hospitalaria al disminuir las complicaciones derivadas de la disminución de la movilidad, por ejemplo, las infecciones torácicas, las úlceras por presión, la trombosis venosa profunda y los largos períodos de ayuno pre- y postoperatorio que comprometen la nutrición y pueden ralentizar la curación. Los de Kehlet y Wilmore (2002), Nygren et al. (2005, citado en Massen et al., 2007) y Wilmore y Kehlet (2001) fueron los trabajos de investigación originales, y el enfoque sigue estando apoyado por la literatura médica y el NHS Enhanced Recovery (NHS, 2016).

Los principios de cada etapa del programa de recuperación mejorada se describen a continuación.

Preoperatorio

- Optimización preoperatoria, que también incluye la gestión de las expectativas del paciente y la planificación de objetivos. Abordar en el preoperatorio las posibles carencias nutricionales y otros problemas ayudará a la recuperación del paciente.
- Obtener una prueba de esfuerzo cardiopulmonar (PECP) para establecer la puntuación del umbral anaeróbico del paciente, ya que es un excelente factor predictivo de la mortalidad por causas cardiovasculares (Levett et al., 2018). Permite decidir dónde pasará el paciente su primera noche tras la cirugía, por ejemplo, de vuelta a la sala, en recuperación intensiva o en la unidad de cuidados intensivos.
- Control del dolor y evaluación del tratamiento farmacológico actual, polifarmacia y enfermedades asociadas.
- Evaluación nutricional y remisión a un dietista en el preoperatorio si es necesario. Las bebidas y los suplementos con carga de hidratos de carbono se administran antes de la cirugía.
- Planificar el alta, para que el paciente tenga un plan para volver a casa/regresar a la comunidad/volver a su rutina.

En la sala: preoperatorio

- No hay limpieza intestinal rutinaria. En ciertas cirugías, el paciente puede recibir solo un enema rectal. Esto reduce significativamente el riesgo de desequilibrio electrolítico, deshidratación y problemas con el balance hídrico (Birch, 2017; NHS, 2016). Bebidas con carga de hidratos de carbono administradas en el preoperatorio.
- Reducir al mínimo los tiempos de ayuno preoperatorio.

En la cirugía

- Las sondas nasogástricas y los drenajes pélvicos no se utilizan de forma rutinaria (Ljungqvist y Hubner, 2018).
- Las sondas urinarias se retiran el día después de la cirugía (o un poco más tarde en la cirugía rectal), lo cual reduce significativamente el riesgo de retención urinaria y los problemas urinarios a largo plazo (Ljungqvist y Hubner, 2018). La analgesia epidural torácica alta se utiliza con más frecuencia, para evitar las complicaciones de los opioides, por ejemplo, el retraso del vaciado gástrico, las náuseas y el íleo paralítico. El uso de una inserción torácica más alta también reduce el riesgo de bloqueo motor y de más retrasos para que el paciente vuelva a su vida normal (Ljungqvist y Hubner, 2018).
- Las incisiones y técnicas quirúrgicas laparoscópicas o mínimamente invasivas son la opción preferida. Si se realizan procedimientos abiertos, se utilizan incisiones transversales en lugar de incisiones en la línea media. Este cambio de incisión, por sí solo, reduce el dolor postoperatorio de la herida y disminuye la respuesta de estrés fisiológico y quirúrgico del cuerpo por la cirugía. También mejora la movilidad, ya que no hay grandes heridas quirúrgicas, y reduce el riesgo de infección de la herida.
- La gestión intraoperatoria de los líquidos se realiza mediante la monitorización con Doppler esofágico, ya que permite un balance hídrico más preciso, evitando la sobrecarga de líquidos y facilitando así una recuperación más rápida.

Postoperatorio

- Debe fomentarse la vuelta a la alimentación normal lo antes posible, complementada con bebidas de alto contenido energético.
- Se fomenta el ejercicio orientado a objetivos, por ejemplo, salir de la cama y caminar.
- El paciente debe rellenar un diario orientado a objetivos.
- Al haber menos complicaciones en el postoperatorio, el paciente será dado de alta a casa antes, sin cambiar los criterios de alta tradicionales.
- Tras el alta, se realizan controles telefónicos y se hace una serie de preguntas estándar a los pacientes que pondrán de manifiesto cualquier posible complicación o problema. Esta comunicación periódica permite un acceso rápido al equipo quirúrgico si se identifica algún problema, y así se evita el reingreso en el hospital (Birch, 2017).

Todas las cirugías colorrectales, independientemente de su complejidad, y todos los pacientes, independientemente de sus enfermedades asociadas, son candidatos a entrar en un programa de recuperación mejorada. El programa puede requerir adaptaciones, aunque todos los pacientes deberían obtener algún beneficio. Debido al éxito de este programa a nivel internacional dentro de la cirugía colorrectal, los mismos principios se aplican ahora de forma rutinaria a otros tipos de cirugía, por ejemplo, la urológica, del aparato digestivo superior y la ginecológica.

Toda enfermera especializada debe incorporar los principios de la recuperación mejorada en su práctica y en el cuidado del paciente, desde la evaluación y preparación preoperatoria hasta el dolor postoperatorio, la herida, el estoma y el cuidado de la nutrición. La planificación del alta es parte de la responsabilidad de la enfermera y comienza tan pronto como se tome la decisión de la cirugía (Birch, 2017).

RESUMEN DE PUNTOS CLAVE

- En este capítulo se ha descrito la fisiopatología del tubo digestivo inferior. Se han utilizado diagramas para facilitar la comprensión y la disfunción de los órganos y también se han comentado las intervenciones quirúrgicas.
- Se han ofrecido algunas orientaciones para ayudar a la enfermera a utilizar un enfoque de resolución de problemas en la evaluación, la planificación de los cuidados, el establecimiento de objetivos y el inicio de la intervención para aquellos pacientes que se someten a cirugía por diversos trastornos del tubo digestivo inferior.
- Por último, se ha destacado la educación del paciente y la preparación para el alta, lo que sugiere que es necesario centrarse en la importancia de la promoción de la salud. La educación del paciente desempeña un papel importante en la prevención de complicaciones y en el tratamiento de las consecuencias de una cirugía fallida que puede requerir una nueva intervención.

PUNTOS DE APRENDIZAJE PARA LA REFLEXIÓN

Tras haber leído este capítulo, piense en lo que sabe ahora y en lo que aún necesita averiguar. Estas preguntas pueden ser de ayuda:

- ¿Cómo se deriva a un especialista en enfermería clínica a un paciente con un estoma recién formado?
- ¿Cuál es su función como coordinador de la planificación del alta?
- ¿Cuáles son las ventajas y los inconvenientes de la limpieza intestinal preoperatoria (preparación intestinal preoperatoria)?

Bibliografía

Alexander, M. F., Fawcett, J. N., & Runciman, P. J. (2006). *Nursing practice: hospital and home: the adult* (3rd edn). Edinburgh: Churchill Livingstone.

Birch, J. (2017). What is an Enhanced Recovery Nurse? *Gastrointestinal Nursing, 15*(6), 43–50.

Butcher, G. P. (2003). *Gastroenterology*. Edinburgh: Churchill Livingstone, Edinburgh.

Cancer Research UK. (2016). Bowel cancer incidence by anatomical site. Available at: <www.cancerresearchuk.org/health-professional/cancer-statistics/statistics-by-cancer-type/bowel-cancer/incidence#heading-Four>.

Chang, C. W., Wong, J. M., Tung, C. C., et al. (2015). Intestinal stricture in Crohn's disease. *Intestinal Research, 13*(1), 19–26.

Department of Health and Social Care. (2009). Reference guide to consent for examination or treatment (2nd edn.). Available at: <www.gov.uk/government/publications/reference-guide-to-consent-for-examination-or-treatment-second-edition>.

Hibberts, F., & Carapeti, E. A. (2003). Caring for the patient with an anal fistula. *Gastrointestinal Nursing, 1*(9), 26–28.

Hibberts, F., Deschamps, N., & Williams, A. (2019). Pelvic floor investigations for bowel dysfunction: part 1 endoanal ultrasound. *Gastrointestinal Nursing, 16*(10), 19–25.

Jones, D. J. (1998). *ABC of Colorectal Diseases*. London: Wiley Blackwell.

Kehlet, H., & Wilmore, D. W. (2002). Multimodal strategies to improve surgical outcome. *American Journal of Surgery, 183*(6), 630–641.

Levett, D. Z. H., Jack, S., Swart, M., et al; Perioperative Exercise Testing and Training Society (POETTS). (2018). Perioperative cardiopulmonary exercise testing (CPET): consensus clinical guidelines on indications, organization, conduct, and physiological interpretation. *British Journal of Anaesthesa, 120*(3), 484–500.

Ljungqvist, O., & Hubner, M. (2018). Enhanced recovery after surgery: ERAS principles, practice and feasibility in the elderly. *Aging Clinical and Experimental Research, 30*(3), 249–252.

Lynch, W.D. & Hsu, R. (2018). Ulcerative colitis/NCBI online resource. Available at: <www.ncbi.nlm.nih.gov/books/NBK459282/>.

Massen, J., Dejong, C. H. C., Hausel, J., et al. (2007). A protocol is not enough to implement an enhanced recovery programme for colorectal resection. *British Journal of Surgery, 94*(2), 224–231.

NHS. (2016). *Enhanced recovery*. Available at<. www.nhs.uk/conditions/enhanced-recovery >.

Nursing and Midwifery Council. (2018). *The Code. Professional Standards of Practice and Behaviour for Nurses, Midwives and Nursing Associates.* Available at: <www.nmc.org.uk/globalassets/sitedocuments/nmc-publications/nmc-code.pdf>.

Nygren, J., Hausel, J., Kehlet, H., et al. (2005). A comparison in 5 European centres of case mix, clinical management and outcomes following either conventional or fast track perioperative care in

colorectal surgery. *Clinical Nutrition, 24*(3), 455–461.
Overbey, D., Govekar, H., & Gajdos, C. (2014). Surgical management of colonic perforation due to ulcerative colitis in pregnancy. *World Journal of Gastrointestinal Surgery, 6*(10), 201–203.
Royal College of Radiologists. (2013). *Radiation and the Early Fetus*. Available at: <www.rcr.ac.uk/system/files/publication/field_publication_files/BFCR%2813%294_radiation.pdf>.
Shanmugam, V. K., Fernandez, S. J., Evans, K. K., et al. (2015). Post-operative wound dehiscence, predictors and associations. *Wound Repair and Regeneration, 23*(2), 184–190.
Solanki, D., Hibberts, F., & Williams, A. (2019). Pelvic floor investigations for bowel dysfunction: part 2. *anorectal physiology, 17*(5), 24–31.
Taylor, I., Garcia-Aguilar, J., & Goldberg, S. (2002). *Colorectal Cancer – Fast Facts* (2nd edn). Oxford: Health Press.
Williams, B. C. (2015). The Roper-Logan-Tierney model of nursing: A framework to complement the nursing process. *Nursing, 45*(3), 24–26.
Wilmore, D. W., & Kehlet, H. (2001). Management of patients in fast track surgery. *British Medical Journal, 322*(7284), 473–476.

Lecturas adicionales

Birch, J., & Black, P. (2017). *Essential Stoma Care*. Harrow: St Marks Academic Institute.
Cox, C., Steggall, M., & Coutts, A. (2012). *Fundamental Aspects of Gastrointestinal Nursing*. London: Quay Books.
Gastrointestinal *Nursing* journal. London: Mark Allen Group.
Ong, P., & Skittrall, R. (2017). *Gastrointestinal nursing: a lifespan approach*. London: Routledge.
Wicker, P., & O'Neill, J. (2011). *Caring for the Perioperative Patient* (2nd edn). Oxford: Wiley.

Páginas web

Apoyo e información sobre colostomías: www.colostomyuk.org
Apoyo e información sobre ileostomías y bolsas internas: iasupport.org
Enfermedad de Crohn y colitis en el Reino Unido: www.crohnsandcolitis.org.uk
Guts UK Charity: gutscharity.org.uk

Capítulo 18

Pacientes que requieren cirugía renal y de las vías urinarias

Janice Minter

ÍNDICE DEL CAPÍTULO

OBJETIVOS CLAVE DEL CAPÍTULO

Al final del capítulo, el lector debería ser capaz de:

- Dar una perspectiva general de la anatomía y fisiología del riñón y de las vías urinarias inferiores.
- Enumerar las funciones del riñón.
- Hablar de las investigaciones renales y urológicas y de la preparación que requiere el paciente.
- Describir los cuidados pre- y postoperatorios de las personas sometidas a una intervención quirúrgica en el riñón y las vías urinarias inferiores.
- Comentar los consejos de alta que se darían a las personas después de una intervención quirúrgica en el riñón y las vías urinarias.

Introducción

Durante los últimos 30 años, el campo de la urología ha experimentado un gran crecimiento como especialidad quirúrgica. Con los avances tecnológicos, la intervención quirúrgica ha pasado de los procedimientos abiertos convencionales a la cirugía mínimamente invasiva y no invasiva para diversas afecciones nefrourológicas. Sin embargo, el uso de mejores herramientas de detección y diagnóstico ha hecho que la cirugía para determinadas afecciones sea más radical, con el resultado de un pronóstico general mejor. En este capítulo se abordan el control y tratamiento de personas con afecciones renales y urológicas específicas y se exploran las intervenciones y los cuidados de enfermería.

Anatomía y fisiología de las vías urinarias

Las vías urinarias están formadas por:

- Dos riñones.
- Dos uréteres.
- La vejiga urinaria.
- La uretra.

Riñones

Además de su función principal de producción de orina, los riñones realizan otras funciones vitales:

- Mantener el equilibrio de líquidos, de electrólitos y acidobásico.
- Ayudar al hígado a detoxificar las toxinas que se infiltran en el organismo.
- Excretar fármacos y toxinas.
- Mantener un volumen sanguíneo y una presión arterial adecuados.
- Producir la hormona eritropoyetina.
- Metabolizar la vitamina D a su forma activa (Velho y Velho, 2013).

Los riñones están situados en la pared abdominal posterior, a ambos lados de la columna vertebral, entre la duodécima vértebra torácica y la tercera lumbar. El riñón derecho suele estar ligeramente más bajo que el izquierdo debido a su desplazamiento por el hígado. El riñón mide aproximadamente 14 cm de largo, 6 cm de ancho y 3 cm de grosor, y pesa entre 135 g y 150 g en los adultos. Las glándulas suprarrenales están situadas inmediatamente encima de cada riñón.

Cada riñón está rodeado por una cápsula protectora formada por tejido conjuntivo fibroso, junto a una capa adicional de grasa perinéfrica; estas capas ayudan a amortiguar y proteger el órgano contra los traumatismos directos. Las arterias renales, las venas renales, el aporte linfático y los nervios entran y salen del riñón en el hilio renal, que se reconoce como una hendidura en el borde medial y cóncavo del riñón. El extremo superior del uréter, en forma de embudo, también entra en el hilio y se expande para convertirse en la pelvis renal.

Bajo la cápsula del riñón se encuentran dos zonas distintas: la corteza externa y el cuerpo medular interno, que constituyen el parénquima renal. Dentro de la médula se evidencian entre 8 y 18 estructuras en forma de cuña, llamadas pirámides medulares. Estas drenan en los cálices menores y luego mayores, que son protuberancias huecas de la pelvis renal. Los cálices se distienden a medida que la orina se acumula en ellos, lo que provoca la contracción peristáltica del músculo liso de las paredes de los cálices y de la pelvis renal. La orina se proyecta hacia delante desde la pelvis renal hasta el uréter.

Nefrona

La nefrona es la unidad funcional del riñón y cada riñón contiene aproximadamente un millón de nefronas. La nefrona está formada por un «penacho» de capilares llamado glomérulo y por el túbulo renal. El túbulo renal puede subdividirse en cinco regiones distintas:

- La *cápsula de Bowman* forma el extremo superior esférico y dilatado del túbulo, que rodea o se invagina en el glomérulo. Los glomérulos se encuentran en la corteza del riñón y se originan en una arteriola aferente; una vez filtrada, la sangre sale del glomérulo por la arteriola eferente. La arteriola eferente, a su vez, se ramifica en una gruesa red capilar que rodea el túbulo renal y participa en el proceso de reabsorción. Toda la estructura tiene 150 mm de diámetro con una inmensa superficie capilar glomerular de aproximadamente 5.000-15.000 cm^2 por 100 g de tejido. Se ha propuesto que los capilares glomerulares son mucho más permeables al agua y a los solutos que los capilares extrarrenales. El endotelio capilar se encuentra sobre una membrana basal y al otro lado de la membrana descansa el epitelio que recubre la cápsula de Bowman. El epitelio glomerular tiene estructuras en forma de pie que se proyectan desde él y que se conocen como podocitos; se encuentran sobre la membrana basal y están separados por hendiduras de filtración. La filtración selectiva se realiza en la primera parte de la nefrona. En total el glomérulo filtra entre 170 y 180 l de plasma en 24 h a una velocidad de 125 ml/min; por lo tanto, el filtrado que hay dentro de la cápsula de Bowman es un ultrafiltrado de plasma. La membrana glomerular es permeable al agua y a otras moléculas pequeñas, pero no es permeable a las células sanguíneas ni a las proteínas, que solo se filtran si el riñón está enfermo. El filtrado glomerular tiene aproximadamente los mismos pH, osmolaridad y concentraciones de solutos que el plasma.
- El *túbulo contorneado proximal* se extiende desde la cápsula de Bowman a lo largo de 12-14 mm y está revestido en toda su longitud por células epiteliales cilíndricas. Estas células se adaptan en la superficie interna para crear un borde de microvellosidades (proyecciones en forma de dedos), lo que aumenta la superficie dentro del túbulo proximal, donde tiene lugar la mayor parte de la reabsorción de solutos. El volumen del filtrado glomerular se reduce en un 75-80% en el túbulo proximal, y se produce una reabsorción activa de glucosa, sodio, fosfato, cloro, potasio y bicarbonato.
- El *asa de Henle* se extiende desde el túbulo contorneado proximal, se sumerge como rama descendente en la región medular del parénquima renal y forma una U antes de volver a subir a la corteza por la rama ascendente. Las células cilíndricas del asa de Henle son más planas y tienen menos microvellosidades en las superficies internas. La reabsorción pasiva de agua, sodio y cloro tiene lugar en el asa de Henle.
- El *túbulo contorneado distal* se extiende desde la rama ascendente del asa de Henle y tiene una longitud de 4 a 8 mm. La reabsorción de agua está controlada aquí por la hormona antidiurética, segregada por el lóbulo posterior de la hipófisis. La reabsorción de sodio está controlada por la secreción de aldosterona, una hormona segregada por la corteza suprarrenal.
- El *tubo colector:* el túbulo contorneado distal desemboca en los conductos colectores que atraviesan la médula renal. La secreción de la hormona antidiurética regula la reabsorción de agua de los túbulos colectores y es independiente de la reabsorción de sodio.

El resultado de este complejo proceso de filtración, reabsorción selectiva y secreción es la producción de orina.

Uréteres

Los dos uréteres son tubos musculares huecos que se extienden desde la pelvis renal hasta la pared posterior de la vejiga, entrando en ella por su base. Cada uréter tiene aproximadamente 30 cm de longitud y 6 mm de diámetro y se encuentra detrás del peritoneo.

La pared del uréter está compuesta por tres capas:

- Capa interna del epitelio de transición.
- Capa media de músculo grueso.
- Capa externa de tejido conjuntivo.

Las contracciones peristálticas de la capa muscular del uréter impulsan la orina que ha drenado de los cálices a la pelvis renal y baja por el uréter hasta la vejiga. Los uréteres entran en la vejiga en ángulo oblicuo, lo que impide el reflujo de la orina a lo largo del uréter y hacia el riñón.

Vejiga

La vejiga se encuentra en la parte baja de la pelvis, expandiéndose hacia arriba y hacia delante en la cavidad abdominal durante el llenado, y se mantiene en su sitio gracias a unos ligamentos fuertes. En los hombres, la vejiga se encuentra delante del recto y el cuello de la vejiga rodea la glándula prostática. En las mujeres, la vejiga se encuentra delante de la vagina y el útero (Turner, 2009).

En la base de la vejiga hay una pequeña zona triangular conocida como trígono, que representa la zona entre los dos orificios ureterales y el meato uretral interno. Esta zona cambia poco de tamaño durante la fase de llenado, pero es muy sensible al estiramiento y se irrita por la presencia de cuerpos extraños, por ejemplo, las sondas urinarias permanentes (Fillingham y Douglas, 2004).

La vejiga es un saco muscular liso y distensible, revestido de mucosa, que almacena temporalmente la orina. Está revestido por epitelio de células transicionales que actúa como barrera protectora y permite la facilidad de estiramiento al llenarse de orina. La segunda capa submucosa está formada por tejido conjuntivo y se conoce como lámina propia. La tercera capa está formada por haces de músculo liso, conocido como músculo detrusor. El músculo detrusor contiene fibras longitudinales y circulares que parecen estar distribuidas por toda la pared de la vejiga (Sam y LaGrange, 2018). El músculo detrusor tiene una función única, ya que facilita el estiramiento durante la fase de llenado de la vejiga (Turner, 2009). También existe un componente voluntario en el control de la capacidad de almacenamiento y vaciado de este músculo. La superficie superior de la vejiga está cubierta por el peritoneo cuando está vacía, pero durante la fase de llenado el peritoneo se eleva hacia arriba y hacia atrás, por lo que no es una capa «verdadera» de la vejiga.

La vejiga y la uretra funcionan juntas como una unidad compleja para el almacenamiento y la expulsión de la orina. El cuello de la vejiga difiere en hombres y mujeres y su papel en el mantenimiento de la continencia no se conoce con claridad; sin embargo, podría tener algún impacto en el mantenimiento de la presión de cierre mientras la vejiga se llena de orina.

Uretra femenina

La función de la uretra es conducir la orina desde la vejiga al exterior. La uretra femenina tiene una longitud aproximada de 3-5 cm y se sitúa por delante de la vagina. El meato uretral externo se abre entre el clítoris y el orificio vaginal. La uretra está revestida de epitelio de transición y de epitelio escamoso cerca del meato externo. El mecanismo del esfínter externo está formado por la musculatura de la uretra junto con el músculo elevador del ano del suelo pélvico; estas estructuras combinadas son fundamentales para el mantenimiento mecánico de la continencia urinaria. El músculo uretral integral mantiene el cierre de la uretra, y el músculo del suelo pélvico incrementa esa capacidad de cierre durante un aumento de la presión intraabdominal, por ejemplo, al toser, reír y saltar. Es importante señalar que la orina solo se encuentra en la uretra durante la micción, y que durante la fase de llenado del ciclo permanece vacía y cerrada.

La uretra masculina se analizará en el capítulo 19.

Investigaciones renales y urológicas

Análisis de orina

El análisis de orina simple es una prueba no invasiva en el que se utiliza una tira impregnada químicamente para medir el pH de la orina y detectar la presencia de sangre, glucosa, proteínas, bilirrubina, urobilinógeno, cetonas, leucocitos y nitritos (Yates, 2016). Es importante utilizar un recipiente limpio para recoger una muestra de orina reciente para el análisis, evitando así su contaminación. El color, la consistencia y el olor de la orina también deben anotarse durante el análisis de rutina, así como los resultados. Algunos aspectos que hay que observar son el aspecto turbio, el olor desagradable o «a pescado», presencia de sangre y posiblemente hilos de moco, que pueden ser indicativos de una infección de las vías urinarias.

Muestras de orina para cultivo

Si se sospecha de una infección de las vías urinarias, está indicada la recogida de orina para su cultivo con el fin de identificar los organismos causantes. Lo ideal es obtener una muestra antes de iniciar los antibióticos. Las muestras de orina para el cultivo suelen ser una muestra de orina de chorro medio (MOCM) o una muestra de orina de la sonda (MOS) y deben recogerse de forma que se evite la contaminación de la muestra con nuevas bacterias.

Muestra de orina de chorro medio

El procedimiento debe explicarse al paciente para obtener su consentimiento y tranquilizarlo. Se pide al paciente que se limpie el prepucio o la vulva (según la política local) y que recoja la parte central de la micción en un recipiente estéril; esto es para reducir el número de contaminantes en la muestra. Varios investigadores sostienen que la limpieza previa a la recogida es innecesaria, ya que la limpieza rutinaria parece marcar poca diferencia en las tasas de contaminación (Leaver, 2007). También es posible que muchos pacientes no entiendan lo que se requiere, lo que hace que la muestra no sea válida (Fillingham y Douglas, 2004).

La orina debe enviarse al laboratorio lo antes posible, con la muestra correctamente etiquetada y acompañada del correspondiente formulario de solicitud de investigación. El rápido crecimiento de los microorganismos se producirá a temperatura ambiente e invalidará el cultivo; por lo tanto, las muestras deben mantenerse refrigeradas a 4 °C si se retrasa el transporte.

Muestra de orina por sonda

Se obtiene una muestra de orina extrayendo 3-5 ml de orina a través del «puerto de muestreo», que se encuentra en el sistema de drenaje de la sonda. El equipo utilizado debe ser estéril y, en la mayoría de los casos, se requiere una aguja y una jeringa. A continuación, la muestra se transfiere a un recipiente estéril para su traslado al laboratorio. Algunas políticas locales recomiendan que se utilice un hisopo estéril (a base de clorhexidina) para limpiar el puerto de la muestra antes y después de su uso (Fillingham y Douglas, 2004).

Primera orina de la mañana

La primera orina evacuada por la mañana se recoge durante 3 días consecutivos. La primera orina de la mañana (POM) es más concentrada y, por lo tanto, proporciona un mejor medio para localizar tipos específicos de células, por ejemplo, tuberculosis o células malignas.

Recogida de orina de 24 h

Se trata de recoger el volumen total de orina emitida en un período de 24 h, que es valiosa para el diagnóstico de una serie de afecciones renales y urológicas, por ejemplo, cálculos renales o litiasis y deterioro de la función renal. Se pide al paciente que orine, se anota la hora y se descarta esta primera muestra. Toda la orina emitida durante las siguientes 24 h se recoge en un gran contenedor de muestras. Se pide al paciente que orine al final de las 24 h, y esta muestra se incluye en la recogida. Hay que tener cuidado de no derramar el conservante presente en algunos de los envases, ya que puede ser corrosivo.

Es esencial que se conserve *toda* la orina recogida en este período de tiempo, ya que los resultados globales no serán válidos si se presenta una imagen incompleta. Es importante que la enfermera y el paciente entiendan perfectamente el procedimiento.

Flujo urinario

Esta prueba mide la tasa y el volumen de orina vaciada en mililitros por segundo y es una prueba importante para apoyar el tratamiento del paciente con problemas de flujo urinario (British Association of Urological Surgeons, 2017a). Se pueden utilizar varios tipos de equipos para medir el caudal, por ejemplo, un disco giratorio o una varilla de medición, y todos ellos implican que el paciente orine en el embudo de una máquina de control.

La preparación del paciente consiste en:

- Explicar con detalle lo que implica el procedimiento.
- Asegurar una vejiga cómodamente llena, pero evitando la sobredistensión y el consumo de grandes volúmenes de líquido antes de la prueba.
- Ordenar al paciente que orine en la máquina de flujo.
- Mantener la privacidad mientras el paciente orina.

Lo ideal es que los pacientes proporcionen una serie de tres caudales sucesivos para una evaluación más precisa (Fillingham y Douglas, 2004).

Análisis de sangre

El análisis de sangre es una parte importante de la investigación del paciente que requiere cirugía para una condición renal o urológica. Los análisis de sangre que se realizan habitualmente se muestran en la tabla 18.1.

Estudios de función renal

La evaluación de la función renal incluye la medición de la urea y la creatinina plasmáticas. El daño renal puede producirse antes de que se eleven los niveles de urea y creatinina en plasma; por lo tanto, el aclaramiento de creatinina (normalmente, 125 ml/min), que se correlaciona estrechamente con la filtración glomerular (FG), es un indicador más fiable de la función renal. Se calcula a partir de la medición del volumen de orina, la creatinina en plasma y la creatinina

Tabla 18.1 Análisis de sangre

Análisis de sangre	Justificación
Hemoglobina	Reducción de la anemia, que puede producirse como consecuencia de una hemorragia de las vías urinarias (p. ej., en el cáncer de vejiga o de riñón)
Leucocitos	Aumento de la infección (p. ej., de las vías urinarias)
Cálculo de urea, creatinina y electrólitos	Se relaciona con la función renal (p. ej., la creatinina se eleva en la insuficiencia o el fracaso renal)
Antígeno prostático específico	Aumentado en el cáncer de próstata
Pruebas de la función hepática	Se realiza cuando se sospechan metástasis hepáticas
Calcio	Los niveles elevados pueden estar relacionados con la formación de cálculos
Grupo sanguíneo	Puede ser necesaria una transfusión de sangre antes, durante o después de la cirugía
Estudio de coagulación	Es especialmente importante si el paciente está tomando anticoagulantes

en orina. También se necesita recoger la orina de 24 h y una muestra de sangre.

Pruebas radiológicas

Radiografía simple de abdomen de riñones, uréteres y vejiga

Se obtiene una radiografía simple de abdomen que incluye los riñones, los uréteres y la vejiga (RUV). Es especialmente útil para detectar cálculos urinarios (el 90% son radiopacos). También es útil inmediatamente antes de una intervención quirúrgica para la extracción de cálculos, para comprobar la localización de estos.

Urograma intravenoso

El urograma intravenoso (UIV) es una investigación urológica que se realiza habitualmente en personas con cálculos renales, hematuria o infección o tumor de vías urinarias. Tras una placa abdominal simple, se inyecta por vía intravenosa un medio de contraste que contiene yodo y se toman una serie de placas a medida que este es excretado por los riñones y a través de las vías urinarias.

La preparación del paciente varía según los departamentos. También depende del estado de salud general de la persona y de la presencia de otras afecciones médicas, por ejemplo, diabetes o deterioro de la función renal. Debe darse una explicación completa del procedimiento y tomarse el tiempo necesario para responder a las preguntas. Los pacientes suelen estar en ayunas durante 4-6 h y el intestino debe estar limpio de materia fecal para evitar que la radiografía se vea oscurecida por el aire y el contenido del colon. Si fuera necesaria la preparación del intestino, el método empleado debe seguir la evaluación individual del paciente y la política y el protocolo locales.

Una reacción alérgica al yodo del medio de contraste puede ser grave y provocar una parada cardíaca. Los departamentos de rayos X deben estar totalmente equipados para la reanimación cardiorrespiratoria. El 20% de los pacientes experimenta alguna reacción, como náuseas o irritación de la piel, al medio de contraste. Por lo tanto, es vital que se destaque cualquier antecedente de alergia antes de realizar el procedimiento.

Exploración renal (renograma)

En este procedimiento se inyectan por vía intravenosa sustancias marcadas con radioisótopos que son absorbidas y excretadas selectivamente por el riñón. A continuación, el compuesto utilizado se detecta y se mide mediante una gammacámara y se obtiene información relativa a la función renal, por ejemplo, la estructura y la función de los riñones y la función renal diferencial.

El paciente debe recibir información y apoyo adecuados antes de someterse al procedimiento, y las instrucciones relativas a la eliminación de la orina después de la exploración deben quedar claras para el paciente y el personal de la sala o departamento. La mayoría de los departamentos de medicina nuclear proporcionarán instrucciones sobre la eliminación adecuada de la orina.

Tomografía computarizada

En la tomografía computarizada (TC) se radiografían zonas específicas del cuerpo en diferentes ángulos utilizando imágenes de alta resolución. Las imágenes transversales bidimensionales se reconstruyen por ordenador. En urología es una prueba especialmente útil a la hora de planificar el tratamiento de los tumores renales, de próstata, testiculares y de vejiga.

La información al paciente antes del procedimiento es de suma importancia, ya que la maquinaria utilizada puede ser muy claustrofóbica por el espacio reducido, y muchos pacientes lo encuentran angustioso.

Ecografía

Las ondas sonoras de alta frecuencia se transmiten a través de una sonda sobre la zona investigada, por ejemplo, el riñón o la vejiga. La imagen reflejada se analiza por ordenador y se muestra en un monitor.

La ecografía es una prueba diagnóstica útil y valiosa, ya que puede diferenciar entre masas sólidas y quísticas y se utiliza para evaluar la obstrucción de las vías urinarias, por ejemplo, hidronefrosis u obstrucción del flujo urinario.

La preparación del paciente para la ecografía es mínima. Se debe dar una explicación del procedimiento, que no es invasivo en la mayoría de los casos. Cuando se realiza una ecografía de la vejiga, hay que tener en cuenta que esta se encuentra baja en la pelvis cuando está vacía y se expande hacia arriba y hacia delante en el abdomen cuando se llena; por lo tanto, es importante que esté llena para que se transmitan las ondas sonoras. Si el paciente tiene una sonda urinaria, esta se debe pinzar durante 1 h antes de la prueba y se pedirá al paciente que beba volúmenes moderados de líquido para ayudar al proceso de llenado de la vejiga.

Pielografía retrógrada

Este procedimiento suele realizarse bajo anestesia general tras una cistoscopia. Se introduce una sonda de pequeño calibre por el uréter hasta la pelvis renal; se inyecta un medio de contraste en el tracto renal superior y se toman radiografías de la pelvis renal y la unión pieloureteral (British Association of Urological Surgeons, 2017b).

La pielografía retrógrada es una prueba útil cuando se sospecha una obstrucción en las vías urinarias superiores. También puede utilizarse para obtener muestras de orina de cada riñón, por ejemplo, para el análisis citológico en pacientes con sospecha de carcinoma renal.

La preparación del paciente es la misma que para una anestesia general. Tras el procedimiento, el paciente debe quedar en observación para detectar signos o síntomas de infección de vías urinarias, que puede producirse como resultado de la instrumentación de las vías urinarias, es decir, dolor en la fosa lumbar, pirexia y dolor al orinar. También hay que vigilar la reacción alérgica al medio de contraste.

Urografía anterógrada

La urografía anterógrada se realiza cuando se ha diagnosticado o se sospecha una obstrucción del uréter. Se utiliza una ecografía para localizar la pelvis renal. Se introduce una aguja fina en la pelvis renal y se pasa una cánula sobre ella para inyectar el medio de contraste y obtener las radiografías. Si se diagnostica una obstrucción, se puede colocar un tubo de nefrostomía para permitir el drenaje de la orina desde la pelvis renal. Si el paciente está nervioso, puede administrarse un sedante antes del procedimiento, y después se necesitarán analgésicos (Fillingham y Douglas, 2004).

Arteriografía renal

La arteriografía renal consiste en la inyección de un medio de contraste a través de una sonda fina, que se introduce en la arteria femoral y sube por la aorta abdominal hasta la arteria renal. A continuación, se puede obtener una serie de radiografías. Las radiografías ofrecen el esquema de la irrigación sanguínea renal y son útiles para el diagnóstico de la estenosis de la arteria renal y de los tumores renales.

El procedimiento se realiza con anestesia local y sedación y es invasivo. Si surgen complicaciones, puede ser necesaria una nueva intervención; por lo tanto, el paciente estará en ayunas durante 4-6 h. Se da al paciente una explicación completa de lo que puede esperar y se obtiene el consentimiento informado. Tras la intervención, se mantiene el reposo en cama durante un máximo de 12 h, ya que existe riesgo de hemorragia en el lugar de la punción. Si se produce una fuga en el lugar de la punción en la arteria femoral, puede ser necesario un período más largo de reposo en cama. Se comprueban los pulsos pedios para evaluar el suministro de sangre periférica, y la presión arterial, el pulso, el lugar de la punción y el retorno capilar se controlan cada media hora inicialmente hasta que se estabilizan (Beynon y Nicholls, 2004).

Biopsia renal

La biopsia renal se obtiene para evaluar la enfermedad renal. El procedimiento puede realizarse bajo control de rayos X, ecografía o TC, y se utiliza un anestésico local para anestesiar la zona hasta la cápsula renal. La preparación implica la obtención del consentimiento informado tras una explicación completa del procedimiento.

Las muestras de sangre antes del procedimiento se obtienen para:

- Hemograma.
- Estudio de coagulación.
- Grupo sanguíneo y guardar suero para pruebas cruzadas.

En algunos centros se aboga por mantener el reposo en cama durante las 24 h siguientes a la intervención. La presión arterial y el pulso se registran cada media hora inicialmente y a intervalos reducidos después si están dentro de los parámetros normales. Debe fomentarse una buena ingesta de líquidos tras el procedimiento (si no está contraindicado desde el punto de vista médico) y observar la producción de orina, señalando si hay hematuria.

Cistoscopia

La cistoscopia implica la visualización directa de la vejiga y la uretra y se realiza en el paciente con un problema urológico, por ejemplo, hematuria, obstrucción del tracto inferior, o cistoscopia de seguimiento para el cáncer de vejiga. Se utiliza un cistoscopio rígido o flexible y el procedimiento se realiza con anestesia local o general. Se examina la vejiga y, si hay anomalías, se obtienen biopsias para su estudio histológico. La preparación implica la obtención del consentimiento informado tras una explicación completa del procedimiento. Se prepara al paciente para una anestesia general o local. Tras la intervención, los pacientes pueden tener molestias en la uretra y dificultades para orinar. Se anima al paciente a beber 2-3 l en 24 h (a no ser que esté contraindicado médicamente), y se debe examinar la orina en busca de indicios de hematuria. Cualquier infección urinaria preexistente se trata con antibióticos profilácticos.

Las investigaciones específicas relacionadas con las intervenciones quirúrgicas se resumen en la tabla 18.2.

Tabla 18.2 Estudios específicos relacionados con las intervenciones quirúrgicas en los riñones o las vías urinarias

Intervención quirúrgica	Estudio
Pieloplastia	Urograma intravenoso: confirmará el diagnóstico al demostrar la hidronefrosis en el lado afectado Renograma: medirá la contribución global del riñón obstruido a la función renal Cálculo de urea y electrólitos: para determinar la función renal Hemograma completo: para excluir la anemia y tratar la infección antes de la cirugía Grupo y pruebas cruzadas: la sangre estará disponible si fuera necesaria

Tabla 18.2 **Estudios específicos relacionados con las intervenciones quirúrgicas en los riñones o las vías urinarias *(cont.)***

Intervención quirúrgica	Estudio
Nefrectomía	Sangre • Entre dos y cuatro unidades con grupo y pruebas cruzadas • Cálculo de urea y electrólitos • Hemograma completo • Estudio de coagulación Muestra de orina de chorro medio Urograma intravenoso Ecografía Renograma Tomografía computarizada (TC)
Nefrectomía laparoscópica	Sangre • Dos unidades con grupo y pruebas cruzadas • Cálculo de urea y electrólitos • Hemograma completo • Estudio de coagulación Urograma intravenoso Ecografía Muestra de orina de chorro medio ECG
Nefrolitotomía percutánea	Cálculo de urea y electrólitos: para evaluar la función renal Hemograma completo: para excluir la anemia Estudio de coagulación: es importante establecer antes del procedimiento que el paciente no tiene un trastorno de la coagulación ni está tomando ácido acetilsalicílico o anticoagulantes regularmente Dos unidades de sangre con grupo y pruebas cruzadas: la sangre estará disponible si el paciente requiere una transfusión Muestra de orina de chorro medio: si hay una infección de las vías urinarias, se pueden prescribir los antibióticos adecuados Urograma intravenoso: demostrará la ubicación y el tamaño del cálculo, y si está causando una obstrucción Radiografía simple de abdomen: se realiza antes de la intervención, para mostrar la localización del cálculo
Litotricia extracorpórea	Estudio de coagulación en sangre, cálculo de urea, creatinina y electrólitos Muestra de orina de chorro medio Presión arterial registrada Radiografía de riñón, uréter y vejiga para localizar la posición actual del cálculo
Cistectomía y derivación urinaria por conducto ileal	Sangre • Cálculo de urea y electrólitos • Pruebas de la función hepática • Hemograma completo • Seis unidades con grupo y pruebas cruzadas • Glucosa en sangre • Estudio de coagulación Orina • Muestra de orina de chorro medio • Citología Radiografía de tórax ECG Ecografía de riñones y vejiga o urograma intravenoso TC

Evaluación de enfermería del paciente que requiere cirugía por una afección urológica

La valoración inicial del paciente brinda la oportunidad ideal para que la enfermera establezca la relación enfermera-paciente. La forma en que se aborda al paciente cuando acude a la clínica de preingreso o al ingresar en la sala es extremadamente importante. La entrevista con el paciente y la recopilación de información de este deben realizarse en un entorno que proporcione privacidad y mantenga la confidencialidad. La enfermera debe utilizar una comunicación clara y directa, ya que así puede ser capaz de disipar los temores, minimizar el malestar y permitir la adaptación individual (Dougherty y Lister, 2015).

La evaluación debe explorar al paciente de forma holística, abordando las necesidades físicas, psicológicas, emocionales, sociales y culturales para, a continuación, establecerse el impacto de la afección urológica del paciente respecto a estas necesidades. La evaluación de los pacientes suele realizarse utilizando un «modelo de enfermería» y varios marcos de evaluación que son relevantes para la experiencia o necesidad del paciente.

La evaluación realizada recogerá información sobre los siguientes aspectos:

- Registro de las observaciones iniciales:
  - Temperatura.
  - Pulso.
  - Respiraciones.
  - Presión arterial.
  - Análisis de orina.
  - Peso.
- Datos personales relevantes, incluidos los antecedentes médicos y quirúrgicos.
- Estado de salud actual: ¿cómo se siente el paciente?
- Respiración: ¿tiene el paciente algún problema respiratorio? ¿Cuánto esfuerzo provoca la disnea?
- Comida y bebida: ¿tiene el paciente sobrepeso o bajo peso? ¿Cuál es su ingesta habitual de líquidos en 24 h y qué tipo de líquido suele beber? La ingesta de líquidos es especialmente importante en personas con polaquiuria y urgencia urinaria, cálculos renales o infecciones urinarias recurrentes.
- Nivel de independencia o dependencia y circunstancias del hogar: es importante establecer si se necesitará ayuda durante el período de convalecencia después de la cirugía, para poder adoptar las mejores disposiciones.
- ¿La afección urológica está causando o contribuyendo a los problemas de movilidad? El paciente con carcinoma de próstata puede tener una enfermedad ósea metastásica que le cause dolor y, a menudo, una movilidad restringida.

Micción

Para muchos pacientes, este es un tema muy delicado y a menudo embarazoso de tratar, pero muy afectado por la enfermedad urológica. Debe obtenerse la historia miccional que incluya información sobre las experiencias de los pacientes en cuanto a frecuencia urinaria, urgencia, retraso en el inicio de la micción, disuria, nicturia y hematuria. Se debe pedir a los pacientes que describan su chorro de orina cuando orinan: ¿es el chorro fuerte, tienen que esforzarse para orinar, se sienten vacíos al terminar? ¿Son las pérdidas de orina o la incontinencia urinaria un problema? A muchos pacientes les parece un síntoma de enfermedad perturbador y ocultan su problema a la sociedad, la familia, los amigos e incluso a sí mismos (Fillingham y Douglas, 2004). Los pacientes suelen necesitar apoyo, empatía, una orientación clara y un buen asesoramiento clínico a la hora de abordar este síntoma urinario. También deben observarse los signos y síntomas de la infección de las vías urinarias, por ejemplo, pirexia, disuria y orina de olor desagradable. También deben evaluarse los hábitos y funciones intestinales, ya que el estreñimiento puede ser una causa importante de los síntomas urinarios.

Sueño

El sueño suele verse afectado en pacientes que padecen enfermedades de las vías urinarias. En la evaluación inicial debe establecerse si el sueño se ve interrumpido por la necesidad de orinar y, si es así, cuántas veces necesita levantarse el paciente por la noche.

Imagen corporal y expresión de la sexualidad

La enfermedad urológica y los diversos tipos de incontinencia afectan significativamente a la calidad de vida de los pacientes, ya que influyen a sus necesidades tanto físicas como psicológicas (Stewart, 2018). La sensibilidad es necesaria cuando se explora este tema, aunque es primordial que la enfermera aborde y guíe al paciente en esta actividad asistencial y no tome el camino fácil de la evasión. Debe establecerse si el paciente es sexualmente activo, ya que algunos procedimientos urológicos menores e intermedios pueden tener un impacto directo en la función sexual. Tras la resección transuretral de la glándula prostática o la incisión del cuello de la vejiga se experimenta a menudo eyaculación retrógrada, lo que podría dejar al paciente infértil. También existe el riesgo de impotencia o trastorno de la erección tras la cirugía para combatir el cáncer de vejiga y de próstata. El hecho de tener una sonda uretral *in situ* después de la cirugía repercute en la función sexual, pero también puede tener un efecto más profundo en la imagen corporal personal del paciente. La función y la actividad sexual, así como el impacto de la intervención quirúrgica, son temas que la enfermera quirúrgica debe poder abordar con todos los pacientes a su cargo (RCN, 2018).

Intervenciones quirúrgicas en el riñón

Pieloplastia

La pieloplastia es la operación que se realiza a través de una incisión en la zona lumbar o por vía laparoscópica, para

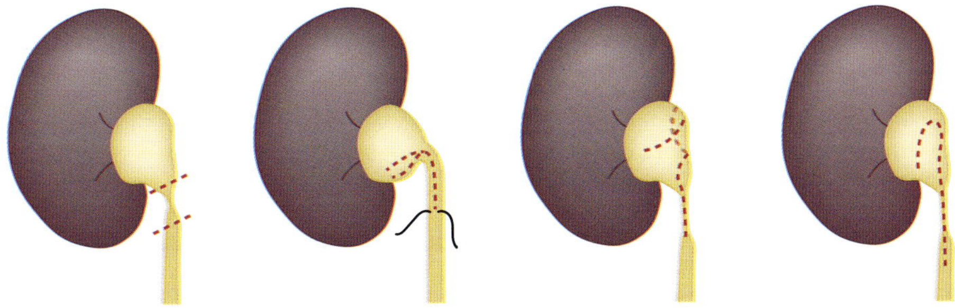

Figura 18.1 Tipos de pieloplastia. (Reproducido a partir de Khan et al. (2014).)

aliviar una obstrucción en la unión pelviureteral, a menudo causada por un anillo de tejido fibroso (fig. 18.1). El defecto puede ser una anomalía congénita o el resultado de una infección o lesión repetida; esto da lugar a una dilatación dentro de la pelvis renal debido a un estrechamiento del uréter, lo que inhibe el libre flujo de la orina.

Los signos y síntomas de la obstrucción de la unión pelviureteral son:

- Dolor en fosa lumbar, a menudo asociado a una gran ingesta de líquidos.
- Infección, debido a la estasis de la orina en la pelvis renal.
- Náuseas y vómitos.
- Deterioro de la función renal.

Intervenciones de enfermería específicas en el preoperatorio

Psicológica y de comunicación

Se da una explicación completa de lo que se puede esperar antes y después de la operación, y se dedica tiempo a responder a cualquier pregunta y a disipar cualquier temor que pueda tener el paciente.

Temperatura corporal central

Cualquier infección urinaria preexistente debe ser tratada con un antibiótico adecuado.

Cuidados de enfermería específicos en el postoperatorio

Control y comunicación del dolor

El abordaje quirúrgico consiste en una incisión en la zona lumbar, y el control del dolor es especialmente importante si se quieren evitar las complicaciones debidas a la reducción de la movilidad. Se ha demostrado que una infusión continua de opioides por vía intravenosa o subcutánea o la analgesia controlada por el paciente (ACP) proporcionan un mejor alivio del dolor postoperatorio en la mayoría de los pacientes (Wood, 2010). Se debe evaluar el dolor del paciente y luego se le ayuda a ponerse en una posición en la que se sienta cómodo. El drenaje de la herida, el tubo de nefrostomía (si está presente) y la sonda uretral deben asegurarse para evitar que se arrastren y causen un dolor innecesario.

Respiración

Es importante que el personal de enfermería refuerce la enseñanza del fisioterapeuta sobre los ejercicios de respiración profunda, ya que la posición de la incisión quirúrgica es tal que el paciente corre el riesgo de desarrollar una infección torácica. El paciente debe estar en observación para detectar signos de depresión respiratoria. Esto es especialmente importante si se utiliza una infusión de opioides para controlar el dolor.

Hemorragia y shock

El riñón está muy vascularizado, lo que conlleva un riesgo de hemorragia. Para controlar los signos de shock deben registrarse cada media hora la presión arterial y el pulso. La frecuencia de los controles puede reducirse según lo permita el estado del paciente.

Comida y bebida

La reposición de líquidos por vía intravenosa es necesaria en el período postoperatorio inicial. Los líquidos y la dieta pueden reintroducirse gradualmente cuando aparezcan los ruidos intestinales. Se debe prescribir y administrar un antiemético adecuado si el paciente siente náuseas.

Diuresis

Se mantiene un balance de líquidos preciso para evitar la deshidratación o la sobrehidratación. Debe observarse el color y la consistencia de la diuresis para detectar la pérdida de sangre, ya que puede ser necesaria una transfusión de sangre si persiste la hematuria. El paciente tendrá un tubo de nefrostomía o un *stent* doble J *in situ*.

Tubo de nefrostomía. El tubo de nefrostomía permite el drenaje externo de la orina desde la pelvis renal. El tubo debe mantenerse permeable para evitar la sobredistensión de la pelvis renal y la potencial rotura asociada de la nueva anastomosis quirúrgica. Los apósitos de la zona deben cambiarse de forma aséptica con apósitos no adherentes, y luego asegurarse para evitar que se doble o se extraiga accidentalmente el tubo de nefrostomía. Aproximadamente entre 10 y 12 días después de la cirugía, la sonda se pinza durante 24 h, y si el paciente no experimenta dolor ni desarrolla pirexia, se retira la sonda. En algunos centros se realiza un nefrostograma antes del pinzamiento, para asegurarse de que se ha producido la cicatrización y el uréter es permeable. Cualquier pérdida de orina desde el sitio del tubo de nefrostomía debe disminuir en 24 h. Si las pérdidas de orina persisten, puede aplicarse una bolsa de drenaje, por ejemplo, una bolsa de urostomía en el lugar. Se tranquiliza al paciente diciéndole que el drenaje disminuirá y se aplica un apósito.

Stent *doble J.* La endoprótesis doble J se extiende desde el riñón hasta el uréter y la vejiga. El *stent* suele dejarse *in situ* hasta 3 meses. Tras la inserción de la endoprótesis, el paciente puede experimentar frecuencia urinaria, urgencia y hematuria. El dolor o las molestias suprapúbicas también pueden ser un problema. Se fomenta el aumento de la ingesta de líquidos y se administran analgésicos orales para el dolor y el malestar. Estos síntomas deberían desaparecer en 48 h. El paciente acudirá a cirugía de día para la retirada del *stent* bajo anestesia local.

La educación de los pacientes y los consejos sobre el alta se comentarán después de la sección sobre nefrectomía.

Nefrectomía

La nefrectomía es la extirpación quirúrgica del riñón, y se realiza a través de una incisión en la zona lumbar, una incisión abdominal o vía laparoscópica.

Las indicaciones para la nefrectomía son las siguientes:

- Cáncer renal: representa alrededor del 9% de todos los cánceres uroteliales e incluye la enfermedad del parénquima renal y del urotelio. Dentro del parénquima renal, el adenocarcinoma representa alrededor del 80% de la enfermedad, mientras que el nefroblastoma (tumor de Wilms) representa otro 15%. Dentro del urotelio de la pelvis renal y del uréter, el carcinoma de células transicionales representa el mayor porcentaje de enfermedad. La cirugía en todos los casos puede ser radical e implica la extirpación del riñón, la glándula suprarrenal, la grasa perinéfrica, los ganglios linfáticos, el uréter y la extracción del tumor de la vena cava inferior.
- Riñón no funcional: puede ser el resultado de una infección crónica que ha destruido el tejido renal.
- Lesión renal, que causa hemorragia.
- Trasplante renal de donante vivo.

Intervenciones de enfermería específicas en el preoperatorio

Psicológica y de comunicación

La perspectiva de perder un riñón es extremadamente preocupante para la mayoría de las personas, ya que les preocupa lo que ocurrirá si el otro riñón se enferma o se lesiona. Hay que dedicar tiempo a abordar estas preocupaciones psicológicas y proporcionar al paciente información adecuada y precisa durante el proceso de obtención del consentimiento informado y basado en la evidencia.

Cuidados de enfermería específicos en el postoperatorio

Mantener un entorno seguro

Existe un riesgo potencial de hemorragia debido a la naturaleza ricamente vascularizada del riñón. Se deben vigilar el apósito de la herida y sus drenajes para detectar la pérdida de sangre. Se mide y registra la cantidad de drenaje de la herida, y se retira cuando el drenaje de 24 h es inferior a 50 ml. La presión arterial y el pulso se registran inicialmente cada cuarto de hora o media hora y la frecuencia se reduce según el estado del paciente.

Control y comunicación del dolor

El control del dolor después de la nefrectomía es crucial, ya que el dolor no controlado aumenta la ansiedad y la tensión muscular, que exacerban aún más el dolor. El proceso de recuperación puede retrasarse, ya que el abordaje quirúrgico abierto deja al paciente con una gran incisión o herida que causa problemas asociados a la reducción de la movilidad, por ejemplo, trombosis venosa profunda, y riesgo de infección torácica (Dougherty y Lister, 2015). Para evitar que el paciente experimente dolor y malestar graves, la evaluación y el tratamiento del dolor deben ser eficaces. Una infusión continua de opioides por vía intravenosa, subcutánea o epidural puede ser muy útil para controlar el dolor. La analgesia controlada por el paciente le proporciona independencia y participación en el tratamiento del dolor. Sin embargo, los pacientes que reciben una bomba de ACP después de la cirugía deben ser capaces de entender el concepto y estar dispuestos a seguir las instrucciones de uso del dispositivo (D'Arcy, 2008).

Respiración

La incisión de la zona lumbar, por debajo del nivel de la duodécima costilla, está muy cerca del diafragma, la pleura y los músculos que intervienen en la respiración. Esto contribuye al riesgo potencial de problemas respiratorios en el período postoperatorio. Hay que observar y registrar la frecuencia y el esfuerzo respiratorio, y actuar rápidamente ante cualquier problema. Es importante reforzar la enseñanza del fisioterapeuta sobre los ejercicios de respiración profunda y animar al paciente a toser; una buena posición y una analgesia eficaz son importantes para conseguirlo. Tan pronto como su estado general lo permita, los pacientes deben ser atendidos en posición vertical para favorecer la expansión del tórax. El neumotórax es una complicación asociada a esta cirugía, por lo que la monitorización respiratoria regular es un componente esencial de la observación del paciente por parte de la enfermera.

Diuresis

Debe mantenerse un balance de líquidos preciso para tener indicios tempranos de deshidratación o sobrecarga de líquidos. La presencia de una sonda uretral permite medir con precisión la producción de orina, y es necesaria para que se produzca la cicatrización de la vejiga en la zona en la que se ha incidido el uréter si se ha realizado un procedimiento radical. Los volúmenes de orina por hora se miden inicialmente, y si la producción cae por debajo de los 30 ml/h, se debe informar al personal médico. La sonda uretral suele permanecer *in situ* entre 48 y 72 h.

Comida y bebida

La reposición de líquidos por vía intravenosa es necesaria en el período postoperatorio inicial. Los líquidos y la dieta pueden reintroducirse gradualmente, normalmente en el día o el día siguiente del postoperatorio. Se debe prescribir un antiemético adecuado para las náuseas y los vómitos.

Complicaciones

Las complicaciones de la nefrectomía son las siguientes:

- *Hemorragia y shock:* se producen por la reducción del volumen de sangre circulante.
- *Neumotórax:* la pleura puede resultar dañada durante el procedimiento, dando lugar a un neumotórax. Esto ocurre, por ejemplo, cuando el procedimiento ha sido difícil. Al regresar a la sala, el paciente tendrá un drenaje torácico con sello subacuático *in situ*.
- *Infección torácica:* suele ser el resultado de una mala expansión del tórax tras la cirugía y puede ser consecuencia de un tratamiento inadecuado del dolor.
- *Infección de la herida:* puede producirse si no se ha tratado adecuadamente una infección preexistente o si se introducen bacterias durante el cambio del apósito de la herida.
- *Infección de vías urinarias:* la presencia de una sonda uretral aumenta la incidencia de infección de las vías urinarias.
- *Trombosis venosa profunda:* puede ser consecuencia de la reducción de la movilidad. El uso de medias de disuasión tromboembólica (TED) (Dougherty y Lister, 2015) y la administración profiláctica de anticoagulantes ayudan a reducir el riesgo de que se produzca una trombosis.

Nefrectomía laparoscópica

La nefrectomía laparoscópica es una técnica bien aceptada para tratar una neoplasia renal. La intervención se realiza bajo anestesia general y consiste en la realización de tres o cuatro pequeñas incisiones abdominales para dar acceso a los instrumentos quirúrgicos a través de uno de los puertos que se utilizan para separar el riñón y ligar los vasos sanguíneos. El riñón intacto se encierra en una bolsa y se extrae a través de una incisión, o se coloca en una bolsa impermeable y se extrae a través de uno de los puertos (NICE, 2005).

La nefrectomía abierta tiene complicaciones quirúrgicas y postoperatorias inherentes. Se afirma que las principales ventajas de la nefrectomía laparoscópica son que el tiempo de cirugía es menor, con menor pérdida de sangre, movilización más rápida, menor dolor postoperatorio y estancia hospitalaria más corta; por lo tanto, la reanudación en el postoperatorio es más temprana (Anderson, 2008).

Nefrectomía robótica

La cirugía robótica es una extensión de la cirugía laparoscópica, con ventajas que superan algunos de los inconvenientes de esta última. Se trata de una innovación reciente en urología desarrollada en EE. UU. Durante un procedimiento robótico, el cirujano se sienta en la consola; mientras observa el sistema de monitorización, el cirujano mueve las asas en las direcciones que quiere mover los instrumentos quirúrgicos. El cirujano dispone de la amplitud de movimiento y la manipulación fina de los tejidos propia de la cirugía abierta, pero se realiza a través de pequeños puertos de acceso. Proporciona al cirujano una mejor visualización en 3D, una mayor destreza, precisión y acceso, y una mayor amplitud de movimiento y reproducibilidad (Ogden, 2016). El paciente puede experimentar beneficios similares a los de la cirugía laparoscópica, como una menor estancia en el hospital, menor pérdida de sangre, menos cicatrices, menor dolor postoperatorio y una recuperación y vuelta a las actividades normales más rápida.

Educación específica del paciente y asesoramiento al alta tras una nefrectomía o pieloplastia

Se debe disponer y entregar información escrita, además de los consejos verbales individuales del personal de enfermería y médico. Se debe evaluar la comprensión del paciente y reforzar la información según sea necesario.

Se dan consejos sobre:

- *Descanso y actividad:* el paciente puede sentirse débil y cansado después de la cirugía, y debe ser consciente de que esto es de esperar. La actividad se debe aumentar a medida que se recupera la fuerza, con el objetivo de volver a la rutina normal en 3-4 semanas.
- *Cicatrización de la herida:* antes del alta, se informará al paciente de si las suturas son solubles o si deben ser retiradas. Si hay que retirar las suturas, hay que concertar una cita con la enfermera de la consulta del médico de cabecera o con el servicio de enfermería del distrito, normalmente entre 7 y 10 días después de la operación. Se instruye al paciente sobre la necesidad de observar la herida para detectar signos de infección, por ejemplo, enrojecimiento o secreción. En caso de ser necesario, se proporcionan los apósitos adecuados.
- *Diuresis:* se aconseja que el paciente beba 2 l en 24 h (salvo contraindicación médica). Si se presentan signos de infección de vías urinarias, por ejemplo, dolor o ardor al orinar, polaquiuria o pirexia, se debe consultar al médico

de cabecera y prescribir un antibiótico adecuado si está indicado.

- *Vuelta al trabajo:* dependerá del tipo de trabajo en el que esté empleado el paciente. La diferencia de exigencias físicas requiere que un trabajador manual tenga un período de convalecencia más largo que un trabajador sedentario.
- *Actividad sexual:* puede reanudarse cuando el paciente se sienta adecuadamente recuperado de la cirugía.
- *Conducción:* las pólizas de seguro de conducción tienen restricciones tras la intervención quirúrgica; por lo tanto, hay que consultar las pólizas en cada caso. Es aconsejable no conducir durante aproximadamente 3-4 semanas o hasta que el paciente sea capaz de realizar una parada de emergencia efectiva.
- *Seguimiento:* se planifica una cita de seguimiento para 4-6 semanas después de la cirugía, para asegurar que la recuperación ha tenido lugar y organizar cualquier otra investigación que pueda ser necesaria.

Cálculos en vías urinarias

Se calcula que la incidencia de cálculos en las vías urinarias es del 12% en la población mundial y es más frecuente en hombres que en mujeres. Causan alrededor de 12.000 ingresos hospitalarios cada año y requerirán hospitalización debido al dolor, la obstrucción o la infección (Cunningham et al., 2016). Los cálculos o piedras aparecen en cualquier punto de las vías urinarias (Cunningham et al., 2016).

Los factores que predisponen a la formación de cálculos son:

- Causas metabólicas, por ejemplo, una mayor excreción de calcio, urato y cistina en la orina.
- Infección de orina.
- Hiperparatiroidismo.

Los signos y síntomas son:

- Dolor renal o cólico: dolor intenso de aparición repentina que se irradia desde la zona lumbar hasta la ingle; provoca angustia y suele ir acompañado de náuseas y sudoración.
- Infección de las vías urinarias: puede ser recurrente.
- Hematuria.

Tratamiento conservador del cólico renal

Se debe aliviar el dolor del paciente con analgésicos adecuados y prescribir un fármaco antiemético para controlar las náuseas. Se recomienda una ingesta elevada de líquidos, de 2 a 3 l en 24 h, para intentar expulsar el cálculo (es decir, un cálculo lo suficientemente pequeño como para pasar por las vías renales). Toda la orina evacuada se filtra y, si se elimina el cálculo, puede recogerse y enviarse para un análisis bioquímico. La infección urinaria debe tratarse con un antibiótico adecuado.

Las indicaciones para la cirugía son:

- El cálculo es demasiado grande para pasar por las vías urinarias, por lo que constituye un riesgo potencial de obstrucción.
- Infección urinaria recurrente, que es difícil de tratar mientras el cálculo actúe como núcleo de microorganismos.
- Cólico renal recurrente.

Tratamiento quirúrgico de los cálculos de vías urinarias

El tratamiento quirúrgico depende del tamaño y la ubicación del cálculo en las vías urinarias. En los últimos años, con el progreso de la tecnología, los métodos de eliminación de cálculos han evolucionado hacia la cirugía mínimamente invasiva, es decir, la nefrolitotomía percutánea (NP), y el tratamiento no invasivo, es decir, la litotricia. Para algunos pacientes puede ser apropiado combinar métodos; por ejemplo, para un paciente con un gran cálculo en forma de asta de ciervo, el tratamiento inicial es una nefrolitotomía percutánea seguida de litotricia en una fecha posterior para tratar los fragmentos de cálculo restantes.

La cirugía abierta convencional, por ejemplo la nefrolitotomía, es ahora un procedimiento relativamente raro.

Nefrolitotomía percutánea

Este procedimiento consiste en la extracción del cálculo bajo visión directa de rayos X y suele realizarse bajo anestesia general. Se establece un tracto de nefrostomía percutánea y se amplía con dilatadores graduados. Esto permite pasar un nefroscopio. Los cálculos se extraen con unas pinzas de agarre que se pasan por el nefroscopio. Si el cálculo es demasiado grande, puede fragmentarse mediante litotricia ultrasónica o litotricia electrohidráulica. Tras la intervención, es habitual que se deje un tubo de nefrostomía *in situ* para permitir el drenaje de sangre y orina. El tubo de nefrostomía se pinza el primer día postoperatorio y se retira el segundo día postoperatorio si el paciente no siente dolor en el lugar y no hay fugas alrededor del tubo de nefrostomía (Champion y Longhorn, 2004).

Para los cuidados de enfermería pre- y postoperatorios, véanse los planes de cuidados ilustrados en las tablas 18.3 y 18.4.

Complicaciones de la nefrolitotomía percutánea

- *Hemorragia:* la hemorragia se produce en todos los casos, pero los riesgos aumentan con la duración de la operación y la extracción de múltiples cálculos. Puede ser necesaria una transfusión de sangre en función de la hemoglobina preoperatoria y de la pérdida de sangre estimada. En las primeras 24 h del postoperatorio debe realizarse un control regular del drenaje y del lugar del tubo de nefrostomía.
- *Infección:* los cálculos infecciosos preexistentes pueden dar lugar a una bacteriemia cuando son perturbados. Es importante que se inicien los antibióticos adecuados antes de la intervención y que se continúen en el postoperatorio.
- *Neumotórax:* el riesgo de neumotórax aumenta si la punción en el riñón durante el procedimiento está

Tabla 18.3 Plan de cuidados de enfermería preoperatorios para un paciente sometido a una nefrolitotomía percutánea

Problema del paciente	Resultado esperado	Acción/justificación
Comunicación		
Posible preocupación por el ingreso en el hospital y la inminente intervención quirúrgica	El paciente puede expresar sus miedos y preocupaciones y se sentirá seguro e informado con respecto a la cirugía	Comentar los cuidados preoperatorios y postoperatorios esperados Dar al paciente la oportunidad de expresar sus preocupaciones y temores y proporcionar un ambiente relajado y no amenazante Proporcionar información; utilizar diagramas si está indicado (Hayward, 1975; British Pain Society, 2013). Asegurar que el consentimiento es informado
Respiración, comida y bebida		
Posibles problemas respiratorios debidos a la aspiración del contenido gástrico mientras se está inconsciente, o a una enfermedad respiratoria subyacente	El contenido gástrico no será aspirado Los problemas respiratorios no se agravarán	Reforzar los ejercicios de respiración profunda enseñados por el fisioterapeuta Ayuno de 6 h (dieta) y 2 h (líquidos) antes de la anestesia general (Association of Anaesthetists of Great Britain and Ireland, 2010)
Temperatura corporal central		
Posible infección postoperatoria (p. ej., de orina)	La temperatura estará entre 35,5 y 37,5 °C Detección y tratamiento tempranos en caso de infección	Registrar la temperatura en el preoperatorio e informar si está fuera de los parámetros normales Realizar un análisis de orina: obtener la MOCM; si hay presencia de nitratos (según la política local), administrar antibióticos profilácticos según lo prescrito Baño o ducha antes del quirófano
Movilidad		
La disminución de la movilidad en el postoperatorio podría provocar problemas circulatorios y riesgo potencial de aparición de úlceras por presión	El paciente permanecerá tan móvil como su estado lo permita y se minimizará el riesgo de aparición de úlceras por presión	Evaluar el riesgo de úlceras por presión mediante una herramienta de evaluación adecuada Fomentar la movilidad y los ejercicios de pies y piernas para favorecer el retorno venoso Medir y ajustar medias TED (Dougherty y Lister, 2015)
Diuresis		
Riesgo de incontinencia debido a la pérdida de control muscular voluntario mientras se está inconsciente	Se mantendrá al paciente continente	Dar al paciente la oportunidad de orinar antes de administrar la premedicación y el traslado al quirófano Asegurarse de que el paciente ha defecado en las 24 h siguientes a la intervención quirúrgica

(Continúa)

Tabla 18.3 Plan de cuidados de enfermería preoperatorios para un paciente sometido a una nefrolitotomía percutánea *(cont.)*

Problema del paciente	Resultado esperado	Acción/justificación
Mantenimiento de un entorno seguro		
Incapacidad de mantener su propia seguridad mientras está sedado o inconsciente	La seguridad del paciente no se verá comprometida	Asegurarse de que: • El paciente lleva bandas de identificación correctamente etiquetadas • El paciente firma el formulario de consentimiento • El anillo de boda está cubierto con cinta adhesiva • Se retiran las prótesis (p. ej., prótesis dentales o lentes de contacto) • Se registran las observaciones de referencia y el peso • Se registran las alergias • Las notas médicas del paciente, los resultados de la sangre, las radiografías y la documentación de enfermería están disponibles • El paciente está colocado correctamente sobre la sábana

por encima del nivel de la duodécima costilla, y parece tener mayor incidencia en el riñón izquierdo (Palnizky et al., 2013). Es posible que haya que insertar un drenaje torácico con sello subacuático para extraer el aire del espacio pleural.

Educación del paciente y asesoramiento al alta tras la nefrolitotomía percutánea. Si se dispone de información escrita, debe entregarse al paciente en el momento de su ingreso (o antes) para asegurarse de que está preparado para el «viaje» postoperatorio; esta información se proporciona además de los consejos verbales dados por el personal de enfermería y médico. Hay que dedicar tiempo a evaluar la comprensión del paciente y a reforzar la información si es necesario.

Se dan consejos sobre:

- *Cicatrización de la herida:* se instruye al paciente para que observe la zona del tubo de nefrostomía en busca de signos de infección, por ejemplo, enrojecimiento, secreción y dolor. La zona debe mantenerse cubierta con un apósito no adherente hasta que se forme una cicatriz. El personal de enfermería debe proporcionar apósitos adecuados para que el paciente se los lleve a casa.
- *Diuresis:* es posible que siga habiendo sangre en la orina en los primeros días después de la cirugía; esto es normal, pero debería disminuir notablemente en los primeros 3-5 días. El paciente debe ser consciente de los signos y síntomas de la infección de las vías urinarias, por ejemplo, urgencia, frecuencia y dolor al orinar. Si se sospecha una infección, debe consultarse al médico de cabecera porque puede ser necesario un tratamiento con antibióticos.
- *Líquidos y dieta:* se recomienda una ingesta de líquidos de 2 a 3 l en 24 h para mantener una diuresis aumentada, lo cual, a su vez, eliminará la sangre o los fragmentos de cálculos que puedan estar presentes. El mantenimiento a largo plazo de este nivel de ingesta de líquidos podría ser beneficioso para prevenir la futura formación de cálculos.
- *Vuelta al trabajo:* dependerá de la ocupación del paciente. Los trabajadores manuales necesitarán más tiempo que el paciente con una ocupación más sedentaria.
- *Actividad sexual:* puede reanudarse cuando el paciente lo desee y se sienta recuperado de la cirugía.
- *Conducción:* deben consultarse las distintas políticas sobre conducción, ya que puede haber restricciones tras una anestesia general y una intervención quirúrgica.

Litotricia extracorpórea

La litotricia consiste en enfocar ondas de choque, que viajan a través del agua, sobre el cálculo, bajo control de rayos X o ecografía. Las ondas de choque hacen que el cálculo se desintegre en fragmentos lo suficientemente pequeños como para pasar por el uréter (Cunningham et al., 2016).

Desde su creación a principios de los años ochenta se han producido grandes avances tecnológicos en el método de administración del sistema de ondas de choque, y la eficacia del tratamiento de los cálculos también ha mejorado. El

Tabla 18.4 **Plan de cuidados de enfermería postoperatorios tras una nefrolitotomía percutánea**

Problema del paciente	Resultado esperado	Acción/justificación
Respiración		
Posibles problemas respiratorios tras una intervención anestésica y quirúrgica	Las vías respiratorias del paciente permanecerán despejadas Detección temprana en caso de problemas	Colocar al paciente asegurando que se mantiene la vía respiratoria despejada Observar y registrar la frecuencia respiratoria cada 15-30 min al principio y disminuir la frecuencia según el estado del paciente Administrar oxigenoterapia según lo prescrito Fomentar los ejercicios de respiración profunda para ayudar a la expansión pulmonar
Mantenimiento de un entorno seguro		
Incapacidad de mantener la propia seguridad después de la cirugía y riesgo potencial de shock (p. ej., debido a la pérdida de sangre)	Detección y tratamiento tempranos si se produce un shock	Observar y registrar el pulso y la presión arterial del paciente cada 15-30 min al principio y disminuir la frecuencia según el estado Informar a la enfermera o al médico responsables si la presión arterial y el pulso están fuera de los parámetros normales Informar de los cambios en el color periférico del paciente y su capacidad de respuesta Controlar el color y la consistencia del drenaje de orina del tubo de nefrostomía para estimar la pérdida de sangre Administrar la transfusión de sangre si se prescribe Seguir el protocolo local relativo a la transfusión de sangre
Comunicación		
Riesgo potencial de dolor o malestar tras la intervención quirúrgica y presencia de un tubo de nefrostomía	El dolor o malestar se controlará hasta un nivel aceptable para el paciente	Evaluar el grado de dolor o malestar utilizando la comunicación verbal y no verbal (McCaffery, 1983; Gregory, 2012) Administrar los analgésicos según la prescripción y evaluar su eficacia Colocar al paciente de manera que se sienta cómodo, asegurándose de que el tubo de nefrostomía esté bien sujeto para evitar la tracción
Temperatura corporal central		
Posible infección tras la intervención quirúrgica y presencia de un tubo de nefrostomía	La temperatura estará entre 35,5 y 37,5 °C Detección y tratamiento tempranos en caso de infección	Controlar la temperatura cada 1-4 h Informar a la enfermera responsable si se sale de los parámetros normales Observar la orina, el sitio del tubo de nefrostomía y el sitio de la vía intravenosa para detectar signos de infección Observar el color, la consistencia y el olor de la orina Observar el enrojecimiento, la secreción en la nefrostomía y en el sitio de la vía intravenosa Administrar los antibióticos según la prescripción
Comida y bebida		
Posibles náuseas, vómitos o deshidratación tras la anestesia y la cirugía	El paciente no tendrá náuseas ni vómitos El paciente se sentirá bien hidratado	Observar al paciente para detectar signos de náuseas Proporcionar un recipiente para el vómito, pañuelos y enjuague bucal, y garantizar la privacidad Administrar los antieméticos según la prescripción y evaluar su eficacia Mantener los líquidos intravenosos según lo prescrito, suspenderlos cuando se hayan reanudado la dieta y los líquidos normales Fomentar la ingesta de 2-3 l de líquidos orales en 24 h

(Continúa)

Tabla 18.4 **Plan de cuidados de enfermería postoperatorios tras una nefrolitotomía percutánea *(cont.)***

Problema del paciente	Resultado esperado	Acción/justificación
Diuresis		
Posible incapacidad para orinar después de la cirugía Posible bloqueo del tubo de nefrostomía debido a coágulos o *detritus*	El paciente orinará dentro de las 12 h posteriores a la cirugía El tubo de nefrostomía se mantendrá permeable y se retirará 48 h después de la cirugía	Mantener una tabla de balance de líquidos precisa Fomentar la ingesta de 2-3 l de líquidos en 24 h (inicialmente, líquidos intravenosos y líquidos orales) Observar el color y la consistencia de la orina Pinzar el tubo de nefrostomía el primer día del postoperatorio, según las indicaciones del médico, tras la radiografía abdominal Retirar el tubo de nefrostomía el segundo día del postoperatorio si no hay dolor desde el pinzamiento ni pérdidas de orina alrededor de la sonda Aplicar un apósito no adherente en el lugar del drenaje Observar si hay una fuga excesiva
Higiene personal		
Posible problema para satisfacer las necesidades de higiene personal después de la cirugía	Satisfacer las necesidades de higiene	Asistir al paciente cuando sea necesario, manteniendo su dignidad y promoviendo su independencia

litotriptor de primera generación utilizaba ondas de choque extracorpóreas para romper los cálculos. El paciente se colocaba en una silla dentro de un baño de agua con ondas de choque repetidas a través de esta. Para este procedimiento se requiere anestesia general o epidural, ya que puede ser doloroso y el tratamiento puede durar bastante tiempo.

El litotriptor de segunda generación, la «piezolitotricia extracorpórea», fragmenta el cálculo mediante ondas de choque generadas a través de pequeños cristales piezoeléctricos de cerámica. El paciente se coloca de forma que la zona afectada esté en contacto con el agua, que forma parte de la máquina de litotricia. Para localizar el cálculo se utiliza la ecografía. Las ondas de choque emitidas son más débiles y la zona objetivo para el tratamiento del cálculo es menor; esto da lugar a un tratamiento menos doloroso y mejor tolerado, que no requiere la administración de anestesia general en la mayoría de los pacientes. Muchos de los sistemas de nueva generación funcionan de forma similar al litotriptor piezoeléctrico, utilizando energía electromagnética para romper el cálculo.

Los cálculos grandes requieren tratamientos repetidos (p. ej., hasta cinco tratamientos) para romper el cálculo en pequeños fragmentos, que luego pasarán por el sistema urinario. Los tratamientos suelen realizarse de forma ambulatoria, con una duración aproximada de 45-60 min cada uno, a menos que estén contraindicados, por ejemplo, en pacientes con una función renal deteriorada o con riñón único.

La preparación es mínima. Antes del procedimiento es esencial una explicación completa de lo que se puede esperar. La preparación para el procedimiento implica que el paciente acuda a una consulta de evaluación previa, donde se obtiene la historia clínica completa.

Muchos pacientes que se han sometido previamente a procedimientos u operaciones dolorosas para la eliminación de cálculos se muestran, comprensiblemente, muy cautelosos y ansiosos. En algunos casos será necesario colocar un *stent* doble J antes de la litotricia, para evitar la obstrucción ureteral causada por los fragmentos de los cálculos en el extremo inferior del uréter. La endoprótesis se introduce bajo anestesia general y se coloca entre el riñón y la vejiga del lado afectado. Una vez finalizado el tratamiento de litotricia, se organiza el ingreso para retirar la endoprótesis.

Educación y asesoramiento del paciente tras la litotricia

- *Dolor:* después de la intervención puede haber dolor a medida que los fragmentos del cálculo bajan por el uréter, causando molestias similares a un cólico. Se prescriben analgésicos para que el paciente se los lleve a casa.
- *Riesgo de infección:* se administran antibióticos profilácticos, ya que la mayoría de los cálculos tienen un componente bacteriano y su rotura puede provocar infección de las vías urinarias y, posiblemente, septicemia. Se subraya la importancia de completar el tratamiento con antibióticos. Se debe consultar al médico de cabecera si se presentan pirexia o aumento del dolor.
- *Diuresis:* se aconseja que el paciente beba 2-3 l en 24 h para ayudar a eliminar los fragmentos de los cálculos y limpiar la sangre en la orina.
- *Actividad:* la actividad normal puede reanudarse al día siguiente, con vuelta al trabajo en pocos días.

Tratamiento quirúrgico del cáncer de vejiga

El cáncer de vejiga es una de las neoplasias urológicas más frecuentes y se encuentra en torno al 3% del total de casos de cáncer, representando unos 10.187 nuevos casos al año (Anderson, 2018). La incidencia de los cánceres de vejiga es globalmente mayor en las sociedades industrializadas, con un pico de aparición en torno a los 65 años de edad. El riesgo es mayor en los hombres que en las mujeres, pero en los últimos años la incidencia en las mujeres ha aumentado. La forma más frecuente de carcinoma diagnosticado es el carcinoma de células transicionales (CCT), que representa el 90% de todas las neoplasias, y estos tumores suelen ser de naturaleza papilar.

Algunos de los problemas que presenta el cáncer de vejiga son:

- Hematuria indolora.
- Cistitis e infección de orina.
- Obstrucción del flujo de salida, que causa problemas para evacuar la orina.
- Obstrucción ureteral, que provoca presión retrógrada en el riñón.
- Problemas inespecíficos: pérdida de peso, anorexia, anemia y pirexia.

El tratamiento quirúrgico del cáncer de vejiga sigue varias vías, en función del estadio y el grado del tumor diagnosticado. Sin embargo, todos los pacientes a los que se les diagnostica la enfermedad necesitan apoyo y tranquilidad a lo largo de su «viaje», y la capacidad de proporcionar información eficaz y honesta es esencial.

Resección transuretral de tumores de vejiga

En la enfermedad superficial, los tumores se tratan mediante resección transuretral, utilizando diatermia para eliminar el tejido enfermo y cauterización para detener los vasos sangrantes, bajo anestesia general o espinal. Normalmente, los pacientes regresan a la sala con una sonda uretral *in situ* junto con irrigación de la vejiga que elimina el exceso de sangrado y mantiene la permeabilidad de la sonda. La irrigación dura hasta 24 h y la sonda permanece *in situ* durante las primeras 24 h.

Complicaciones de la resección transuretral de los tumores de vejiga

Es muy importante que las enfermeras conozcan las complicaciones de este procedimiento, ya que con frecuencia es su rápida actuación la que evita que se produzcan.

Las complicaciones son las siguientes:

- *Hemorragia postoperatoria:* puede ser moderada si no se cauteriza un vaso sanguíneo de la mucosa vesical durante la cirugía. Puede ser necesaria una transfusión de sangre si se prolonga la hemorragia.
- *Retención de orina por coágulos:* el paciente tendrá la vejiga distendida y un fuerte dolor suprapúbico causado por los coágulos que obstruyen la sonda uretral. El «ordeño» del tubo de la bolsa de drenaje a menudo consigue desalojar los coágulos. Puede ser necesario lavar la vejiga para desalojar y evacuar los coágulos, y debe realizarse con una técnica aséptica.
- *Infección de las vías urinarias:* es importante que se prescriban los antibióticos adecuados antes de la operación si se sabe que el paciente tiene infección de orina, reduciendo así el riesgo de bacteriemia o septicemia postoperatoria. Los principios de reducción de riesgos también deben aplicarse al manejar la sonda uretral y los sistemas de irrigación.

Educación del paciente y planificación del alta tras una resección transuretral de un tumor de vejiga

La planificación del alta comienza, si es posible, antes del ingreso. Es importante que se conozca la situación del paciente en su domicilio y sus circunstancias sociales para organizar los preparativos adecuados para el alta.

Se dispondrá de folletos informativos que se entregarán al paciente en el servicio de consultas externas, en la consulta de preevaluación antes del ingreso o en la sala. Hay que subrayar que la información escrita no sustituye a los consejos y conversaciones verbales, ya que hay que tomarse el tiempo necesario para evaluar la comprensión y asegurarse de que el paciente está bien informado y es consciente del procedimiento quirúrgico, de los cuidados de seguimiento necesarios y de la gestión de la enfermedad.

Se dan consejos sobre:

- *Actividad:* es importante recordar que esta cirugía no es un procedimiento menor, y este es un hecho que muchos pacientes y profesionales de la salud encuentran difícil de entender porque no hay una herida quirúrgica visible. Se recomienda una vuelta gradual a la actividad normal durante un período de 1 a 2 semanas. Si el paciente sigue trabajando, y dependiendo de si se trata de un trabajo manual o sedentario, puede ser necesaria una convalecencia de 2-3 semanas más.
- *Líquidos y dieta:* la ingesta de líquidos de 2-3 l en 24 h (siempre que no haya contraindicaciones médicas) debe continuar hasta 2 semanas después del alta. Se aconseja una dieta rica en fibra, para evitar el estreñimiento y el esfuerzo, ya que podría dar lugar a nuevos episodios de hemorragias en la vejiga, hasta 2 semanas después de la cirugía.
- *Actividad sexual:* se puede reanudar 2 semanas después de la cirugía si el paciente se siente cómodo.
- *Retorno a la conducción:* deben consultarse las pólizas de seguro individuales, ya que algunas pueden exigir un período de abstinencia más largo que las 2 semanas aconsejadas.

Se debe aconsejar a los pacientes que consulten a su médico de cabecera en caso de pérdida inesperada de sangre en la orina o de sensación de ardor al orinar, ya que ambos son síntomas de una infección de vías urinarias que podría requerir antibióticos.

El paciente tendrá una cita ambulatoria, normalmente a las 2 semanas, para recibir los resultados histológicos. Normalmente se realiza una cistoscopia de control a los 3 meses de la resección inicial para controlar la recidiva del tumor, y también se puede administrar un ciclo de quimioterapia intravesical para reducir la recidiva del tumor.

Tratamiento quirúrgico del cáncer de vejiga avanzado

Para el cáncer de vejiga más avanzado, las opciones de tratamiento quirúrgico son:

- Cistectomía y formación de una neovejiga.
- Cistectomía y formación de una derivación urinaria por conducto ileal.

Ambos tipos de cirugía están indicados para los tumores vesicales superficiales múltiples que no se mantienen bajo control mediante quimioterapia intravesical o resección transuretral y para los tumores vesicales en estadio T2 o T3 tras la radioterapia (Blandy, 2009). La cistectomía total es un procedimiento radical y consiste en extirpar la vejiga, la parte inferior de los uréteres, la próstata y la uretra en los hombres. En las mujeres se extirpan la vejiga, la parte inferior de los uréteres, la uretra y los órganos reproductores. También puede estar indicada la disección radical de los ganglios pélvicos.

Cistectomía y formación de una neovejiga

La formación de una neovejiga para el tratamiento del cáncer de vejiga implica la extirpación de la vejiga nativa y su sustitución por una nueva vejiga elaborada a partir del intestino. Las sustituciones de vejiga son cada vez más frecuentes, pero se clasifican como cirugía mayor (Turner, 2009). Los criterios de resultado deben ser comentados con el paciente antes de proceder, ya que hay varios problemas postoperatorios asociados a esta cirugía, por ejemplo, las altas presiones dentro de la neovejiga que causan reflujo ureteral y daños en el tejido renal, la incontinencia urinaria y la necesidad de realizar un sondaje intermitente. Los resultados generales, tanto en hombres como en mujeres, han demostrado ser satisfactorios (Mills y Struder, 2000; Nayak et al., 2018), aunque el número de intervenciones no es grande y la mayor parte del éxito parece haberse logrado en los centros urológicos especializados más grandes. Esta forma de cirugía reconstructiva se utiliza actualmente con más frecuencia en el Reino Unido para pacientes que requieren una intervención por anomalías congénitas y para aquellos con incontinencia intratable.

Cistectomía y formación de una derivación urinaria por conducto ileal

Se trata de la principal forma de cirugía de derivación que se ofrece a los pacientes que requieren una cistectomía, por lo que se presta mayor atención a los cuidados de enfermería y al manejo de este grupo de pacientes. Cada año se realizan unas 2.000 «urostomías» (Fillingham y Fell, 2004), y después de la operación los pacientes deben portar un estoma para recoger la orina del conducto ileal.

La vejiga nativa se retira, como se ha comentado anteriormente, y el conducto ileal se forma anastomosando los uréteres a un asa aislada del íleon. El otro extremo del asa se lleva a la superficie abdominal para formar el estoma urinario.

El manejo del paciente sometido a una cirugía tan radical implica que el equipo de enfermería de la sala trabaje en estrecha colaboración con el equipo multidisciplinario, especialmente con el estomaterapeuta.

Debe quedar claro desde el principio para el paciente que, debido a la naturaleza de esta cirugía, el daño del nervio pélvico puede dar lugar a una disfunción eréctil en muchos hombres, y tanto los hombres como las mujeres pueden experimentar una disminución de la libido y dificultades para alcanzar el orgasmo después de la cirugía.

Intervenciones de enfermería específicas en el preoperatorio

Lo ideal es que el ingreso en el hospital se produzca 1 día antes de la intervención, para que el paciente pueda prepararse con seguridad para una cirugía tan extensa.

Psicológica y de comunicación

Si es posible, los pacientes deben ser ingresados en un área donde estén familiarizados con el personal clínico. Es importante que las enfermeras que participen en los cuidados del paciente estén informadas sobre la inminente intervención quirúrgica y las implicaciones inherentes, y que sean capaces de comunicarse honesta y abiertamente con el paciente. Los familiares y amigos del paciente deben participar en las conversaciones preoperatorias, si el paciente está de acuerdo, para disipar los temores que puedan tener, permitiéndoles así ofrecer apoyo y comprensión en el período de recuperación y más adelante.

La formación de un estoma tiene un gran impacto en la vida de una persona, tanto física como psicológicamente. Puede haber dificultades para aceptar una imagen corporal alterada y cambios relacionados con la sexualidad y la función sexual. Muchos profesionales de la salud pueden sentirse incapaces de comentar aspectos de la atención relacionados con la alteración de la imagen corporal y la sexualidad, y esto puede deberse a la falta de conocimiento, a la vergüenza y a la posible percepción de vergüenza del paciente (Salter, 2010). La aportación del estomaterapeuta es vital en la gestión de este aspecto del cuidado y tratamiento del paciente.

Mantenimiento de un entorno seguro

Si el paciente ha tenido hematuria persistente antes de la cirugía, podría dar paso a una importante pérdida de sangre y a la consiguiente anemia. Por lo tanto, puede ser necesaria una transfusión de sangre preoperatoria.

Respiración

Debido a la naturaleza de la cirugía, el tiempo quirúrgico puede ser de 3-4 h o más. La recuperación de la anestesia y la cirugía están influidas por el estado de salud general del paciente. El anestesista y el fisioterapeuta serán conscientes de cualquier problema respiratorio preexistente durante sus evaluaciones preoperatorias. En el postoperatorio inmediato puede estar indicada la ventilación mecánica programada. Si el paciente fuma, debe desaconsejarse activamente antes de la cirugía.

Defecación

La preparación intestinal preoperatoria puede ser necesaria, ya que se reseca una sección del íleon durante el procedimiento. Sin embargo, se argumenta que esto ya no es necesario e incluso puede alargar la estancia hospitalaria (Shafii et al., 2002; Large et al., 2012). En muchas unidades, el método elegido depende de la «preferencia del cirujano».

Sea cual sea el método elegido, es vital que el paciente esté adecuadamente hidratado. Lo ideal es que se realice una evaluación individual y que la preparación intestinal se adapte a las necesidades de cada caso.

Comida y bebida

Se inicia una dieta blanda de bajo residuo 1 día antes de la cirugía hasta que se elimine el flato. Debe iniciarse una infusión intravenosa 12 h antes de la cirugía, para evitar la deshidratación.

El papel de la enfermera estomaterapeuta

El estomaterapeuta se involucrará con el paciente y su familia desde el momento en que se tome la decisión de operarse, por lo que es esencial una remisión temprana. Entre las áreas que abarca el papel del estomaterapeuta se encuentran la información preoperatoria sobre los dispositivos adecuados, las pruebas de parche para estos dispositivos y la ubicación del estoma. El Royal College of Nursing establece en sus normas *Clinical Nurse Specialists: Stoma care* (RCN, 2009) que la colocación debe ser realizada por enfermeras que hayan asistido a un curso de estoma relevante, académico y evaluado clínicamente.

Las habilidades de asesoramiento son importantes para que la enfermera establezca una relación con el paciente, la pareja y otros miembros de la familia. La alteración de la imagen corporal y de la función sexual tienen implicaciones psicológicas y el estomaterapeuta debe utilizar sus habilidades de comunicación, escucha, evaluación y cuestionamiento para explorar estas cuestiones relacionadas con el estoma (Vujnovich, 2008).

Cuidados de enfermería específicos en el postoperatorio

En el postoperatorio, si su estado general lo permite, el paciente vuelve a la sala o unidad de cuidados intensivos, donde debe recibir cuidados de enfermería personalizados durante las primeras 24 h. El paciente tendrá todo tipo de tubos y drenajes *in situ*. Entre ellos se encuentran:

- Vía de triple luz para lecturas de presión venosa central o alimentación de nutrición parenteral total.
- Infusión intravenosa periférica.
- Infusión epidural o intravenosa de opioides.
- *Stents* ureterales.
- Drenajes de heridas.
- Oxigenoterapia.

Respiración

El paciente debe estar en observación para detectar signos de depresión respiratoria. Esto es especialmente importante si se utiliza una infusión de opioides para controlar el dolor. La oxigenoterapia se administra según lo prescrito.

Mantenimiento de un entorno seguro

Los registros de presión arterial, pulso y presión venosa central se controlan con la frecuencia que dicta el estado del paciente. Se mide y registra la cantidad de secreción en cada uno de los drenajes de la herida, y se observan los apósitos de esta para ver si hay indicios de supuración. Los drenajes de la herida se retiran cuando la secreción es mínima. Puede ser necesaria una transfusión de sangre, que dependerá de la pérdida de sangre y del nivel de hemoglobina preoperatorio del paciente.

Control y comunicación del dolor

La vuelta a la independencia en las actividades de la vida diaria solo es realista si el dolor se controla hasta un nivel aceptable para el paciente. La analgesia epidural, la infusión intravenosa de opioides o la ACP son más eficaces en el período postoperatorio inicial.

Diuresis

Habrá dos *stents* ureterales *in situ*, y su función es fijar la anastomosis ureteral-ileal y permitir la curación. Las endoprótesis sobresalen por el extremo del estoma y se observan en la bolsa de estoma. Los *stents* se suturan en su posición (suturas solubles) y permanecen *in situ* durante aproximadamente 10 días. Se mantiene un registro preciso de la diuresis, con mediciones horarias inicialmente. Los *stents* ureterales no deben ser lavados a menos que lo indique el estomaterapeuta o el urólogo consultor.

Se comprueba la viabilidad del estoma. Esto incluye:

- *Color:* el estoma puede estar amoratado al principio, pero debería tener un color rojo en las primeras 48 h después de la cirugía.
- *Temperatura:* el estoma debe estar caliente, húmedo y suave al tacto.

El paciente debe participar en el cuidado del estoma tan pronto como parezca adecuado, es decir, cuando el paciente esté preparado emocional y físicamente. En el capítulo 17 se encuentra información adicional sobre los cuidados del estoma.

Comida y bebida

Se mantiene al paciente con una dieta restringida hasta que se eliminen los gases, normalmente entre 1 y 2 días después de la cirugía, y luego se aumenta gradualmente. Si el paciente tiene un íleo prolongado o si su estado nutricional es deficiente, puede prescribirse nutrición parenteral.

Temperatura corporal central

Para reducir el riesgo de infección deben administrarse antibióticos profilácticos por vía intravenosa en la inducción de la anestesia y un ciclo continuado en el postoperatorio.

Complicaciones

Las complicaciones tras la cistectomía y la derivación por conducto ileal se dividen en las asociadas a la cirugía abdominal mayor y las asociadas a la cirugía de conducto ileal.

Complicaciones asociadas a la cirugía abdominal mayor

Las complicaciones asociadas a la cirugía abdominal mayor comprenden:

- Infección torácica.
- Hemorragia.
- Infección de la herida.
- Íleo prolongado.
- Fuga de anastomosis.
- Dehiscencia de la herida.
- Obstrucción intestinal.
- Trombosis venosa profunda.
- Septicemia.
- Embolia pulmonar.

Complicaciones asociadas a la cirugía de conducto ileal

Las complicaciones asociadas a la cirugía de conducto ileal son las siguientes:

- *Necrosis del estoma:* en el postoperatorio, un estoma de color morado oscuro sugiere una mala irrigación sanguínea, por lo que se debe buscar atención médica urgente. La cirugía puede ser necesaria para extirpar una sección pregangrenosa del intestino.
- *Prolapso:* la intervención quirúrgica para remodelar el estoma es necesaria si no es posible controlar el prolapso mediante la reducción manual y un soporte abdominal firme.
- *Retracción:* puede dar problemas por fugas incontrolables, y a menudo es necesario remodelar el estoma.
- *Estenosis:* la constricción de la salida del estoma provoca reabsorción de orina, infección y dilatación de las vías urinarias superiores. Es posible dilatar el estoma utilizando un dedo o una sonda, pero a menudo es necesaria la cirugía.
- *Excoriación de la piel:* puede deberse a una reacción al adhesivo de la bolsa o al agente protector de la piel, o al contacto repetido con la orina, y los pacientes deben ser conscientes de la necesidad de buscar asesoramiento antes de que los problemas se vuelvan más difíciles de resolver.

Educación y consejos específicos para el paciente tras una cistectomía y una derivación urinaria por conducto ileal

El alta suele darse a los 7 días de la intervención. Sin embargo, la recuperación puede ser más larga en algunos pacientes si surgen complicaciones. Es fundamental que la planificación del alta se inicie en el momento del ingreso o antes, si se quieren tomar las mejores medidas posibles para la convalecencia de la persona.

La educación del paciente y los consejos sobre el alta se establecen como en el caso de la cirugía abdominal mayor. Se necesita información específica sobre el manejo posterior del estoma urinario. Esta información suele ser facilitada por el estomaterapeuta, que seguirá atendiendo al paciente o se encargará de organizar la continuidad de los cuidados en la comunidad. Es importante que las enfermeras de la sala puedan reforzar la información y responder a las preguntas que pueda tener el paciente.

Se dan consejos sobre:

- *Cuidado de la piel:* el mantenimiento de la integridad de la piel alrededor del estoma es extremadamente importante. Si el dispositivo está mal ajustado, la orina estará en contacto constante con la piel, lo que provocará excoriaciones. Para evitar que esto ocurra, el tamaño de la abertura del dispositivo debe ser adecuado al tamaño del estoma.
- *Equipo de estoma:* el paciente recibe información sobre cómo obtener más suministros de equipo de estoma, y los detalles de la prescripción se transmiten al médico de cabecera.
- *Diuresis:* si se observa sangre en la orina, o si la producción de orina disminuye o se detiene, se debe buscar atención médica inmediatamente. El estoma produce mucosidad de forma natural, y una ingesta de líquidos de 2-3 l al día ayuda a reducir la cantidad. Los diabéticos deben ser conscientes de que la orina del estoma no es adecuada para el análisis, ya que el azúcar se absorbe en el conducto (Burch, 2013).
- *Actividad:* la vuelta a la actividad normal debe ser gradual durante un período de varias semanas. Si los pacientes desean continuar con un trabajo extenuante o una actividad deportiva, deben ser evaluados de forma individual. No hay restricciones para actividades como la natación.

- *Conducción:* si los cinturones de seguridad resultan incómodos, en las tiendas de accesorios para automóviles se pueden encontrar ayudas que alivian la presión.
- *Alteración de la imagen corporal y la actividad sexual:* los trastornos de la erección o impotencia, la pérdida de la libido y los problemas asociados a la imagen corporal causan un malestar importante. El paciente puede requerir asesoramiento continuo y la derivación a los organismos adecuados si es necesario.
- *Seguimiento:* el paciente será visto en el departamento de consultas externas entre 4 y 6 semanas después de la cirugía y a intervalos de 3 meses durante 1 año.

Conclusión

La urología como área de práctica especializada ha evolucionado en los últimos 30 años, y las enfermeras han desempeñado un papel importante en el desarrollo y la aplicación de programas de atención y tratamiento adecuados. Los resultados de los pacientes han mejorado con la llegada de los avances tecnológicos en el cribado diagnóstico, las técnicas mínimamente invasivas y, en algunos casos, las opciones de tratamiento radical. Los continuos avances en la práctica de la enfermería especializada en el campo de la urología harán que el papel de la enfermera se desarrolle en nuevas áreas de práctica en la próxima década y que se centre aún más en la atención especializada de quienes padecen enfermedades urológicas.

RESUMEN DE PUNTOS CLAVE

- La comprensión de la anatomía y fisiología del riñón y las vías urinarias inferiores es esencial antes de realizar las investigaciones más adecuadas, obtener un diagnóstico y llevar a cabo la cirugía pertinente.
- En este capítulo se incluyen tratamientos invasivos y no invasivos para las afecciones urológicas, que abarcan nuevas tecnologías y técnicas.
- Es necesario un cuidado de enfermería sensible, especialmente cuando se trata del profundo cambio en la imagen corporal y la función sexual que se experimenta con una cirugía como la cistectomía.

Bibliografía

Anderson, C. (2008). *Laparoscopic nephrectomy* [Online]. Available at: <www.keyholeurology.co.uk/kidneycancertreatment.html#laproscopic>.

Anderson, B. (2018). Bladder cancer: overview and disease management Part1: non-muscle invasive bladder cancer. *British Journal of Nursing, 27*(9), S27–S37.

Association of Anaesthetists of Great Britain and Ireland. (2010). *AAGBI safety guideline preoperative assessment and patient preparation. The role of the anesthetist.* Available at: <anaesthetists.org/Portals/0/PDFs/Guidelines%20PDFs/Guideline_preoperative_assessment_patient_preparation_anaesthetist_2010_final.pdf?ver=2018-07-11-163756-537&ver=2018-07-11-163756-537>.

Beynon, M. R., & Nicholls, C. (2004). Urological investigations. In S. Fillingham, & J. Douglas (Eds.), *Urological nursing*. Edinburgh: Baillière Tindall.

Blandy, J. P. (2009). *Lecture notes on urology* (6th ed.). Oxford: Blackwell Scientific.

British Association of Urological Surgeons. (2017a). *Performing a maximum urinary flow rate test (uroflowmetry)*. Available at: <www.baus.org.uk/_userfiles/pages/files/Patients/Leaflets/Flow%20rate%20measurement.pdf>.

British Association of Urological Surgeons. (2017b). *Cystoscopy and retrograde X-ray studies (uretero-pyelography)*. Available at: <www.baus.org.uk/_userfiles/pages/files/Patients/Leaflets/Retrograde%20ureterography.pdf>.

British Pain Society. (2013). *Guidelines for pain management programmes for adults.* Available at: <www.britishpainsociety.org/static/uploads/resources/files/pmp2013_main_FINAL_v6.pdf>.

Burch, J. (2013). *Stoma care* (2nd ed.): Blackwell Publishing.

Champion, J., & Longhorn, S. (2004). Urinary tract stones. In S. Fillingham, & J. Douglas (Eds.), *Urological nursing*. (3rd edn). Edinburgh: Baillière Tindall.

Cunningham, P., Noble, H., Kadhum Al-Modhefer, A., & Walsh, I. (2016). Kidney stones: pathophysiology, diagnosis and management. *British Journal of Nursing, 25*(20), 1112–1116.

D'Arcy, Y. (2008). Keep your patients safe during PCA. *Nursing, 38*(1), 50–55.

Dougherty, L., & Lister, S. (2015). *The royal marsden hospital manual of clinical nursing procedures* (9th edn). Oxford: Blackwell.

Fillingham, S., & Douglas, J. (2004). *Urological Nursing* (3rd ed.). Edinburgh: Baillière Tindall.

Fillingham, S., & Fell, S. (2004). Urological stomas. In S. Fillingham, & J. Douglas (Eds.), *Urological nursing*. (3rd edn). Edinburgh: Baillière Tindall.

Gregory, J. (2012). How can we assess pain in people who have difficulty communicating? A practice development project identifying a pain assessment tool for acute care. *International Practice Development Journal, 2*(2). Available at: <www.fons.org/Resources/Documents/Journal/Vol2No2/IDPJ_0202_06.pdf>.

Hayward, J. (1975). *Information – a prescription against pain. RCN Study of Nursing Care Series.* London: Royal College of Nursing.

Khan, F., Amed, K., Lee, N., Challacombe, B., Khan, M. S., & Dasgupta, P. (2014). Management of ureteropelvic junction obstruction in adults. *Nature Reviews Urology, 11*, 629–638.

Large, M. C., Kiriluk, K. J., DECastro, G. J., et al. (2012). The impact of mechanical bowel preparation on postoperative complications for patients undergoing cystectomy and urinary diversion. *The Journal of Urology, 188*(5), 1801–1805.

Leaver, R. (2007). The evidence for urethral meatal cleansing. *Nursing Standard, 21*(41), 39–42.

McCaffery, M. (1983). *Nursing the patient in pain.* Adapted for the UK by Beatrice Sofaer. London: Lippincott Nursing Series Harper and Row.

Mills, R. D., & Struder, U. E. (2000). Female orthotopic bladder substitution: a good operation in the right circumstances. *The Journal of Urology, 163*(5), 1501–1504.
Nayak, A. L., Cagiannos, I., Lavellee, L. T., et al. (2018). Urinary function following radical cystectomy and orthotopic neobladder urinary reconstruction. *Canadian Urological Association Journal, 12*(6), 181–186.
National Institute of Health and Care Excellence (NICE). (2005). *Laproscopic Nephrectomy* [Online]. Available at: <www.nice.orguk/Guidance/ipg136>.
Ogden, C. (2016). *The evolution of robotic surgery*. [Online]. Available at: <https://urologists.co.uk/surgical-robots-the-evolution-of-robotic-surgery>.
Palnizky, G., Halachmi, S., & Barah, M. (2013). Pulmonary complications following Percutaneous Nephrolitotomy: A prospective study. *Current Urology, 7*(3), 113–116.
Royal College of Nursing. (2009). *Clinical nurse specialists: Stoma care*. London: Royal College of Nursing.
Royal College of Nursing. (2018). *Older People in Care Homes: Sex, Sexuality and Intimate Relationships* (2nd ed.). London: Royal College of Nursing.
Salter, M. (2010). Optimizing patient adjustment to stoma formation siting and self management. *Gastrointestinal Nursing, 8*(10), 21–25.
Sam, P., & LaGrange, C. (2018). Anatomy, Abdomen and Pelvis, Bladder Detrusor Muscle [online]. *StatPearls*. (Internet). Available at: <https://www.ncbi.nlm.nih.gov/books/NBK482181>.
Shafii, M., Murphy, D. M., Donovan, M. G., & Hickey, D. P. (2002). Is mechanical bowel prep necessary in patients undergoing cystectomy and urinary diversion. *BJU International, 89*(9), 879–881.
Stewart, E. (2018). Assessment and management of urinary incontinence in women. *Nursing Standard, 33*(2), 75–81.
Turner, B. (2009). Nursing care and treatment of patients with bladder cancer. *Nursing Standard, 23*(37), 47–56.
Velho, A., & Velho, R. (2013). Anatomy and Physiology series: the kidney and lower urinary tract. *Journal of Renal Nursing, 5*(2).
Vujnovich, A. (2008). Pre and post-operative assessment of patients with a stoma. *Nursing Standard, 22*(19), 50–56.
Wood, S. (2010). Postoperative pain 2: patient education, assessment and management. *Nursing Times, 106*(46), 14–16.
Yates, A. (2016). Urinalysis: How to interpret results. *Nursing Times, 2*, 1–3. Online issue.

Páginas web

Bladder & Bowel UK:
www.bbuk.org.uk/UK
British Association of Urological Nurses:
www.baun.co.uk
Cancer Research UK:
www.cancerhelp.org.uk
The Continence Foundation:
www.continence-foundation.org.uk
Men's Health Forum:
www.malehealth.co.uk
Orchid Cancer Appeal:
www.orchid-cancer.org.uk
Prostate Cancer UK:
www.prostatecancer.org.uk
Sexual Advice Association:
www.sexualadviceassociation.co.uk

Capítulo | 19 |

Pacientes que requieren cirugía del aparato reproductor masculino

Ashleigh Ward

ÍNDICE DEL CAPÍTULO

OBJETIVOS CLAVE DEL CAPÍTULO

Al final del capítulo, el lector debería ser capaz de:

- Ofrecer una perspectiva general de la anatomía y fisiología del aparato reproductor masculino.
- Especificar la asistencia pre- y postoperatoria de enfermería para las personas sometidas a una intervención quirúrgica de la próstata, el pene y el escroto.
- Explicar los consejos al alta que se darían después de una intervención quirúrgica de la próstata, el pene y el escroto.
- Comprender mejor el impacto psicológico de la cirugía.

Cuestiones en las que pensar antes de leer el capítulo

- ¿Cómo podría verse afectada la vida sexual de un hombre tras una intervención quirúrgica del aparato reproductor masculino?
- ¿Cuál es el papel y la función de la próstata?
- ¿Qué hormonas influyen sobre el aparato reproductor masculino?

Introducción

Este capítulo estudia los cuidados, el abordaje y el tratamiento de hombres con afecciones específicas del aparato reproductor masculino. Se analizarán los cuidados de enfermería relacionados con estas afecciones específicas, como las necesidades psicológicas del hombre al abordar la sexualidad y la alteración de la imagen corporal, y la necesidad de un tratamiento sensible y empático de este grupo de pacientes. Este capítulo expondrá la cirugía de las cuatro estructuras principales del aparato genitourinario masculino:

- Las glándulas accesorias, en concreto la próstata.
- Los testículos y los conductos asociados.
- El pene.
- La uretra.

En la tabla 19.1 se describen las exploraciones complementarias preoperatorias frecuentes para cada intervención quirúrgica de cada estructura.

También es importante tener en cuenta que algunas mujeres pueden nacer con anatomía masculina y, por lo tanto, las intervenciones quirúrgicas reproductoras masculinas se pueden realizar tanto en hombres como en mujeres. Sin embargo, existen investigaciones limitadas para asesorar sobre las necesidades pre- y postoperatorias de la población de pacientes femeninas en estas circunstancias.

Cuidado del paciente después de una cirugía prostática

Anatomía y fisiología de la próstata

La próstata rodea la uretra justo por debajo del cuello de la vejiga. El tamaño de la próstata varía considerablemente:

Tabla 19.1 Pruebas complementarias frecuentes relacionadas con intervenciones quirúrgicas del aparato reproductor masculino

Intervención quirúrgica	Prueba complementaria
Resección transuretral de la próstata (RTUP)	Análisis de sangre • Grupo y pruebas cruzadas de dos unidades • Estimación de urea y electrólitos • Hemograma completo • Antígeno prostático específico Tacto rectal Flujo urinario Muestra de orina de chorro medio ECG Radiografía de tórax Ecografía de las vías urinarias
Prostatectomía radical (abierta, laparoscópica o laparoscópica asistida por robot)	Como en la RTUP
Uretroplastia	Análisis de sangre • Grupo y pruebas cruzadas de dos unidades • Urea, creatinina y electrólitos • Hemograma completo Flujo urinario Muestra de orina de chorro medio Cistouretroscopia Uretrografía
Cirugía del pene por incontinencia	Análisis de sangre • Estimación de la glucemia • Concentraciones de hormonas: testosterona, hormona foliculoestimulante, hormona luteinizante Ecografía Doppler Cavernosografía
Cirugía escrotal, incluidas vasectomía, vasovasostomía y exploración por sospecha de torsión de testículos	Análisis del semen Ecografía escrotal si existen indicios de torsión

aumenta de tamaño en la pubertad y en el adulto pesa aproximadamente 15 g. Presenta forma de rosquilla y tiene un diámetro de aproximadamente 3 cm. La zona externa de la próstata (las porciones lateral y posterior) está formada por tejido glandular y la zona interna (la mitad de la próstata) está formada por glándulas mucosas. La próstata está rodeada y recubierta por una cápsula fibrosa externa.

La glándula produce secreciones lechosas, ligeramente ácidas, que contienen enzimas (p. ej., fosfato ácido, hialuronidasa y fibrinolisina) y muchos componentes más (p. ej., citrato, calcio y antígeno prostático específico [PSA]). El líquido constituye aproximadamente el 10-20% del semen y se cree que ayuda a neutralizar la acidez de la vagina y estimular la movilidad de los espermatozoides (Abourmarzouk, 2019; Olmsted et al., 2000); también se cree que es responsable del olor característico del semen. Para que funcione con eficacia, la próstata depende de concentraciones suficientes de testosterona circulante.

A menudo, la próstata puede experimentar un cambio hiperplásico benigno, que puede provocar una obstrucción del flujo urinario. Aún se desconoce a ciencia cierta cómo ocurre esto, pero se cree que los cambios en las concentraciones hormonales durante el envejecimiento contribuyen a ello.

Fisiopatología y epidemiología del cáncer de próstata

La incidencia de cáncer de próstata está aumentando en el mundo desarrollado a un ritmo más rápido que la mayoría de los otros cánceres (Ferlay et al., 2015), aunque se cree que esto se debe a los avances en las técnicas diagnósticas más que a un aumento genuino en la probabilidad de sufrir un cáncer de próstata (Moller et al., 2007; Mistry et al., 2011). Debido a la influencia de las pruebas de PSA, las tendencias de incidencia son impredecibles (Moller et al., 2007; Mistry et al., 2011;

Ferlay et al., 2015). Sin embargo, existe acuerdo en que la incidencia seguirá aumentando.

Existen muchos factores de riesgo propuestos para aumentar el riesgo de cáncer de próstata, como el origen étnico, la edad, la predisposición genética y el nivel de bienestar.

Aunque la etnia es un factor de riesgo reconocido para el cáncer de próstata (Leitzmann y Rohrmann, 2012; Mottet et al., 2015), los estudios de migración también muestran que la incidencia del cáncer de próstata aumenta cuando las poblaciones de bajo riesgo migran a países de mayor riesgo (Brawley et al., 2007); Giovannucci et al., 2007; Whittemore et al., 1995), indicando el papel de la cultura y el comportamiento sanitarios en las pruebas de PSA y el posterior diagnóstico.

Dado que el cáncer aparece como consecuencia de la acumulación de cambios genéticos dentro de una célula, la edad también se considera el mayor factor de riesgo para el cáncer de próstata (Leitzmann y Rohrmann, 2012). Sin embargo, la introducción de las pruebas de PSA ha llevado a una disminución gradual de la edad y también del estadio del cáncer de próstata en el momento del diagnóstico (Shafique y Morrison, 2013; EAU guidelines, 2019).

A diferencia de otros cánceres, la riqueza se asocia con un mayor riesgo de cáncer de próstata (Dutta et al., 2005; Shafique et al., 2012). Se desconoce la razón de esto, aunque se puede conjeturar que las personas con mayor poder adquisitivo están relacionadas con una mayor conciencia del cáncer de próstata y las pruebas de PSA y, por lo tanto, con una mayor probabilidad de diagnóstico.

Actualmente, el Reino Unido lleva a cabo un protocolo de detección oportunista, que Mottet et al. (2015) definen como la detección de casos individuales de cáncer de próstata iniciada por el paciente o el médico.

Pruebas complementarias urológicas y evaluación de la próstata

Aunque el cáncer de próstata tiene fama de ser asintomático (Forbat et al., 2012), la hiperplasia prostática benigna se asocia con frecuencia con una serie de síntomas relacionados con la obstrucción del flujo de salida provocada por el aumento del tamaño de la próstata.

Los signos y síntomas de la obstrucción del flujo de salida de la próstata son:

- *Polaquiuria:* necesidad de orinar con frecuencia, habitualmente más de 10 veces al día.
- *Nicturia:* despertarse por la noche para orinar, habitualmente más de dos veces.
- *Necesidad imperiosa de orinar:* deseo intenso y repentino de orinar.
- *Chorro débil de orina:* a menudo peor a primera hora de la mañana, y es posible que tenga que hacer fuerza para orinar.
- *Retardo miccional:* experimenta un retraso en la micción, aunque existe deseo.
- *Infección de las vías urinarias:* la orina residual producida por la obstrucción vesical aumenta el riesgo de infección.
- *Disuria:* dolor al orinar, que puede ser provocado por una infección.
- *Incontinencia urinaria:* se produce como consecuencia de una sobredistensión, con incontinencia por rebosamiento como resultado.
- *Retención aguda de orina.*

La gravedad de los síntomas puede ser valorada y evaluada con la International Prostate Symptom Score (IPSS), una puntuación de síntomas prostáticos que consta de siete preguntas relacionadas con la gravedad de dichos síntomas (fig. 19.1). Se hace una pregunta aparte con respecto a la molestia de los síntomas. La máxima puntuación posible es 35 y una puntuación por debajo de 20 se considera grave. El tacto rectal de la próstata proporcionará información útil sobre el tamaño, la consistencia y los límites anatómicos de la próstata. También se debería realizar una exploración del abdomen para detectar una vejiga palpable que también podría indicar una retención crónica de orina.

A medida que los hombres envejecen, la próstata aumenta de tamaño de forma natural. Por lo general, las concentraciones de PSA en el torrente sanguíneo se correlacionan con el tamaño de la próstata (aunque algunos acontecimientos pueden llevar a una elevación temporal, como eyaculación reciente, infecciones de las vías urinarias y ciclismo). Por lo tanto, la prueba de PSA también se usa como un primer paso en el diagnóstico de la hiperplasia prostática benigna (HPB) en hombres sintomáticos. La HPB consiste en el aumento de tamaño natural de la próstata como consecuencia del envejecimiento, lo que provoca síntomas. Por lo tanto, cuando una persona presenta una concentración anómala de PSA, los médicos deberían tener en cuenta tanto la HPB como el cáncer de próstata. Como la HPB se trata habitualmente en atención primaria, se conoce muy poco acerca de la epidemiología de la enfermedad.

Dado que las pruebas de PSA proporcionan indicios del tamaño de la próstata, estas pruebas pueden ofrecer un punto de partida adecuado para las exploraciones complementarias (Mottet et al., 2015; Gravas et al., 2018). La prueba de PSA no es una prueba específica para el cáncer. A medida que los hombres envejecen, la próstata aumenta de tamaño de forma natural. Las concentraciones de PSA en el torrente sanguíneo generalmente se correlacionan con el tamaño de la próstata. Sin embargo, la prueba de PSA es controvertida, ya que es ampliamente aceptada como la causa de una mayor incidencia y prevalencia del cáncer de próstata (Mottet et al., 2015; Mistry et al., 2011; Moller et al., 2007; Brewster et al., 2000) y se asocia con complicaciones de biopsias de próstata (Loeb et al., 2013), una reducción en la calidad de vida (Heijnsdijk et al., 2012), y no ha mostrado beneficio de supervivencia en algunos estudios (Ilic et al., 2013).

Además, algunos métodos de biopsia de cáncer de próstata han mostrado bajos niveles de precisión. Las técnicas de doce biopsias con aguja gruesa tienen solo un 43% de precisión (Serefoglu et al., 2013). Aunque las biopsias dirigidas tienen el potencial de aumentar la precisión (Siddiqui et al., 2015), la introducción de biopsias dirigidas aún podría dejar un tercio de los cánceres de próstata infradiagnosticados.

	En absoluto	Menos de 1 vez de cada 5	Menos de la mitad de las veces	Aproximadamente la mitad de las veces	Más de la mitad de las veces	Casi siempre	Puntuación del paciente
1 Vaciado incompleto Durante el último mes, ¿con qué frecuencia ha tenido la sensación de no vaciar la vejiga por completo una vez que hubo terminado de orinar?	0	1	2	3	4	5	
2 Frecuencia Durante el último mes, ¿con qué frecuencia ha tenido que orinar de nuevo menos de 2 h después de haber terminado de orinar?	0	1	2	3	4	5	
3 Intermitencia Durante el último mes, ¿con qué frecuencia se detuvo y comenzó de nuevo varias veces al orinar?	0	1	2	3	4	5	
4 Urgencia Durante el último mes, ¿con qué frecuencia le ha resultado difícil retrasar la micción?	0	1	2	3	4	5	
5 Chorro débil Durante el último mes, ¿con qué frecuencia ha tenido un chorro de orina débil?	0	1	2	3	4	5	
6 Esfuerzo Durante el último mes, ¿con qué frecuencia ha tenido que empujar o esforzarse para empezar a orinar?	0	1	2	3	4	5	
7 Nicturia Durante el último mes, ¿cuántas veces normalmente se levantó para orinar desde el momento en que se acostó por la noche hasta el momento en que se levantó por la mañana?	0	1	2	3	4	5+	
IPSS total							
	Encantado	**Muy satisfecho**	**Más bien satisfecho**	**Tan satisfecho como insatisfecho**	**Más bien insatisfecho**	**Muy insatisfecho**	**Fatal**
Calidad de vida debido a síntomas urinarios Si tuviera que pasar el resto de su vida con su afección urinaria tal como está ahora, ¿cómo se sentiría al respecto?	0	1	2	3	4	5	6

Figura 19.1 Gráfico para registrar la puntuación de la International Prostate Symptom Score.

Tratamiento de la hiperplasia prostática benigna

En la mayoría de los casos, la hiperplasia prostática benigna puede ser tratada con medicamentos, a saber, bloqueadores de los receptores adrenérgicos α_1 o inhibidores de la 5α-reductasa. Estos medicamentos se pueden usar por separado o en combinación para aliviar los síntomas. El tratamiento quirúrgico está indicado cuando los síntomas continúan siendo graves, la medicación deja de ser eficaz o la calidad de vida del paciente se reduce. La resección transuretral de la próstata (RTUP) es el tratamiento aceptado y, en la actualidad, sería raro que un hombre precisara una prostatectomía radical por este problema.

La RTUP se lleva a cabo con anestesia general o raquídea, y antes de la resección transuretral se realiza una cistoscopia para permitir la visualización directa de la vejiga y detectar cualquier anomalía. Con los métodos tradicionales, la parte obstructora de la próstata era extirpada junto con el cuello de la vejiga con un asa de corte y diatermia para detener la hemorragia. La extirpación del cuello de la vejiga provoca una eyaculación retrógrada. La RTUP es una intervención difícil, pero cuando la realiza un urólogo capacitado y competente, generalmente se considera segura. Además, todavía existe controversia sobre cuándo está indicada una técnica de RTUP abierta. En los últimos años, los avances tecnológicos como UroLift han hecho que las intervenciones de RTUP cambien de forma drástica (Gravas et al., 2018). Por ejemplo, UroLift supone grapar o implantar la próstata lejos de la uretra (UroLift, 2019). Como esto se clasifica como una intervención menor, el tratamiento quirúrgico para la HPB ahora se está convirtiendo en una intervención quirúrgica ambulatoria y, a medida que la tecnología se incorpora a la práctica, las enfermeras especialistas pueden optar por realizar esta intervención. Sin embargo, estas nuevas técnicas solo están indicadas para pacientes con próstatas que pesan menos de 100 g; para pesos mayores, son necesarios métodos tradicionales de RTUP.

Tratamiento del cáncer de próstata

Los pacientes que cumplen los requisitos para el tratamiento curativo podrán elegir entre todas las opciones terapéuticas, incluida la vigilancia activa cuando corresponda. La vigilancia activa fue introducida para reducir al mínimo el sobretratamiento ocasionado por los protocolos de detección del PSA (Mottet et al., 2015). Cuando no se necesita un tratamiento curativo, al final los pacientes entrarán en la vía paliativa, en la que pueden beneficiarse de diferentes tratamientos conservadores. Aunque la vigilancia activa fue introducida para evitar el sobretratamiento, los análisis de sangre y las biopsias repetidas significan que la vigilancia activa puede considerarse una forma de sobretratamiento en sí misma.

Actualmente existen tres métodos para tratar el cáncer de próstata con intención curativa: prostatectomía radical, radioterapia tradicional y braquiterapia. Sin embargo, hoy en día se recomienda la braquiterapia como tratamiento solo para cánceres de próstata de evolución lenta (Mottet et al., 2015).

La cirugía es el método tradicional de tratamiento del cáncer de próstata. Las técnicas quirúrgicas utilizadas para realizar la prostatectomía radical varían a lo largo del Reino Unido, y algunas regiones aún realizan la prostatectomía abierta como técnica de referencia. Sin embargo, todas las regiones del Reino Unido se esfuerzan por llevar a cabo la prostatectomía radical laparoscópica asistida por robot (RALP) con la tecnología Da Vinci, que se considera el tratamiento de referencia a nivel internacional.

La radioterapia de haz externo (EBRT) y la radioterapia ablativa estereotáctica (SABR) son variaciones de la radioterapia tradicional en la que se administran varios tratamientos durante un período de tiempo. La EBRT se utiliza en toda Escocia, aunque actualmente algunos comités sanitarios están probando la SABR. En la actualidad, la radioterapia se administra durante 8 semanas, si bien hoy en día se están realizando ensayos para evaluar la administración de radioterapia durante 2 semanas. Aunque la radioterapia siempre fue un tratamiento disponible para el cáncer de próstata, los avances tecnológicos de los últimos 10 a 15 años han colocado a la radioterapia en condiciones de igualdad con la cirugía.

En años anteriores, la orquiectomía, una técnica de castración quirúrgica, era un tratamiento habitual para hombres con cáncer de próstata avanzado. Aunque en los últimos años este abordaje no es tan popular debido a las mejoras en el tratamiento hormonal y la aparición de la quimioterapia en el tratamiento del cáncer de próstata, este tratamiento aún se debería ofrecer a los pacientes.

Cuidados postoperatorios después de una cirugía de próstata

Los avances tecnológicos han llevado a notables cambios en el cuidado postoperatorio de los pacientes. Por ejemplo, la intervención quirúrgica para la HPB ahora se puede completar como un caso ambulatorio y la RALP ha llevado a una considerable reducción en la duración de la estancia hospitalaria y de las complicaciones y efectos secundarios de la cirugía.

En los planes asistenciales de las tablas 19.2 y 19.3 se describen las consideraciones típicas para la atención pre- y postoperatoria de enfermería para las personas que son sometidas a cirugía de la próstata.

Tras la cirugía prostática se deberían buscar instrucciones claras sobre el tiempo en que la sonda urinaria permanecerá en el sitio y reflejarse en las normas locales, ya que es probable que difieran dentro de las organizaciones asistenciales. Antes de cualquier intervención quirúrgica debe ser analizada la posibilidad de una disfunción eréctil y este asesoramiento habitualmente lo realiza una enfermera clínica especialista o un terapeuta sexual. El apoyo psicológico es importante para todos los pacientes antes y después de la operación, pero es primordial para los hombres en vigilancia activa.

Tabla 19.2 Plan preoperatorio de cuidados de enfermería para un paciente sometido a una intervención quirúrgica de próstata

Problema	Resultado esperado	Acción/justificación
Comunicación		
Posible preocupación debido al hospital y la cirugía inminente	El paciente puede expresar sus preocupaciones y temores y se sentirá seguro e informado sobre su operación	Hable sobre los cuidados preoperatorios y postoperatorios previstos Proporcione un ambiente relajado y no amenazador en el que el paciente se sienta capaz de expresar sus preocupaciones y hacer preguntas Ofrezca información, utilizando diagramas si es necesario (Hayward, 1975) Asegúrese de que se obtiene el consentimiento informado antes de la administración de una premedicación Proporcione un entorno propicio para un sueño reparador
Respiración, comida y bebida		
Posibles problemas respiratorios debido a:		
• Inhalación de contenido gástrico mientras está inconsciente	El contenido gástrico no se inhalará	Comunique cualquier problema respiratorio que pueda estar sufriendo el paciente
• Enfermedad respiratoria subyacente	Los problemas respiratorios no se agravarán	Refuerce los ejercicios de respiración profunda enseñados por el fisioterapeuta Someta a ayuno durante 6 h (dieta), 2 h (líquidos) antes de la anestesia general (Phillips et al., 1993), o de acuerdo con las directrices locales
Movilidad		
La disminución de la movilidad podría provocar problemas circulatorios y aumentar el riesgo de aparición de úlceras por presión	El paciente permanecerá tan móvil como lo permita la enfermedad y se reducirá al mínimo el riesgo de trombosis venosa profunda y aparición de úlceras por presión	Realice una evaluación del riesgo de úlceras por presión Lleve a cabo una evaluación de riesgos de movilidad según las normas locales Fomente la movilidad durante el período preoperatorio Refuerce las instrucciones del fisioterapeuta sobre los ejercicios para las piernas Mida y calce con medias antiembólicas si resulta adecuado (Doughty y Lister, 2008)
Control de la temperatura corporal		
Posible infección postoperatoria (p. ej., orina)	La temperatura estará entre 35,5 y 37,5 °C	Registre la temperatura antes de la operación y comunique si se encuentra fuera de los parámetros normales
	Detección y tratamiento tempranos si se produce una infección	Realice un análisis de orina: obtenga una muestra de orina de chorro medio si existen nitratos en la tira reactiva Antibióticos profilácticos que se deban administrar según lo prescrito Se debe dar un baño o una ducha antes del quirófano Se proporcionará ropa de cama/bata de quirófano limpia

Tabla 19.2 Plan preoperatorio de cuidados de enfermería para un paciente sometido a una intervención quirúrgica de próstata *(cont.)*

Problema	Resultado esperado	Acción/justificación
Eliminación		
Posible riesgo de incontinencia debido a la pérdida del control muscular voluntario cuando está inconsciente	El paciente permanecerá continente durante la anestesia	Asegúrese de que el paciente haya defecado en las primeras 24 h posteriores al quirófano Ofrezca al paciente la oportunidad de orinar antes de la administración de premedicación muscular voluntaria/traslado al quirófano
Mantenimiento de un entorno seguro		
Incapacidad para mantener su propia seguridad mientras está sedado/inconsciente	La seguridad del paciente no se verá afectada	Asegúrese de lo siguiente: • Se ha colocado en su sitio una pulsera identificativa correctamente etiquetada • El formulario de consentimiento del paciente está firmado • Se ha colocado un esparadrapo a la alianza de boda • Se retiran las prótesis (p. ej., dentaduras postizas, lentes de contacto) • Se registran las constantes vitales y el peso basales • Todas las alergias están documentadas • La historia clínica del paciente, los resultados de los análisis de sangre, las radiografías y la documentación de enfermería están disponibles • El paciente está colocado correctamente sobre la sábana

Complicaciones de la resección transuretral de la próstata

Es sumamente importante que las enfermeras estén al tanto de las complicaciones de la cirugía de próstata, ya que con frecuencia es la acción inmediata de la enfermera la que evita situaciones más graves e incluso potencialmente mortales. Ahyai et al. (2010) ofrecen una revisión de estas complicaciones y, a continuación, se incluye un breve resumen de las mismas.

Síndrome de RTUP o RTU

Un síndrome potencialmente mortal provocado por la absorción de líquido de irrigación (habitualmente 2.000 ml o más) que produce síntomas como confusión, disnea, arritmia, hipotensión y convulsiones. El tratamiento consiste en la eliminación del exceso de agua en circulación mediante el uso de diuréticos de asa o, en casos graves, mediante el uso de soluciones salinas hipertónicas (Demirel et al., 2012).

Hemorragia postoperatoria

Puede ser grave, ya que la próstata está muy vascularizada. Es vital que las transfusiones de sangre estén fácilmente disponibles.

Retención de coágulos de orina

Se debería animar a los pacientes a que aumenten la ingesta de líquidos durante al menos 3 semanas después de la cirugía (Olapade-Olaopa et al., 1998). Si la retención de coágulos se convierte en un problema, estos deberían ser eliminados con el uso de irrigación (Scholtes, 2002) o endoscopios (Lynch et al., 2010), según corresponda, y no se deberían utilizar métodos más antiguos de eliminación de coágulos, como «ordeñar» la sonda.

Infección de las vías urinarias

Después de la intervención se debería estudiar la administración de antibióticos profilácticos para reducir el riesgo de bacteriemia o septicemia postoperatoria.

Trombosis venosa profunda y embolia pulmonar

Son posibles complicaciones después de la cirugía pélvica, pero a menudo se pasan por alto en pacientes sometidos a una RTUP.

Tabla 19.3 Plan postoperatorio de cuidados de enfermería para un paciente sometido a una intervención quirúrgica de próstata

Problema	Resultado esperado	Acción/justificación
Respiración		
Posible riesgo de problemas respiratorios debido a la intervención quirúrgica/anestésica	Las vías respiratorias del paciente permanecerán despejadas Detección precoz de hipoventilación	Coloque al paciente asegurando que se mantengan despejadas las vías respiratorias Observe y registre la frecuencia respiratoria cada 30-60 min inicialmente y disminuya según determine la condición del paciente Administre oxigenoterapia según lo prescrito Siga las instrucciones del anestesista con respecto a la posición si el paciente ha recibido anestesia raquídea; es decir, el tiempo que el paciente debe permanecer acostado Fomente los ejercicios de respiración profunda
Mantenimiento de un entorno seguro		
Incapacidad para mantener la propia seguridad después de la cirugía Posible riesgo de shock y hemorragia (p. ej., debido a la pérdida de sangre)	Se mantendrá la seguridad del paciente Detección precoz de signos de shock/hemorragia	Observe y registre el pulso y la presión arterial cada 30-60 min y disminuya según lo determine el estado del paciente Informe a la supervisora/médico si la presión arterial y el pulso están fuera de los parámetros normales Vigile el color/consistencia de la orina para detectar hemorragia o coágulos sanguíneos Administre una transfusión de sangre si se prescribe y siga el protocolo local Informe de cambios en el color periférico y la capacidad de respuesta del paciente
Comunicación		
Posible riesgo de dolor y malestar debido a la intervención quirúrgica y la presencia de la sonda uretral	El dolor/malestar será aliviado a un nivel aceptable para el paciente	Evalúe el grado de malestar/dolor experimentado mediante el uso de comunicación verbal/no verbal Coloque al paciente como se sienta cómodo Asegúrese de que la sonda sea permeable, observe el drenaje urinario Asegure la sonda uretral para evitar la tracción Administre analgésicos según lo prescrito y evalúe la eficacia
Control de la temperatura corporal		
Posible dificultad para mantener la temperatura corporal en el postoperatorio inmediato Posible infección tras una intervención quirúrgica y presencia de sonda uretral	La temperatura estará entre 35,5 y 37,5 °C Detección y tratamiento tempranos en caso de que se produzca una infección	Vigile la temperatura cada hora, y disminuya según determine la condición Observe la orina en busca de signos de infección, es decir, anote el color, la consistencia y el olor Inspeccione el sitio de la vía intravenosa en busca de signos de infección; anote cualquier molestia, enrojecimiento, secreción Dé instrucciones al paciente con respecto a la limpieza de la sonda con agua y jabón: se realizará dos veces al día Administre antibióticos según lo prescrito

Tabla 19.3 Plan postoperatorio de cuidados de enfermería para un paciente sometido a una intervención quirúrgica de próstata *(cont.)*

Problema	Resultado esperado	Acción/justificación
Comida y bebida		
Posible riesgo de náuseas y vómitos debido a la anestesia Posible riesgo de deshidratación tras la cirugía	El paciente no notará náuseas ni vomitará	Observe al paciente en busca de signos de náuseas Administre un antiemético según lo prescrito y evalúe la eficacia Vigile los líquidos intravenosos según lo prescrito Comience los líquidos por vía oral cuando esté completamente despierto (si el estado general lo permite), y aumente según los tolere Suspenda los líquidos i.v. cuando la ingesta oral sea de 2 l en 24 h y se tolere la alimentación
Eliminación		
Posible riesgo de retención de coágulos después de la cirugía Posible incapacidad para orinar después de la retirada de la sonda uretral Posible incapacidad para eliminar las heces con normalidad	La sonda uretral permanecerá permeable El paciente orinará en las primeras 12 h posteriores a la retirada de la sonda El paciente eliminará las heces con normalidad antes de la retirada de la sonda uretral	Mantenga una hoja de balance hídrico exacta Mantenga la irrigación de la vejiga para que se corresponda con el color de la orina Suspenda la irrigación de la vejiga el primer día postoperatorio si la pérdida de sangre en la orina está disminuyendo Observe el color y la consistencia de la orina: si se produce una retención de coágulos, realice un lavado de la vejiga con una técnica aséptica, siguiendo el protocolo local Asegúrese de que el paciente no se esfuerza a la hora de defecar Administre los laxantes según lo prescrito y evalúe la eficacia Retire la sonda uretral según las indicaciones del médico y tenga en cuenta la técnica Enseñe al paciente a utilizar un orinal cuando orine y mantenga un registro exacto de la diuresis
Higiene personal		
Posible problema a la hora de satisfacer las necesidades de higiene	Las necesidades de higiene se satisfarán a un nivel aceptable para el paciente	Ayude según sea necesario, manteniendo la dignidad y promoviendo la independencia Enseñe al paciente cómo realizar la limpieza de la sonda con toallitas desechables, jabón y agua
Movilidad		
Posible complicación de la movilidad reducida después de la cirugía (p. ej., úlcera por presión, infección torácica y trombosis venosa profunda)	La independencia en movilidad se logrará a un nivel aceptable para el paciente	Evalúe el riesgo de úlceras por presión con una herramienta de evaluación reconocida Utilice ayudas según sea necesario Ayude a promover la independencia Se deben suministrar y usar medias antiembólicas si corresponde Refuerce los ejercicios de respiración profunda enseñados por el fisioterapeuta

Infecundidad

La resección del cuello vesical/resección prostática puede provocar una eyaculación retrógrada, en la que el semen viaja hacia la vejiga en lugar de bajar a través de la porción distal de la uretra. Después de la cirugía, los pacientes pueden experimentar orgasmos secos. Esto no significa que la persona sea infecunda, sino que necesitará más apoyo para la concepción.

Incontinencia

Se produce debido al daño del esfínter externo y, si es grave, puede requerir una nueva intervención quirúrgica.

Instrucciones para el paciente y planificación del alta

La planificación del alta debería comenzar antes del ingreso, aunque esto no es posible en todos los casos, por ejemplo, en aquellos pacientes con retención aguda. Si se quieren hacer los mejores preparativos posibles para la planificación del alta, es importante que sean analizadas la situación en el hogar del paciente y las circunstancias sociales.

En la mayoría de las plantas y servicios quirúrgicos existen folletos de información disponibles para los pacientes que requieren cirugía. Se debe hacer hincapié en que se debería proporcionar cualquier información escrita además del consejo verbal y el intercambio de ideas, ya que se debe tomar tiempo para evaluar la comprensión y asegurarse de que se obtenga el consentimiento informado. El Nursing and Midwifery Council (NMC) (2018) exige que las enfermeras y los colaboradores de enfermería actúen en asociación con las personas que reciben asistencia, para ayudarlas a obtener acceso a los cuidados, la información y el apoyo sociosanitario pertinentes cuando lo necesiten.

Se debería ofrecer asesoramiento sobre lo siguiente:

- *Actividad:* es importante recordar que la cirugía prostática es una intervención quirúrgica mayor, un hecho que los pacientes, y en ocasiones los profesionales sanitarios, a menudo encuentran difícil de entender porque no siempre verán una herida. Se recomienda un regreso gradual a la actividad normal durante un período de 2-3 semanas. Si el paciente aún trabaja y en función de si se trata de un trabajo manual o sedentario, es posible que sea necesaria una recuperación adicional de 2-3 semanas.
- *Líquidos y alimentación:* siempre que no existan contraindicaciones médicas, se debería recomendar una ingesta de líquidos ligeramente superior a la normal de hasta 3 l por día durante 2-3 semanas después de la cirugía. Esto ayudará a que cicatrice la zona del lecho prostático quirúrgicamente intervenida y también eliminará la sangre que aún esté presente en la orina. No es infrecuente tener algo de sangre en la orina durante unos 10 días; esta desaparecerá con líquidos y tiempo de curación. Se recomienda una alimentación rica en fibra, para evitar el estreñimiento y el esfuerzo al defecar, ya que esto puede contribuir a una hemorragia aguda del lecho prostático.
- *Ejercicios del suelo pélvico:* se deberían dar instrucciones sobre los diferentes tipos de ejercicio que ayudarán a fortalecer la musculatura del suelo pélvico. A menudo se encuentran disponibles hojas de consejos pertinentes, y algunos pacientes pueden ser remitidos a un fisioterapeuta de continencia.
- *Actividad sexual:* las actividades que supongan una eyaculación se pueden reanudar 2 semanas después de la cirugía. Se debería recalcar que la eyaculación retrógrada no es una forma fiable de anticoncepción y, si es necesario, se debería utilizar un método alternativo. También debería tenerse en cuenta que esta intervención quirúrgica conlleva un alto riesgo de disfunción eréctil, aunque las técnicas más recientes, como la cirugía robótica y UroLift, la están reduciendo.
- *Conducción:* se deberían consultar las pólizas de seguros individuales, ya que algunas pueden requerir un período de abstinencia más prolongado que las 2 semanas recomendadas.

Se debería recomendar a los pacientes que consulten a su enfermera del centro de salud o médico de familia si se produce un episodio inesperado de hematuria o disuria al orinar, ya que ambos pueden indicar una infección de las vías urinarias, aunque algunas organizaciones sanitarias prescriben antibióticos profilácticos para la cirugía de próstata de forma sistemática. Se suele proporcionar una cita ambulatoria de 4-6 semanas, y normalmente se pedirá a los pacientes que realicen una valoración del flujo urinario para evaluar la eficacia de la cirugía sobre el flujo urinario del paciente. Debido al nuevo crecimiento prostático en la HPB, los pacientes sometidos a RTUP, UroLift o similar pueden precisar una segunda intervención. Para los que se han sometido a UroLift, esto equivale a aproximadamente 1 de cada 10 pacientes y, a menudo, serán sometidos a una intervención repetida de UroLift.

En los pacientes sometidos a cirugía abierta para prostatectomía radical o prostatectomía retropúbica (el tratamiento quirúrgico abierto para HPB) serán necesarios más cuidados de la herida abdominal. Por lo general, los pacientes necesitarán más analgésicos para evitar problemas derivados de la reducción de la movilidad. Los líquidos y la alimentación se reintroducen el primer día postoperatorio. Se observa la herida en busca de signos de infección y se retira el drenaje de la herida solo cuando se ha producido un drenaje mínimo durante un período de 24 h, y es probable que los pacientes tengan una estancia hospitalaria prolongada que podría ser el doble de la de los que se han sometido a una prostatectomía radical laparoscópica o RTUP.

Cuidado del paciente después de una cirugía escrotal

Anatomía y fisiología de los testículos y los conductos asociados

Los testículos son las glándulas sexuales del hombre. Tienen dos funciones:

- Producción de andrógenos, que constituyen las hormonas sexuales masculinas (testosterona).

- Producción de las células reproductoras masculinas (espermatozoides).

La pareja de testículos se encuentra dentro del escroto y un tabique en la línea media divide los dos compartimentos. El escroto está suspendido fuera del cuerpo debajo del pene. Los testículos están suspendidos en el escroto por el cordón espermático; la sangre, la inervación y el drenaje espermático atraviesan esta estructura. El riego sanguíneo arterial se realiza a través de la arteria testicular y el drenaje a través de la vena testicular. Los testículos están rodeados por dos capas de tejido conjuntivo, la túnica albugínea y la túnica vaginal: ayudan a proteger al testículo contra lesiones y amortiguan las estructuras durante el movimiento.

Dentro del testículo existen dos tipos de células diferentes:

- *Células de Sertoli:* responsables de la producción de espermatozoides; se encuentran dentro de los túbulos seminíferos de los testículos.
- *Células de Leydig:* se encuentran en el tejido intersticial entre los túbulos seminíferos responsables de la producción de testosterona.

Los túbulos y conductos de cada testículo convergen en la cara posterior de la glándula y forman el epidídimo, donde los espermatozoides son almacenados y maduran. El epidídimo es un tubo en espiral de aproximadamente 6 m de longitud y se divide en cabeza, cuerpo y cola. La cabeza del epidídimo recibe los espermatozoides de los testículos y el almacenamiento se produce dentro de las regiones del cuerpo y la cola. El epidídimo se expande cerca de su cola para convertirse en el conducto deferente.

El conducto deferente es un pequeño tubo muscular de aproximadamente 45 cm de largo que comienza en el escroto, recorre un trayecto a través del conducto inguinal hacia la cavidad pélvica y termina donde se une dentro del conducto de la vesícula seminal para formar el conducto eyaculador. Este se abre hacia la uretra a ambos lados del *veru montanum,* que es una estructura elevada que se encuentra en la pared posterior de la uretra prostática. Las dos vesículas seminales están situadas detrás de la próstata debajo de la base de la vejiga y miden aproximadamente 5-7 cm de largo. El líquido seminal, segregado por las vesículas seminales, es viscoso, alcalino y de color amarillento, y contiene nutrientes y enzimas. Se cree que este líquido ayuda a la movilidad de los espermatozoides y constituye alrededor del 60% del volumen de eyaculado.

Fisiopatología de las afecciones escrotales y testiculares

Las afecciones escrotales son, entre otras, el varicocele, el hidrocele, la torsión testicular y el cáncer de testículos.

Varicocele

Se forma un varicocele cuando las venas del plexo pampiniforme, que drenan los testículos, se vuelven varicosas y dilatadas (Masson y Brannigan, 2014). Se encuentra con mayor frecuencia en el lado izquierdo y posiblemente se deba a un mecanismo valvular incompetente o ausente en el extremo de la vena testicular izquierda. También se puede formar un varicocele como consecuencia de una obstrucción venosa debido a un tumor renal o retroperitoneal.

Hidrocele

Un hidrocele es una acumulación de líquido en la túnica vaginal, la cubierta externa de los testículos. En muchos casos se desconoce la causa, aunque puede producirse como consecuencia de un traumatismo, una infección y un tumor. En la mayoría de los casos, el paciente se encuentra asintomático, pero en algunos pacientes el hidrocele puede ser tan grande que provoca un dolor prolongado e incomodidad en el escroto. El tamaño de la hinchazón también puede ocasionar cierta vergüenza a los pacientes.

Torsión de los testículos

Aunque la torsión testicular se puede diagnosticar a cualquier edad, por lo general es más frecuente en hombres jóvenes (Somani et al., 2010). Es producida por una movilidad excesiva del testículo, lo que le permite retorcerse en su mesenterio e interferir en el aporte sanguíneo. Si el tratamiento se retrasa, puede provocar un infarto del testículo.

Cáncer testicular

Es la neoplasia más frecuente en hombres adultos jóvenes (Park et al., 2018) y el síntoma de presentación más habitual es un bulto o tumefacción testicular (Wise, 2018); la incidencia continúa aumentando de manera constante. Como la mayoría de los tumores testiculares son propensos a la diseminación metastásica, a menudo se recomiendan la radioterapia y la quimioterapia además de la intervención quirúrgica.

Evaluación y pruebas complementarias urológicas para afecciones escrotales y testiculares

La mayoría de las afecciones escrotales o testiculares son visualmente obvias o manifiestas tras la manipulación del escroto y los testículos. Sin embargo, a continuación se proporciona más información sobre la evaluación y pruebas complementarias de afecciones testiculares que pueden no ser visibles.

Varicocele

A menudo se describe como notar una «bolsa de gusanos» en el escroto que se puede palpar al explorar al paciente mientras está de pie. En los hombres sometidos a pruebas complementarias por infecundidad deberá descartarse la presencia de un varicocele. La infecundidad producida por varicoceles se debe a temperaturas elevadas como consecuencia de esta afección, lo que conduce a una espermatogenia deficiente (Masson y Brannigan, 2014). Otros signos y síntomas son una sensación de malestar o dolor escrotal sordo o general e hinchazón escrotal.

Torsión de los testículos

Siempre debería suponerse una torsión testicular hasta que se demuestre lo contrario. Los signos y síntomas consisten en dolor agudo repentino en el escroto, dolor referido en la parte inferior del abdomen o la ingle, los testículos están sensibles al tacto y/o el escroto está enrojecido, hinchado y edematoso.

Cáncer testicular

Se anima a los hombres y los niños a que revisen sus testículos mensualmente para detectar masas infrecuentes; algunos países y organizaciones benéficas han lanzado campañas para fomentar esta práctica durante la masturbación o los encuentros sexuales. Cuando se detecta una masa extraña, se deberían obtener biopsias para confirmar el cáncer.

Tratamiento de las afecciones escrotales y testiculares

Los tratamientos para las afecciones del escroto incluyen la ligadura del varicocele y la resección de un hidrocele:

- *Ligadura del varicocele:* se recomienda solo cuando existen síntomas. La intervención quirúrgica implica la ligadura de todas las venas excepto una en el conducto inguinal, y se puede realizar la cirugía con anestesia local o general.
- *Resección del hidrocele:* inicialmente, los hidroceles se tratan mediante la aspiración del líquido con un trocar y una cánula de forma ambulatoria. Sin embargo, por lo general el líquido se vuelve a acumular y se requiere cirugía para extirpar y plegar el saco del hidrocele.

Para enfermedades que afectan a los testículos, generalmente se necesita una orquiopexia y una orquiectomía.

- *Orquiopexia:* cuando se sospecha una torsión testicular, la exploración quirúrgica a través de una incisión quirúrgica permite la evaluación de la viabilidad de los testículos y, si es viable, se realiza una orquiopexia. Una orquiopexia consiste en la fijación del testículo a la pared escrotal con suturas. Durante la técnica se debería explorar el otro testículo y realizar una orquiopexia en este testículo también si se considera que presenta riesgo de torsión.
- *Orquiectomía:* cuando se sospecha una torsión testicular, la exploración quirúrgica a través de una incisión quirúrgica permite la evaluación de la viabilidad de los testículos y, si se descubre que están infartados, se extirpan. La orquiectomía también es el tratamiento recomendado en casos de cáncer testicular. Además, la orquiectomía se usó una vez en el tratamiento del cáncer de próstata avanzado. Aunque ya no se recomienda habitualmente debido a la aparición de los tratamientos hormonales y las quimioterapias para el tratamiento del cáncer de próstata avanzado, muchos profesionales sanitarios creen que a los pacientes aún se les debería presentar esta como una opción terapéutica quirúrgica.

Aunque no es estrictamente un tratamiento para afecciones escrotales o testiculares, es importante aprovechar esta oportunidad para señalar que las cirugías de vasectomía y vasovasostomía son las intervenciones quirúrgicas más frecuentes que afectan al escroto y los testículos:

- *Vasectomía:* en lugar de ser un tratamiento para una afección escrotal, la vasectomía se utiliza para esterilizar a los hombres. Las vasectomías se realizan habitualmente con anestesia local y se practica una incisión en el escroto. Se localiza el conducto deferente y se extirpa aproximadamente 1 cm del extremo del epidídimo, que luego se gira sobre sí mismo y se liga para evitar que el tubo se vuelva a unir.
- *Vasovasostomía:* la vasovasostomía es la técnica para invertir una vasectomía y debería realizarse con anestesia general. Se practica una incisión en el escroto o en la parte inferior del abdomen, se localizan los extremos de los conductos deferentes y se vuelven a anastomosar. Las vasovasostomías son infrecuentes y habitualmente ocasionan un considerable cambio de vida. Se debería advertir a los hombres que las intervenciones de vasovasostomía no garantizan el restablecimiento de la fecundidad. Dickey et al. (2015) ofrecen una revisión exhaustiva de la evolución de la vasovasostomía.

Cuidado postoperatorio, complicaciones, instrucciones para el paciente y planificación del alta

El cuidado postoperatorio después de la cirugía escrotal es parecido al cuidado después de la cirugía del pene. Para obtener más información, consulte el apartado correspondiente más adelante en este capítulo.

Además de esto, son necesarios consejos específicos de fecundidad para quienes son sometidos a una vasectomía. Antes de esta, es importante que todas las partes pertinentes comprendan completamente que una vasectomía se considera una forma permanente de anticoncepción y muchos lugares requieren que tanto el paciente como su pareja firmen un formulario de consentimiento antes de la cirugía. Después de la vasectomía se recomienda un método anticonceptivo alternativo hasta que un análisis del semen haya confirmado el éxito de la intervención.

También para aquellos hombres que son sometidos a una orquiectomía debería quedar claro cómo afectará esto a su fecundidad.

Cuidado del paciente después de una cirugía de pene

Anatomía y fisiología del pene

El pene es un órgano alargado que consta de tres cuerpos cilíndricos esponjosos –dos cuerpos cavernosos dorsales y un cuerpo esponjoso– que rodea la uretra. Los cuerpos actúan como depósitos de almacenamiento de sangre y están rodeados por la fascia de Buck, una capa de tejido conjuntivo duro. La cabeza agrandada del pene se conoce como glande y en su extremo se abre la uretra. El glande del pene está cubierto por el prepucio, que se extirpa durante la técnica de circuncisión.

Aparece una erección del pene cuando se produce un aumento de la actividad de los nervios parasimpáticos sacros, lo que provoca una vasodilatación de las arteriolas y una constricción de las venas dorsales del pene. Los cuerpos cavernosos y esponjosos se llenan de sangre y el pene se pone erecto. En la eyaculación se produce una detumescencia y el pene vuelve al estado flácido.

Todas las estructuras anteriores resultan clave para la producción y el transporte de espermatozoides viables. En la eyaculación se producen aproximadamente 3 ml de semen, que contiene alrededor de 200 millones de espermatozoides. Todo el proceso de producción de semen desde el inicio hasta su finalización tarda alrededor de 74 días.

Fisiopatología y epidemiología de las afecciones del pene

Crear conciencia sobre las afecciones del pene es importante para no sufrir problemas de salud innecesarios y, como sociedad, nos volvamos más conscientes de estas afecciones que tienen un efecto enorme sobre la calidad de vida de los hombres.

Disfunción eréctil

La disfunción eréctil, la incapacidad persistente o recurrente para lograr o mantener una erección suficiente para una actividad sexual satisfactoria, es un trastorno frecuente, especialmente a medida que una persona envejece (Bella et al., 2015). Otros factores de riesgo son: diabetes mellitus, enfermedad vascular, enfermedad de Parkinson, esclerosis múltiple, cirugía pélvica, sustancias como el alcohol y los antihipertensivos, ansiedad y estrés.

Priapismo

El priapismo se define como una erección dolorosa persistente, no asociada con el deseo sexual. Los cuerpos cavernosos se congestionan como consecuencia de la congestión venosa y el glande del pene y el cuerpo esponjoso permanecen flácidos. La afección suele ser sumamente dolorosa y puede asustar al paciente. El priapismo es una urgencia urológica, ya que un retraso en el tratamiento aumenta el riesgo de disfunción eréctil y necrosis. Habitualmente se desconoce la causa, pero los factores de riesgo son, entre otros, el rasgo drepanocítico, una leucemia, un tumor dentro del pene que produce un bloqueo, medicamentos como la marihuana, antihipertensivos y anticoagulantes y algunos tratamientos de la disfunción eréctil.

Fimosis

La fimosis es el término que se le da a la incapacidad de retraer el prepucio sobre el glande del pene. A menudo, la afección no se detecta hasta que la persona es sexualmente activa y refiere erecciones dolorosas. El paciente también puede presentar balanitis, es decir, inflamación del prepucio que, a menudo, se debe a una higiene insuficiente. Los pacientes que presentan fimosis pueden necesitar una circuncisión si la fimosis no se puede invertir.

Parafimosis

Se produce una parafimosis cuando el prepucio se retrae sobre el glande del pene y no puede ser avanzado nuevamente, lo que provoca una hinchazón del glande y el prepucio. Habitualmente, la afección aparece tras las relaciones sexuales, la masturbación, un sondaje o una intervención médica (p. ej., cistoscopia o RTUP). Los pacientes deberían conocer este posible problema en el postoperatorio y asegurarse de que el prepucio se mantenga en posición adelantada. El diagnóstico temprano de una parafimosis a menudo se puede tratar de manera conservadora con una compresión suave para reducir el edema y la manipulación del prepucio con un gel anestésico. Si esto falla, será necesaria una intervención quirúrgica y, por lo general, se realiza una circuncisión.

Enfermedad de Peyronie

Se forman placas de tejido fibroso en la vaina de los cuerpos cavernosos del pene, que se adhieren a la fascia de Buck suprayacente (Nehra et al., 2015). Esto provoca la curvatura del pene en la erección y el paciente puede presentar dolor y dificultad para lograr la penetración durante el coito. Se desconoce la etiología de la afección, aunque puede estar asociada con fibrosis retroperitoneal y contractura de Dupuytren.

Cáncer de pene

La mayoría de los cánceres de pene aparecen debajo del prepucio en el glande. Por lo tanto, se cree que la circuncisión es una medida preventiva o protectora, aunque el cáncer puede producirse en cualquier parte del pene. Dada la naturaleza superficial de la mayoría de los tumores, los que se diagnostican pronto habitualmente pueden tratarse con éxito. En el Reino Unido, menos de 700 hombres al año son diagnosticados de cáncer de pene, aunque esta cifra aumenta de manera constante. De estos, aproximadamente el 20% queda registrado que mueren a causa de su cáncer cada año. Los factores de riesgo del cáncer de pene son, entre otros, el virus del papiloma humano (VPH), la presencia de prepucio, la edad de 60 años o más, la fimosis, la falta de higiene personal, las parejas sexuales múltiples y el tabaquismo o el uso de productos de tabaco. Como consecuencia, se cree que la mayoría de los cánceres de pene son evitables.

Evaluación y pruebas complementarias urológicas

La mayoría de las afecciones del pene son visibles a simple vista y, por ello, en la mayoría de los casos son necesarias pruebas complementarias limitadas. Cuando se sospecha un cáncer de pene, se debería obtener una biopsia para confirmarlo.

Debido a la variedad de factores de riesgo de disfunción eréctil, son necesarias más evaluaciones y pruebas complementarias. Si se sospechan causas psicógenas, se debería plantear un estudio de tumescencia nocturna del pene. Esto supone colocar en el pene medidores de tensión peniana y conectarlos a un ordenador para registrar las erecciones nocturnas, que ocurren de forma natural durante los períodos de sueño con movimientos oculares rápidos. Por lo general, esto se realiza durante varias noches y es posible que sea necesario que los pacientes lo realicen como pacientes hospitalizados. Si se sospechan causas fisiológicas, se deberían plantear análisis de sangre, una ecografía Doppler para medir el flujo sanguíneo del pene y una cavernosografía para detectar la deformidad eréctil. Los análisis de sangre deberían medir las concentraciones de testosterona, hormona foliculoestimulante y hormona luteinizante para descartar desequilibrios hormonales. También se realiza una estimación de la glucemia para excluir la diabetes mellitus.

Tratamiento

El tratamiento de las afecciones del pene es, en gran medida, específico de la afección, aunque algunas enfermedades pueden requerir múltiples tratamientos.

- *Inhibidor de la PDE-5:* con independencia de la causa sospechada, se debería ofrecer un inhibidor de la PDE-5, como el sildenafilo, a todos los hombres con disfunción eréctil siempre que no existan contraindicaciones.
- *Asesoramiento psicosexual:* se recomienda especialmente cuando se evidencian causas psicógenas de disfunción eréctil.
- *Consejos sobre estilos de vida:* también debería ofrecerse a las personas con disfunción eréctil para mejorar la salud y, como tal, disminuir cualquier factor causal, como una mala alimentación y ejercicio.
- *Otros tratamientos de la disfunción eréctil:* otros tratamientos recomendados cambian rápidamente y se debería buscar el consejo de las directrices más actualizadas de la European Association of Urology (EAU) sobre disfunción sexual masculina (Hatzimouratidis et al., 2019) teniendo en cuenta la preferencia del paciente.
- *Técnica de derivación:* las intervenciones iniciales para tratar el priapismo consisten en lavar los coágulos sanguíneos con solución salina mediante la introducción de una aguja de gran calibre en el cuerpo cavernoso con sedación. Si no tiene éxito, se utiliza una combinación de vasoconstrictores y aspiración. Si aún resulta infructuoso, un urólogo realizará entonces mediante cirugía una técnica de «derivación» para crear un puente venoso por el que pueda salir la sangre. Se separa la vena safena interna y se anastomosa al cuerpo cavernoso. Esto puede provocar una disfunción eréctil permanente y el paciente debe estar completamente informado de ello antes de la intervención.
- *Circuncisión:* consiste en la extirpación quirúrgica del prepucio y está indicada como tratamiento para la balanitis, la fimosis y la parafimosis (fig. 19.2). También se realiza con frecuencia en lactantes masculinos por creencias religiosas y rituales. Las complicaciones específicas son, entre otras, hemorragia debido

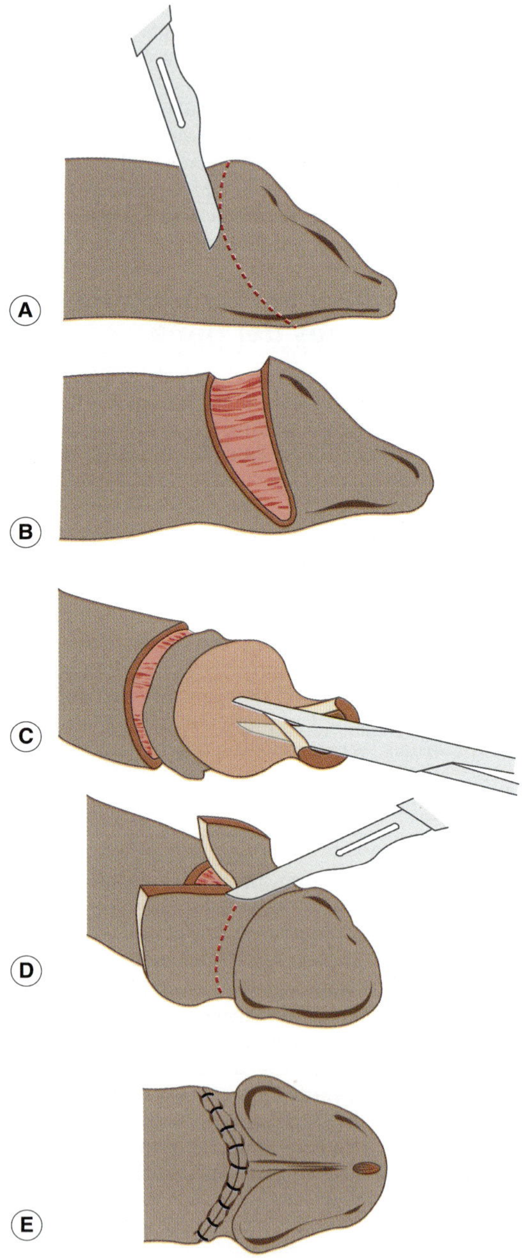

Figura 19.2 Circuncisión. (Reproducido a partir de Blandy (1991) por cortesía de Blackwell Science Ltd.)

a la estrecha proximidad de la intervención a la vena dorsal y la arteria frenular, erecciones dolorosas en el período postoperatorio (se debería prescribir analgesia para tratar este problema) y edema, que puede ser aliviado o evitado mediante el uso de ropa interior de sostén.

- *Técnica de Nesbit:* el tratamiento quirúrgico para la enfermedad de Peyronie suele ser la técnica de Nesbit y está indicado si la deformidad del pene en la erección es tal que la relación sexual resulta imposible o el paciente presenta disfunción eréctil. La operación implica realizar una incisión en la fascia de Buck, en el lado contrario a la curvatura, dejando indemne la placa fibrótica (fig. 19.3). A menudo, al mismo tiempo se realiza la circuncisión. La técnica provoca un acortamiento en la longitud del pene y el paciente debe estar completamente informado de ello antes de la cirugía.
- *Técnica de Lue:* es una alternativa a la técnica de Nesbit. La técnica de Lue supone la separación de la placa fibrosa con el implante de la vena safena en el espacio creado. La ventaja de este abordaje quirúrgico es que no se produce un acortamiento del pene.
- *Cáncer de pene:* la cirugía es el tratamiento más frecuente para los cánceres de pene. El tratamiento quirúrgico varía considerablemente según la situación, el tipo y el grado. Las técnicas quirúrgicas consisten en tratamiento con láser, circuncisión, rejuvenecimiento del glande y resección local amplia. En algunos casos es necesaria la extirpación del glande (glandectomía) o la extirpación del pene mismo (peniectomía).

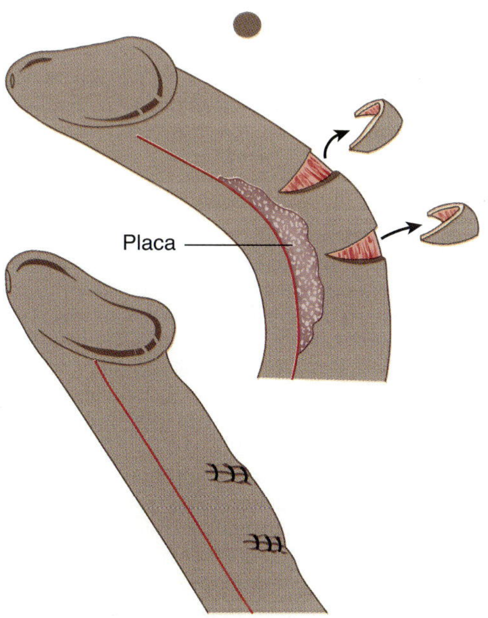

Figura 19.3 Técnica de Nesbit. (Reproducido a partir de Blandy (1991) por cortesía de Blackwell Science Ltd.)

Cuidado postoperatorio después de una cirugía de escroto y de pene

Como siempre, un buen cuidado postoperatorio comienza con un buen cuidado preoperatorio. Antes de la intervención, los pacientes deberían recibir:

- *Asistencia psicológica:* los pacientes y sus parejas (cuando sea pertinente) a menudo están asustados, avergonzados y/o ansiosos por la hospitalización y la cirugía inminente. Es muy importante que los pacientes puedan expresar los miedos y ansiedades que puedan tener. Por lo tanto, las enfermeras deberían proporcionar un entorno relajado y de apoyo. El papel de la enfermera también puede ser el de ofrecer apoyo emocional y psicológico, pero esto también puede recaer en los asesores o psicólogos, según corresponda. Las enfermeras deben ser capaces de reconocer sus limitaciones en este asunto y poder derivar.
- *Reducción del riesgo de infección posquirúrgica:* antes de la cirugía debería limpiarse el área perineal y escrotal; a los pacientes se les pueden recetar antisépticos para usar en un baño preoperatorio y se debería afeitar la zona (Masterson et al., 2017).

El cuidado postoperatorio incluye, entre otros, sostén escrotal, alivio del dolor, cuidado de heridas y eliminación.

- *Sostén escrotal:* tras la cirugía del pene o del escroto, los pacientes deberían recibir un sostén escrotal que se ajuste correctamente. Puede resultar útil registrar el tamaño de la cintura del paciente antes de la cirugía. Cuando no se disponga de un sostén escrotal o no esté recomendado, pueden ser suficientes calzoncillos de malla y un apósito para heridas.
- *Alivio del dolor:* resulta inaceptable que los pacientes presenten dolor postoperatorio. Se debería evaluar y aliviar el dolor con la administración de suficientes analgésicos de venta con receta. Las enfermeras deberían gestionar la analgesia con la comunicación verbal y no verbal según corresponda. Un sostén escrotal correctamente ajustado debería aliviar el dolor y permitir que el paciente se mueva con mayor comodidad. Para evitar tirones, los drenajes de heridas también deberían asegurarse bien. Cabe señalar que el dolor en el pene y el escroto suele ir acompañado de náuseas. Si aparecen, se debería prescribir un antiemético apropiado.
- *Cuidado de la herida:* habitualmente, los apósitos deberían dejarse intactos durante 24-48 h a menos que se indique lo contrario, por ejemplo, signos de infección evidentes. Luego, la herida se deja expuesta o se vuelve a vendar con un apósito no adherido de acuerdo con las preferencias del paciente. Para evitar las infecciones durante el cuidado de la herida se debería ofrecer la asistencia habitual y los indicios de infección deberían tratarse con prontitud. Cuando el drenaje durante un período de 24 h sea mínimo, deberían retirarse los drenajes de heridas. Es normal que el área aparezca amoratada después de la cirugía, y se debería advertir a los pacientes sobre ello para evitar una angustia indebida. Además, cuando se utilizan suturas absorbibles se recomiendan duchas en lugar de baños.

- *Micción:* se espera que los pacientes orinen en las primeras 12 h posteriores a la cirugía, siempre que tengan una ingesta suficiente de líquidos. Los pacientes suelen estar ansiosos por la micción postoperatoria debido al miedo al dolor. Si aparece, las enfermeras deberían asegurarse de que los pacientes no sufran dolor, ayudar a los pacientes a colocarse en una posición cómoda, retirar los apósitos restrictivos y garantizar la intimidad. La micción postoperatoria puede hacer que los pacientes se sientan mareados, por lo que las enfermeras siempre deberían permanecer cerca del paciente por si necesita ayuda.
- *Defecación:* es importante que se advierta a los pacientes que no se esfuercen después de la cirugía por si se rompen los puntos de sutura. Sin embargo, el miedo a la rotura puede provocar estreñimiento. Por lo tanto, para reducir la ansiedad asociada se pueden recetar laxantes.

Complicaciones de la cirugía de pene y de escroto

Las complicaciones postoperatorias clave comprenden la formación de hematomas, la hemorragia, la retención de orina, la infección, el daño uretral y las alteraciones psicológicas.

Formación de hematomas

Después de la operación se pueden formar hematomas que requieren evacuación en un quirófano.

Hemorragia

Dada la extensa vascularización de la zona, si se produce una hemorragia, se debería aplicar presión al área y buscar ayuda médica.

Retención de orina

Para evitar la retención de orina se requiere intimidad, ayuda para retirar los apósitos y alivio del dolor. Cuando la retención continúa a pesar de otras medidas, está indicada la introducción de una sonda urinaria intermitente.

Infección

Si está indicado, se recomienda el tratamiento habitual de una infección de la herida, y no se debería dar de alta a los pacientes con fiebre sin tratar. Esto es especialmente importante en hombres que han sido sometidos a la colocación de implantes de pene o injertos cutáneos. Si no se trata, la prótesis puede erosionar el extremo del pene y dañar la uretra, y los injertos cutáneos pueden necrosarse.

Daño uretral

Durante la cirugía puede producirse un daño uretral. Cuando esto ocurre, se introduce una sonda uretral o suprapúbica durante 1 semana, aunque puede ser necesario durante más tiempo si el daño es extenso.

Alteración psicológica

Para algunos pacientes las expectativas de la cirugía no se cumplen, y esto puede conducir a un trauma psíquico considerable. Se debería realizar una derivación a un profesional adecuado.

Instrucciones para el paciente y planificación del alta después de una cirugía de pene y de escroto

Si se dispone de información escrita, se le debería proporcionar al paciente en el momento del ingreso (o antes). Se debe tomar tiempo para evaluar la comprensión del paciente de la cirugía y reforzar la información apropiada según sea necesario. Después de la cirugía de pene y escroto, el alta puede ser el mismo día o en las primeras 72 h posteriores a la cirugía. Por lo general se dan consejos con respecto al cuidado de las heridas, la higiene, el alivio del dolor, la actividad, la actividad sexual, el regreso al trabajo y la conducción.

- *Cuidado de la herida:* se ofrecen instrucciones sobre la necesidad de observar la herida en busca de signos de infección, y si se sospecha una infección, los pacientes deberían buscar orientación de su médico de familia o enfermera del centro de salud. El paciente debería saber que los puntos de sutura pueden tardar hasta 3 semanas en reabsorberse. Se debería usar un sostén escrotal o calzoncillos de sostén limpios durante 2 semanas o más, y cambiarlos según corresponda, ya que a menudo se necesita este tiempo para que desaparezcan los hematomas. En función de la complejidad de la herida, es posible que una enfermera deba visitar al paciente en su domicilio para vigilar la herida.
- *Higiene:* durante los primeros 3 días se recomienda una ducha. Si los pacientes prefieren darse un baño, se debería desaconsejar el remojo de la herida hasta que la línea de sutura haya cicatrizado.
- *Alivio del dolor:* se aconseja la frecuencia con la que se deben tomar los analgésicos y se debería advertir a los pacientes que un buen control del dolor debería eliminar por completo el dolor y que un control deficiente del dolor podría ocasionar más complicaciones. Los pacientes deberían buscar el apoyo de su médico de familia o enfermera del centro de salud para obtener más ayuda con el alivio del dolor.
- *Actividad:* el paciente debería conocer sus propias limitaciones y se recomienda un regreso gradual a la actividad normal. Deberían evitarse deportes de contacto, por ejemplo, fútbol o rugby, durante al menos 2 semanas y hasta 4 semanas después de la inversión de la vasectomía. Después de la cirugía reparadora del pene, el cirujano informará a cada paciente de lo que se espera de él con respecto a su regreso a la actividad física.

La actividad posterior a la reconstrucción del pene no debería generalizarse, ya que la recuperación de cada paciente será diferente.

- *Actividad sexual:* para la mayoría de las intervenciones, las relaciones sexuales se pueden reanudar de 1 a 2 semanas después del alta. Tras la colocación de implantes de pene se recomienda la abstinencia hasta que el paciente sea revisado en la cita ambulatoria de 6 semanas. Se le puede recomendar al paciente que intente tener relaciones sexuales antes de la revisión para que pueda informar sobre la respuesta.
- *Regreso al trabajo:* depende en gran medida del tipo de trabajo en el que esté empleado el paciente. Por ejemplo, si es un trabajador manual y esto supuso levantar objetos pesados, entonces necesitará más tiempo que una persona con un empleo menos extenuante.
- *Conducción:* se debería hacer remitir a las pólizas de seguro de conducción individuales. Se desaconseja conducir hasta que se pueda realizar una parada de urgencia sin esforzarse.

Cuidado del paciente tras una cirugía uretral

Anatomía y fisiología de la uretra

La uretra es un tubo largo y delgado que comienza en el cuello de la vejiga y se extiende por todo el pene hasta el glande. La función principal de la uretra es transportar la orina y el semen desde la vejiga o los testículos al exterior del cuerpo.

Fisiopatología y epidemiología de las estenosis uretrales

Una estenosis uretral es un estrechamiento de la luz de la uretra, habitualmente como consecuencia de la formación de tejido cicatricial. Las causas de las estenosis uretrales comprenden el traumatismo de la uretra (a veces producido por cirugía o por urolitiasis), el sondaje (yatrógeno) o por infección.

Evaluación y pruebas complementarias urológicas

Los signos y síntomas de las estenosis uretrales consisten en un flujo urinario deficiente, que puede ser delgado, bifurcado y explosivo, dificultad para iniciar la micción, goteo posmiccional, retención urinaria o sensación de vaciado incompleto de la vejiga e infecciones repetidas de las vías urinarias.

Tratamientos

El tratamiento de las estenosis uretrales comprende la dilatación de la uretra, la uretrotomía, la autodilatación, la meatotomía/meatoplastia y la uretroplastia.

Dilatación de la uretra

Esta técnica, que supone la dilatación regular de la uretra con dilatadores graduados de acero o plástico, es a menudo el tratamiento de elección para los pacientes que pueden no ser candidatos para un tratamiento alternativo. En condiciones normales se realiza de forma ambulatoria con gel anestésico local.

Autodilatación de la uretra

En esta técnica se enseña al paciente a autodilatarse la uretra con una sonda desechable lubricada. La técnica es fácil de aprender y debería provocar una incomodidad mínima. Sin embargo, la autodilatación exitosa como tratamiento depende de un maestro capacitado y un paciente motivado. A menudo se anima a los pacientes a que se autodilaten después de las intervenciones quirúrgicas para las estenosis uretrales. Tras las intervenciones quirúrgicas, habitualmente los pacientes realizan esta técnica dos veces por semana durante el primer mes después de la curación, luego semanalmente. Para evaluar el grado de dilatación se suele realizar una valoración del flujo cada 3 meses.

Uretrotomía

La uretrotomía se utiliza en el tratamiento inicial y a largo plazo de las estenosis uretrales. Se usa un bisturí endoscópico (uretrótomo óptico) con visión para cortar la estenosis a lo largo de su longitud. La técnica se suele realizar con anestesia general. Después de la operación, el paciente llevará una sonda uretral *in situ* de acuerdo con las instrucciones de los cirujanos (aunque habitualmente 48 h) y, por lo general, durante este período los pacientes permanecerán en el hospital. Se debería advertir a los pacientes que es normal encontrar inicialmente algo de sangre en la orina. En general, esto ofrece al paciente un alivio a corto plazo de su estenosis y, a menudo, es necesario realizarlo de forma repetida.

Meatotomía/Meatoplastia

La meatotomía (incisión) o la meatoplastia (reparación quirúrgica) se utilizan para tratar las estenosis que se encuentran en el meato. Después de la operación, los pacientes llevarán una sonda urinaria *in situ* durante al menos 24 h.

Uretroplastia

La uretroplastia es una operación abierta para reparar la uretra, y la técnica quirúrgica utilizada dependerá de la longitud, gravedad y lugar de la estenosis (Collins, 2004). Si la estenosis es corta, es decir, 1,5 cm o menos, se puede extirpar el área y realizar una anastomosis terminoterminal de la uretra. Cuando la estenosis es mayor de 1,5 cm, se realiza una uretroplastia de sustitución. Esto supone una incisión perineal para exponer la zona afectada, que se extirpa y sustituye con piel injertada, por ejemplo, mucosa bucal del interior de la boca, piel de detrás de la oreja o piel del pene o escroto. La intervención se puede realizar en una o dos etapas, según la dificultad de la cirugía y el tipo de piel utilizada para el injerto.

Cuidado postoperatorio después de una cirugía uretral

Para garantizar la mejor recuperación, antes de la operación los pacientes deberían recibir una buena asistencia psicológica, preparación de la piel, defecación y asesoramiento sobre infecciones.

- *Asistencia psicológica:* al paciente se le debe ofrecer tiempo y la oportunidad de expresar cualquier ansiedad que pueda tener con respecto a la cirugía inminente y el desenlace esperado.
- *Preparación de la piel:* antes de la cirugía se debería limpiar el área perineal y escrotal; a los pacientes se les pueden recetar antisépticos para usar en un baño preoperatorio y se debería afeitar la zona (Masterson et al., 2017).
- *Defecación:* si antes de la cirugía el paciente está estreñido, se deberían recetar laxantes para evitar el esfuerzo después de la operación.
- *Infección:* se deberían prescribir antibióticos profilácticos antes de la operación.

Después de la operación, los pacientes deberían recibir asistencia y asesoramiento sobre el dolor, la posible hemorragia o hematoma, el cuidado de las heridas, la defecación, la micción y la movilidad.

- *Dolor:* la combinación de una infusión de opioides y un fármaco antiinflamatorio no esteroideo (AINE) suele ser el abordaje más eficaz para el tratamiento del dolor. Los pacientes que han sido sometidos a una intervención quirúrgica en la uretra pueden presentar algo de dolor o malestar al orinar después de la retirada de la sonda debido al contacto de la orina con los tejidos en proceso de cicatrización.
- *Formación de hematomas:* después de la operación pueden formarse hematomas que requieren evacuación en un quirófano.
- *Hemorragia:* dada la extensa vascularización de la zona, si se produce una hemorragia, se debería aplicar presión al área y buscar ayuda médica. A menudo se usa un apósito de compresión de espuma que, por lo general, es más eficaz a la hora de ayudar a reducir la hinchazón después de la cirugía.
- *Cuidado de la herida:* si es posible, el apósito de la herida se deja intacto durante 3 días. Cuando el drenaje es mínimo, se retira el drenaje de la herida. La herida se examina todos los días y se evalúa su cicatrización. Se debería tomar un baño todos los días a partir del cuarto día después de la operación y aplicar un apósito de sostén nuevo. A menudo se utiliza un drenaje ondulado y se debería registrar la cantidad y el tipo de drenaje en el drenaje de la herida.
- *Defecación:* para evitar la contaminación de la herida se debería informar a los pacientes sobre la técnica correcta de lavado de manos y la importancia de la limpieza perineal tras la defecación.
- *Micción:* una sonda uretral y/o suprapúbica permanecerán *in situ* hasta 3 semanas y se debería asegurar la sonda uretral para evitar daños a la uretra producidos por tirones. Es importante que las sondas permanezcan permeables, por lo que se recomienda una ingesta de 3 l de líquidos por día. Antes de retirar la sonda se realiza una uretrografía para asegurarse de que no se haya formado una fístula. Si la uretrografía resulta satisfactoria, se retira la sonda urinaria o se pinza la sonda suprapúbica hasta que se haya establecido un patrón de vaciado. Antes de la retirada se debería realizar una evaluación del flujo urinario.
- *Movilidad:* para reducir el riesgo de dañar la uretra, la movilidad debe ser mínima durante los primeros días después de la operación. Se dan instrucciones sobre ejercicios de piernas y respiración profunda, y se deberían usar medias antiembólicas y prescribir heparina subcutánea para reducir el riesgo de que se produzca una trombosis venosa profunda.

Instrucciones para el paciente y planificación del alta después de una cirugía uretral

Además de las instrucciones al paciente recomendadas y la planificación del alta después de la cirugía del pene y el escroto, los pacientes también deberían recibir la siguiente información:

- Para evitar dañar el nuevo injerto, las actividades que impliquen la estimulación sexual del pene no deberían reanudarse hasta al menos 6 semanas después de la cirugía.
- Debería evitarse permanecer sentado durante un período de tiempo prolongado, incluso al conducir largas distancias.
- Si se encuentra algún problema con la micción, por ejemplo, retención de orina, se debería colocar una sonda suprapúbica, y el paciente debería ser visto por el urólogo quirúrgico lo antes posible.

Conclusión

El campo de la enfermería quirúrgica urológica es una especialidad progresiva y en expansión. A medida que aumenta la participación de las enfermeras en intervenciones quirúrgicas urológicas específicas, resulta esencial que las enfermeras cuenten con una sólida base de conocimientos sobre el aparato reproductor y los procesos patológicos que pueden precisar cirugía. Este capítulo ha proporcionado al lector dicha información.

RESUMEN DE PUNTOS CLAVE

- La hipertrofia prostática benigna y la disfunción eréctil se encuentran entre las enfermedades más frecuentes que afectan a los hombres más allá de la mediana edad.
- Los síntomas que presentan estas enfermedades a menudo afectan en gran medida a la calidad de vida de la persona.
- Existen varias opciones terapéuticas disponibles para el tratamiento de la hipertrofia prostática benigna y la disfunción eréctil.
- La cirugía de pene y escroto en concreto puede ser muy aterradora y vergonzosa para el paciente y es función de la enfermera ayudar a crear un entorno de apoyo para él.
- Resulta fundamental la preparación y el apoyo psicológicos para los hombres que son sometidos a una cirugía del aparato reproductor masculino.

PUNTOS DE APRENDIZAJE PARA LA REFLEXIÓN

Tras haber leído este capítulo, piense en lo que sabe ahora y en lo que aún necesita averiguar. Estas preguntas pueden ser de ayuda:

- ¿Cómo abordaría el tema del sexo y la actividad sexual con un hombre (y, en su caso, su pareja) que va a ser sometido a una cirugía urológica?
- ¿Cómo se podría hacer una derivación a un fisioterapeuta de continencia en el lugar donde trabaja?
- ¿Cuál es su estrategia y técnica local con respecto a la preparación de la piel antes de la cirugía urológica?

Bibliografía

Abourmarzouk, O. M. (2019). *Blandy's urology*. Oxford: Wiley-Blackwell.

Ahyai, S. A., Gilling, P., Kaplan, S. A., Kuntz, R. M., Madersbacher, S., Montorsi, F., et al. (2010). Meta-analysis of functional outcomes and complications following transurethral procedures for lower urinary tract symptoms resulting from benign prostatic enlargement. *European Urology, 58*(3), 384–397.

Bella, A. J., Lee, J. C., Carrier, S., Benard, F., & Brock, G. B. (2015). CUA practice guidelines for erectile dysfunction. *Canadian Urological Association Journal, 9*(1–2), 23–29.

Blandy, J. P. (1991). *Lecture notes on urology* (4th edn). London: Blackwell Scientific.

Brawley, O., Jani, A., & Master, V. (2007). Prostate cancer and race. *Current Problems in Cancer, 31*(3), 211–225.

Brewster, D. H., Fraser, L. A., Harris, V., & Black, R. J. (2000). Rising incidence of prostate cancer in Scotland: Increased risk of increased detection? *British Journal of Urology International, 85*(4), 463–473.

Collins, P. (2004). Reconstructive surgery for urinary tract defect. In S. Fillingham, & J. Douglas (Eds.), *Urological nursing* (3rd edn). Edinburgh: Baillière Tindall.

Demirel, I., Ozer, A. B., Bayar, M. K., & Erhan, O. L. (2012). TURP syndrome and severe hyponatremia under general anaesthesia. *British Medical Journal Case Reports*, 2012.

Dickey, R. M., Pastuszak, A. W., Hakky, T. S., Chandrashekar, A., Ramasamy, R., & Lipshultz, L. I. (2015). The evolution of the vasectomy reversal. *Current Urology Reports, 16*(6), 40.

Doughty, L., & Lister, S. (2008). *The Royal Marsden Hospital Manual of Clinical Nursing Procedures* (7th edn). Oxford: Wiley-Blackwell.

Dutta, R., Philip, J., & Javle, P. (2005). Trends in prostate cancer incidence and survival in various socioeconomic classes: a population-based study. *International Journal of Urology, 12*(7), 644–653.

Hatzimouratidis, K., Giuliano, F., Moncada, I., Muneer, A., Salonia, A., & Verze, P. (2019). *Male sexual dysfunction*. Arnhem: European Association of Urology.

Ferlay, J., Soerjomataram, I., Dikshit, R., Eser, S., Mathers, C., Rebelo, M., et al. (2015). Cancer incidence and mortality worldwide: Sources, methods and major patterns in GLOBOCAN 2012. *International Journal of Cancer, 136*(5), E359–E386.

Forbat, L., Place, M., Kelly, D., Hubbard, G., Boyd, K., Howie, K., et al. (2012). A cohort study reporting clinical risk factors and individual risk perceptions of prostate cancer: Implications for PSA testing. *British Journal of Urology International, 111*(3), 389–395.

Giovannucci, E., Liu, Y., Platz, E., Stampfer, M., & Willett, W. (2007). Risk factors for prostate cancer incidence and progression in the health professionals follow-up study. *International Journal of Cancer, 121*(7), 1571–1578.

Gravas, S., Cornu, J. N., Drake, M. J., Gacci, M., Gratzke, C., Herrmann, T. R. W., et al. (2018). *EAU guidelines on management of non-neurogenic male lower urinary tract symptoms (LUTS)*. Arnhem: European Association of Urology.

Hayward, J. (1975). *Information – A Prescription against Pain. RCN Study of Nursing Care Series*. London: Royal College of Nursing.

Heijnsdijk, E., Wever, E., Auvinen, A., Hugosson, J., Ciatto, S., Nelen, V., et al. (2012). Quality of life effects of prostate specific antigen screening. *New England Journal of Medicine, 367*(7), 595–605.

Ilic, D., Neuberger, M., Djulbegovic, M., & Dahm, P. (2013). Screening for prostate cancer. *The Cochrane Database of Systematic Reviews* (1), CD004720.

Leitzmann, M., & Rohrmann, S. (2012). Risk factors for the onset of prostate cancer: age, location, and behavioral correlates. *Clinical Epidemiology, 4*, 1–11.

Loeb, S., Vellekoop, A., Ahmed, H. U., Catto, J., Emberton, M., Nam, R., et al. (2013). Systematic review of complications of prostate biopsy. *European Association of Urology, 64*(6), 876–892.

Lynch, M., Sriprasad, S., Subramonian, K., & Thompson, P. (2010). Postoperative haemorrhage following transurethral resection of the prostate (TURP) and photoselective vaprosiation of the prostate (PVP). *Annals of the Royal College of Surgeons of England, 92*(7), 555–558.

Masson, P., & Brannigan, R. E. (2014). The varicocele. *Urologic Clinics of North America, 41*(1), 129–144.

Masterson, T. A., Palmer, J., Dubin, J., & Ramasamy, R. (2017). Medical pre-operative considerations for patients undergoing penile implantation. *Translational Andrology and Urology, 6*(Suppl 5), S824–S829.

Mistry, M., Parkin, D., Ahmad, A., & Sasieni, P. (2011). Cancer incidence in the United Kingdom: Projections to the year 2030. *British Journal of Cancer, 105*(11), 1795–1803.

Moller, H., Fairley, L., Coupland, V., Okello, C., Green, M., Forman, D., et al. (2007).

The future burden of cancer in England: Incidence and numbers of new patients in 2020. *British Journal of Cancer, 96*(9), 1484–1488.

Mottet, N., Bellmunt, J., Briers, E., van den Bergh, R., Bolla, M., van Castern, N. J., et al. (2019). *European Association of Urology guidelines on Prostate Cancer*. Arnhem: European Association of Urology.

Nehra, A., Alterowitz, R., Culkin, D. J., Faraday, M. M., Hakim, L. S., Heidelbaugh, J., et al. (2015). Peyronie's disease: AUA Guidelines. *Journal of Urology, 194*(3), 745–753.

Nursing and Midwifery Council. (2018). *The Code. Professional Standards of Practice and Behaviour for Nurses*. Midwives and Nursing Associates Available at: <www.nmc.org.uk/globalassets/sitedocuments/nmc-publications/nmc-code.pdf>.

Olapade-Olaopa, E. O., Solomon, L. Z., Carter, C. J., Ahiaki, E. K., & Chiverton, S. G. (1998). Haematuria and clot retention after transurethral resection of the prostate: A pilot study. *British Journal of Urology, 82*(5), 624–627.

Olmsted, S. S., Dubin, N. H., Cone, R. A., & Moench, T. R. (2000). The rate at which human sperm are immobilized and killed by mild acidity. *Fertility and Sterility, 73*(4), 687–693.

Park, J. S., Jongchan, K., Ahmed, E., & Ham, W. S. (2018). Recent global trends in testicular cancer incidence and mortality. *Medicine, 97*(37), e12390.

Phillips, S., Hutchinson, S., & Davidson, T. (1993). Preoperative drinking does not affect gastric contents. *British Journal of Anaesthesia, 70*(1), 6–9.

Scholtes, S. (2002). Management of clot retention following urological surgery. *Nursing Times, 98*(28), 48–50.

Serefoglu, E. C., Altinova, S., Ugras, N. S., Akincioglu, E., Asil, E., & Balbay, M. D. (2013). How reliable is 12-core prostate biopsy procedure in the detection of prostate cancer? *Canadian Urological Association Journal, 7*(5–6), E293–E298.

Shafique, K., & Morrison, D. (2013). Socio-economic inequalities in survival of patients with prostate cancer: role of age and Gleason grade at diagnosis. *PLOS One, 8*(2), e56184.

Shafique, K., Oliphant, R., & Morrison, D. S. (2012). The impact of socio-economic circumstances on overall and grade-specific prostate cancer incidence: a population-based study. *British Journal of Cancer, 107*(3), 575–582.

Siddiqui, M. M., Rais-Bahrami, S., Turkbey, B., George, A. K., Rothwax, J., Shakir, N., et al. (2015). Comparison of MR/ultrasound fusion-guided biopsy with ultrasound-guided biopsy for the diagnosis of prostate cancer. *The Journal of the American Medical Association, 313*(4), 390–397.

Somani, B. K., Watson, G., & Townell, N. (2010). Testicular torsion. *British Medical Journal, 341*, c3213.

Urolift. (2019). *What is the UroLift sytem?* Available at: <www.urolift.com/what-is-urolift>.

Whittemore, A. S., Kolonel, L. N., Wu, A. H., John, E. M., Gallagher, R. P., Howe, G. R., et al. (1995). Prostate cancer in relation to diet, physical activity, and body size in blacks, whites, and Asians in the United States and Canada. *Journal of the National Cancer Institute, 87*(9), 652–661.

Wise, J. (2018). Testicular cancer: Symptoms for urgent referral are identified. *British Medical Journal, 362*, k2900.

Lecturas adicionales y páginas web

La mayoría de los buenos libros de texto de anatomía y fisiología contienen información útil y concisa sobre la anatomía y fisiología del aparato reproductor masculino. Sin embargo, para una experiencia más interactiva, se recomiendan las páginas web www.innerbody.com y www.teachmeanatomy.info.

Todas las enfermeras que atienden a personas con afecciones del aparato reproductor masculino deberían conocer las directrices pertinentes de la European Association of Urology, disponibles en: uroweb.org/guidelines.

Capítulo 20

Pacientes que requieren cirugía ginecológica

Georgina Lewis

ÍNDICE DEL CAPÍTULO

OBJETIVOS CLAVE DEL CAPÍTULO

Al final del capítulo, el lector debería ser capaz de conocer:

- La anatomía y fisiología de interés del aparato reproductor femenino.
- Las pruebas complementarias específicas que pueden ser necesarias para una mujer que va a ser sometida a una intervención quirúrgica ginecológica.
- Los diferentes tipos de cirugía ginecológica.
- Lo que experimentarán las mujeres en el hospital y durante la recuperación en el domicilio.
- Los consejos de alta para intervenciones específicas.
- Los aspectos sexuales de la cirugía ginecológica.

Cuestiones en las que pensar antes de leer el capítulo

- ¿Qué entiende por salud de la mujer?
- Proporcione una perspectiva general del ciclo menstrual.
- ¿Cuál es la función de la enfermera con respecto a las medidas preventivas?

Introducción

Es probable que cualquier intervención quirúrgica provoque inquietud, pero la cirugía ginecológica es un área especialmente sensible. Las citas ambulatorias y el ingreso en el hospital a menudo suponen exploraciones vaginales; el más personal de todos los exámenes médicos, y un motivo de preocupación para muchas mujeres (Durnell Schuiling y Likis, 2017). Es fundamental ganarse la confianza de la mujer y proporcionar un entorno relajado donde se mantengan la dignidad y la intimidad.

La cirugía ginecológica también puede representar una amenaza para el concepto que tiene una mujer de su imagen corporal, su fecundidad, su papel como mujer y como madre,

Cuadro 20.1 Preguntas para iniciar una conversación sobre las inquietudes sexuales después de la histerectomía

- ¿Cómo cambiará su vida la histerectomía?
- ¿Cuál cree que es la función más importante de su útero?
- ¿Cuáles son sus ideas sobre la pérdida de su útero?

su sexualidad y su relación con su pareja (Fritzer et al., 2013; Cleary et al., 2013). Los profesionales sanitarios pueden olvidar o incluso evitar las conversaciones sobre temas delicados como la sexualidad. Algunos profesionales pueden temer decir algo incorrecto o crear una situación incómoda. Aunque cada paciente tendrá inquietudes particulares, el uso de una comunicación eficaz y centrada en el paciente puede ser sumamente beneficioso (Janssen y Lagro-Janssen, 2012). Es de vital importancia tratar a cada paciente como una persona, escuchar sus preocupaciones y, cuando sea adecuado, actuar como su defensor para apoyar una atención integral (cuadro 20.1).

El objetivo de este capítulo es promover la concienciación de los problemas más amplios de los efectos psicológicos y la sexualidad relacionada con la cirugía ginecológica. Las enfermeras estarán entonces mejor informadas para atender con sensibilidad a estas mujeres.

Anatomía y fisiología del aparato reproductor

El aparato reproductor femenino consta de los genitales internos situados en la pelvis –dos ovarios, dos trompas de Falopio, útero, cuello uterino, vagina– y los genitales externos, que comprenden la vulva.

Ovarios

Los ovarios son las gónadas o glándulas sexuales femeninas. Están situados a ambos lados del útero, dentro de la cavidad pélvica. Miden aproximadamente 3,5 cm de largo, 2 cm de profundidad y 1 cm de grosor. Cada ovario está unido al ligamento ancho por un mesenterio delgado, el mesoovario. El riego sanguíneo se realiza a través de las arterias ováricas, que se originan en la aorta dorsal en la parte posterior de la pared abdominal. La vena ovárica izquierda drena en la vena renal izquierda y la vena ovárica derecha desemboca directamente en la vena cava inferior.

El ovario está compuesto por una corteza y una médula. Está rodeado por una capa de epitelio germinal. Los ovarios producen óvulos o huevos y segregan las hormonas estrógenos, progesterona y pequeñas cantidades de andrógenos.

Al nacer, cada ovario contiene al menos de dos a tres millones de folículos primordiales. Algunos de estos folículos se formarán dentro de la corteza ovárica y se convertirán en folículos quísticos maduros. Se conocen como folículos de Graaf. El óvulo está incrustado dentro del folículo de Graaf y, cuando esté maduro, será liberado a razón de uno cada mes, en el momento de la ovulación, listo para la posible fecundación por un espermatozoide.

La ovulación ocurre 14 días antes del inicio de la menstruación, a la mitad de un ciclo de 28 días. Algunas mujeres sufren dolor pélvico todos los meses cuando se produce la ovulación, conocido como dolor menstrual o síndrome del *mittelschmerz*. Es más probable que la concepción se produzca poco después de la ovulación.

El ciclo menstrual prepara al útero para el embarazo. Si se produce la concepción, no tiene lugar la menstruación. Si se extirpan los ovarios, la menstruación cesa y no puede producirse un embarazo.

Ciclo menstrual

El ciclo menstrual ocurre en la mayoría de las mujeres cada 28–39 días, pero puede variar de 21 a 42 días. Está controlado por hormonas ováricas e hipofisarias.

La hormona foliculoestimulante (FSH) del lóbulo anterior de la hipófisis hace que el folículo crezca y estimula las células de la granulosa en el folículo de Graaf para producir estrógenos. A medida que aumenta la concentración de estrógenos, inhibe la producción adicional de FSH, pero estimula la liberación de hormona luteinizante (LH) y se produce la ovulación.

Acompañando a los ciclos ovárico e hipofisario se produce una serie de cambios en el endometrio uterino. Cuando aparece la menstruación, el endometrio se desprende hasta su capa basal y se acompaña de una hemorragia. Bajo la influencia de los estrógenos comienza la regeneración y el endometrio se engruesa. Esta es la fase de proliferación y dura unos 10 días.

Después de la ovulación y la producción de progesterona, el endometrio se vuelve más grueso y las glándulas más tortuosas. Esta es la fase secretora y dura aproximadamente 14 días más, después de lo cual el endometrio se desprende de nuevo.

Tras la liberación del óvulo del folículo de Graaf, las células de la granulosa se multiplican rápidamente y se forma un cuerpo lúteo. Este funciona como una glándula endocrina, segregando estrógenos y progesterona. Persiste durante unos 14 días, tras los cuales degenera si no se ha producido la fecundación.

Si ocurre un embarazo, el cuerpo lúteo continúa produciendo tanto estrógenos como progesterona durante aproximadamente 12 semanas, después de lo cual la placenta se hace cargo de la producción de estas hormonas.

El cuerpo lúteo es mantenido por la gonadotropina coriónica humana (hCG), que es producida por las células del trofoblasto (embrión) desde el momento de la implantación.

Trompas de Falopio

Dos trompas de Falopio (también conocidas como trompas uterinas) se unen al útero justo debajo del fondo uterino. Cada trompa mide entre 10 y 14 cm de largo. El extremo de la trompa de Falopio distal al útero se conoce como fimbrias y presenta pequeñas proyecciones digitiformes. Las fimbrias barren el óvulo hacia la trompa de Falopio. La fecundación tiene lugar en las trompas, que luego transportan el óvulo fecundado al útero, impulsado por las células epiteliales ciliadas que revisten las trompas.

Útero

El útero es un órgano muscular hueco en forma de pera que se encuentra entre la vejiga y el recto. Está formado por el fondo, el cuerpo y el cuello uterino.

La gruesa pared muscular del útero se llama miometrio, mientras que el cuerpo del útero está revestido con una membrana mucosa llamada endometrio. Se trata de una capa muy vascular que difiere en grosor a lo largo del ciclo menstrual y, en gran medida, se desprende durante la menstruación.

En condiciones normales, el útero se encuentra en una posición de anteroversión, lo que significa que el eje largo del útero se dirige hacia adelante. Es mantenido en su lugar por soportes musculares y fibrosos. El músculo está dispuesto en forma de espiral que va desde los cuernos hasta el cuello uterino, proporcionando un efecto circular alrededor de las trompas de Falopio y el cuello uterino, y un efecto oblicuo sobre el cuerpo del útero. Los importantes soportes musculares son los músculos elevadores del ano. Los ligamentos uterinos son:

- Por delante: los ligamentos redondos.
- Por fuera: los ligamentos cervicouterinos transversos.
- Por detrás: los ligamentos uterosacros.

Los ligamentos anchos, aunque denominados ligamentos, son pliegues del peritoneo que fijan el útero a las paredes laterales de la pelvis, ayudando a mantener el fondo uterino en una posición de anteroversión (Tortora y Grabowski, 2003).

El aporte sanguíneo al útero se obtiene de dos pares de arterias: las arterias uterinas y ováricas.

Cuello uterino

El cuello uterino es el cuello del útero y se extiende hasta la parte superior de la vagina. El cuello del útero mide 2-3 cm de largo y se dilata durante el parto para permitir el paso del bebé.

La superficie externa del cuello uterino en la vagina está cubierta con epitelio escamoso. Las células escamosas comienzan a crecer desde debajo del epitelio cilíndrico y lo sustituyen gradualmente. El punto en el que las células escamosas del hocico de tenca (porción externa del cuello uterino) se encuentran con las células cilíndricas del endocérvix (cavidad interna) se conoce como unión escamocilíndrica.

La sustitución normal de un tipo de célula por otro se llama metaplasia escamosa, y donde tiene lugar se llama zona de transformación o de transición. Durante el ciclo menstrual, las glándulas del cuello uterino responden al aumento de las concentraciones de estrógenos segregando una gran cantidad de moco. Durante el ciclo se producen cambios en la consistencia del moco. Este moco es alcalino y neutraliza las secreciones vaginales ácidas.

Vagina

La vagina es un conducto muscular que une el útero con los genitales externos. Mide unos 8 cm de largo y, en condiciones normales, las paredes anterior y posterior están en estrecho contacto entre sí. Se encuentran en pliegues llamados arrugas, que se expanden durante las relaciones sexuales y el parto.

Durante los años reproductivos aparecen en la vagina bacilos de Döderlein, una forma de lactobacilos, que producen ácido láctico al actuar sobre el glucógeno de las células epiteliales. Esto genera un entorno vaginal con un pH de 4, que ayuda a evitar infecciones.

Vulva

La vulva (que significa «cubierta» en latín) es el nombre colectivo que se le da a los órganos reproductores femeninos externos. La vulva consta de los labios mayores, los labios menores, el clítoris, el vestíbulo de la vagina, el bulbo del vestíbulo y las glándulas de Bartholin. Se extiende desde el monte de Venus hasta el perineo y está delimitada por los labios mayores.

Pruebas complementarias específicas para las pacientes que precisan una cirugía ginecológica

Exploración ginecológica

Tacto vaginal

El tacto es una herramienta de diagnóstico físico y puede ser realizado por médicos o bien por profesionales sanitarios afines formados. El tacto puede ser digital (bimanual) o implicar la introducción de un espéculo.

Es una exploración muy íntima y muchas mujeres muestran inquietudes o preocupaciones en relación con este aspecto de la evaluación del paciente. Es muy recomendable tener a un acompañante presente y esencial para obtener el consentimiento para el examen.

Resulta fundamental ofrecer apoyo y explicación a la mujer, garantizar siempre la intimidad y mantener la dignidad de la mujer. Algunas mujeres prefieren que les digan exactamente lo que está sucediendo; a otras les gusta distraerse hablando de la familia o las vacaciones, etc. Cuanto más relajada esté la paciente, menos incómoda será la exploración. Sin embargo, es importante comprender que simplemente aconsejar a la paciente que se «relaje» puede resultar insuficiente o incluso condescendiente. Como alternativa, puede ser mejor recomendar técnicas de relajación o ejercicios de respiración profunda.

Es aconsejable que la mujer vacíe primero su vejiga y se le permita quitarse la ropa interior en privado. Siempre debería haber una cortina disponible para mantener su dignidad durante la exploración.

Exploración con espéculo

A menudo, el profesional clínico necesitará usar un espéculo para ver el cuello uterino, por ejemplo, para tomar un frotis cervical u obtener un frotis vaginal alto a fin de detectar infecciones de transmisión sexual. El tipo más frecuente de espéculo es el espéculo de Cusco o bivalvo, que separa las paredes vaginales permitiendo la visualización del cuello uterino.

Si no, se puede utilizar un espéculo de Sims. Este instrumento se usa más habitualmente en el quirófano con la paciente en posición ginecológica, pero también se puede usar en el consultorio con la mujer acostada en decúbito lateral izquierdo modificado. Se utiliza para evaluar cualquier prolapso del útero o de la pared vaginal. Se le puede pedir a la mujer que tosa para demostrar cualquier signo de incontinencia de esfuerzo.

Palpación bimanual

Un tacto bimanual se lleva a cabo con dos manos palpando juntas, una en el abdomen de la mujer, presionando el fondo (parte superior) del útero y la otra dentro de la vagina. Mediante esta exploración se determinan el tamaño, la posición y el movimiento del útero. Se localizan otras estructuras como los ovarios y las trompas de Falopio. Se anota cualquier bulto, como un embarazo, un quiste ovárico o un tumor.

El tacto bimanual se puede realizar con la mujer en decúbito supino, en el que se pedirá a la mujer que levante las rodillas con los tobillos juntos y que las relaje para separarlas.

Cribado cervicouterino

Se realiza mediante el examen de las células del cuello uterino y la detección de cambios tempranos, que podrían conducir a un carcinoma epidermoide. El objetivo del NHS Cervical Screening Programme (NHSCSP) es reducir la incidencia y la mortalidad por cáncer de cuello uterino mediante un programa de cribado poblacional sistemático y de calidad garantizada para mujeres candidatas al mismo (NHS Cervical Screening Programme, 2016).

Se extraen las células de la unión escamocilíndrica del cuello uterino, donde se originan la mayoría de los cambios precancerosos, y luego se envían al laboratorio para su examen histológico. La prueba de detección habitual actual utiliza citología líquida. El cabezal del cepillo, utilizado para obtener la muestra, se coloca en un pequeño frasco que contiene líquido conservante o se enjuaga directamente en este líquido. En el laboratorio se centrifuga la muestra y se toma una muestra aleatoria de las células restantes. Luego se coloca una capa delgada de las células en un portaobjetos. Este se examina con un microscopio.

Durante sus años fértiles, todas las mujeres deberían ser sometidas a una citología vaginal cada 3 años desde los 25 a los 50 años, luego cada 5 años hasta los 65 (NHS Cervical Screening Programme, 2016). Habitualmente, durante el embarazo no se realizan citologías sistemáticas, pero el cribado puede reiniciarse 3 meses después del parto. Si una mujer presenta un resultado anómalo, se aumenta la frecuencia de las citologías.

A veces, el cuello uterino puede aparecer enrojecido. Se trata de un estado fisiológico normal y aparece cuando existe una sola capa de células cilíndricas que cubren el tejido conjuntivo y los vasos sanguíneos. Se denomina «ectropión».

El tipo más frecuente de células dicarióticas o anómalas es la neoplasia intraepitelial cervical (NIC). Existen tres estadios de neoplasia intraepitelial cervical.

- *NIC1* se refiere a células que presentan cambios sin importancia en la estructura celular, que son los primeros signos de precáncer. En la gran mayoría de las mujeres menores de 25 años, los cambios leves volverán a la normalidad sin tratamiento, de ahí la decisión de comenzar el cribado por encima de los 25 años (NHS Cervical Screening Programme, 2016). Cuando se detecta un NIC1, es posible que sea necesario repetir las citologías con mayor frecuencia, según las normas locales.
- *NIC2* es el siguiente estadio, que habitualmente se correlaciona con una discariosis moderada en la que se producen cambios más acentuados. Se suele recomendar repetir la citología o realizar una colposcopia.
- *NIC3* es la anomalía preinvasiva más grave y también se conoce como carcinoma *in situ*. Existen cambios premalignos definidos y una de cada tres lesiones evolucionará a un cáncer de cuello uterino invasivo a menos que se eliminen las células anómalas. Es necesaria una colposcopia y una biopsia urgentes para determinar si las células malignas se han vuelto invasivas.

Los estudios clínicos han demostrado que el virus del papiloma humano (VPH), y en concreto las cepas 16 y 18 del virus, son responsables de la gran mayoría de los cánceres de cuello uterino (World Health Organization, 2014). En septiembre de 2008 se introdujo en el Reino Unido un programa nacional de vacunación para proteger contra el VPH a niñas de 12 a 13 años en todo el país. En julio de 2018 se anunció que el programa de vacunación se ampliaría para incluir a los niños de 12 a 13 años. Se prevé que, al vacunar tanto a niños como a niñas, se evitarán más casos de cáncer de cuello uterino atribuible al VPH en mujeres. También debería producirse una reducción en los casos de otros cánceres atribuibles al VPH tanto para hombres como para mujeres (Joint Committee on Vaccination and Immunization, 2018).

Es probable que pasen muchos años antes de que el programa de vacunación consiga un efecto sobre la incidencia del cáncer de cuello uterino, por lo que se recomienda a las mujeres que continúen aceptando sus invitaciones para la citología cervicouterina (NHS Cervical Screening Programme, 2016).

Colposcopia

La colposcopia consiste en la inspección del cuello uterino y el tejido circundante con aumento binocular. Se utiliza un microscopio, que permite un aumento de hasta 10 veces.

La colposcopia se realiza habitualmente en un servicio de consultas externas de ginecología, una consulta específica de colposcopia o un servicio genitourinario. La técnica puede ser llevada a cabo por un médico o una enfermera colposcopista especialmente formada. Es aconsejable explicarle a la mujer que el microscopio de gran tamaño y sus accesorios no serán introducidos en su interior. La técnica es parecida a la realización de una citología vaginal, aparte del hecho de que las piernas de la mujer estarán en posición ginecológica, es decir, en estribos. También se puede tomar una biopsia con anestesia local. En muchos servicios se puede ofrecer a la mujer la oportunidad de ver su cuello uterino en una pantalla de televisión.

La colposcopia está indicada cuando se han producido cambios en las células del cuello uterino, observados en la citología vaginal de la mujer. Permite conocer la posición y extensión de la NIC, de modo que se elija el tratamiento correcto. Cada vez más, el tratamiento puede llevarse a cabo en el momento de la colposcopia, con tratamiento ablativo local como coagulación fría o escisión con asa de diatermia, eliminando la necesidad de anestesia general.

Consejos para el alta después de una colposcopia

- Puede existir una secreción teñida de sangre o puede ser serosa. Para una protección suficiente se debería usar un protector higiénico o una compresa. Para reducir el riesgo de infección, no deberían usarse tampones durante la primera regla después del tratamiento.
- El seguimiento es fundamental para la asistencia continua de las mujeres que han presentado una anomalía en la citología vaginal. La mayoría de las mujeres serán sometidas a una colposcopia de seguimiento después de 6 meses y luego citologías anuales durante 2 años.
- Si la mujer ha recibido tratamiento en el cuello uterino, debería abstenerse de mantener relaciones sexuales durante 4 a 6 semanas para permitir que cicatrice el área biopsiada del cuello uterino. Los signos de infección local consisten en reciente hemorragia abundante o secreción con olor desagradable.

Ecografía ginecológica

La ecografía se utiliza como medio para examinar diferentes órganos del cuerpo mediante ondas sonoras de alta frecuencia. Estas forman imágenes en una pantalla y permiten detectar cualquier anomalía. Se pueden identificar el útero y los ovarios y localizar y medir cualquier tumor. Durante el ciclo menstrual se puede observar el crecimiento de un folículo de Graaf y medir el grosor del endometrio, de modo que se confirma el momento de la ovulación.

Es necesaria una vejiga llena, ya que ayuda a empujar al útero y los ovarios a una mejor posición para la exploración. La mujer debería llenar su vejiga bebiendo 1 l de líquido (no bebidas gaseosas) durante las 2 h previas a la cita. Esto puede resultar muy incómodo para la mujer.

La técnica dura entre 5 y 10 min y no es dolorosa, pero puede resultar incómoda. Esto se debe a que el ecografista debe presionar con firmeza, con gel frío, contra el abdomen y la vejiga llena para generar una imagen nítida.

Ecografía transvaginal

Este tipo de ecografía facilita una vista mucho más nítida de los órganos abdominales que una ecografía abdominal. Resulta útil para confirmar la presencia de un embarazo inicial intrauterino o ectópico o para detectar la falta de un dispositivo anticonceptivo intrauterino. Una ecografía no puede dañar un embarazo.

La punta de una sonda de borde redondeado se cubre con una funda protectora desechable y, a continuación, se introduce en la vagina.

Biopsia endometrial

Es posible obtener tejido para biopsia endometrial sin anestesia general en la consulta externa. Puede resultar más recomendable para las mujeres que no desean recibir anestesia general o para quienes una anestesia general puede ser inadecuada, como las ancianas. Se introduce una pipeta estrecha de plástico en la cavidad endometrial y se toma una biopsia. Se debería advertir a la mujer de que esto puede resultar incómodo, pero que es una intervención relativamente rápida. La desventaja de esta técnica sobre la histeroscopia es que se realiza a ciegas, mientras que la histeroscopia facilita la inspección de toda la cavidad.

Histeroscopia

Se pasa un pequeño fibroscopio a través del cuello uterino hasta el útero. Se separan las paredes del útero con gas o líquido para que el endoscopio pueda ver el interior del útero.

La histeroscopia se realiza cada vez más como técnica ambulatoria, evitando la necesidad de anestesia general. Al mismo tiempo se pueden realizar más intervenciones, como la obtención de una biopsia o la inserción de un dispositivo intrauterino (DIU).

Laparoscopia

Esta prueba permite la visualización directa de los órganos pélvicos con una luz de fibra óptica y un instrumento similar a un endoscopio conocido como laparoscopio. Con anestesia general, se coge una vía a la mujer y se coloca la cabeza hacia abajo (en posición de Trendelenburg) para permitir que el contenido de la parte superior del abdomen se separe de los órganos pélvicos. Se practica una pequeña incisión debajo del ombligo y se introduce dióxido de carbono en la cavidad abdominal para obtener un «neumoperitoneo». Esto ayuda a desplazar los intestinos y permite ver fácilmente los órganos pélvicos y abdominales a través del laparoscopio. Tradicionalmente, los ginecólogos han optado por utilizar presiones intraoperatorias más altas (es decir, utilizan más dióxido de carbono que otras especialidades que realizan laparoscopia); sin embargo, no existe un consenso sobre las presiones óptimas para la técnica y se han realizado estudios que muestran que el uso de una presión más baja puede reducir algunas complicaciones, como el dolor postoperatorio (Kyle et al., 2016).

Se pueden introducir otros instrumentos a través de nuevos trocares, cuyo número y tamaño dependerá de la técnica que se esté realizando. Una intervención diagnóstica sencilla puede requerir solo un trocar para instrumentos, mientras que una intervención más compleja (como la histerectomía) precisará más trocares.

A continuación se puede realizar una observación minuciosa de los órganos pélvicos. Como prueba complementaria para la infecundidad se inyecta azul de metileno a través del cuello uterino y se observa mediante el laparoscopio a medida que pasa por las trompas de Falopio y sale a través de los extremos de las fimbrias hacia la cavidad pélvica. El colorante demuestra cualquier obstrucción en las trompas que podría impedir que los óvulos de los ovarios lleguen al útero. Si el colorante fluye a través de ellas, se supone que las trompas son permeables, aunque no se puede ver el estado de los cilios en el revestimiento. Si la prueba se realiza durante la fase folicular del ciclo, se pueden ver los folículos en desarrollo.

Se debería advertir a la mujer de que puede sentirse hinchada y presentar molestias alrededor de los hombros. Esto es bastante normal y es producido por el dióxido de carbono en el abdomen, que irrita el nervio frénico. El paracetamol y la infusión de menta poleo pueden aliviarlo.

Los avances en las técnicas laparoscópicas significan que las intervenciones que antes se realizaban a través de una laparotomía abierta, como la ovariectomía y la histerectomía, ahora se llevan a cabo mediante laparoscopia, lo que resulta en un tiempo de recuperación más rápido.

Pruebas complementarias urodinámicas

La incontinencia urinaria (IU) es un síntoma frecuente que puede afectar a mujeres de todas las edades, con una amplia gama de gravedad y naturaleza. La IU es definida por la International Continence Society como «el síntoma de cualquier pérdida involuntaria de orina» (NICE, 2015). La IU puede producirse como consecuencia de una serie de anomalías en la función de las vías urinarias inferiores o como resultado de otras enfermedades, que tienden a provocar fugas en diferentes situaciones. La IU de esfuerzo consiste en la pérdida involuntaria de orina por esfuerzo o ejercicio, o al estornudar o toser. La IU de urgencia consiste en una pérdida involuntaria de orina acompañada o inmediatamente precedida de tenesmo (un deseo repentino e imperioso de orinar que resulta difícil de retrasar). La IU mixta consiste en la pérdida involuntaria de orina asociada tanto a la IU de urgencia como al ejercicio, el esfuerzo, los estornudos o la tos.

La vejiga hiperactiva (VH) se define como la necesidad imperiosa de orinar que ocurre con o sin IU imperiosa y, habitualmente, con polaquiuria y nicturia.

Las pruebas complementarias urodinámicas miden los cambios en la presión vesical con los cambios en el volumen vesical. Se recomienda esta prueba complementaria para demostrar anomalías específicas antes de emprender intervenciones urológicas complejas (NICE, 2015). Se introduce una sonda en la vejiga y se coloca una sonda de presión en el recto para medir la presión abdominal. Esto elimina los artefactos de movimiento que pueden producirse si se mide solo la presión intravesical. La presión rectal se resta de la presión intravesical para ofrecer la presión del detrusor.

Se llena la vejiga a una velocidad rápida de 100 ml/min. La mujer indica cuándo siente por primera vez la sensación de llenado y cuándo siente llena la vejiga. El flujo de agua está desconectado; luego se pone de pie y se le pide que tosa para demostrar cualquier pérdida de orina. A continuación, se sienta en el uroflujómetro (un retrete con forma de orinal) y vacía su vejiga en privado mientras se anotan el flujo máximo y la presión de volumen máxima.

También se puede llevar a cabo una videocistouretrografía (VCU), que permite la visualización del mecanismo del esfínter uretral y demuestra cualquier patología vesical asociada. Esto resulta especialmente útil si la paciente ha sido sometida previamente a una cirugía de continencia o existe una indicación médica para una radiografía.

Es posible que sea necesaria una prueba urodinámica ambulatoria si los resultados de la urodinámica normal no son concluyentes, o si la paciente aún presenta síntomas y no está respondiendo al tratamiento. Utiliza un equipo especial y dura 4 h. Se colocan sondas de presión en la vejiga y el recto como en la urodinámica, pero se anima a la paciente a que se movilice. Las mediciones se comprueban cada hora.

Cistoscopia

Esta técnica supone la exploración completa de la vejiga. Se introduce un cistoscopio, un instrumento fino similar a un endoscopio con una fuente de luz, en la uretra y se pasa a la vejiga. Esto le permite al uroginecólogo ver el interior de la vejiga y se puede tomar una biopsia. La intervención se puede realizar con anestesia local, en cuyo caso se utiliza un cistoscopio flexible o, si son necesarias más intervenciones (como biopsias), la cistoscopia se puede realizar con anestesia general.

Esta operación se lleva a cabo para investigar la causa de infecciones urinarias recurrentes o hematuria (sangre en la orina). Durante la intervención, se pueden extirpar pequeños pólipos en la vejiga o una carúncula (un pequeño bulto carnoso) en la entrada uretral.

Prueba de embarazo

Una prueba de embarazo detecta la gonadotropina coriónica humana, que es excretada en la orina. En el embarazo normal, la concentración de esta hormona marcadora en sangre y orina alcanza su punto más alto entre la octava y la duodécima semana. Sin embargo, los equipos modernos de prueba de embarazo son ahora tan sensibles que pueden detectar una concentración tan baja como 25-30 UI/l.

Las cifras de gonadotropina coriónica humana en un embarazo ectópico (es decir, un embarazo que ocurre fuera del útero, más habitualmente en una trompa de Falopio) son más bajas que las encontradas en un período de gestación comparable en un embarazo normal. En casos de sospecha de embarazo ectópico, la medición de la concentración sérica de la subunidad β de la gonadotropina coriónica humana (β-hCG) es de gran valor, especialmente cuando se usa junto con la ecografía.

En un embarazo intrauterino viable, la concentración de β-hCG se duplica aproximadamente cada 2 días. Con un valor de 1.000 a 1.500 UI/l, debería ser posible detectar un saco intrauterino en una ecografía transvaginal. La ausencia de β-hCG descarta un embarazo, pero las concentraciones superiores a 1.500 UI/l en presencia de un útero vacío pueden indicar un embarazo de localización desconocida (ELD), a menudo denominado ectópico, o un embarazo intrauterino muy inicial. Es posible que sea necesario repetir los análisis de sangre después de 48 h para evaluar tanto la cantidad como la velocidad de aumento de los valores de β-hCG.

Presencia o ausencia de Rhesus

El factor Rhesus (Rh) se encuentra en los eritrocitos del 85% de la población (Rh positivo); el otro 15% son Rh negativos (Tortora y Grabowski, 2003). Si una madre es Rh negativo y el feto es Rh positivo y una pequeña cantidad de sangre fetal pasa al torrente sanguíneo de la madre, estas células extrañas estimularán su cuerpo y comenzará a producir anticuerpos Rh. Si el embarazo continúa, no se producirá ningún daño al feto. Sin embargo, una vez producidos los anticuerpos, estos podrían afectar a futuros embarazos. Si un feto posterior es Rh negativo, no habrá ningún problema, ya que no tiene antígenos Rh. Sin embargo, un feto Rh positivo presentará antígenos Rh. Los anticuerpos en la sangre de la madre atravesarán la placenta y atacarán a los eritrocitos del feto provocando una hemólisis (fig. 20.1).

Se puede evitar la enfermedad de Rhesus mediante la inyección de inmunoglobulina «anti-D», que destruye cualquier célula Rh positiva que haya entrado en el torrente sanguíneo de la mujer. Por lo tanto, impide que el cuerpo de la mujer produzca anticuerpos, pero debe administrarse en las primeras 72 h posteriores a la separación de la placenta.

Evaluación de la paciente que precisa una cirugía ginecológica

La mayoría de las operaciones ginecológicas se llevan a cabo como ingresos programados planificados, lo que ofrece al equipo de preingreso la oportunidad de preparar a la mujer tanto física como psicológicamente para la cirugía. Dicho esto, la enfermería ginecológica es un área especialmente sensible, y cada paciente presenta circunstancias únicas y preocupaciones o consideraciones individuales. Para ciertas intervenciones, incluso cuando el cáncer es de alta probabilidad, puede haber relativamente poco tiempo entre el preingreso y la cirugía. Encontrar un oyente empático puede ser el primer paso que da una mujer para aceptar un diagnóstico difícil, ya sea un embarazo no deseado o una sospecha de cáncer. A muchas mujeres les resulta desalentador el proceso de acudir a un tratamiento, pero una consulta de preingreso gestionada de forma eficaz y con atención integral puede proporcionar oportunidades inestimables para informar y preparar a la paciente, al tiempo que la incluye en la creación de un plan de tratamiento individual (Allison y George, 2014; Gray et al., 2015).

Es importante que se realice una evaluación completa de enfermería lo antes posible después del ingreso y que la enfermera establezca una relación rápidamente para que se pueda ofrecer apoyo a la mujer, que puede encontrar la situación tanto angustiosa como embarazosa (Setchell, 2013).

La mujer acudirá al consultorio, donde un médico evaluará su estado de salud. Se explicarán las intervenciones de la planta y la cirugía planificada, se entregarán folletos de información y se realizarán las pruebas complementarias preoperatorias. El National Institute for Health and Care Excellence ha elaborado directrices para las pruebas preoperatorias sistemáticas según la clasificación de la American Society of Anesthesiologists (ASA) y la clasificación de la intervención quirúrgica reservada (NICE, 2016). Estas pueden incluir un hemograma completo y grupo sanguíneo y reserva de hemoderivados para las mujeres que van a ser sometidas a una cirugía mayor. Aquí, el laboratorio guarda parte de la sangre de la paciente para que se puedan realizar pruebas cruzadas con las unidades de sangre adecuadas en caso de que sufra una hemorragia durante la cirugía. Para las pacientes de origen afrocaribeño y mediterráneo se requiere una electroforesis a fin de excluir la anemia drepanocítica y la β-talasemia. Las mujeres de 60 años o más a menudo precisan un electrocardiograma para detectar cualquier problema cardíaco desconocido.

En muchos servicios, la evaluación preoperatoria la realiza la enfermera o el profesional sanitario. Esto se hace para establecer una valoración inicial a partir de la cual se puedan comparar el cambio y la evolución. Es importante obtener antecedentes médicos y sociales generales, así como antecedentes obstétricos y ginecológicos específicos. Se debería obtener una historia obstétrica que enumere los embarazos, abortos espontáneos y provocados, aunque algunas mujeres prefieren que los abortos provocados divulgados no se registren realmente. Para las mujeres que son sometidas a una cirugía de continencia se debería anotar cualquier bebé que pese más de 3.600 g, y la duración del período de dilatación y el tipo de parto también son pertinentes. Un período de dilatación prolongado que da lugar a un parto con fórceps puede dañar el suelo pélvico y la uretra. A menudo se utilizan las letras «G» para «gestación», que significa «embarazo», y «P»

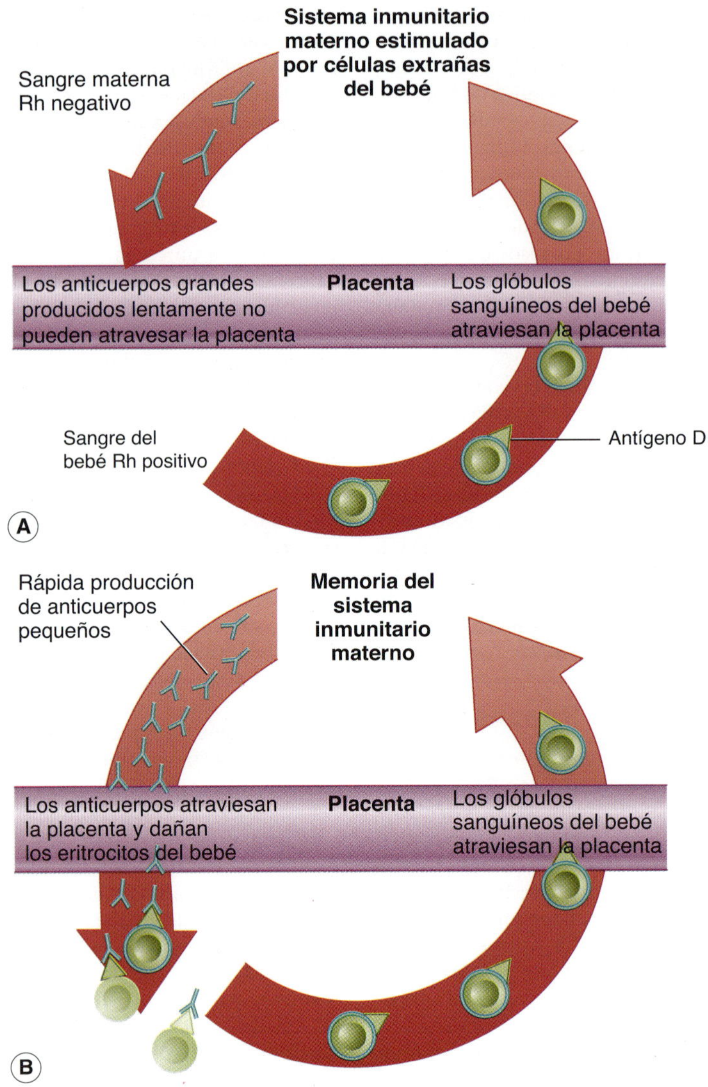

Figura 20.1 Enfermedad de Rhesus y (A) primer y (B) segundo embarazo. (Reproducido con autorización de Baxter Healthcare.)

para «parto». Por lo tanto, una mujer descrita como G4-P2-A2 quiere decir cuatro embarazos que dan lugar a dos hijos vivos y dos abortos.

También se registran los antecedentes menstruales. Cada mujer tiene su propia idea de cómo es una regla «normal» y, por lo tanto, resulta útil hacer preguntas específicas, como cuántas compresas/tampones usa al día durante una regla. La duración de la regla y la duración del ciclo son importantes, al igual que la aparición de dismenorrea (dolor menstrual moderado-intenso) y tensión premenstrual.

Se debería anotar cualquier método anticonceptivo utilizado. Se puede recomendar a las mujeres que toman la píldora anticonceptiva oral que dejen de tomarla antes de la cirugía, debido al riesgo de presentar una trombosis venosa profunda (TVP) después de la cirugía.

También se debería llevar a cabo una evaluación de la función intestinal y urinaria. Muchas mujeres padecen estreñimiento tras la cirugía. Resulta útil saber si una mujer sufre de esto también antes de la operación, para planificar su asistencia según proceda. Una descripción general de la disfunción vesical de una mujer es especialmente importante si va a ser sometida a una cirugía de continencia. La incontinencia urinaria ha sido un tema «tabú» durante muchos años y, a menudo, las mujeres se han sentido demasiado avergonzadas o incómodas para admitir que sufren pérdidas de orina. Hacerle preguntas directas a la mujer en el momento apropiado a menudo será un alivio para ella porque se ha mencionado el tema. A veces, las preguntas cerradas (preguntas cuya respuesta es sí o no) resultan más útiles para obtener información de la mujer que las preguntas abiertas, que pueden ser malinterpretadas. Por ejemplo, la pregunta «¿Alguna vez pierde orina cuando estornuda o durante el ejercicio?» es muy clara.

A veces, la evaluación puede tener lugar mientras se habla de manera informal sobre otro tema o cuando se realiza una tarea física. Muchas enfermeras se sienten desbordadas al hablar de cuestiones sexuales, pero a menudo la paciente solo quiere la oportunidad de hablar sobre sus experiencias y sentimientos.

Evidentemente, no todas las enfermeras están capacitadas para realizar exploraciones vaginales, pero es una habilidad con enormes beneficios para la mujer y la enfermera. Puede convertirse en la base para una evaluación de enfermería psicosexual sin la presencia de personal médico. Muchas enfermeras de continencia y planificación familiar evalúan la función del suelo pélvico mientras realizan una exploración vaginal, lo que facilita mucho la enseñanza de los ejercicios del suelo pélvico.

El consultorio de preingreso ofrece una oportunidad ideal para que todas estas evaluaciones sean realizadas por el personal de enfermería. Por desgracia, debido a la naturaleza muy ajetreada y la rápida rotación de la mayoría de las plantas ginecológicas, una enfermera puede tener solo 10–15 min para ingresar a cada paciente, por lo que la evaluación debe ser sencilla y relativamente rápida.

El modelo de asistencia mediante actividades de la vida cotidiana ideado por Roper, Logan y Tierney (2003) se utiliza con frecuencia como marco de evaluación para planificar la asistencia, ya que es relativamente fácil de usar. A menudo, los planes asistenciales «estándar» se utilizan cuando la asistencia requerida cambia con rapidez antes y después de la operación, para planificar la asistencia para el alta e identificar áreas donde se necesita la instrucción de la paciente. Sin embargo, es importante que también se tenga en cuenta la asistencia psicológica de la mujer y su familia.

A menudo se utilizan protocolos asistenciales integrados como base para planificar la asistencia de las mujeres ingresadas para intervenciones específicas. Sin embargo, las enfermeras aún deben ofrecer asistencia de enfermería individualizada, en función de una evaluación integral que incluya la percepción de la mujer de su propia anatomía y fisiología, con especial atención a la imagen corporal y la sexualidad.

Cada vez más ha habido un movimiento hacia el «restablecimiento optimizado» (RO) en ginecología. El objetivo de dichos programas es ofrecer una vía quirúrgica óptima diseñada para reducir al mínimo el impacto fisiológico y psicológico general de la intervención quirúrgica y, por lo tanto, ayudar a las pacientes a recuperarse antes. Una vía de RO se puede dividir en tres partes principales: preparación preoperatoria de la paciente, intervenciones perioperatorias y rehabilitación postoperatoria (McDonald, 2015). Antes de la operación, la paciente necesitará instrucciones y apoyo para facilitar su asistencia. A nivel perioperatorio, elementos clave como mantener la normotermia de la paciente y la fluidoterapia pueden garantizar una asistencia óptima a la paciente. Tras la operación, los elementos clave de un programa de RO son la movilización precoz, la alimentación temprana, el tratamiento proactivo del dolor y las náuseas y la administración restringida de líquidos i.v. Se considera que dichos programas son beneficiosos para la paciente porque promueven la recuperación y beneficiosos para los hospitales/consorcios porque reducen las estancias hospitalarias y, por lo tanto, aumentan la capacidad de camas y reducen los costes.

La planificación del alta debería iniciarse en el momento de la evaluación preoperatoria, para determinar, antes del ingreso, el entorno domiciliario y qué asistencia se encuentra disponible por parte de la familia. Si la mujer carece de familia o cuidadores, en concreto para las mujeres mayores que pueden vivir solas, se deberían elaborar planes en la etapa más precoz para cualquier servicio de apoyo que pueda ser necesario en el momento del alta hospitalaria, involucrando a un trabajador social en su cuidado.

Sin embargo, también es fundamental que la paciente no se sienta como si estuviera «en una línea de producción», ya que cada paciente tendrá un conjunto particular de necesidades y requisitos.

Cirugía menor ginecológica

Histeroscopia, dilatación y legrado

La histeroscopia, seguida de dilatación del cuello uterino y legrado del útero, es una intervención ginecológica menor frecuente. En la actualidad se realiza habitualmente en consultas externas, lo que reduce la necesidad de anestesia general.

A través del cuello uterino se introduce un endoscopio en la cavidad endometrial, donde se puede ver directamente el tamaño y la forma de la cavidad uterina y el endometrio.

Esta técnica se puede utilizar a nivel diagnóstico cuando se ha producido una hemorragia posmenopáusica, una hemorragia poscoital (después de las relaciones sexuales) o cualquier caso de una mayor hemorragia, tanto durante la menstruación como entre reglas (hemorragia intermenstrual). Puede descubrir un pólipo endometrial, o la anatomía patológica del legrado endometrial puede mostrar un cáncer de endometrio.

Legrado evacuador obstétrico

También se puede usar una dilatación y legrado modificados como intervención terapéutica para tratar una hemorragia abundante cuando la causa es la retención de restos ovulares después de un aborto espontáneo. Esta intervención se conoce como legrado evacuador obstétrico. Habitualmente se realiza con anestesia general y utiliza aspiración para eliminar la retención de restos. Una opción quirúrgica alternativa es una aspiración manual al vacío (AMV) o aspiración manual endouterina (AMEU), que se puede realizar con anestesia local en un entorno ambulatorio. El National Institute of Health and Care Excellence (2012) aconseja que, cuando sea adecuado desde el punto de vista clínico, las mujeres deberían poder elegir entre estas dos técnicas.

Un aborto espontáneo puede describirse como la expulsión del feto del útero antes de que sea viable, es decir, antes de que sea capaz de una existencia independiente. Se considera que esto ocurre antes de las 24 semanas de gestación. El término médico correcto para un aborto natural es aborto espontáneo, pero esto puede provocar más angustia a las mujeres, por lo que se prefiere el término aborto natural.

Al asistir a mujeres que han sufrido un aborto espontáneo el lenguaje utilizado siempre es importante. Es aconsejable que a la intervención no se la denomine «raspado», ya que, de manera comprensible, puede molestar a las madres. Las mujeres son especialmente vulnerables en este momento y aprecian que los profesionales sanitarios reconozcan su pérdida como importante y como un bebé real más que un feto.

En este momento las mujeres no solo necesitan apoyo físico y emocional, sino que también requieren que se les ofrezca información de manera clara, honesta y sensible.

El tratamiento quirúrgico es una de las tres opciones sobre las que se debería asesorar a la mujer para que pueda adoptar una decisión informada. Las otras opciones son tratamiento conservador o médico.

- *Tratamiento conservador*: solo se debería ofrecer si la mujer no está sangrando de forma abundante. Se permite que la naturaleza siga su curso y se produzca un aborto espontáneo. Se debe dar una explicación completa de lo que la mujer debería esperar en cuanto al dolor, la hemorragia y el aspecto previsto de los restos ovulares. Se le deben proporcionar los números de teléfono de contacto del hospital en caso de que la hemorragia o el dolor lleguen a ser excesivos. Para evaluar la retención de los restos ovulares se concierta una ecografía hasta 1 semana más tarde. Se trata de una opción natural y ofrece a las mujeres la oportunidad de tener el control de sus cuerpos con una alternativa al tratamiento médico o quirúrgico. Sin embargo, algunas mujeres no pueden afrontar los efectos psicológicos de llevar un bebé muerto durante posiblemente varias semanas; para estas mujeres, una de las otras alternativas puede resultar más adecuada.
- *Tratamiento médico*: ha aparecido en los últimos años y se ha demostrado que es sumamente eficaz. La mujer recibe un tratamiento combinado con antiprogesterona mifepristona y prostaglandina E; ya sea por vía oral, como misoprostol, o por vía vaginal, como gemeprost (NICE, 2012). La primera dosis, es decir, mifepristona, se suele administrar a la mujer mientras se encuentra en el servicio de evaluación temprana del embarazo, y ella regresa a la planta para completarla con misoprostol 36 a 48 h después. Se debe asesorar por completo a la mujer sobre los efectos del tratamiento, es decir, que presentará un poco de hemorragia e incluso puede sufrir un aborto espontáneo en casa. Todos los restos expulsados deben ser examinados de cerca en busca de tejido fetal, de membranas y placentario, para asegurarse de que no exista una retención de restos. La mujer debe poder regresar al hospital en cualquier momento si comienza a sufrir un aborto espontáneo antes de la segunda dosis. Una ventaja de este tratamiento es que la mujer no precisa anestesia general, pero tendrá que pasar por un proceso similar al parto durante la expulsión de los restos.

La pérdida de un embarazo, por cualquier motivo, es decir, aborto espontáneo, muerte fetal, embarazo ectópico o incluso aborto provocado, puede provocar problemas psicológicos para la mujer y su pareja durante algún tiempo después del acontecimiento. El aborto espontáneo puede crear problemas con el concepto de sí misma de una mujer, sentimientos internos de fracaso, pérdida de la fe en su cuerpo y otros conflictos en el matrimonio y las relaciones familiares. La culpa es un sentimiento frecuente y puede ser necesario un compañero comprensivo y una asistencia de enfermería especializada para ayudar a una mujer en este momento. Sin embargo, a menudo se pasa por alto el impacto psicológico sobre los padres.

Se debería recomendar a una pareja que ha sufrido un aborto espontáneo que espere hasta que la mujer haya tenido una regla normal antes de intentar otro embarazo. Diferentes pacientes tendrán diferentes sentimientos. Algunos pueden estar deseosos de volver a concebir lo antes posible, mientras que para otros puede ser demasiado pronto. Es fundamental que las enfermeras no adopten la actitud de: «Vete a casa y vuelve a quedarte embarazada». La enfermera debe conocer todos los aspectos psicológicos mencionados anteriormente para asegurarse de que sea empática y comprensiva con ambos padres.

Aborto provocado

También se utiliza una técnica parecida para realizar un aborto provocado por aspiración durante el primer trimestre (hasta alrededor de las 12 semanas de gestación). Se dilata el conducto cervicouterino para acoger la sonda de aspiración, dependiendo el tamaño utilizado de lo avanzado que se encuentre el embarazo. Se enciende el aspirador y los restos ovulares se desprenden y se aspiran. Luego se usa una pequeña legra para verificar que la evacuación esté completa. El útero grávido está obviamente agrandado y más vascularizado, por lo que el riesgo de perforación uterina y el riesgo de necesidad de un nuevo vaciamiento si no se extraen todos los restos ovulares deberían explicarse en detalle. Estas intervenciones se suelen realizar como cirugía de día con anestesia general, pero algunos hospitales ofrecen la opción de una anestesia local, lo que reduce los tiempos de espera.

Los abortos provocados en el segundo trimestre (13 a 20 semanas de gestación) se pueden llevar a cabo administrando mifepristona. Al bloquear el efecto de la progesterona, este fármaco hace que el embrión se desprenda, los músculos uterinos se contraigan y el cuello uterino se dilate. La asistencia es similar a la de las mujeres que son sometidas a un tratamiento médico por un aborto espontáneo.

Cirugía laparoscópica

Liberación de adherencias o salpingólisis laparoscópica

Esta operación se realiza a través del laparoscopio y consiste en separar las adherencias peritubáricas alrededor de los extremos superiores de las trompas de Falopio. Si las fimbrias no están dañadas y las adherencias no son demasiado extensas, es probable que el epitelio de revestimiento de las trompas de Falopio esté indemne y se pueda restablecer su función. En algunos casos, al mismo tiempo se puede realizar una «laparoscopia y tinte» (descrita anteriormente en este capítulo).

Tratamiento laparoscópico del quiste ovárico

Hasta el 10% de las mujeres serán sometidas a algún tipo de cirugía durante su vida debido a un tumor ovárico. En las mujeres premenopáusicas, casi todos los tumores y quistes ováricos son benignos (RCOG, 2011). La gran mayoría de las pacientes se beneficiarán de las técnicas laparoscópicas para extirpar o tratar el quiste.

El tratamiento ofrecido puede variar en función de si se piensa que el quiste es benigno o sospechoso (de ser maligno), si la mujer se encuentra posmenopáusica, el tamaño del quiste y la preferencia de la mujer. Puede ser posible realizar una quistectomía ovárica (en la que se extirpa el quiste, pero se conserva el ovario) que resulta beneficiosa para una mujer más joven que desea conservar la fecundidad futura. Si no, se puede extirpar todo el ovario, con o sin la trompa. Se trata de una ovariectomía o, en el caso de la extirpación de las trompas de Falopio y del ovario, una ovariosalpingectomía. La trompa de Falopio puede ser extirpada con el ovario para reducir el posible riesgo de cáncer, ya que existen algunos datos de que los cánceres que antes se pensaba que eran ováricos comienzan en las trompas de Falopio (Erickson et al., 2013).

A algunas mujeres que presentan un mayor riesgo de cáncer de ovario debido a mutaciones genéticas (en concreto *BRCA1* o *BRCA2*) se les puede ofrecer una ovariosalpingectomía bilateral profiláctica para reducir (aunque no erradicar) su riesgo de padecer un cáncer de ovario. Para la mayoría de las mujeres resulta apropiado realizar esta intervención por vía laparoscópica (RCOG, 2015a; Muto et al., 2017).

Tratamiento laparoscópico de la endometriosis

La endometriosis es una afección que aparece en mujeres en edad de procrear en la que el tejido endometrial (que habitualmente reviste el útero) se encuentra fuera del útero. Si está limitado al miometrio, se llama adenomiosis. La endometriosis se puede encontrar en el ovario, el ligamento ancho, el intestino y la vejiga, y en ocasiones se ha observado en el pulmón. En la endometriosis grave, los ovarios, las trompas de Falopio, el útero y los intestinos están pegados por densas adherencias. Existen varios sistemas de clasificación disponibles que se pueden usar para describir el alcance de la endometriosis (Johnson et al., 2017).

La serie de síntomas y dolor que sufren las diferentes mujeres varía considerablemente. Durante la menstruación, el tejido endometrial está sujeto a los mismos cambios hormonales que el útero. La sangre liberada no tiene forma de salir y es reabsorbida al torrente sanguíneo. La inflamación provocada da lugar a cicatrices y adherencias. Los depósitos pueden verse como pequeños puntos negros o como quistes más grandes, a veces conocidos como «quistes de chocolate» (endometriomas) por el aspecto de sangre alterada.

Existen opciones de tratamiento tanto farmacológico como quirúrgico para la endometriosis, que pueden usarse en combinación. Los tratamientos ofrecidos pueden variar según la propia paciente; por ejemplo, para algunas mujeres la prioridad puede ser mantener la fecundidad, para otras el tratamiento del dolor puede ser una prioridad (NICE, 2017).

Si es necesario un tratamiento quirúrgico, este se realiza habitualmente con la visión mejorada del laparoscopio. La endometriosis es destruida ya sea mediante el uso de diatermia o, si los depósitos son lo suficientemente grandes, cortándolos y extirpándolos quirúrgicamente. Los riesgos asociados con esta cirugía son, entre otros, daño al intestino o la vejiga, a menudo debido a adherencias de órganos provocadas como consecuencia de la endometriosis.

Tratamiento laparoscópico del síndrome del ovario poliquístico

La laparoscopia terapéutica también se puede utilizar para tratar la poliquistosis ovárica. Esta afección aparece cuando los ovarios se agrandan y contienen numerosos folículos quísticos. La producción normal de estrógenos se ve afectada, lo que provoca la ausencia de reglas (amenorrea) o reglas irregulares (oligomenorrea). Se considera que una mujer sufre un síndrome del ovario poliquístico cuando presenta otros síntomas además de los quistes en los ovarios, como acné, hirsutismo, aumento de peso, dolor pélvico e infecundidad.

Durante la laparoscopia se practican múltiples orificios en el ovario («perforación del ovario»), lo que provoca el drenaje de los quistes subcapsulares, que contienen elevadas concentraciones de androstenodiona. Esto dará lugar a un aumento de la secreción de FSH y, en última instancia, debería producirse una ovulación espontánea. Cuando la ovulación no ocurre de forma espontánea, a menudo las mujeres responden al clomifeno, incluso cuando eran resistentes a ese fármaco antes de la cirugía. Aunque el efecto suele ser temporal, permite «una ventana de oportunidad» para que las mujeres intenten concebir sin tener que recurrir a otras opciones más caras de tratamiento de la infecundidad.

Esterilización laparoscópica

La esterilización femenina supone el bloqueo o la extirpación de las trompas de Falopio, que impide que el óvulo se encuentre con el espermatozoide y tenga lugar la fecundación.

La mayoría de las esterilizaciones se realizan por vía laparoscópica. En ocasiones, puede ser necesaria una minilaparotomía (cicatriz de 8 a 10 cm) si el acceso y la visualización de las trompas de Falopio resultan difíciles. Esto puede deberse a que la mujer es obesa, a una cirugía pélvica previa o a infecciones anteriores que han provocado múltiples adherencias. En este caso se recomendará una estancia en el hospital de 1 o 2 días y se debería evitar levantar objetos pesados durante unas 3 semanas.

La esterilización por vía histeroscópica (en la que se introducen varillas metálicas flexibles en las trompas de Falopio con un histeroscopio) fue una alternativa. Sin embargo, se han producido varios casos de efectos secundarios graves como dolor pélvico crónico y, como consecuencia, el uso de esta técnica ha disminuido (Dyer, 2018). Desde entonces, la Food and Drug Administration (2018) de EE. UU. ha impuesto una limitación sobre el uso de Essure (el producto más habitualmente utilizado), y el fabricante retiró el producto en 2018.

Después de una esterilización por oclusión tubárica laparoscópica, el embarazo es infrecuente: de 2-5 pacientes por cada 1.000 operaciones a los 10 años (RCOG, 2016). Si se produce un embarazo, suele existir un mayor riesgo de un embarazo ectópico y se debería advertir a la mujer de esta posibilidad. Sin embargo, la esterilización debería ser considerada como una técnica irreversible y la inversión no se encuentra disponible en el NHS. También se debe advertir a la mujer del riesgo durante la laparoscopia de daño a los órganos o vasos contiguos, y se le debería ofrecer consejo sobre el dolor pélvico y el dolor irradiado al hombro izquierdo que pueden aparecer después de la laparoscopia.

Desde el punto de vista técnico, es posible llevar a cabo la esterilización al mismo tiempo que el aborto quirúrgico o tras el parto por cesárea. Sin embargo, existen otros riesgos asociados con la esterilización en este momento debido a la mayor vascularización de un útero grávido. La intervención puede ser técnicamente más difícil debido a que el útero está agrandado y las trompas se encuentran en la parte alta del abdomen, lo que aumenta el riesgo de fracaso. Además, la mujer necesitará nuevo asesoramiento, ya que el riesgo de arrepentirse de la decisión es mayor (RCOG, 2016).

Cuidado de enfermería para una cirugía menor ginecológica y laparoscópica

Asistencia preoperatoria

La asistencia y la información preoperatorias constituyen una parte fundamental de la preparación de una mujer que va a ser sometida a cualquier operación ginecológica, ya sea menor o mayor. Esto es especialmente cierto en el caso de las mujeres que sufren un aborto espontáneo o provocado. Un aborto espontáneo es un problema que ocurre de repente. La mujer es ingresada en el hospital rápidamente, sin tiempo para hacer planes para el cuidado de otros niños. Es importante tener en cuenta los sentimientos de ambos miembros de la pareja y asegurarse de que los familiares dispongan de un número de teléfono directo de la planta. Para obtener más detalles, consulte el capítulo 4.

La mayoría de las intervenciones ginecológicas menores se llevan a cabo como cirugía de día, aunque cada vez más las operaciones se realizan de forma ambulatoria. La enfermera debe asegurarse de que la mujer se sienta relajada y no parte de una atención en cadena, mostrándose sin prisas y centrada en la mujer.

> **Estudio de caso 20.1**
>
> Jane es una mujer de 28 años que está embarazada de 6 semanas. Es su primer embarazo (G1-P0). Ha sido ingresada con dolor pélvico y se sospecha que el embarazo es ectópico. Debe ir al quirófano para una laparoscopia de urgencia (+/– laparotomía).
>
> **Preguntas para reflexionar**
>
> ¿Qué inquietudes puede tener Jane con respecto a la cirugía? ¿Y en cuanto a su futura fecundidad? ¿Cómo puede usted, como profesional sanitario, apoyarla física y psicológicamente?

Asistencia postoperatoria

Las mujeres suelen recuperarse muy rápidamente de exploraciones complementarias y operaciones menores. Siempre que sus constantes vitales se encuentren estables y la hemorragia vaginal no sea abundante, se les puede acompañar al cuarto de baño para orinar. Una vez que hayan tolerado los líquidos y una alimentación ligera pueden irse a casa, habitualmente un mínimo de 4 h después de la anestesia.

Es importante que una persona de su confianza recoja a la mujer después de la cirugía de día, y que se le entregue un folleto informativo escrito que contenga consejos de alta y un número de teléfono de contacto.

Consejos para el alta

- Es frecuente tener algo de hemorragia después de la intervención, que puede ser de color rojo brillante al principio y debería disminuir gradualmente a una mancha parduzca.
- Si la hemorragia se vuelve más abundante que una regla normal, presenta olor desagradable o se produce una elevación de la temperatura, entonces se debería contactar con la planta, ya que estos son indicios de una infección.
- En caso de que surjan complicaciones, se debería acompañar a la mujer a casa y permanecer con ella durante la noche.

- Para reducir el riesgo de infección se deberían usar compresas en vez de tampones.
- Para aliviar cualquier tipo de dolor se pueden usar analgésicos suaves como paracetamol o ibuprofeno.
- Es aconsejable que la mujer se ausente unos días del trabajo y reanude su estilo de vida y trabajo normales cuando se sienta preparada.

Consejos específicos tras el vaciamiento de una retención de restos ovulares o un aborto provocado por aspiración

Tras estas dos intervenciones, el consejo para las mujeres es similar al de una dilatación y legrado.

- El dolor a la palpación de las mamas puede resultar un problema, especialmente si el aborto espontáneo o provocado se produjo más tarde en el embarazo. Se debería advertir a las mujeres sobre esto, ya que puede ser un síntoma angustioso. Un sujetador con buen soporte ayudará a reducir las molestias, pero no suele ser necesario tomar ningún medicamento.
- Tras un aborto provocado, es fundamental que las mujeres reciban asesoramiento anticonceptivo integral. Pueden comenzar a tomar anticonceptivos orales la noche de la operación o la mañana siguiente. Deberían volver a la consulta de su médico de familia 6 semanas después de la operación para un reconocimiento general y más recetas de anticonceptivos.
- Habitualmente no se ofrece una cita hospitalaria de seguimiento a menos que la mujer haya sufrido tres abortos espontáneos consecutivos, o presente un aborto espontáneo en el segundo trimestre del embarazo.
- La Miscarriage Association y Support Around Termination for Abnormality (SATFA) disponen de una serie de folletos útiles.
- Algunos hospitales tienen su propio grupo de apoyo por abortos espontáneos dirigido por un consejero de duelo, y muchos ofrecen un servicio de recuerdo anual para todos los bebés que han muerto antes o en el momento del nacimiento en el año anterior.

Marsupialización de un absceso de Bartholin

Las glándulas de Bartholin lubrican la vulva y se encuentran detrás del vestíbulo, con un conducto que se abre en el orificio vaginal. Son propensas a la infección por enfermedades de transmisión sexual y también por microorganismos en general como estafilococos y *Escherichia coli*. Si el conducto se bloquea, las secreciones mucosas no pueden drenar y se forma un quiste. Este puede resolverse o infectarse, lo que provoca un doloroso absceso de Bartholin que, a menudo, se observa inicialmente durante las relaciones sexuales.

El absceso puede ser sumamente doloroso y aparecer caliente, enrojecido e hinchado. La mujer puede tener dificultad para caminar, no poder sentarse y es reacia a orinar. Es preferible no extirpar la glándula, ya que proporciona lubricación para las relaciones sexuales. En cambio, se realiza una marsupialización. Se practica una incisión en el absceso y se suturan las paredes del absceso a la piel circundante para dejar un gran orificio que facilite el drenaje del pus (fig. 20.2).

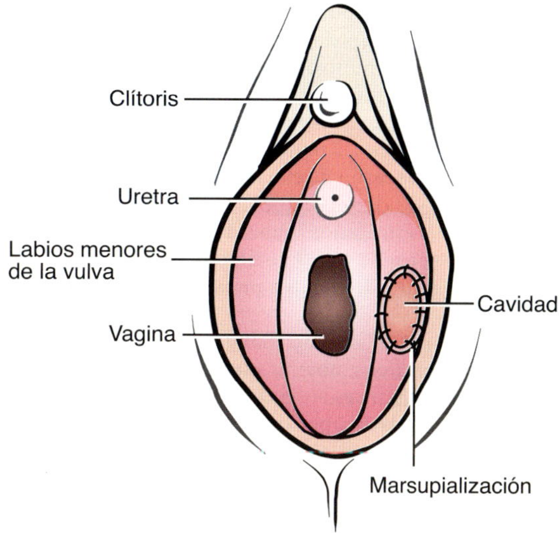

Figura 20.2 Marsupialización de un absceso de Bartholin.

A medida que se produce la curación se forma un nuevo conducto. Durante la operación se tomará una muestra para microscopia, cultivo y antibiograma, y se pueden recetar antibióticos. Se llena la cavidad holgadamente con una cinta de gasa impregnada con una solución como la glicerina. Esto se hace para mantener los bordes cutáneos separados de modo que pueda producirse la cicatrización por granulación. Si los bordes cutáneos cicatrizan juntos antes de que esto suceda, se puede dejar una fístula subcutánea que puede albergar infecciones recurrentes.

Asistencia postoperatoria

A menudo, esta operación se realiza de urgencia y las mujeres suelen irse a casa 24 h después, una vez que han orinado. El taponamiento será retirado por la enfermera o por la propia mujer. Esto puede ser facilitado tomando un baño de asiento. La zona debería mantenerse limpia y se puede usar un secador de pelo en vez de una toalla para secar el área. Los antibióticos no se administran de forma sistemática a menos que se demuestre una infección. Probablemente sea aconsejable no mantener relaciones sexuales durante las 2 semanas posteriores a la operación, para evitar una reinfección y permitir que la zona se cure.

Miomectomía

Una miomectomía es una operación para extirpar los miomas del útero. Un mioma (también conocido como fibromioma o leiomioma) comienza como una sola célula en el endometrio del útero, que se multiplica para convertirse en una masa de músculo y tejido conjuntivo fibroso. La mayoría de los miomas no son más grandes que un guisante, pero pueden crecer hasta el tamaño de un pomelo. Los miomas parecen ocurrir con más frecuencia en las mujeres indígenas y africanas occidentales, aunque la razón de ello no está clara (NICE, 2018a).

No está del todo claro por qué se forman los miomas, pero dependen de los estrógenos. Antes de practicar una miomectomía, a la mujer se le puede recetar leuprorelina para inhibir la liberación de estrógenos y provocar que los miomas se encojan.

Con frecuencia, la miomectomía se realizaba como una intervención quirúrgica abierta mediante una laparotomía. Sin embargo, los avances en la cirugía laparoscópica ofrecen alternativas, como la extirpación de los miomas mediante un laparoscopio o histeroscopio (según la situación de los miomas dentro del útero). Esta técnica ofrece un período de recuperación más rápido en comparación con una técnica abierta tradicional.

Por otra parte, un radiólogo puede llevar a cabo la embolización de fibromas con sedación. Se inyectan partículas en las arterias femoral y uterina, lo que reduce el aporte sanguíneo al mioma y hace que se encoja. El resto del útero no se ve afectado.

Estudio de caso 20.2

La Sra. Smith es una mujer afrocaribeña de 42 años con dos hijos de un matrimonio anterior. Ha estado sufriendo menstruaciones abundantes y dolorosas y le han diagnosticado miomas. La Sra. Smith está anémica debido a la hemorragia. Quiere evitar una histerectomía porque le gustaría tener más hijos.

Preguntas para reflexionar

¿Qué tipos de opciones de tratamiento pueden ser adecuadas para la Sra. Smith? ¿Qué se puede hacer antes de la operación para optimizar su asistencia? ¿Qué aspectos del «restablecimiento optimizado» pueden ser ventajosos para su asistencia?

Motivos de miomectomía

A menudo, los miomas pequeños son asintomáticos y no precisan tratamiento. Sin embargo, cuando el diagnóstico de la masa pélvica está en duda, cuando el fibroma mide más de 3 cm o cuando existen síntomas molestos o provocan infecundidad, se recomienda la cirugía (NICE, 2018a).

La menorragia (reglas abundantes) es un problema frecuente ocasionado por el área más grande de endometrio que se desprende en el momento de la menstruación. Los miomas grandes pueden presionar el intestino, produciendo estreñimiento, o sobre la vejiga, provocando polaquiuria o retención urinaria.

Una miomectomía supone «enuclear» los fibromas y es preferible para las mujeres que todavía quieren tener hijos. Si no se desean más embarazos, entonces una histerectomía puede ser la operación de elección.

Durante la miomectomía existe el riesgo de hemorragia por la incisión del músculo uterino. Las mujeres siempre deberían conocer el riesgo de que, si no se puede detener la hemorragia, se realizará una histerectomía. La mujer puede necesitar una transfusión de sangre y, por lo tanto, esta operación no siempre es recomendable para pacientes que no aceptan hemoderivados, por ejemplo, Testigos de Jehová (aunque a veces se pueden utilizar alternativas como el rescate celular).

Si la intervención quirúrgica se realiza mediante una laparotomía, a menudo la mujer permanecerá en el hospital de 3 a 5 días, en función de la cicatrización de la herida. Sin embargo, si la intervención se realiza como cirugía laparoscópica o mediante resección histeroscópica de los miomas, la técnica puede llevarse a cabo como cirugía de día. Dado que se trata de una cirugía de mínimo acceso, las mujeres pueden volver a una vida activa de 7 a 10 días después de la intervención quirúrgica y presentar cicatrices mínimas. Este tipo de intervención también es ventajoso porque, después de la laparotomía, cualquier línea de sutura puede debilitar la pared del útero y puede requerir una cesárea en partos posteriores. También existe un mayor riesgo de que se formen más adherencias después de la laparotomía.

Si después de una miomectomía una mujer desea quedar embarazada, muchos ginecólogos recomiendan que intente concebir en los primeros 3 a 6 meses después de la cirugía, antes de que los miomas vuelvan a crecer.

Consejos postoperatorios tras una extirpación laparoscópica de miomas

Esta operación se suele realizar como cirugía de día, por lo que la mujer debería asegurarse de que haya alguien disponible para llevarla a casa. Se deberían ofrecer consejos sobre los riesgos de daño a los órganos vecinos y cómo tratar el dolor pélvico o el dolor irradiado al hombro que puede aparecer después de cualquier laparoscopia. En condiciones normales, una mujer tarda unos días en recuperarse por completo de una laparoscopia y debería reanudar sus actividades y trabajo normales cuando se sienta preparada.

Histerectomía

La histerectomía es la operación ginecológica mayor realizada con más frecuencia. Sin embargo, con los avances en cirugía laparoscópica y el uso de dispositivos intrauterinos de levonorgestrel, ahora existen varias alternativas para el tratamiento de la menorragia y, como consecuencia, las tasas de histerectomía por causas benignas están disminuyendo (Murkhopadhaya y Manyonda, 2013).

Existen diferentes tipos de histerectomía (fig. 20.3), y el recomendado en cada caso dependerá del motivo de la operación (cuadro 20.2).

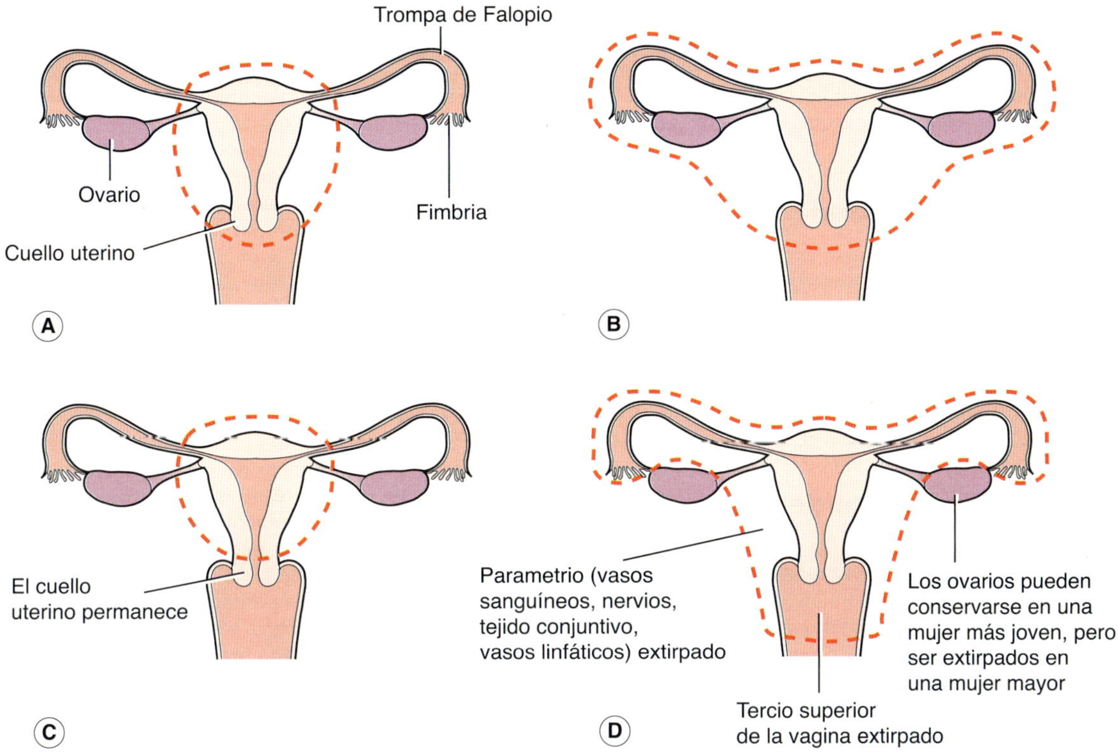

Figura 20.3 Tipos de histerectomía. (A) Histerectomía abdominal total. (B) Histerectomía abdominal total y ovariosalpingectomía bilateral. (C) Histerectomía subtotal. (D) Histerectomía (radical) de Wertheim.

Cuadro 20.2 **Motivos para una histerectomía**

- Reglas dolorosas o irregulares o episodios de hemorragia vaginal sin causa aparente.
- Miomas, que pueden producir dolor, hemorragia abundante y, en ocasiones, presión sobre otros órganos pélvicos; por ejemplo, la vejiga.
- Prolapso uterino, que puede interferir en la función de la vejiga y del intestino.
- Dolor pélvico crónico producido por una infección pélvica.
- Cánceres ginecológicos de vagina, cuello uterino, endometrio, trompas de Falopio u ovarios.
- En ocasiones se realiza una histerectomía en un servicio de urgencias; por ejemplo, en casos de hemorragia posparto o después de una intervención ginecológica en la que no se puede mantener la hemostasia.

Histerectomía abdominal total

Esta operación supone la extirpación del útero y del cuello uterino mediante un corte horizontal en el abdomen, justo por encima del pubis, es decir, una incisión de Pfannenstiel o «línea del bikini». Sin embargo, algunas mujeres pueden necesitar una incisión vertical donde exista una gran hinchazón abdominal, cicatrización previa o en casos en los que se sospecha un cáncer y, por lo tanto, se requiere una inspección completa del abdomen para la estadificación.

Ovariosalpingectomía bilateral

La ovariosalpingectomía bilateral se refiere a la extirpación de ambas trompas de Falopio y ovarios y, a menudo, se realiza al mismo tiempo que una histerectomía abdominal total, especialmente cuando existen signos de enfermedad o si la mujer es posmenopáusica o se está aproximando a la menopausia. La ovariectomía impide que aparezca un cáncer de ovario en el futuro. En el caso de las mujeres premenopáusicas, se intenta conservar los ovarios si están sanos, para evitar una disminución repentina de los estrógenos que podría provocar síntomas menopáusicos graves. Sin embargo, se ha demostrado que, si se conservan los ovarios, pueden presentar una disminución de la función hormonal en mujeres premenopáusicas, posiblemente porque su aporte sanguíneo puede verse afectado durante la cirugía.

Histerectomía subtotal

En esta intervención quirúrgica se extirpa el útero, pero el cuello uterino se deja *in situ*. Todavía se necesitan citologías cervicouterinas anualmente para someter a un cribado para el diagnóstico precoz de cáncer de cuello uterino. Se han producido algunas afirmaciones de que, para la cirugía benigna, conservar el cuello uterino puede reducir el riesgo de prolapso en el futuro; sin embargo, los datos detrás de estas afirmaciones no son concluyentes (Lethaby et al., 2012).

Histerectomía radical/de Wertheim

Esta operación es una histerectomía ampliada en la que se extirpan el útero, los ovarios, las trompas de Falopio, el tejido pélvico próximo, los conductos linfáticos y el tercio superior de la vagina. Es necesaria en casos de cáncer de cuello uterino avanzado. Más adelante en este capítulo se describen más detalles.

Histerectomía vaginal

Esta operación supone la extirpación del útero a través de la vagina, sin dejar cicatriz aparente. Cuando existe un prolapso del útero se suele realizar una histerectomía vaginal. Las contraindicaciones para la histerectomía vaginal son, entre otras, un útero voluminoso (más grande que un útero de 14 semanas) y una sospecha o ya conocida neoplasia maligna.

Histerectomía laparoscópica e histerectomía vaginal asistida por laparoscopia

La histerectomía laparoscópica fue descrita por primera vez por Reich en 1989 y fue ideada como una alternativa de mínimo acceso al abordaje abierto abdominal o vaginal de la histerectomía (Maclaran et al., 2016). La histerectomía laparoscópica utiliza «cirugía endoscópica» para realizar la histerectomía y luego el útero puede ser extirpado por vía vaginal o, después de su fragmentación (reducirlo en trozos más pequeños), a través de una de las pequeñas incisiones. Esta técnica se puede utilizar para casos benignos o malignos, aunque en los casos en los que se sospecha un cáncer la pieza no debería fragmentarse.

Existen diferentes tipos de histerectomía laparoscópica, según el alcance de la cirugía realizada por vía laparoscópica en comparación con la realizada por vía vaginal (Aarts et al., 2015). En función de la técnica quirúrgica, la intervención puede realizarse completamente a través del abordaje laparoscópico y extraer solo la pieza por vía vaginal o se puede emplear una técnica «asistida por laparoscopia» en la que parte de la cirugía se realiza por vía laparoscópica y otra por vía vaginal (p. ej., cuando también son necesarias correcciones del suelo pélvico).

Existen numerosas ventajas de la técnica laparoscópica, como la reducción del dolor postoperatorio, menos infecciones del sitio quirúrgico, menor hemorragia y una estancia hospitalaria postoperatoria más corta. Esta intervención se puede realizar tanto para enfermedades benignas como malignas, pero se ha demostrado que es especialmente beneficiosa para pacientes con cáncer de endometrio (NICE, 2010; Asher et al., 2018; Galaal et al., 2018).

Histerectomía laparoscópica asistida por robot

Un avance en la técnica laparoscópica es el uso de la robótica. Al igual que con las técnicas laparoscópicas, la cirugía robótica es de mínimo acceso. Sin embargo, a diferencia de la cirugía laparoscópica convencional, la realiza el cirujano sentado en una consola (en lugar de estar de pie en la mesa de operaciones). La consola proporciona imágenes 3D de alta definición del campo quirúrgico y la cirugía se realiza con instrumentos articulados que son más adaptables y precisos que los instrumentos laparoscópicos habituales.

Los defensores de las técnicas robóticas afirman que ofrecen muchas ventajas, como instrumentos más precisos, una visión quirúrgica 3D optimizada, una mejor ergonomía y una estancia hospitalaria más corta para las pacientes. La robótica se utiliza cada vez más para una mayor variedad de operaciones (Sinha et al., 2015). Sin embargo, también es cara y los datos que respaldan su uso para enfermedades benignas son limitados (Liu et al., 2014).

Aspectos psicológicos de la histerectomía

Toda cirugía mayor tiene repercusiones por una alteración de la imagen corporal, pero la extirpación de un útero puede cambiar la imagen de uno mismo de una mujer y su feminidad percibida y tener un profundo efecto sobre sus sentimientos de sexualidad. La incapacidad para reproducirse, incluso si la mujer no quisiera, puede marcar un acontecimiento importante en la vida. Para muchas mujeres, la indicación de someterse a una histerectomía provoca miedo y aversión debido a las ideas equivocadas y antiguas creencias infundadas que rodean a esta operación en concreto. Los antiguos griegos creían que el útero *(histero)* era la fuente de todas las emociones; de ahí las palabras «histeria» e «histerectomía».

El profesional sanitario es de suma importancia para descubrir inquietudes y miedos, corregir mitos e ideas equivocadas y ofrecer consejos claros y precisos. Por desgracia, en lugar de la información detallada que necesitan las mujeres, a menudo solo se les ofrecen breves pistas sobre «no levantarse», y se descuidan asuntos importantes, como cuándo reanudar la actividad sexual. Algunas mujeres no se dan cuenta de que ya no tendrán reglas después de una histerectomía, y otras que han sufrido de síndrome premenstrual pueden pensar erróneamente que la histerectomía curará este problema. Sin embargo, si se han conservado los ovarios, los síntomas cíclicos persistirán.

Asistencia de enfermería para cirugía mayor ginecológica

Asistencia preoperatoria

La importancia de la asistencia preoperatoria para los casos ginecológicos menores ya ha sido analizada anteriormente en este capítulo. Evidentemente, cuando se está llevando a cabo una operación más grave es aún más importante que la mujer y su familia se sientan suficientemente preparadas. Esto se describe con más detalle en el capítulo 4.

Se debería realizar una evaluación completa de ingreso. La paciente necesitará información sobre lo que sucederá exactamente. Cada paciente responderá de manera diferente y necesitará distintos tipos de apoyo.

También es necesario preparar físicamente a la mujer para la cirugía. Según la intervención quirúrgica, puede ser necesaria una preparación intestinal, y se deberían consultar las normas locales.

Tras una cirugía mayor abdominal y pélvica existe el riesgo de TVP (NICE, 2018b), por lo que a las mujeres se les miden y ajustan las medias antiembólicas y se les puede administrar heparina profiláctica según las normas del servicio y la valoración individual de la paciente. Se recomienda una evaluación individual, ya que para algunas pacientes es necesario sopesar el riesgo de TVP frente al riesgo de hemorragia.

A las pacientes sometidas a una cirugía ginecológica mayor no se les da de comer antes de la cirugía para evitar la aspiración gástrica. Las directrices de la ASA (2017) recomiendan un mínimo de 6 h para los alimentos y 2 h para los líquidos transparentes. Se debería recomendar a todas las pacientes que dejen de fumar durante al menos 48 h antes de la cirugía, preferiblemente más.

Será necesario que todas las mujeres firmen un formulario de consentimiento para la operación después de que se le hayan explicado por completo los beneficios y los riesgos graves y frecuentes. Estos deberían haberle sido explicados en su totalidad durante su consulta ambulatoria original y en el momento de la evaluación preoperatoria para asegurarse de que obtener su consentimiento haya sido un proceso y no solo firmar un formulario (Dimond, 2011; RCOG, 2015b).

En los hospitales universitarios es probable que los estudiantes de medicina estén presentes en todas las fases del protocolo asistencial de la paciente. A algunas mujeres les resulta intimidante hablar sobre sus síntomas personales frente a una audiencia, y la enfermera debe actuar como defensora de la mujer (Nursing and Midwifery Council, 2018). Todas las mujeres tienen derecho a negarse a participar en la docencia de los estudiantes universitarios y, si este es el caso, se deberían respetar sus deseos. En algunos hospitales, las mujeres pueden firmar un formulario de consentimiento para que los estudiantes de medicina realicen tactos vaginales mientras están en el quirófano con anestesia general. La mujer puede solicitar que la explore una doctora y esto debería apoyarse siempre que sea posible. Siempre se debería acompañar a un médico masculino y ahora se recomienda que todos los médicos, con independencia de su sexo, estén acompañados (RCOG, 2015b).

Consulte la tabla 20.1 para obtener un plan asistencial preoperatorio detallado para una paciente sometida a una cirugía ginecológica mayor.

Cuidado postoperatorio

En la tabla 20.2 se muestra un plan detallado de cuidados postoperatorios. La cirugía ginecológica mayor, como la histerectomía, la miomectomía o la reparación vaginal, puede llevar de 45 min a varias horas, según la operación específica. Tras la anestesia general será necesario administrar oxigenoterapia, especialmente si se usa analgesia controlada por el paciente, y se continuará desde la recuperación hasta la planta.

La paciente llevará una infusión intravenosa continua, que permanecerá *in situ* durante 24-48 h y, en ocasiones, puede ser necesaria una transfusión de sangre, según la hemorragia estimada durante la operación. Para mantener la vejiga vacía se puede colocar una sonda urinaria (de Foley). Se puede utilizar un drenaje Redivac. Este drenaje tiene un vacío y drena el exceso de sangre del sitio de la operación para evitar la formación de un hematoma y está situado cerca de la herida. Sin embargo, a veces los drenajes pueden aumentar el riesgo de infección (debido a infecciones en el sitio de la conexión) y algunos cirujanos ya no los usan de forma habitual, sino que utilizan drenajes según la necesidad quirúrgica.

A menos que exista una exudación especialmente abundante de la herida, un apósito seco y ligero será suficiente para cubrir la herida durante 48 h. Después de una miomectomía existe un mayor riesgo de formación de un hematoma. Posteriormente se pueden formar adherencias entre los intestinos y las líneas de sutura en el útero.

A las mujeres que han sido sometidas a una histerectomía vaginal y/o una reparación vaginal se les puede colocar un «taponamiento vaginal» (una tira de gasa empapada en glicerina) *in situ*, que se introduce en la vagina como un tampón grande. Este ejerce presión y detiene cualquier hemorragia desde los puntos de sutura. Se puede retirar después de 24 h, y esto se hace de manera más cómoda mientras la mujer se sienta en un baño tibio. La presencia o extracción de un taponamiento debe registrarse en la historia clínica.

Durante las primeras 24 h serán necesarios analgésicos potentes, y a menudo se administra sulfato de morfina mediante una inyección intramuscular o mediante analgesia controlada por el paciente (ACP), en la que la paciente puede administrarse la cantidad necesaria por sí misma a través de una bomba. En algunos servicios se encuentran disponibles

Tabla 20.1 Plan asistencial preoperatorio para una paciente sometida a una cirugía ginecológica mayor

Cuidados personales generales	Problema	Objetivo	Actividad de la paciente	Requisitos de la actividad de enfermería
Promover la normalidad	Ansiedad relacionada con el ingreso hospitalario	Aliviar la ansiedad asociada con el ingreso y los entornos y personas desconocidos	Que la paciente se familiarice con el personal, las demás pacientes y la disposición de la planta	Bienvenida a la paciente a la planta. Presentar al personal e indicar a la enfermera asignada a la paciente
	Entorno desconocido y alteración de las actividades cotidianas	Ofrecer suficiente información sobre la estancia en tratamiento y el alta	La paciente puede hacer preguntas y expresar inquietudes y miedos	Explicar la disposición de la planta y los aseos, los baños y la sala de estar e informar sobre las actividades (p. ej., horarios de visitas, horarios de comidas, número de teléfono de la planta, etc.) Ofrecer una explicación adecuada del tratamiento y la cirugía previstos (con materiales de información si corresponde). Responder a las preguntas planteadas por la paciente. Si no puede, derivar al miembro apropiado del equipo interdisciplinario Ser sensible a las inquietudes y miedos de la paciente, que pueden ser expresados mediante el habla o mediante un comportamiento no verbal Conversar sobre cualquier problema familiar/social que surja durante el ingreso
Prevención de riesgos para la vida, el bienestar y el funcionamiento	Desprevenida para la cirugía	Preparación segura para el quirófano	La paciente comprende la justificación del ayuno La paciente colabora en la preparación preoperatoria de la piel La paciente se da un baño/una ducha La paciente colabora en el procedimiento de preparación intestinal La paciente vacía la vejiga de orina La paciente usa bata quirúrgica y medias antiembólicas	Hacer una evaluación preoperatoria completa de enfermería: medición de temperatura, pulso, respiración y peso y análisis de orina Comprobar que el formulario de consentimiento se ha firmado y que se administra premedicación si es necesario Colocar una pulsera de identificación Registrar los resultados de las pruebas complementarias preoperatorias: • Hemograma completo • Rasgo drepanocítico • Urea y electrólitos • ECG si es necesario Asegurar que se ha realizado cualquier preparación intestinal necesaria Paciente medida para medias antiembólicas Paciente en ayuno durante 6 h Acompañar a la paciente al quirófano

Adaptado y publicado con autorización de Lisa Stewart.

anestesias epidurales u otras formas de anestesia regional, como «bloqueos con punción lumbar». Se pueden utilizar supositorios de diclofenaco sódico por sus propiedades antiinflamatorias y analgésicas.

Las pacientes ginecológicas parecen ser más propensas a las náuseas y vómitos postoperatorios (NVPO) (Apfelbaum et al., 2013) y, por lo tanto, los antieméticos como la proclorperacina o la metoclopramida pueden resultar beneficiosos.

Tabla 20.2 **Plan asistencial postoperatorio para una paciente sometida a una cirugía ginecológica mayor**

Cuidados personales generales	Problema	Objetivo	Actividad de la paciente	Requisitos de la actividad de enfermería
Mantener un aporte suficiente de oxígeno	En riesgo de insuficiencia/infección respiratoria	Vía respiratoria despejada Ventilación independiente	Entiende la razón para realizar activamente ejercicios respiratorios cada 4 h después de la operación Entiende el motivo del alivio suficiente del dolor para realizar ejercicios respiratorios Participa en ejercicios de fisioterapia	Llevar a cabo una administración segura de oxígeno según las instrucciones del anestesista Observar y registrar la frecuencia y la profundidad respiratoria, así como el color de la paciente Reforzar los ejercicios respiratorios Observar los efectos secundarios, como la depresión respiratoria Ofrecer y colaborar con el cuidado de la boca
Prevención de riesgos para la vida, el bienestar y el funcionamiento	En riesgo de complicaciones postoperatorias	Mantener la seguridad de la paciente: • Hemorragia • Hipovolemia		Registrar el pulso, la presión arterial, el color de la paciente, el nivel de conciencia según la valoración individual Observar y registrar el drenaje Redivac Comunicar cualquier anomalía a las enfermeras con experiencia y al personal médico
		• Infección		Registrar la temperatura Administrar antibioterapia Retirar el apósito alrededor del segundo día después de la operación Retirar las suturas según la valoración y las instrucciones
		• Dolor	Entiende y utiliza la ACP de manera adecuada	Evaluar el grado de dolor Controlar y administrar los analgésicos prescritos Ayudar a la paciente a encontrar una posición cómoda
		• Higiene		Colaborar con las necesidades de higiene Mantener la dignidad de la paciente
Mantener una ingesta suficiente de líquidos	Ingesta de líquidos influida por la cirugía	Suficiente hidratación y equilibrio hidroelectrolítico	Entiende las razones de la hidratación i.v. hasta que regresen los ruidos intestinales	Mantener la vía i.v. según prescripción Explicar a la paciente la justificación de la hidratación i.v.
			Si puede, ayuda a completar la hoja de balance hídrico	Enseñar a la paciente a completar la hoja de líquidos Comprobar la permeabilidad de la vía i.v. y el sitio de inserción de la vía para detectar signos de infección

(Continúa)

Tabla 20.2 **Plan asistencial postoperatorio para una paciente sometida a una cirugía ginecológica mayor *(cont.)***

Cuidados personales generales	Problema	Objetivo	Actividad de la paciente	Requisitos de la actividad de enfermería
			Capaz de beber líquidos de forma independiente una vez que se haya interrumpido la administración i.v.	Ofrecer y ayudar con el cuidado de la boca Vigilar la historia de balance hídrico de la paciente Proporcionar bateas y pañuelos para los vómitos
Mantener una ingesta suficiente de comida	Ayuno forzado y anorexia temporal	Alimentación equilibrada Suficientes calorías	Entiende la razón de seguir dieta absoluta Comprende la justificación de la lenta reintroducción de alimentos sólidos una vez que han regresado los ruidos intestinales Capaz de participar en la elección del menú	Mantener a la paciente en dieta absoluta hasta que se restablezcan los ruidos intestinales Observar la presencia de signos de íleo paralítico Introducir líquidos lentamente Ofrecer una alimentación ligera, avanzando a una alimentación normal
Cuidados asociados con la eliminación	En riesgo de retención urinaria o vaciamiento incompleto	Orina con normalidad una vez que se ha retirado la sonda	Comprende la razón de llevar una sonda	Observar con atención la diuresis y la permeabilidad de la sonda
			Entiende cómo cuidar y vaciar: • Una sonda uretral • Una sonda suprapúbica, que se utiliza tras una cirugía reparadora de vejiga o, en ocasiones, una reparación vaginal	Comunicar la disminución de la diuresis al personal médico y de enfermería Vaciar la sonda cada 6 h Asegurar que la paciente orina con normalidad una vez que se retire la sonda
			Es capaz de ayudar a completar la hoja de líquidos	Asegurar que se ha completado la hoja de balance de líquidos
	En riesgo de estreñimiento	Funcionamiento intestinal normal	Entiende la justificación para evitar el estreñimiento: • Aumento de la fibra • Suficientes líquidos • Pedir aperitivos	Vigilar el funcionamiento intestinal de la paciente Enseñar a la paciente cómo completar la hoja de líquidos Administrar aperitivos según sea necesario
			• Mayor movilidad	Asesorar sobre las medidas para evitar el estreñimiento
Mantener el equilibrio entre la actividad y el descanso	Reposo forzado y limitación de la actividad debido a la cirugía y el cansancio asociado después de la cirugía	Para que la paciente entienda las limitaciones temporales de la actividad debido a la cirugía	Entiende el motivo del cansancio temporal Entiende que se encontrarán alteradas las actividades habituales en las que participan los músculos abdominales: • Conducir • Trabajar • Limpiar/levantar objetos • Tener relaciones sexuales	Explicar y reforzar las limitaciones de la paciente Asegurar que la paciente reciba un folleto y/o consejos después de una cirugía mayor
		Conocer las instalaciones de alta y el apoyo domiciliario	La paciente determina a un pariente o amigo para ayudarla en el período de recuperación en el domicilio	Explorar con la familia de la paciente las instalaciones después del alta

Tabla 20.2 **Plan asistencial postoperatorio para una paciente sometida a una cirugía ginecológica mayor *(cont.)***

Cuidados personales generales	Problema	Objetivo	Actividad de la paciente	Requisitos de la actividad de enfermería
			Participa en ejercicios activos La paciente comprende las limitaciones de la independencia durante la convalecencia y hace planes adecuados para recibir ayuda después del alta	Fomentar el equilibrio entre una movilización y un descanso suficientes Fomentar la participación de la paciente en los ejercicios postoperatorios
			Informar a los servicios comunitarios/sociales para poner en marcha el plan de alta si es necesario	Confirmar las circunstancias domésticas después del alta
Mantener el equilibrio entre la soledad y la interacción social	Alteración en los métodos habituales de comunicación e intimidad	Mantener la interacción social de la paciente	La paciente entiende la alteración en la sociabilidad habitual de la paciente	Ayudar en la presentación de otros pacientes
		Expresar sentimientos al personal de enfermería o amigo o familiar	Involucrar a parientes o amigos en la comunicación, si resulta apropiado	Dejar tiempo para que la paciente exprese sus sentimientos (preocupaciones, miedos, inquietudes, etc.)
		Respetar la intimidad y la soledad de la paciente Fomentar las actividades sociales para limitar el aburrimiento y el aislamiento	La paciente comprende la razón fundamental para limitar las visitas con el fin de evitar cansancio	Garantizar que se promuevan las visitas de pacientes y que el número se mantenga dentro de unos límites manejables
Favorecer la normalidad	Posible alteración de la imagen corporal	La paciente se siente «cómoda» con la imagen corporal, el funcionamiento sexual y la espiritualidad	La paciente comprende las limitaciones temporales del funcionamiento sexual	Ofrecer la oportunidad de expresar sentimientos/inquietudes sobre la limitación temporal en el funcionamiento sexual
	La pérdida de una parte del cuerpo puede llevar al duelo			Explorar formas alternativas de expresar afecto si resulta apropiado Implicar a la pareja si resulta apropiado
	Limitaciones físicas temporales del funcionamiento sexual relacionadas con la cicatrización de los tejidos y el flujo vaginal			
	Libertad para expresar creencias espirituales			Respetar las necesidades espirituales de la paciente

Adaptado y publicado con autorización de Lisa Stewart.

Además, la acupresión puede ayudar y se puede aplicar a la cara interna de las muñecas usando Sea-Bands.

Al día siguiente de la cirugía mayor se recomendará a la mujer que se siente fuera de la cama durante un rato y se la animará a realizar ejercicios de piernas, balanceo pélvico, es decir, mover las caderas de lado a lado, y respiraciones profundas. Estas medidas ayudarán a evitar problemas postoperatorios frecuentes, como TVP e infecciones torácicas. Desde una perspectiva de recuperación optimizada, la movilización temprana también resulta beneficiosa (McDonald, 2015; Nelson et al., 2016).

Cuando se reanudan los ruidos intestinales, la mujer puede empezar a beber agua a sorbitos y avanzar poco a poco a una alimentación ligera. Se retirará la sonda urinaria y se interrumpirá la infusión intravenosa. Se debería mantener una hoja estricta de balance hídrico hasta que la mujer esté comiendo y bebiendo con normalidad. Algunas mujeres contraen una infección de las vías urinarias después de la histerectomía, que se tratará con antibióticos. Es importante que las mujeres vacíen la vejiga por completo y expriman las últimas gotas, ya que esto evita que la orina quede retenida en la vejiga.

Al segundo día después de la cirugía, las mujeres suelen poder caminar hasta el baño y darse una ducha sin demasiadas molestias. Para aliviar el dolor, ahora se administran analgésicos orales junto con un supositorio antiinflamatorio.

Las mujeres pueden preocuparse porque «salten sus puntos de sutura» y necesitan que se les tranquilice advirtiéndolas de que existen varias capas de puntos de sutura. Puede que les resulte útil mantener las manos sobre el abdomen (o mantener la compresa en su lugar si han sido sometidas a una histerectomía vaginal) cuando tosen. Las suturas utilizadas para el cierre de la piel suelen ser absorbibles y, por lo tanto, no es necesario retirarlas. De manera parecida, las suturas vaginales se absorberán o, en ocasiones, se caerán. A veces es posible que deba cortarse una apretada, si la herida se siente como si estuviera tirando. Cuando se utilizan grapas, se pueden quitar entre el 4.° y 5.° día para una herida horizontal y entre el 7.° y 10.° día para una incisión vertical.

Después de una cirugía abdominal o laparoscópica muchas mujeres sufren un dolor punzante por «gases», que puede provocar un malestar considerable. La infusión de menta poleo bebida a sorbitos lentamente puede ayudar, y algunos médicos recetan cápsulas gastrorresistentes de aceite de menta. Caminar y sentarse en un baño tibio también puede ayudar.

El estreñimiento puede ser un problema, y se puede recetar un jarabe de lactulosa o un laxante suave con regularidad. Si la paciente no ha hecho de vientre durante varios días, se pueden administrar supositorios de glicerina.

Es muy frecuente que las mujeres se sientan «tristes» al tercer o cuarto día después de la cirugía, y muchas mujeres se encuentran llorando sin razón aparente. Se les debería asegurar de que se trata de una reacción normal, aunque algunas mujeres vuelven a presentar sentimientos parecidos al salir del hospital. Para las mujeres que han sido sometidas a una histerectomía y/o una ovariosalpingectomía bilateral y aquellas que son perimenopáusicas, el tratamiento de reposición hormonal será de ayuda, pero pueden existir razones más profundas para esta sensación de depresión.

Consejos para el alta tras una cirugía mayor

La duración de la estancia después de la cirugía dependerá en gran medida de la paciente individual y del alcance de su intervención quirúrgica.

Cualquiera que sea la situación, resulta fundamental que la mujer, su pareja y el resto de su familia sepan lo que puede y no puede hacer mientras se recupera en casa. Esto debería estar respaldado con información escrita específica y con la garantía de que puede llamar a la planta para pedir consejo en cualquier momento. También se le deberían proporcionar los detalles de cualquier red de apoyo local de interés, por ejemplo, la Hysterectomy Association o la National Endometriosis Society (v. «Recursos», más adelante).

Los siguientes temas deberían ser analizados con la mujer, su pareja y su familia, si corresponde.

Hemorragia

Puede existir una secreción vaginal hasta 4 semanas, que cambiará de color rojo a marrón pálido. Si se vuelve más densa, de color más brillante u olor desagradable, se debería buscar consejo médico. Cuando las suturas se caen pueden aparecer manchas rojas ocasionales. Para evitar infecciones se deberían usar compresas en lugar de tampones durante el tiempo que sea necesario. Si la mujer no ha sido sometida a una histerectomía, esto puede hacerse hasta después de la siguiente regla.

Descanso

Es importante que la mujer descanse lo suficiente durante las primeras 2 semanas y que se acueste a descansar cuando se sienta cansada. Es frecuente sentirse cansado durante varias semanas después del alta. Algunas mujeres pueden necesitar comprimidos de hierro después de la cirugía si su cifra de hemoglobina es baja.

Ejercicio

El ejercicio es importante y cualquier ejercicio realizado en el hospital debería ser continuado en casa, siempre que no provoque excesivo dolor. En ocasiones, algunas mujeres notan sensaciones extrañas en el abdomen, a veces descritas como «una goma elástica que se tensa», lo cual es normal. Es recomendable realizar caminatas cortas, aumentando gradualmente a 45 min a las 6 semanas después de la operación. Se puede reanudar la natación después de aproximadamente 4 semanas si la hemorragia vaginal se ha detenido. El ciclismo y otros ejercicios ligeros también pueden reanudarse en esta etapa.

Tareas del hogar

La mujer no debería realizar ningún trabajo doméstico durante las primeras 2 semanas, pero después se pueden llevar a cabo tareas livianas de manera segura. Es muy importante evitar levantar objetos pesados durante las primeras

4 semanas, y objetos muy pesados, como compras, ropa mojada, bolsas de basura llenas o niños pequeños, no deberían levantarse durante al menos 6 semanas. Cuando se levanta algo, es importante recordarle a la mujer que debe doblar las rodillas, mantener la espalda recta y sostener el objeto cerca de ella, ya que esto evita tensar su abdomen.

Alimentación

Muchas mujeres han escuchado que aumentarán de peso o presentarán una «barriga de los 40» después de una histerectomía. Se trata de un mito, y cualquier aumento de peso se debe a un mayor aporte de calorías combinado con la falta de ejercicio. Es recomendable comer una variedad de alimentos, como frutas y verduras frescas, para evitar el estreñimiento. Algunas mujeres encuentran que el zumo de ciruelas pasas es un laxante eficaz. También se recomiendan otras medidas preventivas, como beber al menos ocho vasos de agua al día y tomar alimentos ricos en fibra.

Trabajo

Algunas mujeres se sienten capaces de regresar al trabajo de 6 a 8 semanas después de la cirugía, mientras que otras pueden necesitar tomarse más tiempo de descanso. Obviamente, algunos trabajos son más agotadores que otros, y las mujeres deberían juzgar por sí mismas cuándo se sienten preparadas. Algunas empresas pueden permitir que las mujeres regresen a tiempo parcial inicialmente, lo que es una forma ideal de readaptarse a las demandas de su trabajo.

Conducción

Una mujer debería evitar conducir hasta que se sienta capaz de realizar un frenazo de emergencia. Golpear con el pie el pedal del freno tirará de los músculos abdominales y la mujer debería tener el control total de esta maniobra. También resulta aconsejable consultar con su compañía de seguros, ya que pueden tener sus propias pautas.

Actividad sexual

Todas las enfermeras que trabajan en especialidades donde la sexualidad es un tema central deben darse cuenta de que las pacientes tienen inquietudes sexuales y que las enfermeras pueden contribuir a este aspecto crucial de la recuperación. Algunas enfermeras están preocupadas por violar la intimidad de sus pacientes con respecto a la sexualidad y ansiosas por no poder ayudar con las preguntas que surgen. Sin embargo, las enfermeras que trabajan en plantas de ginecología no tienen por qué ser sexólogas. Pueden ayudar a sus pacientes proporcionándoles información y comprensión sobre sí mismas y su cuerpo, y su relación con la sexualidad antes y después del diagnóstico y la cirugía.

Es fundamental que cada mujer sea tratada como persona y que no se hagan suposiciones sobre su sexualidad. Es importante que no se ignore la sexualidad de una mujer mayor. Es menos probable que las mujeres mayores inicien conversaciones sobre asuntos sexuales y, por lo tanto, la enfermera de ginecología debe actuar como una facilitadora sensible. La sexualidad en los ancianos puede ser difícil de comentar.

El tema de la confidencialidad es importante para todas las pacientes ginecológicas, ya que la ginecología está íntimamente relacionada con la sexualidad. La sexualidad de una paciente no debería registrarse en la historia clínica médica o de enfermería, ya que su inclusión puede dejar a las pacientes expuestas a actitudes negativas de otros miembros del personal en el futuro.

También es importante que las enfermeras tengan en cuenta las diferencias culturales entre las mujeres a las que asisten. Ciertos grupos étnicos encuentran que la histerectomía es especialmente difícil de aceptar, y las enfermeras deberían estar al tanto del impacto que esta operación puede tener en diferentes culturas y comunidades. Las mujeres de ascendencia indígena ven la menstruación como un acto de limpieza que elimina las impurezas del cuerpo y, por lo tanto, son reacias a ser sometidas a una histerectomía. Algunas también temen ser «menos mujer» a los ojos de sus hombres, que pueden verse tentados a buscar otra «mujer completa». Por este motivo es posible que no deseen que su pareja o familia sepan exactamente a qué operación van a ser sometidas, y todo el personal debería respetar su derecho a la confidencialidad.

En términos generales, se necesitan alrededor de 6 semanas para sentirse tanto física como emocionalmente preparada para reanudar las relaciones sexuales tras una cirugía ginecológica mayor, y la mayoría de los ginecólogos recomiendan este intervalo de tiempo antes de intentar el coito. Para evitar el riesgo de infección es importante esperar hasta que se detenga la hemorragia vaginal. La pareja de la mujer debería comprender la importancia de ser delicado al principio para evitar excesivos traumatismos en la zona. En este momento, la resistencia del tejido es suficiente y el riesgo de infección es prácticamente nulo en presencia de una cicatrización completa.

Los efectos hormonales de la ovariectomía, es decir, la reducción de estrógenos y testosterona, pueden provocar la pérdida de la libido, atrofia vaginal y reducción de la lubricación vaginal. Esto puede superarse con tratamiento de reposición hormonal o crema de estrógenos aplicada a nivel local. La sequedad vaginal también se puede aliviar con el uso de un lubricante como KY Jelly o Senselle, que reducirá las irritaciones y las molestias, y también aumentará la sensibilidad.

Habitualmente, la histerectomía supone la extirpación del cuello uterino, que puede disminuir ligeramente la longitud de la vagina. Al principio, un cambio de posición puede resultar más cómodo, por ejemplo, si la mujer está a horcajadas o con las piernas juntas. Algunas mujeres refieren una disminución de la respuesta sexual después de la histerectomía. Esto puede deberse a que el tejido cicatricial en el sitio quirúrgico dentro de la vagina no es tan táctil y no se hinchará ni se estirará tan bien como otros tejidos genitales durante las fases de excitación y meseta de la excitación sexual. Es posible que también se hayan interrumpido las vías de los nervios sensitivos hacia la vagina y el perineo. Si bien la porción interna de la vagina no contiene terminaciones nerviosas táctiles, presenta nervios sensibles a la presión que pueden provocar congestión sexual. Antes de la operación, la penetración profunda del pene puede haber resultado placentera debido a la presión que ejerce sobre la porción interna de la vagina y el cuello uterino. El empuje del pene también puede producir sensaciones placenteras mediante el movimiento de los órganos internos del abdomen provocado por la movilización del cuello uterino y el útero durante el coito. Si esto ha sido parte de los hábitos de disfrute y excitación de una mujer, se le debería animar a que se concentre en otras sensaciones que la ayudarán a generar su respuesta sexual.

Para las mujeres que han sido sometidas a una histerectomía, el carácter del orgasmo puede cambiar. Esto se debe a la falta de contracciones uterinas, pero no suele afectar a la satisfacción general.

Resección endometrial

La resección endometrial es una de las diferentes intervenciones histeroscópicas aparecidas en los últimos años y cada vez más se realiza de forma ambulatoria (Clark y Gupta, 2005; NICE, 2018a). Supone la destrucción del endometrio e impide la regeneración cíclica del endometrio, en lugar de realizar una histerectomía, que es una intervención quirúrgica mucho más extensa, con un aumento de los riesgos asociados y del período de recuperación. Mientras se observa la técnica en una pantalla de vídeo a través de un histeroscopio se extrae el endometrio. En la práctica no se extrae todo el endometrio, por lo que aún se producirá algo de hemorragia, pero ya no suele ser un problema para la mujer como antes de la operación. A fin de garantizar su idoneidad para dicha cirugía, antes de la operación las mujeres serán sometidas a una histeroscopia.

Existen diferentes tipos de técnicas de ablación y el método elegido dependerá de la preferencia del cirujano y de factores específicos de la paciente. Por ejemplo, una paciente que presenta fibromas intrauterinos puede beneficiarse de la resección de los miomas además de una ablación, mientras que para otras mujeres sin fibromas esto puede no resultar necesario.

Antes de la aparición de la resección endometrial, los tratamientos tradicionales para la metrorragia abundante eran el tratamiento farmacológico, una dilatación y legrado, o la opción de cirugía mayor en forma de una histerectomía. La resección endometrial se suele realizar como cirugía de día y, cada vez más, en consultas externas. En consecuencia, para muchas mujeres, las repercusiones físicas, sociales y psicológicas asociadas la hacen preferible a una histerectomía. Han aparecido diferentes técnicas, pero se basan en el mismo principio, que consiste en destruir el endometrio con calor. En el cuadro 20.3 se puede encontrar una lista de las diferentes técnicas.

Las ventajas y desventajas de ser sometido a una resección endometrial en comparación con una histerectomía se describen en la tabla 20.3 y las contraindicaciones para la ablación endometrial en el cuadro 20.4.

Resección endometrial con balón

Tras la histeroscopia, se introduce una sonda especial a través del cuello uterino hasta la cavidad endometrial. El agua distiende el balón de la sonda para que entre en contacto directo con el endometrio. A continuación se sobrecalienta el agua. El calor producido destruye con eficacia el endometrio.

Una técnica más nueva (NovaSure) implica una intervención parecida, pero utiliza un dispositivo de malla triangular que se introduce en la cavidad uterina y se expande para adaptarse al endometrio. Luego se administra energía eléctrica para destruir el endometrio como se indicó anteriormente. La duración exacta de la intervención dependerá del tamaño de la cavidad uterina, pero habitualmente la técnica lleva menos de 90 s, razón por la cual este método se usa a menudo en el medio ambulatorio.

Dispositivo intrauterino de levonorgestrel

Mirena, el sistema intrauterino de levonorgestrel, es un dispositivo anticonceptivo intrauterino en forma de T que contiene la progesterona levonorgestrel en una manga alrededor de su tallo. La progesterona es liberada lentamente desde el núcleo y puede usarse tanto con fines anticonceptivos como para el tratamiento de la menorragia. Resulta ideal para mujeres perimenopáusicas mayores que precisan tratamiento de reposición hormonal, pero aún necesitan anticoncepción, y tiene un posible papel para algunas pacientes con hiperplasia.

Si se usa para mujeres con menorragia que no desean ser sometidas a una intervención quirúrgica, debe explicarse detalladamente que la mujer puede presentar una hemorragia imprevisible e irregular durante los primeros 3-4 meses después de la inserción. Luego, la hemorragia disminuye de forma considerable si la mujer es capaz de tolerar este período de incertidumbre. El dispositivo se puede conservar durante 5 años antes de que sea necesario sustituirlo.

Cuadro 20.3 Dispositivos de segunda generación para la resección endometrial

- Globos térmicos.
- Solución salina caliente.
- Electrodos (primera generación, pero todavía en uso).
- Dispositivos de microondas (usados con poca frecuencia).

Tabla 20.3 **Comparación entre la resección endometrial y la histerectomía**

Intervención	Ventajas	Inconvenientes
Resección	Se puede llevar a cabo con sedación y anestesia local Necesidad de analgésicos muy reducida Rápida recuperación y convalecencia Sin cicatriz visible Para muchas mujeres se puede realizar de forma ambulatoria Conserva el útero, símbolo de feminidad y fecundidad La función sexual se reanuda rápidamente	Posible riesgo de perforación uterina No se puede garantizar el cese total de las reglas o la esterilidad Todavía puede requerir una histerectomía por miomas, menorragia y problemas ováricos Varias contraindicaciones (v. cuadro 20.4)
Histerectomía	No hay más reglas Esterilidad garantizada No es necesario realizar más intervenciones quirúrgicas para miomas, etc.	Riesgo de hemorragia Posible infección de la herida Mayor tiempo de anestesia Complicaciones postoperatorias: • Infección torácica • TVP • Estreñimiento • Necesidad de analgésicos potentes Alteración de la imagen corporal con cambio en la función sexual Cicatriz abdominal Se requiere una larga convalecencia

Cuadro 20.4 **Contraindicaciones para la resección endometrial**

- Embarazo o embarazos futuros planificados.
- Cualquier mujer con prolapso vaginal.
- Endometriosis o miomas.
- Si existe sospecha de cáncer, se requiere una histerectomía abdominal total, durante la que se pueden tomar biopsias de otros sitios de la pelvis.
- Infección activa del aparato genital.
- Cirugía uterina previa que provocó debilidad del miometrio.
- Algunos métodos de tratamiento no precisan que se fugue líquido de la cavidad uterina durante la técnica. Por lo tanto, un orificio cervical muy dilatado puede impedir que funcione el dispositivo de resección.

Cirugía reparadora vaginal/colporrafia

La cirugía reparadora vaginal (o colporrafia) es una intervención quirúrgica que se usa para tratar el prolapso de la pared uterina o vaginal. Los prolapsos se forman debido a la falta de soporte de los órganos pélvicos por parte de los músculos o los ligamentos del suelo pélvico. Esto puede ser producido por un aumento de la presión abdominal debido al embarazo y el parto, tos persistente o, con mayor frecuencia, después de la menopausia. El útero puede descender a la vagina e incluso llegar al orificio vaginal. En casos graves, el útero se extiende justo fuera de la vagina y se conoce como procidencia. A menudo, un prolapso se descubre por primera vez cuando una mujer refiere que «se le cae algo»; también puede presentar dolor pélvico, dolor de espalda, dispareunia y síntomas urinarios como incontinencia de esfuerzo. Existen varios tipos de prolapso uterino:

- *Cistocele*: prolapso de la vejiga y la pared vaginal anterior.
- *Cistouretrocele*: la uretra desciende al igual que la vejiga, lo que provoca problemas urinarios como dificultad para vaciar la vejiga, infecciones recurrentes de las vías urinarias e incontinencia de esfuerzo. Esta puede ser demostrada al pedirle a la mujer que tosa cuando la vejiga está llena. Mientras un espéculo de Sims separa las paredes vaginales se ve salir un pequeño chorro de orina de la uretra.

- *Rectocele*: el recto se prolapsa a través de la pared vaginal posterior contigua. La mujer puede presentar dolor de espalda o una sensación de arrastre en el suelo pélvico y puede tener dificultad para vaciar el intestino.
- *Enterocele*: hernia del fondo de saco rectovaginal en el tercio superior de la vagina. Puede ocurrir sin prolapso uterino y, en ocasiones, después de una histerectomía, en la que puede producirse un prolapso de la cúpula.

También se utilizan varios sistemas de clasificación para diferenciar entre la situación y la extensión de un prolapso (Persu et al., 2011).

Tratamiento conservador

Muchas mujeres con un prolapso leve no presentan molestias y no requieren tratamiento quirúrgico, pero se benefician de los ejercicios del suelo pélvico. Un prolapso que produce malestar debería ser tratado con cirugía, a menos que la mujer planee tener otro bebé, o si es demasiado mayor o frágil para ser sometida a una operación. En estos casos, se puede colocar un pesario de anillo de polietileno en la vagina para sostener los órganos pélvicos. El pesario de anillo debe cambiarse cada 6 a 12 meses, a menos que exista una hemorragia o secreción atípica.

Tipos de cirugía

Tradicionalmente, la histerectomía vaginal y la reparación del suelo pélvico han sido las intervenciones habituales para la corrección del prolapso.

Colporrafia anterior

Esta operación consiste en una reparación de la pared vaginal anterior y está diseñada para curar un cistocele o un cistouretrocele, debido a la incompetencia del esfínter uretral. Se practica una incisión en la pared vaginal anterior y se extirpa una porción triangular de piel vaginal desde debajo de la abertura uretral externa hasta la parte frontal del cuello uterino. Se colocan una o dos suturas en profundidad alrededor del cuello de la vejiga. A fin de proporcionar un soporte adicional para la vejiga y la uretra se suturan los bordes de la herida entre sí.

Colporrafia posterior

Esta intervención se utiliza para reparar un rectocele, o un rectocele y enterocele. Mediante una incisión en T invertida para exponer los músculos elevadores del ano, se extirpa una porción triangular de la pared vaginal posterior con su vértice a nivel de la parte media de la vagina y su base en el orificio vaginal. Se unen estos músculos con una o dos suturas interrumpidas y se cierran en forma de Y para evitar estrechar la entrada a la vagina. La operación también supone la extirpación de cualquier enterocele y la reparación del cuerpo perineal (perineorrafia).

Uso de malla para colporrafia

Existen varios tipos de mallas, que son dispositivos biológicos o sintéticos fabricados que se utilizan para reforzar o sostener el tejido durante la colporrafia. Sin embargo, en julio de 2018, NHS Improvement y NHS England pusieron en marcha un período de «elevada restricción de vigilancia», lo que significa que para la gran mayoría de las pacientes no se debería realizar una cirugía con malla. La única excepción a esta medida es para aquellas pacientes en las que las intervenciones con malla son valoradas como la única opción viable. Esto se debió a informes de complicaciones, como dolor crónico (RCOG, 2018). Actualmente se están realizando más investigaciones.

Cirugía de continencia

La incontinencia urinaria es muy frecuente en todo el mundo, especialmente con la edad. Puede asociarse con un estigma y con una reducción importante de la calidad de vida (Irwin et al., 2011). Existen varias operaciones diferentes que tienen como objetivo mejorar la continencia, y pueden realizarse por vía vaginal o laparoscópica, o mediante un abordaje abdominal o suprapúbico.

Los objetivos de la cirugía de continencia son elevar el cuello de la vejiga y la uretra desde la pelvis hacia el abdomen, donde la presión intraabdominal puede actuar como un cono más de cierre. La cirugía también debería proporcionar apoyo al cuello de la vejiga.

Es fundamental que antes de la cirugía se haya realizado una evaluación exhaustiva de la mujer y sus síntomas para garantizar que el tratamiento ofrecido sea el más apropiado para cada mujer.

Las mujeres que presentan incontinencia de urgencia (especialmente aquellas con síntomas de polaquiuria) pueden beneficiarse de la inyección de toxina botulínica o bótox. Esta posee el efecto de relajar los músculos de la vejiga. Las inyecciones se administran mientras se observa la vejiga mediante una cistoscopia. La intervención se puede realizar con anestesia general o, en algunos casos, con anestesia local. Sin embargo, los efectos no son permanentes y la técnica debe repetirse según la respuesta del paciente.

Las operaciones de cabestrillo se realizan para elevar el cuello de la vejiga y, en parte, para proporcionar soporte debajo de él. El material del cabestrillo puede ser orgánico (fascia de la vaina del recto) o inorgánico (Silastic o Mersilene). El cabestrillo puede estar unido a la vaina del recto o a los ligamentos ileoperitoneales. La cantidad de tensión en el cabestrillo dependerá de si se utiliza para obstruir el flujo de salida o simplemente para sostener el cuello de la vejiga.

La inserción de una «cinta vaginal sin tensión» (CVST) se ha ideado como una técnica alternativa de mínimo acceso que facilita una recuperación más rápida que la cirugía suprapúbica abierta. Hasta hace poco, se recomendaba como la opción terapéutica de primera línea para la incontinencia de esfuerzo donde el tratamiento conservador había fracasado (NICE, 2015). Se practican dos pequeñas incisiones por vía suprapúbica y se pasa una aguja desde la vagina hacia arriba para coger un trozo de cinta a cada lado de la vejiga y proporcionar un cabestrillo a la vejiga y la uretra. A menudo, esta operación se realiza con anestesia local o regional para permitir que el cirujano ajuste la cinta en respuesta a los aumentos de la presión abdominal pidiéndole a la mujer que tosa en determinados momentos de la intervención. El tiempo de recuperación es considerablemente más rápido que el de la cirugía suprapúbica abierta con cabestrillo. Sin embargo, cabría señalar que la alerta de seguridad de la paciente relacionada con el uso de una malla vaginal también se aplica a la CVST (RCOG, 2018). Como tal, en el momento de escribir este artículo existe un período continuo de elevada vigilancia en el uso de CVST, lo que significa que solo se puede usar en pacientes en las que esta técnica es la única opción terapéutica viable.

Colposuspensión de Burch

Esta operación se suele realizar si es necesaria una histerectomía abdominal y se lleva a cabo mediante una incisión suprapúbica. Se colocan suturas a ambos lados del cuello de la vejiga y la uretra, lo que eleva la fascia paravaginal, y se sutura a los ligamentos iliopectíneos. Además de elevar la uretra y el cuello de la vejiga, esta técnica eleva la cúpula vaginal, por lo que cualquier prolapso de la pared vaginal anterior existente se repara al mismo tiempo.

Los resultados de esta operación suprapúbica son mejores que los de la colporrafia anterior tradicional con refuerzos del cuello de la vejiga, pero requiere una estancia hospitalaria más prolongada y el uso de una sonda suprapúbica en el postoperatorio. Las mujeres pueden experimentar dificultades para orinar, por lo que la paciente puede ser dada de alta con una sonda suprapúbica *in situ* hasta que se reanude la función urinaria.

Tratamiento laparoscópico del prolapso

Al igual que con otras intervenciones laparoscópicas, la laparoscopia para el tratamiento del prolapso proporciona al cirujano una excelente exposición y la capacidad de ver los detalles quirúrgicos. Se ha demostrado que las técnicas laparoscópicas para el prolapso reducen la hemorragia y la necesidad de una manipulación intestinal excesiva, lo que las convierte en un excelente método para realizar la cirugía del suelo pélvico (Manodoro et al., 2011). Los tipos de intervenciones que se pueden realizar por vía laparoscópica son, entre otras, la histeropexia (en la que el útero permanece *in situ* y se coloca una malla a su alrededor para proporcionar soporte) o la sacrocolpopexia (en la que se usa el cuello uterino para proporcionar soporte mediante una malla). A diferencia de la malla utilizada para las correcciones vaginales o la CVST, esta malla no está sujeta a las restricciones actuales impuestas por NHS England. Se ha demostrado que estas técnicas proporcionan una mejora importante a largo plazo para las pacientes (Rahmanou et al., 2014).

Asistencia de enfermería para las pacientes que precisan una cirugía reparadora vaginal y de continencia

Asistencia preoperatoria

La asistencia preoperatoria es muy parecida a la de las mujeres que son sometidas a cualquier cirugía ginecológica mayor. Todas las mujeres necesitarán una explicación completa de la cirugía propuesta, y las posibilidades de éxito y los riesgos deberían ser analizados con franqueza para que la mujer pueda tomar una decisión informada antes de decidirse por la cirugía. La planificación del alta debería comenzar en la evaluación preoperatoria, ya que estas pacientes suelen ser ancianas.

Al ingreso se debería enviar una muestra de orina del chorro medio y comenzar con antibióticos si es necesario. Incluso si una mujer les parece «anciana» a las enfermeras, se debería determinar si todavía es sexualmente activa. Si es así, el ginecólogo debería estar al tanto de ello cuando suture cerca del orificio vaginal, para evitar una futura dispareunia.

Asistencia postoperatoria

Estas operaciones suelen tardar entre 45 min y 1 h y la asistencia es muy parecida a la que sigue a una histerectomía abdominal. Tras la corrección vaginal se colocará un taponamiento vaginal *in situ*, y si la mujer ha sido sometida a una cirugía de vejiga, es posible que se coloque una sonda suprapúbica *in situ*. Se trata de un tubo de plástico fino que se introduce justo por encima del monte de Venus y tiene un disco de plástico con cuatro suturas fijadas a la piel para evitar que se caiga.

El dolor puede ser un problema especial para las mujeres que han sido sometidas a una corrección posterior. Se recetarán opioides mediante una bomba de ACP, mediante infusión continua o mediante inyecciones intramusculares inicialmente, y los supositorios de diclofenaco son muy eficaces a la hora de reducir la inflamación y el dolor. Aconsejar a la mujer que cambie de posición en la cama con regularidad o que se acueste boca abajo puede ayudar, junto con los consejos del fisioterapeuta. Las mujeres necesitan que se las tranquilice después de la cirugía reparadora, ya que el dolor y la incomodidad inicialmente puede parecer que están empeorando debido a los hematomas y al hecho de que probablemente se estén moviendo más que el día después de la operación.

Tras una reparación vaginal sin afectación de la vejiga, se retirará la sonda urinaria uretral en los primeros 2-3 días. Si se ha utilizado una sonda suprapúbica, se dejará drenar libremente durante 3-5 días, según la preferencia del uroginecólogo. Después de este tiempo comenzará una «pauta de pinzamiento suprapúbico» para comprobar si la función normal de la vejiga ha regresado. El primer día se pinza la sonda durante un tiempo acordado, por ejemplo, 3 o 4 h, para observar si la mujer puede orinar por vía uretral. Pasado este tiempo, se suelta la pinza y se mide la orina residual que drena en la bolsa. Inicialmente, la orina residual puede ser mayor que la cantidad de orina eliminada por la uretra, pero tras unos días, la orina residual suele disminuir, y cuando es inferior a aproximadamente 100 ml, se puede retirar la sonda. Se trata de una técnica indolora y la pequeña herida abdominal cicatriza rápidamente sin la fuga de orina que las mujeres podrían esperar.

La pauta utilizada en diferentes hospitales puede variar, e inicialmente puede parecer complicada. Se requiere tiempo y paciencia mientras se explica a la mujer acerca del pinzamiento y la medición de la orina residual. A las mujeres se les suele enseñar cómo pinzar su propia sonda, vaciar la bolsa de drenaje y registrar sus propias medidas de balance de líquidos.

A menudo, las mujeres necesitan un estímulo considerable, especialmente cuando se comparan con otras pacientes que pueden estar evolucionando con mayor rapidez. En ocasiones, las mujeres no pueden orinar por la uretra y estas mujeres pueden irse a casa con su sonda suprapúbica *in situ*. Pueden dejar la sonda con drenaje libre, o pueden continuar con la pauta de pinzamiento suprapúbico, en la que el entorno doméstico familiar a menudo produce mejores resultados. Se les enseña cómo sujetar correctamente la sonda, cómo usar una bolsa para la pierna durante el día y cómo cambiarse a una bolsa durante la noche cuando sea necesario. Algunas enfermeras domiciliarias supervisarán la pauta de pinzamiento.

Cuando se ha utilizado una sonda uretral, se pueden medir las cantidades residuales de orina, sin sondaje adicional y sus riesgos inherentes de introducir una infección, mediante el uso de un ecógrafo de vejiga. Se puede formar a las enfermeras en el uso de un pequeño ecógrafo portátil, que es mucho más cómodo para la mujer que ser sondada.

En casos infrecuentes de mujeres que no pueden orinar por la uretra después de al menos 1 mes después de la cirugía, se les enseñará el autosondaje intermitente.

Autosondaje intermitente

Esta técnica supone la introducción de una sonda en la vejiga para eliminar cualquier orina residual. Luego se retira la sonda hasta que se necesite nuevamente. En el hospital, esto debe hacerse de forma aséptica para evitar infecciones cruzadas, pero la mujer puede usar una técnica limpia en casa.

Para que la mujer domine la técnica son necesarios factores como estar muy motivada, buenas habilidades cognitivas, destreza manual, habilidad física y buena vista (Newman y Wilson, 2011). Llevar a cabo esta intervención no resulta admisible para todas las mujeres, y las enfermeras deben tener esto en cuenta.

Poco a poco, la mujer puede descubrir que es capaz de vaciar su vejiga por completo y la cantidad residual de orina puede ser cada vez menor cuando se autosonda. Es posible que solo entonces necesite usar la sonda cuando se despierte por la mañana.

Muchas mujeres descubren que beber zumo de arándanos ayuda a evitar la aparición de cistitis o infecciones de las vías urinarias, y existen algunos datos de que ayuda a reducir la incidencia de infecciones urinarias. Sin embargo, actualmente no se puede recomendar el zumo de arándanos para la prevención de las infecciones urinarias porque los datos son insuficientes (Jepson et al., 2012).

Consejos para el alta

Las mujeres que son sometidas a intervenciones correctoras necesitan que se les informe sobre sus suturas internas, ya que no se ven heridas externas. Es posible que no comprendan por qué son necesarias las precauciones sobre levantamientos, etc., como se explicó anteriormente.

Hábitos intestinales

Tras cualquier intervención quirúrgica vaginal, se debe tener cuidado para evitar el estreñimiento o esfuerzos de defecación. A algunas mujeres les puede gustar llevar una compresa para sostener el perineo y se les debería animar a comer muchas frutas y verduras frescas y beber muchos líquidos, especialmente agua. Algunos analgésicos también pueden provocar cambios en los hábitos intestinales y, para contrarrestarlos, algunos especialistas recetarán laxantes suaves de forma sistemática.

Ejercicios del suelo pélvico

Todas las mujeres que son sometidas a cirugía reparadora vaginal y cirugía de continencia deben aprender a realizar ejercicios del suelo pélvico. Estos aumentan el volumen muscular en el suelo pélvico. Pueden ser enseñados por enfermeras o fisioterapeutas. Se le debería indicar a la mujer que tense los músculos alrededor del ano como si tratara de evitar que se escapen las ventosidades, y luego haga lo mismo alrededor de la vagina. Pedirle a la mujer que se imagine que está en el aseo tratando de detener el flujo de orina puede ayudarla a visualizar lo que debería estar notando. Una vez que pueda manejar esto, se le debería animar a mantener estas contracciones durante al menos 5 s y luego repetirlas de 5 a 10 veces al menos cinco veces al día. Se debería recomendar a las mujeres que realicen estos ejercicios con regularidad y los recordatorios visuales, como pegatinas en las puertas de los armarios, pueden actuar como señales. Las mujeres de todas las edades deberían crear el hábito de realizar ejercicios diarios del suelo pélvico a largo plazo para que sean eficaces. También son especialmente importantes después del parto y pueden mejorar el placer sexual.

Tratamiento laparoscópico del embarazo ectópico

Esta afección se incluye en la cirugía ginecológica mayor porque un embarazo ectópico es potencialmente mortal para la mujer.

¿Qué es un embarazo ectópico?

La palabra «ectópico» proviene del griego *ektopos,* que significa «fuera de lugar», y un embarazo ectópico se produce cuando el óvulo fecundado se implanta y desarrolla fuera del útero. Por esta razón, un nombre alternativo para un embarazo ectópico es «embarazo de situación desconocida».

En el Reino Unido, varios estudios indican que la incidencia está aumentando. Elson et al. (2016) comunicaron 11 embarazos ectópicos por cada 1.000 embarazos. A menudo es consecuencia de fibrosis o daño a los cilios en las trompas después de una salpingitis (infección o inflamación de las trompas de Falopio). Otros factores contribuyentes se muestran en el cuadro 20.5.

Una mujer con sospecha de embarazo ectópico siempre debería ser tratada como una urgencia ginecológica. Esto se debe a que existe un alto riesgo de rotura repentina de las trompas de Falopio, lo que puede provocar una hemorragia intraperitoneal cuantiosa. Los síntomas de la mujer varían según el sitio de implantación, aunque la mayoría de los embarazos ectópicos se producen en las trompas de Falopio. Si la implantación se ha producido dentro de las 4-6 semanas posteriores a su última regla, es posible que la mujer no se dé cuenta de que está embarazada. Los primeros síntomas pueden consistir en una hemorragia vaginal irregular y dolor pélvico provocado por la distensión de la trompa. Algunas mujeres llegan al hospital en estado de síncope por rotura tubárica, precisando reanimación, transfusión de sangre y cirugía inmediata por laparoscopia o laparotomía. Los síntomas de la rotura tubárica se enumeran en el cuadro 20.6.

El diagnóstico de embarazo ectópico se puede confirmar mediante una prueba de embarazo con β-hCG sérica, que es precisa 2 semanas después de la concepción, y una ecografía pélvica o transvaginal, que no mostrará un embarazo intrauterino. Si el diagnóstico sigue siendo dudoso, se realizará una laparoscopia. Se practica una incisión en la trompa y se extrae el embarazo –luego la trompa cicatriza espontáneamente– o bien se extirpa la trompa dañada (salpingectomía). La mujer debería comprender que existe el riesgo de que pueda ser necesaria una laparotomía si la trompa se ha roto.

Asistencia preoperatoria específica

Con frecuencia no hay tiempo para ingresar y preparar completamente a una mujer para la cirugía, ya que es posible que la lleven al quirófano de urgencia. Para garantizar que la enfermedad de la mujer sea evaluada con precisión resulta fundamental la vigilancia frecuente de las constantes vitales. Si una mujer llega a la planta inicialmente, debe estar preparada como para una cirugía mayor, ya que siempre es una posibilidad. Más importante aún, es primordial su asistencia psicológica.

Las mujeres pueden sentirse muy angustiadas cuando se les diagnostica un embarazo ectópico, ya que están sufriendo una pérdida múltiple, es decir, la de un bebé y posiblemente una trompa de Falopio, lo que genera preocupaciones sobre su futura fecundidad. Es posible que se sientan muy sorprendidas si estaban tomando anticonceptivos y ni siquiera se hubieran dado cuenta de que estaban embarazadas. Por otro lado, una pareja puede haber estado intentando concebir durante muchos años, haber tenido un embarazo ectópico previo o haber participado en un programa de fecundación *in vitro* (FIV).

Asistencia postoperatoria

La asistencia postoperatoria dependerá de si la mujer ha sido sometida a una laparoscopia o a una laparotomía. Las mujeres suelen permanecer en el hospital durante 24 h después de la laparoscopia y durante 2-3 días después de la laparotomía. Es importante que se determine el estado Rh de la mujer antes de que se vaya a casa. Las enfermeras deben asegurarse de que la mujer y su pareja reciban la asistencia psicológica adecuada. Esto puede suponer hablar sobre el embarazo y su

Cuadro 20.5 Factores que contribuyen al embarazo ectópico

- Cirugía tubárica, como la esterilización.
- Infección posparto o postaborto.
- Enfermedad inflamatoria pélvica.
- Endometriosis (en la que el tejido endometrial se deposita fuera del útero).
- Embarazo ectópico anterior.

Cuadro 20.6 Síntomas de una rotura tubárica

- Dolor intenso repentino.
- Hemorragia vaginal.
- Dolor irradiado al hombro izquierdo, producido por la irritación del diafragma por sangre en la cavidad peritoneal.
- Palidez y signos de shock y hemorragia.
- Distensión abdominal por la hemorragia.

desenlace u ofrecer la oportunidad de reunirse con un consejero en una fecha posterior. Sin embargo, la enfermera debe saber que las mujeres reaccionarán de manera diferente a esta angustiosa experiencia y debe respetar a la mujer si no desea hablar sobre sus sentimientos en ese momento.

Consejos para el alta específicos

Las relaciones sexuales se pueden reanudar una vez que se haya detenido la hemorragia. Probablemente sea aconsejable que la pareja espere hasta que se hayan producido una o dos reglas normales antes de intentar otro embarazo. La pareja también puede encontrar útil ponerse en contacto con la Miscarriage Association (v. «Recursos», más adelante).

Tratamiento de cánceres ginecológicos

La asistencia a pacientes con cáncer ha sido una prioridad cada vez mayor para el gobierno británico en los últimos años. El sistema de derivación rápida fue iniciado como parte del NHS Cancer Plan (NHS, 2000), según el cual cualquier paciente con sospecha de padecer un cáncer debe ser atendido en un plazo de 14 días. Las mujeres con cánceres infrecuentes, por ejemplo, cáncer de ovario, trompas de Falopio y vulva, son remitidas a centros oncológicos, que pueden estar lejos del domicilio de la paciente, donde equipos interdisciplinarios han creado y mantenido las habilidades y los conocimientos y experiencia necesarios.

La histerectomía total y la ovariosalpingectomía bilateral son el tratamiento de elección para las mujeres con cáncer de endometrio. Esto se logra cada vez más mediante el abordaje laparoscópico o asistido por robot. Los ganglios linfáticos pélvicos también pueden ser extirpados al mismo tiempo. Para asegurarse de que el tumor esté limitado al endometrio se lleva a cabo una RM preoperatoria del abdomen y la pelvis. Para la enfermedad en estadio IC y la enfermedad más avanzada, la cirugía va seguida de sesiones de tratamiento de radioterapia complementaria, que puede administrarse a nivel externo o interno. La tabla 20.4 muestra los estadios del cáncer de endometrio. Si la mujer padece una forma invasiva de cáncer de endometrio, por ejemplo, un tumor papilar seroso o de células claras, también se le puede administrar quimioterapia junto con radioterapia postoperatoria. Si la enfermedad es inoperable, se administra radioterapia paliativa para detener la hemorragia.

Una histerectomía radical o de Wertheim es una histerectomía ampliada en la que se extirpan el útero, las trompas de Falopio, el tejido parametrial contiguo, los ganglios linfáticos pélvicos y el tercio superior de la vagina. Se suele llevar a cabo para el cáncer de cuello uterino inicial, hasta el estadio IB2. Según la edad de la mujer, también se pueden extirpar los ovarios. Si la mujer es más joven y desea conservar su fecundidad, se lleva a cabo una operación para extirpar el cuello uterino, pero conservar el útero. Esta técnica se llama cervicectomía uterina. Al mismo tiempo se coloca un cerclaje cervical para permitir la menstruación, pero en el caso de una futura concepción será necesaria una cesárea.

La tabla 20.5 muestra la clasificación de la International Federation of Gynaecology and Obstetrics (FIGO) para la estadificación del cáncer de cuello uterino. Para el cáncer de cuello uterino en estadio IIA-IV más avanzado, el tratamiento puede ser quimioterapia junto con radioterapia externa y radioterapia interna, según la función renal y el estado físico general de la mujer.

En el Reino Unido, el cáncer de ovario es la principal causa de muerte por cáncer ginecológico. Se sospecha que esto se debe a que las pacientes a menudo acuden en un estadio avanzado, ya que, a diferencia del cáncer de cuello uterino, no existe un sistema de cribado y la aparición de los síntomas suele ser gradual. La incidencia de cáncer de ovario está aumentando, con un riesgo de por vida de alrededor del 2% en Inglaterra y Gales (NICE, 2011). Existe un fuerte vínculo genético, son hereditarios aproximadamente el 20% de los cánceres epiteliales de ovario (el tipo más frecuente) (RCOG, 2015a).

El tratamiento quirúrgico de las mujeres a las que se les diagnostica un cáncer de ovario dependerá del alcance de la enfermedad. Una TC del abdomen y la pelvis lo determinará. Si está indicada la cirugía, se realiza una laparotomía con histerectomía abdominal total, ovariosalpingectomía bilateral, lavados peritoneales, exéresis de ganglios linfáticos pélvicos y epiplectomía, ya que el objetivo es lograr una eliminación macroscópica completa.

La quimioterapia se utiliza junto con las opciones de tratamiento quirúrgico. Para la enfermedad avanzada se suele administrar un ciclo de quimioterapia en el postoperatorio. La quimioterapia se puede administrar como tratamiento de inducción si la enfermedad está demasiado avanzada para el tratamiento quirúrgico. A continuación se realiza una TC del abdomen y la pelvis a la mitad de la quimioterapia para determinar si la enfermedad se ha reducido lo suficiente como para realizar una cirugía citorreductora de intervención. Posteriormente se administra más quimioterapia.

Para las mujeres más jóvenes con enfermedad en estadio inicial, el objetivo es proporcionar un diagnóstico y, si es posible, se conservan el ovario restante, las trompas de Falopio, el útero y el cuello uterino para la futura fecundidad. Por desgracia, esto no siempre es posible y la mujer puede necesitar más apoyo y asesoramiento para adaptarse tanto al diagnóstico como a las consecuencias del tratamiento.

El cáncer de ovario es percibido como una enfermedad crónica, ya que tiende a recidivar. Cuanto más tiempo pase una persona entre un tratamiento y el siguiente, mejor. Si la enfermedad recidiva, puede proporcionarse más cirugía para eliminar la recidiva o más quimioterapia con diferentes medicamentos antineoplásicos. En ocasiones, si una mujer presenta una recidiva dentro de la pelvis, también puede recibir radioterapia. Dada la morbilidad relativamente alta de esta enfermedad, las enfermeras especialistas en oncología son fundamentales para proporcionar apoyo tanto a las pacientes como a sus familiares.

Tabla 20.4 Estadificación del cáncer endometrial y los sarcomas uterinos de la International Federation of Gynaecology and Obstetrics (FIGO)

Estadio	Descripción
Carcinoma de endometrio	
Ia	Tumor limitado al útero, sin invasión miometrial o < {1/2}
Ib	Tumor limitado al útero, invasión miometrial > {1/2}
II	Invasión estromal cervicouterina, pero no más allá del útero
IIIa	El tumor invade la serosa o los anexos uterinos
IIIb	Afectación vaginal y/o parametrial
IIIc1	Afectación de los ganglios pélvicos
IIIc2	Afectación paraaórtica
IVa	Invasión tumoral de la vejiga y/o de la mucosa intestinal
IVb	Metástasis a distancia, incluidas metástasis abdominales y/o ganglios linfáticos inguinales
Sarcomas uterinos (leiomiosarcoma, sarcoma estromal endometrial y adenosarcoma)	
Ia	Tumor limitado al útero < 5 cm
Ib	Tumor limitado al útero > 5 cm
IIa	El tumor se extiende a la pelvis, afectación de los anexos uterinos
IIb	El tumor se extiende a otro tejido pélvico uterino
IIIa	El tumor invade los tejidos abdominales, un sitio
IIIb	Más de un sitio
IIIc	Metástasis a los ganglios linfáticos pélvicos y/o paraaórticos
IVa	El tumor invade la vejiga y/o el recto
IVb	Metástasis a distancia
El estadio I del adenosarcoma difiere de otros sarcomas uterinos	
Ia	Tumor limitado al endometrio/endocérvix
Ib	Invasión a < {1/2} del miometrio
Ic	Invasión a > {1/2} del miometrio

Fuente: BGCS Uterine Cancer Guidelines: Recommendations for Practice (2017). Basada en la FIGO Classification de Pecorelli (2009).

Vulvectomía

El cáncer de vulva representa aproximadamente el 3% de todos los cánceres ginecológicos (Lai et al., 2014). Se suele observar en mujeres mayores de 70 años, aunque se ve un número cada vez mayor de mujeres más jóvenes con cáncer de vulva, debido a los efectos del virus del papiloma humano (VPH). Los factores predisponentes que pueden contribuir al cáncer de vulva son la neoplasia intraepitelial vulvar (NIV 3, una afección precancerosa), el liquen escleroso, las verrugas genitales, el tabaquismo y múltiples parejas sexuales. El tipo histológico más frecuente es el carcinoma epidermoide, que representa el 90% de todos los cánceres de vulva. Los primeros signos son prurito o irritación, dolor, ardor, inflamación, hemorragia, una úlcera o un bulto. También pueden existir cambios de color en la zona afectada. A menudo, las mujeres mayores se muestran reacias a buscar ayuda médica debido a la vergüenza; en consecuencia, el cáncer puede encontrarse en un estado avanzado en el momento de la primera consulta.

Extirpación local amplia

Las anomalías vulvares precancerosas como el liquen escleroso y la NIV 3, junto con los estadios iniciales del cáncer de vulva, es decir, los tumores con una profundidad de menos de 1 mm, pueden ser tratadas mediante cirugía que implica una extirpación local amplia. El objetivo es eliminar el tejido anómalo junto con un margen mínimo de 1 cm de tejido sano. La cirugía adicional depende del tamaño y la profundidad del tumor y también puede requerir la extirpación de los ganglios linfáticos inguinales en uno (unilateral) o ambos lados (bilateral). Muchas mujeres con NIV 3 presentan una enfermedad multifocal, lo que significa episodios repetidos de cirugía para tratar de controlar la enfermedad.

Vulvectomía radical

Para el cáncer invasivo de vulva se realiza una vulvectomía radical. En el pasado, el tejido vulvar se extirpaba *en bloque*

Tabla 20.5 **Clasificación del cáncer de cuello uterino de la International Federation of Gynaecology and Obstetrics (FIGO)**

Estadio	Descripción
I	El carcinoma se encuentra estrictamente limitado al cuello uterino (debería descartarse la extensión al cuerpo uterino)
IA	Carcinoma invasivo que solo puede ser diagnosticado mediante microscopia, con una profundidad máxima de invasión < 5 mm[a]
IA1	Invasión estromal medida < 3 mm de profundidad
IA2	Invasión estromal medida ≥ 3 mm y < 5 mm de profundidad
IB	Carcinoma invasivo con invasión más profunda medida ≥ 5 mm (mayor que en el estadio IA), lesión limitada al cuello uterino[b]
IB1	Carcinoma invasivo ≥ 5 mm de profundidad de invasión estromal y < 2 cm en su mayor dimensión
IB2	Carcinoma invasivo ≥ 2 cm y < 4 cm en su mayor dimensión
IB3	Carcinoma invasivo ≥ 4 cm en su mayor dimensión
II	El carcinoma invade más allá del útero, pero no se ha extendido al tercio inferior de la vagina ni a la pared pélvica
IIA	Afectación limitada a los dos tercios superiores de la vagina sin afectación parametrial
IIA1	Carcinoma invasivo < 4 cm en su mayor dimensión
IIA2	Carcinoma invasivo ≥ 4 cm en su mayor dimensión
IIB	Con afectación parametrial, pero sin llegar hasta la pared pélvica
III	El carcinoma afecta el tercio inferior de la vagina y/o se extiende a la pared pélvica y/o provoca hidronefrosis o un riñón no funcionante y/o afecta a los ganglios linfáticos pélvicos y/o paraaórticos[c]
IIIA	El carcinoma afecta al tercio inferior de la vagina, sin extensión a la pared pélvica
IIIB	Extensión a la pared pélvica y/o hidronefrosis o riñón no funcionante (a menos que se sepa que se debe a otra causa)
IIIC	Afectación de los ganglios linfáticos pélvicos y/o paraaórticos, con independencia del tamaño y la extensión del tumor (con anotaciones r y p)[c]
IIIC1	Solo metástasis en los ganglios linfáticos pélvicos
IIIC2	Metástasis en ganglios linfáticos paraaórticos
IV	El carcinoma se ha extendido más allá de la pelvis verdadera o ha afectado (comprobado por biopsia) a la mucosa de la vejiga o el recto. (Un edema bulloso, como tal, no permite asignar un caso al estadio IV)
IVA	Diseminación a los órganos pélvicos contiguos
IVB	Diseminación a órganos distantes

En caso de duda, se debería asignar la estadificación más baja.

[a]En todos los estadios, para complementar las manifestaciones clínicas con respecto al tamaño y extensión del tumor, se pueden utilizar pruebas de imagen y anatomía patológica, cuando estén disponibles.

[b]La afectación de los espacios vasculares/linfáticos no cambia la estadificación. Ya no se tiene en cuenta la extensión lateral de la lesión.

[c]Añadir la anotación de r (prueba de imagen) y p (anatomía patológica) para indicar los signos que se utilizan para asignar el caso al estadio IIIC. Ejemplo: si las pruebas de imagen indican metástasis en los ganglios linfáticos pélvicos, la asignación de estadio sería el estadio IIIC1r y, si los datos anatomopatológicos lo confirman, sería el estadio IIIC1p. Siempre se debería registrar el tipo de modalidad de imagen o técnica anatomopatológica utilizada.

Fuente: Bhatla et al. (2018).

en una sola pieza. Sin embargo, esta intervención se asoció con una morbilidad importante y puede tener una considerable repercusión sobre la calidad de vida de la paciente (Lai et al., 2014). Para reducir este problema, en la década de 1980 se introdujo una técnica de triple incisión. Se trata de la extirpación de la lesión vulvar, junto con los ganglios inguinales y femorales izquierdos y derechos. En algunos casos también se extirpan el extremo terminal de la uretra y el clítoris. El grado de cirugía depende de la situación y del alcance de la lesión primaria, y el cirujano planificará para llevar a cabo el tratamiento, pero reduciendo la morbilidad y las complicaciones postoperatorias. Sin embargo, si es necesario extirpar una gran área de piel, es posible que se requiera un injerto de piel del muslo o del abdomen. Las estadísticas sobre este asunto varían mucho entre los estudios, pero el consenso es que las heridas de vulvectomía están sometidas a una enorme tensión y presentan un riesgo muy alto de dehiscencia o infección de la herida (BGCS y RCOG, 2014; Iavazzo y Gkegkes, 2017).

Asistencia preoperatoria

La asistencia preoperatoria será la misma que para cualquier cirugía ginecológica mayor, pero obviamente resulta fundamental que las mujeres y sus parejas reciban una explicación completa de la operación y sus consecuencias. En el momento del ingreso, tanto las enfermeras especializadas como las de planta deben participar en el cuidado de la mujer. Se debería realizar una evaluación y una anamnesis sexual completa. Las mujeres pueden tener dificultades para aceptar los efectos mutiladores que tendrá la cirugía, y será necesario dedicar un tiempo considerable antes de la operación para conversar con toda la familia. También puede resultar útil dibujar esquemas del área que será extirpada.

Si es posible, inicialmente existen ventajas de asistir a una mujer sometida a vulvectomía en una habitación individual, dada la intimidad y los cuidados intensivos de enfermería necesarios. Sin embargo, si una mujer prefiere estar con otras pacientes, se debería organizar.

Deberían medirse y adaptarse las medias antiembólicas, ya que la movilidad se verá afectada por el dolor y los vendajes voluminosos. Estas pacientes son a menudo ancianas y se les debería enseñar ejercicios de respiración profunda y piernas antes de la cirugía, para reducir los riesgos de TVP. También se recetará heparina subcutánea, como para todas las pacientes sometidas a cirugía mayor.

Es posible que sea necesario un afeitado antes de la cirugía. Sin embargo, la mayoría de los datos indican que esta medida resulta más beneficiosa si se completa inmediatamente antes de la cirugía.

Asistencia postoperatoria

Después de la operación serán necesarios analgésicos opioides, ya sea mediante ACP, bombas de infusión o inyecciones, o se puede administrar anestesia epidural. Será necesaria la rehidratación por vía intravenosa, ya que la pérdida de líquidos puede ser considerable durante esta complicada operación. Tras la somnolencia y las náuseas iniciales, se puede reanudar poco a poco la ingesta de líquidos y alimentos. Para evitar deposiciones voluminosas y esfuerzos de defecación, es necesaria una alimentación con bajo contenido en fibra.

Se colocará una sonda uretral (Foley) y permanecerá *in situ* mientras se produce la cicatrización. Si se extirpa el extremo terminal de la uretra, las mujeres pueden encontrar que la orina ya no fluye en un chorro constante, por lo que es necesario que se les enseñe a ponerse en cuclillas e inclinarse ligeramente para evitar mojarse las piernas o el suelo.

Para evitar la formación de linfoquistes si se han extirpado los ganglios linfáticos inguinales se colocan dos drenajes (uno en cada ingle). La cantidad de drenaje linfático debe medirse diariamente y los drenajes se retiran una vez que el drenaje es inferior a 50 ml al día. El cuidado de las heridas varía entre los diferentes servicios y parece existir muy poca investigación publicada que recomiende el mejor abordaje. A menudo, el personal de enfermería toma la iniciativa a la hora de determinar el tratamiento más apropiado de la herida, según el fundamento de promover la cicatrización y reducir la dehiscencia de la herida, que se ha asociado con esta cirugía en el pasado. Tras el baño o la ducha se puede secar la zona completamente con un secador de pelo. Sin embargo, si existe alguna infección, esta práctica no es apropiada ya que el secador de pelo puede expulsar microorganismos a la atmósfera. En algunos hospitales, las mujeres regresan al quirófano para recibir una anestesia ligera antes de retirar las suturas, o se usa analgesia por inhalación como el óxido nitroso. La cirugía que implica la extirpación de tejido linfático puede provocar un linfoedema de las extremidades inferiores, con lo cual la linfa no puede drenar correctamente y se acumula en el tejido intersticial. Se deben ofrecer consejos sobre el cuidado de la piel, ya que es imprescindible mantener la piel tersa e hidratada. Se debe tener especial atención en el cuidado de las piernas; por ejemplo, se debe prestar atención al cortar las uñas de los pies, para prevenir cualquier infección, y se debería evitar el afeitado de piernas. También se puede hacer una derivación a una enfermera especialista en linfoedema para un tratamiento adicional y ajuste de medias de compresión.

Alteración de la imagen corporal

Todas las mujeres sometidas a cirugía vulvar pueden sufrir una alteración de la imagen corporal y necesitar asistencia psicológicamente sensible (Lai et al., 2014). Las mujeres pueden tener dificultades para mirar su nuevo aspecto alterado, y es aconsejable que intenten hacerlo antes de irse a casa. Muchas mujeres de este grupo de edad no están acostumbradas a mirar «hacia abajo», por lo que es necesaria una comunicación sensible. Si es posible, la mujer debería mirar con la ayuda de un espejo, en su tiempo propio, pero con su enfermera presente si lo prefiere. Puede ser mejor esperar hasta que se quiten las grapas o suturas, ya que pueden hacer que las cicatrices parezcan peores. A muchas mujeres les resulta difícil visualizar qué aspecto tendrá la cicatriz. Debido a la naturaleza grasa y elástica de la piel vulvar, se puede estirar la piel restante para dejar una cicatriz muy limpia. Se debe advertir a las mujeres que, dado que se han extirpado los labios, la abertura de la vagina será más visible. Si se ha extirpado el clítoris, el área ahora será piel plana, sin los pliegues habituales de la vulva. Además, si se han extirpado los ganglios linfáticos, la ingle puede notarse tirante al principio. Muchas mujeres se sienten incapaces de hablar sobre su diagnóstico y tratamiento con familiares y amigos y pueden beneficiarse de psicoterapia para reducir el impacto de las consecuencias postoperatorias sobre su estilo de vida, imagen corporal y autoestima.

Consejos para el alta

Desde el momento de la valoración preoperatoria resulta fundamental la planificación del alta. La Vulva Awareness Campaign Organisation (VACO), un grupo específico de apoyo para pacientes con vulvectomía, puede ayudar a las mujeres a sentir que no son las únicas con esta enfermedad. Los datos de contacto de VACO se encuentran en el apartado «Recursos», más adelante. En general, se deberían ofrecer consejos de alta similares a los de las pacientes que han sido sometidas a una cirugía ginecológica mayor.

Asesoramiento sexual

Es fundamental que, antes del alta, se comente cualquier inquietud sexual que pueda tener la pareja. Las repercusiones psicosexuales de la vulvectomía son de suma importancia, ya que los genitales están íntimamente asociados con la sexualidad, la imagen corporal, la identidad sexual y la calidad de vida general de una mujer.

Es probable que la extirpación del clítoris reduzca en gran medida la sensibilidad, y algunos estudios observaron la pérdida del orgasmo. El tejido cicatrizado en la abertura vaginal restante puede ser insensible a la penetración, y también puede producirse una pérdida de sensibilidad en el área genital con entumecimiento persistente y pérdida de la libido (Aerts et al., 2014).

Se debería recomendar a una mujer que ha sido sometida a una vulvectomía que puede reanudar las relaciones sexuales cuando se sienta preparada, probablemente de 4 a 12 semanas después de la cirugía. Se debería aconsejar a las parejas que compensen la pérdida de la sensibilidad perineal explorando otras zonas eróticas, es decir, mamas, glúteos, muslos. Debe recordarse que las parejas pueden necesitar consejos e información explícitos en lugar de vagas generalizaciones sobre el coito, ya que las experiencias sexuales de las personas varían enormemente. Aunque las enfermeras pueden o no lograr un análisis detallado, como las posiciones alternativas recomendadas para hacer el amor, según su experiencia y conocimientos personales y su grado de comodidad, es importante no descuidar el tema de la alteración de la sexualidad de la paciente. En tales circunstancias, deberían participar enfermeras especializadas en oncología.

Estudio de caso 20.3

La Sra. Jones es una mujer casada de 70 años que ha sido sometida a una vulvectomía después de ser diagnosticada de un carcinoma epidermoide de la vulva. Actualmente se encuentra en el primer día postoperatorio, pero le preocupa el aspecto de la herida y la posibilidad de una infección.

Preguntas para reflexionar

¿Cómo puede la información proporcionada a la paciente por parte del profesional sanitario favorecer una cicatrización eficaz de las heridas? ¿Cómo podrían influir la cirugía y los cuidados postoperatorios en la idea que la Sra. Jones tiene de sí misma y de su sexualidad?

Exenteración pélvica total

La exenteración pélvica total es una operación importante que puede plantearse tras la recidiva de un cáncer de cuello uterino o, más raramente, del endometrio. Se lleva a cabo si una RM del abdomen y la pelvis y una TC del tórax han descartado la existencia de cualquier enfermedad metastásica en otras partes del cuerpo. También se puede utilizar una tomografía por emisión de positrones (PET). La cirugía implica la extirpación del recto y colon sigmoide de la porción distal, la vejiga urinaria, todos los órganos genitales y todo el suelo pélvico, y requiere la creación de una urostomía y una colostomía sigmoidea. La reconstrucción vaginal se puede realizar en el momento de la operación o en una fecha posterior.

La posibilidad de curación conlleva un gran sacrificio por parte de la paciente. Existen múltiples posibles complicaciones de la cirugía (Petruzziello et al., 2014). La posible supervivencia implica la creación de dos estomas, con la pérdida de la vagina y, por tanto, provoca una drástica alteración de la imagen corporal, el amor propio y la sexualidad. Desde el momento en que se planifica la cirugía, resulta fundamental un abordaje interdisciplinario para la asistencia de estas mujeres, que incluya una evaluación por parte de un psiquiatra o un psicólogo clínico. En la cirugía participan especialistas en ginecología, oncología, urología y cirugía colorrectal, junto con un anestesista. Tras la cirugía, la mujer es atendida en una cama de cuidados intensivos/cuidados intermedios. Las enfermeras especializadas participan a la hora de enseñar a la mujer a cuidar sus estomas, junto con el apoyo de dietistas, fisioterapeutas y terapeutas ocupacionales.

Los objetivos docentes de la enfermera son, entre otros, la formación de la paciente con respecto a la anatomía y los cambios que se producirán como consecuencia de la cirugía. Al comentar los desenlaces de la cirugía, la enfermera también anima a la paciente a expresar sus sentimientos sobre las inminentes alteraciones de la imagen corporal y las funciones evacuativa y sexual.

Conclusión

Debido a los constantes avances en la salud de la mujer, ha resultado imposible hablar sobre cada operación ginecológica. Sin embargo, se espera que este capítulo haya proporcionado una descripción general sencilla de la cirugía ginecológica y una comprensión de los aspectos psicológicos de la asistencia. Los conflictos pueden aparecer en las plantas de ginecología donde algunas de las mujeres están deseando un embarazo, mientras que otras están abortando.

Aunque muchas de estas operaciones son consideradas por el personal sanitario, siempre debería recordarse que, para cada mujer individual, la cirugía en una parte íntima del cuerpo puede ser un acontecimiento vital importante. A menudo se olvidan las inquietudes sexuales de las mujeres, pero deberían ser un asunto primordial de la asistencia. Esto permitirá que la mujer se recupere por completo. Es responsabilidad del profesional sanitario preguntarle a la mujer sobre sus inquietudes específicas en lugar de esperar a que las ofrezca como temas de conversación, y siempre se debe mantener la dignidad y el respeto.

RESUMEN DE PUNTOS CLAVE

- La cirugía ginecológica es un área sumamente sensible, y esto debería ser tenido en cuenta a la hora de asistir a pacientes, y sus parejas, que son sometidas a cualquier forma de exploraciones complementarias y/o cirugía ginecológica.
- Los profesionales sanitarios deben conocer los efectos psicológicos y la sexualidad relacionada que rodean la cirugía ginecológica.
- El concepto que tiene una mujer de su imagen corporal, su papel como mujer y madre, su sexualidad y su relación con su pareja pueden verse amenazados tras una cirugía ginecológica.
- Durante el proceso de evaluación se deberían obtener los antecedentes médicos, sociales, obstétricos y ginecológicos generales.
- El profesional sanitario debería proporcionar un entorno en el que la mujer y su pareja puedan hablar sobre cualquier cuestión sexual.
- El objetivo principal de la enfermería ginecológica es ayudar a la mujer a ser independiente y autosuficiente después de su cirugía.
- En todo momento el profesional sanitario debe mantener una actitud sensible y sin introducir juicios de valor.

PUNTOS DE APRENDIZAJE PARA LA REFLEXIÓN

Tras haber leído este capítulo, piense en lo que sabe ahora y en lo que aún necesita averiguar. Estas preguntas pueden ser de ayuda:

- ¿Qué áreas clave debe abordar la enfermera antes de la operación con la mujer (y si corresponde con su familia) para ayudar a aliviar la ansiedad preoperatoria?
- ¿Cómo podría asegurarse de que la asistencia que ofrece a las mujeres no introduce juicios de valor?
- Resuma los aspectos biofísicos, psicosociales y culturales de la asistencia que deben proporcionarse a las mujeres con afecciones ginecológicas o afines.

Dedicatoria

Este capítulo está dedicado a la memoria de Sarah Moore (de soltera McAllister), paciente y amiga que perdió su batalla contra el cáncer de cuello uterino en el Boxing Day (el día después de Navidad) de 2018, a los 37 años. Nunca hubo un ejemplo más conmovedor de la importancia de reconocer a la persona detrás de cada enfermedad. Nunca olvide que detrás de cada paciente hay una persona.

Recursos

Antenatal Results and Choices
Tel.: 0845 077 2290 o 0207 713 7486 a través del teléfono móvil
https://www.arc-uk.org/
Association for Continence Advice
Tel.: +44 (0) 1506 811077
Correo electrónico: aca@fitwise.co.uk
www.aca.uk.com
British Society of Urogynaecology
Tel.: 020 7772 6211
Correo electrónico: bsug@rcog.org.uk
bsug.org.uk
Bladder and Bowel Community
Tel.: 01926 357220
Correo electrónico: help@bladderandbowel.org
www.bladderandbowel.org
British Gynaecological Cancer Society
Correo electrónico: administrator@bgcs.org
bgcs.org.uk
British Menopause Society
Tel.: 01628 890199
thebms.org.uk

Cancer Research UK
Tel. (consultas generales): 0300 123 1022
Tel. (consultas relacionadas con el cáncer): 0808 800 4040
www.cancerresearchuk.org/about-cancer/womens-cancer
Fertility Network UK
info@fertilitynetworkuk.org
Tel.: 01424 732361
fertilitynetworkuk.org/about
Hysterectomy Association
healthyhappywoman.co.uk/hysterectomy-information
Miscarriage Association
Tel.: 01924 200799
Correo electrónico: info@miscarriageassociation.org.uk
www.miscarriageassociation.org.uk
National Association for Premenstrual Syndrome (NAPS)
Tel.: 0844 8157311
Correo electrónico: contact@pms.org.uk
www.pms.org.uk
National Endometriosis Society
Tel.: 020 7222 2781
endometriosis-uk.org
National Osteoporosis Society
Tel. (consultas generales): 01761 471 771
Tel. (servicio telefónico de información): 0808 800 0035
www.nos.org.uk
Royal College of Obstetricians and Gynaecologists
Tel.: 020 7772 6200
www.rcog.org.uk
Sands (Stillbirth and Neonatal Death Charity)
Tel.: 020 7436 7940
Servicio telefónico de información: 0808 164 3332
Correo electrónico: helpline@sands.org.uk
www.sands.org.uk
VACO (Vulva Awareness Campaign Organisation)
www.vaco.co.uk

Bibliografía

Aarts, J. W. M., Nieboer, T. E., Johnson, N., Tavender, E., Garry, R., Mol, B. J., et al. (2015). Surgical approach to hysterectomy for benign gynaecological diseases. *Cochrane Database, 8*, Article CD003677.

Aerts, L., Enzlin, P., Verhaeghe, J., Vergote, I., & Amant, F. (2014). Psychologic, relational, and sexual functioning in women after surgical treatment of vulvar malignancy: a prospective controlled study. *International Journal of Gynecological Cancer, 24*(2), 372–380.

American Society of Anesthesiologists Task Force on Postanesthetic Care, Apfelbaum, J. L., Silverstein, J. H., Chung, F. F., Connis, R. T., Fillmore, R. B., et al. (2013). Practice guidelines for postanesthetic care: an updated report by the American Society of Anesthesiologists Task Force on Postanesthetic Care. *Anesthesiology, 118*(2), 291–307.

Asher, R., Obermair, A., Franzcog, C. G. O., Monika, J., & Gebski, V. (2018). Disease-free and survival outcomes for total laparoscopic hysterectomy compared with total abdominal hysterectomy in early-stage endometrial carcinoma: a meta-analysis. *International Journal of Gynecological Cancer, 28*(3), 529–538.

Allison, J., & George, M. (2014). Using preoperative assessment and patient instruction to improve patient safety. *Association of Operating Room Nurses, 99*(3), 364–375.

American Society of Anesthesiologists (ASA). (2017). Practice guidelines for preoperative fasting and the use of pharmacologic agents to reduce the risk of pulmonary aspiration: application to healthy patients undergoing elective procedures: an updated report by the American Society of Anesthesiologists Task Force on Preoperative Fasting and the Use of Pharmacologic Agents to Reduce the Risk of Pulmonary Aspiration. *Anesthesiology, 126*(3), 376–393.

Bhatla, N., Aoki, D., Sharma, D. N., & Sankaranarayanan, R. (2018). FIGO Cancer Report 2018. Cancer of the Cervix Uteri. *International Journal of Gynecology and Obstetrics, 143*(S2), 22–36.

British Gynaecological Cancer Society (BGCS) & Royal College of Obstetricians and Gynaecologists (RCOG). (2014). *Guidelines for the diagnosis and management of vulval carcinoma*. London: BGCS/RCOG.

Clark, T. J., & Gupta, J. K. (2005). *Handbook of outpatient hysteroscopy*. London: Hodder.

Cleary, V., Hegarty, J., & McCarthy, G. (2013). How a diagnosis of gynaecological cancer affects women's sexuality. *Cancer Nursing Practice, 12*(1), 32–37.

Dimond, B. (2011). *Legal Aspects of Nursing* (6th ed.). Harlow: Pearson Education Ltd.

Durnell Schuiling, K., & Likis, F. (2017). *Women's Gynecologic Health* (3rd ed.). Burlington, MA: Jones and Bartlett Learning.

Dyer, C. (2018). UK women launch legal action against Bayer over Essure sterilisation device. *British Medical Journal, 360*, k271.

Elson, C. J., Salim, R., Potdar, N., Chetty, M., Ross, J. A., & Kirk, E. J. (2016). Diagnosis and management of ectopic pregnancy. *BJOG, 123*, e15–e55.

Erickson, B. K., Conner, M. G., & Landen, C. N. (2013). The role of the fallopian tube in the origin of ovarian cancer. *American Journal of Obstetrics and Gynecology, 209*(5), 409–414.

Food and Drug Administration. (2018). *Essure permanent birth control*. Available at: <www.fda.gov/medical-devices/implants-and-prosthetics/essure-permanent-birth-control>.

Fritzer, N., Haas, D., Oppelt, P., Renner, S., Hornung, D., Wölfler, M., et al. (2013). More than just bad sex: sexual dysfunction and distress in patients with endometriosis. *European Journal of Obstetrics & Gynecology and Reproductive Biology, 169*(2), 392–396.

Galaal, K., Donkers, H., Bryant, A., & Lopes, A. D. (2018). Laparoscopy versus laparotomy for the management of early stage endometrial cancer. *Cochrane Database of Systematic Reviews, 10*.

Gray, C. E., Baruah-Young, J., & Payne, C. J. (2015). Preoperative assessment in patients presenting for elective surgery. *Anaesthesia and Intensive Care Medicine, 16*(9), 425–430.

Iavazzo, C., & Gkegkes, I. D. (2017). Vulvar cancer and post-vulvectomy complications. In M. A. Farage, & H. I. Maibach (Eds.), *The vulva: Physiology and clinical management*. Boca Raton: CRC Press.

Irwin, D. E., Kopp, Z. S., Agatep, B., Milsom, I., & Abrams, P. (2011). Worldwide prevalence estimates of lower urinary tract symptoms, overactive bladder, urinary incontinence and bladder outlet obstruction. *BJU International, 108*(7), 1132–1138.

Kyle, E. B., Maheux-Lacroix, S., Boutin, A., Laberge, P. Y., & Lemyre, M. (2016). Low vs standard pressures in gynecologic laparoscopy: a systematic review. *Journal of the Society of Laparoendoscopic Surgeons, 20*(1).

Lai, J., Elleray, R., Nordin, A., Hirschowitz, L., Rous, B., Gildea, C., et al. (2014). Vulval cancer incidence, mortality and survival in England: age-related trends. *BJOG: An International Journal of Obstetrics and Gynaecology, 121*(6), 729–739.

Lethaby, A., Mukhopadhyay, A., & Naik, R. (2012). Total versus subtotal hysterectomy for benign gynaecological conditions. *Cochrane Database of Systematic Reviews, 4*, Article CD004993.

Liu, H., Lawrie, T. A., Lu, D., Song, H., Wang, L., & Shi, G. (2014). Robot-assisted surgery in gynaecology. *Cochrane Database of Systematic Reviews, 12*, Article CD011422.

Janssen, S. M., & Lagro-Janssen, A. L. M. (2012). Physician's gender, communication style, patient preferences and patient satisfaction in gynecology and obstetrics: A systematic review. *Patient Education and Counseling, 89*(2012), 221–226.

Jepson, R. G., Williams, G., & Craig, J. C. (2012). Cranberries for preventing urinary tract infections. *Cochrane Database of Systematic Reviews, 10*, Article CD001321.

Johnson, N. P., Hummelshoj, L., Adamson, G. D., Keckstein, J., Taylor, H. S., Abrao, M. S., et al. (2017). World Endometriosis Society consensus on the classification of endometriosis. *Human Reproduction, 32*(2), 314–322.

Joint Committee on Vaccination and Immunization. (2018). *Statement on HPV vaccination*. Available at: <assets.publishing.service.gov.uk/government/uploads/system/uploads/attachment_data/file/726319/JCVI_Statement_on_HPV_vaccination_2018.pdf>.

Maclaran, K., Agarwal, N., & Odejimi, F. (2016). Perioperative outcomes in laparoscopic hysterectomy: identifying surgical risk factors. *Gynecology Surgery, 13*, 75–82.

Manodoro, S., Werbrouck, E., Veldman, J., Haest, K., Corona, R., Claerhout, F., et al. (2011). Laparoscopic sacrocolpopexy. Facts, Views and Vision in Obstetrics. *Gynaecology and Reproductive Health, 3*(3), 151–158.

McDonald, R. (2015). Enhanced recovery clinical education programme improves quality of post-operative care. *BMJ Quality Improvement Reports*. Available at: <bmjopenquality.bmj.com/content/4/1/u208370.w3387>.

Murkhopadhaya, N., & Manyonda, I. T. (2013). The hysterectomy story in the United Kingdom. *Journal of Midlife Health, 4*(1), 40–41.

Muto, M. G., Goff, B., & Falk, S. J. (2017). Risk-reducing bilateral salpingo-oophorectomy in women at high risk of epithelial ovarian and fallopian tubal cancer. *UpToDate*. Available at: <www.uptodate.com/contents/risk-reducing-bilateral-salpingo-oophorectomy-in-women-at-high-risk-of-epithelial-ovarian-and-fallopian-tubal-cancer>.

National Institute of Health and Care Excellence (NICE). (2010). *Laparoscopic hysterectomy (including laparoscopic total hysterectomy and laparoscopically assisted vaginal hysterectomy) for endometrial cancer: Interventional procedures guidance*. London: NICE.

National Institute of Health and Care Excellence (NICE). (2011). *Ovarian cancer: recognition and initial management*. London: NICE Clinical guideline [CG122].

National Institute of Health and Care Excellence (NICE). (2012). *Ectopic pregnancy and miscarriage: diagnosis and initial management*. London: NICE Clinical guideline [CG154].

National Institute for Health and Care Excellence (NICE). (2015). *Urinary incontinence in women: Management*. London: NICE [CG17].

National Institute for Health and Care Excellence (NICE). (2016). *Routine preoperative tests for elective surgery*. London: NICE [NG45].

National Institute for Health and Care Excellence (NICE). (2017). *Endometrosis diagnosis and management*. London: NICE [NG73].

National Institute for Health and Care Excellence (NICE). (2018). *Heavy menstrual bleeding: assessment and management*. London: NICE NICE guideline [NG88].

National Institute for Health and Care Excellence (NICE). (2018). *Venous thromboembolism in over 16s: reducing the risk of hospital-acquired deep vein thrombosis or pulmonary embolism*. London: NICE NICE guideline [NG89].

Nelson, G., Altman, D., Nick, A., Meyer, L. A., Ramirez, P. T., Acheson, N., et al. (2016). Guidelines for Postoperative Care in Gynaecologic/Oncology Surgery: Enhanced Recovery after Surgery (ERAS). Society Recommendations – Part 2. *Gynecologic Oncology, 140*(2), 323–332.

Newman, D. K., & Wilson, M. M. (2011). Review of intermittent catheterization and current best practices. *Urologic Nursing, 31*(1), 12–29.

NHS. (2000). *The NHS Cancer Plan: a plan for investment, a plan for reform*. London: Department of Health.

NHS Cervical Screening Programme. (2016). *Cancer screening programmes: Colposcopy and programme management* [Online]. Available at: <www.bsccp.org.uk/assets/file/uploads/resources/NHSCSP_20_Colposcopy_and_Programme_Management_(3rd_Edition)_(2).pdf>.

Nursing and Midwifery Council. (2018). *The Code. Professional standards of practice and behaviour for nurses, midwives and nursing associates.* Available at: <www.nmc.org.uk/standards/code>.

Pecorelli, S. (2009). FIGO committee on gynecologic oncology: revised FIGO staging for carcinoma of the vulva, cervix and endometrium. *Internal Journal Gynecology Oncology, 105*(2), 103–104.

Persu, C., Chapple, C. R., Cauni, V., Gutue, S., & Geavlete, P. (2011). Pelvic Organ Prolapse Quantification System (POP-Q) – a new era in pelvic prolapse staging. *Journal of Medicine and Life, 4*(1), 75–81.

Petruzziello, A., Kondo, W., Hatschback, S. B., Guerrerio, J. A., Fiho, F. P., Vendrame, C., et al. (2014). Surgical results of pelvic exenteration in the treatment of gynecologic cancer. *World Journal of Surgical Oncology, 12*(1), 279–287.

Rahmanou, P., White, B., Price, N., & Jackson, S. (2014). Laparoscopic hysteropexy: 1- to 4-year follow-up of women postoperatively. *International Urogynaecology Journal, 25*(1), 131–138.

Roper, N., Logan, W. W., & Tierney, A. J. (2003). *The roper–logan–tierney model of nursing*. Edinburgh: Churchill Livingstone.

Royal College of Obstetricians and Gynaecologists (RCOG). (2011). *Management of suspected ovarian masses in premenopausal women*. London: RCOG.

Royal College of Obstetricians and Gynaecologists (RCOG). (2015). *Management of women with a genetic predisposition to gynaecological cancers scientific impact paper No. 48*. London: RCOG.

Royal College of Obstetricians and Gynaecologists (RCOG). (2015). *Obtaining valid consent clinical governance advice No. 6*. London: RCOG.

Royal College of Obstetricians and Gynaecologists (RCOG). (2016). *Female sterilisation: Consent advice No 3*. London: RCOG.

Royal College of Obstetricians and Gynaecologists (RCOG). (2018). *Mesh Safety Alert*. London: RCOG. Available at: <www.rcog.org.uk/en/guidelines-research-services/guidelines/mesh-safety-alert/>.

Setchell, M. E. (2013). Pre-operative assessment and diagnostic procedures. In M. E. Setchell, & J. H. Shepherd (Eds.), *Shaw's textbook of operative gynaecology* (pp. 29–37). Oxford: Elsevier.

Sinha, R., Sanja, M., Rupa, B., & Kumari, S. (2015). Robotic surgery in gynaecology. *Journal of Minimal Access Surgery, 11*(1), 50–59.

Tortora, G. J., & Grabowski, S. R. (2003). *Principles of anatomy and physiology* (10th ed.). New York: John Wiley.

World Health Organization. (2014). *Comprehensive cervical cancer control a guide to essential practice* (2nd ed.). Geneva: WHO.

Lecturas adicionales

Durnell-Schuiling, K., & Likis, F. (2017). *Womens gynecologic health* (3rd ed.). Burlington MA: Jones and Bartlett Learning.

Gupta, S., Holloway, D., & Kubba, A. (2010). *Oxford handbook of women's health nursing*. Oxford: Oxford University Press.

Iavazzo, C., & Gkegkes, I. D. (2017). Vulvar cancer and post-vulvectomy complications. In M. A. Farage, & H. I. Maibach (Eds.), *The vulva: Physiology and clinical management*. Boca Raton: CRC Press.

Kaschak, E., & Tiefer, L. (2014). *A view of women's sexual problems*. New York: Routledge.

Magowan, B. A., Owen, P., & Thomson, A. (2018). *Clinical obstetrics and gynaecology* (4th edn): Elsevier.

Murray, S., McKinney, E., Holub, K., & Jones, R.*Foundations of maternal-newborn and women's health nursing* (7th ed). Elsevier.

Norwitz, E. R., & Schorge, J. O. (2013). *Obstetrics and gynecology at a glance* (4th ed.). Oxford: Wiley Blackwell.

Oats, J. J. N., & Abraham, S. (2015). *Llewellyn-Jones fundamentals of obstetrics and gynaecology* (10th ed.). Edinburgh: Elsevier.

Olshansky, E. F. (2015). *Women's health and wellness across the lifespan*. Philadelphia: Wolters Kluwer Health.

Royal College of Obstetricians and Gynaecologists. (2016). *Providing quality care for women: Standards for gynaecology care*. London: RCOG.

Spiers, M. V., Geller, P. A., & Kloss, J. D. (2013). *Women's health psychology*. New Jersey: John Wiley and Sons.

Sundar, S., Balega, J., Crosbie, E., Drake, A., Edmondson, R., Fotopoulou, C., et al. (2017). *BGCS uterine cancer guidelines: Recommendations for practice*: BGCS. Available at: <https://www.bgcs.org.uk/wp-content/uploads/2019/05/BGCS-Endometrial-Guidelines-2017.pdf>.

Capítulo 21

Pacientes que requieren cirugía de mama

Barry T. Hill

ÍNDICE DEL CAPÍTULO

OBJETIVOS CLAVE DEL CAPÍTULO

Al final del capítulo, el lector debería ser capaz de:

- Explicar la anatomía y fisiología básicas de la mama.
- Demostrar un conocimiento y una comprensión básicos de las pruebas complementarias utilizadas en la enfermedad mamaria.
- Conocer las afecciones que precisan una cirugía de mama y las razones para ella.
- Evaluar las necesidades de las pacientes sometidas a una cirugía de mama, utilizando un modelo asistencial de enfermería.
- Planificar y poner en práctica la asistencia pre- y postoperatoria de enfermería, teniendo en cuenta la investigación actual y los datos disponibles.
- Planificar el alta del hospital.
- Ofrecer el asesoramiento, la información y las instrucciones adecuadas a la paciente.

Cuestiones en las que pensar antes de leer el capítulo

- ¿Qué temores e inquietudes podría tener una persona si le han diagnosticado una enfermedad mamaria?
- ¿A qué edad se invita a las mujeres a participar en los programas de cribado de cáncer de mama?
- ¿Cuáles son las funciones clave de la enfermera especialista en cuidados mamarios?

Introducción

La enfermedad mamaria es frecuente en las mujeres y, aunque menos habitual, también puede afectar a los hombres y a quienes se identifican como transexuales y no binarios (tercer género o *queer*); en consecuencia, es probable que la mayoría de las enfermeras se encuentren atendiendo a pacientes con enfermedad mamaria en algún momento de su carrera. Por lo tanto, es importante tener una buena base de conocimientos y una buena comprensión desde la que trabajar.

Para muchas mujeres, el primer síntoma del cáncer de mama es un bulto en su mama. Pero es importante tener en cuenta que 9 de cada 10 bultos mamarios (90%) son benignos, lo que significa que no son tumores malignos (Cancer Research UK, 2017a,b). Para la paciente, encontrar un bulto en la mama infunde miedo al cáncer. Es fundamental que la paciente sea atendida de forma amable y sensible y que el diagnóstico se realice con rapidez.

Este capítulo analiza la enfermedad mamaria tanto benigna como maligna, los diferentes tipos de cirugía y los cuidados de enfermería de una paciente sometida a una cirugía mamaria.

Anatomía y fisiología

Las mamas, también conocidas como glándulas mamarias, existen tanto en los hombres como en las mujeres, y son órganos accesorios de la reproducción. Las mamas se encuentran situadas a ambos lados del esternón, entre la segunda y la sexta costillas y recubriendo el músculo pectoral mayor. Son estabilizadas por un ligamento suspensorio conocido como ligamento de Cooper, llamado así en honor a *sir* Astley Cooper.

La forma de la mama es hemisférica, con una cola de tejido que se extiende hacia la axila. El tamaño varía con el estadio de desarrollo, así como con la edad. El tamaño también varía entre las personas y, a menudo, una mama es más grande que la otra.

Estructura macroscópica

La cola axilar, también conocida como cola de Spence, se extiende hacia la axila.

La aréola es la zona circular pigmentada, de aproximadamente 2,5 cm de diámetro, situada en el centro de cada mama. El color varía de un rosa pálido en las mujeres de piel clara a un marrón oscuro en las mujeres de piel oscura. Durante el embarazo el color se oscurece. En la aréola existen aproximadamente 20 glándulas sebáceas, llamadas tubérculos de Montgomery, que lubrican el pezón.

El pezón se encuentra en el centro de la aréola y mide aproximadamente 6 mm de largo. Está compuesto por tejido eréctil y es muy sensible. La superficie está perforada por las aberturas de los conductos galactóforos.

Estructura microscópica

La mama está formada por tres tipos de tejido (fibroso, glandular y adiposo) y cubierta por piel.

Bandas fibrosas dividen el tejido glandular en aproximadamente 16 a 20 lóbulos. Dentro de cada lóbulo se encuentra el sistema productor de leche. Los alvéolos son las células secretoras de leche (también conocidas como ácinos). Los alvéolos están conectados por túbulos galactóforos, que luego se unen a los principales conductos galactóforos. Los conductos galactóforos están revestidos por células epiteliales. A continuación, el conducto galactóforo se ensancha para formar la ampolla, que actúa como un depósito para almacenar la leche. Luego, el conducto galactóforo continúa desde la ampolla y se abre hacia el pezón.

El tejido glandular de la mama se encuentra rodeado de grasa. Si se aumenta o pierde peso, la forma y el tamaño de la mama variarán.

Irrigación

La irrigación de la mama proviene de la arteria axilar y la arteria mamaria interna. El drenaje venoso se realiza a través de los vasos correspondientes hacia las venas mamarias internas y axilares.

Inervación

La inervación de la mama es realizada fundamentalmente por los nervios sensitivos somáticos y los nervios autónomos que acompañan a los vasos sanguíneos. El pezón, que es la parte más sensible de la mama, es inervado por nervios sensitivos somáticos, mientras que el resto del tejido mamario es inervado principalmente por los nervios autónomos.

La cara interna de la mama está inervada por el nervio intercostal torácico, que penetra en el pectoral mayor para llegar a la piel. El cuadrante superoexterno está inervado por el nervio braquial intercostal, que llega a través de la axila.

Sistema linfático

El líquido linfático de los cuadrantes externos de la mama fluye hacia los ganglios linfáticos axilares y, finalmente, hacia los ganglios del cuello. El líquido linfático del cuadrante interno drena hacia el esternón a través de los ganglios inframamarios.

El drenaje linfático principal de la mama se dirige a la axila, y los ganglios axilares se dividen en tres niveles:

- Nivel I: los ganglios se encuentran por fuera del borde externo del músculo pectoral menor.
- Nivel II: los ganglios se encuentran detrás del músculo pectoral menor.
- Nivel III: los ganglios se encuentran por dentro del borde interno del músculo pectoral menor.

Fisiología de la mama

Sobre la mama influyen dos hormonas principales: los estrógenos y la progesterona. Los estrógenos estimulan el crecimiento de las mamas una vez que la niña ha alcanzado la pubertad. La progesterona ejerce una función secundaria sobre la maduración del tejido glandular.

Las mamas sufren cambios cíclicos con el ciclo menstrual, debido a las concentraciones cambiantes de la hormona prolactina, que controla la secreción de las hormonas ováricas estrógenos y progesterona. Estas hormonas hacen que el tejido mamario y los conductos aumenten de tamaño. La mama puede cambiar de tamaño y consistencia y volverse dolorosa a la palpación, hinchada y nodular, habitualmente de 10 a 14 días antes de la menstruación.

Cuando la actividad ovárica cesa en la menopausia, provocando una caída en las concentraciones de estrógenos y progesterona circulantes, el tejido glandular de las mamas comienza a involucionar y atrofiarse. Luego, el tejido glandular es sustituido por grasa.

Evaluación y pruebas complementarias

Inicialmente, una mujer acudirá a su enfermera de atención primaria o médico de familia con un síntoma mamario.

El médico de familia la evaluará y decidirá si resulta adecuada la derivación a un mastólogo o especialista de mama.

Según el National Institute for Health and Care Excellence (NICE) (2019), en su guía de marzo de 2019, *Pathway: Early and locally advanced breast cancer*, una persona con cáncer de mama precoz o localmente avanzado debería ser derivada a asistencia especializada incluso si, simplemente, se sospecha un cáncer de mama. Se les ofrecerá información, asesoramiento y apoyo según sea necesario. NICE (2018c) indica en su guía *Suspected cancer recognition and referral overview* que los profesionales sanitarios deben analizar con las personas con sospecha de cáncer (y sus cuidadores, según corresponda, teniendo en cuenta la necesidad de confidencialidad) sus preferencias para participar en la toma de decisiones sobre las opciones de derivación y las pruebas complementarias adicionales, incluidos sus posibles riesgos y beneficios. Las pacientes recibirán tres guías clave, que constan de recomendaciones sobre crioconservación para conservar la fecundidad en personas diagnosticadas de cáncer; la necesidad de interrumpir el TRH sistémico en mujeres a las que se les ha diagnosticado un cáncer de mama si están tomando este medicamento; y ofrecer a las mujeres información y asesoramiento sobre la posibilidad de menopausia precoz y síntomas de menopausia asociados con los tratamientos del cáncer de mama. A partir de aquí, la paciente recibirá una evaluación y estadificación, y luego tratamiento prequirúrgico, que puede ser quimioterapia de inducción o tratamiento endocrino prequirúrgico. Luego se le puede ofrecer a la paciente cirugía de la mama y reconstrucción mamaria, o cirugía de la axila, antes de que el caso sea analizado en una reunión del equipo interdisciplinario a fin de explorar la mejor opción terapéutica para recibir tratamiento complementario posquirúrgico, que puede incluir quimioterapia, radioterapia o tratamiento biológico.

Con relación a los tiempos de remisión, algunas de las naciones del Reino Unido tienen objetivos sobre la rapidez con la que se atenderá a las pacientes con bultos mamarios. En Inglaterra, una derivación urgente significa que las pacientes deberían consultar a un especialista en un plazo de 2 semanas. En Irlanda del Norte, la espera de 2 semanas solo se aplica si la paciente es remitida por sospecha de cáncer de mama. Este límite de tiempo de 2 semanas no existe en Escocia ni en Gales (Cancer Research UK, 2019c).

Métodos de evaluación

Anamnesis

Antes de realizar una evaluación clínica se debería obtener una anamnesis detallada de la paciente (Bickley, 2016). Esto no solo proporciona al médico la información necesaria para ayudar a realizar un diagnóstico y evaluar los factores de riesgo de padecer un cáncer de mama, sino que también ayuda a relajar a la paciente.

Los detalles obtenidos deberían incluir:

- Edad de la paciente.
- Antecedentes médicos.
- Antecedentes familiares de cáncer de mama.
- Edad de la menarquia.
- Edad de la menopausia.
- Fecha de la última regla (FUR).
- Uso de tratamiento de reemplazo hormonal.
- Uso de anticonceptivos orales combinados.
- Número de embarazos.
- Edad con el primer embarazo.
- Si dio lactancia materna a sus bebés.

También es muy importante tener en cuenta el síntoma de presentación de la mujer, anotando la duración del síntoma y si es de naturaleza cíclica.

Exploración clínica

El entorno en el que se explora a la paciente es muy importante. Se debería proporcionar una bata para garantizar la dignidad de la paciente y la puerta debería estar cerrada con llave para procurar intimidad. Con independencia del sexo, se debe considerar que un acompañante esté presente para proteger la intimidad y la dignidad de la paciente (NMC, 2018).

La exploración física se divide en dos partes:

- Palpación.
- Inspección.

Es posible que sea necesario que la enfermera ayude a la paciente antes, durante y después de la realización de la exploración. El objetivo es garantizar la comodidad y ofrecer apoyo físico y psicológico.

Palpación

Primero se explora a la mujer tumbada en decúbito supino en la camilla, con los brazos por encima de la cabeza. Esta posición aplana el tejido mamario, por lo que es más fácil de palpar (percibir). Después de lavarse y calentarse las manos, el examinador utiliza la cara palmar de los dedos para palpar todo el tejido mamario con una presión constante de media a ligera. Esta maniobra se puede hacer de diferentes formas: por ejemplo, con una mano o ambas manos; el examinador debe encontrar el método más adecuado para ello. Luego, cualquier lesión encontrada se explora con las yemas de los dedos para evaluar la movilidad y la fijación. Es importante explorar ambas mamas para compararlas. También se palpa la mama cuando la paciente se encuentra en sedestación.

Luego se exploran los ganglios axilares con la paciente tumbada o sentada, según la preferencia del examinador. El brazo de la paciente está apoyado para relajar los músculos. Los ganglios se pasan por alto fácilmente en una axila adiposa (Bickley, 2016).

Según Görkem y O'Connell (2012), ganglios linfáticos axilares normales y anómalos se ven con frecuencia en la proyección oblicua mediolateral (OML) de las mamografías. Con frecuencia se detectan ganglios linfáticos axilares normales que suelen ser pequeños y ovalados con un centro brillante debido a la grasa hiliar. Los ganglios linfáticos anómalos se caracterizan por una densidad alta, ausencia de grasa hiliar y una forma redonda, irregular y mal definida con o sin calcificaciones intraganglionares en la proyección OML.

Cuando la paciente se encuentra sentada, se explora el área supraclavicular en busca de adenopatías supraclaviculares. Luego se deslizan las manos por ambos lados del tórax hacia las mamas para valorar si existen adenopatías inframamarias.

El Nursing and Midwifery Council (NMC) (2018) aconseja que las enfermeras tituladas y las enfermeras colaboradoras deben trabajar dentro de su ámbito de práctica, detectando sus limitaciones y remitiendo al equipo interdisciplinario más amplio, y trabajar de manera interprofesional a fin de obtener los mejores desenlaces para las pacientes. Con los avances en la formación profesional continua, la práctica avanzada y las funciones de enfermeras especializadas, la palpación mamaria puede pertenecer al ámbito de la enfermera; sin embargo, si no es así, la enfermera debe derivar a un experto clínico apropiado.

Inspección

Se inspeccionan las mamas con la paciente en tres posiciones:

- Manos relajadas a los lados.
- Manos en el aire.
- Manos en las caderas.

Las diferentes posiciones son importantes, ya que a veces se observan los cambios en solo una de las posiciones. Poner las manos en las caderas contrae el músculo pectoral mayor detrás de la mama. Cuando se hace esta maniobra, se puede observar un hoyuelo en la mama, que anteriormente no se había visto en la posición relajada con las manos a los lados.

Se anotan el tamaño y el contorno de las mamas, y se inspeccionan las mamas en busca de cualquier cambio en la piel, como hoyuelos en la piel, aumento de la vascularización y lesiones cutáneas. Se inspecciona el pezón en busca de cambios eccematosos, secreción, formación de costras e inversión reciente. Sin embargo, algunas pacientes siempre habrán presentado pezones invertidos, y esto resulta normal para ellas. Además, en las personas mayores, la inversión del pezón puede deberse a la hipertrofia de los conductos, pero esta posibilidad debería investigarse para descartar una neoplasia maligna.

Concienciación y cribado

La enfermera desempeña un papel en la conciencación de las pacientes sobre su salud mamaria. Los cinco puntos básicos de dicha concienciación son:

- Conozca lo que es normal para usted.
- Sepa qué buscar y percibir.
- Mire y palpe.
- Comunique cualquier cambio a su médico de familia sin demora.
- Acuda a un cribado sistemático de mama si tiene 50 años o más.

Actualmente, en Inglaterra el cribado del cáncer de mama se ofrece a mujeres desde los 50 años hasta los 71 años. Pero en la actualidad existe un ensayo para examinar la eficacia de ofrecer a algunas mujeres una prueba adicional entre las edades de 47 y 49 años y una entre las edades de 71 y 73. Inicialmente, se invitará a las pacientes al cribado en los 3 años posteriores a su 50 cumpleaños, aunque en algunas áreas serán invitadas a partir de los 47 años como parte de la prueba de extensión de edad. Las pacientes pueden ser idóneas para el cribado de mama antes de los 50 años si presentan un riesgo muy alto de padecer un cáncer de mama (NHS, 2019b).

Pruebas complementarias

Según su edad, una mujer puede ser sometida a una o varias de las siguientes pruebas complementarias.

Mamografía

Una mamografía es una radiografía con dosis baja del tejido mamario. Con las técnicas modernas se utiliza una dosis de menos de 1 mGy.

Antes de la realización de la prueba se le debería ofrecer una explicación completa a la mujer. Para obtener la mamografía, la mama debe ser comprimida entre dos placas mientras se realiza la exposición, lo que puede resultar incómodo. En condiciones normales se obtienen dos proyecciones. La proyección oblicua se toma de forma longitudinal a la mama y la craneocaudal está mirando a la mama de la cabeza a los pies.

En mujeres menores de 35 años, la mama es relativamente radiodensa, por lo que rara vez está indicada una mamografía en mujeres de este grupo de edad. Si una mujer mayor de 35 años presenta un bulto palpable, se puede realizar una mamografía.

Ecografía

La ecografía es una técnica indolora que utiliza ondas sonoras de alta frecuencia. Los reflejos son detectados y convertidos en una imagen. Se coloca un gel conductor en la mama y se usa una sonda para examinar la mama. Se utiliza la ecografía si existe un bulto palpable en una mujer menor de 35 años. También se usa como ayuda para la mamografía, ya que puede diferenciar entre una lesión quística y una sólida.

Otras pruebas radiológicas de imagen

La resonancia magnética (RM) y la gammagrafía son otras técnicas radiológicas de imagen que se pueden utilizar además de la mamografía. No son pruebas complementarias sistemáticas y suelen ser recomendadas por el radiólogo.

Biopsia por aspiración con aguja fina

Esta prueba se realiza en el servicio de consultas externas. Si existe un bulto palpable, el médico puede realizar una biopsia o punción por aspiración con aguja fina (PAAF). Antes de la intervención se ofrece a la paciente una explicación completa.

Se limpia la piel y se introduce una aguja fina (21 G o 23 G) unida a una jeringa de 10 ml. Se aplica aspiración retirando el émbolo de la jeringa. Para garantizar que se obtiene una buena muestra del bulto se realizan varias pasadas en el bulto en diferentes direcciones. A continuación se suelta el émbolo y se retira la aguja. Luego, el material se esparce finamente en portaobjetos y se deja secar al aire o se fija con un fijador de alcohol (según la preferencia del citólogo). Entonces, el citólogo examina los portaobjetos con el microscopio y se puede realizar un diagnóstico citológico (ACS, 2014).

Los resultados suelen recibir una puntuación numérica (tabla 21.1). La ventaja de la PAAF es que, si se diagnostica un cáncer, la paciente y su familia saben antes de la cirugía a qué se enfrentan y pueden adoptar una decisión informada.

Biopsia con aguja gruesa

Si la citología de la aspiración con aguja fina no es concluyente, o si es necesario un diagnóstico histológico, se puede tomar una biopsia con aguja gruesa.

Esta técnica se puede realizar en el servicio de consultas externas. Antes de la intervención se le debería ofrecer a la paciente una explicación completa. Si se usa una pistola de biopsia, la paciente debería escuchar el sonido que hace, ya que puede provocar que salte si no está preparada. Se inyecta anestesia local en la mama y, una vez que ha surtido efecto, se practica una pequeña punción con una hoja de bisturí sobre el sitio del bulto. Se introduce el trocar a través de la punción hasta que la punta toca el tumor y se avanza el trocar central hacia la masa. Se obtiene un cilindro de tejido, se introduce en un frasco de formalina y se envía al servicio de histología.

Para ayudar a evitar hematomas se debería aplicar presión sobre la mama, y usar un apósito compresivo. Se debería tener especial precaución con las pacientes que toman warfarina, es necesario comprobar su INR (índice normalizado internacional) antes de la intervención y ejercer más presión después.

Pruebas complementarias para la estadificación

Si se diagnostica un cáncer de mama, la mujer deberá ser sometida a nuevas pruebas complementarias para evaluar si se ha producido una diseminación metastásica. Estas pruebas suelen hacerse de forma ambulatoria en el momento del diagnóstico, y luego se puede planificar el tratamiento adecuado. Habitualmente se realizan los siguientes análisis de sangre:

- Hemograma completo.
- Velocidad de sedimentación globular (VSG)/proteína C reactiva/viscosidad plasmática.
- Urea y electrólitos (U-E).
- Albúmina.
- Bilirrubina.
- Alanina aminotransferasa.
- Fosfatasa alcalina.
- γ-glutamiltransferasa.
- Calcio.
- Fosfato.

Aunque la VSG todavía se usa en algunos países del mundo, ya que es económica y fácil de realizar, la desventaja es que se ve afectada por una serie de factores, como la anemia y el tamaño de los eritrocitos, que no son sensibles al examen. La mayoría de los países occidentales tienden a utilizar la proteína C reactiva, ya que es la respuesta más rápida a la inflamación (complementaria a la VSG en este sentido). Existen algunas desventajas: el amplio intervalo de referencia puede requerir el registro secuencial de valores y el costoso procesamiento por lotes puede retrasar los resultados individuales. Por último, se puede usar la viscosidad plasmática, con la

Tabla 21.1 Clasificación citológica

Grado citológico	Significado
C1	Muestra insuficiente para la prueba
C2	Células mamarias normales
C3	Células anómalas, pero más propensas a ser benignas
C4	Muy sospechoso de cáncer
C5	Presencia de células cancerosas

En 1996, el National Cancer Institute (NCI) propuso cinco categorías para el diagnóstico de la citología mamaria con el fin de aportar un grado de uniformidad al informe diagnóstico (Arul et al., 2016).
La precisión de la biopsia con aguja fina depende del especialista en mama que obtiene una muestra del bulto y de que el citólogo clasifique con exactitud las células con el microscopio. Si la prueba es positiva (es decir, grado C5), entonces es casi seguro (99,5%) que el bulto es un cáncer. Sin embargo, una prueba negativa (es decir, grado C2) no descarta la posibilidad de cáncer, sino que simplemente hace que el diagnóstico de cáncer sea menos probable. Si el resultado de la biopsia con aguja se clasifica como C1, habitualmente implica que la muestra no era suficiente para el análisis y se debería repetir la prueba (Arul et al., 2016).
Fuente: National Cancer Institute (2013).

ventaja de que no se ve afectada por la anemia o el tamaño de los eritrocitos; sin embargo, esta prueba es cara, no está ampliamente disponible y es técnicamente engorrosa de realizar.

Si alguna de las pruebas anteriores resulta anómala, se pueden planificar las siguientes pruebas complementarias, si corresponde:

- *Gammagrafía ósea*: la técnica implica la inyección intravenosa de un isótopo radiactivo inocuo y luego, aproximadamente 3 h después, se obtiene una radiografía de todo el cuerpo. Las placas son examinadas por un radiólogo a fin de evaluar cualquier diseminación metastásica a los huesos.
- *Ecografía hepática*: utiliza la misma técnica que la ecografía mamaria, pero se usa para evaluar si se ha producido una diseminación metastásica al hígado.
- *Radiografía de tórax*: se realiza para evaluar cualquier enfermedad pulmonar.
- Si existe algún síntoma neurológico indicativo de una enfermedad cerebral metastásica, también se puede programar una tomografía computarizada (TC).

Cirugía de mama

La cirugía de mama se realiza tanto para la enfermedad mamaria benigna como para la maligna. Las dos áreas serán analizadas por separado.

Cirugía de mama para la enfermedad benigna de la mama

No todas las afecciones benignas de la mama precisarán cirugía: por ejemplo, los quistes pueden ser aspirados en el servicio de consultas externas. Cada unidad de mama tendrá sus propias normas locales, por lo que se pueden encontrar variaciones.

Cirugía ambulatoria

Durante los últimos 25 años la asistencia ambulatoria (consultas externas) ha avanzado a pasos agigantados. NHS Improvement (2011) reconoció que la gran mayoría de las operaciones para el cáncer de mama (excluidas las operaciones de reconstrucción mamaria) se pueden realizar de forma segura como una intervención de cirugía de día o con una sola noche de estancia. NHS Improvement ha estado trabajando con equipos clínicos en toda Inglaterra para transformar el modo en que se realiza la cirugía de mama. Este trabajo ha sido apoyado por la British Association of Day Surgery, por la Association of Breast Surgery y por pacientes. Todos los interlocutores han reconocido que la transformación es buena para las pacientes y buena para el NHS. No es necesario que las pacientes ingresen en el hospital la noche anterior a la cirugía. Igualmente, quieren volver a la vida normal lo antes posible. La hipótesis original que subyace a este trabajo era que la optimización podría reducir la duración de la estancia en un 50% y liberar el 25% de los días de cama innecesarios para el 80% de las intervenciones quirúrgicas mamarias mayores (excluida la reconstrucción). Este objetivo ha sido superado. La duración media de la estancia se ha reducido de 2,35 días a 1,35 días en general. El número de pacientes con una estancia superior a 1 día se ha reducido notablemente. Los días totales de cama se han reducido en más del 40%.

Un ejemplo de cambios generales en la asistencia ambulatoria de la mama se puede ver en el trabajo de 2016 de Pek et al. realizado en Singapur. El estudio de Pek et al. (2016) reconoció que la cirugía ambulatoria del cáncer de mama es bien aceptada y es el tratamiento habitual en muchos centros especializados. En lugar de ser hospitalizadas después de la cirugía, las pacientes son dadas de alta el día de la cirugía o en las primeras 23 h siguientes. Esta alta precoz no afecta de forma negativa a los desenlaces de las pacientes y ofrece los beneficios añadidos de un mejor ajuste psicológico para la paciente, ahorros económicos y una utilización más eficiente de los recursos sanitarios. La mínima asistencia que se necesita después del alta también significa que el cuidador no sufre una carga excesiva. Las conversiones no planificadas a tasas de ingreso y reingreso son bajas. Las complicaciones de las heridas son poco frecuentes y no se han comunicado problemas con los cuidados de los tubos de drenaje. Dado que el período de observación postoperatorio es corto y la vigilancia no es tan intensiva, la cirugía ambulatoria solo es adecuada para intervenciones de bajo riesgo como la cirugía de cáncer de mama y en pacientes sin enfermedades concomitantes graves, donde la probabilidad de acontecimientos perioperatorios importantes es baja. El tratamiento óptimo del dolor, las náuseas y los vómitos es esencial para garantizar una recuperación rápida y volver a la función normal. Al objeto de mejorar el alivio del dolor durante la cirugía y en el postoperatorio inmediato se ha empleado anestesia regional como el bloqueo paravertebral torácico. El bloqueo proporciona un excelente alivio del dolor y reduce la necesidad de opiáceos, lo que, en consecuencia, también reduce la incidencia de náuseas y vómitos. La creciente popularidad de la anestesia intravenosa total con propofol también ha ayudado a reducir la incidencia de náuseas y vómitos en el período postoperatorio. La cirugía ambulatoria puede ser llevada a cabo de forma segura en centros donde existe un proceso bien diseñado para garantizar la selección, el asesoramiento y la formación adecuados de las pacientes, y donde las pacientes y los cuidadores tienen fácil acceso a los servicios médicos en caso de que surjan problemas después del alta.

Las necesidades de información de las mujeres con enfermedad benigna de la mama se pueden satisfacer con folletos informativos elaborados por Breast Cancer Now (Breast Cancer Care (2019); v. «Direcciones útiles», más adelante).

Para afecciones benignas de la mama se pueden realizar las siguientes intervenciones quirúrgicas.

Extirpación de un bulto benigno de la mama

El bulto mamario más frecuente que se extirpa mediante cirugía es un fibroadenoma, que es un bulto fibroso benigno. Se trata de crecimientos sólidos de tejido. Son el tipo más habitual de bulto benigno de la mama y es más probable que las pacientes padezcan uno de ellos entre los 16 y los 24 años. No suelen doler y, a veces, pueden moverse ligeramente debajo de los dedos de las pacientes cuando exploran su mama (BUPA, 2019).

Cuadro clínico inicial

Los fibroadenomas suelen manifestarse como un bulto palpable, aunque algunos pueden ser impalpables y solo se detectan en el cribado mamográfico. Tienden a ser bultos lisos, bien delimitados, firmes y móviles. Según Breast Cancer Care (2019a), no es extraordinario presentar más de un fibroadenoma. A menudo aparecen durante la pubertad, por lo que se encuentran principalmente en mujeres jóvenes, pero pueden ocurrir en mujeres de cualquier edad. Los hombres también pueden padecer fibroadenomas, pero esta circunstancia es muy poco frecuente. Los fibroadenomas suelen ser indoloros, pero a veces pueden ser sensibles o incluso dolorosos a la palpación, especialmente justo antes de una regla. La mayoría de los fibroadenomas miden alrededor de 1-3 cm y se denominan fibroadenomas simples. Cuando se miran al microscopio, los fibroadenomas simples se mostrarán iguales en todas partes. No aumentan el riesgo de padecer un cáncer de mama en el futuro. Algunos fibroadenomas se denominan fibroadenomas complejos. Cuando se observan con un microscopio, algunas de las células presentan características diferentes. Presentar un fibroadenoma complejo puede aumentar ligeramente el riesgo de padecer un cáncer de mama en el futuro. En ocasiones, un fibroadenoma puede crecer hasta más de 5 cm y puede denominarse fibroadenoma gigante. Los que se encuentran en las adolescentes pueden denominarse fibroadenomas juveniles.

Tratamiento

Las estrategias para la extirpación de un fibroadenoma pueden variar entre servicios. En general, se aplican las siguientes directrices:

- *Observación*: si la exploración clínica, la ecografía y la biopsia por aspiración con aguja fina (conocida como evaluación triple) confirman que este bulto es un fibroadenoma benigno y la mujer es menor de 35 años, el bulto puede ser dejado *in situ* y revaluado con exploración clínica y PAAF repetida en 6 a 8 semanas. Si se les permite elegir, la mayoría de las mujeres optarán por dejar el bulto *in situ* en lugar de ser sometidas a una cirugía que provoque una cicatriz.
- *Extirpación*: si el fibroadenoma mide más de 4 cm, si existe alguna sospecha clínica, si la mujer tiene más de 35 años o si la mujer desea que le extirpen el bulto, entonces se aconseja la extirpación quirúrgica.

La razón por la que se aconseja a las mujeres mayores de 35 años que les sea extirpado el fibroadenoma es que el riesgo de cáncer de mama aumenta con la edad.

Tratamiento quirúrgico

La mayoría de los fibroadenomas son extirpados como caso de día, si la mujer cumple con los criterios establecidos para la cirugía de día. Se practica una pequeña incisión sobre el sitio del bulto palpable y se extrae el fibroadenoma. Luego se sutura la herida, habitualmente con una sutura subcutánea absorbible para proporcionar el mejor aspecto estético posible. Si el bulto se encuentra cerca de la aréola, se practica una incisión subareolar que da un muy buen resultado estético.

Asistencia específica de enfermería

La asistencia general de enfermería es la misma que para cualquier paciente sometida a cirugía. Se deberían ofrecer consejos sobre el cuidado de las heridas, el alivio del dolor, el baño, etc. Se debería aconsejar a la paciente que use un sujetador de apoyo sin varillas, para dar sostén a la mama, evitando así tirar de la cicatriz. Se le debería proporcionar información que satisfaga sus necesidades específicas y ofrecer un número de contacto para todos en caso de que presente algún problema.

Se debería concertar una cita ambulatoria a los 7–10 días después de la operación, para que se revise la herida y para que se observen los resultados histológicos y las normas locales. Si la histología es benigna, debería explicarse a la mujer con claridad que no se trata de un cáncer y que no aumenta el riesgo de cáncer de mama.

El mismo tratamiento y asistencia de enfermería descritos anteriormente se aplican a las pacientes que presentan lo siguiente:

- Lipoma (bulto graso).
- Nodularidad aislada (engrosamiento del tejido mamario).

Extirpación de la esteatonecrosis

La esteatonecrosis suele ser provocada por un traumatismo en la mama, que hace que los adipocitos se rompan. El cuerpo no reconoce estos adipocitos alterados, por lo que reacciona frente a ellos como si fueran un cuerpo extraño. Aparecen cicatrices intensas, que se notan como un bulto irregular firme. Luego, el tejido cicatricial se contrae, tirando del ligamento de Cooper y provocando la formación de hoyuelos en la piel. De este modo, imita un cáncer (Akkas y Vural, 2013).

Abordaje

Es necesario realizar una anamnesis detallada con especial atención a los traumatismos. En el servicio de consultas externas debería haberse realizado una mamografía y una biopsia por aspiración con aguja fina. Si todavía quedan hematomas en la mama, puede resultar apropiado revaluar a la mujer dentro de unos meses. Si existe alguna sospecha, se aconseja la extirpación quirúrgica.

Tratamiento quirúrgico

El tratamiento quirúrgico es como para la extirpación de un bulto benigno en la mama.

Asistencia de enfermería específica

La asistencia de enfermería específica es como para la extirpación de un bulto benigno en la mama.

Microdoquectomía

Para extirpar un papiloma intraductal se realiza una microdoquectomía (resección de un conducto). Los papilomas ductales son crecimientos verruciformes o condilomatosos dentro de un conducto. Pueden ser únicos o múltiples. Actualmente no existen datos complementarios que indiquen que existe alguna posibilidad de cáncer. También se realizan microdoquectomías para investigar una secreción teñida de sangre y para curar una secreción serosa crónica.

Cuadro clínico inicial

El síntoma más frecuente es una secreción espontánea serosa o teñida de sangre del pezón, habitualmente de un solo conducto.

Abordaje

Si la mujer tiene más de 35 años se habrá realizado una mamografía en el servicio de consultas externas y se habrán tomado frotis o extensiones de la secreción para enviar para valoración citológica.

Tratamiento quirúrgico

Mediante una pequeña incisión subareolar se realiza una microdoquectomía. Se aísla y extirpa el conducto que contiene el papiloma. Luego, se sutura la herida ya sea con puntos de sutura subcutáneos absorbibles o con una sutura interrumpida Prolene. Esto se puede realizar como un caso de día, siempre que la mujer cumpla con los criterios de la cirugía de día.

Asistencia de enfermería específica

La asistencia de enfermería específica es igual que para la extirpación de un bulto benigno.

Incisión y drenaje de un absceso mamario

Los abscesos mamarios pueden aparecer en la mama de la lactancia o fuera de la lactancia.

Absceso fuera de la lactancia

Estos abscesos pueden aparecer en la región periareolar o en la periferia. Existen varios factores causales:

- Ectasia ductal (una afección benigna dentro del conducto, habitualmente relacionada con el tabaquismo).
- Diabetes mellitus.
- Tratamiento con esteroides.
- Traumatismos.
- Quiste sebáceo infectado (Dixon y Khan, 2011; Dixon, 2013).

Absceso de la lactancia

La incidencia de mastitis puerperal y abscesos mamarios de la lactancia se ha reducido en los últimos años debido a la mejora de la higiene materna e infantil, un cambio en los hábitos alimenticios y la introducción de un tratamiento temprano con antibióticos (Dixon y Khan, 2011; Dixon, 2013). El microorganismo responsable con mayor frecuencia es *Staphylococcus aureus* o *Staphylococcus epidermidis.* La infección suele comenzar a través de una rotura en la piel, por ejemplo, una grieta en el pezón, y luego entra a través del pezón.

Cuadro clínico inicial

El momento más frecuente de primera consulta es en el primer mes después de dar a luz. La mujer presenta una mama enrojecida, hinchada, caliente y dolorosa. En las últimas etapas puede existir una tumoración fluctuante. La mujer puede sentirse mal, con fiebre y taquicardia.

Tratamiento

La mayoría de los abscesos mamarios pueden ser tratados de manera conservadora, pero algunos aún precisarán una incisión y drenaje.

Tratamiento conservador. Si se administran a tiempo, los antibióticos pueden impedir la formación de abscesos. Si existe una tumoración fluctuante, se puede realizar una aspiración con aguja fina para aspirar algo de pus, que se puede enviar para microscopia, cultivo y antibiograma (M, C y A), y se continúa con el tratamiento antibiótico. Se anima a la mujer a continuar amamantando de ambas mamas, ya que esto ayuda a facilitar el drenaje.

Tratamiento quirúrgico. En ocasiones, si el absceso mamario no se resuelve con el uso de antibióticos, son necesarios la incisión y el drenaje. Suelen realizarse con anestesia general ligera. Ahora es una práctica más habitual permitir que las mujeres continúen amamantando siempre que la incisión esté lejos de la boca del bebé. La alimentación puede continuar con normalidad desde el lado inafectado (NICE, 2018b). Dado que la estasis láctea es a menudo el factor iniciador de la mastitis de la lactancia, el paso de tratamiento más importante es la extracción frecuente y eficaz de la leche. El cese repentino de la lactancia materna en mujeres con mastitis de la lactancia aumenta el riesgo de formación de abscesos. Además, NICE también advierte que el lactante puede continuar alimentándose de la mama afectada, ya que varios estudios han demostrado que, por lo general, esta práctica es segura, incluso en presencia de una infección por *Staphylococcus aureus* (NICE, 2018b).

Asistencia de enfermería específica

Después de la operación, la herida se dejará abierta y será necesario un apósito diario para llenar ligeramente la

Cuadro 21.1 Incidencia del carcinoma de mama

- Cada año en el Reino Unido aparecen alrededor de 7.700 casos nuevos de carcinoma *in situ* de mama; es decir, 21 por día (2013–2015).
- En los hombres del Reino Unido aparecieron alrededor de 30 nuevos casos de carcinoma *in situ* de mama en 2015.
- En las mujeres del Reino Unido aparecieron alrededor de 7.900 nuevos casos de carcinoma *in situ* de mama en 2015.
- Las tasas de incidencia del carcinoma *in situ* de mama en el Reino Unido son más altas en personas de 65 a 69 años (2013–2015).
- Desde principios de la década de los noventa, las tasas de incidencia del carcinoma *in situ* de mama casi se han triplicado (186%) en el Reino Unido. Las tasas en los hombres han aumentado en cuatro quintas partes (80%), y las tasas en las mujeres han aumentado casi tres veces (187%).
- Durante la última década, las tasas de incidencia del carcinoma *in situ* de mama han aumentado casi la mitad (46%) en el Reino Unido. En los hombres las tasas se han mantenido estables, y en las mujeres se han incrementado casi la mitad (47%).
- La mayoría de los carcinomas *in situ* de mama son intraductales.
- El carcinoma *in situ* de mama es más frecuente en mujeres blancas que en mujeres asiáticas o negras.
- Se estima que 63.800 mujeres que habían sido diagnosticadas previamente de carcinoma *in situ* de mama estaban vivas en el Reino Unido a finales de 2010.

Fuente: Cancer Research UK (2019a).

cavidad a fin de favorecer la cicatrización; prevalecerán las normas y los procedimientos locales. A la paciente se le debería ofrecer asesoramiento y apoyo y proporcionar la información adecuada (NMC, 2018), y prescribir analgesia para aliviar el dolor, así como la provisión y utilización de un sujetador de apoyo. El tratamiento con antibióticos debería prescribirse solo si es necesario y se debería proporcionar asesoramiento a la paciente sobre cómo tomarlos correctamente (NHS, 2019a; NMC, 2018). Se debería administrar un alivio suficiente del dolor y se debería llevar un sujetador de apoyo.

La mujer necesitará el uso de una habitación individual, ya que habitualmente la acompañará el bebé. Esto reduce el riesgo de infección nosocomial para el bebé, proporciona intimidad a la madre y ocasiona menos molestias a las otras pacientes.

Puede ser necesario el apoyo psicológico, ya que este puede ser un momento difícil y emotivo. Si no existe apoyo familiar puede resultar necesario el apoyo práctico con el cuidado del bebé, y puede ser apropiada una derivación a una enfermera puericultora o un trabajador social.

Cáncer de mama

El cáncer de mama es la forma más frecuente de cáncer en las mujeres (cuadro 21.1).

Las últimas estadísticas proporcionadas por Cancer Research en 2015 indican que existen 55.122 nuevos casos de cáncer de mama invasivo en el Reino Unido (Cancer Research UK, 2019a). En 2016 en el Reino Unido, el cáncer de mama fue responsable de 11.563 muertes (Cancer Research UK, 2019a). Sin embargo, según las últimas estadísticas disponibles, el 78% de las pacientes sobreviven al cáncer de mama durante 10 años o más (solo mujeres), entre 2010 y 2011, en Inglaterra y Gales (Cancer Research UK, 2019a). Según Cancer Research UK (2019a), el 23% de los casos de cáncer de mama son evitables.

El cáncer de mama afecta a mujeres y hombres y también puede afectar a aquellas personas que han sido sometidas a un cambio de sexo o que son no binarios. Las directrices de la NICE (NICE, 2018a) han utilizado el término «mujeres» para las recomendaciones que habitualmente solo se relacionan con las mujeres (como la cirugía conservadora de mama) y «personas» en todos los demás casos. Sin embargo, no se pretende ninguna discriminación y las recomendaciones se refieren a todas aquellas personas que presentan un cáncer de mama inicial o localmente avanzado (NICE, 2018a).

Tipos de cáncer de mama

Existen varios tipos de cáncer de mama:

- Ductal invasivo.
- Lobulillar invasivo.
- Carcinoma ductal *in situ* (CDIS).
- Carcinoma lobulillar *in situ* (CLIS).
- Enfermedad de Paget del pezón.
- Otras formas infrecuentes (Macmillan Cancer Support, 2019).

Carcinoma ductal invasivo

Este es el tipo más frecuente de cáncer de mama y suele manifestarse como un bulto palpable. Se origina en las células epiteliales que recubren los conductos dentro de la mama. Sale del conducto y entra en el tejido mamario circundante. A medida que el cáncer crece, puede invertir el pezón, ocasionar hoyuelos en la piel y, en el estadio avanzado, producir piel de naranja, en la que la piel se parece a la piel de una naranja, lo que finalmente conduce a una úlcera y posible crecimiento fungoide. Tiene el potencial de metastatizar. Si se detecta a tiempo, el pronóstico mejora.

Carcinoma lobulillar invasivo

El carcinoma lobulillar invasivo se origina a partir de los lobulillos de la mama y se comporta de la misma manera que los carcinomas ductales, pero tiende a ser bilateral y multifocal.

Carcinoma ductal *in situ* y carcinoma lobulillar *in situ*

Estos tumores malignos son afecciones preinvasivas. Las células cancerosas están contenidas dentro de los conductos o lobulillos y no han salido al tejido mamario circundante. No tienen la capacidad de metastatizar. No suelen manifestarse como bultos, sino que se detectan en el cribado mamográfico por la aparición de un grupo de microcalcificaciones.

Enfermedad de Paget del pezón

Esta afección se manifiesta como una erupción de tipo eccema en el pezón y el complejo areolar, que evoluciona a una úlcera. Prurito, hormigueo, quemazón y hemorragia son síntomas acompañantes frecuentes. Si existe alguna duda, se debería realizar una biopsia. En la histología, las células de Paget malignas se encuentran en la epidermis.

Otras formas infrecuentes

Los tumores malignos que surgen del tejido conjuntivo también se pueden encontrar en la mama. Se conocen como sarcomas. La mama también puede ser un sitio para carcinomas secundarios, por ejemplo, melanomas malignos, aunque resulta infrecuente.

Estadificación

Se sabe que cuanto más pequeño y menos avanzado se encuentre el tumor en el momento del diagnóstico, mejor es el pronóstico. Existen muchos sistemas diferentes de estadificación del cáncer de mama, y cada unidad de mama adoptará el sistema más apropiado para su práctica. Un sistema simple supone dividir el cáncer de mama en cuatro estadios (tabla 21.2).

Diseminación metastásica

Las células del cáncer de mama se pueden diseminar a través del torrente sanguíneo y el sistema linfático a otros órganos del cuerpo. Los sitios más frecuentes de metástasis del cáncer de mama son los ganglios axilares, supraclaviculares e inframamarios, el hígado, los huesos, los pulmones y el cerebro.

Cirugía del cáncer de mama

Existen varios tipos de cirugía que se utilizan en el tratamiento del cáncer de mama, que serán analizados a continuación. Suelen ir acompañados de cirugía axilar, que será estudiada como un tema aparte.

El tipo de cirugía realizada depende de:

- La elección de la paciente.
- El tamaño del tumor en comparación con el tamaño de la mama.
- La situación del tumor.
- La edad de la paciente.

En la actualidad no existen datos de alta calidad disponibles para respaldar el momento adecuado de la cirugía del cáncer de mama en relación con la menstruación.

Ahora se analizarán los diferentes tipos de cirugía.

Tabla 21.2 Estadificación de los tumores malignos de mama

Estadio	Explicación
0	Indica que el cáncer se encuentra donde comenzó *(in situ)* y no se ha diseminado
I	El cáncer es pequeño y no se ha diseminado a ningún otro lugar
II	El cáncer ha crecido, pero no se ha diseminado
III	El cáncer es más grande y puede haberse diseminado a los tejidos circundantes y/o los ganglios linfáticos (parte del sistema linfático)
IV	El cáncer se ha diseminado desde donde comenzó hasta al menos otro órgano del cuerpo; también conocido como cáncer «secundario» o «metastásico»

Se utilizan diferentes tipos de sistemas de estadificación para diferentes tipos de cáncer. Este es un ejemplo de un método común de estadificación.
Fuente: NHS (2018).

Cirugía conservadora de mama (CCM) (resección local amplia), también conocida como tumorectomía

La cirugía conservadora de mama (CCM) es una operación para extirpar el cáncer dejando la mayor cantidad posible de mama normal (ACS, 2019). También suelen extirparse parte del tejido sano circundante y los ganglios linfáticos. La cantidad de mama que se extirpa depende del tamaño y la situación del tumor y de otros factores. La cirugía conservadora de mama a veces se denomina tumorectomía, cuadrantectomía, mastectomía parcial o mastectomía segmentaria. A menudo es una opción para una mujer con cáncer en estadio inicial y le permite conservar la mayor parte de su mama. Si el tumor es grande, es posible que deba realizarse una cuadrantectomía, que implica la extirpación de todo un cuadrante de la mama. Esto puede suponer una pérdida considerable de tejido mamario, lo que provoca una alteración en la forma de la mama. Para evitar la acumulación de líquido se introduce un tubo de drenaje Redivac en la cavidad.

Biopsia mediante localización con aguja

Este tipo de cirugía se realiza cuando existe una alteración en la mamografía, como un grupo de microcalcificaciones, que no se puede palpar. Para asegurarse de que el cirujano extirpa el área correcta, se debe introducir un alambre fino en el área anómala de la mama. Al ingreso, la mujer acude al servicio de radiología, donde se le administra un anestésico local. Con control mamográfico, se introduce un alambre fino en el área anómala. Para impedir que se mueva existe un pequeño gancho o arpón en el extremo del alambre. Luego, el alambre se pega con cinta firmemente a la mama. En el momento de la cirugía, el cirujano practica una incisión y sigue el alambre hacia abajo hasta la punta y extirpa un área de tejido a su alrededor. Entonces, para garantizar que la alteración mamográfica ha sido eliminada por completo, se obtiene una radiografía de la pieza mientras la mujer aún está dormida (Cancer Research UK, 2019b).

Mastectomía

Suele realizarse una mastectomía si el bulto es demasiado grande para poder conservar la mama, si la enfermedad es multifocal o si se trata de un cáncer de mama recurrente en la misma mama. Algunas pacientes también elegirán la mastectomía, en lugar de la cirugía conservadora de mama, por diversas razones, por ejemplo, miedo a la recidiva local.

Existen varios tipos de mastectomía (tabla 21.3). La decisión sobre el tipo de mastectomía suele depender del alcance de la enfermedad y del lugar del cáncer. La figura 21.1 muestra una cicatriz de mastectomía.

Reconstrucción mamaria

Tras una mastectomía se puede realizar una reconstrucción mamaria en el momento de la cirugía o en una fecha posterior. Existen varios tipos de reconstrucción mamaria:

- Implantes de silicona.
- Expansor tisular.
- Colgajos miocutáneos.
- Reconstrucción del pezón.

El tipo de reconstrucción depende de la elección de la paciente, la salud general de la paciente, el tamaño de las mamas, el tipo de mastectomía realizado, el estado de la piel de la pared torácica, el estado del músculo y la necesidad percibida de radioterapia.

Implante de silicona

Esta técnica supone la introducción de un implante de silicona debajo del músculo pectoral en el momento de la mastectomía. Este método solo es adecuado para mujeres de mamas pequeñas y no es apropiado si se ha realizado una mastectomía radical o si se ha administrado radioterapia a la mama en el pasado.

En la década de los noventa se debatió mucho sobre la seguridad de la silicona y los posibles efectos nocivos que puede tener sobre el cuerpo a largo plazo. En 1992, la Food and Drug Administration (FDA) de EE. UU. suspendió la venta de implantes de silicona en espera de una investigación. El Department of Health estableció un grupo de revisión independiente (IRG, 1998) para revisar la seguridad de la silicona, y ha descubierto que son seguras. Durante los últimos 10 años, más de 30.000 mujeres en Francia, y miles de otras en países como España y el Reino Unido, fueron sometidas a una mamoplastia de aumento con lo que resultaron ser implantes potencialmente defectuosos en lo que ahora se

Tabla 21.3 Tipos de mastectomía

Tipo de mastectomía	Explicación
Mastectomía total	Extirpación del tejido mamario con parte de la piel que lo recubre, incluido el pezón
Mastectomía subcutánea	Extirpación del tejido mamario, manteniendo el pezón
Mastectomía radical	Extirpación del tejido mamario, incluido el músculo pectoral y el contenido axilar
Mastectomía radical modificada	Extirpación del tejido mamario, dejando indemne el músculo pectoral mayor, pero separando el músculo pectoral, lo que permite despejar la axila
Mastectomía de rescate	Extirpación del tejido mamario de una lesión ulcerativa o fungoide en el cáncer avanzado de mama, con el objetivo de mejorar la calidad de vida y aliviar los síntomas angustiantes

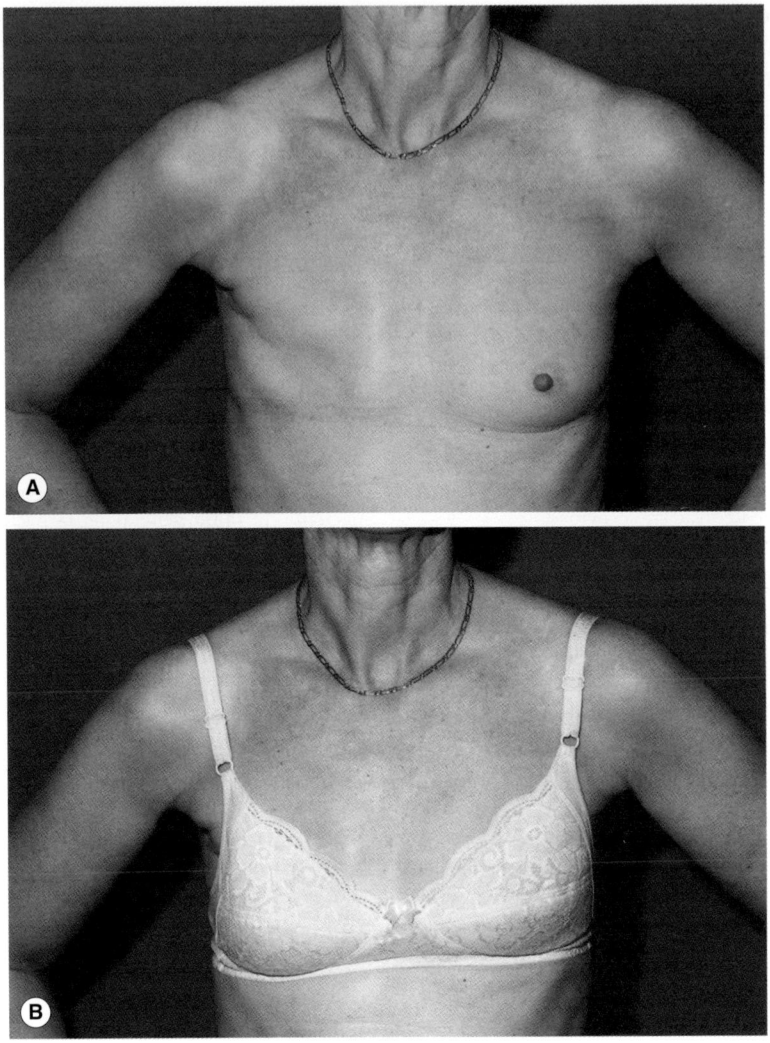

Figura 21.1 (A) Una cicatriz de mastectomía. (B) La misma mujer con un sostén con prótesis.

describe como una historia de terror de la cirugía estética. El escándalo ha provocado pánico en la extensa industria de la cirugía plástica de Francia (Chrisafis, 2011). La empresa Poly Implant Prosthesis (PIP), con sede en el sur de Francia, era uno de los líderes mundiales en la producción de implantes de silicona hasta el año pasado, cuando se descubrió que estaba cortando presupuestos y ahorrando alrededor de 990 millones de euros al año mediante el uso de silicona industrial en lugar de rellenos de calidad médica en sus implantes mamarios. La cubierta alrededor del relleno también era defectuosa y propensa a roturas o fugas. La empresa ha cerrado y más de 2.000 mujeres han presentado demandas legales. Se ha iniciado una investigación judicial por homicidio involuntario de una mujer que murió de cáncer.

Expansor tisular

Esta técnica implica la introducción de una bolsa de silicona debajo del músculo pectoral. Un expansor tisular de uso común es el expansor tisular de Becker. La bolsa tiene una toma y una válvula conectadas. En el momento de la cirugía se inyecta solución salina en la bolsa a través de la válvula. Después de la intervención, la mujer acude al servicio de consultas externas para que se le introduzca más solución salina semanal o quincenalmente a fin de lograr el tamaño requerido.

El expansor tiene un puerto (un tapón, válvula o espiral de metal o plástico) que le permite al cirujano añadir cantidades crecientes de líquido (una solución hidrosalina) con el tiempo (entre 2 y 6 meses) hasta que, de forma gradual, la piel se estire lo suficiente para alojar el implante (BreastCancer.org, 2019a). Una vez que se alcanza el tamaño requerido, se introduce más líquido. Esta excesiva expansión se realiza con dos objetivos. Primero, cuando se retiran la toma y la válvula, al mismo tiempo se quita un poco de solución salina para que coincida con el tamaño de la mama y para obtener la caída natural de la mama. En segundo lugar, se cree que el estiramiento de los tejidos reduce la incidencia de formación capsular. Actualmente existen técnicas novedosas de reconstrucción mamaria que utilizan el inflado de expansores mamarios con aire (Green et al., 2018). La toma y la válvula se pueden retirar como un caso de día.

Este método de reconstrucción mamaria se utiliza cuando la piel es de buena calidad. No es adecuado después de una mastectomía radical a menos que se utilice un colgajo miocutáneo. No suele ser aconsejable tras la radioterapia, ya que la piel y el músculo pueden estar fibrosados.

Colgajos miocutáneos

Esta técnica se utiliza para reconstruir la mama cuando la piel está dañada por la radioterapia o la mama es grande. Consiste en coger un colgajo de piel y músculo, todavía unido a su riego sanguíneo, de otra parte del cuerpo para reconstruir la mama. Si es necesario, se puede introducir un implante debajo de este colgajo, pero si la mama es pequeña, el colgajo solo puede ser suficiente para formar un montículo mamario.

Existen dos tipos de colgajos miocutáneos utilizados en la reconstrucción mamaria: el colgajo de músculo dorsal ancho (LD) y el colgajo miocutáneo transverso de recto abdominal (TRAM).

Colgajo de músculo dorsal ancho. Esta intervención implica disecar el músculo dorsal ancho de la espalda, mantenerlo unido a su propio riego sanguíneo, girarlo sobre un pedículo y cavarle un túnel debajo de la piel de la axila para cubrir la deficiencia del sitio de la mastectomía. Puede cogerse el sitio donante de forma horizontal para que la cicatriz pueda ser ocultada con una correa de sostén, o de forma vertical (BreastCancer.org, 2019c); este es el colgajo miocutáneo más habitualmente utilizado.

Colgajo miocutáneo transverso de recto abdominal. Esta intervención implica disecar el músculo recto abdominal, que va desde el pubis hasta los cartílagos costales de la quinta, sexta y séptima costillas. Una vez más, se mantiene unido a su propio riego sanguíneo y se excava un túnel debajo de la piel para cubrir la deficiencia. La cicatriz abdominal es transversal y, por tanto, está bien oculta, y para evitar la hernia se introduce una malla. Tiene el beneficio adicional de proporcionar una «abdominoplastia» al mismo tiempo.

A pesar de las ventajas de este colgajo al poder coger una gran área de tejido y la menor necesidad de otro implante más, no es tan popular como el colgajo del músculo dorsal ancho. Esto se debe a que es necesaria una estancia hospitalaria más prolongada y presenta una menor tasa de éxito.

Si bien es la técnica de reconstrucción con colgajo más popular, según BreastCancer.org (2019b) el colgajo TRAM no es adecuado para todas las pacientes. No es una buena opción para:

- Pacientes delgadas que no tienen suficiente tejido abdominal extra.
- Pacientes que ya han sido sometidas a múltiples intervenciones quirúrgicas abdominales.
- Pacientes que proyectan quedar embarazadas.
- Pacientes que están preocupadas por perder fuerza en la parte inferior del abdomen.
- Pacientes con insuficiencia cardíaca o vasculopatía que repercuta sobre la microcirculación y la perfusión y recuperación de la herida.

También debe recordarse que, si la mujer presenta estrías en su abdomen, después serán visibles en su mama reconstruida.

Reconstrucción del pezón

Existen varias técnicas que se pueden utilizar para reconstruir el pezón. Se suelen realizar varios meses después de la reconstrucción inicial.

El método más frecuente es usar la piel y la grasa de la mama reconstruida para crear el pezón, y se coge un injerto de piel de la parte interna del muslo para crear la aréola. Si es necesario, se puede tatuar el injerto para obtener el color correcto.

Existe el riesgo potencial de que el injerto fracase y se necrose. Este riesgo debería explicarse a la mujer antes de la cirugía. Se han ideado otras técnicas en las que durante la reconstrucción se tatúa el complejo areolar y se crea un botón de pezón a partir de esta piel. Es posible que sea necesario realizar más tatuajes para remodelar la aréola.

Muchas mujeres no optarán por la reconstrucción del pezón y preferirán usar un pezón de silicona adhesivo en su lugar cuando usen ropa ajustada.

Consulte el capítulo 24 para obtener información sobre asistencia específica de enfermería relacionada con la cirugía reparadora.

Abordaje de la axila

La cirugía axilar se lleva a cabo por dos motivos principales:

- Para información sobre la estadificación y el pronóstico, de modo que se pueda planificar el tratamiento posquirúrgico; si alguna de las glándulas presenta afectación tumoral, es posible que sea necesaria una quimioterapia posquirúrgica.
- Para control local.

Si no se realiza una cirugía axilar, se puede administrar radioterapia a la axila.

De la cirugía axilar o la radioterapia pueden surgir varias complicaciones. Las posibles complicaciones son, entre otras, seromas (acumulación de líquido), reducción del movimiento del brazo, daño nervioso y linfoedema, siendo la más importante la aparición de linfoedema (Breast Cancer Care, 2019b).

Durante muchos años, la linfoadenectomía axilar fue el tratamiento convencional para el cáncer de mama en fase precoz. Sin embargo, durante los últimos años se ha producido la aparición de la biopsia del ganglio centinela (BGC), que es menos invasiva y, por tanto, posiblemente reduce la morbilidad asociada al vaciamiento axilar.

Biopsia del ganglio centinela

El ganglio centinela se define como el primer ganglio linfático en el que drena el tumor primario. Es el ganglio con más probabilidades de contener un tumor metastásico. Si el ganglio centinela no está afectado por enfermedad metastásica, el resto de los ganglios linfáticos tampoco deberían presentar afectación tumoral.

Varias horas antes de la cirugía se administra una inyección de un colorante azul y/o un radioisótopo. La teoría indica que, una vez inyectados, el colorante y el material radiactivo serán extraídos a través de la mama hasta los ganglios linfáticos. El primer ganglio al que llega (es decir, el ganglio centinela) presenta un aspecto azul. El cirujano extirpa este ganglio y lo envía a anatomía patológica para un corte congelado (análisis microscópico del ganglio). Si este ganglio presenta afectación tumoral, el cirujano continuará con un vaciamiento axilar; si no presenta afectación tumoral, no será necesaria ninguna otra cirugía en la axila.

Linfoadenectomía axilar

Se practica una nueva incisión en la axila para extirpar los ganglios (LII–III) y se introduce un único tubo de drenaje de aspiración para evitar la acumulación de líquido. El tubo de drenaje deberá permanecer en su sitio hasta que el drenaje sea inferior a 50 ml en 24 h (esto tarda aproximadamente de 5 a 6 días).

Tratamientos complementarios

El tratamiento complementario se decide una vez que el informe histológico está disponible y dependerá de:

- La elección de la paciente.
- El tamaño y el grado del tumor.
- El estado de los ganglios.
- La edad y la situación menopáusica.
- Los márgenes de resección.
- El tratamiento previo.
- El estado de receptor de estrógenos (RE).
- El estado HER2.

Los tratamientos complementarios para evitar enfermedades locales y distales pueden incluir todos o una combinación de los siguientes.

Radioterapia

Se trata de un tratamiento de dosis alta de rayos X que destruye las células cancerosas residuales que puedan haber quedado en el tejido mamario o en la pared torácica. Es un tratamiento localizado que se administra para ayudar a evitar la recidiva local. Se administra con mayor frecuencia después de una cirugía conservadora de la mama, pero, en ocasiones, se administra a la pared torácica después de una mastectomía. Se inicia una vez que la herida ha cicatrizado y se ha logrado el movimiento completo del brazo; esto suele ocurrir de 4 a 6 semanas después de la operación.

Quimioterapia

Básicamente significa «tratamiento con fármacos». Consiste en un tratamiento general, por lo que, a diferencia de la radioterapia, trata todo el cuerpo. Se utiliza una combinación de diferentes fármacos antineoplásicos, que destruye las células que se están dividiendo con rapidez.

Hormonoterapia

Tamoxifeno

Se trata de una hormonoterapia frecuente y muy exitosa que se ha utilizado durante muchos años. Es antiestrogénico, ya que compite con los estrógenos para fijar el sitio del receptor de estrógenos, evitando la estimulación del crecimiento. Los beneficios son mayores en mujeres con tumores sensibles a los estrógenos. Se utiliza en mujeres pre- y posmenopáusicas. NICE (2018a) aconseja el tamoxifeno como hormonoterapia complementaria inicial para hombres y mujeres premenopáusicas con cáncer de mama invasivo positivo para RE. Recomiendan que se ofrezca un inhibidor de la aromatasa como hormonoterapia complementaria inicial para las mujeres posmenopáusicas con cáncer de mama invasivo positivo para RE que presentan un riesgo medio o alto de recidiva de la enfermedad. Ofrezca tamoxifeno a las mujeres que presentan un riesgo bajo de recidiva de la enfermedad, o si los inhibidores de la aromatasa no se toleran o están contraindicados.

Inhibidores de la aromatasa

Una vez que ha pasado la menopausia, la mayor parte de los estrógenos que circulan de forma natural han desaparecido. Sin embargo, todavía se producen estrógenos, fundamentalmente a partir de la grasa, mediante control de la glándula suprarrenal. La enzima aromatasa convierte el andrógeno androstenodiona de la grasa en estrógenos. Existen tres inhibidores de la aromatasa (IA) utilizados con frecuencia que están autorizados para diferentes usos y solo son adecuados para mujeres posmenopáusicas:

- Anastrozol: usado como tratamiento único o después de 2–3 años de tamoxifeno.
- Exemestano: después de 2–3 años de tamoxifeno.
- Letrozol: como tratamiento prolongado durante 3 años después de 5 años de tamoxifeno.

Anticuerpos monoclonales

Trastuzumab

El trastuzumab es un anticuerpo monoclonal que utiliza el sistema inmunitario natural para destruir las células tumorales. Algunas células de cáncer de mama crecen y se dividen cuando una proteína conocida como factor de crecimiento epidérmico humano se une a otra proteína conocida como HER2. Aproximadamente el 20% de los cánceres de mama sobreexpresan HER2. El trastuzumab actúa fijándose a la proteína HER2, impidiendo que lo haga el factor de crecimiento epidérmico humano. Esta acción detiene la división y el crecimiento de las células.

Se administra a pacientes que son positivos para HER2 después de la quimioterapia posquirúrgica. Consiste en una infusión cada 3 semanas y, actualmente, se administra durante 1 año (NICE, 2018a).

Asistencia de enfermería de una paciente sometida a una cirugía de cáncer de mama

La asistencia general de enfermería de las pacientes sometidas a cirugía de mama es la misma que para cualquier intervención quirúrgica, por ejemplo, cuidados de la herida, pero existen cuestiones específicas que la enfermera debe tener en cuenta al planificar la asistencia de enfermería. Consulte la tabla 21.4 para ver un estudio de caso de una mujer sometida a una mastectomía.

Información preoperatoria

Idealmente, la mujer debería haber sido atendida por una enfermera referente de mama en el momento del diagnóstico, quien le habrá explicado qué esperar, pero si no, la enfermera responsable debería poder proporcionar esta información. También se debería proporcionar información escrita.

Se debería ofrecer a la mujer una idea sobre el posible desenlace estético de la cirugía. El uso de un álbum de fotos para mostrar los desenlaces de diferentes operaciones puede resultar de ayuda, pero se debería enfatizar que cada persona es singular, por lo que los desenlaces pueden diferir.

Si se planifica una cirugía axilar, se debería advertir a la mujer que puede perder la sensibilidad debajo del brazo y a lo largo de la porción inferior del brazo. Esta puede resultar una sensación bastante incómoda. La sensibilidad puede volver a los pocos meses después de la operación, pero es posible que nunca se recupere por completo. También se debería informar a la mujer sobre el uso de tubos quirúrgicos de drenaje en el postoperatorio. A menudo se introducen dos Redivac, uno en la mama y otro en la axila, para evitar la formación de un hematoma o un seroma (acumulación de líquido). En condiciones normales se dejan *in situ* hasta que el drenaje sea inferior a 50 ml en un período de 24 h.

Después de retirar el tubo de drenaje axilar puede aparecer un seroma. El líquido que fue drenado previamente en el frasco de Redivac puede acumularse en la cavidad, provocando una hinchazón en la axila. Esta produce cierta incomodidad y la sensación de tener una naranja debajo del brazo. Puede drenarse introduciendo una aguja en la zona y extrayendo el líquido. Esta intervención debería ser realizada por un médico o la enfermera referente de mama, que haya sido formada para drenar seromas. Se debería advertir a la mujer que esto puede volver a ocurrir, para que no se alarme.

Posible riesgo de linfoedema

El linfoedema es un trastorno crónico y progresivo que se produce por una alteración de la función del sistema linfático. En los países desarrollados, el linfoedema de las extremidades superiores es principalmente consecuencia de la cirugía del cáncer de mama en la que la linfoadenectomía y la radiación de la axila alteran el flujo linfático de las extremidades superiores. Según Cancer Research UK (2017a,b), aproximadamente 1 de cada 5 personas (20%) presentará un linfoedema del brazo después del tratamiento del cáncer de mama que incluye cirugía para extirpar los ganglios linfáticos y radioterapia de los ganglios linfáticos.

Un linfoedema consiste en la acumulación de líquido rico en proteínas en los tejidos. La alteración de la función de los vasos linfáticos interrumpe el drenaje del sistema linfático que forma parte del sistema circulatorio, al igual que las estructuras arteriales y venosas. Los vasos linfáticos eliminan el exceso de líquido de los tejidos y lo transportan de regreso a la circulación. Además, la maduración de las células inmunitarias tiene lugar en el sistema linfático; por tanto, constituye uno de los mecanismos de defensa más importantes del organismo.

Los capilares linfáticos se encuentran en la dermis, entretejidos como una telaraña, luego drenan a los vasos linfáticos en el plano subcutáneo y, finalmente, al sistema más profundo y al conducto torácico.

El linfoedema puede ser primario o secundario. Con independencia de la etiología, desde el punto de vista clínico se caracteriza por edema crónico, dolor localizado, cambios cutáneos atróficos e infecciones secundarias.

Tras la cirugía axilar, la paciente debería recibir información sobre el cuidado de la piel para evitar la aparición de linfoedema. Los consejos sobre el cuidado de la piel del brazo afectado son de gran importancia (cuadro 21.2).

Posible inmovilidad del brazo afectado

La mujer debería ser remitida a un fisioterapeuta, para que le enseñe ejercicios de brazos a fin de evitar un hombro rígido y también para ayudar a evitar el linfoedema. Estos ejercicios deberían realizarse dos veces al día (fig. 21.2).

Ansiedad

Cuando a una mujer se le diagnostica un cáncer de mama, su vida cambia por completo. Le genera muchos miedos e inquietudes que debe aprender a afrontar.

Tabla 21.4 Plan asistencial de enfermería para una paciente sometida a una cirugía de cáncer de mama, según el modelo de Roper, Logan y Tierney

Valoración/rutina habitual	Problema de la paciente	Objetivo	Actuación de enfermería	Evaluación
Mantenimiento de un ambiente seguro				
La piel de Ann está sana e indemne	Posible infección de la herida tras la cirugía	Evitar la infección	Utilizar una técnica aséptica al manejar el apósito y cuidar los tubos de drenaje Redivac Registrar la temperatura cada 4 h Retirar el apósito después de 24 h Observar la herida en busca de signos de infección e inflamación	Ann permaneció afebril y la herida cicatrizó bien, sin signos de infección
	Posible aparición de formación de seroma y hematoma	Reducir al mínimo el riesgo de seroma y hematoma	Comprobar la permeabilidad de los tubos de drenaje y medir la cantidad de drenaje cada 15 min durante la primera hora y luego, si resulta satisfactorio, cada 60 min durante 24 h y luego dos veces al día	El drenaje permaneció permeable y la pérdida estuvo dentro de los límites normales
			Cambiar la botella a diario y registrar la diuresis con precisión cada 24 h	Se cambió la botella a diario y se registró la cantidad
			Retirar el tubo de drenaje siguiendo las instrucciones del cirujano, habitualmente cuando el drenaje sea < 50 ml en 24 h Ofrecer analgésicos orales antes de la retirada	Se retiró el tubo de drenaje 6 días después de la operación
Comunicación				
Ann se instaló bien en la planta y conversó con las otras mujeres Se puso a llorar cuando habló de perder su mama	Ansiedad y miedo a perder su mama	Que Ann pueda hablar sobre su pérdida de mama sin llorar	Derivar a la enfermera referente de mama Permitir que Ann exprese sus sentimientos Ofrecer a Ann la oportunidad de ver fotografías de cicatrices de mastectomía Proporcionar información escrita Explicar qué debe esperar después de la operación	Después de la operación, Ann estaba mucho menos llorosa y habló con otras pacientes sobre su operación
Ann expresó su preocupación por la posible aparición de cáncer de mama en sus dos hijas	Miedo a que sus hijas sufran un cáncer de mama	Poder poner sus miedos en perspectiva y sentir que se está haciendo algo por sus hijas	Ofrecer consejos sobre cómo pueden ser derivadas sus hijas a un consultorio de antecedentes familiares Proporcionar información sobre concienciación acerca de las mamas	Ambas hijas de Ann habían visitado a sus médicos de familia, quienes las habían remitido a consultorios de antecedentes familiares. Ann se sintió más segura al saber que se estaba haciendo algo
Movilización				
Ann es una mujer muy activa que suele hacer todas las tareas domésticas con poca ayuda de la familia	Posible riesgo de rigidez en el hombro debido a la cirugía axilar	Evitar un hombro rígido	Remitir a un fisioterapeuta para ejercicios de brazos Fomentar el uso del brazo afectado Animar a la familia a ayudar con las tareas domésticas	En el momento del alta, Ann presentaba una buena amplitud de movimiento en el brazo y se le animó a continuar los ejercicios en casa

Tabla 21.4 **Plan asistencial de enfermería para una paciente sometida a una cirugía de cáncer de mama, según el modelo de Roper, Logan y Tierney *(cont.)***

Valoración/rutina habitual	Problema de la paciente	Objetivo	Actuación de enfermería	Evaluación
	Posible riesgo de aparición de linfoedema debido a la cirugía axilar	Reducir el riesgo de aparición de linfoedema	Ofrecer información por escrito sobre el cuidado de los brazos (v. cuadro 21.2)	La información escrita tranquilizó a Ann e hizo que estuviera menos ansiosa
	Dolor debido a la cirugía	No tener dolor o reducirlo, a fin de permitir que Ann tenga movilidad, se sienta cómoda y pueda realizar sus ejercicios	Administrar analgésicos frecuentes por vía oral una vez que haya tolerado los líquidos Apoyar el brazo afectado sobre una almohada cuando se encuentre en la cama o sentada en una silla	Ann tuvo buena movilidad después de la operación y pudo realizar sus ejercicios dos veces al día Su dolor se alivió con paracetamol con hidrocodona frecuente
Trabajo y ocio				
Ann trabaja a tiempo completo como secretaria de una empresa de contabilidad. La empresa está teniendo algunos problemas económicos y se han producido algunos despidos	Ann está preocupada ante la posibilidad de perder su trabajo debido a su baja por enfermedad y está considerando la prejubilación	Regresar al trabajo tan pronto como pueda	Animar a Ann a expresar sus temores Remitir a un trabajador social	El cirujano escribió una carta de apoyo a su jefe, quien de hecho fue un gran apoyo y le aseguró a Ann que su empleo estaba a salvo
Ann asiste a una clase semanal de gimnasia acuática	Ann está preocupada de que las otras mujeres la miren	Animar a Ann a volver a la clase	Remitir a Ann a la enfermera referente de mama para que le aconseje sobre trajes de baño y prótesis	Hasta ahora, Ann no ha regresado a la clase, pero se ha comprado un traje de baño nuevo
Expresión de la sexualidad				
Ann y su marido han estado casados durante 24 años. Todavía disfrutan de relaciones sexuales	Ann teme que Paul no quiera tocarla	Reanudar las relaciones sexuales normales	Animar a Paul a participar en los cuidados de Ann Informarles de la disponibilidad de orientación	En su visita de seguimiento de las 6 semanas, Ann le informó a la enfermera referente de mama de que Paul había sido de apoyo y que se habían besado y abrazado, pero que no habían mantenido relaciones sexuales Ann sentía que esto llegaría con el tiempo

(Continúa)

Tabla 21.4 Plan asistencial de enfermería para una paciente sometida a una cirugía de cáncer de mama, según el modelo de Roper, Logan y Tierney (cont.)

Valoración/rutina habitual	Problema de la paciente	Objetivo	Actuación de enfermería	Evaluación
	Miedo a parecer diferente y a que las personas noten su pérdida de mama	Sentirse segura de su imagen corporal	Animar a Ann a que mire y toque la cicatriz y a que Paul esté presente Derivar a la enfermera referente de mama para que le adapte una prótesis temporal Animar a Ann a usar su propia ropa Aconsejar a Ann sobre las organizaciones de voluntarios (p. ej., Breast Cancer Now) Analizar la posibilidad de una reconstrucción mamaria	Ann salió de la planta con la misma ropa que llevaba en el momento del ingreso y se sintió segura Se había concertado una cita para la adaptación de una prótesis permanente
Muerte				
Está destrozada por el diagnóstico de cáncer de mama, aunque se siente bien	Miedo a morir	Que Ann tenga una perspectiva realista	Permitir que Ann exprese sus miedos y corrija cualquier punto de vista demasiado pesimista Explicar que se sabrá más una vez que esté disponible el resultado histológico Explicar la conducta de seguimiento Animar a Ann a planificar el futuro Remitir a un consejero si es apropiado	Ann todavía tiene miedo de morir y dejar a su familia atrás Ann fue remitida a un consejero, que está explorando con ella este miedo más a fondo

La elevada prevalencia de morbilidad psicológica después de la cirugía de cáncer de mama está bien documentada (Del Piccolo et al., 2019; Kang et al., 2017; Fallowfield et al., 1986; Maguire et al., 1978). La mayoría de las unidades de mama tienen una enfermera referente de mama en concreto designada que está especialmente formada en cáncer de mama para proporcionar asesoramiento y apoyo prácticos. Se ha investigado y evaluado bien la eficacia del papel de la enfermera referente de mama y se ha demostrado que reduce la incidencia de morbilidad psicológica (NICE, 2018a).

Si no existe una enfermera referente de mama a cargo, organizaciones de voluntarios como Breast Cancer Now pueden ofrecer su apoyo. Las directrices de diagnóstico y tratamiento del cáncer avanzado de mama del NICE (2018a) definen las pruebas, el tratamiento, la asistencia y el apoyo que se les debería ofrecer a las pacientes con cáncer avanzado de mama. La referencia específica a la enfermería indica un tratamiento y cuidados de apoyo comunitarios, incluidas recomendaciones sobre evaluación psicosocial y acceso a un trabajador clave. El *UK Guidance Document: Treatment of Metastatic Breast Cancer* (Coleman et al., 2012) respalda la necesidad de que todas las pacientes con cáncer metastásico de mama tengan acceso a una enfermera clínica especializada. Desde una perspectiva europea del ejercicio de enfermería, las primeras International Consensus Guidelines for Advanced Breast Cancer (ABC1) (Cardosa et al., 2012) recomiendan que cada paciente con cáncer metastásico de mama debería tener acceso a un especialista en enfermería clínica con el conjunto adecuado de habilidades.

Alteración de la imagen corporal

A lo largo de la historia la mama ha sido un símbolo de feminidad. Se la ve como un símbolo de la sexualidad y también como un símbolo de la maternidad.

No se debería obligar a la mujer a mirar la herida antes de que esté preparada. Cuando se sienta capaz de mirar, puede que quiera o no que su pareja esté con ella. Mirar la herida debería ser abordado con sensibilidad y comprensión. Una enfermera debería estar presente cuando esto ocurra. Debería estar disponible un espejo de mano para que la mujer pueda mirar poco a poco la cicatriz antes de verse en un espejo de cuerpo entero.

Si se ha realizado una mastectomía, a la mujer se le debería adaptar una prótesis temporal blanda (fig. 21.3) tan pronto como lo desee antes del alta. Los preparativos para adaptar una prótesis de silicona permanente deberían realizarse durante 4 a 6 semanas después de la operación, cuando la cicatriz se haya curado. Se debería recomendar a la mujer que use su propia ropa en la planta.

Es posible que la persona y la pareja necesiten que se les asegure que pueden reanudar relaciones sexuales tan pronto como lo deseen.

Apoyo a la familia

Este también es un momento muy traumático para la pareja y la familia. Resulta difícil ver angustiado a un ser querido.

Cuadro 21.2 Consejos para el cuidado de la piel del brazo afectado después de la cirugía

Una infección en el brazo, la mano o la mama/el tórax de la paciente «en riesgo» puede provocar hinchazón y dañar su sistema linfático, lo que conduce a un linfoedema.

Los siguientes consejos pueden ayudar con el cuidado de la piel y reducir el riesgo de aparición de una infección:

- Hidrate la piel a diario para evitar la piel seca y agrietada (use una crema hidratante que se adapte a su tipo de piel).
- Use un protector solar de factor alto para evitar quemaduras solares.
- Use guantes de horno al cocinar.
- Aplique repelente de insectos para evitar mordeduras y picaduras.
- Use guantes protectores en el jardín (especialmente cuando esté cerca de rosales o zarzas).
- Tenga cuidado al cortarse las uñas.
- Tenga cuidado si usa cera o una cuchilla de afeitar para eliminar el vello de la axila, ya que puede dañar la piel. Las maquinillas de afeitar eléctricas son más delicadas para la piel.
- Se puede usar crema depilatoria (depilación), pero primero verifique que la paciente no sea sensible o alérgica a la crema.
- Mantenga limpios los cortes o rasguños y use crema antiséptica; comuníquese con el médico de familia o la enfermera referente de mama si se cree que están infectados.
- No existen datos sólidos de que las inyecciones, la extracción de sangre, la medición de la presión arterial o la administración de líquidos por vía intravenosa en el brazo «en riesgo» provoquen linfoedema (Breast Cancer Care, 2019b). Sin embargo, de manera anecdótica, los profesionales sanitarios tienden a realizar estas técnicas en el brazo inafectado, utilizando habilidades de toma de decisiones clínicas para decidir el beneficio sobre el riesgo.
- Es importante ejercitar el brazo y el hombro para evitar el linfoedema, fortaleciéndolos poco a poco y con la guía de profesionales sanitarios.
- Consuma una alimentación predominantemente vegetal que haga hincapié en los cereales integrales y las legumbres (judías, lentejas y guisantes secos), verduras y frutas. Estos alimentos proporcionan fibra, vitaminas y minerales, así como sustancias fitoquímicas que combaten el cáncer. La mayoría de los alimentos vegetales también tienen bajo contenido en calorías y grasas de forma natural, lo que puede resultar útil para controlar el peso.
- Coma principalmente alimentos vegetales. Elija alimentos mínimamente procesados. Trate de hacer que al menos la mitad de sus elecciones de cereales sean integrales todos los días. Elija judías, lentejas y guisantes secos a menudo en lugar de carne.
- Las pacientes pueden continuar con la manicura y el baño como de costumbre. No existen datos de que estos aumenten el riesgo de linfoedema.

Fuente: Breast Cancer Care (2019).

Se debería animar a la pareja y la familia a participar en la asistencia y estar presentes en las consultas (si corresponde). Breast Cancer Now proporciona un servicio telefónico de información y ayuda para parejas, por lo que esta información debería estar disponible (Breast Cancer Care (2019); v. «Direcciones útiles», más adelante).

Ejemplo de plan asistencial de enfermería

Ann es una mujer casada de 58 años que fue remitida a la unidad de mama por su médico de familia después de encontrar un bulto en su mama izquierda. Naturalmente, estaba muy ansiosa, ya que su madre había muerto de un cáncer de mama a la edad de 60 años. Por desgracia, la mamografía y la biopsia por aspiración con aguja fina confirmaron que este bulto era un cáncer de mama.

Ann y su marido fueron atendidos por el cirujano y la enfermera referente de mama, quienes analizaron las posibles opciones terapéuticas. Se les dio tiempo para retirarse y estudiar estas opciones. Regresaron a ver a la enfermera referente de mama 3 días después para conocer los resultados de las pruebas de estadificación, que fueron normales. Ann y su marido habían decidido que una mastectomía sería la mejor opción para ellos, ya que Ann sentía que se preocuparía constantemente por la reaparición del cáncer en esa mama.

El plan asistencial (v. tabla 21.4) usa el modelo de Roper, Logan y Tierney (Roper et al., 1996). Solo considera la asistencia específica de enfermería para una paciente sometida a una mastectomía.

Planificación y asesoramiento para el alta

Irse a casa será recibido con cierto placer, pero también infunde algo de miedo en la mujer, ya que puede sentirse sola y vulnerable. Se debería evaluar la situación domiciliaria para ver si son necesarios otros servicios, por ejemplo, ayuda domiciliaria.

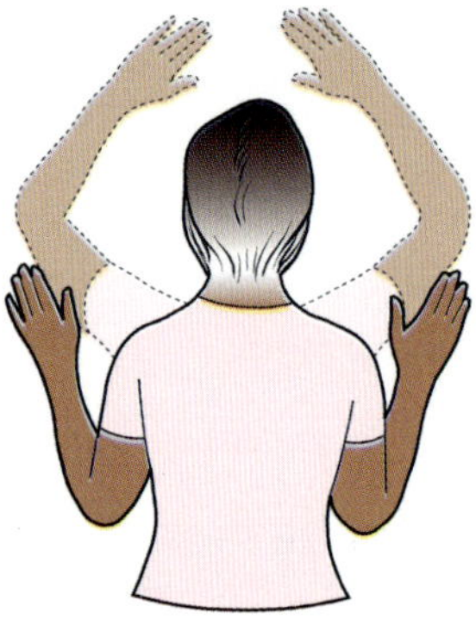

Alcance de la pared
De pie, frente a la pared y muy cerca de ella, con los pies separados para un buen equilibrio. «Camine» lentamente por la pared con ambas manos, deslícelas hacia abajo de nuevo y repita

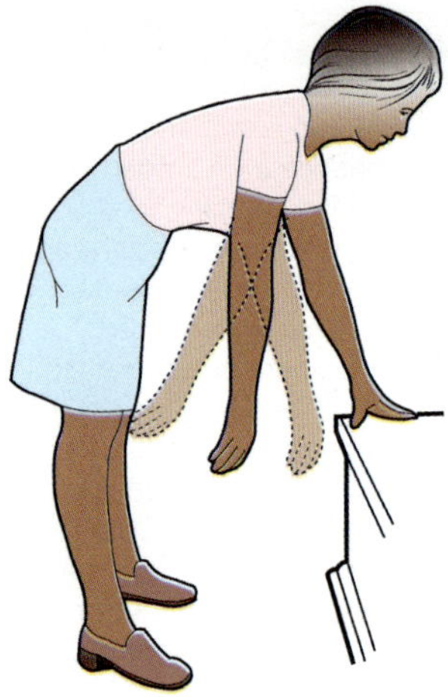

Apóyese con su brazo no afectado. Deje que su otro brazo cuelgue libremente y balancéelo desde el hombro. Balancee hacia delante, hacia atrás, de lado a lado y en círculos

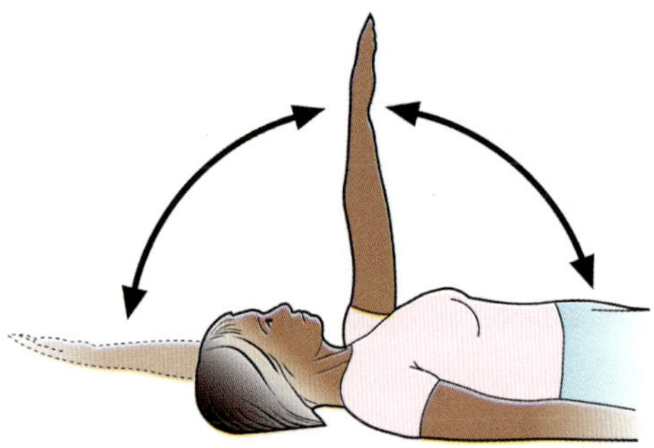

Alcance posterior
Tumbada sobre una superficie dura, levante el brazo afectado a la posición vertical y luego suavemente hacia atrás, de modo que roce su oreja al pasar

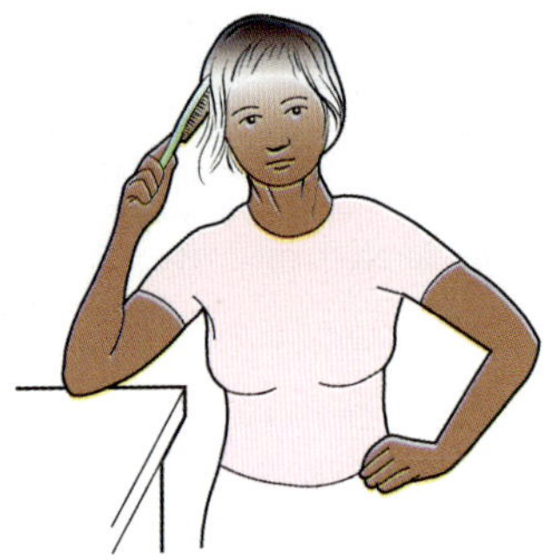

Cepillado del cabello
Apoye el codo sobre una mesa y siéntese recta. Comience cepillándose el cabello de un lado y avance para cepillar toda la cabeza

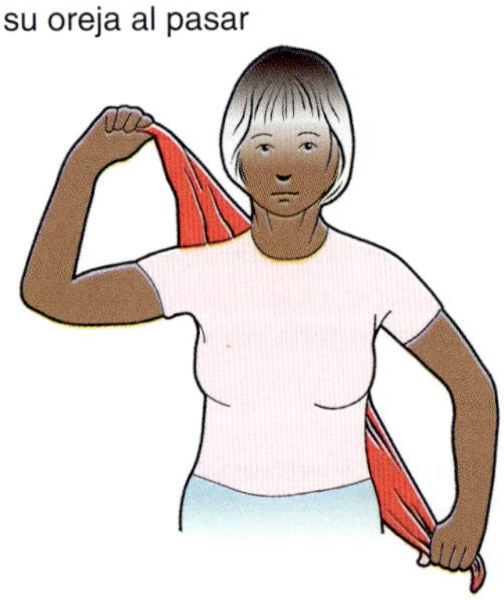

Secado de espalda
Con una toalla, practique un movimiento de secado de espalda

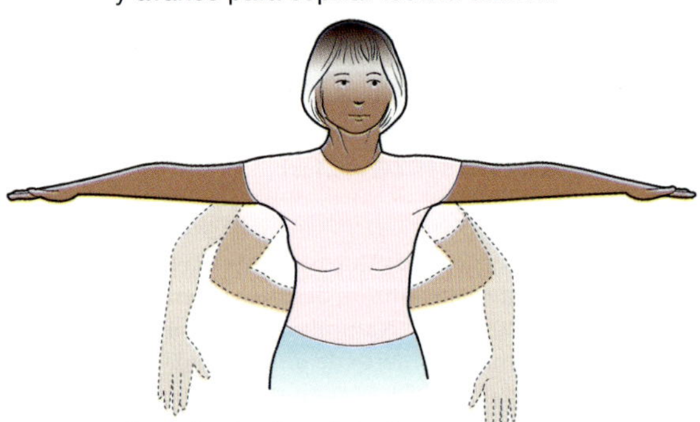

Abrochado de sujetador
Mantenga los brazos a la altura de los hombros. Doble los codos y alcance lentamente su espalda con las manos hasta el nivel del sostén

Figura 21.2 Ejercicios de brazos tras una cirugía de mama.

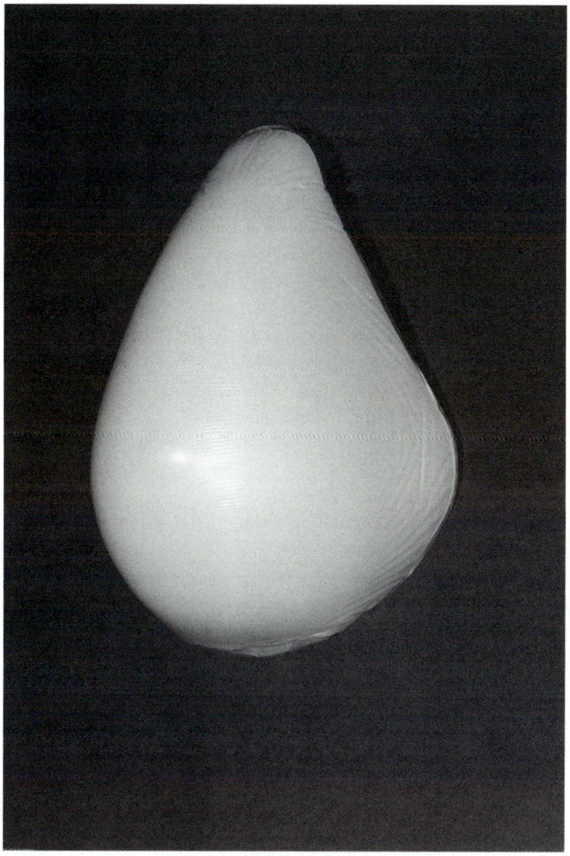

Figura 21.3 Prótesis mamaria externa de silicona.

Se deberían ofrecer consejos sobre la reanudación de las actividades normales. Si la mujer suele realizar tareas domésticas, deberían evitarse o al menos acometerse de forma ligera durante las primeras 4-6 semanas hasta que haya recuperado el movimiento completo del brazo. Si está trabajando, debería volver a trabajar cuando pueda y lo aconseje el profesional médico. Esto depende de su deber y responsabilidades y del tipo de trabajo que realiza. Es recomendable no levantar objetos pesados con el brazo afectado, de forma indefinida. La conducción puede reanudarse con normalidad después de 4-6 semanas, una vez que la mujer haya recuperado el movimiento completo del brazo y sienta que puede detener el automóvil de manera segura en caso de emergencia. La mujer debería consultar a su cirujano con respecto a la reanudación de las actividades deportivas.

Se debería ofrecer a la mujer información sobre organizaciones de voluntarios, por ejemplo, Breast Cancer Now (v. «Direcciones útiles», más adelante), para que tenga a alguien con quien pueda comunicarse si necesita hablar o desea recibir más información por escrito. Si hay una enfermera referente de mama a cargo, la mujer debería tener su número de teléfono de contacto para que pueda llamar a la enfermera si tiene algún problema. Sin embargo, es importante devolver algo de control a la mujer, para que pueda elaborar sus propios mecanismos de afrontamiento y no depender demasiado de la enfermera referente de mama o de organizaciones de voluntarios.

Se debería programar una cita de seguimiento para la semana siguiente después del alta a casa, de modo que se pueda revisar la herida y se pueda informar a la mujer del resultado de la anatomía patológica. Entonces se pueden plantear nuevos tratamientos. Se debería asegurar a la mujer que tendrá citas de seguimiento periódicas. La estrategia de seguimiento variará entre las unidades de mama, pero en promedio suele ser cada 3 meses durante 1 año y luego cada 6 meses hasta los 5 años, cuando la paciente es dada de alta.

Conclusión

La asistencia a mujeres sometidas a cirugía de mama es una experiencia muy gratificante y estimulante. No solo proporciona a la enfermera las habilidades para cuidar a una persona sometida a una intervención quirúrgica, sino que también involucra muchos problemas psicosociales, lo que añade otra dimensión. Cualquier intervención quirúrgica en la mama puede provocar preocupación, ansiedad y temor a una alteración de la imagen corporal. Si la enfermera puede tratar a la mujer con sensibilidad y comprensión, puede ayudar a que toda la experiencia sea menos traumática.

RESUMEN DE PUNTOS CLAVE

- El cáncer de mama es un problema frecuente que afecta a 1 de cada 9 mujeres en el Reino Unido.
- Los pacientes que encuentren un bulto temerán padecer un cáncer de mama.
- El tratamiento debería realizarse en una unidad especializada de mama.
- Es importante tener en cuenta las necesidades físicas, sociales y psicológicas de las pacientes sometidas a una cirugía de mama.
- Todas las pacientes que sufren un cáncer de mama deberían tener acceso a una enfermera referente de mama.
- Se debería animar a todos los pacientes, sobre todo a las mujeres, a que estén atentos a sus mamas.

PUNTOS DE APRENDIZAJE PARA LA REFLEXIÓN

Tras haber leído este capítulo, piense en lo que sabe ahora y en lo que aún necesita averiguar. Estas preguntas pueden ser de ayuda:

- ¿Cómo hago una derivación a una enfermera especialista en asistencia mamaria?
- ¿Cuáles podrían ser las principales preocupaciones que puede tener una persona con linfoedema mientras realiza sus actividades cotidianas?
- ¿Qué consejo le podría dar a una mujer que desea dar lactancia materna tras un diagnóstico de una enfermedad mamaria?

Direcciones útiles

Breast Cancer Now (formado por la fusión de Breast Cancer Care y Breast Cancer Now)
Fifth Floor, Ibex House
42–47 Minories
London EC3N 1DY
Tel.: 0345 092 0800
Servicio telefónico de información y ayuda: 0808 800 6000
breastcancernow.org
Macmillan Cancer Support
89 Albert Embankment
London SE1 7UQ
Tel.: 020 7840 7840
https://www.macmillan.org.uk/

Bibliografía

American Cancer Society (ACS). (2014). *What happens to biopsy and cytology specimens?* Available at: <www.cancer.org/treatment/understanding-your-diagnosis/tests/testing-biopsy-and-cytology-specimens-for-cancer/what-happens-to-specimens.html>.

American Cancer Society (ACS). (2019). *Breast-conserving surgery (lumpectomy)*. Available at: <www.cancer.org/cancer/breast-cancer/treatment/surgery-for-breast-cancer/breast-conserving-surgery-lumpectomy.html>.

Akkas, B. E., & Vural, G. U. (2013). Fat necrosis may mimic local recurrence of breast cancer in FDG PET/CT. *Revista Española de Medicina Nuclear e Imagen Molecular, 32*(2), 105–106. Available at: <https://www.sciencedirect.com/science/article/pii/S225365412001655>.

Arul, P., Masilamani, S., & Akshatha, C. (2016). Fine needle aspiration cytology of atypical (C3) and suspicious (C4) categories in the breast and its histopathologic correlation. *Journal of Cytology, 33*(2), 76–79.

Bickley, L. (2016). *Bates' Guide to Physical Examination and History Taking* (12th edn). Baltimore: Wolters Kluwer.

Breast Cancer Care. (2019a). *Fibroadenoma*. Available at: breastcancernow.org/information-support/publication/fibroadenoma-bcc72.

Breast Cancer Care. (2019b). *Reducing the risk of lymphoedema*. Available at: <www.breastcancercare.org.uk/sites/default/files/publications/pdf/bcc15_reducing_the_risk_2019_web.pdf>.

Breast Cancer Now. (2019). *After surgery*. Available at: breastcancernow.org/information-support/facing-breast-cancer/living-beyond-breast-cancer/after-surgery.

BreastCancer.org. (2019a). *Implant reconstruction: what to expect*. Available at: <www.breastcancer.org/treatment/surgery/reconstruction/types/implants/what-to-expect>.

BreastCancer.org. (2019b). *TRAM flap*. Available at: <www.breastcancer.org/treatment/surgery/reconstruction/types/autologous/tram>.

BreastCancer.org. (2019c). *Latissimus dorsi flap*. Available at: <www.breastcancer.org/treatment/surgery/reconstruction/types/autologous/lat-dorsi>.

BUPA. (2019). *Benign breast lumps*. Available at: <www.bupa.co.uk/health-information/womens-health/breast-lumps>.

Cancer Research UK. (2017a). *Breast cancer symptoms*. Available at: <www.cancerresearchuk.org/about-cancer/breast-cancer/symptoms>.

Cancer Research UK. (2017b). *Lymphoedema after breast cancer treatment*. Available at: <www.cancerresearchuk.org/about-cancer/breast-cancer/living-with/lymphoedema-after-treatment>.

Cancer Research UK. (2019a). *Breast cancer statistics*. Available at: <www.cancerresearchuk.org/health-professional/cancer-statistics/statistics-by-cancer-type/breast-cancer#heading-One>.

Cancer Research UK. (2019b). *Wire-guided excision biopsy*. Available at: <www.cancerresearchuk.org/about-cancer/breast-cancer/getting-diagnosed/tests-diagnose/wire-guided-excision-biopsy>.

Cancer Research UK. (2019c). *Your urgent referral explained*. Available at: <www.cancerresearchuk.org/cancer-symptoms/what-is-an-urgent-referral>.

Coleman, R. E., Bertelli, G., Beaumont, T., et al. (2012). UK guidance document: treatment of metastatic breast cancer. *Clinical Oncology, 24*(3), 169–176.

Cardosa, F., Costa, S., Norton, L., Cameron, D., Cufer, T., & Fallowfield, L. (2012). 1st international consensus guidelines for advanced breast cancer (ABC1). *Breast, 21*(3), 242–252.

Chrisafis, A. (2011). France's faulty breast implants scandal. *The Guardian*. 14 December 2011Available at: <www.theguardian.com/lifeandstyle/2011/dec/14/france-faulty-breast-implant-scandal >.

Del Piccolo, L., Mazzi, M., Mascanzoni, A., Lonardi, M., De Felice, M., Danzi, O., et al. (2019). Factors related to the expression of emotions by early-stage breast cancer patients. *Patient Education and Counseling, 102*(10), 1767–1773.

Dixon, J., & Khan, L. (2011). Treatment of breast infection. *BMJ, 342*, d396.

Dixon, J. M. (2013). Breast infection. *BMJ, 347*, f3291.

Fallowfield, L. J., Baum, M., & Maguire, G. P. (1986). Effects of breast conservation on psychological morbidity associated with diagnosis and treatment of early breast cancer. *BMJ, 293*(6558), 1331–1334.

Görkem, S. B., & O'Connell, A. M. (2012). Abnormal axillary lymph nodes on negative mammograms: causes other than breast cancer. *Diagnostic and Interventional Radiology, 18*(5), 473–479.

Green, M., Habib, T., & Raghaven, V. (2018). A novel technique of breast reconstruction: inflation of breast tissue expander with air. *Plastic and Reconstructive Surgery. Global Open.*, *6*(12), e2036.

Independent Review Group (IRG) Report. (1998). *Silicone gel breast implants*. London: Crown Copyright.

Kang, K. D., Bae, S., Kim, H. J., Hwang, I. G., Kim, S. M., & Han, D. H. (2017). The relationship between physical activity intensity and mental health status in patients with breast cancer. *Journal of Korean Medical Science, 32*(8), 1345–1350.

Macmillan Cancer Support. (2019). *Types of breast cancer*. Available at: <www.macmillan.org.uk/information-and-support/breast-cancer/understanding-cancer/types-of-breast-cancer.html>.

Maguire, G. P., Lee, E. G., Bevington, D. J., et al. (1978). Psychiatric problems in the first year after mastectomy. *BMJ, 1*(6118), 963–965.

National Institute of Health & Care Excellence (NICE). (2018). *Early and locally advanced breast cancer: diagnosis and management*: NICE guideline [NG101]. Available at: <www.nice.org.uk/guidance/ng101>.

National Institute of Health & Care Excellence (NICE). (2018b). *Mastitis and breast abscess*. Available at: cks.nice.org.uk/mastitis-and-breast-abscess#!scenario.

National Institute of Health & Care Excellence (NICE). (2018c). *Suspected cancer recognition and referral overview*. Available at: pathways.nice.org.uk/pathways/suspected-cancer-recognition-and-referral.

National Institute of Health & Care Excellence (NICE). (2019) *Pathway: Early and locally advanced breast cancer*. Available at: <https://pathways.nice.org.uk/pathways/early-and-locally-advanced-breast-cancer>.

NHS. (2018). *What do cancer stages and grades mean?* Available at: <www.nhs.uk/common-health-questions/operations-tests-and-procedures/what-do-cancer-stages-and-grades-mean>.

NHS. (2019a). *Antibiotics*. Available at: <www.nhs.uk/conditions/antibiotics>.

NHS. (2019b). *Breast cancer screening*. Available at: <www.nhs.uk/conditions/breast-cancer-screening>.

NHS Improvement. (2011). *Delivering major breast surgery safely as a day case or one night stay (excluding reconstruction)*. London: NHS Improvement.

Nursing & Midwifery Council (NMC). (2018). The Code. Professional standards of practice and behaviour for nurses, midwives and nursing associates. Available at: <www.nmc.org.uk/standards/code>.

Pek, C. H., Tey, J., & Tan, E. Y. (2016). Ambulatory surgery for the patient with breast cancer: current perspectives. *Open Access Surgery, 9*, 65–70. available at: <www.dovepress.com/ambulatory-surgery-for-the-patient-with-breast-cancer-current-perspect-peer-reviewed-fulltext-article-OAS>.

Roper, N., Logan, W. W., & Tierney, A. J. (1996). *The elements of nursing* (4th edn). Edinburgh: Churchill Livingstone.

Lecturas adicionales

BBC. (2018). *How to do a breast examination*. Available at: <www.bbc.co.uk/news/av/health-44384499/how-to-do-a-breast-examination>.

British Lymphology Society (BLS): <www.thebls.com>.

Cancer Research. (2019). *Breast cancer*. Available at: <www.cancerresearchuk.org/about-cancer/breast-cancer>.

healthtalk.org. (2019). *Breast cancer in women*. Available at: <www.healthtalk.org/peoples-experiences/cancer/breast-cancer-women/topics>.

healthtalk.org. (2019). *Breast cancer in men*. Available at: <www.healthtalk.org/peoples-experiences/cancer/breast-cancer-men/topics>.

Link, J. (2017). *The breast cancer survival manual* (6th edn). New York: St Martins Griffin.

Lymphoedema Support Network: <www.lymphoedema.org>.

National Institute of Health & Care Excellence (NICE). (2019). *Breast cancer*. Available at: <www.nice.org.uk/guidance/conditions-and-diseases/cancer/breast-cancer>.

World Health Organization (WHO). (2019). *Breast cancer*. Geneva: WHO. Available at: <www.who.int/cancer/detection/breastcancer/en/index3.html>.

Capítulo | 22 |

Cuidado de los pacientes que requieren una cirugía vascular

Bhuvaneswari Krishnamoorthy

ÍNDICE DEL CAPÍTULO

OBJETIVOS CLAVE DEL CAPÍTULO

Al final del capítulo, el lector debería ser capaz de:

- Describir la fisiología de la circulación.
- Resumir las distintas investigaciones asociadas a la enfermedad vascular.
- Describir una serie de trastornos vasculares y su cirugía.
- Comentar los efectos de la cirugía vascular en una persona.
- Indicar la asistencia necesaria en pacientes que se van a someter o se han sometido ya a una cirugía vascular.

Cuestiones en las que pensar antes de leer el capítulo

- ¿Qué entiende usted por enfermedad vascular periférica?
- ¿Cómo puede influir la enfermedad y la cirugía vascular en la capacidad de las personas de realizar las actividades de la vida diaria?
- Comente el papel y la función de enfermera cuando atiende a los pacientes sometidos a cirugía vascular.

Introducción

En este capítulo se trata de describir los patrones de la enfermedad vascular periférica, las pruebas complementarias, la evaluación y el tratamiento. Además, se analizan las recomendaciones nacionales e internacionales para el diagnóstico y el cuidado de enfermería pre- y postoperatorio. Se incluye el manejo de los pacientes sometidos a intervenciones radiológicas, reconstrucción arterial y cirugía venosa (intervenciones de cirugía abierta y endovascular).

La enfermedad vascular se produce por el depósito gradual de tejidos grasos dentro de un vaso. Este depósito ocurre de forma gradual y en ocasiones sin síntomas hasta que los vasos se inflaman y debilitan. Es una de las principales causas de muerte y en el momento de redactar esta obra se espera que se convierta en la principal causa de muerte a nivel mundial para 2020 (Valentijn y Stolker, 2012). Una de las causas principales de muerte son las úlceras venosas de las piernas no cicatrizadas. Según las recomendaciones del NHS (SIGN, 2010), un 39% del tiempo de las enfermeras del área de atención primaria se emplea en el cuidado de las heridas, un 20% de las cuales se relacionan con las úlceras venosas en las piernas.

Aproximadamente un 8% del tiempo de todas las enfermeras de atención primaria se invierte en las úlceras venosas de las piernas, con 2,1 millones de visitas al año (Ousey et al., 2013; NHS England, 2018). La revisión sobre viabilidad del tejido de las enfermeras realizada por el Nottinghamshire Healthcare NHS Foundation Trust llegó a la conclusión de que dotar a su personal de herramientas para el aprendizaje *online*, rediseñar los protocolos de evaluación y manejo de las úlceras de las piernas y aplicar una política de cuidado de estas lesiones podría traducirse en mejores resultados con un ahorro esperado de 19.000 libras anuales por centro (NHS England, 2018).

La mayor parte de las enfermedades vasculares arteriales son consecuencia del proceso de ateroesclerosis. La enfermedad más frecuente es la enfermedad arterial periférica (EAP), cuya prevalencia publicada es del 15% en los países occidentales y hasta del 30% cuando se analizan poblaciones ancianas (Conte y Vale, 2018).

La existencia de una EAP es un signo de alarma importante del riesgo de infarto de miocardio, accidente cerebral vascular y muerte y puede afectar de forma significativa a la calidad de vida relacionada con la salud (Muir, 2009). El registro Reduction of Atherothrombosis for Continued Health (REACH) demostró que la enfermedad polivascular es frecuente en los pacientes con una EAP y que los factores de riesgo se controlan de forma menos intensiva y están infratratados (Valentijn y Stolker, 2012).

La asistencia de los pacientes con una EAP terminal es un reto complejo. Exige una detección precoz, una monitorización mantenida y el conocimiento de los nuevos avances en las técnicas diagnósticas, radiológicas e intervenciones quirúrgicas invasivas y no invasivas. Un componente clave de este cuidado incluye medidas para reducir la progresión de la ateroesclerosis, lo que exige un abordaje en equipo multidisciplinario para conseguir buenos resultados.

Fisiología de la circulación

El flujo de sangre es esencial para la vida humana y la sangre circula a todas las regiones corporales por la acción de bombeo del corazón. La sangre fluye a través de arterias, venas y capilares, que constituyen el lecho vascular. En las arterias y las venas existen tres capas:

- Túnica adventicia: capa externa de tejido fibroso, que da soporte a los vasos para mantener la forma.
- Túnica media: capa media constituida por tejido muscular y elástico, que regula el diámetro del vaso mediante dilatación y constricción.
- Túnica íntima: capa interna de endotelio, que permite un flujo suave de la sangre.

Sistema arterial

El sistema arterial se encarga del transporte de la sangre oxigenada y los nutrientes a los tejidos corporales. Las arterias ayudan a regular la presión arterial porque se expanden con cada pico de sangre empujada desde el corazón para luego recuperar su diámetro original.

Las arterias se ramifican en arteriolas de menor calibre, que se subdividen en una red capilar. Las arteriolas se distinguen de las arterias de mayor calibre en que la media está constituida casi de forma exclusiva por músculo liso. La sangre tiene que atravesar los esfínteres precapilares antes de acceder a la red capilar. Estos esfínteres colaboran con el sistema nervioso autónomo para regular la perfusión del lecho capilar. Los capilares forman una red que une las arteriolas de menor calibre con las vénulas de menor calibre.

Los capilares son los vasos más sencillos; sus paredes están constituidas por una capa única de células endoteliales, con una membrana semipermeable. Los capilares conforman la microcirculación, que permite el intercambio de nutrientes y productos de desecho con los tejidos circundantes. Cuando se contraen las arterias de menor calibre, aumenta la resistencia vascular periférica. Esta es una medida del rozamiento entre las moléculas de la sangre y el radio y la longitud del vaso. Cuanto menor es el radio del vaso, mayor será la resistencia al flujo de sangre, de forma que este se altera.

Durante la vasodilatación de una arteria se reduce la presión arterial diastólica y la resistencia vascular periférica, con el consiguiente aumento del flujo.

Cada vez existen más evidencias sobre la importante función de la capa interna de células endoteliales y su participación en el desarrollo de la enfermedad vascular. El endotelio es un revestimiento celular de todos los vasos del aparato circulatorio y sirve como interfase entre la sangre y la pared vascular. Existen evidencias de que el endotelio vascular contribuye a mantener la homeostasi cardiovascular. Las células endoteliales sanas expresan agentes antiagregantes y antiplaquetarios, que impiden la agregación plaquetaria y la formación de fibrina (Yau et al., 2015).

Sistema venoso

El sistema venoso se origina en los lechos capilares para formar vénulas, que son responsables de la eliminación de los productos de desecho de los capilares. Las vénulas convergen para formar venas, que transportan la sangre desoxigenada hacia el corazón.

Venas

Las paredes de las venas son más delgadas, con menos músculo y tejido elástico, y se encuentran situadas más cerca de la superficie cutánea que las arterias. Las venas también se diferencian por la presencia de válvulas endoteliales en algunas, sobre todo de los miembros, y especialmente de los inferiores. Estas válvulas permiten el flujo de la sangre hacia el corazón y evitan su reflujo. Por eso el regreso de la sangre al corazón depende de tres factores: permeabilidad de las venas, competencia de las válvulas y contracción de los músculos circundantes (bomba muscular). Durante el ejercicio, las venas de la pierna se contraen por la contracción de los músculos de la pierna, que actúan como una «bomba muscular», lo que permite el retorno de la sangre al corazón. La sangre regresa desde las extremidades inferiores al lado derecho del corazón a través de la vena cava inferior gracias a la acción de bombeo muscular. Esta acción de bombeo de los músculos de la pantorrilla y los pies comprime las venas profundas de las piernas, dotadas de válvulas unidireccionales y que empuja la sangre hacia el corazón, evitando el retroceso mediante las válvulas. Estas contracciones musculares permiten que la sangre de las venas superficiales pase a las profundas a través de vasos comunicantes. El sistema venoso de la pierna incluye un sistema superficial en la piel y la grasa subcutánea y otro profundo situado por debajo de la fascia. Las principales venas superficiales de las piernas son la safena mayor y menor, que forman una red venosa con otras venas perforantes, que atraviesan la fascia para unirse a las venas profundas. Estas venas profundas circulan al lado de las arterias y se llaman igual que estas.

Vasos linfáticos

Los vasos linfáticos son vasos de pared delgada, que se originan en los capilares y también se ramifican en su propia circulación. Los capilares linfáticos, igual que las venas, aumentan de tamaño y, con ayuda de válvulas y contracciones musculares, transportan el exceso de líquido intersticial (linfa) al sistema venoso a través de los conductos grandes en la cavidad torácica. A través de estos conductos, la linfa fluye hacia la vena cava inferior y la vena subclavia y al final alcanza la aurícula derecha, desde donde se reincorpora a la circulación central. Los vasos linfáticos son muy permeables, con grandes poros que permiten la eliminación de las proteínas, los restos celulares y la absorción de grasa desde el intestino. Los ganglios linfáticos se sitúan a lo largo del sistema linfático y filtran los restos de bacterias, virus y otros desechos del líquido linfático.

Enfermedad oclusiva arterial

La enfermedad oclusiva arterial puede aparecer de forma súbita, después de una embolia o un trombo, o de una forma insidiosa, como en la ateroesclerosis.

Ateroesclerosis

El estudio Global Burden of Disease (GBD), realizado en 2013, demostró que la enfermedad arterial periférica era la causa fundamental de más de 40.000 fallecimientos, lo que representa un incremento del 155% respecto de 1990 (GBD, 2015). La ateroesclerosis es un proceso sistémico, que ocurre de forma gradual en la pared arterial y muestra una intensa correlación con la enfermedad arterial coronaria y la enfermedad cerebral vascular. Afecta fundamentalmente a la aorta, las arterias de las extremidades inferiores y las arterias coronarias, renales y carótidas. Entre las localizaciones frecuentes se encuentran las arterias aortoilíacas, femorales, poplíteas y tibiales.

Los cambios de la pared arterial siguen tres estadios:

1. Estadio de formación de la estría grasa o lipídica en la íntima.
2. Estadio de formación de la placa fibrosa a nivel subintimal, que se extiende a lo largo de las paredes arteriales para luego protruir y estrechar la luz.
3. Estadio de complicaciones, que se caracteriza por ulceración endotelial, calcificación y activación de plaquetas y leucocitos, con la consiguiente formación del trombo.

El proceso de ateroesclerosis condiciona un engrosamiento y endurecimiento de las paredes arteriales con pérdida de la elasticidad y reducción del flujo de sangre. Sin embargo, en los estadios precoces de la aparición de la ateroesclerosis, la estría grasa no protruye hacia la pared arterial ni dificulta el flujo de sangre, y este proceso se puede observar ya en la mayor parte de las personas a los 20 años (Delewi et al., 2013). Los factores de riesgo adicionales, como la disfunción endotelial, el estrés, la diabetes, la hipertensión, la hipercolesterolemia y el tabaquismo, pueden agravar este proceso y provocar trombosis o formación de émbolos con isquemia.

La ateroesclerosis puede participar en la formación de aneurismas, aunque se considera que la etiología es multifactorial. La pared arterial se debilita y esto produce una dilatación local de la arteria, que puede albergar trombos. Los aneurismas pueden romperse cuando aumentan de tamaño y la pared se hace más delgada, lo que se traduce en una hemorragia grave o la muerte. Pueden aparecer aneurismas por todo el árbol arterial, pero los vasos que se suelen afectar con mayor frecuencia son la aorta y las ilíacas, seguidas de las arterias poplíteas.

Los aneurismas se clasifican en *verdaderos* o *falsos*. Los primeros ocurren cuando la pared arterial se dilata y adelgaza, pero sigue intacta (fig. 22.1A–C). Pueden acumularse trombos entre las capas de la arteria y ocasionar su dilatación local. Los aneurismas falsos se producen por traumatismos sobre las tres capas de la pared arterial, que permiten la salida de la sangre fuera del vaso (fig. 22.1D). Se forma un coágulo, que se rodea de tejido conjuntivo periarterial y luego la sangre entra al saco cuando fluye por la luz de la arteria (Greenhalgh, 1990).

Factores de riesgo

Los principales factores de riesgo de la EAP son la edad, el sexo, el tabaquismo, la hipertensión, la hiperlipidemia, la diabetes mellitus, la obesidad, los antecedentes familiares de enfermedad vascular y los antecedentes de un tabaquismo crónico e importante. La encuesta National Health and Nutrition Examination Survey sobre 2.000 pacientes con EAP sugirió que más de un 95% presentaban al menos uno de los factores de riesgo principales antes comentados y más del 70% tenían más de dos (Selvin y Erlinger, 2004).

Edad y sexo

La EAP está reconocida como una pandemia global, que afecta a más de 202 millones de personas en todo el mundo

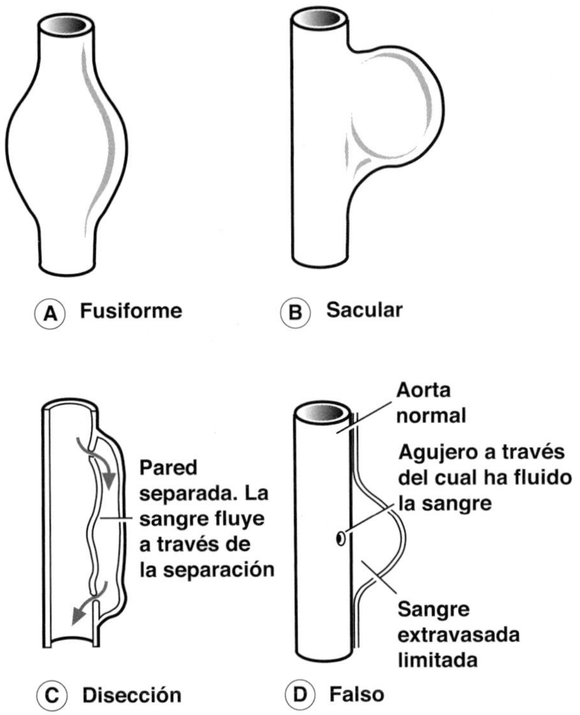

Figura 22.1 Tipos de aneurisma.

(Fowkes et al., 2013). La prevalencia de la EAP es igual en ambos sexos en los países de alto nivel económico, pero lo es más en mujeres que en hombres en los países pobres (Hiramoto et al., 2014). Las mujeres con una EAP sufren un deterioro funcional más rápido con un peor pronóstico tras la revascularización quirúrgica de la extremidad inferior que los hombres (McDermott et al., 2011).

Tabaquismo

La relación entre tabaco y EAP fue descrita por vez primera en 1911 (Erb, 1911).

Aproximadamente un 50% de la EAP puede guardar relación con el tabaquismo (Willigendael et al., 2004) y la enfermedad aparece en los fumadores 10 años antes que en los no fumadores (Lassila y Lepantalo, 1988). La mayor parte de los casos de EAP terminan necesitando una amputación total o parcial (Dormandy, 2000). Sin embargo, las guías de 2012 del NICE llegaron a la conclusión de que las evidencias disponibles a favor de la amputación son extremadamente limitadas. Por eso, es importante valorar los pobres resultados globales de la amputación y la necesidad de comentar las distintas opciones terapéuticas dentro del equipo multidisciplinario antes de realizar una cirugía (NICE, 2012). El tabaco se considera uno de los factores de riesgo más modificables de la EAP y resulta esencial motivar a los pacientes para que abandonen este hábito y aumenten la actividad física, objetivos ambos que se pueden conseguir y previenen la EAP (Berger et al., 2013). Se ha demostrado que la nicotina y el monóxido de carbono producen lesiones endoteliales, resistencia a la insulina y alteraciones lipídicas, con aparición de una placa de ateroesclerosis en las arterias (Sebelius, 2010). Se debería dejar de fumar e informar a los pacientes sobre los lesivos efectos de la nicotina sobre su estado. La mayor parte de los fumadores con EAP son adictos a la nicotina y necesitan asesoramiento y tratamiento de soporte de tipo conductual. Además, el tratamiento sustitutivo con nicotina, el bupropión o el tartrato de vareniclina y los cigarrillos electrónicos pueden aliviar la abstinencia y los síntomas de la deprivación para conseguir que lo abandonen con éxito.

Hiperlipidemia

Uno de los factores de riesgo independientes más importantes en el desarrollo de la EAP es la hiperlipidemia. El Framingham Heart Study describió que las concentraciones de colesterol altas se asociaban a una incidencia doble de claudicación intermitente (Kannel et al., 1970; Cote et al., 2003). El paso inicial para reducir el colesterol sérico debería ser la dieta, además del tratamiento con estatinas y el ejercicio físico activo. Se ha demostrado que el tratamiento con estatinas mejora la disfunción endotelial y reduce las concentraciones de óxido nítrico, que se relacionan con la dislipidemia y eso a su vez mejora el flujo de sangre en la microcirculación (Crismaru y Diaconu, 2015). El Heart Protection Study demostró que el tratamiento farmacológico hipolipidemiante en los pacientes con una EAP reducía la frecuencia de complicaciones vasculares graves aproximadamente un 25%, independientemente de las concentraciones de lípidos basales y también los episodios vasculares periféricos un 16% (Heart Protection Study Collaborative Group, 2007). El American College of Cardiology (ACC) ha incluido una recomendación de clase 2a para el uso de derivados del ácido fíbrico en los pacientes con una EAP y altas concentraciones de triglicéridos y bajas de colesterol ligado a las lipoproteínas de alta densidad, que tienen un colesterol ligado a lipoproteínas de baja densidad normal (Rooke et al., 2011).

Diabetes

El riesgo de morbimortalidad de los pacientes con diabetes mellitus (DM) que padecen una EAP es 2,5 veces más alto que el de otros pacientes (Lu et al., 2014). Los pacientes con DM que controlan mal la glucosa en sangre sufren una ateroesclerosis acelerada y una frecuencia más alta de complicaciones cardíacas, que pueden producir úlceras de pie diabético con la consiguiente amputación (Weledji y Fokam, 2014). Los diabéticos son más susceptibles de sufrir ateroesclerosis por algunos factores que la inducen, como el estrés oxidativo, la disfunción endotelial, las alteraciones en el metabolismo mineral, la producción de citocinas inflamatorias responsables y la liberación de células osteoprogenitoras de la médula a la circulación (Yahagi et al., 2017). La neuropatía es también frecuente y produce ausencia de sensibilidad, lo que aumenta la tendencia a sufrir traumatismos de los diabéticos, con las consiguientes lesiones en los pies, infecciones y úlceras que no cicatrizan. Las úlceras de los pies diabéticos se suelen localizar en las prominencias óseas de los pies, generando heridas necróticas. Un buen control de la glucosa en sangre reduce el riesgo de enfermedad de los pequeños vasos de los miembros.

Las recomendaciones CG147 del National Institute for Health and Care Excellence (NICE) recogen que los diabéticos con una EAP pueden representar un reto porque las pruebas diagnósticas se realizan en distintos entornos sanitarios. Por eso es clave asegurarse de emplear herramientas de evaluación con buena fiabilidad inter- e intraobservador, como el índice de presión tobillo-brazo, el índice de presión tobillo-brazo tras el ejercicio, el índice dedo del pie-brazo y el análisis de la forma de la onda Doppler, como herramientas para el diagnóstico en la práctica clínica (NICE, 2018a,b).

Todos los pacientes con una enfermedad arterial oclusiva deberían recibir asesoramiento sobre el cuidado de los pies, no solo los diabéticos, para tratar de reducir la incidencia de lesiones y luego seguirlos con un folleto informativo. Este folleto informativo puede ser oral o escrito y debería incluir la siguiente información: una clara explicación del problema del pie del paciente, instrucciones para el cuidado del pie y la pierna, detalles de contacto en caso de emergencia, asesoramiento sobre calzado, cuidados de las heridas y, de forma muy importante, información sobre la diabetes y el control de la glucosa en sangre (NICE, 2015). La enfermedad puede ayudar a la educación del paciente enseñándole a realizar una autoevaluación y el cuidado de los pies (fig. 22.2). Se debería pedir a los pacientes que se miren los pies todos los días o, si no pueden hacerlo ellos mismos, será necesario enseñar a un familiar o cuidador cómo se hace. Se debe poner énfasis en la importancia de avisar a la enfermera, el médico o el podólogo de forma inmediata si aparecen problemas.

Hipertensión

El aumento del estrés mecánico sobre la pared arterial por la presión arterial alta en los pacientes hipertensos produce lesión endotelial. Los pacientes con una EAP e hipertensión tienen un aumento del riesgo de sufrir un infarto de miocardio y un accidente cerebral vascular. El principal enfoque a la hora de cubrir las necesidades de estos pacientes es reducir el riesgo cardiovascular global, no solo limitarse a controlar la presión arterial y reducir los síntomas de la EAP. Por eso, es vital tratarlos con antiagregantes, inhibidores de la ECA, estatinas y, de forma importante, a los pacientes con claudicación intermitente se les debe prescribir pentoxifilina para mejorar el flujo de sangre hacia las piernas (Topfer y Spry, 2018).

Las recomendaciones del NICE recogen que la presión arterial diana debería ser inferior a 140/90 mmHg en los pacientes de 79 años o menos con una hipertensión tratada e inferior a 150/90 mmHg en los de 80 años o más con hipertensión tratada (NICE, 2014a,b). Si se encuentra un valor entre 10–15 mmHg superior, puede indicar una estenosis arterial en el campo de la lectura más baja.

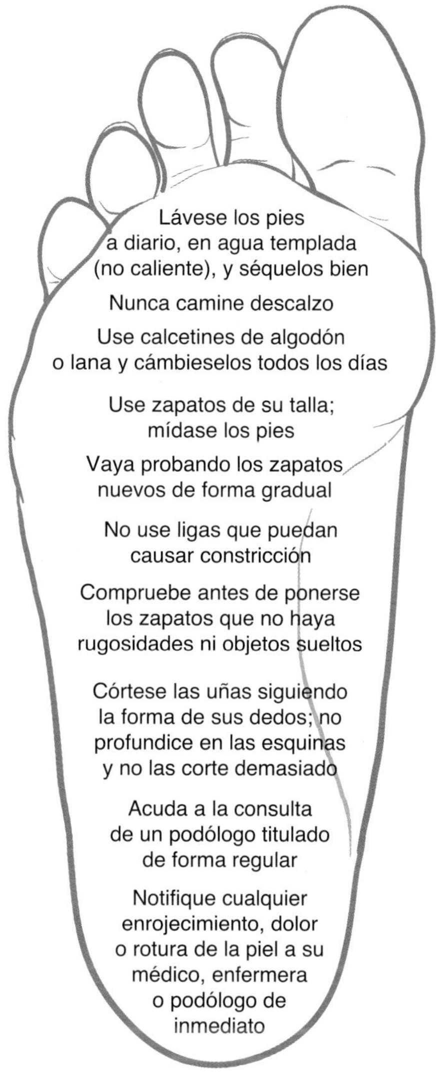

Figura 22.2 Consejos para el cuidado de los pies.

Hiperhomocisteinemia

La homocisteína es un aminoácido que contiene sulfhidrilo, que es un producto intermedio de la biosíntesis normal de los aminoácidos metionina y cisteína. La hiperhomocisteinemia puede aumentar los efectos adversos de factores de riesgo como la hipertensión, el tabaquismo, el metabolismo de los lípidos y las lipoproteínas y fomentar la inflamación (Baszczuk y Kopczynski, 2014).

El incremento de las concentraciones (por encima de 15 µmol/l) puede tener efectos adversos sobre el endotelio cardiovascular y las células musculares lisas, con las consiguientes alteraciones en la estructura y función arterial subclínica (Ganguly y Alam, 2015). Se debería comprobar la concentración de homocisteína, sobre todo en pacientes menores de 60 años. Un metaanálisis realizado por Li et al. llegó a la conclusión de que al administrar suplementos de ácido fólico se reducía el riesgo de accidente cerebral vascular un 10% y el riesgo global de enfermedad cardiovascular un 4% (Li et al., 2016).

Alcohol

Se debe evitar el consumo excesivo de alcohol, y las recomendaciones sobre la cantidad son actualmente las mismas para hombres y mujeres. Se recomienda a ambos sexos no beber de forma regular más de 14 unidades de alcohol semanales. Un estudio de alta calidad realizado en 19 países y publicado en *The Lancet* aporta evidencia a favor de las actuales recomendaciones en el Reino Unido, que son evitar consumir más de 14 unidades de alcohol semanales (Wood et al., 2018).

Vida sedentaria

La inactividad física es un factor de riesgo esencial para la enfermedad cardiovascular. La práctica habitual de ejercicio asociada a la reducción del peso disminuye el colesterol y la presión arterial.

Síndrome metabólico

La obesidad abdominal combinada con la hipertensión, la dislipidemia y la intolerancia a la glucosa producen el síndrome metabólico, que aumenta el riesgo de diabetes de tipo 2 y enfermedad vascular (Alshehri, 2010).

Factores socioeconómicos

La privación social también aumenta los factores de riesgo para desarrollar una enfermedad arterial periférica, dado que los pacientes de clases sociales más bajas tienen más probabilidad de consumir una dieta insana, practicar menos ejercicio y fumar. Un estado socioeconómico bajo y un nivel de ansiedad alto contribuyen al desarrollo de la enfermedad (Pande y Creager, 2014).

Pacientes con isquemia crónica

Características clínicas

Un paciente con isquemia crónica puede tener síntomas mínimos en estadios precoces o desarrollar dolor, úlceras o gangrena de la extremidad. Se producen las características clínicas de la enfermedad arterial oclusiva cuando la arteria se ocluye de forma parcial o completa. El principal síntoma de la EAP es la claudicación intermitente. El término «claudicación» procede del término latino *claudus*, que significa «cojo» porque el emperador Claudio cojeaba.

Claudicación intermitente

La claudicación intermitente (CI) es un dolor inducido por el ejercicio y percibido en el pie, la pantorrilla, el muslo o la nalga en función del nivel de oclusión arterial cuando se camina una distancia determinada. El dolor se debe a un aporte de sangre inadecuado a los músculos, y su gravedad y la distancia que permite caminar son variables. Si se camina a paso ligero o en una cuesta los síntomas aparecerán antes. Los pacientes suelen decir que tienen dolor, pesadez o adormecimiento de los músculos de las piernas. La claudicación intermitente puede afectar a una o ambas piernas, es más frecuente en la pantorrilla y siempre se alivia con reposo.

Los pacientes con una claudicación intermitente pueden no tener graves dificultades en la vida normal e incluso pueden conseguir que los síntomas se resuelvan caminando de forma regular. En un 5–10% de los pacientes con una EAP asintomática, se desarrolla la CI en 5 años y en un 75% se produce una estabilización o mejoría de los síntomas sin ninguna intervención (O'Donnell et al., 2011).

Aunque algunos pacientes con claudicación temen inicialmente perder la extremidad, solo 7 de cada 100 (6 de los cuales tendrán diabetes) acaban en amputación. Si el cuadro se agrava, puede producir signos de isquemia crítica, como dolor en reposo, úlceras y posiblemente gangrena. En los años cincuenta, Fontaine clasificó los signos y los síntomas de la isquemia crónica de la pierna en cuatro estadios (cuadro 22.1). Por eso es importante que los pacientes con una claudicación intermitente modifiquen los factores de riesgo en fases tempranas para prevenir la progresión de la enfermedad y también para reducir el riesgo de sufrir un ataque al corazón o un accidente cerebrovascular.

Dolor en reposo

El auténtico dolor en reposo suele afectar a los pies o dedos de la extremidad afectada, en contraste con los calambres benignos que se experimentan en la pantorrilla durante la noche (Peach et al., 2012). Se puede obtener un alivio temporal dejando la extremidad colgar de la cama o durmiendo en un sillón con el pie hacia abajo.

Al progresar la enfermedad se reduce el flujo de sangre hacia la pierna, de manera que el dolor aparece en reposo más que inducido por el ejercicio. Los pacientes con un dolor isquémico en reposo inicialmente se despiertan por la noche con dolor en el pie y los dedos. El dolor aparece de forma

Cuadro 22.1 **Clasificación de Fontaine de la isquemia**

- Estadio 1: asintomático.
- Estadio 2: claudicación intermitente.
- Estadio 3: dolor en reposo persistente y grave del pie.
- Estadio 4: ulceración y/o gangrena.

continua cuando el paciente está inmóvil y le impide dormir, lo que deteriora con rapidez su moral.

Ulceración y/o gangrena

La enfermedad arterial puede producir al final la pérdida de tejido en los dedos, el pie o la pierna. La isquemia crítica de la pierna es un trastorno que amenaza la porción distal de la extremidad y existe alto riesgo de que el paciente necesite una amputación de los dedos o del miembro. La definición de isquemia crítica de la pierna ha evolucionado con el tiempo desde la primera definición escrita por el European Working Group (1991) hasta la actual de la Peripheral Academic Research Consortium (Patel et al., 2015):

- Signos clásicos de dolor en reposo isquémico que necesiten analgesia durante más de 2 semanas.
- Ulceración o gangrena de la extremidad inferior con una presión arterial sistólica en el tobillo <50 mmHg y/o una presión sistólica en los dedos <30 mmHg.
- Pacientes con pérdida de tejido cuando la presión arterial sistólica del tobillo <70 mmHg y/o la presión sistólica del dedo <50 mmHg.
- Oxígeno transcutáneo ($TcPO_2$) (<20 mmHg en pacientes con dolor isquémico en reposo y <40 mmHg en pacientes con pérdida de tejido).
- Presión de perfusión cutánea (<40 mmHg o <30 mmHg, respectivamente).

Pruebas complementarias

Se obtiene una anamnesis completa y se realiza la exploración física, que debería incluir un electrocardiograma (ECG) para valorar la función cardíaca. Se puede pedir un ecocardiograma si se necesita tratamiento quirúrgico. También se debe solicitar un hemograma completo, una detección selectiva de la coagulación, urea y electrólitos, glucosa en sangre, HbA1c en los diabéticos y detección selectiva de los lípidos, además de un análisis de orina convencional. La detección selectiva de la trombofilia y las concentraciones de homocisteína se deberían medir también en los pacientes de menor edad (<60 años). La radiografía de tórax y las pruebas de función pulmonar permiten identificar problemas respiratorios antes de la intervención quirúrgica.

Se exploran los miembros para valorar la temperatura, el color, la sensibilidad, el movimiento y cualquier posible ulceración o cambio gangrenoso (fig. 22.3A–D). Puede encontrarse palidez, eritema oscuro o cianosis con ausencia o reducción de los pulsos periféricos. Una piel delgada brillante y atrófica, unas uñas gruesas y frágiles y la pérdida de vello en la extremidad pueden indicar una mala nutrición del tejido por mala irrigación. El relleno capilar en las uñas refleja el tiempo de perfusión en los lechos capilares y el normal debería ocurrir en 3 s. La piel muestra tendencia a romperse, especialmente por traumatismos. Puede aparecer también pérdida de tejido o gangrena en áreas de alta presión, como las cabezas de los metatarsianos, el dorso del pie y principalmente los talones.

El uso de una angiografía con contraste, una ecografía Doppler flujo en color realzada con eco y una ecografía dúplex se consideran de forma general como la prueba de referencia en la EAP. Estos estudios son no invasivos y aportan clara información sobre las alteraciones estructurales y dinámicas de las arterias periféricas (Peach et al., 2012).

Pulsos periféricos

Se palpan los pulsos de las extremidades para determinar la presencia y el volumen del aporte de sangre en los lechos femoral, poplíteo, tibial posterior y pedio (fig. 22.4). La ausencia o debilidad de los pulsos puede determinar una enfermedad arterial y obliga a confirmar el diagnóstico con una ecografía Doppler o el índice de presión tobillo-brazo (Bailey et al., 2014).

La aparición de soplos centrales (sonidos anormales o soplos) se puede identificar con el estetoscopio. La auscultación de un flujo turbulento en las arterias principales puede ser significativa en las arterias carótidas, que estarán estenosadas por la ateroesclerosis.

Ecografía Doppler

La ecografía Doppler es una prueba práctica no invasiva que emplea sonidos ultrasónicos de alta frecuencia emitidos por una sonda transductora manual. Se emplea para valorar la irrigación arterial de la extremidad inferior auscultando los tonos arteriales y midiendo el cociente de presión sistólica entre tobillo y brazo, para facilitar el diagnóstico y detectar el grado de insuficiencia arterial. La ecografía Doppler puede emplearse también para valorar la existencia de pulso pedio tras intervenciones como la angioplastia, la trombólisis o la cirugía de derivación reconstructora.

Se compara la presión sistólica más alta en la arteria braquial del brazo con la presión sistólica más alta en el tobillo a nivel de la arteria pedia y la tibial posterior, para poder calcular el índice tobillo-brazo (ITB):

$$\text{ITB} = \frac{\text{presión sistólica máxima en tobillo (mmHg)}}{\text{presión sistólica máxima en brazo (mmHg)}}$$

- ITB normal >1,00.
- ITB en pacientes con claudicación = 0,5–0,9.
- ITB en pacientes con dolor en reposo e isquemia crítica en las piernas ≤0,5.

Según la declaración de consenso de la American Diabetes Association, el valor normal del ITB oscila entre 0,91 y 1,3. Si el paciente tiene una enfermedad leve, estará en el rango de 0,7–0,9 y la enfermedad moderada oscilará entre 0,41–0,69 (American Diabetes Association, 2003).

Sin embargo, pueden obtenerse falsas lecturas elevadas en pacientes con diabetes, ateroesclerosis y nefropatía crónica, como consecuencia de la calcificación de las arterias, de forma que el manguito del esfigmomanómetro no consigue comprimir por completo las arterias endurecidas. El ITB también es un predictor de la supervivencia en los pacientes vasculares

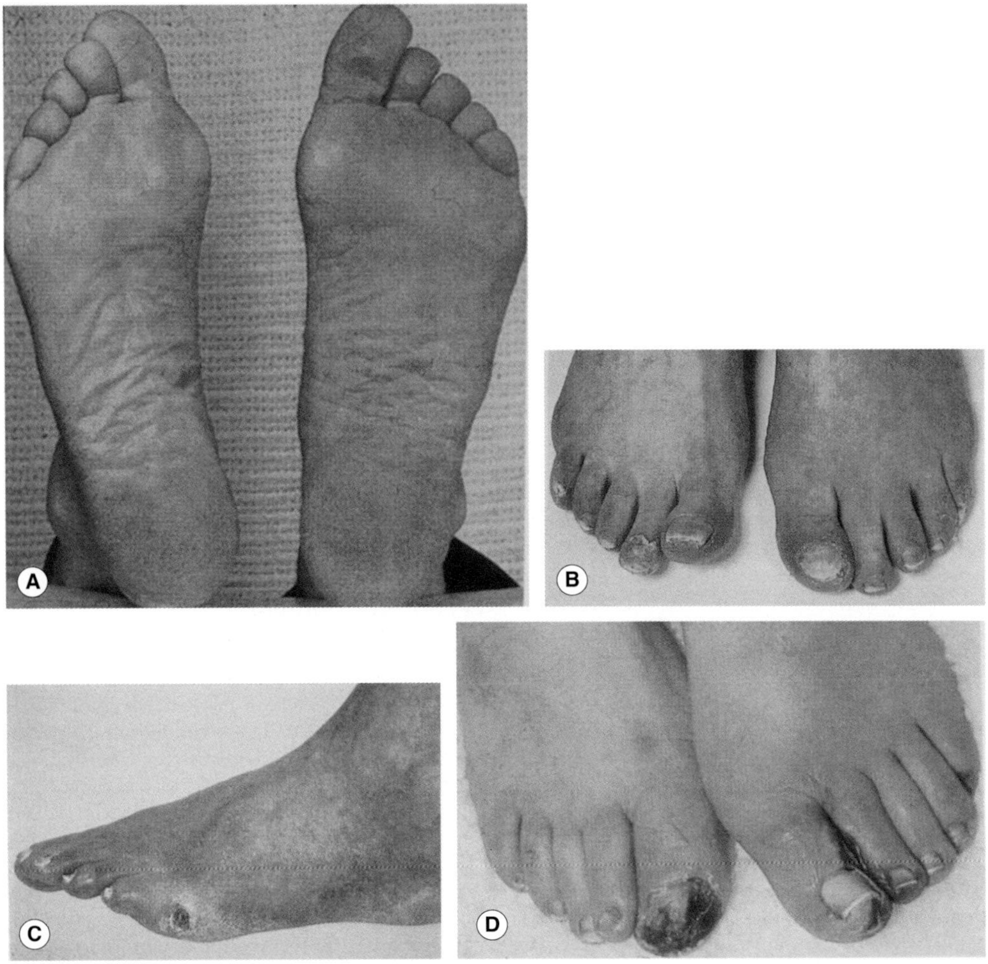

Figura 22.3 Características de la isquemia crítica de la pierna. (A) Palidez isquémica de la planta del pie. (B) Ambos pies muestran cambios por enfermedad isquémica, como pérdida del vello, engrosamiento cutáneo y ulceración. (C) Adelgazamiento y aspecto brillante de la piel que rodea los dedos, con ulceración en un punto de presión. (D) Paciente que presenta dolor en reposo en ambos pies con gangrena de los dedos. (Reproducido con la amable autorización de Bettie Walker, en representación de William F. Walker, a partir de Walker (1988).)

e incorporar este dato en el cálculo del riesgo de la escala de Framingham mejora la precisión de la predicción del riesgo cardiovascular (Bailey et al., 2014).

Presiones en el dedo gordo del pie

La medida de las presiones de los dedos del pie permite valorar el flujo de sangre arterial en pacientes diabéticos usando una fotopletismografía (PPG). Se suele colocar un manguito de oclusión pequeño especial en el dedo gordo y el sensor de la PPG emplea los cambios en la luz infrarroja para detectar el flujo de sangre. Esta técnica es factible porque los vasos pedios distales de los pacientes diabéticos están menos calcificados y tienen menos capacidad de compresión que los del tobillo.

Evaluación en cinta estática

La cinta estática permite valorar la tolerancia al ejercicio de los pacientes con una claudicación intermitente. Se pide al paciente que camine por ella hasta que presente dolor por claudicación y se registra la distancia y el tiempo. Esta prueba se puede combinar con la valoración mediante Doppler del ITB antes y después del ejercicio para confirmar el diagnóstico en pacientes con un ITB normal en reposo. Una caída

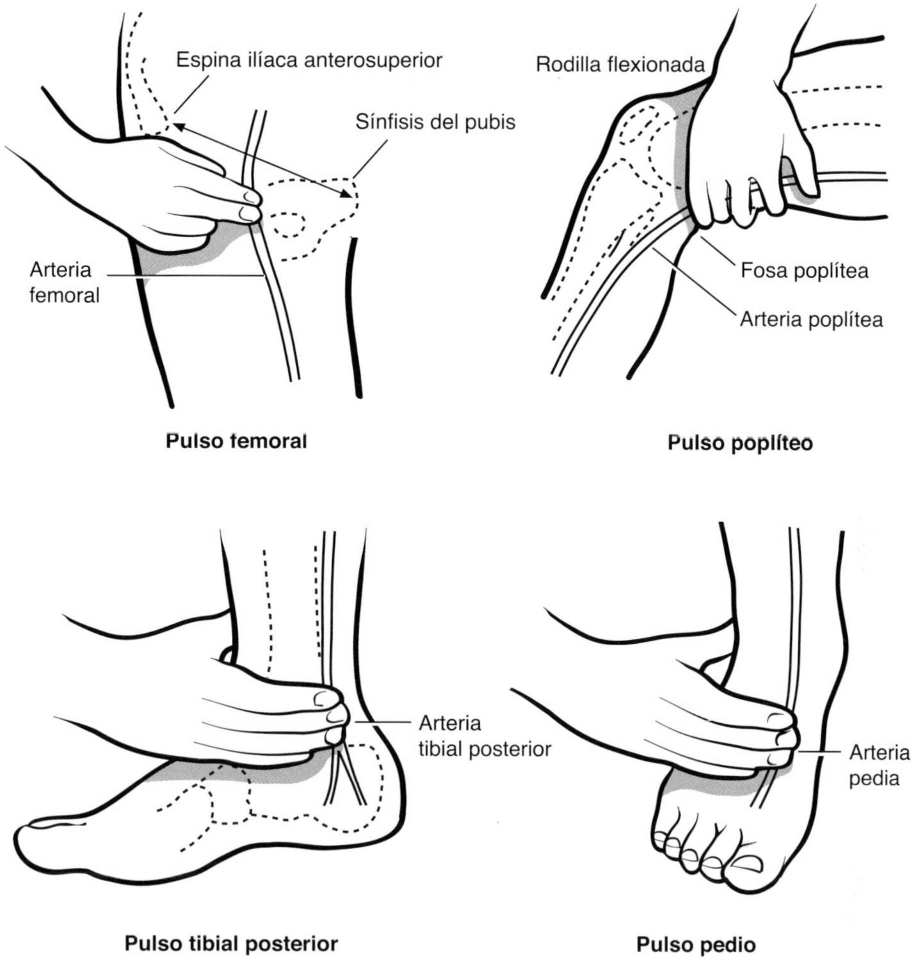

Figura 22.4 Palpación de los pulsos arteriales en la extremidad inferior.

significativa del ITB tras la prueba de esfuerzo en cinta estática indica una oclusión arterial.

Ecografía dúplex en color

La ecografía dúplex del árbol arterial con visualización en color del flujo es una técnica no invasiva que permite un diagnóstico más exacto de la estenosis u oclusión desde la aorta a los vasos tibiales. La ecografía muestra la dirección del flujo venoso o arterial usando una sonda ecográfica y la presenta en color. Cuando se encuentra una estenosis, aparece un aumento de la velocidad del flujo y un cambio de color. En general se puede detectar si la lesión es candidata a la angioplastia con balón y, en la mayor parte de los centros, la ecografía dúplex ha sustituido la necesidad de la angiografía para el diagnóstico, que es más invasiva.

La reciente ecografía tridimensional permite medir el volumen de la placa con una buena reproducibilidad intra- e interobservador. La ecografía permite diferenciar entre la estenosis con una reducción del diámetro superior o inferior al 50% con una sensibilidad de un 77-82% y una especificidad del 92-98% (Hwang, 2017).

Tomografía computarizada

La tomografía computarizada tridimensional (TC) aporta información detallada sobre las calcificaciones ateroescleróticas y la extensión de la estenosis u oclusión arterial. Aporta algunas ventajas, como la menor duración de la exploración, y también permite valorar las arterias ilíacas con menos sesgo por operador (Hwang, 2017). La TC emplea una fuente de rayos X rotatoria, que permite obtener las secciones individuales. La TC espiral puede usarse también y permite una rotación continua mientras el paciente atraviesa el haz de rayos X. La TC es útil para el diagnóstico de aneurismas aórticos, pero el contraste empleado puede producir problemas en los pacientes con trastornos de la función renal.

Angiografía por resonancia magnética

La angiografía por resonancia magnética (ARM) es una prueba no invasiva. Es especialmente útil para determinar de forma más precisa el tamaño y la extensión de las lesiones ateromatosas y si los pacientes pueden tener riesgo en la angiografía invasiva. La ARM es útil también en la detección selectiva de los aneurismas de aorta en los pacientes.

Angiografía

Se inyecta un contraste radiopaco en una arteria apropiada y se obtiene una serie de radiografías de las arterias, en las que se muestra el llenado de los vasos y se identifica cualquier estenosis o estrechamiento. Normalmente se emplea el abordaje desde la arteria femoral para valorar las arterias de los miembros inferiores.

La angiografía se realiza habitualmente con anestesia local y se puede realizar en un solo día dependiendo de la edad, las circunstancias sociales y la situación clínica del paciente. En los pacientes muy ansiosos puede ser necesaria la sedación o anestesia general. La angiografía de sustracción digital (ASD) permite ver con mayor claridad las arterias, pero adolece de varias limitaciones porque necesita un acceso invasivo a la arteria con las consiguientes complicaciones y emplea radiación ionizante y contraste (Garg et al., 2018). Este es un tipo de angiografía computarizada sin información adicional, como huesos o intestino.

Preparación específica del paciente antes de la angiografía

- Se debe informar bien al paciente sobre la duración del procedimiento y advertirle de que la inyección de contraste produce sensación de calor y algo de malestar.
- No es preciso estar en ayunas para la angiografía. La vejiga se debería vaciar antes de empezar, dado que es preciso que el paciente permanezca tumbado y muy quieto durante el procedimiento.
- Es preciso administrar antibióticos intravenosos profilácticos justo antes del procedimiento en los pacientes que tienen injertos o endoprótesis sintéticas previas para prevenir las infecciones.
- Se puede pedir a la enfermera que ayude al paciente antes, durante o después de la intervención.

Cuidados posteriores

- Los pacientes pueden desarrollar hematomas, sufrir hemorragias o presentar una oclusión arterial. Tras la intervención, se aplica presión sobre el sitio de punción para prevenir la hemorragia cuando se retira el catéter.
- El paciente debe tumbarse sobre la cama plana y se le dice que mantenga el miembro afectado recto durante 4-6 h tras la intervención, en función del calibre del catéter empleado.
- Se deben vigilar la frecuencia respiratoria, la saturación de oxígeno, el nivel de conciencia, la temperatura, la frecuencia de pulso y la presión arterial usando el sistema National Early Warning Score (NEWS2) para las constantes vitales:
  - Cada 15 min durante 1 h.
  - Cada 30 min durante 2 h.
  - Cada 60 min durante 1 h.
  - Cada 4 h durante la noche (pacientes que no reciben el alta en el día).
- En todas estas visitas se debe vigilar el pulso del pie, el color, la temperatura, el movimiento y la sensibilidad del miembro y se debería monitorizar el sitio de punción para descartar hemorragia o signos de aparición de un hematoma. Se debe indicar al paciente que avise de forma inmediata a la enfermera si percibe cualquier sangrado en el punto de punción.
- Se debe animar al paciente a beber al menos 2 l de líquido para eliminar el contraste a través de los riñones.
- La enfermera debe cumplir en todo momento la política local y del procedimiento.

Evaluación de enfermería de los pacientes con enfermedad vascular periférica

Las evaluaciones de enfermería se suelen realizar en una consulta vascular previa al ingreso cuando el paciente va a ser ingresado para una intervención programada. Los pacientes ingresados en el hospital tendrán problemas moderados o graves, que pueden interferir en su actividad diaria. La influencia de los distintos estadios de la enfermedad queda reflejada en el marco del modelo de enfermería de actividades vitales de Roper, Logan y Tierney (Roper et al., 1981). Se debería proceder a una evaluación funcional para identificar la capacidad de autocuidado del paciente y la forma de vida. En cada actividad se han incluido las recomendaciones para estos estadios del proceso de enfermería, junto con la planificación y aplicación de los cuidados. La enfermera debe cumplir las normas de *El Código* del Nursing and Midwifery Council (NMC) (2018) a la hora de planificar y realizar los cuidados, asegurándose que el paciente sea el centro de todos sus actos.

Mantenimiento de un entorno seguro

Existe riesgo de que el flujo de sangre hacia las extremidades se deteriore todavía más tras el ingreso. Los pacientes con una insuficiencia arterial avanzada también tienen riesgo de desarrollar roturas/úlceras en la integridad de la piel, sobre todo

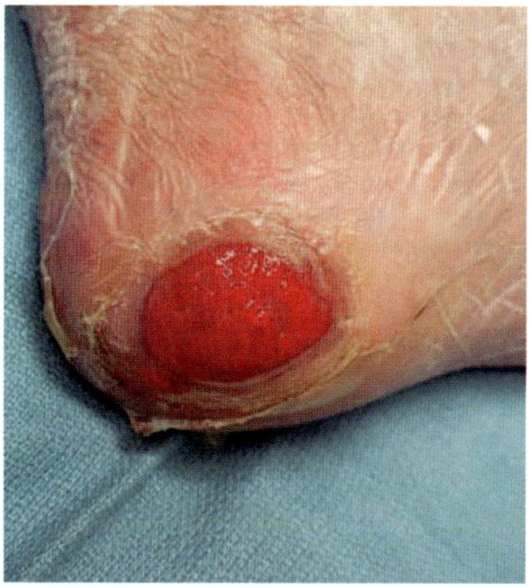

Figura 22.5 Úlcera por presión y gangrena del talón. (Tomado de Bhatia, A.C., y Rohrer, T.E. (2005). Surgery of the skin: procedural dermatology. Elsevier Inc.)

en el sacro y los talones (fig. 22.5). Este riesgo aumenta de forma significativa en pacientes con dolor en reposo isquémico grave, que están inmovilizados y pueden tener que dormir durante la noche en un sillón para aliviar el dolor.

Se debería recoger la evaluación inicial de las extremidades (NMC, 2018) y hacer anotaciones regulares de los pacientes con una isquemia grave:

- Se debería comparar el color, la temperatura, la sensibilidad y la movilidad de ambas extremidades.
- Se deberían comprobar los pulsos de las arterias pedia y tibial posterior con un Doppler y compararlos con los de la otra extremidad.

Se debería valorar el riesgo de la piel del paciente en las primeras 6 h posteriores al ingreso (NICE, 2014a,b), prestando atención a las extremidades inferiores, ya que de este modo se podrán identificar las úlceras de alto riesgo sin retraso. En la piel se debe valorar la sequedad, las infecciones, el edema, las úlceras y los cambios gangrenosos. La detección de cualquier rotura u otra alteración se debería notificar y recoger en la hoja de evaluación de las heridas. Las úlceras cutáneas se encuentran sobre todo en los dedos de los pies, los maléolos y los talones en pacientes con enfermedad avanzada.

La evaluación del riesgo de las úlceras por presión se debería basar en el criterio clínico y/o el uso de escalas validadas, como las escalas de Braden, la escala de Waterlow y la escala de evaluación del riesgo de Norton (NICE, 2014b). El personal puede emplear colchones adecuados que alivien la presión y almohadillados protectores para los asientos y los talones. Los pacientes con dolor de reposo pueden consultar con una escala de alto riesgo desde el principio. El uso de una silla debería ser mínimo y se debe revaluar el alivio del dolor de forma regular para conseguir que el paciente duerma en una cama.

Todos los pacientes con úlceras en la pierna deberían someterse a una evaluación completa holística y un estudio con Doppler para valorar la etiología de base de las mismas.

Comunicación

La evaluación de enfermería debería incluir las necesidades psicosociales de los pacientes y también considerar sus exigencias espirituales, culturales y étnicas. Se deberían valorar todas las posibles necesidades de servicio social para apoyo domiciliario al alta y asesorar sobre la relación beneficio/movilidad y comunicarlas a los miembros del equipo multidisciplinario adecuados, idealmente antes del ingreso hospitalario.

Los pacientes pueden tener miedo o ansiedad ante los procedimientos a los que se van a someter. También pueden tener grados variables de dolor, que pueden no comunicar adecuadamente a la enfermera. Los pacientes con isquemia grave pueden también tener miedo a terminar perdiendo la extremidad. El aislamiento social puede ser un problema frecuente en los pacientes con enfermedad grave, que afecta a su calidad de vida. La enfermera debería ser consciente de factores, como la mala movilidad, el dolor y los hábitos de fumar y beber, que pueden contribuir al aislamiento del paciente.

Dar al paciente tiempo y privacidad para tener una discusión abierta y aportarle suficiente información o explicaciones sobre las intervenciones que se le han propuesto ayuda a aliviar su ansiedad. También les ayuda a realizar las selecciones sobre su cuidado y plantearse las posibles alternativas de tratamiento. Resulta clave evaluar si el paciente comprende su situación para garantizar su consentimiento informado y facilitar su participación activa en los cuidados y recuperación (NMC, 2018). La información verbal se debería reforzar en la medida de lo posible con folletos informativos sobre los distintos aspectos de las enfermedades vasculares y su tratamiento; también se debería disponer de opciones alternativas.

Respiración

Puede que la respiración no esté afectada. Sin embargo, algunos pacientes son fumadores importantes durante toda la vida y este factor, junto con la movilidad limitada en algunos casos, aumentará el riesgo de sufrir infecciones torácicas. Se debe controlar el aumento de la frecuencia respiratoria y/o la producción de esputo, junto con la disnea de esfuerzo. Se debe registrar la frecuencia respiratoria basal y la saturación de oxígeno.

Comida y bebida

La nutrición y la hidratación son una alta prioridad. En el momento del ingreso se debe registrar el peso y el índice de masa corporal (IMC). Los efectos debilitantes del intenso dolor de reposo y la consiguiente reducción de la movilidad pueden haber condicionado que el paciente realice comidas rápidas a demanda en su domicilio. Los fumadores importantes pueden tener una supresión del apetito y se debería controlar la ingesta de alcohol.

En los pacientes diabéticos puede ser necesario revisar la ingesta diaria, dado que una diabetes mal controlada puede agravar la aparición de complicaciones en los pies y retrasar la cicatrización de las heridas postoperatorias. También puede ser preciso revisar la dieta de los pacientes con aumento del colesterol en sangre.

Si se sospecha una malnutrición, será precisa una evaluación nutricional completa por parte de un dietista, dado que algunos problemas, como el desequilibrio electrolítico, el retraso de la cicatrización de la herida y la sepsis, pueden influir sobre la morbimortalidad de los pacientes vasculares.

Evacuación

Una escasa movilidad en relación con una isquemia grave puede impedir al paciente ir al aseo. Se debería pedir de forma regular un análisis de orina para controlar la glucosa, las cetonas y las proteínas. Se debería monitorizar la diuresis, dado que los pacientes con trastornos vasculares sufren con frecuencia alteraciones renales. En los pacientes con dolor isquémico que reciben de forma regular analgésicos, especialmente morfina, puede aparecer estreñimiento; por tanto, se debería evaluar al paciente y prescribir laxantes.

Vestimenta y aseo

La limitación de la movilidad y el dolor también pueden condicionar la capacidad del paciente de lavarse y vestirse de forma independiente.

Control de la temperatura corporal

Se debería controlar la temperatura en el momento del ingreso, dado que los pacientes ancianos que viven solos y presentan una extremidad con una isquemia crítica pueden tener hipotermia. La presencia de fiebre puede indicar una infección en el tórax, la herida o el injerto o relacionarse con la úlcera de la extremidad o una celulitis.

Movilización

El dolor es el principal factor que reduce la movilidad del paciente y que viene condicionado en mayor o menor medida por la extensión de la oclusión arterial.

Los pacientes que sufren dolor por claudicación mientras caminan pueden tener una inconveniencia mínima para su movilidad y forma de vida habitual, pero los que sufren dolor en reposo por una oclusión arterial grave y/o ulceración pueden tener una incapacidad total de apoyar peso sobre la extremidad afectada.

Durante la evaluación se debería obtener la siguiente información:

- ¿Se relaciona el dolor con el ejercicio y se alivia con el reposo?
- ¿Aparece el dolor en el pie, la pantorrilla, la pierna o la nalga al caminar y qué distancia consigue caminar el paciente antes de sufrirlo?
- ¿Aparece dolor en reposo e impide al paciente dormir por la noche?
- ¿Cómo se ha tratado el dolor y qué analgésicos se han administrado?
- ¿Ha sufrido el paciente problemas para la deambulación o necesitado algún tipo de ayuda para hacerlo?

Las herramientas de evaluación del dolor mediante análogos visuales son clave para determinar la gravedad y el tipo de dolor, sus repercusiones para el paciente y la eficacia de los analgésicos prescritos.

Asegúrese de que el calzado sea adecuado y no produzca una presión indebida. Esto tiene especial importancia en los diabéticos, en los que existe un aumento del riesgo por la neuropatía. Existen unos zapatos quirúrgicos especiales en los que caben las vendas de las heridas del pie.

Trabajo y ocio

Según la gravedad de los síntomas, el trabajo y las aficiones se verán afectados de forma inevitable en los pacientes con una claudicación intermitente, mientras que leer o ver la televisión puede convertirse en una carga para los que sufren dolor de reposo.

Sexualidad

Un hombre con claudicación puede presentar una disfunción eréctil por oclusión de la arteria ilíaca interna, y esta puede ser una complicación tras la reparación quirúrgica de un aneurisma de aorta abdominal.

Sueño

Es frecuente que el dolor grave de la extremidad altere los patrones del sueño, bien porque despierte de forma súbita al paciente o porque le impida conciliar el mismo. Se puede conseguir un alivio temporal del dolor durmiendo con la extremidad colgando de la cama o haciéndolo en un sillón con los pies en el suelo, pero también puede aumentar el edema de la pierna.

Muerte

Los cuidados de los pacientes con enfermedad vascular avanzada moribundos pueden ser un reto por la complejidad de la enfermedad y las intervenciones quirúrgicas realizadas; estos pacientes pueden sufrir una morbimortalidad importante (Wilson et al., 2017). Algunos pacientes pueden expresar su ansiedad ante la propuesta de una cirugía mayor, que puede ser necesaria para salvar un miembro con una isquemia crítica o prevenir un accidente cerebral vascular o la rotura de un aneurisma de aorta. Un estudio realizado por Wilson et al. (2017) llegó a la conclusión de que los pacientes con una enfermedad vascular avanzada que recibían cuidados paliativos de forma más temprana dentro de su proceso tenían menos probabilidad de necesitar ventilación mecánica. Posiblemente esto se explica porque el equipo quirúrgico y la familia optan por limitar el cuidado, así como por mantener al paciente cómodo al final de la vida.

Manejo de los pacientes con claudicación intermitente

Los pacientes con claudicación intermitente tienen que adaptar su forma de vida para poder cumplir las modificaciones de los factores de riesgo comentadas antes. El tratamiento debe ser abordado de forma individualizada y holística, concentrándolo en la educación en salud y las necesidades físicas y psicosociales.

Ejercicio

El ejercicio es clave para el tratamiento de los pacientes con una claudicación y ayuda al desarrollo de la circulación colateral, que puede contribuir a prevenir la isquemia en la extremidad afectada.

Una revisión Cochrane con 1.200 pacientes de 22 estudios demostró que un programa de ejercicio con al menos dos sesiones semanales puede mejorar la distancia que caminan los pacientes vasculares con claudicación entre un 50-200% (Watson et al., 2008). Un metaanálisis de Cochrane llegó a la conclusión del enorme beneficio que puede tener un programa de ejercicio estructurado en estos pacientes, sobre todo cuando se realizan programas supervisados que muestran una mejoría de un 30-35% superior en la distancia que pueden caminar a los 3 meses. Por tanto, el NICE ha recomendado ofrecer a todos los pacientes con una enfermedad vascular que sufran una claudicación intermitente un programa de ejercicio supervisado durante el período de rehabilitación (NICE, 2012). A pesar de estas evidencias y recomendaciones, no se dispone con facilidad de programas de este tipo en atención primaria ni especializada. Algunos pacientes pueden no desear esperar a que sus síntomas mejoren con el ejercicio o tienen más probabilidad de no disponer de acceso a programas adecuados.

Manejo del estilo de vida y los factores de riesgo en la claudicación intermitente

Se sabe que un nivel socioeconómico bajo, la raza, los factores ambientales y el estilo de vida son factores de riesgo significativos, independientes de otros, para la aparición de una claudicación intermitente, que puede culminar en una amputación (Arya et al., 2018). La concordancia y el control pueden depender de la situación social y cultural del paciente, que condicionan su conducta ante la salud (Ewles y Simnett, 2017).

El papel de la enfermedad en estos cuidados holísticos es importante, dado que fomentar una forma de vida saludable posibilita a los pacientes la selección de estilos de vida que se orientan a mejorar su propia salud y calidad de vida. Influir en las ideas que estos pacientes tienen sobre la salud durante toda la vida y en sus costumbres alimentarias, de ejercicio y de consumo tabáquico representa un reto para la enfermera. La enfermera, tanto si acaba de empezar a trabajar, es una enfermera generalista experta o una especialista experimentada, tendrá que ganarse una participación activa del paciente en la toma de decisiones y las acciones que tratan de conseguir cambios para retrasar la progresión de la enfermedad. Los factores que influyen en el cumplimiento y la comprensión de la automotivación del paciente resultan clave para conseguir el cambio de conducta. El control de este trastorno crónico y la prevención de las complicaciones depende de una cuidadosa evaluación de los factores de riesgo del paciente, como se ha comentado antes, y las estrategias para tratarlos, sobre todo el tabaquismo.

Medicación

El cumplimiento de la medicación es vital y se debería recordar a los pacientes la importancia de tomarla de forma regular, como los antihipertensivos, los antidiabéticos, las estatinas y los antiagregantes. Este último fármaco, como ácido acetilsalicílico combinado con clopidogrel o heparina de bajo peso molecular, reduce la frecuencia de episodios trombóticos en las arterias periféricas y la mortalidad cardiovascular global en los pacientes con claudicación porque disminuye la viscosidad de la sangre (Robertson et al., 2012). Sin embargo, estos antiagregantes y vasodilatadores reducen correctamente el riesgo cardiovascular, pero existen escasas evidencias sobre un posible beneficio en el tratamiento de los síntomas de la claudicación intermitente (Peach et al., 2012).

Las recomendaciones de 2012 del NICE aconsejan encarecidamente usar naftidrofurilo en pacientes con una EAP que no hayan mejorado con un programa de ejercicio estructurado y en aquellos que no quieran ser sometidos a una angioplastia o cirugía. Estos fármacos se pueden prescribir en atención primaria, pero se deberían revisar a los 3-6 meses e interrumpir si los síntomas del paciente no han mejorado (NICE, 2012).

Control del estrés

El manejo del estrés también es importante, dado que la respuesta del organismo a las presiones y ansiedades vitales es liberar adrenalina (epinefrina), lo que aumenta la frecuencia cardíaca, la glucemia y las concentraciones de colesterol. En consecuencia, el cuerpo se estresa, lo que determina hipertensión, que acaba contribuyendo a la aparición de ateroesclerosis. Ofrecer al paciente unas estrategias de control del estrés, como las técnicas de relajación, la práctica de ejercicio regular y evitar el consumo excesivo de alcohol o alimentos, tiene gran importancia.

Control del dolor

La EAP se diagnostica cuando persiste el dolor; el deterioro del dolor se asocia a la progresión de la enfermedad. Es clave comprender los procesos fisiopatológicos de los complejos mecanismos que regulan el dolor en los pacientes con trastornos vasculares. Dada la estenosis por ateroesclerosis del flujo de los vasos, se produce isquemia muscular y aumento de los procesos inflamatorios; los músculos se acaban muriendo y la remodelación de las terminaciones nerviosas locales conduce a un dolor agudo o crónico (Seretny y Colvin, 2016). Los mecanismos del dolor, nociceptivo, inflamatorio y neuropático, pueden contribuir al dolor, pero se debe hacer un abordaje cuidadoso para elegir la analgesia más adecuada en cada caso (Smith et al., 2007).

El dolor nociceptivo aparece tras la estimulación térmica, química o mecánica de los nocirreceptores periféricos. En los pacientes con una enfermedad vascular, el dolor nociceptivo es un elemento importante de la claudicación intermitente, que se produce tras la acción muscular repetida o el ejercicio activo (Seretny y Colvin, 2016). El dolor inflamatorio es una respuesta del sistema nervioso somatosensitivo ante la lesión tisular y la inflamación. El dolor neuropático se debe a una lesión o enfermedad del sistema nervioso somatosensitivo. Los pacientes con trastornos vasculares e isquemia crítica de la extremidad presentan un dolor neuropático crónico persistente (Grone et al., 2014).

Los pacientes con enfermedad vascular y dolor crónico son siempre difíciles de tratar y es clave un abordaje en equipo multidisciplinario del dolor. El paciente debe recibir el máximo alivio del dolor y se debe plantear la inclusión de programas de ejercicio habituales y actividades para mejorar la calidad de vida como parte del programa de tratamiento (Seretny y Colvin, 2016).

Lista de comprobación de la seguridad del paciente antes de cualquier intervención vascular

La mayor parte de los errores médicos suceden en el entorno hospitalario y se pueden prevenir con un estricto control de las medidas de seguridad del paciente. En 2007, la Organización Mundial de la Salud desarrolló y evaluó una lista de comprobación quirúrgica en tres pasos y se demostró una reducción de la frecuencia de infecciones quirúrgicas, errores médicos y mortalidad mediante el uso de la misma (Livingston, 2010).

Uno de los principales objetivos de esta lista de comprobación es evitar equivocarse de paciente, de lado o de intervención/procedimiento quirúrgico por la falta de comunicación dentro del equipo multidisciplinario hospitalario (Nagpal et al., 2010). Estos errores son más frecuentes en entornos con mucha actividad, como las cirugías de estancia corta, las intervenciones ambulatorias, etc. En la lista de comprobación quirúrgica se incluyen cinco aspectos: reunión del equipo (antes de que el paciente entre a quirófano); entrada (antes de la inducción de la anestesia); tiempo de espera (antes de la incisión en la piel); salida (antes de que el paciente abandone el quirófano), y reunión final del equipo para evitar errores de comunicación. La confusión del lado de la cirugía es infrecuente en comparación con la mala comunicación entre el equipo, y la evidencia publicada sugiere que se producen errores de comunicación cada 7–8 min y afectan hasta al 30% de las interacciones en los quirófanos (Hu et al., 2012; Lingard et al., 2004).

Resulta, por tanto, esencial que el equipo cumpla la política del centro a la hora de comprobar la lista de confirmación quirúrgica para reducir posibles errores, que se fomente el trabajo en equipo y se permita a los miembros del mismo plantear sus preocupaciones cuando aparezca un problema de cualquier tipo.

Intervención endovascular

Los tratamientos mediante intervenciones endovasculares mínimamente invasivas se emplean para abrir las arterias bloqueadas. Los métodos actuales son la angioplastia transluminal percutánea con endoprótesis, la endoarterectomía, la litoplastia (Shockwave Medical) y la aterectomía lumivascular Pantheris.

Angioplastia transluminal percutánea

La angioplastia transluminal percutánea (ATP) se ha convertido en el tratamiento convencional de la claudicación moderada a grave, la enfermedad con riesgo para la extremidad que cursa con dolor isquémico en reposo y también ayuda a facilitar la cicatrización de las úlceras isquémicas. Esta intervención se realiza con anestesia local y por eso tiene un menor riesgo global que la cirugía.

Es posible tratar de forma eficaz una estenosis corta o la oclusión de las arterias ilíacas, femorales y poplíteas con una angioplastia. La intervención consiste en introducir un catéter con balón, que se va empujando dentro de la luz del vaso, en general la arteria femoral, con anestesia local. Se introduce el catéter hasta la placa ateromatosa, se infla el balón para dilatar la estenosis y de este modo mejorar la permeabilidad de la luz del vaso (fig. 22.6A).

Otras técnicas, como la aterectomía y la colocación de endoprótesis, pueden combinarse con la angioplastia. La aterectomía (fig. 22.6B) emplea unos sistemas de corte giratorios a alta velocidad para cortar y eliminar el trombo obstructivo, al tiempo que se puede introducir una endoprótesis metálica expansiva con o sin cubierta de fármacos para prevenir la reestenosis en el sitio de la angioplastia (fig. 22.6C).

Preparación del paciente antes de la angioplastia transluminal percutánea

- Los cuidados de enfermería y la preparación son parecidos a los descritos antes para la angiografía, pero el paciente debe estar en ayunas durante 2–3 h antes de la intervención por si surgieran complicaciones, como trombosis/embolia o rotura de la pared del vaso, con necesidad de intervención quirúrgica.
- Durante la angioplastia se pide a los pacientes que estén tumbados y quietos durante un período de tiempo prolongado, por lo cual necesitan sistemas de alivio de la presión para evitar heridas en la piel en la zona del sacro y los talones si sufren una enfermedad grave con riesgo

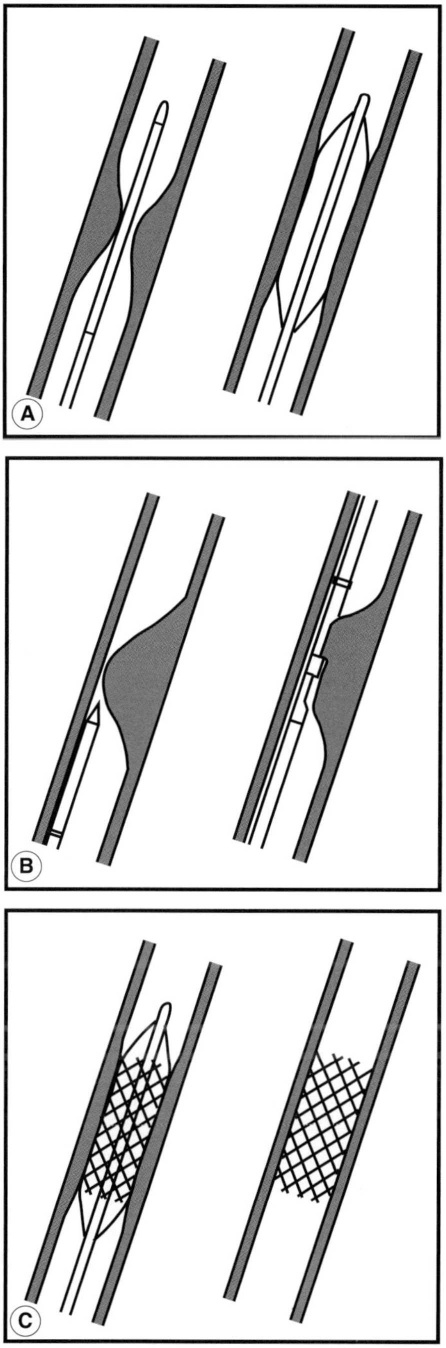

Figura 22.6 (A) Angioplastia transluminal percutánea. (B) Aterectomía. (C) Colocación de una endoprótesis.

para la extremidad. La presión sobre el talón, incluso durante el poco tiempo que se pasa tumbado sobre la mesa de rayos X, puede producir úlceras por presión y necrosis.

Cuidados posteriores

- Los cuidados posteriores también se parecen a los que se realizan tras una angiografía. Sin embargo, la enfermera debe ser consciente del aumento del riesgo de hemorragia, hematoma o trombosis y debe notificar la aparición de estas complicaciones de forma inmediata al equipo quirúrgico. Sería ideal localizar los pulsos pedios con una sonda de ecografía Doppler.
- Las observaciones neurovasculares son importantes, como la evaluación del color, la temperatura, la sensibilidad, el movimiento y el dolor del miembro.
- Valore la existencia de dolor abdominal, inguinal o lumbar y también mida las constantes vitales (taquicardia, hipotensión, etc.) para descartar una posible hemorragia retroperitoneal.
- Durante todo el período de encamamiento de los pacientes de alto riesgo se deberá mantener el alivio de la presión sobre el sacro y los talones.
- Asegúrese de que toda la documentación, como la observación habitual y los registros de la monitorización continua, los datos de observación tras la anestesia y las hojas de evaluación de enfermería, está cumplimentada antes de trasladar o dar el alta al paciente de la unidad de recuperación.
- Se debe reforzar el asesoramiento en salud antes de dar el alta al paciente y, si fuera preciso, también recomendarle que acuda a una clínica de deshabituación del tabaco. Se debe recomendar al paciente que camine para desarrollar circulación colateral.

Cirugía de reconstrucción de la derivación

Los pacientes con dolor isquémico de reposo, lesiones ulcerativas o gangrenosas necesitarán una intervención quirúrgica cuando el tratamiento menos invasivo no sea posible, dado que, sin tratamiento, la mayor parte de los que sufren una isquemia crítica acabarán necesitando una amputación. La causa más frecuente de claudicación son las lesiones aortoilíacas, que pueden tratarse con tratamientos endovasculares si la oclusión es <5 cm de las arterias ilíacas; esto consigue permeabilidad a largo plazo (≥90% a los 5 años) con complicaciones de bajo riesgo (Indes et al., 2013). Cuando la oclusión es más larga (>5 cm), la mayoría de los centros realizan un abordaje híbrido que consiste en una endoarterectomía y derivación a nivel femoral combinada con un tratamiento endovascular de las arterias ilíacas. La cirugía de derivación aortobifemoral está indicada si la oclusión se extiende por la aorta hasta las arterias renales, pero solo se puede realizar en pacientes que la toleren por su forma física y tengan una claudicación grave que limite su vida (Anderson et al., 2014). Cuando no se dispone de otras alternativas, puede plantearse una derivación extraanatómica, como la derivación axilar-femoral, para las lesiones extensas, pero no está exenta de riesgos perioperatorios y oclusión a largo plazo (Aboyans et al., 2018).

La otra oclusión más frecuente son las lesiones femoropoplíteas. Si se encuentra una circulación normal en la arteria femoral profunda, no es precisa ninguna intervención, bastaría con el ejercicio. Si la oclusión mide <25 cm, la primera opción sería el tratamiento endovascular, pero para poder conseguir una mejor permeabilidad a largo plazo se debería valorar la alternativa de la derivación quirúrgica con la vena safena mayor. Todavía no se dispone de ensayos que comparen de forma directa el tratamiento endovascular y la cirugía (Aboyans et al., 2018).

Los métodos de revascularización dependen de la localización y extensión de la estenosis/oclusión (fig. 22.7). La recuperación del flujo de sangre exige evitar la porción de la arteria estenosada u ocluida usando un injerto de material sintético o la vena safena mayor del propio paciente. La permeabilidad de los injertos protésicos empleados en las arterias más distales y estrechas de las piernas es peor. La intervención corresponde a la anastomosis del injerto desde el área situada por encima, a la situada por debajo del vaso afectado por la enfermedad. Se puede usar también una vena obtenida del brazo si las venas de las piernas resultan inadecuadas. Dado que tienen válvulas, la vena se puede invertir antes de colocarla para que la dirección del flujo sea correcta o bien se destruyen las válvulas y se deja la vena *in situ*. Actualmente se suelen emplear los injertos sintéticos elaborados en politetrafluoroetileno (PTFE) (fig. 22.8).

El ensayo Zilver PTX demostró una frecuencia de permeabilidad primaria a los 5 años con endoprótesis convencionales y liberadoras de fármacos del 43 y 66%, respectivamente (Dake et al., 2016). La permeabilidad a los 5 años de las derivaciones femoropoplíteas situadas por encima de la rodilla supera el 80% cuando se usa vena safena mayor y 67% cuando se emplean conductos protésicos (Klinkert et al., 2004).

Endoarterectomía

Esta técnica consiste en enuclear el tapón ateromatoso con un extractor anular que se introduce en la luz de la arteria; actualmente se emplea más para las estenosis de la arteria femoral común y carótida.

Derivación aortobifemoral

Esta derivación se extiende desde la aorta distal a las arterias femorales comunes y se realiza para la estenosis u oclusión de la aorta o los vasos ilíacos, usando un injerto sintético. Los pacientes con enfermedad aortoilíaca suelen consultar por claudicación bilateral de la nalga/cadera e impotencia.

Derivación femoropoplítea

Esta derivación se emplea para la oclusión de la arteria femoral superficial.

Injerto de derivación arterial femorodistal

Esta derivación se realiza para la oclusión de los vasos distales en los pacientes con una isquemia crítica grave, que pueden tener lesiones gangrenosas asociadas en el pie. El injerto se extiende desde la arteria femoral a la peronea o tibial en la pierna o el pie. La cirugía de derivación distal puede ser una intervención prolongada y exigente a nivel técnico, que también puede obligar al desbridamiento quirúrgico de las lesiones gangrenosas del pie al final de la reconstrucción arterial.

Injerto de derivación extraanatómico

Se pueden valorar injertos extraanatómicos en pacientes que no tienen una forma física adecuada para la cirugía abdominal mayor y tienen riesgo de sufrir una amputación de la extremidad por una isquemia crítica. Estos injertos sintéticos se colocan extraperitonealmente a través del tejido subcutáneo para evitar el vaso enfermo. Las arterias femoral y axilar se encuentran cerca de la superficie cutánea, lo que facilita y hace que este procedimiento sea más rápido que la derivación más invasiva. Aunque este tipo de derivación sea menos traumático para los pacientes, la frecuencia de permeabilidad es muy inferior con respecto a las reconstrucciones aortoilíacas de pacientes con determinadas comorbilidades, como edad avanzada, diabetes, hipertensión y cardiopatía isquémica (Appleton et al., 2010).

Injerto axilobifemoral

Este injerto se realiza para la oclusión aortoilíaca.

Injerto cruzado femorofemoral

Este injerto se realiza para la oclusión de la arteria ilíaca.

Preparación del paciente para la cirugía de derivación

Los pacientes con una isquemia crítica del miembro se encuentran en alto riesgo de sufrir una lesión isquémica irreversible de la pierna o el pie. Por eso, es vital que estos pacientes sean valorados por un equipo multidisciplinario vascular, antes de adoptar decisiones terapéuticas (NICE, 2012); también se deben tener en consideración los deseos y las aspiraciones del paciente. El objetivo de la cirugía en piernas con isquemia crítica debe ser conseguir que el paciente no tenga dolor y la extremidad sea funcional. Puede plantearse la amputación primaria como opción cuando existe una necrosis grave del tejido, que impide apoyar peso sobre el pie, una deformidad fija en flexión de la extremidad o en pacientes muy frágiles con problemas médicos graves que no podrían soportar una anestesia prolongada. Para obtener el consentimiento informado se debe mantener una conversación prolongada con el paciente y sus familiares (si es adecuado) en la que se consideren todos esos factores.

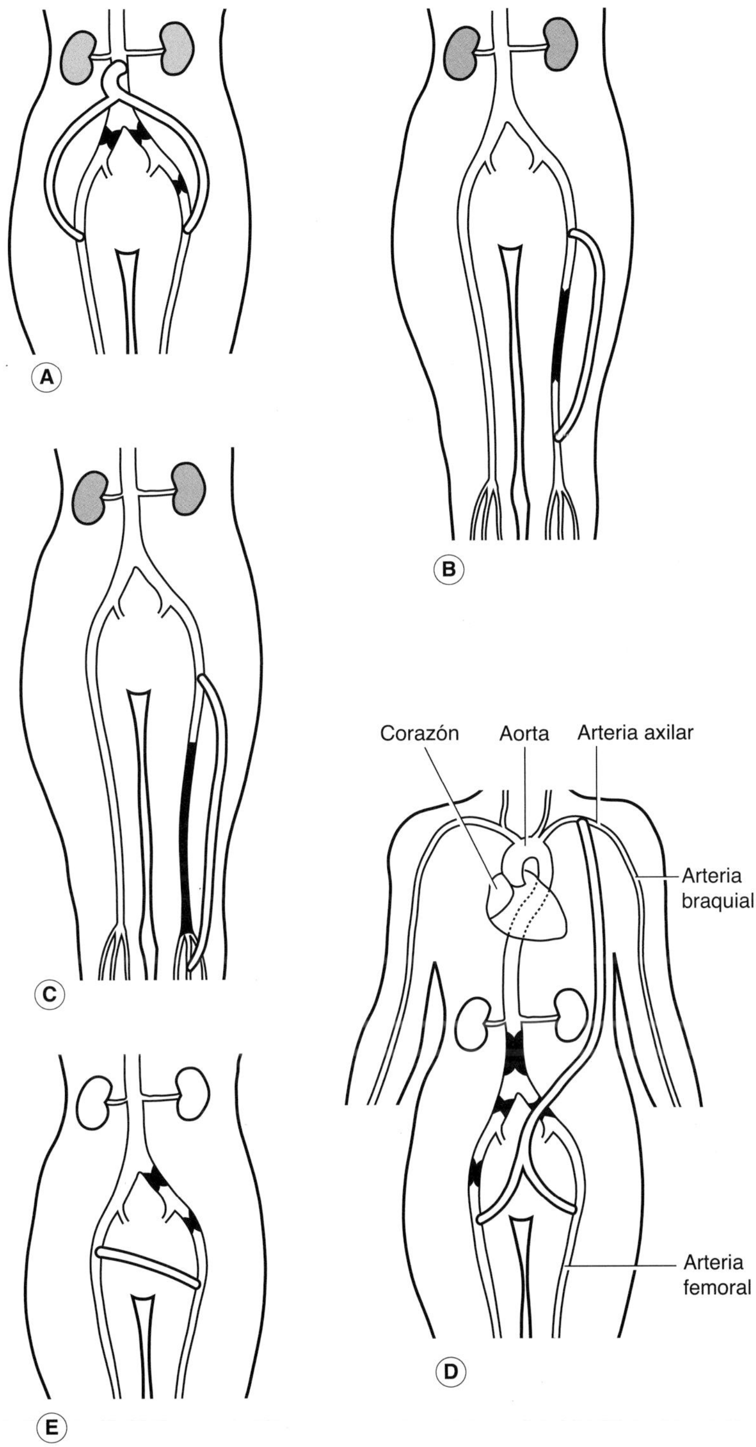

Figura 22.7 Ejemplos de los tipos de cirugía de reconstrucción y tipos de oclusiones. (A) Injerto aortobifemoral. (B) Derivación femoropoplítea. (C) Derivación femorodistal. (D) Derivación axilobifemoral. (E) Injerto femorofemoral cruzado.

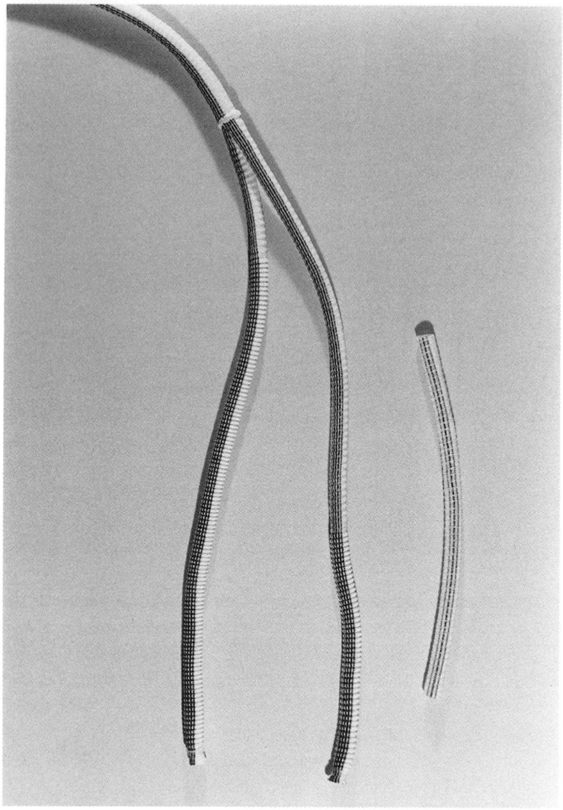

Figura 22.8 Ejemplos de injertos de PTFE axilobifemorales rectos y bifurcados.

Se debe informar bien al paciente sobre la técnica de la derivación y la enfermera deberá explicarle todos los cuidados pre- y postoperatorios. Dada la complejidad de la cirugía de derivación, puede ser útil emplear diagramas como técnica de ayuda para explicar la posición de los injertos que se plantean.

- Se realiza un mapeo venoso con ultrasonidos para determinar la adecuación de la vena safena como material para la derivación.
- El apoyo psicológico del paciente y sus familiares resulta fundamental (v. capítulo 4). Los pacientes con una isquemia crítica de los miembros suelen presentar dolor intenso en reposo, alteraciones de la movilidad y pérdida de independencia y control. Los pacientes pueden estar preocupados por la progresión de su enfermedad y tener miedo al riesgo de amputación. Es fundamental comentar el plan de manejo, como la recuperación mediante rehabilitación y prótesis (Aboyans et al., 2018).
- El alivio del dolor isquémico en reposo con la analgesia adecuada será necesario. El control del dolor y la rehabilitación deberían ser prioritarios en la asistencia de los pacientes que esperan una revascularización para recuperar el flujo de sangre (Aboyans et al., 2018).

  La repercusión del dolor es variable según los pacientes, al ser una sensación muy subjetiva de cada individuo. Es frecuente que el dolor isquémico se describa como profundo, urente e insoportable y afecte a la calidad de vida. El control adecuado del dolor debe adaptar, por ejemplo, el uso de opioides débiles o fuertes en función de la gravedad del dolor. Las enfermeras deben observar el patrón de defecación de los pacientes y administrar fármacos, como laxantes o antieméticos, para tratar los efectos adversos de los opioides fuertes (NICE, 2012).
- Se debería revisar el estado nutricional antes de la cirugía, dado que el paciente con una isquemia grave puede estar malnutrido por la falta de movilidad, el exceso de consumo de tabaco, el dolor intenso y un mal control de la diabetes. Se debería ofrecer una alimentación líquida rica en proteínas de forma regular y consultar con el dietista si fuera necesario. Las concentraciones de glucosa se deberían optimizar antes de la cirugía en los pacientes diabéticos.
- Se debe realizar una revaluación regular de la piel, sobre todo de los talones y el sacro, y emplear unos colchones adecuados para alivio de la presión (NICE, 2014a,b). Se debería registrar de forma clara el tamaño, la localización y la situación de cualquier lesión ulcerada.
- Se debería apartar el peso de la ropa de cama sobre las extremidades usando un arco en la cama y hay que tener un cuidado extremo en evitar traumatismos por accidente sobre los miembros isquémicos. A diferencia de lo que sucede con las úlceras venosas de las piernas, en los pacientes que tienen úlceras arteriales en las piernas no se deberían emplear vendajes compresivos, porque esto alteraría todavía más la irrigación (Langer, 2014).
- Son esenciales las medidas preoperatorias de control de la infección. Se debería obtener una torunda para cultivo de cualquier lesión ulcerada y administrar un tratamiento antibiótico adecuado si es necesario para reducir al mínimo el riesgo de infección del injerto tras la intervención, dado que esto representa un riesgo catastrófico para el paciente. Muchos pacientes vasculares tienen ingresos hospitalarios prolongados antes de la cirugía, que aumentan el riesgo de infecciones del lecho quirúrgico (ILQ).
- La infección hospitalaria sigue siendo un reto importante para el NHS, con una afectación de 300.000 pacientes cada año. El coste humano es enorme, pero el coste económico para el NHS es aproximadamente de 1.000–2.000 millones de libras anuales. Muchas de estas infecciones son prevenibles; por eso se debería realizar una detección selectiva rutinaria de gérmenes, como *Staphylococcus aureus* resistente a meticilina (SARM) y *Staphylococcus aureus* sensible a meticilina (SASM) (Thomas, 2018).
- El equipo clínico debería seguir las recomendaciones locales sobre antibioterapia adaptadas alineadas con los protocolos de microbiología y farmacia para la administración de tres dosis profilácticas correctas. Los antibióticos profilácticos intravenosos se administran inmediatamente antes de la cirugía, para prevenir la

infección del injerto. Se recomiendan baños/duchas antisépticas para ayudar a reducir los microbios de la piel antes de la cirugía. Ya no se recomienda afeitar las áreas vecinas antes de la intervención. Para esterilizar la piel del paciente se debe usar clorhexidina alcohólica o povidona yodada de un solo uso para prevenir las ILQ (NICE, 2016).
- La profilaxis de la trombosis venosa profunda (TVP) se suele administrar en forma de heparina de bajo peso molecular por la tarde, para evitar el riesgo de un hematoma dural si se emplea anestesia epidural. Está contraindicado emplear medias antiembólicas en pacientes con una enfermedad arterial periférica oclusiva.
- Se deberían emplear redes de asistencia para mejorar el pronóstico de los pacientes quirúrgicos, aunando los elementos basados en la evidencia quirúrgica, como la profilaxis antibiótica (siguiendo las recomendaciones del hospital), no eliminar el vello, normotermia y disciplina de buena higiene en el quirófano (limitación del número de profesionales, mínimos movimientos de las puertas, buena ventilación) (Thomas, 2018).

Valoración anestésica

En 2014-2015, el NHS realizó 9,9 millones de cirugías (Thomas, 2018) y los pacientes sometidos a una cirugía vascular tenían un mayor riesgo de complicaciones cardiovasculares postoperatorias por diabetes y tabaquismo (Smeili y Lotufo, 2015). Es precisa una valoración preoperatoria exhaustiva de la función renal y cardiorrespiratoria del paciente y su revisión por un anestesista. La monitorización estrecha de los pacientes de alto riesgo puede obligar a ingresar al paciente durante la noche posterior a la cirugía en una unidad de cuidados intensivos.

Cuidados posteriores inmediatos

- La principal responsabilidad de la enfermera con el paciente sometido a una cirugía de derivación es el reconocimiento precoz de las complicaciones. Se le debería monitorizar usando el sistema NEWS2 de constantes vitales.
- Se debería monitorizar la presión arterial y el pulso cada media hora durante 6 h y luego cada hora durante 12 h, dado que la hipertensión puede romper la anastomosis y la hipotensión puede reducir la permeabilidad del injerto de derivación.
- Se debería monitorizar de forma estrecha la diuresis. Se debe poner una sonda urinaria *in situ* y registrar las medidas cada hora, dado que puede producirse una insuficiencia renal en pacientes con trastornos vasculares después de una derivación aortoilíaca en la que se pinzan las arterias renales en quirófano. Según el paciente, se debería registrar una diuresis inferior a 30 ml en 2 h consecutivas siguiendo el protocolo Early Warning Score (EWS). NEWS2 no consideraba que la diuresis fuera parte del nuevo sistema de valoración porque se debería adaptar a las áreas clínicas específicas (Royal College of Physicians, 2017). En general, la sonda urinaria se retira el segundo o tercer día postoperatorio tras una cuidadosa evaluación clínica y cuando el paciente pueda orinar de forma adecuada sin problemas.
- Los líquidos intravenosos se suelen administrar por una vía venosa central para mantener la hidratación hasta que el paciente pueda beber de forma adecuada. En los pacientes sometidos a una cirugía de derivación aórtica se debe medir la presión venosa central cada hora en una unidad de cuidados intensivos.
- Es preciso medir la glucosa en sangre capilar cada hora salvo cuando sea <5 mmol/l y se detenga la desescalada. En este caso se debería controlar la glucemia cada 30 min. Es preciso medir la glucosa en sangre cada hora en personas diabéticas que normalmente reciben insulina o hipoglucemiantes orales, hasta que las concentraciones estén estables y se permita al paciente recuperar su régimen normal para la diabetes. Puede ser necesario un régimen de desescalada más prolongado para optimizar la cicatrización de las heridas.
- Se administra oxígeno según prescripción y se realiza una pulsioximetría para medir la saturación de oxígeno.
- Se deben explorar los miembros con frecuencia para detectar los signos precoces de isquemia. Se debe observar y registrar el color, la temperatura y el movimiento de las extremidades. Los pies deberían estar calientes y bien perfundidos. Se deberían notificar de forma inmediata los cambios súbitos de color, temperatura, movimiento o sensibilidad. Los pies del paciente deberían quedar expuestos inicialmente usando un arco de cama para facilitar su observación y se debería proteger los talones de las lesiones cutáneas con dispositivos de alivio de la presión. Se debe garantizar que las extremidades del paciente no rocen contra el arco de la cama. Se deben medir los pulsos periféricos pedio y tibial posterior cada hora con una sonda Doppler. La enfermera debería marcar la localización del pulso cuando lo identifique. Una pérdida del pulso o un incremento súbito del dolor deberían ser notificados de forma inmediata para permitir una intervención temprana. Podría haberse producido la oclusión del injerto y necesitarse una trombectomía/embolectomía del mismo o una reconstrucción adicional. Se debería inspeccionar de forma regular el músculo de la pantorrilla, dado que en ocasiones la reperfusión puede producir un *síndrome compartimental,* que obligue a una fasciotomía para aliviar la presión en la microcirculación. El aumento del dolor, la hipersensibilidad o la tensión en el músculo de la pantorrilla y la piel brillante asociada a parestesias o menor sensibilidad/movimiento del pie deben ser notificados de forma inmediata al cirujano. Habitualmente se realizan dos incisiones sobre el músculo de la pantorrilla para separar la fascia que cubre los compartimentos anterior, lateral y posterior.
- Se deberían vigilar de forma regular los apósitos de la herida para identificar cualquier sangrado, y si la venda está húmeda, se debería inspeccionar la herida para valorar sangrado o formación de un hematoma. También se debería registrar un súbito aumento de la pérdida

de sangre a través de los drenajes y adoptar las acciones pertinentes, porque esto indicaría rotura de la anastomosis del injerto.

- Cualquier signo que indique oclusión del injerto o rotura de la anastomosis del mismo es una emergencia quirúrgica. Las prisas por volver a llevar al paciente a quirófano y el aumento del dolor y las molestias causarán temor al mismo. La enfermera debería explicar al paciente y su familia la necesidad de volver al quirófano de forma calmada y con mucho cuidado para aliviar la ansiedad.
- Cuando el paciente se encuentre estable hemodinámicamente, se podrá sentar erguido y se le debe animar a respirar hondo para facilitar la expansión de los pulmones y también a realizar ejercicios suaves con los pies para prevenir la TVP.
- Se debería valorar el dolor y administrar los analgésicos prescritos de forma regular, para permitir al paciente colaborar en la fisioterapia. Se recomienda la analgesia epidural o la analgesia controlada por el paciente (ACP) para conseguir un alivio eficaz del dolor durante 24-48 h, o hasta que sea capaz de tomar los analgésicos por vía oral.
- Se prescribirán antibióticos profilácticos intravenosos para prevenir la infección del injerto.
- Puede aparecer un íleo paralítico en pacientes sometidos a injertos aórticos, por lo que se debería mantener vacío el estómago con una sonda nasogástrica. El paciente debe beber solo pequeños sorbos de agua. Los líquidos y los alimentos se reintroducirán de forma gradual conforme reaparezcan los ruidos intestinales.
- Se debe recomendar una dieta nutritiva para facilitar la cicatrización de las heridas en cuanto el paciente pueda comer y beber. La mayor parte de los pacientes necesitan batidos ricos en proteínas, sobre todo los sometidos a cirugía de derivación aórtica, que pueden sufrir una pérdida transitoria del apetito.
- Se recomienda la movilidad a las 24-48 h del postoperatorio, aumentando de forma gradual la distancia caminada, aunque esto dependerá del estado general del paciente. Resulta fundamental evaluar el alivio del dolor de forma regular para permitir una movilización temprana. Los pacientes pueden sentarse fuera de la cama a las 24 h de la cirugía y deberían elevar las piernas sobre un reposapiés tras la cirugía de derivación de la extremidad para evitar la oclusión de los injertos por detrás de la rodilla. La elevación de los pies mientras el paciente está sentado ayudará también a aliviar el edema, dada la frecuencia de un edema menor por reperfusión tras la cirugía de reconstrucción. Se debería evitar estar sentado en una silla durante períodos prolongados para prevenir la aparición de úlceras por presión. La profilaxis de la TVP con heparina de bajo peso molecular se debería mantener. No se deberían emplear medias antiembólicas en los pacientes sometidos a cirugía de reconstrucción de los miembros, salvo que el cirujano se lo indique y bajo una estricta supervisión; no se recomienda en pacientes con un ITB inferior a 0,7.
- Los drenajes mediante vacío de la herida normalmente se retiran a las 24-48 h de la intervención.
- El apósito transparente no adherente que se aplica sobre la herida en el quirófano se puede dejar *in situ* durante un máximo de 48 h. Si se llena de sangre o se contamina, se debería sustituir y se debería inspeccionar la herida para detectar signos de inflamación, evitando un manejo innecesario y la contaminación de la herida. En todos los demás casos es necesario dejar el apósito transparente *in situ*. Las heridas de la ingle son especialmente susceptibles de sufrir infecciones, sobre todo en pacientes con un IMC alto, y en estos pacientes hay un mayor riesgo de infección del injerto. La higiene cuidadosa de los pliegues cutáneos de la ingle ayudará a reducir este riesgo. Las suturas se deberían retirar a los 12-14 días. No se deben aplicar apósitos restrictivos o compresivos sobre las heridas o úlceras en las piernas de los pacientes.
- El retraso de la cicatrización de la herida a pesar del éxito en la cirugía de derivación puede representar un reto para los pacientes y aumentar la carga de trabajo de las enfermedades vasculares. Puede ser necesario un desbridamiento quirúrgico de las lesiones ulceradas o la amputación menor de los dedos necróticos o las lesiones tisulares. Es posible optimizar la cicatrización de las heridas con una evaluación frecuente de las heridas/úlceras y el uso de unos productos adecuados para el cuidado de las mismas, como se comenta en el capítulo 5.
- Se ha demostrado que el tratamiento de las heridas con presión negativa consigue reducir el edema de la herida, mejora la perfusión tisular y estimula el crecimiento celular en la superficie de la herida amputada; también anima a los pacientes a realizar sus ejercicios físicos sin temor a lesionarse en la herida (Wise et al., 2017).
- Se debe buscar un calzado adecuado para que quepan los apósitos de las heridas de los pies y también dar asesoramiento podológico y sobre el cuidado de los pies, especialmente en diabéticos. Es clave un apoyo nutricional y control de la glucosa mantenido en los diabéticos para facilitar la cicatrización de las heridas más complicadas tras la intervención.
- El cuadro 22.2 ilustra el caso clínico de un paciente sometido a una derivación femoropoplítea distal.

Planificación del alta

La evaluación previa al ingreso puede haber identificado problemas, sobre todo en ancianos cuya movilidad puede quedar más limitada temporalmente tras someterse a una cirugía de derivación mayor.

Las principales razones para el retraso del alta hospitalaria a domicilio han permanecido constantes en 20 años independientemente de la existencia de recomendaciones nacionales (Shepperd et al., 2013). La mayor parte de los retrasos en el alta hospitalaria se pueden prevenir con una buena planificación y aplicación eficaz de las aportaciones del equipo multidisciplinario (Wariyapola et al., 2016).

Cuadro 22.2 Estudio de caso de una paciente sometida a una derivación femoropoplítea distal

Margaret tiene 86 años y vive sola en un apartamento ubicado en un bajo. Fue derivada por su MC a la consulta ambulatoria vascular con una pierna derecha isquémica. Durante 2 meses Margaret ha percibido dolor nocturno en el pie derecho, lo que la obligaba a dejar la pierna colgando sobre el borde de la cama en posición declive. También refería dolor en reposo durante el día y haber desarrollado pequeñas lesiones ulceradas en el segundo y tercer dedo de la pierna derecha en las últimas 2 semanas. Durante los 2 años previos, Margaret había sufrido claudicación intermitente de la pierna derecha y la distancia que podía recorrer se había reducido a 50 m en los últimos 3 meses.

Hasta su ingreso, Margaret cocinaba con ayuda de su hija, que le hacía la compra y solo vivía a 500 m de ella. Margaret estaba teniendo cada vez más dificultades para mantener esta actividad justo antes del ingreso por el dolor en el pie, que le dificultaba movilizarlo. Salvo por un antecedente de hipertensión tratada con nifedipino durante 20 años y una cirugía de prótesis completa de cadera 12 años antes, sus antecedentes médicos eran irrelevantes. Había fumado durante 30 años, pero lo dejó a mitad de la sexta década de su vida.

En el momento del ingreso, Margaret tenía mucho dolor; inicialmente necesitó dihidrocodeína 30 mg cada 4 h y paracetamol 1 g cada 6 h. La paciente no podía dormir por las noches por el dolor cada vez más intenso y se tenía que levantar de la cama para dormir en una silla. Durante su segunda noche de ingreso se le añadieron 10 mg de morfina oral cada 2–3 h para el dolor intercurrente. Margaret necesitaba 2–3 dosis diarias, y en aquel momento precisaba ayuda para ir al baño porque su marcha era inestable y estaba cada vez más obnubilada. No se palpaban pulsos por debajo de la femoral derecha y el ITB era 0,25 en la pierna derecha y 0,70 en la izquierda.

Una ecografía dúplex mostró una estenosis del 50–75% en la arteria femoral superficial, con una oclusión de la arteria poplítea, que parecía candidata a una angioplastia. Se trató de realizar la intervención de angioplastia sobre dicha arteria mediante un acceso por la arteria femoral, pero no se tuvo éxito al tratar de entrar a la arteria distal a la oclusión poplítea y se tuvo que interrumpir la intervención. El dolor de Margaret empeoró mucho tras el intento de angioplastia, obligando a aumentar la morfina hasta 4 dosis diarias, además de dihidrocodeína y paracetamol basales. El pie fue estando cada vez más cianótico con desarrollo de una gangrena en el segundo dedo, indicativo de la necesidad de una intervención urgente.

El caso de Margaret fue comentado en la sesión del equipo multidisciplinario, donde se planteó que la única opción para salvar el miembro era la cirugía de derivación reconstructora. Se comentó la intervención propuesta de forma detallada con Margaret y su hija con ayuda de diagramas y ambas estuvieron de acuerdo en la necesidad urgente de la cirugía al día siguiente para recuperar el flujo de sangre y tratar de reducir el dolor y prevenir la amputación. Se les advirtió de que, a pesar de la cirugía de derivación, no era posible salvar el segundo dedo. Se hizo un mapeo venoso con ecografía dúplex para valorar la idoneidad de la vena safena mayor de la paciente, que podía ser necesaria para el injerto de derivación.

Al día siguiente Margaret fue intervenida durante 5 h para realizar una derivación femoropoplítea distal derecha con un injerto de vena safena mayor *in situ*. Se le pusieron dos drenajes de vacío en las heridas femoral y poplítea. Dada la duración de la anestesia, Margaret fue monitorizada durante la noche en la unidad de vigilancia posquirúrgica. Se empezó la ACP para controlar el dolor y sus constantes vitales permanecieron estables durante la noche. No tenía pulsos pedios, pero se escuchaban señales monofásicas con la sonda Doppler en la pedia. Margaret fue trasladada a la planta a la mañana siguiente con un control satisfactorio del dolor, que permitió volver a comenzar con una pauta de analgésicos no opioides y suspender la ACP a las 48 h.

Margaret tuvo una evolución postoperatoria magnífica. Se retiraron los drenajes al día siguiente y el pie estaba caliente y bien perfundido. El dolor estaba controlado y dormía bien por la noche. Al cuarto día de la cirugía era capaz de moverse de forma independiente con un andador y fue valorada por el terapeuta ocupacional, y se fijó el alta para el décimo día postoperatorio. Se solicitó una ecografía dúplex antes del alta, que confirmó que el injerto estaba permeable. La lesión ulcerada del tercer dedo mostraba signos de cicatrización y el segundo dedo gangrenoso estaba seco y momificado. Las grapas de la herida fueron extraídas antes del alta. Se les comentó a Margaret y a su hija que cabía esperar una autoamputación del dedo gangrenoso tras el alta. Se quedó con la enfermera comunitaria para que vendara los dedos días alternos tras el alta y se le dio una cita de revisión ambulatoria para seguimiento a las 6 semanas. Justo antes de esta consulta, el dedo gangrenoso se autoamputó, dejando un tejido de granulación sano en la base, y el tercer dedo se curó por completo. Se programó una ecografía dúplex de control a los 3 meses de la cirugía.

El equipo multidisciplinario, en colaboración con el paciente y sus familiares o cuidadores, debería pactar una fecha de alta provisional e informar a los servicios comunitarios. Puede ser necesaria la evaluación en domicilio por parte de un terapeuta ocupacional y un trabajador social antes del alta.

Promoción de la salud y asesoramiento para el alta

- Ya se han comentado previamente la modificación de los factores de riesgo y los cambios en el estilo de vida. Sin embargo, estos factores, sobre todo los relativos al abandono del tabaco y el cuidado de los pies, deben ser recordados al paciente y sus familiares antes del alta. Se debe explicar por qué resulta peligroso cada uno de estos factores de riesgo y también que dejar el tabaco aumentará la permeabilidad del injerto (Aboyans et al., 2018). Se debe recomendar que el paciente camine tras el alta, dado que esto facilita el mantenimiento de la permeabilidad del injerto y mejora la circulación colateral.

- En general se prescribe ácido acetilsalicílico u otro antiagregante para prevenir la agregación plaquetaria, mejorar la permeabilidad del injerto y reducir el riesgo de sufrir un ataque cardíaco o un accidente cerebral vascular. Se debería explicar la importancia de seguir tomando estos fármacos, además de otros, como antihipertensivos y estatinas.
- Se debe recordar a los pacientes que deben informar a cualquier odontólogo o doctor al que acuden a consultar que tienen un injerto de derivación artificial, porque pueden necesitar una cobertura antibiótica profiláctica antes de cualquier procedimiento invasivo.
- Se recomienda dar a los pacientes unos folletos informativos para reforzar sus conocimientos después del alta; se deberían preparar otros formatos de documentos, como Braille o impresiones a gran escala. En ellos se deberían incluir los teléfonos de contacto del equipo de urgencias y se debería indicar al paciente que llame si percibe frío, parestesias o aumento de dolor súbito en la extremidad, porque podrían ser indicio de una oclusión del injerto.
- Se recomienda vigilar el injerto con ecografía dúplex después del alta, cada 3-4 meses durante los primeros 2 años y luego cada 6 meses incluyendo la medida de la presión ITB/dedos de los pies para detectar de forma precoz el fracaso del injerto en los pacientes que se han puesto un injerto venoso (McCallum et al., 2017). Se debe explicar al paciente la importancia de esta determinación durante la preparación preoperatoria.

Litoplastia

Esta técnica combina una angioplastia con balón que emplea ondas sonoras, como se usa para eliminar los cálculos renales. Los estudios han demostrado que es más difícil romper los cálculos calcificados y que los balones y endoprótesis liberadores de fármacos son menos eficaces (Brodmann et al., 2017). Las ondas sonoras se generan en unos emisores, incorporados dentro del catéter de litoplastia y ayudan a romper las calcificaciones superficiales y profundas antes de insuflar el balón de angioplastia. Fracturar las calcificaciones con ondas sonoras permite aplicar menor presión al expandir el balón y esto causa un daño mínimo sobre la pared arterial (Topfer y Spry, 2018).

Sistema de endoarterectomía lumivascular Pantheris™

Este sistema emplea la tomografía de coherencia óptica (OCT), una tecnología de imagen que emplea luz para conseguir una guía visual en 3D durante la intervención de endoarterectomía (Schwindt et al., 2017). Con este sistema el operador puede eliminar la calcificación con menos daño en la parte arterial. El sistema emplea menos contraste y reduce la exposición a la radiación comparado con el control convencional con radioscopia. El fabricante dice que este procedimiento resulta seguro en pacientes con una nefropatía en comparación con la radioscopia. Este catéter Pantheris mide 135 cm de longitud y tiene un elemento de fibra óptica para el OCT; el cono del catéter recoge toda las calcificaciones extraídas y el tejido de la arteria (Topfer y Spry, 2018).

Isquemia aguda de la pierna

La isquemia aguda de la pierna es frecuente en ancianos y se debe diagnosticar y tratar con urgencia para recuperar el flujo del miembro afectado para prevenir su pérdida. Puede deberse a un episodio de trombosis o de embolia o relacionarse con una oclusión traumática de una arteria. Es muy frecuente cometer errores diagnósticos en la isquemia aguda de la pierna, y la Medical Defence Union (MDU) y la Medical Protection Society (MPS) han identificado casi 224 casos que culminaron en la pérdida de la extremidad en un período de 10 años (Shearman y Shearman, 2012). La mayor parte de las veces el error diagnóstico se produjo por un diagnóstico y valoración clínica inconsistentes y por no interpretarlo como una urgencia quirúrgica (Brearley, 2013). Es más frecuente que la isquemia aguda de la extremidad inferior sea consecuencia de la trombosis de una placa ateromatosa preexistente que de un émbolo.

Signos y síntomas

Los rasgos clásicos asociados con frecuencia a la isquemia aguda de aparición súbita se resumen en las «seis P»: dolor (*pain;* siempre presente y persistente), palidez (cianosis o moteado), ausencia de pulso (siempre presente; ¿puede percibirlo?), parestesias (reducción de la sensibilidad u hormigueo), parálisis (menos potencia) y frío intenso (poiquilotermia). Sin embargo, estos síntomas pueden ser sutiles, por lo que resulta esencial comparar la pierna derecha e izquierda (Brearley, 2013). Los síntomas que amenazan la extremidad en la isquemia aguda de la pierna son la reducción de la potencia muscular y de la sensibilidad del miembro (Brearley, 2013).

Diagnóstico

El diagnóstico de la isquemia aguda de la pierna se puede establecer con mucha rapidez, sencillez y de forma fiable midiendo la presión arterial en el tobillo con un dispositivo Doppler de bolsillo y un manguito de presión arterial (NICE, 2012). La ausencia de señales Doppler indica riesgo para la extremidad y obliga a una consulta urgente con un cirujano vascular de forma ineludible (Brearley, 2013).

La anamnesis y la evaluación detallada pueden ayudar a identificar una causa evidente para la isquemia aguda, aunque no siempre resulta sencillo determinar si se trata de una causa embólica o trombótica. Cuando se sospecha un émbolo, puede ser necesario un ECG y una ecografía abdominal de urgencia. Para poder planificar el tratamiento puede ser necesaria una angiografía o una ecografía dúplex urgente, una angiografía por resonancia magnética, una angiografía por tomografía computarizada o una angiografía intraarterial (NICE, 2012).

Trombosis

La trombosis es la causa más frecuente de isquemia aguda. La trombosis *in situ* puede producirse sobre una estenosis por ateroesclerosis en un paciente con antecedentes de claudicación o sobre un injerto de derivación preexistente. Otras causas de trombosis/tromboembolia son los trastornos de la coagulación (p. ej., tumores malignos), la trombosis inducida por fármacos (p. ej., anticonceptivos orales) (Ramot et al., 2013) o la radioterapia (Guy et al., 2017). Los síntomas que se producen suelen ser menos graves que cuando el origen es embólico, dado que se suelen generar vasos colaterales.

Embolia

Una embolia es un trombo que se separa de la aurícula o el ventrículo izquierdos o de la aorta abdominal con ateroma. El émbolo avanza por el torrente circulatorio y se acaba alojando en una bifurcación arterial principal, como las arterias femorales comunes o poplíteas. Los émbolos pueden alojarse en cualquier vaso, aunque se suelen afectar más a las extremidades inferiores.

Manejo de un paciente con isquemia aguda en la pierna

Los pacientes con isquemia aguda de la pierna deben ser comentados con el cirujano vascular, que tiene que actuar cuanto antes. Tan solo unas pocas horas de retraso pueden marcar la diferencia entre la muerte o la amputación y una recuperación completa de la función de la extremidad y pueden condicionar el pronóstico postoperatorio (Norlyk et al., 2013; Adams y Lakra, 2018).

Los pacientes se suelen clasificar en dos grupos en función de la gravedad de la isquemia (Earnshaw et al., 2001; Callum y Bradbury, 2000).

- *Isquemia aguda crítica* (isquemia <14 días).
  - Ausencia de señal Doppler audible en el tobillo con *deficiencia neurosensitiva.* Estos pacientes deben ser tratados de forma muy urgente el mismo día del ingreso; por ejemplo, una embolectomía quirúrgica o una opinión vascular urgente y una angiografía.
- *Isquemia subcrítica aguda* (deterioro de signos y síntomas <14 días).
  - Los pacientes tienen un dolor isquémico en reposo con una señal Doppler en el tobillo audible y *sin deficiencia neurosensitiva.* Estos pacientes necesitan una intervención rápida, pero se dispone de más tiempo para estudios, lo que permite administrar heparina esa noche y realizar una consulta con el especialista en vascular o una angiografía al día siguiente.
- *Isquemia crítica crónica* (isquemia estable >14 días).

Embolectomía

La embolectomía permite eliminar oclusiones que amenazan la extremidad y puede hacerse con anestesia local para reducir la morbilidad cardíaca. Para esta intervención se debe introducir un catéter de Fogarty con un balón en la punta tras la exposición de la arteria a nivel de la obstrucción. Se introduce con suavidad el balón desinflado en sentido proximal y distal dentro de la arteria y luego se insufla. Posteriormente se desinfla parcialmente el balón y se tira de él dentro de la arteria para extraer el émbolo y cualquier trombo propagado a través de la arteriotomía. Se debería realizar una arteriografía para confirmar que no queda ningún émbolo residual dentro del vaso. Es frecuente realizar una fasciotomía junto con la embolectomía para prevenir el síndrome compartimental.

Preparación del paciente

- El paciente tiene que ser preparado para una intervención quirúrgica de urgencia. Se debe explicar con calma y cuidado el procedimiento al paciente y los familiares para reducir su ansiedad.
- Se comienza la heparina intravenosa para reducir el riesgo de episodios tromboembólicos adicionales y se puede suspender de forma temporal justo antes de la cirugía para prevenir la hemorragia.
- Será necesario administrar analgésicos de forma regular para aliviar el dolor de forma preoperatoria.

Cuidados posteriores

Las observaciones y cuidados postoperatorios son parecidos a los descritos para los pacientes sometidos a una derivación.

- No es raro un edema menor en la pierna en el postoperatorio. Sin embargo, la aparición de edema importante, parestesias, reducción/ausencia de los pulsos pedios y piel roja y brillante en pacientes sin una fasciotomía indicaría un síndrome compartimental. Si no se alivia este aumento de presión, se puede producir una necrosis y gangrena. La enfermera debe vigilar la aparición de estos signos y avisar de cualquiera que detecte de forma inmediata. Otros signos y síntomas del síndrome compartimental son el aumento del dolor al estirar los músculos de las piernas, herniación muscular, debilidad muscular, dorsiflexión pasiva del pie y pie caído (Kiel y Kaiser, 2019).
- Las heridas de fasciotomía de la pantorrilla pueden vendarse con un apósito de alginato y una venda secundaria hasta que cicatricen. Sin embargo, las heridas más grandes se benefician de los apósitos con presión

negativa tópicos o posiblemente de los injertos cutáneos para acelerar la curación.

- Se puede emplear una férula de soporte para el pie de tipo Roylan en el postoperatorio inmediato para ayudar a prevenir o corregir la caída del pie y se recomienda realizar ejercicios de flexión y extensión regulares.
- Se reinicia la heparina intravenosa y luego se pasa a anticoagulación oral (warfarina). Se monitorizan los niveles del tiempo de tromboplastina parcial activado (TTPa) de forma regular, para prevenir la hemorragia por sobreadministración o las posibles embolias adicionales por una infraadministración de anticoagulantes. El TTPa se debe mantener entre 1,5 y 3,5. La administración de heparina debería interrumpirse si el TTPa fuera >7 e informar a los médicos de forma inmediata.
- Es preciso investigar el origen de los émbolos mediante un ecocardiograma y una consulta a cardiología. El tratamiento a largo plazo con warfarina se deberá revisar a los 3 meses.
- Se puede dejar un drenaje por vacío de la herida *in situ* y retirarlo a las 24–48 h de la intervención. Las suturas se quitarán a los 10–12 días de la cirugía.

Manejo de un paciente que necesita una amputación de miembro inferior

La amputación de una extremidad es una de las intervenciones quirúrgicas más antiguas del mundo. Esta amputación traumática y el uso de prótesis se encuentran ya descritas en textos redactados en sánscrito entre los años 1.800 y 3.500 a. C. Solo en Inglaterra cada año se realizan casi 5.500 amputaciones del miembro inferior (National Confidential Enquiry into Patient Outcomes and Death, 2014).

La amputación de una pierna es una medida destructiva, pero en ocasiones necesaria, en pacientes con una isquemia crítica de la extremidad. Es esencial que la amputación sea percibida como una forma positiva de mejorar la calidad de vida del paciente y con frecuencia es la forma más eficaz de aliviar el dolor y el sufrimiento que el paciente puede llevar padeciendo muchos meses. Se estima que en Inglaterra se realizaron entre 2003 y 2009 alrededor de 25.312 amputaciones mayores de miembro y unas 136.215 revascularizaciones. Aproximadamente un 90% de estas intervenciones se produjeron por una enfermedad vascular periférica con factores de riesgo de diabetes (44%), hipertensión (39%) y enfermedad arterial coronaria (23%) (Ahmad et al., 2014).

Es precisa una evaluación individual de cada paciente y decidir si la amputación o la cirugía de derivación es la intervención más adecuada. La decisión de amputar se basa en una serie de factores y solo se debería adoptar si no es posible mejorar la calidad de vida del paciente conservando la pierna, por ejemplo por un dolor grave e incontrolable, una úlcera gangrenosa infectada y que no cicatriza, y por inmovilidad. Un paciente con una enfermedad vascular periférica puede estar ya en el hospital ingresado tras una cirugía de derivación fallida o puede haber estado aguantando en su domicilio con tratamiento conservador hasta que la amputación se ha hecho necesaria. En ambos casos, el paciente y sus familiares posiblemente conocerán ya a los profesionales sanitarios responsables de su cuidado y tendrán establecida una relación. Sin embargo, algunos pacientes acuden a urgencias por una isquemia aguda de la pierna, que obliga a la amputación inmediata y no cuentan con tiempo para plantearse la realidad de su situación antes de la misma.

Los casos de amputación deberían comentarse e implicar a múltiples profesionales sanitarios, además del cirujano y el propio paciente. Dar el consentimiento para la amputación exige valor y en esta fase es clave ayudar al paciente a otorgar el consentimiento informado. Algunos pacientes con dolor intenso aceptarán con facilidad la necesidad de cirugía sin dudarlo, pero otros tardarán más en poder adoptar esta decisión. En algunos casos, la decisión de aceptar la cirugía solo se puede adoptar tras comentarlo con los familiares, porque el propio paciente no es capaz de adoptar una decisión racional por el estado de confusión causado por la sepsis asociada a la gangrena o los efectos de los potentes analgésicos que tratan de mantenerlo tranquilo. En estos casos la decisión final será responsabilidad del cirujano, en colaboración con la familia del paciente y otros miembros del equipo multidisciplinario implicado en el cuidado del mismo. En algunos casos el paciente rechaza o quiere retrasar la decisión sobre la amputación. El médico responsable de la toma de decisiones de este paciente deberá respetar sus deseos siempre que el paciente esté bien informado sobre los posibles riesgos derivados del retraso de la cirugía o bien deberá solicitar asesoramiento para asegurarse de que el paciente tiene capacidad de adoptar esta decisión (NICE, 2018a).

Selección del nivel para la amputación

El nivel de la amputación será comentado con el paciente y dependerá de la extensión de la isquemia, el nivel en el cual es probable que se consiga cicatrización y la movilidad y estado de salud general del paciente (fig. 22.9). El objetivo principal de la amputación es extirpar suficiente tejido enfermo, infectado o gangrenoso para que el muñón cicatrice, pero conservar al tiempo una longitud adecuada para poder colocar una prótesis en el miembro. Las dos amputaciones fundamentales en la isquemia crítica son la supracondílea (transfemoral) y la infracondílea (transtibial). La diabetes es una causa fundamental de amputaciones en Inglaterra; cada año se realizan 5.000 amputaciones mayores (>90%) en este país (Ahmad et al., 2016), en contraste con las 3.500 amputaciones menores que se realizan anualmente en EE. UU. (Adams y Lakra, 2018). Los fisioterapeutas deben involucrarse de forma activa en la decisión, tras valorar la capacidad funcional, y también en el programa de rehabilitación. La introducción de un programa protésico multidisciplinario para los hombres ancianos disvasculares con una amputación

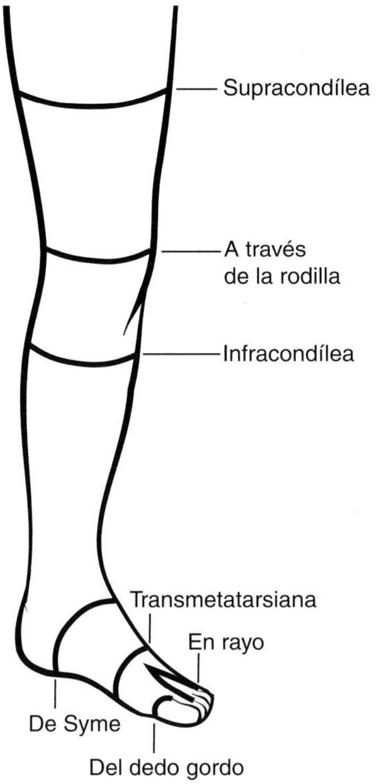

Figura 22.9 Niveles de realización de la amputación de miembro inferior.

transtibial puede reducir el tiempo hasta conseguir todos los objetivos de la rehabilitación primaria, incluidos el tiempo hasta la cicatrización, la férula protésica inicial y la deambulación independiente (Hordacre et al., 2012).

Es clave establecer una estrecha comunicación entre todas las disciplinas sanitarias antes de iniciar una amputación infracondílea. Los estudios iniciales deben empezar en el servicio de urgencias o en una consulta local para reconocer si se trata de una intervención urgente o programada. Se debería valorar toda la situación clínica: constantes vitales, exploraciones exhaustivas, evaluación de las analíticas, ácido láctico, déficit de bases, hemocultivos y estudios radiológicos. Los servicios quirúrgicos deberían incluir ortopedia, cirugía general o vascular y equipo de anestesia. Se debería discutir de forma clara sobre los dispositivos protésicos y el dolor postoperatorio, comenzando con dispositivos como los retractores de muñón, el protector para la extremidad y el inmovilizador de rodilla (Adams y Lakra, 2018).

Dedo, transmetatarsiana, metatarsiana

Se pueden realizar amputaciones de los dedos, transmetatarsianas o metatarsianas (amputación en rayo) para la gangrena localizada de un dedo o un pie. Los pacientes que necesitan esta cirugía pueden precisar también una derivación arterial para aumentar el flujo de sangre y facilitar la cicatrización de la herida. En general se evita suturar este tipo de heridas por la mala cicatrización de los colgajos cutáneos o la infección. Se deja que la herida granule y se epitelice con un apósito de alginato para llenar la cavidad y un apósito secundario o con presión negativa tópica para acelerar la cicatrización.

De Syme

Este tipo de amputación no suele realizarse en pacientes con enfermedad isquémica. Consiste en la desarticulación del tobillo en el extremo distal de la tibia.

Infracondílea

Esta amputación aporta la ventaja de conservar la articulación de la rodilla, lo que ayuda a la movilización y el ajuste de la extremidad.

A través de la rodilla

Esta amputación resulta menos traumática que la supracondílea, cuando la infracondílea no es posible, dado que no se tienen que dividir estructuras óseas en la cirugía. Sin embargo, este tipo de amputación rara vez se realiza, porque pueden plantear dificultades para ajustar la extremidad.

Supracondílea

Esta amputación se puede realizar en pacientes que tienen riesgo de sufrir problemas con la cicatrización del muñón con las heridas infracondíleas.

Desarticulación de la cadera

La amputación del muslo puede estar indicada para la isquemia aortoilíaca grave y consiste en desarticular la cadera. Esta intervención solo se suele hacer para salvar la vida.

Preparación del paciente para la amputación

Los cuidados pre- y postoperatorios del paciente y su familia o cuidadores obligan a establecer una serie de objetivos a corto y largo plazo con un enfoque en equipo. En ellos intervienen enfermeras, cirujanos, fisioterapeutas, terapeutas ocupacionales, trabajadores sociales, dietistas, protésicos y asesores.

Preparación psicosocial

La amputación de un miembro causa estrés al paciente, porque implica un cambio importante en su vida (v. capítulo 7). Las reacciones dependerán de la personalidad, experiencia cultural y vital del paciente y también de la importancia que tiene la pérdida de la extremidad. Si el paciente lleva muchas semanas o meses sufriendo con una extremidad inmóvil y dolorosa podrá ajustarse a la realidad de la amputación y el alivio que esta le pueda producir. Una responsabilidad fundamental de la enfermera es ayudar al paciente a desarrollar estrategias de afrontamiento. La pérdida del miembro quita libertad al paciente y percibe que su movilidad queda restringida y se pierde su independencia. Es clave dar los cuidados complementarios y resaltar la importancia de una mejor conciencia de las consecuencias psicosociales y existenciales de la pérdida de una extremidad (Norlyk et al., 2013). Se debería prestar especial atención al estado mental del paciente en el postoperatorio, que debería incluir la posible necesidad de evaluación y asistencia psiquiátrica (Adams y Lakra, 2018).

La evaluación puede revelar una actitud muy positiva en algunos pacientes con una familia que les apoye, mientras que otros pueden tener menos soporte familiar y sentirse muy aislados y negativos sobre el futuro. Se puede obtener algo de apoyo positivo si se consulta a un centro de ajuste de prótesis local antes de la cirugía o se visita a otro paciente amputado.

Los pacientes deben recibir información completa sobre lo que pueden esperar tras la cirugía y también lo que pueden esperar de la rehabilitación, tanto a nivel físico como emocional. Resulta fundamental que los pacientes puedan hacer una elección informada para ayudarles a aceptar la necesidad de la amputación. Se recomienda que un terapeuta ocupacional visite el domicilio del paciente antes de la intervención si existe tiempo para ello, para poder facilitar una planificación del alta en esta fase temprana.

Preparación fisiológica

Control del dolor

El manejo del dolor suele ser muy complicado en los pacientes sometidos a una amputación quirúrgica por la polifarmacia y la existencia de comorbilidades importantes, como la cardiopatía isquémica y la afectación renal. Estos pacientes siguen siendo un grupo de alto riesgo con una mortalidad a los 30 días de una cirugía de urgencia del 22% (Neil, 2016). La incapacidad de conseguir optimizar el control del dolor agudo puede generar una respuesta de estrés fisiopatológico negativa para la recuperación funcional del paciente y predisponer al dolor crónico del muñón y el miembro fantasma (Neil, 2016). Se deberían administrar analgésicos opioides mediante analgesia regular por vía oral, epidural o controlada por el paciente. Se debería analizar el dolor y la sensación de miembro fantasma con el paciente antes de la cirugía, tranquilizándole sobre que se trata de un hecho normal tras la amputación. Estas sensaciones oscilan desde pinchazos a una sensación más desagradable similar al dolor que percibían antes de la amputación.

Si no se dispone de anestesia regional, el dolor del muñón debería tratarse con opioides potentes, como tratamiento basal del dolor. Dados los efectos secundarios sedantes de estos fármacos, en ocasiones se emplean analgésicos adyuvantes, como ketamina intravenosa, para controlar el dolor (Neil, 2016). Normalmente, el dolor agudo del muñón se resuelve en las primeras semanas tras la amputación, aunque aproximadamente un 10% de los pacientes sienten dolor persistente que obliga a tratamiento por un equipo multidisciplinario (Neil, 2016).

Estado nutricional y riesgo de úlceras por presión

Se debería revaluar el estado nutricional y el riesgo de úlceras por presión dada la reducida movilidad del paciente y el dolor. Debe recomendarse el consumo de bebidas ricas en proteínas y revisar el control de la glucemia en la diabetes.

Cuidado fisiológico tras una amputación

- Se debe monitorizar de forma regular la presión arterial, el pulso y la frecuencia respiratoria al salir del quirófano para detectar de forma precoz una hemorragia o complicaciones respiratorias.
- Se administra oxigenoterapia durante la noche y se controlan los niveles de saturación.
- Se administran líquidos intravenosos para prevenir la deshidratación hasta que el paciente pueda beber adecuadamente. Los ancianos frágiles pueden necesitar una infusión durante más tiempo si no consiguen ingerir suficientes cantidades de líquido por vía oral para mantenerse hidratados en los primeros días.
- Se monitoriza la diuresis para asegurarse de que el paciente esté bien hidratado. Se puede dejar una sonda urinaria *in situ* hasta que el paciente tenga mejor movilidad y capacidad de emplear una cuña en la cama o una silla-retrete.
- Puede ser necesaria la consulta con un dietista, dado que la malnutrición puede impedir la cicatrización y favorecer el desarrollo de úlceras por presión.
- Es clave controlar la glucosa en sangre en los diabéticos para facilitar la cicatrización del muñón.
- Se debe recomendar la realización de ejercicios de respiración profunda cada hora para prevenir la infección torácica y administrar profilaxis de la trombosis con heparina de bajo peso molecular para prevenir la TVP o la embolia pulmonar.
- Es necesario revaluar el dolor postoperatorio y administrar los analgésicos adecuados de forma regular. Se debe mantener la analgesia epidural o controlada por el paciente hasta que se tolere la morfina oral habitual.
- Un 80% de los amputados presentan dolor por miembro fantasma y al menos un 75% de los pacientes lo presentan en la primera semana posterior a la amputación (Neil, 2016). El dolor o la percepción del miembro fantasma no controlada puede causar cierto malestar al paciente. Típicamente se percibe en la extremidad distal del miembro amputado y los pacientes lo describen como urente, cólico e incluso eléctrico. La sensación de conservar la extremidad puede ser tan vívida que el paciente puede incluso tratar de caminar sobre la extremidad amputada. Es preciso tranquilizarle sobre la normalidad de estas sensaciones, que se reducirán o desaparecerán; sin embargo, se puede tardar un tiempo (Neil, 2016).

- Se pueden emplear fármacos no analgésicos junto con analgésicos convencionales, como la morfina, para reducir el dolor y la percepción del miembro fantasma. Los fármacos que con más frecuencia se emplean en el tratamiento agudo del dolor por miembro fantasma son antidepresivos tricíclicos, gabapentina, calcitonina de salmón, clonidina y antagonistas de NMDA (ketamina, memantina), pero el abordaje del dolor de estos pacientes debería ser multidisciplinario/multimodal (Neil, 2016).

Cuidado del muñón

- Se debería controlar el apósito del muñón para descartar hemorragia al salir del quirófano y, en condiciones ideales, no se debería tocar en 3 días como mínimo. Si aparece dolor intenso o fiebre puede ser necesario explorar antes la herida para descartar signos de infección o isquemia en el muñón.
- Se emplean grapas, suturas o Steri-Strips, solas o combinadas de cualquier forma, para el cierre de la herida y se retiran a los 14–21 días de la cirugía.
- Para facilitar el ajuste de la prótesis, el muñón ideal debería tener forma cónica. Un vendaje incorrecto del muñón realizado por una enfermera inexperta determinará que la forma del muñón sea mala y esto retrasará el ajuste de la prótesis. No se deben emplear vendas tensas, dado que los pacientes con enfermedad vascular tienen un riesgo especial de sufrir isquemia del muñón y un vendaje mal aplicado sobre el mismo facilitará su aparición. Por tanto, se recomienda colocar una venda de soporte tubular ligera en el quirófano, por ejemplo Tubifast, sobre un apósito estéril de la herida, en lugar de poner otro tipo de vendaje, dado que de este modo se reduce el edema y se facilita la cicatrización.
- Un arco para la cama ayudará a evitar que la ropa de la cama se apoye directamente sobre la herida del muñón.
- Los drenajes por vacío se retiran a las 24–48 h de la cirugía.
- Se administran antibióticos profilácticos para prevenir la infección de la herida.
- Cuando cicatriza el muñón, el paciente se puede poner un calcetín compresivo sobre el mismo para dar soporte y reducir el edema durante 2–3 semanas tras la intervención.
- Entre los cuidados a largo plazo del muñón se incluye el baño diario del mismo y la aplicación de una crema hidratante. Los calcetines para el muñón se deberían cambiar todos los días y el paciente no debería ponerse la prótesis si aparece una úlcera; debe contactar con el centro que se la haya asignado a la mayor brevedad posible.

Movilidad y rehabilitación

La rehabilitación comienza el primer día postoperatorio para permitir que los pacientes se sientan más independientes y autoconfiados en esta fase inicial si lo permite su estado general. Se anima a los pacientes a realizar el mayor grado de autocuidado posible para mantener su independencia para las actividades de la vida diaria. Necesitarán ayuda y colaboración para poder ir al aseo o usar la silla-retrete y se debe garantizar la privacidad hasta que puedan trasladarse de forma independiente. Se debe animar a los pacientes a usar ropa diaria cómoda lo más pronto que puedan tras la intervención, porque de este modo será más fácil recuperar su autoestima.

El fisioterapeuta les enseñará ejercicios dinámicos con el muñón. En los pacientes con una amputación infracondílea se debe recomendar el ejercicio y la extensión completa de la rodilla cada hora durante el primer día postoperatorio, para evitar la aparición de una contractura en flexión. Se enseña y recomienda realizar ejercicios de extensión completa de la cadera, para prevenir la contractura de la misma, dado que el riesgo de contractura muscular aumenta en pacientes que pasan períodos prolongados de tiempo tumbados o sentados tras la cirugía.

Se debería dar al paciente una silla de ruedas el primer o segundo día postoperatorio para aumentar su independencia. Se le enseña a montarse y salir de ella con seguridad y en ocasiones se necesita una tabla deslizante u otros dispositivos de movilidad. El fisioterapeuta y el terapeuta ocupacional deberán valorar el equilibrio sentado y en bipedestación y enseñar ejercicios para reforzar los brazos y piernas y la movilidad en silla de ruedas. Es importante que los pacientes vayan al gimnasio en cuanto sea posible tras la cirugía para facilitar que recuperen la confianza. Deben caminar en barras paralelas todos los días para recuperar el equilibrio. No se recomienda que los pacientes recién sometidos a una amputación caminen a saltos con muletas, porque les puede resultar tanto inseguro como agotador. Esta práctica puede impedir que disminuya el edema del muñón y causar una marcha anormal.

Es importante que el fisioterapeuta y el terapeuta ocupacional establezcan en una fase temprana si el paciente podrá afrontar con seguridad la movilización sobre una extremidad artificial, porque esto necesita fuerza, movimiento articular libre y un aparato cardiopulmonar eficiente. Esta decisión debería adoptarse tras valorar las expectativas del paciente sobre la rehabilitación y si ajustar una prótesis es una opción realista. En algunos pacientes con artrosis, problemas de vista o insuficiencia cardiopulmonar resulta más realista tratar de conseguir un manejo independiente de la silla de ruedas como objetivo de la rehabilitación.

La movilización con un dispositivo de ayuda para la deambulación, que se denomina dispositivo de movilidad neumático tras la amputación (fig. 22.10) (u otro parecido), debería empezar a los 7 días y se puede ajustar una prótesis temporal para la extremidad en 3–4 semanas.

El terapeuta ocupacional deberá valorar y enseñar al paciente a recuperar su independencia en las actividades de la vida diaria, como lavarse o vestirse, bañarse, trabajar en la cocina, en sus aficiones y en su trabajo.

Derivación para ajuste de una prótesis de miembro

Se deberá establecer una cita con el centro local donde se ajustan las prótesis para hacerlo, si se considera adecuado. La evaluación inicial debería realizarse tras la cicatrización

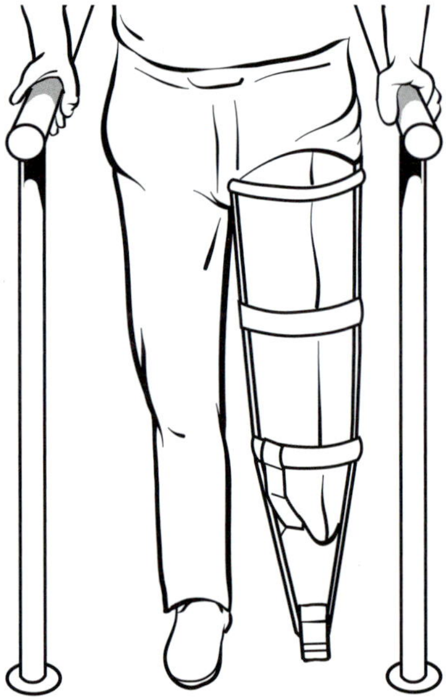

Figura 22.10 Dispositivo de ayuda para la deambulación tras una amputación neumática.

del muñón, una vez retiradas las suturas y cuando haya disminuido el edema y el paciente tenga ya capacidad suficiente para emplear un dispositivo de ayuda para deambular. Las técnicas de diseño, fabricación y ajuste de las prótesis se han vuelto muy sofisticadas en estos últimos años. Se selecciona la prótesis para que se ajuste a las necesidades de cada individuo y puede vestirse según el gusto que tenga el paciente de zapatos, medias o calcetines, de forma que resulte atractiva estéticamente. También se puede derivar al paciente amputado para colocarle una prótesis estética si no tiene indicación de una para caminar.

El paciente puede sentirse inicialmente incómodo con la prótesis y será preciso que acuda de forma regular al protésico del centro hasta conseguir un ajuste correcto. Si se puede manejar en su domicilio con una silla de ruedas, se podrá organizar que el paciente siga entrenando la deambulación de forma ambulatoria hasta que haya conseguido independencia con la prótesis.

Apoyo psicológico

El paciente amputado y su familia necesitan apoyo psicosocial mantenido durante muchos meses después de la amputación. El paciente puede seguir expresando su duelo ante la pérdida de la extremidad y tener una alteración de su imagen corporal. Se debe asesorar de forma adecuada a todos los pacientes, algo especialmente importante en los sometidos a una amputación de urgencias. La enfermera tiene un importante papel y puede ayudar al paciente a adaptarse a esta pérdida fomentando una comunicación abierta entre el paciente y sus familiares y los profesionales sanitarios. El paciente puede desarrollar cierta negación e ira hacia las enfermeras, fisioterapeutas y sus familiares. En el postoperatorio puede que el paciente trate de ocultar el muñón por debajo de la ropa de cama hasta que se sienta capaz de verlo y tocarlo. La enfermera debe dar al paciente amputado la oportunidad de expresar sus temores y sentimientos. Alabar los logros positivos del paciente les ayudará a sentirse más positivos sobre su futuro, aunque hay que recordar que aceptar por completo esta alteración tan importante de la imagen corporal lleva un tiempo.

Planificación del alta

En condiciones ideales, la planificación del alta debería haber comenzado antes de la cirugía. El trabajador social y el terapeuta ocupacional deberán haber realizado una evaluación del entorno domiciliario. Se pueden establecer planes para el alta cuando el paciente es independiente en silla de ruedas o puede emplear de forma segura las prótesis. Puede ser necesario adaptar el domicilio, buscar una nueva casa o incluso plantearse trasladar al paciente a una residencia o centro de cuidados en algunos casos. Un permiso de fin de semana o 1 día en su domicilio antes del alta puede ayudar al paciente y su familia a adaptarse a la realidad de salir del entorno protector del hospital.

Algunos pacientes pueden tener ganas de volver al trabajo, si se puede, y deberán comentarlo con su médico y su jefe. Todos los pacientes, sobre todo los diabéticos, deberían recibir asesoramiento sobre los cuidados de la extremidad que conservan y pueden necesitar un seguimiento por un podólogo o en un centro experto en cuidado de los pies.

Se debe recomendar y ayudar al paciente para que abandone el tabaco y administrar los fármacos adecuados para reducir los factores de riesgo de otras complicaciones. Si los pacientes desean seguir conduciendo, el médico les deberá indicar cuándo pueden hacerlo. También tendrán que informar a la agencia responsable de tráfico de su discapacidad, para que les orienten sobre cómo adaptar su vehículo para cumplir las normas de forma satisfactoria.

Manejo de un paciente con un aneurisma de la aorta abdominal

Un aneurisma es una dilatación anormal de una arteria. Los *aneurismas verdaderos* pueden tener forma sacular o fusiforme cuando se dilata todo el perímetro de la aorta afectada (v. fig. 22.1). Un aneurisma puede afectar a cualquier vaso de tamaño grande o mediano, pero son más frecuentes en la aorta distal al origen de las arterias renales (infrarrenal) y a menudo se extienden hacia las arterias ilíacas comunes. Los aneurismas también son frecuentes en las arterias torácica, femoral o poplítea. El aneurisma de aorta abdominal (AAA) se produce cuando la aorta abdominal situada justo distal a las arterias renales se expande a 3 cm o más.

El debilitamiento de la pared aórtica conduce a una dilatación progresiva, que en algunos casos culmina en rotura del vaso; la rotura es un trastorno con riesgo para la vida y produce un 2% de todas las muertes en hombres en el Reino Unido (PHE, 2015). Si no se da asistencia médica inmediata a estos pacientes, aproximadamente un 80% fallecerán por un colapso cardiovascular súbito (Smith-Burgess, 2017); la rotura de un AAA produce 6.000 muertes anuales en el Reino Unido (PHE, 2015). Los AAA son entre 4-6 veces más frecuentes en los hombres y varios factores de riesgo condicionan su aparición, como tener más de 65 años, fumar, hipertensión, enfermedad cerebral vascular y antecedentes familiares (Smith-Burgess, 2017).

Etiología

Además de los factores de riesgo modificables y genéticos, en la patogenia del AAA se incluye la inflamación de la pared arterial, la apoptosis de las células musculares lisas, la degradación de la matriz extracelular del tejido conjuntivo y el estrés oxidativo (Kuivaniemi et al., 2015).

Se ha identificado el proceso inflamatorio crónico en la pared aórtica, pero su etiología no está clara. Otros factores de riesgo son la necrosis quística de la capa media, la disección de la pared arterial, la sífilis, el VIH, el síndrome de Marfan o el síndrome de Ehlers-Danlos. La presión constante sobre la pared aórtica sigue la ley de Laplace (el estrés de la misma es proporcional al radio del aneurisma) y la presencia de hipertensión agrava el riesgo (Shaw et al., 2019).

Los AAA suelen aparecer por un fallo en las proteínas estructurales de la aorta. Se sigue desconociendo la razón del fallo de estas proteínas, pero se traduce en un debilitamiento gradual de la pared aórtica. La aorta está compuesta principalmente por unidades de láminas de colágeno, pero en los AAA se encuentra una importante reducción de colágeno y elastina, lo que determina un aumento de la incidencia de formación de aneurismas (Shaw et al., 2019).

Los hombres ancianos de origen caucásico tienen el máximo riesgo de sufrir un AAA, y este cuadro es infrecuente en asiáticos, afroamericanos e hispanos (Zommorodi et al., 2018).

Detección selectiva

El programa de detección selectiva de aneurismas de aorta abdominal del NHS (NAAASP) fue iniciado por Public Health England (PHE) para reducir la mortalidad asociada a los aneurismas mediante la detección precoz, la monitorización adecuada y el tratamiento. En este programa se invita a los hombres a realizarse una ecografía de detección selectiva el año en que cumplen 65 años, mientras que los mayores de esa edad que no se hayan realizado nunca la prueba pueden acudir de forma voluntaria (PHE, 2016). Los profesionales sanitarios deberían plantearse la ecografía aórtica en mujeres de 70 años o más cuando no se haya descartado un AAA en ninguna prueba de imagen con cualquier comorbilidad (NICE, 2018b).

Los pacientes con AAA asintomáticos que tengan una aorta abdominal con un diámetro de 5,5 cm o superior deberían ser derivados a un especialista y deben ser evaluados en 2 semanas desde el diagnóstico. Cuando el diámetro de la aorta oscile entre 3-5,5 cm se deberían evaluar en las 12 semanas siguientes al diagnóstico (NICE, 2018b). Los pacientes sintomáticos deben ser vistos de forma inmediata en el servicio de vascular regional.

Características clínicas

Dado que la mayor parte de los pacientes con un aneurisma de aorta abdominal serán asintomáticos, el diagnóstico puede establecerse cuando ellos mismos o su médico detecten una masa pulsátil o de forma incidental en una exploración por otra causa. Otros pacientes pueden referir un dolor abdominal y/o lumbar vago, que es más frecuente en los pacientes con aneurismas inflamatorios.

Diagnóstico

La palpación del abdomen resulta insuficiente para el diagnóstico de un aneurisma. En general se confirma mediante ecografía, porque permite medir bien la localización y el tamaño del mismo. Es posible mejorar la valoración de la relación entre el aneurisma y las arterias renales con una TC o una angiografía de resonancia magnética (ARM).

Cirugía de urgencia para un aneurisma de aorta abdominal roto

El paciente que acude con un aneurisma roto suele presentarse en urgencias clínicamente en shock, con un dolor abdominal y lumbar muy importante. La rotura puede ocurrir también en pacientes ingresados en la unidad vascular mientras esperan una cirugía. Si no se realiza una cirugía urgente, la mortalidad será del 100%. Cuando se diagnostica, el paciente deberá ser llevado de forma inmediata a quirófano. La enfermera deberá tranquilizar y dar apoyo emocional al paciente y su familia, aunque tiene que reconocer que esta situación es una urgencia grave. Solo es posible una mínima preparación física, que se debe realizar con calma y de forma competente, dado que el paciente estará muy asustado ante la necesidad de una intervención quirúrgica mayor. El paciente estará hipovolémico y puede estar semiconsciente. La principal prioridad de la asistencia es mantener la vía respiratoria, la respiración y la circulación y optimizar la oxigenación y la perfusión tisular. Mientras se traslada al paciente a quirófano se deberá mantener la reanimación inmediata con líquidos i.v. según prescripción si no se dispone de sangre, usando un infusor a presión.

Indicaciones y opciones terapéuticas

Los pacientes con aneurismas pequeños pueden ser tratados de forma activa reduciendo los factores de riesgo y realizarles ecografías regulares para detectar cualquier aumento de tamaño. Los pacientes con aneurisma de aorta abdominal no roto, si es sintomático, asintomático y mide 5,5 cm o más, o asintomático, mide más de 4 cm y ha crecido más de 1 cm en 1 año, deberían ser intervenidos para reparar el aneurisma salvo que existan contraindicaciones médicas o anestésicas (NICE, 2018b). Un aneurisma roto se debe tratar por vía endovascular o mediante cirugía abierta.

La reparación convencional de los aneurismas es una intervención quirúrgica abierta mayor para sustituir el aneurisma por un injerto protésico, mientras que la reparación endovascular es una opción terapéutica menos invasiva, que se suele emplear más actualmente en los casos con una anatomía adecuada.

La decisión de realizar una cirugía programada depende del equilibrio entre el riesgo de rotura del aneurisma y los riesgos de morbimortalidad quirúrgica de cada paciente. Los pacientes que tienen que someterse a la reparación de un aneurisma deben ser ingresados en el hospital durante 1 día para realizar pruebas y evaluaciones más detalladas. Posteriormente, tanto el paciente como su familia serán informados de las opciones de tratamiento y del riesgo de rotura si no se operan.

Reparación endovascular del aneurisma de aorta abdominal

El objetivo del tratamiento es aislar el aneurisma de la circulación, evitando que aumente más de tamaño, en lugar de sustituirlo. Se introduce una endoprótesis normalmente a través de unas incisiones bilaterales en la ingle dentro de la arteria femoral común y se coloca dentro de la aorta y las arterias ilíacas bajo control radiológico, para excluir el aneurisma de la circulación y prevenir su rotura (fig. 22.11).

La reparación endovascular de los aneurismas de aorta abdominal (AAA), más comúnmente conocida como *endovascular abdominal aortic aneurysm repair* (EVAR), ha mejorado el pronóstico del tratamiento quirúrgico, sobre todo en mujeres y hombres mayores de 70 años (NICE, 2018b). No se debería ofrecer la reparación del AAA a pacientes con un AAA infrarrenal no roto. Esta técnica aporta ventajas sobre la cirugía convencional, dado que es mínimamente invasiva, solo tiene un ingreso de 2-3 días tras la intervención y se asocia a molestias mínimas. La reparación endovascular se está realizando ya en algunas unidades vasculares grandes para pacientes con aneurisma de aorta abdominal roto.

Según el estado general del paciente, esta intervención se puede realizar con anestesia local o general. Puede ser necesaria una cama muy inclinada según lo tolere por su forma física o bien que enfermeras expertas monitoricen de forma estrecha al paciente en una planta de cirugía vascular específica.

Se debe monitorizar de forma estrecha durante la noche la presión arterial, el pulso, la diuresis y la saturación de oxígeno usando la escala National Early Warning Score 2 (NEWS2). La infusión intravenosa se retira al día siguiente, dado que no existen limitaciones para la ingesta oral. La sonda urinaria y cualquier drenaje de las incisiones se deben retirar también al día siguiente y animar al paciente a movilizarse de forma rápida. Los pacientes suelen estar preparados para el alta a los 2-3 días de la intervención y se les da instrucciones para que acudan a retirar las suturas a los 10 días. Se suele hacer una ecografía dúplex antes del alta para confirmar si hay endofugas y se cita una TC a las 4 semanas de la cirugía con una cita ambulatoria de revisión a las 6 semanas.

Los estudios actuales demuestran que los pacientes sometidos a una reparación endovascular tienen mejor pronóstico que los sometidos a una abierta en EE. UU., Inglaterra y otras regiones del planeta (Mayer et al., 2012; Mani et al., 2009; Karthikesalingam et al., 2014).

Reparación convencional abierta de un aneurisma de aorta abdominal

La cirugía consiste en sustituir el aneurisma abdominal por un tubo sintético (PTFE) recto o un injerto aortobifemoral si el aneurisma alcanza las arterias ilíacas comunes. Las exigencias para estos casos son significativamente más complejas que las que se tienen para la reparación endovascular, dado que se trata de una intervención quirúrgica mayor.

Preparación del paciente para una reparación programada de un aneurisma de aorta abdominal

- Se deberá valorar al paciente tanto física como psicológicamente en una consulta previa al ingreso para la cirugía. Esta cita permite informar con tiempo suficiente al paciente y a su familia sobre la cirugía, la duración del ingreso, los riesgos de la intervención y los cuidados necesarios. También permite comentar cualquier preocupación sobre las posibles pruebas preoperatorias especiales que puedan ser necesarias con un anestesista.
- Una cardiopatía preexistente es un factor de riesgo significativo en los pacientes sometidos a cirugía, por eso se debe realizar una evaluación cardiorrespiratoria y renal completa. Es necesario realizar pruebas relevantes (v. anteriormente) antes de que el paciente sea evaluado por un anestesista.
- El paciente puede ingresar el día previo a la intervención para familiarizarse con el entorno de la planta y con los miembros del equipo multidisciplinario.
- La profilaxis de la infección resulta esencial para reducir al mínimo el riesgo de infección del injerto protésico, lo que podría suponer un riesgo catastrófico para el paciente. Se debería realizar una detección selectiva rutinaria de SARM y SASM en la consulta previa al ingreso e ingresar al paciente en una habitación anexa. Se recomienda emplear una ducha antiséptica antes de entrar al quirófano para reducir los microbios de la piel y empezar la administración profiláctica de antibióticos en el quirófano según la política antimicrobiana local (NICE, 2016).
- El paciente debe firmar el consentimiento informado tras comentar con el cirujano vascular en varias ocasiones los riesgos y beneficios de la cirugía.
- Se prescribe heparina de bajo peso molecular como profilaxis de la TVP y se administra por la tarde

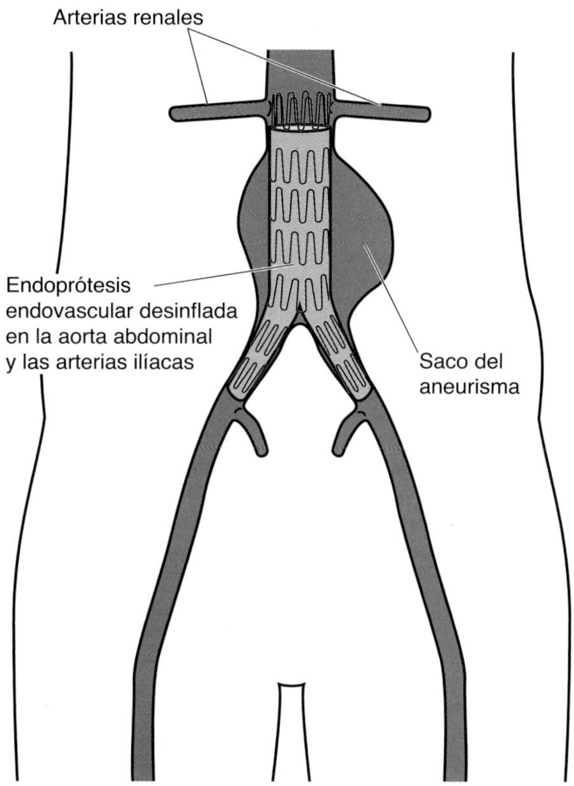

Figura 22.11 Reparación endovascular de aneurisma (EVAR) con una endoprótesis bifurcada.

para evitar el riesgo de hematoma dural si se emplea anestesia epidural.

- El paciente y su familia deben ser informados sobre la necesidad de monitorización estrecha en una unidad de cuidados intensivos o de alta dependencia nada más terminar la cirugía.
- Las medias antiembólicas pueden usarse solo cuando no exista evidencia de insuficiencia arterial de las extremidades inferiores.

Cuidados postoperatorios

- Tras la anestesia prolongada se realizarán de forma inmediata los cuidados de enfermería en la unidad de alta dependencia o de cuidados intensivos para monitorización continua. La mayor parte de los pacientes son extubados tras la cirugía y solo permanecen en cuidados de alta dependencia durante 24–48 h. Los pacientes que tienen que mantener ventilación/intubación durante más tiempo permanecerán en cuidados intensivos.
- El paciente será trasladado a una planta en la que trabajen enfermeras expertas en el manejo de pacientes vasculares cuando sus funciones cardíaca, respiratoria y renal se consideren estables.
- Una cama elevada permite mantener al paciente sentado para facilitar la expansión pulmonar. Se debe emplear un colchón antiescaras y proteger el talón hasta que aumente la movilidad, dado que los analgésicos epidurales aumentan el riesgo de aparición de úlceras por presión si el paciente no siente molestias en las zonas afectadas.
- Se debe comenzar NEWS2 en cuanto el paciente vuelva de la unidad con ayuda del equipo de cuidados intensivos si la puntuación aumentara.
- Se debería realizar una monitorización estrecha de las constantes vitales y la oxigenación, inicialmente cada 15 min y luego cada 30 min hasta hacer una cada hora. Puede administrarse oxígeno humidificado a través de una mascarilla facial hasta conseguir la saturación de oxígeno deseada (en la mayor parte de los pacientes, 94–98%).
- Se monitoriza cada hora la frecuencia respiratoria y la SpO_2, que es un buen indicador de la aparición de complicaciones respiratorias. Se deben recomendar ejercicios de respiración profunda para asegurar la expansión del pulmón y hacer fisioterapia regular.
- Se debería monitorizar la presión arterial y mantener la PA normal, dado que la hipertensión puede producir sangrado en la anastomosis del injerto y la hipotensión puede dar origen a una insuficiencia multiorgánica.
- Es preciso medir la diuresis y la presión venosa central cada hora para valorar la hidratación.
- Es fundamental controlar el dolor para conseguir la expansión adecuada del tórax, dado que así se reduce el riesgo de infecciones torácicas. Se recomienda analgesia epidural durante 2–3 días, hasta que el paciente pueda tolerar analgésicos orales.
- Se debe observar la extremidad 1–2 veces por hora inicialmente valorando la temperatura, el color, la sensibilidad y el movimiento, y medir los pulsos pedios con Doppler. Se puede producir una embolización distal («pie basura», como se lo conoce en inglés, o «síndrome del dedo azul») tras la cirugía aórtica. Se debe tener cuidado cuando el paciente lleve puestas unas medias antiembólicas, porque pueden dificultar la exploración completa del miembro y es posible que no se aprecie una isquemia inicial o incluso que se complique por las medias. Es importante valorar la movilidad de la extremidad, dado que la infrecuente complicación que representa la paraplejía tras este tipo de cirugía puede pasar desapercibida en un paciente que se siente mal de forma aguda o que ha recibido analgesia epidural.
- Es preciso valorar de forma regular el estado nutricional, dado que se tardan varios días en recuperar el peristaltismo intestinal normal por la manipulación del intestino durante la cirugía. Se deja una sonda nasogástrica *in situ* y se aspira de forma regular; se permite al paciente beber pequeñas cantidades de agua inmediatamente después de la intervención. Esta cantidad puede aumentarse cuando reaparezcan los ruidos intestinales y se reduzca la aspiración nasogástrica. Se deberían introducir suplementos ricos en calorías y proteínas en pequeños sorbos cuando la aspiración a través de la sonda

disminuya, y luego se podrá retirar la sonda. Es posible reiniciar la dieta cuando el paciente tolere líquidos y se deben mantener las bebidas ricas en proteínas hasta que el paciente tenga apetito. Se deberá valorar la nutrición parenteral total cuando el paciente sufra un íleo paralítico prolongado.

- Se debe fomentar una movilidad precoz, dejando al paciente sentarse fuera de la cama durante períodos cortos y luego aumentando de forma gradual la distancia que puede caminar.
- Tras la reparación de un aneurisma de aorta los pacientes suelen presentar diarrea y se debería remitir una muestra de heces para descartar *Clostridium difficile.* Si persiste la diarrea y se distiende el abdomen del paciente con aparición de dolor, serán precisas más pruebas, dado que existe riesgo de necrosis intestinal por el prolongado pinzamiento de la arteria mesentérica durante la cirugía.

Promoción de la salud y asesoramiento para el alta

- Tras la reparación de un aneurisma de aorta abdominal se produce con frecuencia una pérdida temporal del apetito y cansancio excesivo. Se debe advertir al paciente de este hecho y recomendarle que coma de forma regular pequeñas dosis de comida nutritiva y que se eche siestas de forma habitual inicialmente. La recuperación completa tardará al menos 3-6 meses.
- Se debe recordar a los pacientes que no deben levantar pesos importantes durante las primeras 4 semanas, pero al tiempo se les debe animar a tener una vida activa, aumentando de forma gradual su nivel de actividad con paseos diarios. La práctica en las escaleras debería realizarse con ayuda del fisioterapeuta antes del alta.
- El ejercicio moderado no produce rotura. Los pacientes deberían practicar ejercicio como parte de su programa de rehabilitación.
- El paciente no debería volver a conducir hasta que se le revise en consulta ambulatoria.
- Se debe recomendar al paciente la mejor forma de conseguir y mantener un estilo de vida saludable en cuanto a la dieta y la práctica regular de ejercicio. Los fumadores no deberían volver a fumar y será preciso el apoyo continuado de un especialista para lograrlo.
- Entre los fármacos que el paciente deberá recibir al alta se incluyen ácido acetilsalicílico, antiagregantes y estatinas, y se le debe concienciar de la importancia de tomar estos fármacos y cualquier otro que se le prescriba. Se debe recordar al paciente la necesidad de controles regulares de la presión arterial y el deber de mantener el tratamiento antihipertensivo que tomara.
- Los pacientes deberían avisar a cualquier odontólogo o médico al que consulte de la presencia de un injerto artificial en la aorta, dado que pueden necesitar antibióticos profilácticos antes de cualquier intervención.
- Es precisa una cita de revisión 4 semanas después del alta. El paciente debería recibir un folleto informativo con un teléfono de contacto por si aparecieran problemas de cualquier tipo tras el alta.

Manejo de un paciente que necesita una endoarterectomía carotídea

Un accidente cerebral vascular puede dejar graves secuelas físicas y discapacidad mental en el paciente, condicionando una alta dependencia de la familia y la sociedad. Los datos de Public Health England (PHE) de 2016 indican que 57.000 personas tuvieron un primer accidente cerebral vascular y se estima que aproximadamente un 30% de estos pacientes volverán a sufrir otro. En Inglaterra se producen unas 32.000 muertes por accidente cerebral vascular anuales. Las muertes por esta causa han disminuido un 49% en los últimos 15 años por una combinación de mejor prevención, tratamiento más temprano y tratamientos médicos más avanzados. Es fundamental conocer este cuadro, dado que por cada minuto que un accidente cerebral vascular evoluciona sin tratamiento se pierden 1,9 millones de células nerviosas del encéfalo, con el consiguiente riesgo de trastornos en el lenguaje y parálisis (PHE, 2018).

La mayor parte de los accidentes cerebrales vasculares (80%) son isquémicos y un 10% son secundarios a la ateroesclerosis de la carótida extracraneal. En la enfermedad carotídea se producen placas de ateroma en el origen de la arteria carótida interna a nivel del cuello. Los síntomas clásicos de la enfermedad carotídea son una pérdida súbita de la función cerebral focal, como dificultad o incapacidad para hablar, debilidad/parestesias de uno o de ambos miembros contralaterales o ceguera homolateral transitoria. La ceguera monocular transitoria (*amaurosis fugax*) se describe como si hubiera una zona ciega en la parte inferior o atravesando el ojo. Los síntomas de la enfermedad arterial carotídea rara vez son globales, como mareo, marcha inestable o coma.

Una pérdida súbita de la función cerebral focal de menos de 24 h de duración se llama *ataque isquémico transitorio* (AIT). Los síntomas que duran más de 24 h se llaman accidente cerebral vascular o ictus. Todos los pacientes con sospecha de este proceso deberían ser tratados e ingresados en la unidad especializada en ictus en las primeras 24 h tras la derivación desde la comunidad, la urgencia o el ambulatorio (NICE, 2019).

Las recomendaciones actuales aconsejan clasificar a los pacientes en función del riesgo de ictus con la escala CHA2DS2-VASc (C: insuficiencia cardíaca congestiva; H: hipertensión; A2: edad ≥75 años; D: diabetes mellitus; S2: ACV o AIT previo o tromboembolia; V: enfermedad vascular; A: edad 65-74 años; y Sc: categoría de sexo) o siguiendo el ABCD inglés (*age* [edad], *blood pressure* [presión arterial], *clinical findings* [hallazgos clínicos], *duration of symptoms* [duración de los síntomas] y *presence or absence of diabetes* [presencia o ausencia de diabetes]) (Lovett et al., 2003; Amarenco et al., 2016). Esta última escala oscila entre 0 y 7 y los valores más altos reflejan un mayor riesgo de ictus. Los estudios previos sobre el ictus indicaban que el riesgo de ictus tras uno menor/AIT era del 12-20%. Sin embargo, el proyecto TIAregistry.org llegó a la conclusión de que el riesgo de ictus (5,1%) o alteraciones cardiovasculares (6,2%) era menor tras un AIT/ictus menor por la aplicación más rápida de las estrategias de prevención secundaria del ictus (p. ej., inicio inmediato del tratamiento antiagregante, anticoagulación oral si existe una fibrilación ventricular, revascularización urgente en la estenosis crítica de la carótida y fármacos antihipertensivos/estatinas) (Amarenco et al., 2016).

Es interesante recordar que el NICE (2019) sugiere a los profesionales sanitarios emplear herramientas validadas, como el Face, Arm, Speech Test (FAST) fuera del hospital y el Recognition of Stroke in the Emergency Room (ROSIER) en urgencias, y no emplear el sistema de puntuación ABCD2 para valorar el riesgo de ictus posterior o para informar de la urgencia de la derivación en pacientes con un AIT sospechoso o confirmado; se deberían tratar lo más pronto posible.

La decisión de realizar una endoarterectomía carotídea depende de sopesar el riesgo de que el paciente sufra un ictus si no se realiza la cirugía frente al riesgo de que el ictus ocurra en el período perioperatorio o postoperatorio. Estos riesgos y beneficios deberían comentarse con cuidado en un equipo neurovascular multidisciplinario y también con el paciente y su familia para que puedan realizar una decisión informada sobre el procedimiento propuesto.

Manejo de pacientes con estenosis asintomática de la carótida

La primera línea de tratamiento de estos pacientes debería ser médica, salvo que se descubra que el riesgo de ictus es alto y que es precisa la cirugía (Paraskevas et al., 2016). El tratamiento médico intenso debería incluir cambios de la forma de vida, abandono del tabaco, dieta mediterránea, antiagregantes, hipolipidemiantes, control de la presión arterial y vitamina B para reducir la homocisteína. El principal objetivo del tratamiento de estos pacientes asintomáticos debería ser tratar las arterias más que los factores de riesgo (Spence et al., 2016).

Pruebas complementarias

En todos los pacientes que acuden para valoración de un AIT o un ictus se debería solicitar una ecografía dúplex de urgencia, para identificar la enfermedad y medir de forma adecuada el grado de estenosis. Puede ser precisa también una ARM para medir la extensión de la estenosis; sin embargo, actualmente la ecografía dúplex se ha convertido en la prueba de referencia, que se repite inmediatamente antes de la cirugía (NICE, 2019). Se debe valorar la realización de una angiografía por tomografía computarizada, un estudio de imagen de la carótida o una RM en función de la gravedad de la estenosis y se pueden realizar el mismo día de la valoración. Los pacientes con síntomas neurológicos estables por un ictus o AIT agudo no incapacitante, que tengan una estenosis de la carótida sintomática del 50-99% según los criterios del North American Symptomatic Carotid Endarterectomy Trial (NASCET), deberían ser remitidos de forma urgente para una endoarterectomía carotídea siguiendo las recomendaciones nacionales actuales y el mejor tratamiento médico (NICE, 2019).

La endoarterectomía carotídea es una de las intervenciones quirúrgicas más frecuentes para prevenir el ictus en pacientes sintomáticos y asintomáticos con una estenosis significativa de la arteria carótida. El ensayo NASCET y el estudio Asymptomatic Carotid Atherosclerosis encontraron evidencia de clase I con un pronóstico mejor de la cirugía en comparación con el tratamiento médico para la prevención del ictus (Garzon-Muvdi et al., 2016). Además, la morbilidad y mortalidad asociadas a la cirugía son muy bajas, lo que hace que esta intervención sea segura en pacientes con una estenosis grave (Babu et al., 2013).

Promoción de la salud y manejo de los factores de riesgo

Aunque no se necesite cirugía, la valoración de los factores de riesgo y «el mejor tratamiento médico» incluyen el apoyo para dejar de fumar, el control adecuado de la presión arterial y el colesterol y el control del peso y la diabetes para prevenir la progresión de la enfermedad. Se recomiendan antiagregantes, incluidos el ácido acetilsalicílico, el clopidogrel o una combinación de ácido acetilsalicílico y dipiridamol, en todos los pacientes con estenosis, salvo que esté indicada otra cosa (Garzon-Muvdi et al., 2016).

Múltiples factores pueden contribuir a la reestenosis tras la cirugía, y uno de los factores fundamentales son los antecedentes familiares de ictus. Es importante una vigilancia clínica estrecha y la realización frecuente de pruebas de imagen vasculares y también puede ser útil un abordaje multidisciplinario para asegurar la corrección de los factores modificables y prevenir la reestenosis tras la cirugía (Garzon-Muvdi et al., 2016).

Preparación preoperatoria de un paciente sometido a una endoarterectomía carotídea

- En función de la urgencia de la cirugía, el paciente será evaluado en la consulta previa al ingreso la semana antes de la cirugía. De este modo el paciente y sus familiares tendrán tiempo para comentar cualquier preocupación y reconfirmar la indicación de la cirugía. La enfermera debería explicar de forma detenida las necesidades del tratamiento y el día previsto para el alta al paciente y sus familiares para aliviar su ansiedad.
- Se debe realizar una analítica de sangre y la detección selectiva de SARM y una evaluación cardiorrespiratoria y renal completa. Las pruebas deben incluir una radiografía de tórax, un ECG y posiblemente un ecocardiograma. Puede ser precisa la consulta con cardiología en pacientes con síntomas cardiológicos.
- En esta fase se debería revisar el tratamiento antiagregante con el cirujano vascular o el neurólogo, dado que en los pacientes que reciben ácido acetilsalicílico combinado

con clopidogrel puede ser necesaria la suspensión de este último fármaco varios días antes de la intervención porque se han publicado casos de sangrado excesivo durante la misma.

- El paciente suele ingresar la tarde antes de la cirugía en una zona de la planta con bajo riesgo de contaminación por SARM.
- Dado el aumento del riesgo y las complicaciones que pueden derivar de la formación de un hematoma durante y después de la cirugía, en muchos centros se omite la profilaxis de la TVP con heparina de bajo peso molecular y solo se emplean las medias antiembólicas, salvo que estén contraindicadas. Los pacientes que se someten a una endoarterectomía carotídea se movilizan con rapidez, lo que reduce el riesgo de TVP en comparación con el alto riesgo de hemorragia grave.
- El neurólogo suele realizar una exploración neurológica completa para identificar y registrar cualquier deficiencia preexistente. El anestesista revisará al paciente y comentará el tipo de anestesia necesaria, dado que la local es una opción viable en pacientes adecuados.
- Se obtiene el consentimiento informado por escrito y el cirujano explica de nuevo el riesgo de sufrir un ictus durante o después de la cirugía al paciente y los familiares. Se explican también otros riesgos de la intervención, como ataque cardíaco, hemorragia menor, parestesias temporales de la cara/cuello, debilidad de la lengua y la boca, lo que aumenta de forma inevitable la ansiedad. Puede necesitarse un parche de vena, que se obtiene de las venas del cuello o las piernas del paciente o emplear un parche protésico. Este parche se anastomosa con la arteria carótida para aumentar el calibre del vaso, evitando la estenosis en el sitio de incisión. Es preciso informar al paciente de este riesgo.
- Se recomienda una ducha con antisépticos inmediatamente antes de la cirugía para reducir los microbios de la piel.
- La propia mañana de la intervención será preciso administrar fármacos para los factores de riesgo, entre los que se incluyen ácido acetilsalicílico y antihipertensivos. Dado el riesgo de ictus inmediatamente antes de la cirugía, no se deberían suspender los antiagregantes, incluido el clopidogrel, salvo que el cirujano jefe dé esta instrucción por escrito.
- Es posible monitorizar la función cerebral del paciente durante la cirugía si el paciente está «despierto» porque se opera con anestesia local, preguntando cosas sencillas y controlando la capacidad de coger cosas con la mano contralateral. Actualmente se emplea más la monitorización mediante Doppler transcraneal (DTC) para valorar el flujo cerebral en pacientes sometidos tanto a anestesia local como general.

Cuidados postoperatorios

- El paciente necesitará una recuperación prolongada o una estancia breve en una unidad de alta dependencia si se considera de alto riesgo antes de volver a la planta de cirugía vascular para ser monitorizado por enfermeras expertas.
- Cuando el paciente vuelva a planta se debería iniciar la escala National Early Warning Score 2.
- Es precisa una monitorización estrecha de las constantes vitales, la oxigenación y la recuperación de la conciencia, el habla, la debilidad facial y la función de las extremidades para detectar de forma precoz cualquier deficiencia neurológica.
- Se debe realizar una monitorización detenida de la presión arterial. Los parámetros y el tratamiento necesario para estabilizar la presión arterial deben quedar claramente registrados en la historia clínica por parte del anestesista o el cirujano antes de que el paciente salga del área de recuperación.
- Se administra oxígeno según se haya prescrito durante hasta 24 h y se registran las saturaciones 1–2 veces por hora inicialmente para mantenerla >95%.
- Se miden la presión arterial, el pulso y la respiración:
  - Cada 15 min durante 1 h.
  - Cada media hora durante 6 h.
  - Cada hora durante 12 h y luego cada 4 h si sigue estable.
- Se debería observar al paciente para valorar estridor u otros signos de dificultad respiratoria, que se deberían notificar de inmediato a los cirujanos.
- Se monitoriza con cuidado la diuresis y se anota en la hoja de excreción. Se administran líquidos i.v. durante aproximadamente 24 h y se retiran cuando el paciente esté bebiendo correctamente por vía oral.
- Es necesaria la monitorización de la glucosa en sangre en los pacientes diabéticos conocidos y se debe iniciar el tratamiento según la política local de manejo de esta enfermedad. Una revisión sistemática de la bibliografía y un metaanálisis de los ensayos aleatorizados controlados para valorar la eficacia de la Regular Insulin Sliding Scale (RISS) llegó a la conclusión de que el uso de la RISS solo o incluso con fármacos antidiabéticos no aportaba beneficio alguno para el control de la glucosa en sangre. Por eso, los hospitales deberían interrumpir el uso de la insulina en dosis variables (Lee et al., 2015). Es posible reiniciar la dieta normal según se desee cuando el paciente esté despierto.
- Se debería vigilar el apósito de la herida, situado detrás del ángulo de la mandíbula, para descartar hemorragia o aparición de hematoma. Las grapas se retiran a los 5 días de la cirugía.
- Se suele introducir un drenaje con vacío y retirarlo el primer día postoperatorio.
- Se recomienda la respiración profunda y los ejercicios de piernas.
- Se administran analgésicos a demanda, dado que los pacientes suelen tener solo mínimas molestias tras la cirugía.
- El paciente puede movilizarse al día siguiente cuando esté normotenso y puede recibir el alta al primer o segundo día postoperatorio.

Consejos para el seguimiento

- No es raro que aparezcan ligeras parestesias en la cara y debilidad de la lengua por los traumatismos que sufren los nervios durante la cirugía. Los pacientes deben ser informados de que este hecho es bastante normal y puede tardar algunas semanas en desaparecer.
- Se debe enfatizar la necesidad de modificar los factores de riesgo al paciente y su familia, sobre todo en relación con el tabaco, la presión arterial y la dieta.
- Se debe recordar al paciente la importancia de tomar los antiagregantes y otros fármacos prescritos y de seguir monitorizando la presión arterial de forma regular.
- Normalmente se planifica una cita ambulatoria de seguimiento a las 6 semanas del alta.

Manejo de un paciente con venas varicosas

Las venas varicosas y la insuficiencia venosa crónica son procesos muy frecuentes, que afectan casi a un tercio de la población adulta con un impacto negativo importante en el coste sanitario y la calidad de vida relacionada con la salud de los pacientes (Molnar et al., 2019). Se estima que aproximadamente un 10–15% de los hombres y un 20–25% de las mujeres sufren venas varicosas, aunque esta cifra es variable según la zona geográfica (Molnar et al., 2019). La mala función de las válvulas en las venas que anastomosan las venas superficiales y profundas, llamadas perforantes, determina un aumento de la presión, que produce las venas varicosas superficiales tortuosas y dilatadas.

La mayor parte de las venas varicosas son *primarias,* sin una causa exacta conocida, pero es posible que exista un defecto congénito que determina la insuficiencia valvular y la debilidad de la pared venosa. Solo una minoría de los casos son *secundarias* tras una TVP, embarazo o por un tumor pélvico. Las válvulas pueden lesionarse por el aumento de la presión y determinar un flujo retrógrado desde las venas profundas a las superficiales.

Los cambios estructurales de la pared venosa contribuyen al debilitamiento patológico con la consiguiente dilatación. Los estudios histológicos de los segmentos de las venas varicosas han demostrado una producción excesiva del colágeno tipo I, con reducción de la síntesis del colágeno tipo III y alteración de la disposición de las células musculares lisas y las fibras de elastina. En la pared de las venas varicosas también se han encontrado aumentos de las concentraciones de los factores de crecimiento transformante $\beta 1$ y del factor de crecimiento fibroblástico β y pueden contribuir a la degradación estructural de la pared del vaso (Piazza, 2014).

Existen tres tipos de venas varicosas superficiales:

- Venas varicosas auténticas o troncales, que están ensanchadas, tortuosas y protruyen.
- Venas reticulares, que son venas superficiales normales, pero más prominentes visualmente, aunque no se dilatan.
- Venas en araña o maraña (telangiectasias).

Factores de riesgo

Los factores de riesgo para la aparición de venas varicosas se pueden clasificar en hormonales, relacionados con la forma de vida, adquiridos y hereditarios (Piazza, 2014).

- Hormonales:
  - Mujeres por un alto estado estrogénico.
  - Bipedestación o sedestación prolongadas por la hipertensión venosa.
- Estilo de vida:
  - Tabaquismo por la lesión endotelial venosa, pero es un factor de riesgo modificable.
  - Obesidad por hipertensión venosa.
  - Embarazo por las altas concentraciones de estrógenos y la hipertensión venosa.
- Adquiridos:
  - Trombosis venosa profunda por insuficiencia valvular.
  - Edad por insuficiencia de las válvulas venosas.
  - Antecedentes familiares por la insuficiencia de las válvulas venosas.
- Hereditarios:
  - Talla alta por hipertensión venosa.
  - Síndromes congénitos por insuficiencia valvular, hipertensión y obstrucción venosa profunda.

Síntomas

Los síntomas más frecuentes incluyen cansancio, edema, dolorimiento, prurito, pesadez, síndrome postrombótico y piernas inquietas. Estos síntomas empeoran al estar en bipedestación mucho tiempo y con el clima cálido y se alivian caminando. Muchos pacientes no tienen síntomas, pero consultan por el aspecto estético de las venas varicosas. Las venas dilatadas, tortuosas y prominentes pueden producir un daño estético notable y ocasionar preocupación.

Complicaciones de las venas varicosas

Las complicaciones incluyen inflamación superficial (flebitis) y trombosis superficial (tromboflebitis). Un traumatismo puede producir una hemorragia por rotura de una vena en la piel. También las venas pueden romperse de forma espontánea, sobre todo en ancianos con una piel suprayacente delgada. Algunos casos graves presentarán dermatitis, lipodermatoesclerosis, atrofia, prurito en la parte distal de las piernas, congestión, irritación, hipertermia local, hiper-/hipopigmentación de la piel, edema de las piernas o edema con un exudado seroso (Molnar et al., 2019).

Pruebas complementarias

Ecografía dúplex

Esta prueba ecográfica no invasiva permite valorar con precisión la localización de la insuficiencia valvular en los sistemas venosos superficial y profundo, y es considerada la prueba de referencia para el diagnóstico (NICE, 2013).

Prueba de Trendelenburg

Esta prueba permite confirmar el origen de la insuficiencia venosa. Se pone un torniquete alrededor de la parte superior del muslo tras levantar la pierna. Las venas que se rellenan lentamente cuando el paciente está de pie, pero se rellenan con rapidez cuando se libera el torniquete presentan una insuficiencia en las válvulas safenofemorales. Esta prueba se puede emplear colocando el torniquete por debajo de la rodilla para valorar la vena safena menor.

Ecografía Doppler

La ecografía Doppler permite valorar la presencia de reflujo venoso en las venas situadas por detrás de la rodilla.

Tratamiento

Los síntomas de las venas varicosas se pueden tratar con medias de compresión. Si esta medida no consigue aliviar los síntomas, se puede plantear el tratamiento quirúrgico. Se trata de una de las intervenciones más frecuentes. Estas venas varicosas se cierran con distintas técnicas, como el arrancamiento de la vena, la flebectomía, la ablación por radiofrecuencia, la ablación con láser endovascular y la flebectomía con potencia transiluminada. Estas intervenciones no alteran el flujo de sangre normal de la pierna porque esta se redirige a otras venas sanas. Los efectos secundarios frecuentes de la cirugía incluyen dolor, edema, cicatrices y decoloración de la piel. Más raras son las infecciones, trombosis y lesiones nerviosas.

Prendas compresivas

Las medias de soporte ayudan a aliviar los síntomas porque facilitan el retorno venoso y también ocultan las varicosidades. Se deben ajustar bien para obtener resultados y facilitar la concordancia. Se debería descartar una enfermedad arterial relevante antes de aplicar medias de compresión. También se debe recomendar al paciente que se hidrate la piel para evitar su desecación. Los síntomas también mejoran con medidas como mantenerse activo, reducir el peso y tener las piernas elevadas en los períodos de descanso.

Escleroterapia

La escleroterapia con gel guiada por ecografía consiste en inyectar una sustancia química (esclerosante) para inducir la cicatrización de los vasos y su cierre. Es una combinación de aire y un agente químico, que genera una espuma, que rellena la vena y determina un espasmo y cicatrización de la misma. Tiene buenos resultados y un 80–90% de las venas siguen cerradas a los 3 años de la inyección (Weiss et al., 2014; Mwipatayi et al., 2016). Funciona bien para las venas reticulares menores situadas por debajo de la rodilla, y las venas en araña se suelen tratar con este método por motivos estéticos. Inicialmente se aplican vendajes compresivos y se da al paciente una media de compresión, que debe llevar durante 2–3 semanas después de la escleroterapia.

Otra opción de agente esclerosante (el tetradecilo/sulfato sódico al 3%) se inyecta en la luz de las venas prominentes. Esta sustancia elimina la varicosidad porque produce inflamación en la pared, que se adhiere cuando se aplica presión local inmediata con una almohadilla. Antes de realizar el tratamiento con inyecciones por motivos estéticos, el paciente debería ser informado del riesgo de sufrir hematomas, pigmentación de la piel y algunas complicaciones menos frecuentes, como lesiones nerviosas y necrosis de la piel o los tejidos blandos. Casi 10 de cada 100 pacientes desarrollan una flebitis tras la escleroterapia (Mwipatayi et al., 2016).

Flebectomía

Se realizan pequeñas incisiones en la piel (pocos milímetros) a lo largo de la superficie de la región anatómica de la vena. Se introduce un pequeño gancho a través de las incisiones cutáneas y se tira de la vena desde su origen lo más lejos posible, para luego cortarla y extraerla en varias pequeñas secciones. Esta técnica solo se emplea para venas pequeñas, ramas de la vena principal, y produce pequeñas cicatrices en lugar de una sola cicatriz masiva.

Ablación por radiofrecuencia

Esta técnica emplea el calor generado por ondas electromagnéticas para cerrar las venas mediante la inserción de una sonda de ablación por radiofrecuencia dentro de la vena a través de una incisión pequeña en la piel. Esta sonda calienta la vena hasta que se cierra en alguno de sus extremos.

Flebectomía automatizada transiluminada

Este procedimiento consiste en introducir una hoja giratoria diminuta en una vena para cortarla y luego extraer el tejido de la vena cortado mediante aspiración. El cirujano visualiza la vena a través de la piel con una luz iluminada y este abordaje solo se realiza para las varicosidades de la vena safena mayor.

Tratamiento endovascular con láser (TEVL)

El TEVL es una alternativa mínimamente invasiva al arrancamiento quirúrgico de la vena safena mayor, que se puede hacer bajo anestesia local de forma ambulatoria o con 1 día de ingreso equipado para usar láser. Se introduce una sonda bajo guía ecográfica en la vena safena mayor. Luego se introduce una fibra de láser y se retira lentamente al tiempo que se va aplicando de forma repetida el láser en pulsos cortos a lo largo de toda la vena para destruirla.

Ligadura y arrancamiento de las venas varicosas

Durante la cirugía se arrancan las venas safena mayor o menor usando un alambre. Se pueden realizar varias incisiones pequeñas si no se puede sacar toda la vena a través de una única. El vaso se liga donde se une a las perforantes en la unión safenofemoral.

Preparación preoperatoria

- El cirujano marca la piel sobre la vena que tiene que arrancar y la enfermera debe asegurarse de que estas marcas no se borren antes de la cirugía.
- Muchos pacientes están preocupados por el aspecto estético tras la cirugía y pueden tener expectativas poco realistas. Por eso es importante que el cirujano les explique que las pequeñas incisiones que se realizan en la intervención dejan pequeñas cicatrices.
- Las mujeres que toman anticonceptivos orales combinados deben dejarlos 4 semanas antes de la cirugía y recurrir a un método alternativo.

Cuidados posteriores

- Se debe vigilar la presencia de sangre en los apósitos de la herida. Se aplican vendas compresivas desde los dedos al muslo. Solo se tiene que reposar en la cama durante 2–3 h tras la cirugía ambulatoria, pero si la extensión de la cirugía es mayor, puede ser necesario más tiempo.
- Los pacientes tienen riesgo de TVP y se les debe animar a movilizarse cuando no tengan ya riesgo de hemorragia. La profilaxis de la TVP se suele prescribir en pacientes que se quedan ingresados por la noche, dado que su movilidad puede estar limitada si son más ancianos o se han sometido a una cirugía bilateral.

Consejos para el alta

- Se recomienda al paciente que se quite los vendajes a las 48 h. Luego debería llevar medias elásticas de compresión media (clase II) o medias antiembólicas durante 10 días después de la cirugía, aunque se las puede quitar por la noche.
- Se recomienda al paciente mantener las heridas lo más secas posible. Normalmente se emplean suturas solubles en las incisiones de la ingle, colocando Steri-Strips sobre las avulsiones múltiples, que se pueden arrancar en 48 h.
- No es raro que aparezcan hematomas y molestias en la pierna. El paciente debe ser advertido de este hecho y de la pequeña posibilidad de sentir parestesias por las lesiones nerviosas cuando se obtiene el consentimiento antes de la intervención.
- Se recomienda caminar tras la cirugía, y cuando el paciente esté sentado debe elevar la pierna para evitar el edema. Para evitar que reaparezcan las varicosidades, los pacientes deberían evitar permanecer de pie durante períodos de tiempo prolongados, porque la gravedad puede almacenar la sangre en las piernas. Se debe evitar el aumento de peso, dado que el tejido adiposo excesivo da mal soporte al sistema venoso.

RESUMEN DE PUNTOS CLAVE

- Los pacientes con trastornos vasculares periféricos (TVP) pueden ser hospitalizados para tratamiento con técnicas radiológicas o quirúrgicas.
- El cuidado de los pacientes con un TVP, tanto en primaria como de forma aguda, resulta difícil y exige una detección temprana, una reducción de los factores de riesgo y una monitorización vigilante para prevenir la aparición de una enfermedad que ponga en riesgo la supervivencia de la extremidad.
- Es esencial la detección selectiva de los aneurismas de aorta abdominal en la comunidad para prevenir la muerte por su rotura.
- Los cuidados de los pacientes vasculares en un entorno de asistencia aguda exigen una amplia gama de habilidades y experiencia para incluir la asistencia crítica, el estudio de la viabilidad del tejido y la herida, el control del dolor y la diabetes y también la asistencia paliativa.
- Las enfermeras deben ser conscientes de la importancia de una evaluación, un diagnóstico y un tratamiento correctos de las úlceras arteriales y venosas en las piernas.
- El control activo de los factores de riesgo y la educación son componentes clave de la asistencia, que exige un abordaje en equipo para permitir a los pacientes vasculares aumentar el control sobre su propia salud y mejorarla.

PUNTOS DE APRENDIZAJE PARA LA REFLEXIÓN

Tras haber leído este capítulo, piense en lo que sabe ahora y en lo que aún necesita averiguar. Estas preguntas pueden ser de ayuda:

- Describa el papel de la enfermera en la educación del paciente y el abandono del tabaco.
- De forma específica, ¿cuáles son las áreas clave que deben valorar las enfermeras en el preoperatorio con el paciente (y si se considera adecuado, con su familia) en relación con la amputación de la extremidad inferior?
- Analice las estrategias precisas para aliviar la ansiedad preoperatoria antes de la cirugía de una enfermedad vascular periférica.

Bibliografía

Aboyans et al. (2018). Editor's Choice -2017 European Society of Cardiology Guidelines on the Diagnosis and Treatment of Peripheral Arterial Diseases, in collaboration with the European Society for Vascular Surgery. *European Journal of Endovascular Surgery, 55*(3), 305–368.

Adams, C. T., & Lakra, A. (2018). Below knee amputation (BKA). *StatPearls* (internet). Treasure Island (FL): StatPearls Publishing. Available from: <www.ncbi.nlm.nih.gov/books/NBK534773>.

Ahmad, N., Thomas, G. N., Gill, P., Chan, C., & Torella, F. (2014). Lower limb amputation in England: prevalence, regional variation and relationship with revascularisation, deprivation and risk factors. A retrospective review of hospital data. *Journal of Royal Society of Medicine, 107*(12), 483–489.

Ahmad, N., Thomas, G. N., Gill, P., & Torella, F. (2016). The prevalence of major lower limb amputation in the diabetic and non-diabetic population of England 2003–2013. *Diabetes and Vascular Disease Research, 13*(5), 348–353.

Alshehri, A. M. (2010). Metabolic syndrome and cardiovascular risk. *Journal of Family Community Medicine, 17*(2), 73–78.

Amarenco, P., Lavallee, P. C., Labreuche, J., Albers, G. W., Bornstein, N. M., Canhao, P., et al. (2016). One-year risk of stroke after transient ischemic attack or minor stroke. *The New England Journal of Medicine, 374*, 1533–1542.

American Diabetes Association. (2003). American Diabetes Association, Peripheral arterial disease in people with diabetes. *Diabetes Care, 26*, 3333–3341. 2003.

Anderson, J. L., Antman, E. M., Harold, J. G., Jessup, M., O'Gara, P. T., Pinto, F. J., et al. (2014). Clinical practice guidelines on perioperative cardiovascular evaluation: collaborative efforts among the ACC, AHA, and ESC. *Circulation, 130*, 2213–2214.

Appleton, N. D., Bosanquet, D., Morris-Stiff, G., Ahmed, H., Sanjay, P., & Lewis, M. H. (2010). *Annals of Royal College of Surgeons England, 92*(6), 499–502.

Arya, S., Binney, Z., Khakharia, A., Brewster, L. P., Goodney, P., Patzer, R., et al. (2018). Race and Socioeconomic Status Independently Affect Risk of Major Amputation in Peripheral Artery Disease. *Journal of American Heart Association, 7*, Article e007425.

Babu, M. A., Meissner, I., & Meyer, F. B. (2013). The durability of carotid endarterectomy: long-term results for restenosis and stroke. *Neurosurgery, 72*, 835–838.

Bailey, M. A., Griffin, K. J., & Scott, D. J. A. (2014). Clinical assessment of patients with peripheral arterial disease. *Seminars in Interventional Radiology, 31*(4), 292–299.

Baszczuk, A., & Kopczynski, Z. (2014). Hyperhomocysteinemia in patients with cardiovascular disease (Abstract). *Postepy Hig Med Dosw (online), 68*, 579.

Berger, J. S., Hochman, J., Lobach, I., Adelman, M. A., Riles, T. S., & Rockman, C. B. (2013). Modifiable risk factor burden and the prevalence of peripheral artery disease in different vascular territories. *Journal of Vascular Surgery, 58*(3), 673–681. el.

Brearley, S. (2013). Acute leg ischaemia. *British Medical Journal, 346*, f2681.

Brodmann, M., Werner, M., Brinton, T. J., Illindala, U., Lansky, A., Jaff, M. R., et al. (2017). Safety and performance of lithoplasty for treatment of calcified peripheral artery lesions. *Journal of American College of Cardiology, 70*(7), 908–910.

Callum, K., & Bradbury, A. (2000). ABC of arterial and venous disease: Acute limb ischemia. *British Medical Journal, 320*(7237), 764–767.

Conte, S. M., & Vale, P. R. (2018). Peripheral arterial disease. *Heart, Lung and Circulation., 27*, 427–432.

Cote, M. C., Ligeti, R., Cutler, B. C., & Nelson, P. R. (2003). Management of hyperlipidaemia in patients with vascular disease. *Journal of Vascular Nursing, 21*(2), 63–67.

Crismaru, I., & Diaconu, C. C. (2015). European Society of Cardiology article on the lipid-lowering therapy with peripheral artery disease. *E-journal of Cardiology Practice, 1*, 31.

Dake, M. D., Ansel, G. M., Jaff, M. R., Ohki, T., Saxon, R. R., Smouse, H. B., et al. (2016). Durable clinical effectiveness with paclitaxel-eluting stents in the femoropopliteal artery: 5-year results of the Zilver PTX randomized trial. *Circulation, 133*, 1472–1483.

Delewi, R., Yang, H., & Kastelein, J. (2013). Atherosclerosis. *Textbook of Cardiology., 369*(7), 676–677. Available at: <www.textbookofcardiology.org/wiki/atherosclerosis>.

Dormandy, J. (2000). Management of peripheral arterial disease. TASC working group. Transatlantic Inter-Society Consensus (TASC). *Journal of Vascular Surgery, 31*, 1.

Earnshaw, J. J., Gaines, P. A., & Beard, J. D. (2001). Management of acute lower leg ischaemia. In J. D. Beard, & P. A. Gaines (Eds.), *Vascular and endovascular surgery*. London: W.B. Saunders.

Erb, W. (1911). Klinische beitrage zur pathologie des intermittierenden hinkens. *Munch Med Wochenschr, 2*, 2487.

European Working Group. (1991). Second european consensus document on critical leg ischaemia. *Circulation, 84* (4 Suppl), IV–1IV–26.

Ewles, L., & Simnett, I. (2017). *Promoting health: A practical guide* (7th ed.): Elsevier Ltd.

Fowkes, F. G., Rudan, D., Rudan, I., Aboyans, V., Denenberg, J. O., McDermott, M. M., et al. (2013). Comparison of global estimates of prevalence and risks factors for peripheral artery disease in 2000 and 2010: a systematic review and analysis. *Lancet, 382*, 1329–1340.

Ganguly, P., & Alam, F. S. (2015). Role of homocysteine in the development of cardiovascular disease. *Nutrition Journal, 14*, 6.

Garg, A., Gupta, A. K., & Khandelwal, N. (2018). *Diagnostic radiology: Chest and cardiovascular imaging* (4th ed.) (pp. 515): Jaypee Brothers Medical Publishers (P) Ltd (pp. 515).

Garzon-Muvdi, T., Yang, W., Rong, X., Caplan, J. M., Ye, X., Colby, G. P., et al. (2016). Restenosis after carotid endarterectomy: Insight into risk factors and modification of postoperative management. *World Neurosurgery, 89*, 159–167.

Global Burden of Disease (GBD) 2013Mortality and causes of death collaborators. (2015). Global, regional, and national age-sex specific all-cause and cause-specific mortality for 240 causes of death, 1990-2013: a systematic analysis for the Global Burden of Disease Study 2013. *Lancet, 385*(9963), 117–171.

Greenhalgh, R. (1990). *The cause and management of aneurysms*. London: W.B. Saunders.

Grone, E., Uceyler, N., Abahji, T., Fleckenstein, J., Mussack, T., Hoffmann, U., et al. (2014). Reduced intraepidermal nerve fiber density in patients with chronic ischemic pain in peripheral arterial disease. *Pain, 155*(9), 1784–1792.

Guy, J. B., Bertoletti, L., Magne, N., Rancoule, C., Mahe, L., Font, C., et al. (2017). Venous thromboembolism in radiation therapy cancer patients: Findings from the RIETE registry. *Critical Review Oncology Hematology, 113*, 83–89.

Heart Protection Study Collaborative Group. (2007). Randomised trial of the effects of cholesterol-lowering with simvastatin on peripheral vascular and other major vascular outcomes in 20,536 people with peripheral arterial disease and other high-risk conditions. *Journal of Vascular Surgery, 45*(4), 645–654.

Hiramoto, J. S., Katz, R., Weisman, S., & Conte, M. (2014). Gender-specific risk factors for peripheral artery disease in a voluntary screening population. *Journal of American Heart Association, 3*(2), Article e000651.

Hordacre, B., Birks, V., Quinn, S., Barr, C., Patritti, B. L., & Crotty, M. (2012). Physiotherapy rehabilitation for individuals with lower limb amputation: A 15-year clinical series. *Physiotherapy Research International Journal, 18*(2), 70–80.

Hu, Y. Y., Arriaga, A. F., Peyre, S. E., Corso, K. A., Roth, E. M., & Greenberg, C. C. (2012). Deconstructing intraoperative communication failures. *Journal of Surgical Research, 177*(1), 37–42.

Hwang, J. Y. (2017). Doppler ultrasonography of the lower extremity arteries:anatomy and scanning guidelines. *Ultrasonography, 36*, 111–119.

Indes, J. E., Pfaff, M. J., Farrokhyar, F., Brown, H., Hashim, P., Cheung, K., et al. (2013). Clinical outcomes of 5358 patients undergoing direct open bypass or endovascular treatment for aortoiliac occlusive disease: a systematic review and meta-analysis. *Journal of Endovascular Therapy, 20*, 443–455.

Kannel, W. B., Skinner, J. J., & Schwartz, M. J. (1970). Intermittent claudication:incidence in the Framingham study. *Circulation, 41*, 875–883.

Karthikesalingam, A., Holt, P. J., Vidal-Diez, A., Ozedemir, B. A., Poloniecki, J. D., Hinchliffe, R. J., et al. (2014). Mortality from ruptured abdominal aortic aneurysms: clinical lessons from a comparison of outcomes in England and the USA. *Lancet, 383*, 963–969.

Kiel, J., & Kaiser, K. (2019). *Tibial anterior compartment syndrome. StatPearls [Internet]*. Treasure Island (FL): StatPearls Publishing. Available at: <www.ncbi.nlm.nih.gov/books/NBK518970/>.

Klinkert, P., Post, P. N., Breslau, P. J., & van Bockel, J. H. (2004). Saphenous vein versus PTFE for above-knee femoropopliteal bypass. A review of the literature. *European Journal of Vascular Endovascular Surgery, 27*, 357–362.

Kuivaniemi, H., Ryer, E. J., Elmore, J. R., & Tromp, G. (2015). Understanding the pathogenesis of abdominal aortic aneurysms. *Expert Review Cardiovascular Therapy, 13*(9), 975–987.

Langer, V. (2014). Compression therapy for leg ulcers. *Indian Dermatology Online Journal, 5*(4), 533–534.

Lassila, R., & Lepantalo, M. (1988). Cigarette smoking and the outcome after lower limb arterial surgery. *Acta Chirurgica Scandinavica, 154*, 635–640.

Lee, Y. Y., Lin, Y. M., Leu, W. J., Wu, M. Y., Tseng, J. H., Hsu, M. T., et al. (2015). Sliding-scale insulin used for blood glucose control: a meta-analysis of randomized controlled trials. *Metabolism, 64*(9), 1183–1192.

Li, Y., Huang, T., Zheng, Y., Muka, T., Troup, J., & Hu, F. B. (2016). Folic acid supplementation and the risk of cardiovascular diseases: a meta-analysis of randomized controlled trials. *Journal of American Heart Association, 5*(8), Article e003768.

Lingard, L., Espin, S., Whyte, S., Regehr, G., Baker, G. R., Reznick, R., et al. (2004). Communication failures in the operating room: An observational classification of recurrent types and effects. *Quality and Safety Health Care, 13*(5), 330–334.

Livingston, E. H. (2010). Solutions for improving patient safety. *JAMA, 303*, 159–161.

Lovett, J. K., Dennis, M. S., Sandercock, P. A., Bamford, J., Warlow, C. P., & Rothwell, P. M. (2003). Very early risk of stroke after a first transient ischemic attack. *Stroke, 34*(8), e138–e140.

Lu, L., Mackay, D. F., & Pell, J. P. (2014). Meta-analysis of the association between cigarette smoking and peripheral arterial disease. *Heart, 100*(5), 414.

Mani, K., Bjorck, M., Lundkvist, J., & Wanhainen, A. (2009). Improved long-term survival after abdominal aortic aneurysm repair. *Circulation, 120*(3), 201–211.

Mayer, D., Aeschbacher, S., Pfammatter, T., et al. (2012). Complete replacement of open repair for ruptured abdominal aortic aneurysms by endovascular aneurysm repair: a two-center 14-year experience. *Annals of Surgery, 256*, 688–695.

McCallum, J. C., Besley, R. P., Darling, J. D., Hamdan, A. D., Wyers, M. C., Hile, C., et al. (2017). Open surgical revision provides a more durable repair than endovascular treatment for unfavorable vein graft lesions. *Journal of Vascular Surgery, 63*(1), 142–147.

McDermott, M. M., Ferrucci, L., Liu, K., Guralnik, J. M., Tian, L., Kibbe, M., et al. (2011). Women with peripheral arterial disease experience faster functional decline than men with peripheral arterial disease. *Journal of American College of Cardiology, 57*, 707–714.

Molnar, C., Opincariu, D., Benedek, T., Toma, M., & Nicolescu, C. (2019). Association between varicose veins anatomical pattern and procedural complications following endovascular laser photothermolysis for chronic venous insufficiency. *Brazilian Journal of Medical and Biological Research, 52*(4), e8330.

Muir, R. L. (2009). Peripheral arterial disease: Pathophysiology, risk factors, diagnosis, treatment and prevention. *Journal of Vascular Nursing, 27*(2), 26–30.

Mwipatayi, B. P., Western, C. E., Wong, J., & Angel, D. (2016). Atypical leg ulcers after sclerotherapy for treatment of varicose veins: Case reports and literature review. *International Journal of Surgery Case Reports, 25*, 161–164.

Nagpal, K., Vats, A., Lamb, B., Ashrafian, H., Sevadalis, N., Vincent, C., et al. (2010). Information transfer and communication in surgery: a systematic review. *Annals of Surgery, 252*, 225–239.

National Confidential Enquiry into Patient Outcomes and Death (NCEPOD). (2014). Lower Limb Amputation: Working Together. Available at: <www.ncepod.org.uk/2014report2/downloads/WorkingTogetherFullReport.pdf>.

National Institute for Health and Care Excellence (NICE). (2012). *Lower limb peripheral arterial disease: diagnosis and management*. NICE guideline [CG147]. Available at: <guidance.nice.org.uk/CG147>.

National Institute of Health and Care Excellence (NICE). (2013). *Varicose veins in the legs: the diagnosis and management of varicose veins*. NICE Clinical Guidelines, No. 168. London: National Institute for Health and Care Excellence (UK). Available at: <www.ncbi.nlm.nih.gov/books/NBK328012/>.

National Institute of Health and Care Excellence (NICE). (2014a). *Peripheral arterial disease*. NICE clinical guideline 147. Available at: <www.nice.org.uk/guidance/CG147>.

National Institute for Health and Care Excellence (NICE). (2014b). *The prevention and management of pressure ulcers in primary and secondary care*. National Clinical Guideline Centre (UK), No.179. Available at: <www.nice.org.uk/guidance/CG179>.

National Institute of Health and Care Excellence (NICE). (2015). *Diabetic foot problems: prevention and management*. NICE guidelines [NG19]. Available at: <www.nice.org.uk/guidance/ng19>.

National Institute of Health and Care Excellence (NICE). (2016). *Surgical site infection*. NICE clinical guideline QS49. Available at: <www.nice.org.uk/guidance/QS49>.

National Institute for Health and Care Excellence (NICE). (2018a). *Decision-making and mental capacity*. NICE guidelines (NG108). Available at: <www.nice.org.uk/guidance/ng108>.

National Institute for Health and Care Excellence (NICE). (2018).

National Institute for Health and Care Excellence (NICE). (2019).

Neil, M. J. E. (2016). Pain after amputation. *British Journal of Academic Education, 16*(3), 107–112.

NHS England. (2018). The Atlas of Shared Learning, Case study: Improving venous leg ulcer healing in the community. Available at: <www.england.nhs.uk/atlas_case_study/improving-venous-leg-ulcer-healing-in-the-community>.

Norlyk, A., Martinsen, B., & Kjaer-Petersen, K. (2013). Living with clipped wings-patients' experience of losing a leg. *International Journal of Qualitative Studies on Health and Well-being, 8*, 21891.

Nursing and Midwifery Council (NMC). (2018). *The code. Professional standards of practice and behaviour for nurses, midwives and nursing associates*. Available at: <www.nmc.org.uk/standards/code>.

O'Donnell, M. E., Reid, J. A., Lau, L. L., Hannon, R. J., & Lee, B. (2011). Optimal management of peripheral arterial disease for the non-specialist. *Ulster Medical Journal, 80*(1), 33–41.

Ousey, K., Stephenson, J., Barrett, S., King, B., Morton, N., Fenwick, K., et al. (2013). Wound Care in five English NHS Trusts: Results of a. *Survey. Wound UK., 9*(4), 20–28.

Pande, R. L., & Creager, M. A. (2014). Socioeconomic inequality and peripheral artery disease prevalence in US adults. *Cardiovascular Quality and Outcomes, 7*(4), 532–539.

Paraskevas, K. L., Mikhailidis, D. P., Veith, F. J., & Spence, J. D. (2016). Definition of best medical treatment in asymptomatic and symptomatic carotid artery stenosis. *Angiology, 67*(5), 411–419.

Patel, M. R., Conte, M. S., Cutlip, D. E., Dib, N., Geraghty, P., Gray, W., et al. (2015). Evaluation and treatment of patients with lower extremity peripheral artery disease: consensus definitions from Peripheral Academic Research Consortium (PARC). *Journal of the American College of Cardiology, 65*(9), 931–941.

Peach, G., Griffin, M., Jones, K. G., Thompson, M. M., & Hinchliffe, R. J. (2012). Diagnosis and management of peripheral arterial disease. *British Medical Journal, 345*, 5208. e-.

Piazza, G. (2014). Varicose veins. *Circulation, 130*(7), 582–587.

Public Health England (PHE). (2015). *Abdominal aortic aneurysm screening: programme overview*. Available at: <www.gov.uk/guidance/abdominal-aortic-aneurysm-screening-programme-overview>.

Public Health England (PHE). (2016). Abdominal aortic aneurysm screening programme: standards. Version 1.3. Available at: <www.gov.uk/government/publications/aaa-screening-quality-standards-and-service-objectives>.

Public Health England (PHE). (2018). *New figures show larger proportion of strokes in the middle aged*. Available at: <www.gov.uk/government/news/new-figures-show-larger-proportion-of-strokes-in-the-middle-aged>.

Ramot, Y., Nyska, A., & Spectre, G. (2013). Drug-induced thrombosis: an update. *Drug Safety, 36*(8), 585–603.

Robertson, L., Ghouri, M. A., & Kovacs, F. (2012). Antiplatelet and anticoagulant drugs for prevention of restenosis/reocclusion following peripheral endovascular treatment. *Cochrane Systematic Review Intervention, 8*, Article CD002071.

Rooke, T. W., Hirsch, A. T., & Misra, S. (2011). ACCF/AHA Focused Update of the Guideline for the Management of Patients With Peripheral Arterial Disease (updating the 2005 guideline): a report of the American College of Cardiology Foundation/American Heart Association Task Force on Practice Guidelines. *Circulation, 124*(18), 2020–2024.

Roper, N., Logan, W., & Tierney, A. (1981). *Learning to Use the Process of Nursing*. Edinburgh: Churchill Livingstone.

Royal College of Physicians, National Early Warning Score (NEWS) 2: Standardising the assessment of acute-illness severity in the NHS. Updated report of a working party. RCP, London 2017.

Schwindt, A. G., Bennett, J. G., Crowder, W. H., Dohad, S., Janzer, S. F., George, J. C., et al. (2017). Lower extremity revascularization using optical coherence tomography-guided directional atherectomy: final results of the EValuatIon of the PantheriS OptIcal COherence Tomography ImagiNg Atherectomy System for Use in the Peripheral Vasculature (VISION) Study. *Journal of Endovascular Therapy, 24*(3), 355–366.

Scottish Intercollegiate Guidelines Network. Management of chronic venous leg ulcers.Edinburgh:SIGN;2010. (SIGN guideline No.120). (cited Available from http://www.sign.ac.uk/assets/sign120.pdf).

Sebelius, K. (2010). *How tobacco smoke causes disease: The Biology and behavioral basis for smoking-attributable disease: A report of the surgeon general*. Cardiovascular disease. Centers for Disease Control and Prevention (US); National Center for Chronic Disease Prevention and Health Promotion (US); Office on Smoking and Health (US), 2010 Chapter 6, Available at: <www.ncbi.nlm.nih.gov/books/NBK53012/>.

Selvin, E., & Erlinger, T. P. (2004). Prevalence of and risk factors for peripheral arterial disease in the United States: results from the National Health and Nutrition Examination Survey, 1999-2000. *Circulation, 110*, 738–743.

Seretny, M., & Colvin, L. A. (2016). Pain management in patients with vascular disease. *British Journal of Anaesthesia, 117*(2), ii95–ii106.

Shaw, P.M., Loree, J., & Gibbons, R.C. (2019). Abdominal Aortic Aneurysm (AAA). *StatPearls* [Internet]. Treasure Island (FL): StatPearls Publishing. Available at: <www.ncbi.nlm.nih.gov/books/NBK470237>.

Shearman, A., Shearman, C. (2012). Failure to diagnose acute limb ischaemia (ALI); an avoidable cause of limb loss. *Association of Surgeons of Great Britain and Ireland, 2012 International Surgical Congress*.

Shepperd, S., Lannin, N. A., Clemson, L. M., McCluskey, A., Cameron, I. D., & Barras, S. L. (2013). Discharge planning from hospital to home. *Cochrane Database Systematic Review, 31*(1), Article CD000313.

Smeili, L. A. A., & Lotufo, P. A. (2015). Incidence and predictors of cardiovascular complications and death after vascular surgery. *Arquivos Brasileiros De Cardiologia., 105*(5), 510–518.

Smith, B. H., Macfarlane, G. J., & Torrance, N. (2007). Epidemiology of chronic pain, from the laboratory to the bus stop: time to add understanding of biological mechanisms to the study of risk factors in population-based research? *Pain, 127*, 5–10.

Smith-Burgess, L. (2017). Early identification and detection of abdominal aortic aneurysms. *Nursing Times, 113*(3), 36–39. [online].

Spence, J. D., Song, H., & Cheng, G. (2016). Appropriate management of asymptomatic carotid stenosis. *Stroke and Vascular Neurology, 1*(2), 64–70.

Thomas, C. (2018). Intrinsic and extrinsic sources and prevention of infection (in surgery). *Infection Surgery, 37*, 1.

Topfer, L.A., Spry, C. (2018). New technologies for the treatment of peripheral artery disease. Canadian Agency for Drugs and Technologies in Health: *Issues in Emerging Health Technologies*, 172. Available at: <www.ncbi.nlm.nih.gov/books/NBK519606>.

Valentijn, T. M., & Stolker, R. J. (2012). Lessons from the REACH Registry in Europe. *Current Vascular Pharmacology, 10*, 725–727.

Walker, W. F (1988). *A colour atlas of peripheral vascular disease*. London: Wolfe Medical Publications.

Wariyapola, C., Littlehales, E., Abayasekara, K., Fall, D., Parker, V., & Hatton, G. (2016). Improving the quality of vascular surgical discharge planning in a hub centre. *Annals of Royal College of Surgery England, 98*(4), 275–279.

Watson, L., Ellis, B., & Leng, G. C. (2008). Exercise for intermittent claudication. *Cochrane Database Systematic Review, 4*, Article CD000990.

Weiss, M. A., Hsu, J. T., Neuhaus, I., Sadick, N. S., & Duffy, D. M. (2014). Consensus for sclerotherapy. *Dermatology Surgery, 40*, 1309–1318.

Weledji, E. P., & Fokam, P. (2014). Treatment of the diabetes foot – to amputate or not? *BioMed Central Surgery, 14*, 83.

Willigendael, E. M., Teijink, J. A., & Bartelink, M. L. (2004). Influence of smoking on incidence and prevalence of peripheral arterial disease. *Journal of Vascular Surgery, 40*, 1158–1165.

Wilson, D. G., Harris, S. K., Peck, H., Hart, K., Jung, E., Azarbal, A. F., et al. (2017). Patterns of care in hospitalized vascular surgery patients at end of life. *JAMA Surgery, 152*(2), 183–190.

Wise, J., White, A., Stinner, D. J., & Fergason, J. R. (2017). A Unique Application of Negative Pressure Wound Therapy Used to Facilitate Patient Engagement in the Amputation Recovery Process. *Advanced Wound Care., 6*(8), 253–260.

Wood, A. M, Kaptoge, S, Butterworth, A. S, et al. (2018). Risk thresholds for alcohol consumption: combined analysis of individual-participant data for 599 912 current drinkers in 83 prospective studies. *Lancet, 391*(101129), 1513–1523.

Yahagi, K., Kolodgie, F. D., Lutter, C., Mori, H., Romero, M. E., Finn, A. V., et al. (2017). Pathology of human coronary and carotid artery atherosclerosis and vascular calicification in diabetes mellitus. *Atherosclerosis, Thrombosis and Vascular Biology., 37*(2), 191–204.

Yau, W. J., Teoh, H., & Verma, S. (2015). Endothelial cell control of thrombosis. *BioMed Central Cardiovascular Disorder, 15*, 130.

Zommorodi, S., Leander, K., Roy, J., Steuer, J., & Hultgren, R. (2018). Understanding abdominal aortic aneurysm epidemiology: socioeconomic position affects outcome. *Journal Epidemiology Community Health, 72*(10), 904–910.

Lecturas adicionales

Engstrom, B., & Van de Ven, C. (1999). *Therapy for amputees*. London: Churchill Livingstone.

Hands, L., & Thompson, M. (2015). *Vascular surgery (Oxford Specialist Handbooks in surgery)* (2nd ed.). Oxford: Oxford University Press.

Loftus, I., & Hinchliffe, R. J. (2018). *Vascular and endovascular surgery: A companion to specialist surgical practice* (6th ed.): Elsevier.

MacVittie, B. (1998). *Vascular surgery: Mosby's perioperative nursing series.* London: Mosby. 1998.

Mangus, J. A. (2019). *LIMB LOSS LIFE: The first few days, weeks, months and years as a new amputee.* Independently published.

McMonagle, M., & Stephenson, M. (2014). *Vascular and endovascular surgery at a glance*. Chichester: Wiley-Blackwell.

Murray, S. (2001). *Vascular disease: nursing and management*. London: Whurr Publishers.

Sidawy, A. N., & Perler, B. A. (2018). (9th ed.). *Rutherford's vascular and endovascular therapy,* (2-volume set. 9e). Elsevier.

Smith, L. (2016). *Cardiac vascular nursing: review and resource manual* (4th ed.). Silver Spring, MD: American Nurses Association.

Zollinger, R., & Ellison, E. (2016). *Zollinger's atlas of surgical operations* (10th ed.). New York: McGraw Hill.

Capítulo 23

Pacientes que requieren cirugía ortopédica

Giles Farrington

ÍNDICE DEL CAPÍTULO

OBJETIVOS CLAVE DEL CAPÍTULO

Al final del capítulo, el lector debería ser capaz de:

- Describir la estructura y la función del sistema musculoesquelético.
- Clasificar los huesos según su estructura.
- Clasificar las articulaciones según su estructura y grado de movimiento.
- Analizar pruebas musculoesqueléticas específicas y trastornos musculoesqueléticos frecuentes.
- Analizar la importancia de la preevaluación y de la información para preparar al paciente para la cirugía ortopédica.
- Demostrar conocimiento de los cuidados de enfermería de los pacientes que precisan tratamiento quirúrgico de la cadera, rodilla, pie, hombro, antebrazo, mano y columna vertebral.
- Analizar el proceso de consolidación ósea.
- Analizar los tipos de fracturas y su tratamiento.
- Analizar la relevancia de las observaciones neurovasculares para detectar alteraciones y las medidas que deben aplicarse si se detectan.
- Analizar aspectos concretos de la planificación del alta del paciente y la importancia de la información al paciente en rehabilitación.

Cuestiones en las que pensar antes de leer el capítulo

- ¿Cómo consolidan los huesos?
- Comparar y contrastar el papel y la función de la enfermera y el fisioterapeuta.
- ¿Qué sabe del equipo multidisciplinario?

Introducción

El término «traumatología y cirugía ortopédica» se aplica a todos los trastornos que afectan al sistema musculoesquelético. El ámbito de la enfermería en traumatología y cirugía ortopédica comprende el tratamiento, el manejo y la rehabilitación de los pacientes con trastornos musculoesqueléticos con técnicas quirúrgicas o no quirúrgicas. La función completa del sistema musculoesquelético es esencial para una salud óptima en el ser humano, y las enfermedades o las lesiones de este sistema pueden influir mucho en la calidad de vida de una persona.

Hay dos tipos de cirugía ortopédica: traumática (urgente) y cirugía programada. La cirugía traumatológica se realiza a los pacientes que precisan cirugía urgente, como después de un accidente. La cirugía ortopédica programada se realiza a los pacientes en lista de espera de intervenciones quirúrgicas, como artroplastias por artrosis progresiva.

El campo de la traumatología y cirugía ortopédica y de la enfermería de traumatología y cirugía ortopédica es muy diverso y está cambiando a un ritmo sin precedentes. Los avances en las técnicas quirúrgicas y los progresos en enfermería y en la prestación de atención sanitaria están contribuyendo al avance de esta especialidad.

Un cambio que ha afectado a la enfermería en cirugía ortopédica es el poco tiempo que pasa el paciente en el hospital en la actualidad. Ahora se realizan muchas intervenciones quirúrgicas con ingreso de un solo día, en lugar de permanecer en el hospital durante la noche o varios días. Algunas innovaciones como las consultas de valoración preoperatoria y los protocolos de alta temprana, en los que los pacientes reciben atención en su propia casa, acortan mucho también el tiempo que pasa el paciente en el hospital.

En este contexto de cambio, las enfermeras de traumatología y cirugía ortopédica deben seguir promoviendo la curación, fomentando la independencia dentro de la capacidad individual y promoviendo una rehabilitación óptima.

Este capítulo describe algunos de los trastornos más frecuentes del sistema musculoesquelético causados por enfermedades o traumatismos y explica las técnicas quirúrgicas generales de esta especialidad y los cuidados de enfermería pertinentes.

Sistema musculoesquelético

La mayor parte de la masa corporal corresponde al sistema musculoesquelético. Comprende huesos, ligamentos, músculos y cartílago. El sistema musculoesquelético realiza y permite varias funciones esenciales (Bulstrode, 2017; Tortora y Derrickson, 2017):

- Mantenimiento de la forma corporal.
- Soporte y protección de estructuras de tejidos blandos como los órganos internos.
- Movimiento.
- Respiración.
- Producción de eritrocitos, leucocitos y plaquetas en la médula ósea.
- Almacenamiento y suministro principal de una reserva de fósforo y calcio en el hueso.

Hueso

En función de su forma, los huesos se clasifican en cinco categorías:

- *Huesos largos*: son más largos que anchos. Movidos por la contracción de los músculos, actúan como palancas para el movimiento corporal. Los huesos largos son el fémur, la tibia, el peroné, el radio, el cúbito y el húmero.
- *Huesos cortos*: miden aproximadamente lo mismo de anchura y de longitud y su forma es irregular. Están presentes en zonas en las que solo es necesario un movimiento limitado, como los huesos carpianos y tarsianos.
- *Huesos planos*: por lo general son curvos o delgados. Tienen una función protectora y facilitan la inserción muscular. Los huesos planos son las costillas, el esternón, las escápulas y los huesos del cráneo.
- *Huesos sesamoideos*: estos huesos pequeños están presenten en las regiones en las que los tendones pasan sobre una articulación de un hueso largo. Su función es protectora, como la rótula en la articulación de la rodilla.
- *Huesos irregulares*: no encajan bien en ninguna de las categorías previas. Los huesos faciales y las vértebras son ejemplos de huesos irregulares.

Anatomía de un hueso largo

Un hueso largo característico tiene las partes siguientes:

- *Diáfisis*: el eje o parte más larga del hueso.
- *Epífisis*: hay una epífisis distal y otra proximal en los extremos opuestos del hueso.
- *Metáfisis*: separa la diáfisis de las epífisis en ambos extremos del hueso. Está formada por trabéculas adyacentes de hueso trabecular.
- *Cavidad medular*: contiene médula ósea amarilla grasa y está presente en la diáfisis.
- *Endostio*: la membrana que tapiza las cavidades internas del hueso.
- *Cartílago articular*: capa de cartílago hialino que cubre la epífisis y permite que la articulación funcione con más efectividad mediante disminución de la fricción.
- *Periostio*: membrana fibrosa que cubre la superficie exterior del hueso que no está cubierta por cartílago articular. Contiene nervios, capilares y vasos linfáticos y es esencial para la nutrición, el crecimiento y la reparación del hueso.

Tejido óseo

El tejido óseo está formado por células integradas en una matriz de sustancia fundamental, fibras colágenas y sales inorgánicas. Las sales endurecen el hueso, mientras que la sustancia fundamental y las fibras colágenas proporcionan flexibilidad y fuerza.

Los dos tipos principales de tejido óseo son hueso trabecular y hueso compacto.

Hueso trabecular

- El hueso trabecular está formado por láminas delgadas de tejido óseo denominadas trabéculas y también se denomina hueso esponjoso por su aspecto enrejado.
- La médula ósea ocupa los espacios entre las trabéculas y en el interior de las trabéculas hay lagunas que almacenan osteocitos. Los osteocitos reciben su nutrición de la sangre circulante a través de las cavidades de la médula ósea.
- El hueso trabecular almacena médula ósea roja y amarilla, y su función principal es de soporte.

Hueso compacto

- El hueso compacto es duro y contiene cilindros de hueso calcificado denominados osteonas o sistemas de Havers.

Estos sistemas están rodeados de anillos intercelulares calcificados denominados laminillas.

- En el centro de los sistemas de Havers están los conductos haversianos, que contienen nervios, vasos sanguíneos y vasos linfáticos. Los conductos haversianos son conductos longitudinales que por lo general se ramifican en conductos perforantes denominados conductos de Volkmann. Los conductos de Volkmann conducen los vasos y los nervios hacia el interior al endostio y hacia el exterior al periostio.
- Los espacios denominados lagunas, que contienen osteocitos, están entre las laminillas y desde las lagunas irradian conductillos diminutos que transportan los desechos y los nutrientes dentro y fuera de los vasos sanguíneos en los conductos haversianos.
- El hueso compacto está sobre el hueso trabecular y sus funciones principales son soporte y protección.

Células óseas

El tejido óseo contiene cuatro tipos de células:

- *Células osteógenas*: presentes en el periostio, el endostio y los conductos de Havers y de Volkmann. Pueden transformarse en osteoblastos u osteoclastos durante el proceso de consolidación o en momentos de estrés, por ejemplo, después de un traumatismo.
- *Osteoblastos*: presentes en las regiones de crecimiento de los huesos y en el periostio. Segregan algunos componentes orgánicos y sales minerales implicados en la formación ósea, y su función principal es la creación de hueso.
- *Osteocitos*: son las células principales del tejido óseo. Proceden de los osteoblastos que han depositado tejido óseo a su alrededor. Los osteocitos mantienen la matriz sana y ayudan a mantener la homeostasis colaborando en la liberación de calcio a la sangre.
- *Osteoclastos*: son células multinucleadas gigantes presentes alrededor de las superficies óseas, que hacen exactamente lo contrario que los osteoblastos. Su función principal es la resorción (disolución y asimilación), que es esencial para el desarrollo, el crecimiento, el mantenimiento y la reparación.

Osificación del hueso

Los huesos se desarrollan mediante un proceso denominado osificación (osteogenia). Este proceso empieza durante la sexta semana de vida embrionaria.

Hay dos tipos de osificación:

- *Osificación intramembranosa*, en la que se forma hueso por el tejido mesenquimatoso (células del tejido conjuntivo embrionario).
- *Osificación endocondral*, en la que forma hueso mediante sustitución de un molde de cartílago.

El centro de osificación primario de un hueso largo se localiza en la diáfisis. Como consecuencia de la degeneración del cartílago se fusionan las cavidades formando la cavidad medular y los osteoblastos depositan hueso. A continuación se produce la osificación en la epífisis, pero no en la lámina epifisaria.

Homeostasis

El hueso participa en la homeostasis (estado de equilibrio y estabilidad internos) mediante almacenamiento y liberación de minerales y calcio, según la necesidad en la sangre y en los tejidos para mantener unas concentraciones adecuadas. El crecimiento óseo normal depende del calcio y del fósforo, y para el crecimiento y el mantenimiento óseos son necesarias unas concentraciones adecuadas de vitaminas A, C y D.

Efectos de las hormonas en el hueso

Los huesos tienen efectos en la secreción hormonal y varias hormonas producen efectos en los huesos. La hormona paratiroidea ayuda a la producción de osteoclastos, aumentando la remodelación ósea, mientras que la calcitonina (hormona liberada por la glándula tiroidea) baja la concentración de calcio en la sangre y disminuye la resorción ósea. Otras hormonas como la tiroxina, la hormona de crecimiento, las hormonas gonadales y las vitaminas A, C y D tienen funciones importantes en la maduración ósea, y la tiroxina y las hormonas del crecimiento estimulan la osificación endocondral.

Efectos del envejecimiento en el hueso

El proceso de envejecimiento afecta al hueso por dos vías principales:

1. La pérdida de calcio del hueso comienza en las mujeres alrededor de los 30 años y aumenta cuando disminuye la concentración de estrógenos al inicio de la década de los 40 años. A los 70 años se ha perdido hasta el 30% del calcio en el hueso; no obstante, en el hombre la pérdida de calcio empieza por lo general a los 60 años (Tortora y Derrickson, 2017).
2. Disminuye la formación de proteínas, que provoca una merma de la capacidad para producir el componente orgánico de la matriz ósea. Esto causa huesos osteoporóticos en la vejez y aumenta el riesgo de fracturas (Cheung et al., 2016).

Cartílago

El cartílago es un tejido conjuntivo flexible, avascular y duro que ayuda a los sistemas de soporte corporal. Hay tres tipos de cartílago:

- El *cartílago hialino* es firme y liso y está presente en las superficies articulares de las articulaciones sinoviales.
- El *fibrocartílago* es duro, flexible y resistente a la tensión y está presente entre los discos intervertebrales.
- El *cartílago elástico* conserva su fuerza al estirarse porque tiene más fibras elásticas, y está presente en la epiglotis y en el oído externo.

Articulaciones

La articulación es la región en la que dos o más huesos están unidos. Una articulación proporciona el mecanismo que permite el movimiento corporal. Según la estructura o el tipo de tejido que conecta los huesos, las articulaciones se clasifican en tres grupos principales: fibrosas, cartilaginosas y sinoviales.

Articulaciones fibrosas

Los huesos están unidos por tejido conjuntivo fibroso y permiten muy poco movimiento; por ejemplo, las suturas entre los huesos del cráneo.

Articulaciones cartilaginosas

Los huesos están unidos por una lámina de cartílago hialino (cartilaginosas primarias) o de fibrocartílago (cartilaginosas secundarias), y permiten poco movimiento; por ejemplo, la sínfisis del pubis o entre los cuerpos vertebrales.

Articulaciones sinoviales

Las articulaciones tienen una cavidad sinovial (articular), una cápsula articular, una membrana sinovial y líquido sinovial.

Una cavidad sinovial (articulación) es el espacio entre dos huesos articulados. El cartílago articular cubre las superficies de los huesos articulados, pero no mantiene unidos los huesos. Las articulaciones sinoviales están rodeadas por una cápsula articular y el revestimiento interno de la cápsula se denomina membrana sinovial. La membrana sinovial segrega líquido sinovial para lubricar la articulación y proporciona nutrientes al cartílago articular.

Este tipo de articulación permite una amplitud de movimiento extensa. Se distinguen tipos diferentes de articulaciones sinoviales según la forma de las superficies articuladas y la amplitud de movimiento, por ejemplo, la articulación de esfera y cavidad de la cadera y el hombro (cóncavo/convexa), y la articulación troclear o en bisagra de la rodilla.

Trastornos musculoesqueléticos frecuentes

Artritis reumatoide

La artritis reumatoide es la artropatía inflamatoria crónica más frecuente y afecta al 3% de las mujeres y al 1% de los hombres (Bulstrode, 2017). Se desconoce la causa, pero la inflamación es consecuencia de una alteración inmunitaria celular y humoral con implicación de factores genéticos y ambientales (Elias-Jones et al., 2018; Bulstrode, 2017). Dado que es una enfermedad sistémica, a diferencia de la artrosis, la artritis reumatoide afecta a estructuras en distintas regiones corporales.

Fisiopatología

El foco de esta enfermedad es la membrana sinovial. En las fases iniciales afecta la membrana sinovial y las articulaciones presentan aumento de temperatura, tumefacción y dolor a la palpación, y disminuye la amplitud de movimiento. Esta enfermedad afecta por lo general a articulaciones periféricas pequeñas, habitualmente de las manos y los pies, pero también son vulnerables las muñecas, las rodillas y los codos. A diferencia de la artrosis, casi siempre afecta a varias articulaciones al mismo tiempo (Bulstrode, 2017). La membrana sinovial afectada contiene células plasmáticas y linfocitos como reflejo de la naturaleza autoinmunitaria de la enfermedad, y si no se trata, la reacción inflamatoria acaba afectando a estructuras próximas. Al avanzar la enfermedad destruye el cartílago, la cápsula y los ligamentos articulares, y causa inestabilidad articular, subluxación y deformidad (Solomon et al., 2014).

Aunque la artritis reumatoide la tratan sobre todo los reumatólogos, también intervienen los cirujanos ortopédicos cuando fracasa el tratamiento no quirúrgico. Los cirujanos ortopédicos deben intervenir cuando es necesaria la estabilización o la reconstrucción de las articulaciones y los ligamentos.

Artrosis

La artrosis es un proceso degenerativo de «desgaste por uso» localizado en las articulaciones dañadas por un defecto congénito, insuficiencia vascular, o enfermedad o lesión previas. Es la artropatía más frecuente (Bulstrode, 2017), ya que afecta hasta al 85% de las personas en algún momento de su vida (Elias-Jones et al., 2018).

La artrosis puede ser primaria o secundaria.

- En la *artrosis primaria* no existe una causa evidente (Solomon et al., 2014), es más frecuente en mujeres caucásicas en la sexta-séptima décadas y afecta a varias articulaciones (Bulstrode, 2017).
- Las causas de *artrosis secundaria* son diversas y aparece después de una anomalía demostrable; las más frecuentes son la obesidad, la consolidación defectuosa de fracturas, la inestabilidad articular, las anomalías congénitas o adquiridas, las enfermedades metabólicas o endocrinas, las enfermedades inflamatorias, la osteonecrosis y las neuropatías (Bulstrode, 2017; White et al., 2015).

Las manifestaciones clínicas principales son el dolor, la limitación de la movilidad y el deterioro funcional. Para confirmar el diagnóstico de artrosis se realizan radiografías u otras pruebas de imagen (Jester, 2014; Bulstrode, 2017).

Fisiopatología

La artrosis causa una pérdida lenta de cartílago articular, con exposición del hueso subyacente. El hueso subcondral se vuelve duro y brillante (ebúrneo), y el hueso en los bordes de la articulación forma crestas prominentes y espolones denominados osteófitos. Estos espolones pueden romperse causando una restricción adicional del movimiento y dolor añadido. El dolor, la rigidez y a menudo la deformidad llevan al paciente a solicitar tratamiento.

Tratamiento de la artritis reumatoide y la artrosis

El tratamiento puede ser no quirúrgico o quirúrgico. No se recomienda cirugía ortopédica hasta después de aplicar todas las medidas no quirúrgicas.

Tratamiento no quirúrgico

- *Pérdida de peso*: si el paciente presenta sobrepeso se le anima a adelgazar, para que la articulación soporte menos carga. El paciente debe recibir información de los problemas causados por un exceso de peso y debe entender que si adelgaza puede tener menos dolor. Esto puede ser difícil para el paciente debido a la naturaleza de la enfermedad. Por este motivo es importante fijar objetivos fácilmente alcanzables y hacer elogios y dar ánimos cuando consiguen una pérdida de peso satisfactoria.
- *Fisioterapia*: los ejercicios pasivos y activos pueden ayudar a aumentar la amplitud de movimiento, prevenir las contracturas y mejorar la coordinación o el equilibrio. La termoterapia tiene efecto analgésico a menudo.
- *Hidroterapia*: el calor y la flotabilidad en el agua permiten al paciente realizar movimientos activos sin dolor y disminuye el espasmo muscular.
- *Uso de bastón*: se anima al paciente a usar un bastón de manera apropiada, en la mano contraria a la cadera/rodilla afectada.
- *Ayudas y aparatos*: pueden ayudar a los pacientes en las actividades cotidianas, por ejemplo, un alcanzador para coger objetos que han caído al suelo o un calzador para ayudar a ponerse los calcetines y los zapatos.
- *Alza en el calzado*: la colocación de un alza en el zapato de la extremidad inferior más corta puede corregir un acortamiento aparente, disminuyendo la sobrecarga de la columna lumbar y de la cadera contraria.
- *Tratamiento farmacológico*: algunos analgésicos simples como el paracetamol o la dihidrocodeína pueden aliviar el dolor causado por el roce entre dos huesos artrósicos; sin embargo, no son útiles para bajar la inflamación de la artrosis. Los antiinflamatorios no esteroideos (AINE) disminuyen la respuesta inflamatoria y muchas personas los consideran útiles antes de la actividad física o por la noche. En pacientes con artritis reumatoide se emplean fármacos antirreumáticos modificadores de la enfermedad, corticoides o inmunodepresores.
- *Terapia intraarticular*: la inyección local de hidrocortisona en la articulación puede recuperar la comodidad y la movilidad.

Tratamiento quirúrgico

Antes de decidir un tratamiento quirúrgico debe realizarse una valoración meticulosa a todos los pacientes, ya que algunos se benefician más del tratamiento quirúrgico que otros según sus circunstancias físicas, psicológicas y sociales. Solo debe valorarse el tratamiento quirúrgico cuando han fracasado las medidas no quirúrgicas.

Para decidir la necesidad de tratamiento quirúrgico se usan a menudo los criterios siguientes:

- Dolor.
- Cambios radiológicos.
- Estabilidad articular.
- Pérdida funcional.
- Inmovilidad.

Las técnicas quirúrgicas usadas con más frecuencia en los pacientes con artrosis o artritis reumatoide son la sinoviectomía, la osteotomía, la artrodesis y la artroplastia.

- La *sinoviectomía* es la resección de la membrana sinovial alterada y se realiza con más frecuencia en pacientes con artritis reumatoide.
- La *osteotomía* consiste en cortar un hueso. Se usa para corregir una deformidad ósea o para disminuir el dolor articular.
- La *artrodesis* es la fusión quirúrgica de una articulación. Se emplea para estabilizar una articulación o para disminuir el dolor en una articulación con una lesión o un trastorno grave.
- La *artroplastia* es la sustitución de la articulación por un componente artificial y una de las técnicas más efectivas de cirugía ortopédica (Bulstrode, 2017).

Valoración de enfermería de un paciente con un trastorno musculoesquelético

Al valorar a estos pacientes es importante determinar en primer lugar cuáles eran sus capacidades funcionales normales y ver cómo el problema actual disminuye su capacidad funcional. Es necesaria una valoración de enfermería meticulosa para obtener información esencial de los pacientes sobre los factores físicos, psicológicos, socioculturales, ambientales y político-económicos que influyen en sus actividades cotidianas y cómo afrontan estos problemas. Después de identificar los problemas del paciente, la enfermera debe fijar los objetivos, aplicar medidas de enfermería y evaluar los cuidados subsiguientes. El modelo de enfermería Roper-Logan-Tierney (Roper et al., 1996) es un ejemplo de un modelo utilizado para la atención de enfermería de un paciente con un trastorno musculoesquelético y en la tabla 23.1 se muestra un ejemplo.

Cada paciente es una persona singular y la valoración de enfermería debe individualizarse para abordar estas necesidades individuales. No obstante, en una valoración de enfermería musculoesquelética se analizan y valoran a menudo los puntos siguientes (Jester, 2014).

- Movilidad:
  - ¿Está limitada la movilidad y, si es así, en qué grado?
  - ¿Ha disminuido la amplitud de movimiento?

Tabla 23.1 Plan de asistencia postoperatoria para una paciente después de una artroplastia total de cadera, según el modelo de enfermería de Roper, Logan y Tierney

Valoración/rutina habitual	Problema de la paciente	Objetivo	Acción de enfermería	Evaluación
Mantenimiento de un entorno seguro				
Prótesis de cadera cementada en posición correcta después de una vía de abordaje anterior al volver de quirófano	Riesgo de luxación de la prótesis de cadera	Prevenir la luxación de la cadera	Comprobar que Louise ha recibido un ejemplar del folleto que explica qué hacer y qué evitar para prevenir la luxación Reforzar la información con regularidad Comprobar que Louise no flexiona la cadera a 90° o más Confirmar que Louise usa un asiento alto para el inodoro en la unidad y en casa durante 3 meses	La prótesis de cadera de Louise no se ha luxado
La piel de Louise permanece sana e intacta	Comprobación pre- y postoperatoria de la piel para identificar úlceras/lesiones por presión previas o nuevas Posibilidad de hematoma o de infección de la herida después de la operación	Prevenir la infección de la herida y el hematoma	Administrar antibióticos profilácticos según la prescripción Observar la herida para detectar sangrado, tumefacción o secreción excesiva Usar una técnica aséptica para manejar los apósitos y drenajes Tomar la temperatura cada 30–60 min al principio, después cada 2–4 h durante un período de 24 h	Louise permaneció afebril y la herida cicatrizó sin signos de infección
	Riesgo de úlceras por presión por la movilidad reducida	Valorar el riesgo de úlcera por presión empleando la escala de Waterlow y usar un colchón apropiado si está indicado	Estimular la movilización desde el día 1	Las zonas de presión de Louise permanecieron intactas Medias antiembólicas ajustadas para reducir las posibilidades de embolia; debe usarlas hasta que la paciente recupere la movilidad por completo

Tabla 23.1 **Plan de asistencia postoperatoria para una paciente después de una artroplastia total de cadera, según el modelo de enfermería de Roper, Logan y Tierney *(cont.)***

Valoración/rutina habitual	Problema de la paciente	Objetivo	Acción de enfermería	Evaluación
La temperatura de Louise era normal (37,1 °C) al ingresar en el hospital	Al volver de quirófano, su temperatura era de 35 °C	Ayudar a recuperar una temperatura normal	Poner un convector de calor cerca del cuerpo de Louise y colocar una manta adicional Tomarle la temperatura a Louise a intervalos regulares hasta que esta se normalice	A las 2 h, la temperatura de Louise subió a 36,2 °C y se retiró el convector de calor La temperatura de Louise permaneció por encima de 36,2 °C y por debajo de 37,5 °C
Movilización				
La movilización de Louise y la distancia que podía caminar sin dolor antes de la operación era de 100 m aproximadamente	En el postoperatorio Louise tiene poca confianza para la movilización, pero no tiene dolor intenso	Recuperar la confianza de Louise ante la movilización	Dar explicaciones y tranquilizar a Louise antes de movilizarla y al hacerlo Observar los signos de luxación El día 1, empezar a movilizar a Louise con ayuda del fisioterapeuta; comenzar con transferencias de la cama a la silla, enseñar la manera correcta de sentarse en una silla y de ahí pasar a cómo usar las muletas con seguridad para evitar una luxación Louise necesitará moverse con apoyo en carga parcial en la extremidad inferior operada durante 6 semanas	Louise puede movilizarse y realizar la transferencia de la cama a la silla y de la cama al cuarto de baño con confianza
Trabajo y ocio				
Louise trabaja de secretaria a tiempo parcial en una pequeña empresa local La empresa tiene problemas económicos y ha habido algunos recortes	Louise sabe que puede perder su empleo debido a su baja laboral Quiere salir y no desea jubilarse	Volver a trabajar lo antes posible	Animar a Louise a expresar sus temores Ponerla en contacto con un trabajador social	El traumatólogo escribió una carta de apoyo al jefe de Louise, que era una persona simpática y colaboradora
Louise es una jardinera excelente	Louise está preocupada por la posibilidad de no recuperar su afición por la jardinería, aunque reconoce que no ha podido practicarla durante los 6 meses previos a la operación	Recuperar las actividades de jardinería ligeras	Enviar a Louise al fisioterapeuta para que le aconseje sobre movimientos seguros en la práctica de la jardinería	Hasta ahora Louise no ha vuelto a practicar la jardinería, pero piensa hacerlo pronto Ha aprendido qué puede hacer de manera segura y lo acepta

(Continúa)

Tabla 23.1 **Plan de asistencia postoperatoria para una paciente después de una artroplastia total de cadera, según el modelo de enfermería de Roper, Logan y Tierney *(cont.)***

Valoración/rutina habitual	Problema de la paciente	Objetivo	Acción de enfermería	Evaluación
Expresión de la sexualidad				
Louise y su marido han estado casados durante 32 años y siguen manteniendo relaciones sexuales. Estas relaciones se vieron afectadas por el dolor en los últimos meses, y Louise reconoce que su marido se ofreció a dormir en el cuarto de invitados para dejarle más espacio y evitar la luxación de la cadera cuando volviera a casa	Miedo de Louise a la luxación de la cadera durante las relaciones sexuales	Que Louise recupere las relaciones sexuales con su marido sin luxación de la cadera	Aconsejar y asegurar a Louise que puede reanudar la actividad sexual adoptando un papel pasivo a las 6 semanas aproximadamente Facilitar a Louise el número de teléfono de ayuda y el correo electrónico de Outsiders, una organización que asesora sobre relaciones sexuales y personales a personas con alguna discapacidad y que proporciona un folleto acerca de las posturas seguras en el postoperatorio	Louise aún no ha reanudado las relaciones sexuales, pero cree saber cómo evitar la luxación de la cadera

- ¿Es mayor la amplitud de movimiento pasiva que la activa?
- ¿Mejora la movilidad a lo largo del día?
- ¿Cuál es el trastorno del sistema musculoesquelético del paciente?
- ¿Cuál es el estado neurológico de la extremidad afectada?
- ¿Necesita el paciente ayudas para la movilidad?

- Dolor:
  - ¿Dónde es más intenso el dolor?
  - ¿Se irradia el dolor desde la zona de lesión?
  - ¿Cambia el dolor en el transcurso del día?
  - ¿Cómo describe el dolor?
  - ¿Hay tumefacción o deformidad?
- Sueño:
  - ¿Interfiere el dolor en el sueño?
- Sexualidad:
  - ¿Está alterada la imagen corporal del paciente por cojera, acortamiento de una extremidad o deformidad?
  - ¿Influye el tratamiento quirúrgico en las relaciones sexuales del paciente?
- Bienestar psicológico:
  - ¿Está ansioso o deprimido el paciente?
  - ¿Presenta el paciente demencia o un intervalo de atención deficiente?
- Higiene:
  - ¿Puede asearse y vestirse el paciente por sí mismo?
  - ¿Necesita ayuda el paciente o ayudas técnicas/aparatos especiales para el aseo?
- Respiración:
  - ¿Es fumador?
  - ¿Tiene antecedentes cardiovasculares?
  - ¿Tiene el paciente algún tipo de curvatura de la columna vertebral que influye en el sistema respiratorio?
- Trabajo y ocio:
  - ¿Ha influido el problema en el trabajo y/o en las actividades sociales del paciente?
  - ¿Necesita asistencia para las actividades domésticas?

El objetivo principal de la valoración de enfermería musculoesquelética y de los cuidados consiguientes planeada es ayudar al paciente a ser independiente con un enfoque realista.

Pruebas diagnósticas del sistema musculoesquelético

Radiografías simples

Las radiografías simples ayudan a diagnosticar y a confirmar la lesión o la enfermedad, por ejemplo, fracturas, disminución del espacio articular en la artrosis. Por lo general no es necesaria una preparación especial.

Tomografía axial computarizada

La tomografía axial computarizada (TAC o TC) combina los rayos X con la tecnología informática para obtener imágenes transversales (tomografías) de las estructuras corporales internas. Se inyecta por vía intravenosa una dosis baja de un contraste al paciente, que está tumbado en una camilla que atraviesa lentamente un túnel circular en el escáner, donde se produce una rotación de un haz radiográfico de intensidad baja a través de la anchura corporal. Los detectores opuestos al haz radiográfico registran el grado de absorción de los rayos X por los distintos tejidos corporales y convierten los haces modificados en señales electrónicas que se introducen en un ordenador. A continuación, el ordenador procesa los cambios en los haces radiográficos y muestra imágenes de alta resolución en una pantalla. Estas imágenes se graban en una película y se examinan los cortes de uno en uno. Esta prueba de imagen es útil sobre todo para diagnosticar trastornos de la columna vertebral y del cráneo.

Resonancia magnética

La resonancia magnética (RM) es una prueba de imagen no invasiva de las estructuras profundas corporales. El paciente debe permanecer tumbado en una camilla no magnética que pasa a través de un escáner que expone el cuerpo a un campo magnético intenso. Este campo magnético hace que los protones corporales se alineen verticales en filas paralelas al campo. A continuación se expone el cuerpo del paciente a ondas de radiofrecuencia que hacen que los protones salgan de fase. Al detener las ondas de radiofrecuencia, los protones vuelven a su posición previa. Se obtienen imágenes de este movimiento y se representan visualmente. La RM es especialmente útil para mostrar cambios de vascularización del hueso después de un traumatismo y los cambios degenerativos en los ligamentos y en los discos intervertebrales (Bulstrode, 2017).

Muchos pacientes a los que se realiza una RM pueden presentar ansiedad o crisis de pánico y las enfermeras deben ayudarles a disminuir el estrés manteniendo contacto verbal.

Gammagrafía ósea

Se inyecta por vía intravenosa al paciente un radioisótopo, que es captado por el hueso. La magnitud de la captación refleja la actividad metabólica ósea y es útil para el diagnóstico precoz de invasión tumoral, necrosis y reparación del hueso.

Radioabsorciometría de doble energía (DEXA) o densitometría ósea

Esta prueba de imagen se realiza para medir la densidad mineral ósea en pacientes con enfermedad metabólica ósea y puede ser necesaria para todo el cuerpo del paciente o para una zona concreta. Esta medición ayuda al médico a tener una opinión fundamentada del tratamiento más apropiado para el paciente.

Artroscopia

La artroscopia es una técnica invasiva que consiste en introducir un instrumento denominado artroscopio en una articulación, con anestesia general. La artroscopia permite inspeccionar el interior de la articulación con o sin movimiento articular y permite explorar estructuras individuales con un palpador o gancho romo. También puede emplearse para aspirar líquido y lavar una articulación.

Pruebas de velocidad de conducción nerviosa (VCN)

Las pruebas de velocidad de conducción nerviosa miden la rapidez del impulso eléctrico a través de un nervio. La VCN puede identificar una lesión nerviosa y puede utilizarse para planificar el tratamiento de distintos trastornos. Estas pruebas son el patrón de referencia para el síndrome del túnel carpiano. Normalmente se realiza una electromiografía (EMG) al mismo tiempo. La EMG mide la actividad eléctrica en respuesta a estimulación nerviosa del músculo. Esta prueba se usa para ayudar a detectar anomalías neuromusculares. Durante la prueba se introducen agujas finas a través de la piel en el interior del músculo y se mide la actividad eléctrica con relajación y contracción muscular. Ambas pruebas se realizan en régimen ambulatorio y duran 60-90 min aproximadamente.

Cirugía ortopédica de la extremidad inferior

Cadera

Sustitución (artroplastia) total de cadera

La sustitución (artroplastia) total de cadera es la técnica quirúrgica empleada con más frecuencia para la artrosis de la cadera (Bulstrode, 2017). En una artroplastia total de cadera se reseca el acetábulo y la cabeza femoral desgastados y se sustituyen por componentes artificiales, que pueden ser cementados o no cementados.

- *Cementada*: comprende el uso de una cúpula densa, habitualmente de polietileno, y de un componente femoral de metal o de aleación metálica. Cada uno de estos componentes se fija con cemento de metilmetacrilato que tiene propiedades parecidas al hueso. Una desventaja de las prótesis cementadas es la posible destrucción ósea si se afloja la prótesis.
- *No cementada*: en la zona en la que pondría cemento se conserva más hueso cortical. Esto permite realizar una artroplastia total de cadera a pacientes más jóvenes con una probabilidad más alta de necesitar cirugía de revisión en el futuro.

Artroplastia de cadera mínimamente invasiva

La cirugía mínimamente invasiva (CMI) de la cadera consiste en colocar la prótesis a través de una o dos incisiones pequeñas, menores de 10 cm, comparadas con la incisión clásica de 20-30 cm (Eskelinen, 2017). Aunque resulta atractiva para los pacientes, al comparar la CMI con la artroplastia total de cadera clásica se observa que faltan estudios clínicos

Qué hacer y qué evitar después de una artroplastia total de cadera

Qué hacer

Lleve a cabo los ejercicios que le han enseñado dos veces al día, si es posible

Descanse tumbado sobre la espalda, durante un período corto diario (30 min dos veces al día) durante 2 semanas después de salir del hospital

Utilice muleta(s), sobre todo fuera de casa. Es recomendable usar un bastón durante 6 semanas

Tenga cuidado con la postura al sentarse, levantarse y caminar

Duerma sobre el lado de la cadera operada, si quiere hacerlo, y coloque una almohada entre las extremidades inferiores para su mayor comodidad

Utilice el material que le han proporcionado para ponerse los calcetines, las medias o los zapatos

Pida consejo si tiene dudas respecto a alguna actividad

Qué evitar

Después de una artroplastia total de cadera, los músculos y otros tejidos circundantes tardan tiempo en cicatrizar y en recuperarse. Durante este período existe riesgo de luxación de la cadera nueva. Para reducir este riesgo, debe tomar las siguientes precauciones durante 6 semanas como mínimo después de la operación:

No cruce las extremidades inferiores

No se siente en una silla baja ni en el inodoro

No duerma sobre el lado sano durante 2 meses

No se agache ni se incline hacia abajo para coger cosas del suelo

No intente flexionar la extremidad inferior afectada para acercarla al tronco

No intente entrar o salir de la bañera durante las 6 semanas siguientes a la operación

No conduzca hasta pasadas 6 semanas después de la operación

Figura 23.1 Qué hacer y qué evitar después de una artroplastia total de cadera.

adecuados de gran escala y a largo plazo que confirmen sus ventajas (Lloyd et al., 2012),

Valoración y cuidados preoperatorios

Se recomienda que los pacientes a los que va a realizarse una artroplastia total de cadera acudan a la consulta de valoración preoperatoria y a las sesiones informativas 2-3 semanas antes de la intervención quirúrgica.

La valoración preoperatoria permite al equipo multidisciplinario asegurarse de que el paciente se encuentra en el mejor estado de salud posible, para que no se suspenda la intervención por problemas de salud a su ingreso en el hospital. Esto permite un uso efectivo de los recursos como el tiempo de quirófano y las camas hospitalarias y evita la decepción del paciente por la suspensión de la intervención quirúrgica (Flynn y Lucas, 2014).

Dependiendo de la disponibilidad de sesiones informativas preoperatorias, la consulta de valoración preoperatoria puede realizarla una sola enfermera o distintos miembros del equipo multidisciplinario. La valoración preoperatoria comprende:

- Análisis de sangre simples con hemograma completo, urea y electrólitos, grupo sanguíneo, reserva y pruebas cruzadas, y otras pruebas necesarias, por ejemplo, glucemia, cribado de drepanocitosis.
- Medición de las constantes vitales, incluyendo presión arterial, frecuencia cardíaca, temperatura, frecuencia respiratoria y saturación de oxígeno.
- Valoración neurovascular como referencia para el seguimiento postoperatorio.
- Electrocardiograma, si está indicado.
- Radiografías de tórax y de la cadera, si está indicado.
- Antecedentes completos de salud y exploración física.

Sesión informativa preoperatoria. En la actualidad, muchos pacientes tienen la oportunidad de acudir a una sesión informativa preoperatoria impartida por el equipo multidisciplinario además de la consulta de valoración preoperatoria. Si no se dispone de sesiones informativas, el equipo multidisciplinario proporciona información durante la consulta de valoración preoperatoria. El paciente recibe una explicación detallada de la operación y de la evolución postoperatoria previsible.

- Muchos pacientes tienen ansiedad por el dolor postoperatorio que pueden sufrir. Se les explica el uso de analgesia, anestesia espinal y regional, y técnicas de distracción como la respiración profunda y la visualización guiada para mitigar el dolor (Carpenter et al., 2017).
- Se informa a los pacientes de que recibirán profilaxis antibiótica para prevenir la infección, y profilaxis de la trombosis venosa profunda, como la aplicación de medias antiembólicas, aparatos de compresión secuencial y fármacos anticoagulantes.
- Se informa a los pacientes de los riesgos de la intervención quirúrgica, como luxación de la cadera, y se les enseña a prevenirlas durante la sesión. Los pacientes reciben una lista de «lo que pueden y lo que no pueden» hacer después de la intervención quirúrgica (fig. 23.1).
- El fisioterapeuta valora la marcha y la amplitud de movimiento del paciente y le enseña ejercicios postoperatorios durante la sesión para que pueda practicar antes del ingreso.

- El terapeuta ocupacional realiza una valoración de las actividades cotidianas para saber qué actividades plantean dificultades al paciente. Enseña al paciente a conservar energía y a adaptar las actividades cotidianas según sea necesario. Los pacientes programados para intervención quirúrgica reciben información sobre ayudas que pueden ser necesarias (p.ej., asiento elevador para inodoro) o que pueden facilitar las actividades cotidianas del paciente (p.ej., calzadores para ponerse los calcetines, esponjas de mango largo y alcanzadores de objetos).
- La coordinadora del alta o la supervisora de enfermería colabora con todos los miembros del equipo multidisciplinario, para asegurar que el paciente tiene un entorno doméstico seguro después del alta hospitalaria.

Esta información se complementa con documentación escrita, que el paciente puede llevarse.

Cuidados postoperatorios

Después de una artroplastia total de cadera el paciente puede volver a la unidad de hospitalización con un sistema de infusión intravenosa, excepto si ya puede tomar líquidos por vía oral. Para prevenir una complicación neurovascular deben realizarse y registrarse observaciones neurovasculares de los dedos del pie y del pie a intervalos de 30 min al principio, que se amplían hasta cada 4 h durante 24 h (fig. 23.2). Se explora la temperatura, el color, la sensibilidad y la movilidad de todos los dedos de la extremidad operada. Se palpa el pulso pedio del paciente y se compara con el del pie contrario, y si se detectan anomalías, deben comunicarse de inmediato. También se registra la puntuación de dolor.

El paciente vuelve por lo general a la unidad de hospitalización con un apósito compresivo en la herida, que normalmente se retira a las 24 h para dejar expuesto el apósito primario. Se recomienda usar una lámina transparente permeable al vapor como apósito primario para inspeccionar la herida sin necesidad de retirar el apósito y así reducir el riesgo de infección. La herida está cerrada con puntos de sutura o con grapas, que se retiran a los 7-10 días de la intervención quirúrgica.

Plan de cuidados postoperatorios. El plan de cuidados de la tabla 23.1 muestra los cuidados de Louise, una mujer de 62 años que necesita una artroplastia total de cadera.

Complicaciones postoperatorias más frecuentes

Trombosis venosa profunda (TVP). Los pacientes tienen riesgo de TVP después de la intervención quirúrgica. Para evitarla se aplican diversas medidas profilácticas, como las inyecciones de heparina de bajo peso molecular, los anticoagulantes orales, las medias antiembólicas y los aparatos de presión intermitente, además de enseñarles ejercicios de flexión dorsal y plantar de los tobillos y respiraciones profundas.

Infección. Los pacientes tienen riesgo de infección bacteriana del hueso y de la herida quirúrgica. Se administran antibióticos intravenosos profilácticos y se mantiene una asepsia estricta de la herida quirúrgica. La infección bacteriana profunda de la prótesis después de la artroplastia total de cadera es una de las complicaciones más devastadoras de la cirugía de la cadera. El tratamiento inicial comprende antibióticos dirigidos según los cultivos y el antibiograma (Bulstrode, 2017), además de lavados quirúrgicos seriados del foco infeccioso. La infección puede provocar la retirada de la prótesis y la colocación de un espaciador provisional, que provoca una articulación inestable que precisa cirugía de revisión en el futuro.

Luxación de cadera. La luxación de una artroplastia total de cadera es una complicación desafortunada relacionada con el paciente o con la técnica (Cunningham et al., 2017). El paciente recibe información verbal y escrita para prevenir la luxación.

Rodilla

Sustitución (artroplastia) total de rodilla

La sustitución (artroplastia) total de rodilla se realiza por lo general para quitar el dolor y mejorar la movilidad y la estabilidad alteradas por trastornos como la artrosis. En la actualidad se consiguen resultados excelentes y duraderos en más del 80% de los pacientes, y solo el 3,37% precisan revisión en los 10 años siguientes (Sugand y Gupte, 2018).

La artroplastia de rodilla puede ser unicompartimental (parcial) o total (fig. 23.3). La artroplastia unicompartimental de rodilla solo es apropiada en las fases iniciales de la enfermedad o si la enfermedad afecta solo un compartimento de la rodilla. Es mucho más frecuente la artroplastia total de rodilla.

La artroplastia total de rodilla consiste en resecar las superficies articulares femoral y tibial desgastadas y sustituirlas por componentes de metal y de polietileno, respectivamente, proporcionando nuevas superficies articulares de deslizamiento.

Cuidados preoperatorios

Los cuidados preoperatorios de un paciente al que va a realizarse una artroplastia total de rodilla son muy parecidos a los del paciente al que va a realizarse una artroplastia total de cadera, con algunas excepciones. Durante la valoración preoperatoria, el fisioterapeuta enseña al paciente ejercicios específicos de la extremidad inferior, como cuádriceps isométrico, elevación de la extremidad inferior extendida y flexión de rodilla, para ayudar a fortalecer los músculos cuádriceps. Se informa al paciente de que después de la operación la extremidad inferior tendrá dolor, tumefacción y equimosis.

- *Ejercicios isométricos de cuádriceps*: se enseña al paciente a poner la mano detrás de la rodilla afectada, presionar después la rodilla sobre la mano y luego relajarla. Algunos pacientes, como los que presentan artritis reumatoide de las manos, tienen dificultad para hacer este ejercicio, pero por lo general son capaces de presionar la rodilla contra la cama.
- *Ejercicios de elevación de la extremidad extendida*: se enseña al paciente a tensar los músculos del muslo de la extremidad inferior afectada, y a levantar después la extremidad inferior tan alto como pueda.

La enseñanza y la realización de los ejercicios de fisioterapia preoperatorios tienen un efecto beneficioso directo en

NOMBRE	UNIDAD	TÉCNICA QUIRÚRGICA/LESIÓN:
MÉDICO	NÚMERO	ÁREA QUE DEBE OBSERVAR:
FECHA DE INGRESO		FRECUENCIA DE OBSERVACIONES:

FECHA											
HORA											
PUNTUACIÓN DE DOLOR (0–5)											
VASCULAR	COLOR	Normal									
		Palidez									
		Cianosis									
		Moteado									
	TEMPERATURA	Caliente									
		Templado									
		Frío									
		Gélido									
	TUMEFACCIÓN	No									
		Moderada									
		Intensa									
	RELLENO CAPILAR < 2 s										
	PULSO	Fuerte									
		Débil									
		Ausente									
MOVILIDAD	FLEXIÓN DORSAL DE TOBILLO	Sin contracción activa									
		Movimiento activo sin dolor									
		Movimiento activo con dolor									
		Movimiento pasivo sin dolor									
	FLEXIÓN PLANTAR DE TOBILLO	Sin contracción activa									
		Movilidad activa sin dolor									
		Movilidad activa con dolor									
		Movilidad pasiva sin dolor									

Figura 23.2 Gráfica neurovascular.

MOVILIDAD	EXTENSIÓN DE LOS DEDOS DEL PIE	Sin contracción activa									
		Movilidad activa sin dolor									
		Movilidad activa con dolor									
		Movilidad pasiva sin dolor									
	FLEXIÓN DE LOS DEDOS DEL PIE	Sin contracción activa									
		Movilidad activa sin dolor									
		Movilidad activa con dolor									
		Movilidad pasiva sin dolor									
SENSIBILIDAD	ESPACIO INTER-DIGITAL DORSAL 1.er y 2.o DEDO	Sin sensibilidad									
		Hormigueo/ entumecimiento									
		Sensibilidad completa									
	ESPACIO INTER-DIGITAL DORSAL 3.er y 4.o DEDO	Sin sensibilidad									
		Hormigueo/ entumecimiento									
		Sensibilidad completa									
	PLANTA DEL PIE/DEDOS	Sin sensibilidad									
		Hormigueo/ entumecimiento									
		Sensibilidad completa									
	ARCO INTERNO DEL PIE	Sin sensibilidad									
		Hormigueo/ entumecimiento									
		Sensibilidad completa									
INICIALES											

Compare siempre con la extremidad no afectada.
Si están afectadas ambas extremidades, use una gráfica distinta para cada extremidad.
Si detecta anomalías, notifíquelas de inmediato a la enfermera responsable o al equipo médico.
Registre todas las acciones realizadas.

Figura 23.2 *(Cont.)*

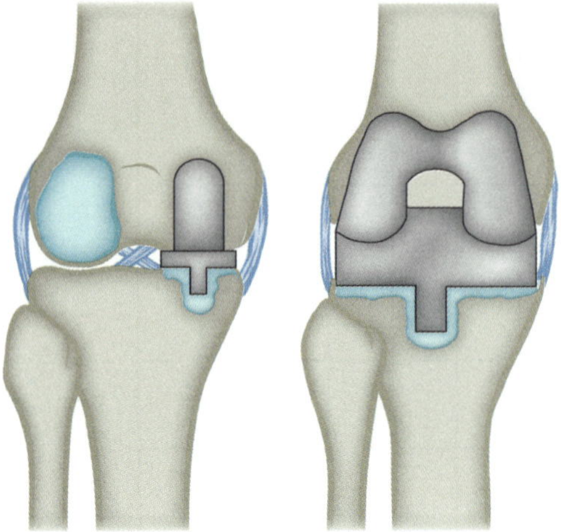

Figura 23.3 Artroplastia de rodilla.

la capacidad funcional postoperatoria del paciente (Flynn y Lucas, 2014).

Cuidados postoperatorios

Después de una artroplastia total de rodilla, el paciente vuelve a la unidad de hospitalización con un sistema de infusión intravenosa, si todavía no toma líquidos por vía oral, y un vendaje compresivo de algodón y crepé desde el pie hasta el muslo. Para prevenir una complicación neurovascular deben realizarse observaciones neurovasculares de los dedos y del pie igual que después de una artroplastia total de cadera (Clarke y Santy-Tomlinson, 2014). La herida quirúrgica se cierra con puntos de sutura o grapas, que se retiran a los 7–10 días del postoperatorio.

Las complicaciones más frecuentes son parecidas a las de la artroplastia total de cadera; por ejemplo, TVP e infección. Es importante que el paciente al que va a realizarse una artroplastia total de rodilla siga flexionando y extendiendo la rodilla para conseguir y mantener una amplitud de movimiento apropiada, y para evitar una contractura articular. Por este motivo no deben ponerse almohadas bajo la rodilla, sobre todo durante la noche, dejando la rodilla en una posición de flexión fija.

El plan de cuidados de la tabla 23.2 muestra los cuidados de Daljit, un hombre de 74 años a quien se va a realizar una artroplastia total de rodilla.

Planificación del alta después de una artroplastia total de rodilla

Todos los miembros del equipo multidisciplinario deben asegurarse de que el paciente ha conseguido los objetivos funcionales definidos:

- Movilidad independiente con ayuda apropiada.
- Capaz de subir escaleras (si es apropiado).
- Comprende bien los ejercicios y las precauciones.
- Independiente para las transferencias.
- Flexión activa de rodilla de 70–90°.
- La herida ha cicatrizado.
- Tiene buen estado de salud.

El paciente acude a la consulta externa a las 4–6 semanas del alta para una revaluación.

Lesiones de rodilla

Roturas de los meniscos

Las roturas de los meniscos son lesiones deportivas frecuentes y se observan con frecuencia en personas con profesiones que implican agacharse y arrodillarse, como los electricistas y los mineros, o en futbolistas profesionales con lesiones de rodilla repetidas (White et al., 2015).

Hay tres tipos principales de roturas de los meniscos (fig. 23.4).

- *Rotura en asa de cubo*: rotura completa que divide el menisco en dos, y la parte interna se desplaza como el asa de un cubo para producir esta rotura frecuente.
- *Rotura anterior o posterior*: afecta solo el cuerno anterior o posterior del menisco.
- *Rotura en pico de loro*: es una rotura por división horizontal que produce un colgajo entre los cóndilos, parecido al pico de un loro.

La mayoría de los pacientes son hombres jóvenes con antecedente de una torsión de la rodilla flexionada con el peso apoyado en dicha extremidad inferior. Notan dolor y también a veces que algo se rompe. La rodilla puede bloquearse de manera que no pueden extender la extremidad inferior; no obstante, la manipulación de la rodilla consigue desbloquearla. Puede haber tumefacción, dolor a la palpación sobre el menisco e imposibilidad para la extensión completa. No obstante, dado que los meniscos son avasculares y no están inervados en los dos tercios internos, es posible que no haya dolor ni tumefacción (Bulstrode 2017; Sugan y Gupte, 2018).

La rodilla se trata habitualmente con un vendaje compresivo, por ejemplo, con vendas de algodón y crepé desde el pie hasta el muslo, y los síntomas remiten gradualmente.

Si se confirma una rotura meniscal, debe extirparse el fragmento suelto y debe conservarse la mayor cantidad posible de tejido meniscal sano. Esta técnica se hace habitualmente por vía artroscópica como cirugía ambulatoria porque permite un diagnóstico más preciso y una extirpación meticulosa.

Después de la artroscopia se prescriben analgésicos y movilización con apoyo en carga con muletas si lo permite el dolor, el fisioterapeuta explica un plan de ejercicio y recomienda realizar ejercicio suave 1 semana después de la artroscopia y ejercicio intenso 2 semanas después de la artroscopia.

Lesiones ligamentosas

La estabilidad de la rodilla depende mucho de los ligamentos cruzados anterior y posterior. Las roturas de los ligamentos cruzados son más frecuentes en adultos jóvenes que realizan deportes de contacto (Sugand y Gupte, 2018).

Tabla 23.2 **Plan de asistencia postoperatoria para un paciente después de una artroplastia total de rodilla, según el modelo de enfermería de Roper, Logan y Tierney**

Valoración/rutina habitual	Problema del paciente	Objetivo	Acción de enfermería	Evaluación
Eliminación				
Daljit tiene dificultades ocasionales para orinar. Está preocupado por la dificultad para orinar mientras está en reposo en cama	Riesgo de retención urinaria	Prevenir la retención urinaria	Tranquilizar a Daljit e intentar reducir la preocupación Animar a beber como mínimo 2 l de líquidos en 24 h Colocar a Daljit cómodamente en una posición erguida en la cama Sentarlo en una silla y animar a Daljit a ir al baño lo antes posible Colocar una sonda si es necesario	Todas las acciones de enfermería fracasaron Daljit presentó una retención urinaria Se le colocó a Daljit una sonda urinaria y evacuó 400 ml de orina Tras retirar la sonda, Daljit no volvió a tener problemas para orinar
Daljit hace deposiciones todos los días	Riesgo de estreñimiento mientras permanece en reposo en cama	Prevenir el estreñimiento	Estimular el consumo de líquidos, fruta y una dieta rica en fibra Vigilar la actividad intestinal y registrarla a diario	Daljit hizo una deposición el 2.° día postoperatorio
Movilización				
Daljit siente rigidez y dolor en la rodilla y debilidad muscular	Riesgo de rigidez de la prótesis de rodilla con función limitada	Conseguir el mejor resultado de la artroplastia de rodilla Lograr 70-90° de flexión antes del alta hospitalaria	Valorar el dolor de Daljit y administrar los analgésicos prescritos Tranquilizar a Daljit Estimular los ejercicios de cuádriceps y de elevación de la extremidad inferior extendida Conseguir 70-90° de flexión al alta	Daljit logró 90° de flexión antes del alta Recibió el alta el día 2, caminando con apoyo en carga total con dos muletas
Mantenimiento de un entorno seguro				
Daljit está preocupado por no ser capaz de hacer la compra o tareas domésticas de esfuerzo después del alta	Daljit está preocupado por no ser capaz de hacer la compra o tareas domésticas de esfuerzo durante 3 meses	Conseguir que Daljit reciba ayuda con la compra y las tareas domésticas cuando reciba el alta hospitalaria	Enviar a Daljit a los servicios sociales para obtener ayuda con la compra y las actividades domésticas cuando reciba el alta	Daljit recibió el alta con un servicio de comida a domicilio durante 2 semanas y tendrá ayuda a domicilio para la compra y las tareas domésticas una vez a la semana hasta que pueda hacerlo solo

Rotura del ligamento cruzado anterior

El paciente nota y oye un «crujido» y no puede continuar la actividad que estaba realizando. La rodilla aumenta de volumen y presenta una hemartrosis (sangre en el espacio articular). La presencia de hemartrosis indica por lo general una lesión articular grave y causa mucho dolor al paciente (Sugand y Gupte, 2018). En la fase aguda es difícil realizar las maniobras para explorar la estabilidad de los ligamentos debido a la tumefacción; por este motivo es necesario aspirar la hemartrosis en primer lugar.

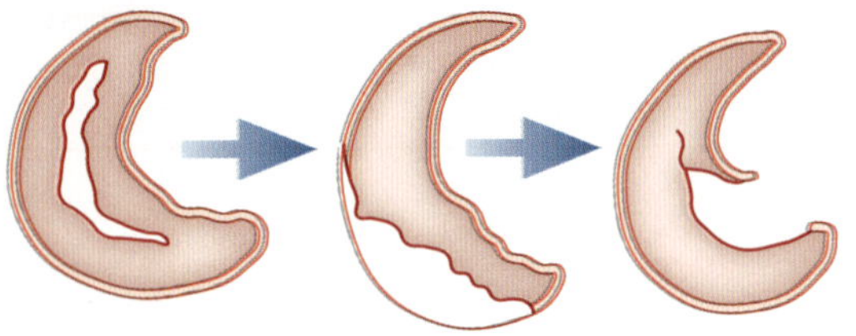

Figura 23.4 Tipos de roturas meniscales.

El tratamiento inicial consiste en administrar analgésicos y extraer líquido sinovial de la rodilla para disminuir la presión en el interior de la cápsula. Muchos traumatólogos realizan una artroscopia urgente para evacuar la hemartrosis. Después de evacuar la sangre empieza la fisioterapia para fortalecer los músculos. El tratamiento depende de la edad; en los pacientes más jóvenes activos que realizan deportes de contacto es apropiada la reparación quirúrgica, mientras que en un paciente de edad más avanzada y sedentario puede ser mejor la fisioterapia y la modificación de la actividad (Sugand y Gupte, 2018; Bulstrode, 2017).

Tratamiento quirúrgico. La reconstrucción consiste en sustituir el ligamento cruzado anterior por tejido natural como el tercio central del tendón rotuliano o los tendones isquiotibiales. Esta intervención quirúrgica compleja precisa 3–6 meses de fisioterapia y 6–12 meses sin practicar deporte. Los resultados son satisfactorios en la mayoría de los pacientes, pero solo el 50% recuperan una estabilidad normal y solo el 60–70% recuperan su nivel deportivo previo a la lesión (Bulstrode, 2017).

Rotura del ligamento cruzado posterior

Este ligamento se lesiona con menos frecuencia que el ligamento cruzado anterior y la mayoría de los pacientes logran una recuperación excelente sin necesidad de tratamiento quirúrgico (Sugand y Gupte, 2018). El tratamiento conservador consiste en aspirar la zona de la articulación o realizarlo mediante artroscopia seguida de ejercicios de cuádriceps. Solo se realiza tratamiento quirúrgico si persiste la inestabilidad y el ligamento no cicatriza (Sugand y Gupte, 2018).

Pie

Hallux valgus

El *hallux valgus* es una desviación medial del primer metatarsiano asociada a desviación lateral del dedo gordo. Se forma un juanete sobre una exostosis de la cabeza del primer metatarsiano que puede inflamarse e infectarse (White et al., 2015).

Este trastorno puede empezar hacia el final de la infancia o al principio de la edad adulta y es más frecuente en las mujeres.

El tratamiento conservador –como la podología, la protección del juanete para disminuir la presión, las inyecciones de corticoides y el uso de calzado especial– ayuda a que el paciente esté más cómodo, pero no corrige la deformidad. El dolor y la deformidad son las razones principales de tratamiento quirúrgico.

Tratamiento quirúrgico

Existen diferentes técnicas quirúrgicas para corregir el *hallux valgus*, desde técnicas de tejidos blandos hasta diversas osteotomías (Bulstrode, 2017). La mayoría de la cirugía correctora del pie se realiza de manera ambulatoria con anestesia general. Las técnicas quirúrgicas más frecuentes son las siguientes.

- *Bunionectomía*: se reseca la exostosis y se extirpa el juanete.
- *Osteotomía metatarsiana distal*: se hace un corte en el cuello del primer metatarsiano y se desplaza la cabeza para que consolide en posición lateral, por ejemplo, osteotomía de Mitchell u osteotomía en uve.
- *Artroplastia*: la más frecuente es la artroplastia de Keller, que consiste en resección de la mitad proximal de la primera falange del dedo gordo, dejando una articulación flotante. A menudo está alterada la posición del segundo dedo, que puede corregirse con una aguja de Kirschner.
- *Artrodesis de la articulación metatarsofalángica*: se fusiona la articulación en valgo ligero, y el dedo gordo sigue realizando apoyo en carga.

Hallux rigidus

La artrosis de la primera articulación metatarsofalángica se denomina a menudo *hallux rigidus* (Bulstrode, 2017). La articulación causa dolor al andar, pierde movilidad y el dedo se vuelve rígido (White et al., 2015).

El tratamiento conservador comprende AINE y ortesis para disminuir el movimiento que produce dolor (Kunnasegaran y Thevendran, 2015).

El tratamiento quirúrgico es la artrodesis de la articulación, porque es la técnica más fiable para quitar el dolor a largo plazo, aunque limita la altura del tacón en el zapato.

Dedo en mazo

El dedo en mazo es una anomalía congénita de la articulación interfalángica distal y habitualmente es genético. El zapato roza con el dedo y pueden formarse ampollas. Puede ser útil el tratamiento conservador con calzados de caja ancha, podología regular y protección de la punta del dedo para que deje de rozar con el calzado. El tratamiento quirúrgico consiste en artrodesis o en amputación de la falange distal, que puede ser necesaria si existe una presión excesiva en el extremo del dedo.

Dedo en martillo

El dedo en martillo es una flexión fija de la articulación interfalángica proximal, con hiperextensión de la articulación interfalángica distal. Esta deformidad afecta por lo general al segundo dedo y puede formarse un callo doloroso sobre la cabeza prominente de la falange proximal.

El tratamiento conservador consiste en proteger el callo para disminuir la presión o en fijar el dedo con cintas y realizar estiramiento suave. No obstante, solo es efectivo en casos leves. El tratamiento quirúrgico es la artrodesis de la articulación en posición de extensión.

Cuidados de enfermería para los pacientes a los que se realiza una cirugía del pie

La mayoría de las intervenciones quirúrgicas en el pie se realizan en régimen ambulatorio con anestesia general asociada a anestesia local para el dolor postoperatorio.

Cuidados preoperatorios

Se valora el estado del pie del paciente para descartar trastornos circulatorios, infección o durezas, y se notifica al traumatólogo si hay lesiones o cortes. Deben palparse los pulsos pedios como referencia para el seguimiento postoperatorio, y debe apreciarse el cambio de coloración de la piel. Debe darse al paciente una explicación completa de la intervención quirúrgica y del tipo de calzado que debe usar en el postoperatorio.

Cuidados postoperatorios

Después de la intervención quirúrgica es frecuente que el paciente lleve una férula corta o un vendaje compresivo; en ambos casos es necesaria una observación frecuente del rezumado o del sangrado. Las exploraciones neurovasculares deben registrarse en la historia clínica y debe levantarse la cama para prevenir la tumefacción del pie y para facilitar el retorno venoso, sobre todo después de una artroplastia de Keller en la que se deja una aguja de Kirschner que sobresale del vendaje cubierta con un protector. Los pacientes tienen dolor intenso en las fases iniciales y precisan analgésicos con regularidad cuando empiezan a movilizarse. Se enseña a los pacientes a caminar sobre los talones con una ayuda para la marcha, por ejemplo, andador o muletas.

Planificación del alta

Los pacientes reciben el alta cuando pueden moverse con seguridad, por lo general con una ayuda técnica para andar y a menudo usando un calzado ortopédico abierto especial si no llevan un yeso. También se dan analgésicos al paciente para que tome en casa. Las agujas de Kirschner se extraen a las 4–6 semanas en la consulta externa.

Cirugía ortopédica de la extremidad superior

Hombro

Sustitución (artroplastia) total de hombro

Después del éxito de la artroplastia de cadera y rodilla, en la actualidad se realiza también artroplastia de hombro, aunque con menos frecuencia. La artroplastia total de hombro está indicada en pacientes con destrucción articular avanzada por traumatismo o por una enfermedad como la artritis reumatoide (Bulstrode, 2017). La artroplastia total de hombro sustituye la cabeza humeral por un componente metálico y reemplaza la superficie de la cavidad glenoidea (Sugand y Gupte, 2018). La artroplastia total de hombro se realiza con anestesia general con ingreso del paciente, que permanece 2–3 días en el hospital.

Cuidados preoperatorios

- Las pruebas preoperatorias en un paciente al que va a realizarse una artroplastia total de hombro son parecidas a las empleadas en la artroplastia de cadera o rodilla.
- Es útil animar al paciente a que empiece a usar su extremidad superior no dominante si le han operado la extremidad superior dominante.
- Debe registrarse el estado neurovascular de ambas extremidades superiores como referencia para las observaciones en el período postoperatorio.
- Debe darse al paciente una explicación completa de la intervención quirúrgica, la asistencia postoperatoria y el período de recuperación.
- Deben enseñarse al paciente ejercicios de respiración profunda y conviene avisarle de que puede estar limitada por el inmovilizador de la extremidad superior que puede restringir ligeramente la movilidad torácica (fig. 23.5).

Cuidados postoperatorios

- Deben registrarse cada media hora la temperatura, la frecuencia cardíaca, la frecuencia respiratoria y la presión arterial del paciente hasta que esté estable, y después cada 4 h durante un período de 24 h.
- Deben realizarse y registrarse observaciones neurovasculares de la extremidad afectada.
- El paciente puede tener un sistema de infusión intravenosa y un drenaje con vacío que deben vigilarse, y debe registrarse el volumen drenado.
- Cuando el paciente tolera bien los líquidos por vía oral y está hidratado, puede retirarse el sistema de infusión intravenosa y comenzar una dieta normal. El paciente necesita ayuda para cortar los alimentos.
- El dolor del paciente se trata con una bomba de ACP o con anestesia regional y debe evaluarse su eficacia.
- Se administran antibióticos profilácticos para prevenir la infección.
- Los puntos de sutura se retiran por lo general a los 7–10 días del postoperatorio, excepto si son reabsorbibles.
- El fisioterapeuta anima al paciente a realizar movimientos con los dedos, la muñeca y la mano y ejercicios isométricos del músculo deltoides en el período postoperatorio inicial.
- Después de las radiografías para confirmar la posición de la prótesis el segundo día, se anima al paciente a usar el hombro afectado con ayuda del hombro no afectado. Se anima a realizar ejercicios de la extremidad superior como caminar con los dedos hacia arriba sobre la pared y hacer ejercicios circulares con la extremidad superior hacia afuera y hacia adentro (denominados ejercicios de péndulo).

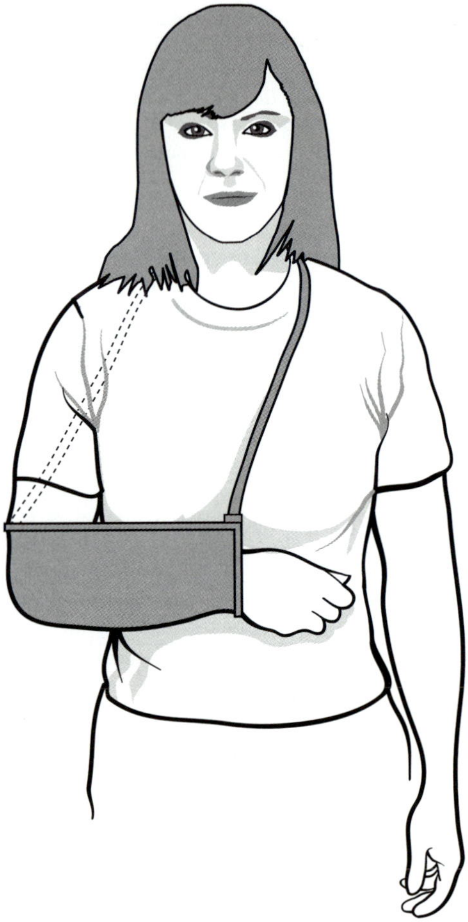

Figura 23.5 Inmovilizador de hombro.

- El paciente necesita ayuda para asearse y vestirse, pero es aconsejable animarle a que participe de manera activa como forma de rehabilitación.

Planificación del alta

Después de una artroplastia de hombro pueden pasar hasta 6 meses hasta que el paciente aprecie completamente el efecto beneficioso de la intervención quirúrgica. Por este motivo, muchos pacientes necesitan servicios de asistencia social, por ejemplo, ayuda para limpiar y comprar.

Debe informarse al paciente para prevenir la luxación de la artroplastia de hombro, y debe comprender bien el programa de ejercicio individualizado y su importancia. Los programas de ejercicio se adaptan a las necesidades individuales, pero por lo general comprenden movimientos del hombro usando la extremidad superior no afectada, caminar con los dedos subiendo por la pared, prensión de una pelota de gimnasia y ejercicios de péndulo.

El paciente acude a revisión a consultas externas 2–3 semanas después del alta.

Luxación recurrente de hombro

La luxación de hombro es una lesión frecuente, por lo general como consecuencia de una caída sobre la mano o el brazo en personas de edad avanzada, o como consecuencia de una lesión deportiva en los jóvenes. La luxación más frecuente es la anterior. El paciente presenta un hombro inmóvil doloroso y aplanado con descenso del contorno del hombro. Si esta lesión recidiva, puede estar indicado un tratamiento quirúrgico. La técnica quirúrgica más frecuente es la reparación artroscópica con anestesia general sin ingreso hospitalario (Bulstrode, 2017).

Cuidados postoperatorios

- El brazo se mantiene en posición con un inmovilizador de hombro. El momento y el ritmo de movilización del hombro del paciente depende del traumatólogo. El inmovilizador de hombro se mantiene bajo la ropa durante 3 semanas.
- La fisioterapia empieza con ejercicios asistidos suaves y solo avanza a ejercicios más activos después de la consulta de seguimiento a las 3 semanas.

Alta

El paciente recibe el alta con un programa de ejercicio individualizado y analgésicos, y debe ser consciente de que la recuperación completa del hombro tarda varios meses. Se sigue al paciente en la consulta externa a las 3 y a las 6 semanas.

Codo

Sustitución (artroplastia) total de codo

La artroplastia de codo es menos frecuente que la de la cadera o la rodilla; no obstante, se considera una técnica quirúrgica consolidada. Su uso va en aumento para quitar el dolor a los pacientes con dolor intenso del codo y destrucción articular por artritis reumatoide y para restablecer la estabilidad y mejorar la movilidad de la articulación del codo.

Cuidados preoperatorios

Los cuidados preoperatorios son parecidos a los de un paciente que va a someterse a una artroplastia de hombro y se emplea anestesia general con ingreso hospitalario durante 2–3 días.

Cuidados postoperatorios específicos

- Puede usarse una férula de yeso sobre el vendaje para inmovilizar la articulación del codo los primeros días.
- La extremidad superior se mantiene elevada en un cabestrillo. El paciente tiene un sistema de infusión intravenosa y según la preferencia del traumatólogo, un drenaje con vacío, que por lo general se retira a las 24 h.
- La enfermera debe vigilar y registrar las observaciones neurovasculares de la extremidad superior operada, buscando signos de compresión del nervio cubital por edema de codo, por ejemplo, alteración de la sensibilidad

en el dedo anular y meñique, y debe notificar los cambios de inmediato.
- La mayoría de los ejercicios se centran en las actividades cotidianas, como la flexión del codo para peinarse o para comer.

Alta

La recuperación dura meses y el paciente puede necesitar asistencia para las actividades cotidianas y apoyo de los servicios sociales durante varias semanas.

Mano

Contractura de Dupuytren

Este trastorno está causado por un engrosamiento de la fascia palmar. Se desconoce la causa, pero se asocia a antecedente familiar, hepatopatía, alcoholismo y epilepsia (BSSH, 2016a). La contractura de Dupuytren es más frecuente en hombres que en mujeres y a menudo afecta ambas manos (BSSH, 2016a). Se produce una contractura en flexión de progresión lenta de uno o más dedos, que se acercan a la palma de la mano. La fascia palmar engrosada tiende a formar un hoyuelo en la piel suprayacente (fig. 23.6).

La cirugía es el único tratamiento efectivo y consiste en extirpar la fascia engrosada. La intervención quirúrgica se realiza en régimen ambulatorio con anestesia local o regional.

Cuidados postoperatorios

- La mano se mantiene elevada con un cabestrillo de Bradford para prevenir el edema.
- Deben realizarse y registrarse las observaciones neurovasculares por el riesgo alto de hemorragia y tumefacción debido a la vascularización abundante de la palma de la mano.

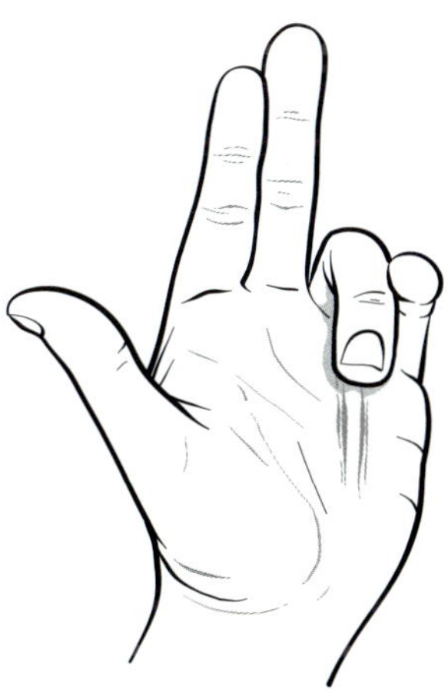

Figura 23.6 Contractura de Dupuytren.

- Es necesaria una observación frecuente de la herida porque son frecuentes los hematomas.
- Algunos traumatólogos usan una férula de mano para reposo, mientras que otros prefieren dejar la mano libre.
- Un masaje suave de la cicatriz ayuda a bajar la tumefacción y a estimular la circulación y mejora la cicatrización.

Alta

La recuperación funcional completa de la mano puede tardar varios meses. Los pacientes reciben el alta a su domicilio con un programa de ejercicio suave, analgésicos, pomadas y, en algunos casos, lubricante para baños de manos.

Síndrome del túnel carpiano

Este trastorno está causado por compresión del nervio mediano bajo el retináculo flexor en el túnel carpiano. Puede alterar la sensibilidad en el pulgar, el índice, el medio y la mitad del dedo anular. Esto afecta a menudo al sueño del paciente y es especialmente frecuente en personas jóvenes y de mediana edad o en mujeres embarazadas (BSSH, 2016b; Sugand y Gupte, 2018). También pueden causar un síndrome del túnel carpiano algunos trastornos como la artritis reumatoide o las fracturas de Colles, que causan engrosamiento sinovial (BSSH, 2016b; Sugand y Gupte, 2018).

Al principio se prueba por lo general con tratamientos conservadores, pero la mayoría de los pacientes precisan tratamiento quirúrgico a largo plazo. Los tratamientos conservadores comprenden reposo, uso de férulas nocturnas que mantienen la muñeca en posición neutra para disminuir la compresión en el interior del túnel, la inyección de hidrocortisona en el túnel carpiano para aliviar el dolor, y el uso de fármacos antiinflamatorios para bajar la inflamación.

El tratamiento quirúrgico es el único efectivo y consiste en seccionar el retináculo flexor para descomprimir el nervio mediano. Esta técnica quirúrgica se realiza de manera ambulatoria y con anestesia local.

Cuidados postoperatorios

- La extremidad superior se mantiene elevada con un cabestrillo de Bradford. Es importante hacer ejercicios cada 4 h como mínimo. Esto implica la muñeca, los dedos, el codo y el hombro para lograr una amplitud de movimiento completa.
- Las observaciones neurovasculares precisan un seguimiento adecuado, con registro y notificación cuando esté indicado.
- Debe vigilarse la herida para detectar hemorragia, cambiar el apósito a las 24 h de la intervención quirúrgica y retirar los puntos de sutura a los 7-10 días.
- Se aconseja al paciente sobre la importancia de mantener la mano elevada en reposo.

Alta

Se recomienda al paciente que no se moje la mano y que utilice bolsas de plástico en la ducha para evitarlo. Se insiste en la importancia de mantener la mano elevada en reposo y de seguir con los ejercicios, y se advierte al paciente que debe evitar los pesos pesados durante varias semanas.

Cirugía ortopédica de la columna vertebral

La dorsalgia es un síntoma frecuente. Hasta el 84% de los adultos tienen dorsalgia en algún momento de su vida. La mayoría de los pacientes tratados en atención primaria tienen una dorsalgia inespecífica que se resuelve en 4 semanas y una minoría de estos pacientes presentan dorsalgia crónica que dura más de 12 semanas (Oliveira et al., 2018). Una distensión vertebral está causada generalmente por levantar peso de manera incorrecta, y las enfermeras tienen la oportunidad de enseñar a los pacientes y a sus familiares a evitar este tipo de disensiones.

La dorsalgia no es un problema musculoesquelético por sí mismo, y el mejor tratamiento es el conservador (Sugand y Gupte, 2018). La mayoría de los pacientes con dorsalgia reciben tratamiento conservador con analgésicos para calmar el dolor, antiinflamatorios para bajar la inflamación y fisioterapia para mejorar la amplitud de movimiento y la postura. También realizan ejercicios para mejorar la flexibilidad, que ayudan a aliviar el dolor y mejorar su estabilización mediante el desarrollo de los músculos centrales. También pueden emplearse ortesis para calmar el dolor y bajar la probabilidad de lesión adicional.

Es útil tener cuidado con el peso, evitar el levantamiento de peso si es posible y aprender a cuidar la espalda, como, por ejemplo, realizando ejercicios de fortalecimiento de la espalda y manteniendo una postura adecuada al dormir. El tratamiento quirúrgico solo se valora cuando fracasan los métodos conservadores y puede llevarse a cabo en una unidad de traumatología o de neurocirugía.

Los criterios empleados para determinar el tratamiento quirúrgico están relacionados con los hallazgos de TC/RM y con lo siguiente:

- Si el tratamiento conservador no evita el dolor.
- Si la salud general empeora por alteración del sueño secundaria a ciática.
- Si existe una alteración neurológica, por ejemplo, pérdida de control intestinal y vesical.

Se emplean técnicas quirúrgicas diversas, todas con anestesia general e ingreso hospitalario; la duración del ingreso depende de la técnica quirúrgica y de la recuperación del paciente:

- *Microcirugía*: técnica quirúrgica con microscopio e instrumental en miniatura.
- *Discectomía*: extirpación quirúrgica del disco protruido.
- *Laminectomía*: extirpación quirúrgica del disco protruido y de una o más láminas.
- *Artrodesis vertebral*: fusión de las vértebras para estabilizar la columna vertebral.

Cuidados postoperatorios específicos tras una cirugía de columna vertebral

- El paciente descansa plano sobre una cama firme con una almohada.
- Se toma la temperatura, la frecuencia cardíaca, la frecuencia respiratoria, la presión arterial y se explora el estado neurovascular cada 30-60 min al principio y se amplía a cada 4 h de manera progresiva.
- Se realizan cambios posturales al paciente, haciéndole rodar como un tronco para evitar puntos de presión excesiva y observar la herida.
- El paciente puede tener un sistema de drenaje pequeño durante 24 h que debe vigilarse y registrarse el volumen de sangre drenado.
- Los puntos de suturas/grapas se retiran a los 7-10 días.
- Si el paciente tiene dolor, deben administrarse analgésicos.
- Un sistema de infusión intravenosa requiere vigilancia y puede retirarse cuando el paciente haya tolerado un volumen adecuado de líquidos por vía oral.
- Debe vigilarse y registrarse la diuresis, porque el paciente tiene riesgo de retención urinaria debido a su posición en la cama.
- La alimentación sólida puede empezar cuando el paciente tolere los líquidos orales y una dieta rica en fibra previene el estreñimiento, lo cual supone una complicación frecuente de la cirugía de la columna vertebral.
- Se estimulan los ejercicios de respiración profunda, ejercicios del pie y los ejercicios de fortalecimiento de la espalda.
- Después de la discectomía y laminectomía, la movilización del paciente puede empezar a las 24 h de la intervención quirúrgica si el dolor lo permite por el personal de enfermería bajo la dirección del traumatólogo y de los fisioterapeutas. Después de una artrodesis vertebral los pacientes deben estar más tiempo en la cama, pero se estimula la movilidad en cuanto lo permite el dolor.
- Algunos traumatólogos prefieren que el paciente utilice un corsé durante un período de tiempo concreto.
- Se enseña a los pacientes a sentarse, inclinarse y levantarse de manera segura, y se les entrega información por escrito adaptada a sus necesidades individuales para lograrlo.

Alta

Se refuerza la importancia de los ejercicios de fisioterapia, de evitar el levantamiento de mucho peso y de una postura adecuada, y se complementa con información por escrito. Si el paciente necesita un corsé, es necesario enseñarle a colocárselo y a manejarlo. El paciente acude a revisión en la consulta externa a las 2 semanas del alta. La reincorporación laboral depende del tipo de intervención quirúrgica y de la recuperación del paciente y oscila entre 2 semanas después de una discectomía o una laminectomía y varios meses después de una artrodesis vertebral.

Fracturas

Una fractura puede definirse como una pérdida o una interrupción de la continuidad de un hueso (Clarke y Santy-Tomlinson, 2014). Las fracturas se clasifican según el tipo, la complejidad y la localización de la rotura (tabla 23.3). La fig. 23.7 muestra las fases de la consolidación ósea.

Tratamiento de las fracturas

El tratamiento inicial va dirigido a convertir una herida contaminada en una herida limpia. Los objetivos principales del tratamiento de la fractura son:

- *Reducción*: para restablecer la alineación normal del hueso.
- *Inmovilización*: para mantener la posición reducida hasta que se produce la consolidación ósea.
- *Rehabilitación*: para recuperar la función normal o para ayudar al paciente a afrontar la incapacidad.

Reducción

La reducción puede lograrse mediante manipulación cerrada o mediante reducción abierta.

- *Cerrada*: consiste en tirar de los fragmentos óseos desplazados para colocarlos en posición anatómica normal, restableciendo la alineación.
- *Abierta*: se consigue mediante una incisión quirúrgica. Está indicada cuando la reducción cerrada es infructuosa o cuando es deseable evitar una inmovilización de la región, por ejemplo, en pacientes de edad avanzada con fracturas del cuello femoral en los que es necesaria una inmovilización temprana.

Inmovilización

La inmovilización puede lograrse mediante ferulización interna o externa, con distintos tipos. La ferulización externa puede hacerse de manera conservadora o quirúrgica y comprende métodos de soporte flexibles, por ejemplo, cabestrillos, inmovilización con yeso, tracción esquelética o cutánea, o fijadores externos.

Inmovilización con yeso

- La *escayola* es el material más utilizado en los pacientes con lesiones recientes, porque deja sitio para la tumefacción (Szostakowski et al., 2017). Es más barata que la escayola sintética, pero su desventaja es que tarda 48 h en secarse por completo.
- Las *escayolas sintéticas* permiten apoyo temprano, porque secan en 20 min y son ideales para personas de edad avanzada en las que es necesaria una pronta movilización. No obstante, son más caras que la escayola y no se adaptan a la tumefacción; por estos motivos no deben utilizarse en pacientes con lesiones recientes.
- Las *férulas de escayola* pueden emplearse en fracturas de la extremidad superior o inferior. Se moldean para que se adapten bien a la forma de la extremidad y se acoplan rótulas que permiten la movilidad articular.

Cuidados específicos de pacientes con yeso

- Las extremidades encerradas en un yeso deben elevarse para prevenir el edema y facilitar el retorno venoso.
- El yeso no debe apoyar en una superficie dura o afilada y debe manejarse con las palmas de las manos para evitar deformidades que pueden provocar presión excesiva en la piel subyacente. Los signos de formación de una úlcera por presión son dolor urente, olor fétido y cambio de color del yeso. Puede abrirse una ventana en el yeso para permitir

Tabla 23.3 Clasificación de las fracturas

Tipo	Definición
Completa	El hueso se rompe por completo en dos o más fragmentos
Parcial (incompleta)	El hueso no se fractura por completo
Abierta (complicada)	El hueso fracturado produce una lesión en la piel
Cerrada (simple)	El hueso está fracturado pero no atraviesa la piel
Tallo verde	El hueso se fractura en un lado y se deforma en el otro. Es un tipo de fractura frecuente en la infancia
Conminuta	El hueso está astillado y aplastado en fragmentos más pequeños
Oblicua	El trazo de fractura forma un ángulo de 45° con el eje mayor del hueso
Espiroidea	El hueso se fractura mediante torsión
Transversa	El trazo de fractura forma un ángulo recto con el eje mayor del hueso
Impactada	Un fragmento óseo está encastrado en el otro
Patológica	Fractura causada por debilitamiento del hueso secundario a enfermedades como osteoporosis o neoplasia

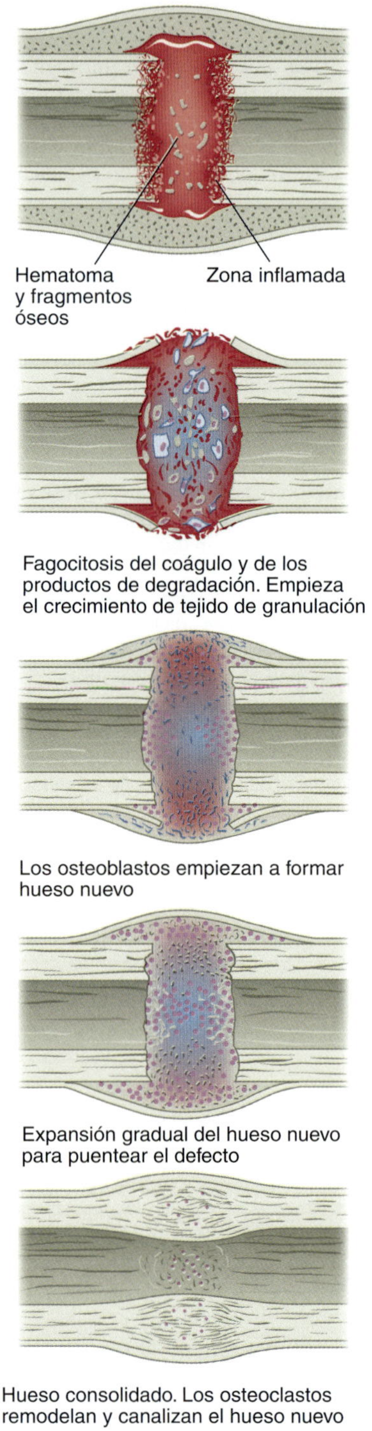

Figura 23.7 Fases de la consolidación ósea. (Reproducido a partir de Wilson, 2018.)

el tratamiento, pero siempre debe cerrarse para evitar una tumefacción adicional en dicho hueco.

- Debe explorarse el color, la sensibilidad, la temperatura y la movilidad de todos los dedos para asegurarse de que no existe una alteración de la circulación ni de la conducción nerviosa. Además, debe realizarse una valoración del dolor y debe comprobarse si el yeso causa una presión excesiva en las regiones proximal y distal. Un dedo frío, pálido o azulado, doloroso y edematoso tiene una alteración circulatoria (Jester et al., 2011).
- En presencia de signos y/o síntomas evidentes de deterioro neurovascular debe abrirse el yeso (bivalvo) de inmediato, debe cortarse la protección interna y debe solicitarse opinión médica. Un yeso muy ceñido puede causar isquemia de los compartimentos musculares con posibilidad de lesiones irreversibles (Szostakowski et al., 2017).

Muchos pacientes reciben el alta hospitalaria con un yeso puesto, y es esencial que reciban instrucciones verbales claras e información escrita sobre los cuidados específicos de su yeso. El Nursing and Midwifery Council (NMC) (2018) dejó claro en *El Código* que la enfermera debe proporcionar al paciente información útil para su salud y bienestar, y esto es muy importante al proporcionar información en la especialidad de traumatología y cirugía ortopédica. La información debe darse de manera que el paciente pueda entenderla y facilitarse en distintos formatos, como, por ejemplo, con letra grande o en braille, de ser necesario.

Tracción

La tracción es la aplicación de una fuerza de tensión a una parte del cuerpo contrarrestada por una fuerza en sentido contrario. Hay dos tipos de tracción:

- *Tracción fija*: la férula de Thomas es el mejor ejemplo de tracción fija, con la fuerza contraria aplicada en la tuberosidad isquiática. Las férulas de Thomas se usan poco en la actualidad, con excepción de los niños y durante las transferencias.
- *Tracción deslizante o equilibrada*: la tracción equilibrada consiste en usar pesos en una extremidad y se consigue contratracción al elevar los pies de la cama.

La tracción puede ejercerse aplicando una tracción cutánea con cintas y venda en la extremidad afectada (fig. 23.8). Estas cintas pueden ser adhesivas o no adhesivas; no obstante, se recomienda usar cintas no adhesivas para evitar el riesgo de dañar la piel. El segundo método de aplicar una tracción es la tracción esquelética, que consiste en introducir una aguja metálica a través de un hueso y permite aplicar más peso (Sugand y Gupte, 2108; Jester et al., 2011) (fig. 23.9).

Cuidados específicos de pacientes en tracción

- El sistema de tracción debe comprobarse en cada turno para asegurarse de que se mantiene la tracción y la contratracción.
- Las cuerdas de tracción deben estar tensas en todo momento y solo deben destensarse cuando se aplica tracción o contratracción, por ejemplo, manualmente.

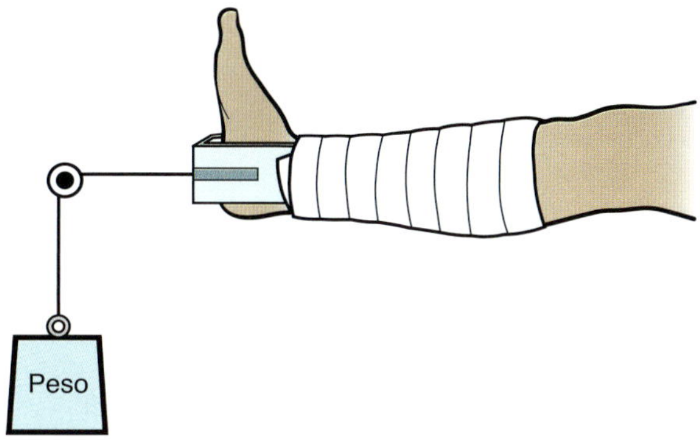

Figura 23.8 Tracción cutánea.

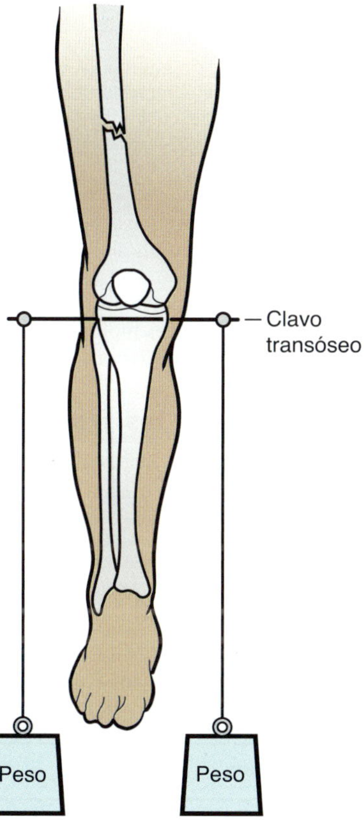

Figura 23.9 Tracción esquelética.

- Puede utilizarse un piecero especial para evitar que la ropa de cama interfiera en la tracción.
- La tracción cutánea debe retirarse una vez al día como mínimo para lavar la extremidad e inspeccionar la piel.
- Debe informarse a los pacientes con tracción esquelética que no toquen la aguja ni los puntos de entrada/salida, y deben usarse protectores para cubrir los extremos puntiagudos de la aguja con el fin de evitar que el paciente se autolesione.
- Los puntos de entrada y salida de la aguja en la piel deben comprobarse con regularidad para detectar signos de infección, como eritema, aumento de temperatura o secreción, y deben limpiarse semanalmente con manipulación mínima.
- Debe comprobarse y registrarse el color, la sensibilidad, la temperatura y la movilidad de las extremidades, y los signos de dolor o tumefacción.
- Es esencial el cuidado de los puntos de presión cada 2 h. Los talones deben apoyar en una almohadilla de Leonard y si se usan cabestrillos deben vigilarse los signos de presión en las zonas bajo los bordes de los cabestrillos.
- Las poleas deben rodar libremente y las cuerdas de tracción deben estar en línea recta. Los pesos deben colgar libres y no deben estar apoyados en el suelo ni en una silla, y la cantidad de peso debe ser adecuada. Debe comprobarse el deshilachamiento de las cuerdas.

El paciente necesita también cuidados generales de enfermería y fisioterapia para prevenir la trombosis venosa profunda, la infección respiratoria, el debilitamiento muscular o un pie equino (Jester et al., 2011).

Fijación externa

Las fracturas que no pueden mantenerse reducidas con un yeso o contracción precisan fijación interna o externa. La fijación externa se usa en fracturas con pérdida ósea considerable o con lesión extensa de tejidos blandos (McNally y Catagni, 2011). Esto consiste en mantener el hueso y los fragmentos óseos con agujas o clavos roscados metálicos conectados a un marco externo (fig. 23.10).

Cuidados específicos de pacientes con fijador externo

- Observar la alteración del estado neurovascular, como se ha explicado anteriormente.
- Dar a los pacientes una explicación completa y apoyo con el manejo del fijador externo, comprobando que son conscientes de las ventajas de una movilización asistida temprana.
- La aceptación del tratamiento es esencial al usar un fijador externo. Los pacientes precisan mucho alivio, consuelo y apoyo para ayudarles a aceptar el fijador externo antiestético, que puede alterar mucho su imagen corporal.
- El paciente con un fijador externo tiene riesgo alto de infección en los puntos de entrada/salida de los clavos. Puede ser una infección superficial que se trata con antibióticos orales; sin embargo, si no se trata la infección puede progresar por el trayecto del clavo hasta el hueso y esto puede tener consecuencias devastadoras.
- El cuidado de los puntos de entrada/salida de los clavos debe realizarse semanalmente con manipulación mínima de la cicatriz formada. Debe animarse a los pacientes, cuando es posible, a realizarlo ellos mismos para ayudarles a aceptar el fijador.

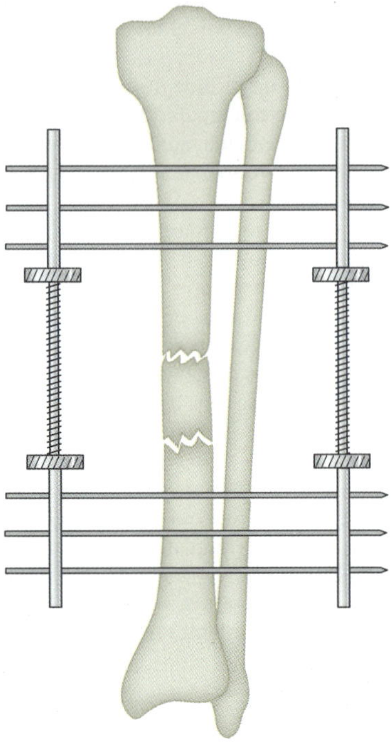

Figura 23.10 Fijador externo utilizado para tratar fracturas tibiales.

Fijación interna

Hay diversos tipos de fijación interna, como clavos intramedulares, clavos de compresión, placas y tornillos (fig. 23.11). La fijación interna se utiliza en las circunstancias siguientes:

- Para permitir la movilidad temprana de una articulación o de una extremidad, o para evitar un período largo de inmovilización en cama; por ejemplo, paciente anciano con fractura del cuello femoral (Solomon et al., 2014).
- Cuando no es posible mantener una reducción adecuada mediante fijación externa; por ejemplo, fracturas con afectación de las superficies articulares.

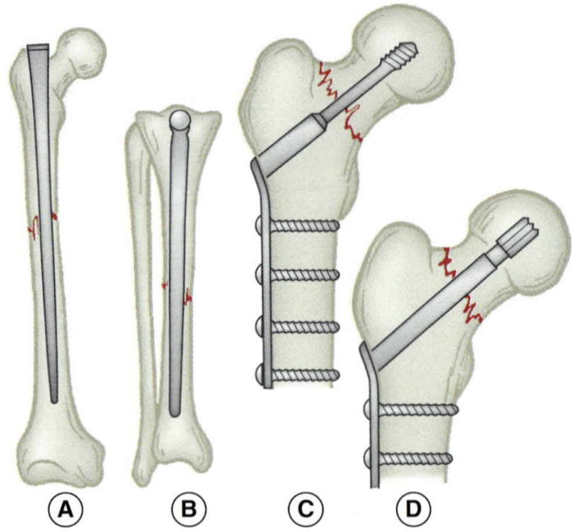

Figura 23.11 Tipos de fijación interna. (A y B) Clavos intramedulares. (C) Clavo de compresión para fijación del cuello femoral. (D) Fijación del cuello femoral con tornillo deslizante.

- En fracturas múltiples en las que la fijación interna de una o más fracturas ayuda a simplificar el tratamiento de otras lesiones.
- En determinadas fracturas patológicas en pacientes con esperanza de vida corta; por ejemplo, cáncer, o cuando existen dudas sobre la consolidación.

Complicaciones de las fracturas

Los pacientes con fracturas tienen riesgo de complicaciones. Estas complicaciones pueden ser inmediatas, tempranas o tardías (tabla 23.4). La enfermera debe estar atenta a estas complicaciones y tomar medidas preventivas.

Síndrome compartimental

Una complicación especialmente problemática para una enfermera que hace el seguimiento de un paciente con

Tabla 23.4 Complicaciones de las fracturas

Inmediatas	Tempranas	Tardías
Lesión de tejidos blandos Lesión nerviosa Hemorragia	Infección Complicación neurovascular Embolia grasa Embolia pulmonar Trombosis venosa profunda Úlceras por presión Infección respiratoria Reagudización de enfermedad sistémica	Unión defectuosa Retraso en la consolidación Ausencia de consolidación Artrosis Necrosis avascular

una fractura o al que se ha realizado una intervención quirúrgica en las extremidades es el síndrome compartimental. Existe un incremento progresivo de la presión en un espacio confinado (compartimento muscular), que altera la circulación, disminuye el aporte de oxígeno y, por tanto, pone en riesgo la función de los tejidos en el interior de dicho espacio.

El inicio de los síntomas puede variar y debe tratarse como una urgencia quirúrgica. Si no se baja la presión en el compartimento, una lesión nerviosa y tisular irreversible causará contracturas, parálisis y pérdida de sensibilidad y, en algunos pacientes, amputación. Si la presión no baja en un plazo de tiempo adecuado, se realiza una fasciotomía mediante incisión de los compartimentos musculares para bajar la presión. Las fasciotomías se dejan abiertas y unos días después el paciente vuelve al quirófano para desbridamiento del músculo isquémico y, en algunos pacientes, para cerrar las heridas con injerto cutáneo (Bulstrode, 2017).

La enfermera de traumatología y cirugía ortopédica tiene un papel crucial en la detección del síndrome compartimental mediante evaluación de cinco parámetros: dolor, palidez, ausencia de pulso, parálisis y parestesia (Schinco y Hassid, 2018). Estos parámetros deben valorarse y registrarse en una gráfica de observación neurovascular (v. fig. 23.2), y los cambios deben notificarse de inmediato.

Planificación del alta y consejos generales

La planificación del alta comienza en la consulta de valoración preoperatoria antes del ingreso en los pacientes de cirugía ortopédica a los que va a realizarse una intervención quirúrgica programada y el primer día de ingreso en los pacientes con lesiones traumáticas. Muchos pacientes reciben el alta a domicilio con protocolos de alta precoz en los que reciben asistencia en su propia casa.

Todos los pacientes necesitan un plan de cuidados y un informe de alta documentado e individualizado, porque las necesidades de los pacientes de traumatología y cirugía ortopédica varían mucho debido a la amplia variedad de trastornos y de edad de los pacientes.

Los pacientes deben participar activamente en la planificación del alta y es importante que todos los miembros del equipo multidisciplinario comprueben mediante una valoración exhaustiva que el paciente está en buen estado para el alta segura a su domicilio.

Muchos pacientes necesitan ayudas técnicas, aparatos o adaptaciones en su casa, como pasamanos de escaleras para ayudarles con sus actividades cotidianas, o apoyo de los servicios sociales y asistencia por parte de una enfermera de atención domiciliaria. Algunos pacientes precisan un medio de transporte para llevarlos a casa y para traerlos de nuevo para el seguimiento.

Debe proporcionarse al paciente información verbal y escrita mediante folletos o cuadernillos, con una lista de los números de contacto por si necesita consejo, apoyo o información adicional mientras está en casa.

La mayoría de los pacientes necesitan una cita de seguimiento con el traumatólogo, y el período de tiempo desde el alta hasta dicha cita varía según el estado del paciente.

Conclusión

Este capítulo es un resumen de algunos de los principios fundamentales de la enfermería de los pacientes con lesiones traumáticas o de los que precisan cirugía ortopédica programada, y se analizan algunos de los trastornos musculoesqueléticos y de las técnicas quirúrgicas más frecuentes. La traumatología y cirugía ortopédica están cambiando a una velocidad sin precedente, y este capítulo presenta algunos de los avances en técnicas de cirugía ortopédica y de la especialidad de enfermería en traumatología y cirugía ortopédica.

RESUMEN DE PUNTOS CLAVE

- La cirugía ortopédica se emplea en pacientes con enfermedades o lesiones del sistema musculoesquelético. La cirugía ortopédica electiva es una cirugía programada en pacientes con una enfermedad del sistema musculoesquelético, como la artrosis. La cirugía traumatológica se realiza de urgencias, como una fractura.
- Es fundamental que la enfermera valore las necesidades físicas, psicológicas, sociales y culturales de todos los pacientes que precisen cirugía ortopédica programada o cirugía traumatológica urgente.
- Siempre que sea posible, debe ofrecer a todos los pacientes con trastornos musculoesqueléticos consejo, apoyo e información verbal y escrita sobre su enfermedad antes del ingreso. Si el ingreso es urgente, esto debe realizarse lo antes posible después del ingreso y debe mantenerse hasta el alta.
- Los cuidados de enfermería del paciente con un trastorno musculoesquelético tienen como objetivo promover la curación, prevenir lesiones o complicaciones adicionales, aumentar la independencia y promover una rehabilitación óptima.

PUNTOS DE APRENDIZAJE PARA LA REFLEXIÓN

Tras haber leído este capítulo, piense en lo que sabe ahora y en lo que aún necesita averiguar. Estas preguntas pueden ser de ayuda:

- ¿Cómo puede diferir la preparación quirúrgica de una persona que precisa cirugía ortopédica programada o cirugía traumatológica urgente?

(Continúa)

(cont.)

- ¿Cuáles son los aspectos legales, físicos y psicológicos clave que debe valorar la enfermera para la persona que precisa cirugía ortopédica?
- ¿Cómo puede la enfermera asegurarse de que los pacientes a los que se ha realizado una intervención de cirugía ortopédica reciben el alta de manera segura y apropiada?

Direcciones útiles

Versus Arthritis
Copeman House
St Mary's Court
St Mary's Gate
Chesterfield
Derbyshire S41 7TD
Disabled Living Foundation
Unit 1, 34 Chatfield Road
Wandsworth
London SW11 3SE

Royal Osteoporosis Society
Manor Farm
Skinners Hill
Camerton
Bath BA2 0PJ
RCN Society of Orthopaedic and Trauma Nurses
20 Cavendish Square
Marylebone
London W1G 0RN

Bibliografía

British Society for Surgery of the Hand (BSSH). (2016a). *Dupuytren's contracture [Online]*. Available at: <www.bssh.ac.uk/patients/conditions/25/dupuytrens_disease>.

British Society for Surgery of the Hand (BSSH). (2016b). *Carpal tunnel syndrome*. [Online]. Available at: <www.BSSH.ac.uk/patients/commonhandconditions/carpaltunnelsyndrome>.

Bulstrode, C. (2017). *Oxford textbook of trauma and orthopaedics* (2nd ed.). New York: Oxford University Press.

Carpenter, J., Hines, S., & Lan, V. (2017). Guided imagery for pain management in postoperative orthopedic patients: an integrative literature review. *Journal of Holistic Nursing, 35*(4), 342–351.

Cheung, W., Miclau, T., Chow, S., Yang, F., & Alt, V. (2016). Fracture healing in osteoporotic bone. *Injury, 47*, S21–S26.

Clarke, S., & Santy-Tomlinson, J. (2014). *Orthopaedic and trauma nursing*. Chichester, West Sussex: Wiley Blackwell.

Cunningham, R., Beck, D., & Peterson, C. (2017). Dislocation following total hip arthroplasty. *JBJS Journal of Orthopaedics for Physician Assistants, 5*(1), e8.

Elias-Jones, D., Aitken, M., Gibson, A., & Perry, M. (2018). *Crash course rheumatology and orthopaedics* (4th ed.). Amsterdam: Elsevier.

Eskelinen, A. (2017). Minimally invasive THA. *Journal of Bone and Joint Surgery, 99*(20), e109.

Flynn, S., & Lucas, B. (2014). The team approach and nursing roles in orthopaedic and musculoskeletal trauma care. J. Santy-Tomlinson. In S. Clarke (Ed.), *Orthopaedic and trauma nursing* (pp. 48–58). Chichester: Wiley Blackwell.

Jester, R. (2014). Clinical assessment of the orthopaedic and trauma patient. J. Santy-Tomlinson. In S. Clarke (Ed.), *Orthopaedic and trauma nursing* (pp. 69–79). Chichester: Wiley Blackwell.

Jester, R., Santy, J., & Rogers, J. (2011). Oxford handbook of orthopaedic and trauma nursing (pp. 355–385). Oxford: Oxford University Press.

Kunnasegaran, R., & Thevendran, G. (2015). Hallux rigidus. *Foot and Ankle Clinics, 20*(3), 401–412.

Lloyd, J., Wainwright, T., & Middleton, R. (2012). What is the role of minimally invasive surgery in a fast track hip and knee replacement pathway? *Annals of The Royal College of Surgeons of England, 94*(3), 148–151.

McNally, M., & Catagni, M. (2011). Principles of circular external fixation in trauma. In C. Bulstrode (Ed.), *Oxford textbook of trauma and orthopaedics*. Oxford: Oxford University Press.

Oliveira, C., Maher, C., Pinto, R., Traeger, R., Lin, C., Chenot, J., et al. (2018). Clinical practice guidelines for the management of non-specific low back pain in primary care: an updated overview. *European Spine Journal, 27*(11), 2791–2803.

Roper, N., Logan, W., & Tierney, A. (1996). *The elements of nursing* (4th ed.). Edinburgh: Churchill Livingstone.

Schinco, M., & Hassid, V. (2018). Compartment syndrome of extremities – symptoms, diagnosis and treatment. *BMJ Best Practice*. Available at: <bestpractice.bmj.com/topics/en-gb/502>.

Solomon, L., Warwick, D., & Nayagam, S. (2014). *Apley's concise system of orthopaedics and trauma* (4th ed.). Boca Raton: CRC Press.

Sugand, K., & Gupte, C. (2018). *ABC of orthopaedics and trauma* (1st ed.). Chichester: Wiley-Blackwell.

Szostakowski, B., Smitham, P., & Khan, W. (2017). Plaster of Paris – short history of casting and injured limb immobilization. *The Open Orthopaedics Journal, 11*(1), 291–296.

The Nursing and Midwifery Council (NMC). (2018). *The Code. Professional standards of practice and behaviour for nurses, midwives and nursing associates*. Available at: <www.nmc.org.uk/globalassets/sitedocuments/nmc-publications/nmc-code.pdf>.

Tortora, G., & Derrickson, B. (2017). *Principles of anatomy and pysiology* (15th ed.). New York: Wiley.

White, T., Mackenzie, S., & Gray, A. (2015). *McRae's orthopaedic trauma and emergency fracture management* (3rd ed.). Amsterdam: Elsevier.

Páginas web

British Orthopaedic Association: www.boa.ac.uk

Hip and Knee Institute: www.hipsandknees.com

National Association of Orthopaedic Nurses: www.orthonurse.org

National Joint Registry: www.njrcentre.org.uk/njrcentre/default.aspx

Orthopaedic Terminology: orthopaedics.org.uk

Versus Arthritis (antes Arthritis Care and Arthritis Research UK): www.versusarthritis.org

Capítulo | 24 |

Pacientes que requieren cirugía plástica

Jane Holden

ÍNDICE DEL CAPÍTULO

OBJETIVOS CLAVE DEL CAPÍTULO

Al final del capítulo, el lector debería ser capaz de:

- Comprender la importancia de las intervenciones clave en cirugía plástica para todas las especialidades quirúrgicas.
- Saber lo que es un injerto cutáneo y tener conocimientos sobre las habilidades de enfermería necesarias para tratar los injertos cutáneos y sus lechos donantes.
- Comprender qué es un colgajo y distinguir entre los distintos tipos de reconstrucción mediante colgajo.
- Identificar los principios de enfermería para los cuidados de los pacientes con un colgajo microvascular y cómo valorar el estado vascular del mismo.
- Identificar el papel de la enfermería para facilitar que los pacientes se adapten a los cambios tras la cirugía plástica.

Cuestiones en las que pensar antes de leer el capítulo

- Describir las diferencias entre la cirugía reconstructora y cosmética (también llamada estética).
- Las emociones de algunas personas tienen un efecto muy grande sobre el aspecto que creen tener; ¿cómo

(Continúa)

(cont.)

puede apoyar la enfermera a las personas cuando estas emociones están teniendo una influencia negativa sobre la salud y el bienestar de la persona?

Introducción

La cirugía plástica, término derivado de la palabra griega *plastikos,* que significa dar forma o amoldar (Mazzola y Mazzola, 2018; Thorne, 2014), es una cirugía que implica el «modelado» de cualquier parte del cuerpo humano. Esta especialidad se centra en intervenciones quirúrgicas más que en sitios anatómicos (Thorne, 2014) y tiene importancia desde el nacimiento hasta los años de ancianidad avanzada. A pesar de la evolución de la cirugía plástica en términos de «cirugía que salva la vida, cambia y refuerza» (Asbery, 2017), el público sigue asociando este tipo de intervenciones con las que son principalmente cosméticas. Aunque estas tengan importancia, solo representan un aspecto de un área de la cirugía extensa y excitante, que se plantea retos congénitos, relacionados con el género, traumáticos y vinculados con el cáncer.

Los fundamentos técnicos asociados a la especialidad incluyen los injertos cutáneos y la reconstrucción con colgajos. Aunque antes estas intervenciones las realizaban principalmente los cirujanos plásticos, la falta de limitación de estas técnicas a un órgano ha condicionado que muchos cirujanos de todo el espectro quirúrgico las realicen (Thorne, 2014). En consecuencia, la atención de enfermería de los pacientes sometidos a cirugía plástica en una unidad especializada (Asbery, 2018) se está convirtiendo con gran rapidez en una cosa del pasado. En lugar de esto, los pacientes de cualquier especialidad quirúrgica, atendidos en una planta o en la comunidad, pueden haberse sometido a este tipo de intervención, lo que pone de manifiesto la importancia de que todas las enfermeras quirúrgicas desarrollen conocimientos y habilidades para poder tratar de forma competente a estos pacientes. Este capítulo se centra en una de las dos técnicas más frecuentes en cirugía plástica, los injertos y los colgajos cutáneos. El objetivo es dar pistas prácticas que vinculen la teoría a la práctica para conseguir un resultado óptimo. Este capítulo es una introducción básica y el autor espera que los lectores se animen a consultar los numerosos artículos y libros publicados sobre esta materia en su área de actividad. El autor asume que el lector es consciente de la importancia de los capítulos de la sección 1 de esta obra para tratar a los pacientes sometidos a cirugía plástica en los distintos puntos de la vía que siguen.

Procedimientos quirúrgicos asociados a la cirugía plástica

La toma de decisiones sobre la sutura de las heridas se ha planteado históricamente en los términos de la escalera de la reconstrucción. Esta técnica consiste en ordenar las técnicas de cierre en orden de complejidad, desde los abordajes más sencillos en la parte inferior a los más dificultosos desde un punto de vista técnico en la parte alta (Black y Black, 2012; Hsieh, 2015). La evolución de las técnicas de sutura de las heridas más nuevas ha introducido modificaciones (fig. 24.1) y se acepta que los cirujanos elegirán las técnicas más adecuadas, no la más sencilla y luego ir ascendiendo de forma sucesiva en todos los casos (Janis et al., 2011). En consecuencia, los procedimientos más complejos pueden ser más adecuados para el problema concreto y se elige en consecuencia porque se trata de garantizar los mejores resultados funcionales y estéticos.

Injertos cutáneos

Un injerto cutáneo es un segmento de epidermis y dermis que se extirpa en una lámina de su propia irrigación, que es el lecho donante, y se coloca en otra región del cuerpo para conseguir una cobertura cutánea de un defecto, en el llamado lecho receptor (McGregor y McGregor, 2000). Los injertos cutáneos se clasifican en injertos de espesor completo o parcial y el espesor viene condicionado por el grosor de la dermis que se incluye dentro del injerto. En el injerto cutáneo de espesor completo (ICEC) se incluye toda la epidermis y la dermis y solo se aplica en forma de lámina. Por el contrario, el injerto cutáneo de espesor parcial (ICEP) contiene toda la epidermis y una cantidad de dermis variable, de forma que la dermis está escindida. Puede aplicarse en una sola pieza sin agujeros (se llama lámina), con agujeros para permitir la salida del exudado (se llama fenestrado) o colocado

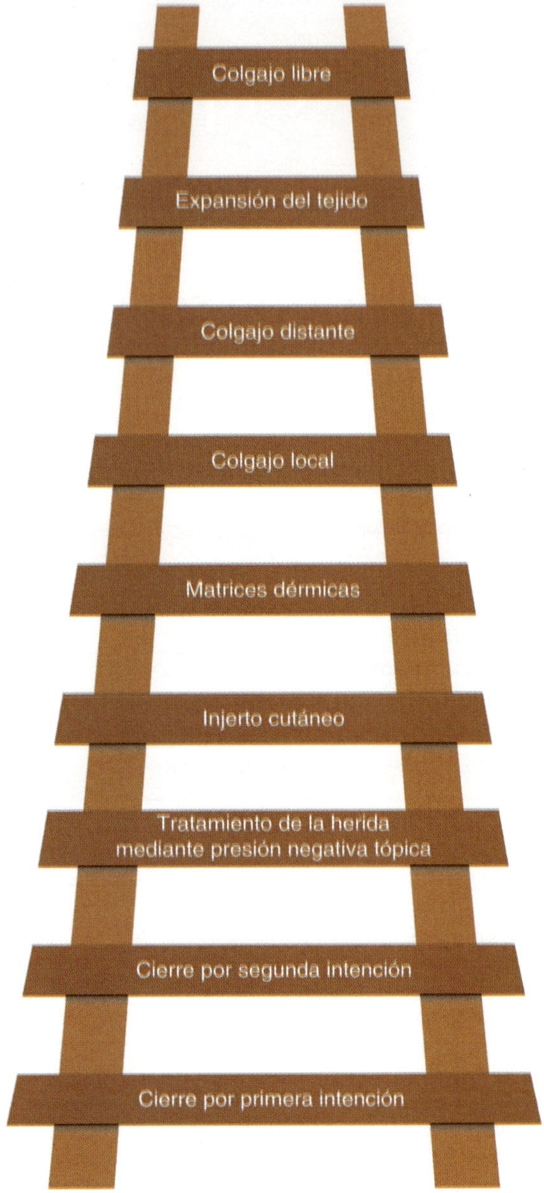
Colgajo libre
Expansión del tejido
Colgajo distante
Colgajo local
Matrices dérmicas
Injerto cutáneo
Tratamiento de la herida mediante presión negativa tópica
Cierre por segunda intención
Cierre por primera intención

Figura 24.1 Escalera reconstructiva.

a través de un aparato eléctrico, que realiza agujeros mucho más grandes (se llama en malla). La realización de un ICEP en forma de malla permite estirarlo para cubrir un área más extensa de superficie y facilita un drenaje excelente (Beldon, 2007). Inicialmente, el injerto en malla recuerda al aspecto de una «cota de malla» con áreas denudadas interpuestas. Cuanto más grande es la trama, mayores son los agujeros. Estas áreas se cicatrizan cuando se produce la reepitelización. La cicatriz final conservará el aspecto de la malla, de forma que el resultado estético es menos agradable y es menos favorable en regiones que están a la vista de forma constante, como la cara o la cabeza (McGregor y McGregor, 2000). La tabla 24.1 resume las diferencias entre los ICEC y los ICEP.

Las indicaciones de los injertos cutáneos son volver a cubrir una superficie vascularizada, incluyendo:

- Extirpación de lesiones cutáneas.
- Cobertura cutánea de un colgajo muscular libre.
- Reposición de la piel perdida por un traumatismo, como las lesiones por avulsión o el desbridamiento quirúrgico.
- Cierre de los lechos de fasciotomía.
- Sutura de heridas crónicas, como las úlceras venosas crónicas de las piernas.
- Reconstrucción temporal para la conservación antes de poder realizar una reconstrucción más compleja.
- Corrección de deformidades, como las contracturas de las cicatrices o la liberación de los dedos con membranas entre ellos, proceso llamado sindactilia.

El éxito de un injerto cutáneo se valora y articula como el grado de «prendimiento», que alude a la adherencia del injerto cutáneo al lecho receptor y la captación de una nueva irrigación en dicha zona. El proceso de «prendimiento» se ha dividido en tres fases: la imbibición en suero, la revascularización y la maduración (Scherer-Pietramaggiori et al., 2018).

Fase 1: imbibición en suero. Ocurre en los primeros días cuando el injerto cutáneo recién aplicado se alimenta gracias al oxígeno y los nutrientes que difunden a través del plasma entre el injerto y el lecho receptor. La conversión del fibrinógeno a fibrina fija el injerto al lecho receptor.

Tabla 24.1 Diferencias entre un ICEC y un ICEP

Variación	Injerto cutáneo de espesor completo (ICEC)	Injerto cutáneo de espesor parcial (ICEP)
Capas	Toda la epidermis y dermis hasta el tejido subcutáneo, sin incluirlo	Toda la epidermis y distintos niveles de la dermis, pero no toda
Obtención	Corte con un bisturí	Corte con un bisturí de Humby o un dermátomo
Tamaño	Tamaño limitado por la necesidad de cierre directo del lecho donante, de forma que las áreas son relativamente pequeñas	Puede ser extenso. El uso de mallas permite aumentar 2–3 veces la superficie de la piel originalmente obtenida
Aplicación	En una pieza, sin agujeros en el injerto	En una pieza como una lámina; fenestrado con pequeños agujeros o en una malla con agujeros más grandes
Irrigación	Ambos se separan de su propio riego, y cuando se colocan dependen por completo del lecho receptor para obtener uno nuevo	
Contracción	Menos contracción durante la maduración	Cuanto más delgado es el injerto, mayor será la contracción durante la maduración
Sensibilidad	Más inervación sensitiva por la transferencia de nervios, pero resultados finales variables	Recuperación parcial de la sensibilidad por los nervios del lecho de la herida, pero menos que en el ICEC y también variable
Estética	Mejores resultados estéticos debido a la menor contracción. Cuanto más cerca esté el lecho donante del receptor, más se parecerá el color de la piel	Los injertos en lámina consiguen mejores resultados estéticos que los fenestrados o las mallas. Cuantas más fenestraciones haya y más grande sea la malla, peor será el resultado estético. Falta de concordancia del color de la piel en el lugar del injerto
Resiliencia	Más robusta, pero sigue siendo vulnerable a los traumatismos	Más vulnerable a los traumatismos
Lecho donante	Tras la obtención no se dejan elementos epidérmicos, por lo que es necesario el cierre directo y la cicatrización por primera intención. Se obtiene de lugares con laxitud suficiente para permitir el cierre directo, como pre-/postauricular, fosa antecubital, región supraclavicular, ingle	Persisten restos del aparato epidérmico, como glándulas y folículos pilosos, lo que permite la reepitelización y la cicatrización por segunda intención. Entre los sitios frecuentes destacan el muslo y las nalgas, pero puede ser cualquier sitio en función de la piel necesaria para cubrir el defecto

Tomado de McGregor y McGregor (2000); Beldon (2007).

Fase 2: revascularización. Resulta esencial para la supervivencia a largo plazo del injerto cutáneo. Se basa en la anastomosis, la neovascularización y el crecimiento de células endoteliales.

- La anastomosis es la reconexión de los vasos existentes en el lecho receptor con los extremos vasculares del injerto cutáneo.
- La neovascularización consiste en el crecimiento de nuevos vasos entre el lecho receptor y el injerto cutáneo.
- El crecimiento de células endoteliales consiste en la proliferación de células endoteliales en el lecho receptor.

Fase 3: maduración. Es el período durante el cual el injerto cutáneo queda completamente integrado en el lecho receptor. Todo el tejido se empieza a remodelar y contraer, imitando a la fase final de la cicatrización de una herida.

El éxito del «prendimiento» depende de la ausencia de infección en el lecho receptor, de un buen aporte de riego en el mismo y de un contacto continuo y estrecho entre el injerto cutáneo y el lecho receptor hasta que se establezca un nuevo aporte de riego. Los estudios indican que existen variaciones en la cronología de este proceso, que comienza en horas y dura varios días en función del espesor del injerto cutáneo (Scherer-Pietramaggiori et al., 2018). Se aceptan marcos temporales de 5-7 días para un ICEP y 7-10 días para los ICEC (McGregor y McGregor, 2000). La planificación previa al injerto cutáneo resulta esencial para garantizar que el lecho receptor cuenta con una irrigación adecuada para poder mantener el injerto cutáneo y además que está libre de infección. Los problemas vasculares del lecho receptor pueden deberse a:

- Un lecho receptor mal preparado, en el que existe tejido no viable y se ha realizado un desbridamiento inadecuado.
- Aplicación de injertos cutáneos sobre áreas poco vascularizadas, como hueso sin periostio, tendón sin paratendón, cartílago y grasa. Es posible que un injerto cutáneo «prenda» sobre hueso expuesto y tendón gracias a un fenómeno descrito como «puenteo». Esto ocurre cuando se desarrolla con éxito riego en los alrededores del injerto cutáneo y es adecuado para mantener la viabilidad del área injertada sobre estas estructuras. Sin embargo, esto solo sucede en áreas muy pequeñas (McGregor y McGregor, 2000). En general, cuando se aplica un injerto cutáneo sobre estructuras sin riego o con un riego limitado, la probabilidad de fracaso es elevada, independientemente de lo pequeñas que sean.
- En áreas en las que el riego está afectado por un proceso patológico de base, incluida la enfermedad vascular o sitios sometidos a radioterapia previa.

Antes de aplicar un injerto cutáneo es clave que la zona no esté infectada. Los gérmenes específicos que amenazan un prendimiento exitoso incluyen *Streptococcus pyogenes* y *Pseudomonas aeruginosa*. Se recomienda confirmar la ausencia de gérmenes antes de realizar el procedimiento (McGregor y McGregor, 2000).

Los injertos cutáneos se pueden realizar con anestesia local o general, en función del área que se desea injertar y de la situación del paciente. Un ICEC se corta para adaptarlo a la forma exacta del defecto y luego se sutura en el sitio (fig. 24.2), a diferencia del ICEP, que con frecuencia se aplica sobre el defecto con cierto grado de solapamiento en los márgenes (fig. 24.3).

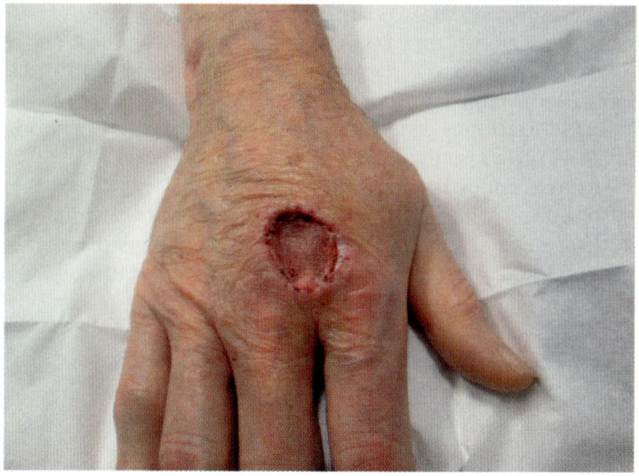

Figura 24.2 Injerto cutáneo de espesor completo cortado para adaptarlo al tamaño del defecto.

El cirujano emplea diversos métodos para asegurar el injerto, como pegamentos, suturas reabsorbibles y no reabsorbibles o grapas. Cuando se aplican, es esencial que el injerto cutáneo se encuentre en estrecho contacto con el lecho receptor de forma continua. Si no se consigue, se podrá producir una inmovilización inadecuada con el consiguiente roce o cizallamiento entre el injerto y el lecho receptor. La aparición de un seroma o hematoma por debajo del injerto impedirá también el proceso de imbibición y anastomosis, pero en ocasiones puede no resultar evidente hasta el primer apósito postoperatorio del injerto cutáneo. La aplicación de presión para asegurar un contacto estrecho continuo y mantenido se

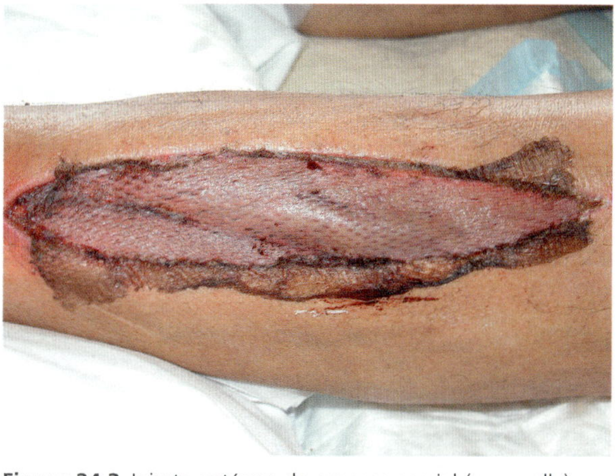

Figura 24.3 Injerto cutáneo de espesor parcial (con malla) con piel solapada.

Tabla 24.2 Fijación primaria del injerto cutáneo

Región del cuerpo	Fijación primaria habitual	Comentarios
Cabeza; cara; orejas	Refuerzo de espuma; gasa o algodón suturado o grapado al injerto cutáneo y la piel circundante Una alternativa es suturar el refuerzo al injerto cutáneo y dar puntos con los hilos de la sutura sobre el apósito: se denomina apósito «suturado»	Asegura bien el apósito sin necesidad de fijación adicional Excelente en zonas complejas, como la cara y los dedos Puede resultar difícil retirarlo si: • El área ha sangrado y el apósito se ha quedado pegado: se debe humedecer para ablandarlo y retirarlo • Las grapas o puntos están tensos y resulta difícil cortarlos: puede ser necesario cortar alrededor de los puntos para poder sacar el apósito y dejar expuesto el material de sutura para quitarlo • El color de los puntos empleados para este apósito se ve mal contra el material del apósito: utilice una buena iluminación
Tronco	Apósitos de gasa y parafina con una gasa y un adhesivo	Los apósitos primarios con gasas de parafina pueden adherirse al injerto cutáneo, por lo que deben retirarse con cuidado humedeciéndolos y empleando un dedo enguantado para empujar el injerto mientras se quita el apósito
	Tratamiento de la herida con presión negativa tópica (PNT)	La PNT es una férula excelente (Yin et al., 2018). Las dificultades de la PNT son: • Puede retrasar la planificación del alta si el equipo no se puede transferir a la comunidad • Si se pierde el sello de presión negativa sería preciso retirarlo, dado que no se estaría manteniendo el contacto continuo y estrecho
Extremidades	Igual que lo indicado para el tronco, pero exige una fijación secundaria con vendajes Puede emplearse también un yeso o una férula termoplástica para inmovilizarlas	Las vendas se deberían colocar articulación por articulación para conseguir un buen soporte de los miembros y prevenir el edema en cualquiera de los extremos. En la pierna es aconsejable vendar desde los dedos hacia arriba para prevenir el edema del pie distal al final del vendaje La movilidad de la extremidad quedará reducida y es importante la elevación para reducir el edema Es esencial aconsejar que no se debe conducir en el preoperatorio
Manos y dedos de las manos, pies y dedos de los pies	Apósitos con refuerzo, como se describe arriba Vendas de gasa y parafina con gasa y adhesivo Puede emplearse también un yeso o una férula termoplástica para inmovilizarlos	Se debe buscar un equilibrio entre mantener la articulación móvil y permitir una inmovilización lo bastante prolongada para que el injerto cutáneo prenda El apósito se puede quedar pegado en estas áreas, de forma que es precisa una irrigación abundante y una retirada suave Tras cualquier período de inmovilidad, el paciente tendrá que recibir información sobre cómo ejercitar todas las articulaciones para recuperar la función completa de todas las articulaciones

consigue con una fijación primaria del apósito y con cualquier fijación secundaria necesaria. El método empleado depende de la zona y el área injertada. Los métodos de fijación primaria más frecuentes se resumen en la tabla 24.2.

Es fundamental un asesoramiento específico preoperatorio dependiente de las áreas que se deseen injertar. Se debe mantener el equilibrio entre mantener al paciente móvil y no comprometer el injerto cutáneo. La experiencia de este autor indica la especial importancia de asesorar al paciente sobre la actividad y la conducción. La enfermera no debe asumir que los pacientes se van a dar cuenta de las modificaciones que deben introducir en el postoperatorio inicial para conseguir un resultado óptimo. Es posible seguir asesorando al paciente en los apósitos de seguimiento.

Primer apósito del injerto cutáneo

La primera inspección de un injerto cutáneo recién realizado se puede hacer en cualquier entorno clínico (Holden, 2015) y en cualquier momento asumiendo que cuanto más temprana sea, más frágil será el injerto. Cuanto mayor sea la fragilidad del injerto, mayor será el riesgo de separarlo de la vasculatura que se está formando. Dentro de la lógica fisiológica del proceso de «prendimiento», parece lógico tratar de dejar el apósito inicial del injerto cutáneo durante al menos 5 días siempre que garantice la seguridad adecuada del injerto y no existan indicaciones clínicas para una inspección más temprana del mismo. Las indicaciones clínicas para una inspección precoz serán los signos de infección o sangrado por debajo del injerto cutáneo, dado que ambos podrán producir un fracaso del injerto si no se tratan. Cuanto más grueso sea el injerto cutáneo, más largo será el proceso de revascularización. En la práctica se acepta que los injertos cutáneos deben ser inspeccionados en cualquier momento entre los 5 y 10 días posteriores a su realización.

Consejos para el primer apósito del injerto cutáneo

Leer los comentarios quirúrgicos orienta a la enfermera sobre la localización del injerto cutáneo y el lecho donante asociado, el tipo de fijación del injerto cutáneo, el tipo de apósito y posibles orientaciones para el cuidado posterior del mismo, como la retirada de los puntos, el uso mantenido de una férula o las limitaciones de movilidad. Es clave preparar al paciente sobre el aspecto del injerto y el grado de éxito de la intervención (Holden, 2015). Es fundamental la analgesia previa al injerto y explicarle la mezcla de colores que serán distintos de la piel circundante y también la variabilidad del contorno (v. fig. 24.2). Las gasas suturadas o los apósitos con presión negativa pueden orientar sobre el tamaño que cabe esperar, pero no preparan al paciente para lo que tiene que ver. Los cuidados de la enfermera en este punto deberán depender de si el paciente quiere ver o tener información sobre la evolución de la herida en este momento.

El objetivo de esta primera inspección es asegurarse de que la retirada del apósito del injerto cutáneo no tire del mismo ni lo levante, y para evitarlo es importante un procedimiento delicado. Esto se puede conseguir quitando capa por capa, humedeciendo cualquier apósito adherido con una cantidad abundante de suero salino normal y presionando con el dedo enguantado por debajo del apósito para mantener el injerto y evitar que al tirar se pueda arrancar la piel o traumatizar el injerto.

Tras retirar el apósito, la enfermera completa una revisión sistemática de la herida. Los modelos de evaluación, como el TIMES (*tissue type; infection or inflammation; moisture imbalance; edges and epithelial advancement; surrounding skin*) (Wounds UK, 2016), permiten esta aproximación y pueden aplicarse según refleja la tabla 24.3. Un aspecto específico del injerto cutáneo es la evaluación del porcentaje del mismo que ha «prendido» y la estabilidad de la adherencia. Aunque es subjetiva, existe una terminología adoptada de forma generalizada para la evaluación de los injertos cutáneos (Holden, 2015). Para poder realizar esta evaluación, la enfermera debe valorar, en relación con el 100%, en qué medida el injerto cutáneo está en su sitio y estimar el porcentaje. Luego, usará un guante estéril para palpar con suavidad el injerto y valorar qué porcentaje del mismo está adherido y estable.

Mediante la primera inspección se podrá valorar en qué medida la visualización del injerto por vez primera puede

Tabla 24.3 Esquema TIMES para valorar el apósito primario del injerto

Categoría	Acción
Tipo de tejido y cómo manejarlo. Un injerto cutáneo es tejido epitelial	Comente sobre: • Aspecto del injerto y porcentaje adherido • Porcentaje del injerto cutáneo adherido que está estable • Porcentaje del área del injerto cutáneo que se puede sobreelevar en áreas sobre grasa, fascia o hueso si se sospecha • Porcentaje de cualquier otro tejido presente • Cualquier colección de líquido por debajo del injerto cutáneo, como seroma o hematoma
Infección o inflamación	Comente si el eritema/inflamación corresponde a infección o inflamación de otra causa, como suturas a tensión, exudado o roce por el apósito Si sospecha infección, obtenga una muestra con una torunda y registre que lo hace
Desequilibrio de la hidratación	Registre si existe olor y la consistencia del líquido, dado que ambos pueden indicar una infección. Cuanto más grandes sean los agujeros o la malla, más líquido cabe esperar Valore la existencia de edema en la zona y valore el tratamiento (p. ej., puede ser necesario evaluar la extremidad inferior por si se necesita compresión)
Márgenes y avance epitelial	Documente el porcentaje de prendimiento y cualquier área denudada en los márgenes del injerto cutáneo Documente la piel solapada (v. fig. 24.3) y las acciones adoptadas
Piel circundante	Comente la presencia de cualquier grado de inflamación Comente la sequedad y fragilidad con indicación de las acciones

afectar al paciente y su adaptación a la alteración de su imagen corporal. No es posible explicar en grado suficiente la imagen que el paciente percibirá cuando lo vea por vez primera, pero se le debería tranquilizar sobre los cambios que esta imagen sufrirá con el tiempo y darle oportunidad de preguntar sus dudas para conseguir que la experiencia sea más positiva.

En teoría, cuando se realiza el primer apósito cualquier sutura o grapa destinada a asegurar el injerto cutáneo ya habrá cumplido su función y se debería retirar (Beldon, 2007). Esta es una buena práctica para los injertos estables a partir del quinto día, igual que lo es recortar el exceso de piel que se solapa con la piel intacta en los márgenes del injerto. Sin embargo, cuando se trate de injertos menos estables, exista preocupación sobre la fragilidad de dicho injerto o el paciente tenga dificultad para tolerar la experiencia con el primer apósito, sería posible retrasar estas medidas hasta futuros cambios de apósito. Los injertos inestables pueden no «prender», pero pueden quedarse en el sitio y actuar como apósitos biológicos, aunque todas las suturas, grapas y piel no viable se deberían retirar en 7-10 días (Holden, 2015).

La selección del apósito primario depende del «prendimiento» del injerto y del tipo de tejido cuando el injerto no haya «prendido». Si el prendimiento y la estabilidad obtenidas en una zona no sometida a estrés mecánico son del 100%, se podrá dejar el área expuesta y el paciente puede comenzar a hidratarse y masajearse el injerto cutáneo (Holden, 2015). Sin embargo, mi experiencia es que esto rara vez sucede y solo ocurre en áreas muy pequeñas alrededor de la nariz y los ojos en pacientes que se sienten capaces de adaptarse de forma inmediata a su nuevo aspecto. En la mayor parte de los casos será preciso elegir un nuevo apósito en función de la evaluación sistémica, los objetivos de los cuidados, la repercusión del producto sobre el injerto cutáneo, la política local y los formularios para apósitos asociados. La tabla 24.4 resume la repercusión que pueden tener algunos tipos de apósitos sobre los injertos cutáneos nuevos.

Apósitos secundarios y opciones de fijación para asegurar un nuevo injerto cutáneo

El objetivo del apósito secundario es facilitar la absorción o asegurar todavía más el apósito primario contra el injerto cutáneo. En los injertos cutáneos con depresiones y sobreelevaciones,

Tabla 24.4 **Posible repercusión de los apósitos primarios sobre los injertos cutáneos nuevos (5–10 días)**

Categoría	Ventaja	Inconveniente
Gasa de parafina	Si el prendimiento es >90% la zona se seguirá reepitelizando, de forma que esta puede ser útil en áreas extensas o complejas	Se seca en 24–48 h y obliga a frecuentes cambios de apósito
Productos yodados y basados en la plata	Pueden reducir la carga biológica si es preciso	No deberían emplearse de forma habitual si no existe preocupación por la carga biológica o el riesgo de infección
Silicona	Tiene baja adherencia y puede permanecer intacta varios días	Puede acumular líquido por debajo, produciendo maceración o costras secas
Espumas	Son útiles si se cortan al tamaño justo para que puedan aplicar presión para hacer de férulas y dar soporte a los injertos indentados o con «cortes»	No se adaptan bien sobre las articulaciones y las curvas, por lo que pueden producir roces sobre el nuevo injerto cutáneo si no se fijan con firmeza
Hidrocoloide	Puede ayudar a asegurar e hidratar los injertos cutáneos muy estables en regiones difíciles, como el cuero cabelludo, la cara y las orejas	Puede levantar injertos que no estén estables, de forma que debería evitarse en los injertos frágiles
Alginatos e hidrofibra	Cuando la mayor parte del injerto cutáneo ha fracasado y la herida está húmeda, pueden ayudar a controlar el exudado	Estos productos forman gel, por lo que pueden ocasionar maceración de la piel recién adherida
Hidrogeles	Solo se deben usar en áreas con un fracaso completo del injerto	Estos productos provocan maceración en la piel recién adherida y deberían evitarse como apósito inicial
Presión negativa tópica	Es una férula excelente para un injerto cutáneo cuando se aplica por vez primera, pero no se debería volver a aplicar salvo que fracase el injerto cutáneo	Dado el riesgo de maceración, no se debe volver a aplicar tras el apósito inicial

el apósito primario elegido debe amoldarse siguiendo estos contornos y luego recubrirlo de gasas, que se pueden abrir o rellenar con bolas para introducirlas en las depresiones, de forma que empujen el apósito primario con firmeza contra el injerto cutáneo. La selección de una espuma que se corta para que tenga el mismo tamaño del área injertada si es profunda puede aplicar más soporte si se pone otro segundo fragmento de espuma encima. Se recomienda colocar bien la gasa para dar soporte al apósito primario en lugar de realizar una aplicación indiscriminada.

La fijación tiene que ser segura y dependerá de la región corporal que se trate. Cuando esté indicado usar cinta adhesiva, se podrían emplear cintas firmes, como Hypafix o Mefix, aunque no se deberían emplear cuando la piel circundante sea frágil.

En todos los injertos cutáneos nuevos de las extremidades se recomienda una fijación articulación a articulación con un revestimiento, luego colocar una venda de lana para dar forma y proteger la extremidad y posteriormente colocar vendas de soporte de tipo crepé. Es posible dar todavía más soporte con una venda elástica tubular, como Tubigrip, siempre que no exista contraindicación vascular. El autor recomienda valorar a los pacientes con injertos en la parte distal de la pierna que tengan edema de la extremidad o signos de hipertensión venosa para valorar la adecuación de la compresión, siempre que sea posible antes de la cirugía. Otra alternativa es emplear la compresión cuando esté indicada y sea adecuada para facilitar la cicatrización, después de la primera inspección.

Manejo de enfermería posterior a un injerto cutáneo

Los cambios posteriores de apósito irán observando cómo el injerto cutáneo se vuelve más robusto con el tiempo y, si inicialmente el injerto no ha prendido, se observará la reepitelización conforme avance la cicatrización. Por tanto, la valoración del «prendimiento» del injerto cutáneo solo tiene importancia durante la primera inspección del apósito. En las siguientes inspecciones se debería valorar el grado de cicatrización de la herida y emplear los mismos principios utilizados en la evaluación y manejo de cualquier herida (Lucas y King, 2010). El injerto nuevo es un tejido epitelial neoformado y la ausencia de glándulas para la autohidratación hace que sea muy importante formar al paciente e indicarle que debe aplicarse masajes, hidratación y protección frente a los traumatismos y la luz UV (Holden, 2015).

Lechos donantes del injerto cutáneo

El lecho donante de un injerto cutáneo para un ICEC se cierra directamente en el momento en que se obtiene y se cura por primera intención, con un tratamiento parecido a cualquier línea de sutura. Sin embargo, los lechos de un ICEP se curan por segunda intención y las prioridades iniciales de enfermería son el control del dolor y del exudado (Beldon, 2003). Esta herida puede plantear más problemas al paciente en comparación con el propio injerto cutáneo, ya que el grado de dolor será máximo en los primeros días y luego, conforme se produzca la cicatrización, el lecho donante picará. Los pacientes deben estar informados sobre este aspecto y se les debe recomendar que consigan un control adecuado del dolor. Si este no mejora en 3-5 días a pesar de una analgesia adecuada y una buena fijación, se debería inspeccionar el lecho donante para descartar una infección.

En los primeros días tras un ICEP, el lecho donante producirá grandes cantidades de líquido; cuanto más grande sea, más líquido producirá. Posteriormente la herida se irá secando y el apósito primario se podrá adherir al epitelio recién formado. Aunque el tiempo de cicatrización del lecho donante de un ICEP se corresponde con la profundidad de la herida y también depende de factores del paciente que influyen sobre la cicatrización, como media debería durar entre 7 y 21 días (McGregor y McGregor, 2000; Beldon, 2003).

Los estudios que han valorado los apósitos para control del lecho donante indican que no existe uno ideal y las revisiones sistemáticas indican que es preciso realizar investigaciones de calidad sobre el tema (Voineskos et al., 2009). A menudo se estudia cómo facilitar la cicatrización de las heridas húmedas, y en este sentido siguen siendo muy populares los apósitos con alginato, hidrofibra y espuma, porque permiten controlar el exudado durante los primeros días (Higgins et al., 2012). Una alternativa es aplicar cinta adhesiva, como Hypafix o Mefix, directamente sobre la herida, que es apoyada por algunos autores que han demostrado buena evolución de los pacientes, incluido el beneficio de poder ducharse durante todo el proceso de cicatrización (Hormbrey et al., 2003). Mi propia experiencia con esta práctica es mixta y sugiere que su adopción por los cirujanos debería ser selectiva. En la tabla 24.5 se resumen ejemplos de apósitos postoperatorios que la enfermera puede encontrarse.

En algunos casos, como los ancianos o cuando se obtiene un injerto de piel excesivo para la necesidad de aplicación, los lechos donantes se cubren de forma que la piel se vuelve a aplicar sobre el lecho donante (Keilani et al., 2017). Yo recomiendo tratar la herida como un lecho donante, dado que los principales problemas siguen siendo las áreas abiertas denudadas cuyo exudado tiene que ser controlado. Independientemente del tipo de apósito elegido, los cuidados de enfermería se deben centrar en optimizar el entorno local para facilitar la cicatrización. Esto incluye una fijación segura para ayudar a reducir el dolor y las molestias al disminuir el roce entre la herida en cicatrización y el apósito primario. Los muslos no son fáciles de vendar, por lo que se debe evitar y optar por la fijación con cinta segura. La incapacidad de controlar el exudado y los traumatismos ocasionados por el desplazamiento de los apósitos pueden condicionar una infección del lecho donante con retraso de la cicatrización. *Pseudomonas aeruginosa* puede establecerse en el lecho donante y provocar un exudado verde brillante oloroso. El tratamiento de este puede ser simplemente cambiar el apósito de forma más regular o elegir un antimicrobiano tópico (Wounds UK, 2013a). Unos períodos de inflamación más prolongados por una infección

Tabla 24.5 Apósitos del lecho donante

Apósito	Postoperatorio	Manejo posterior del apósito
Alginato/hidrofibra con gasa e Hypafix o Mefix como apósito secundario	Permite cierta permeabilidad al vapor y la «permeación» o paso inicial del exudado hacia la capa superior del apósito puede volver a almohadillarse Valore la extensión de la humedad del apósito y vuelva a ponerlo si se necesita más de un almohadillado La cinta adhesiva es fundamental para fijarlo en lugares como el muslo o la nalga, donde los vendajes pueden deslizarse y se deberían evitar	Si el exudado se sale por las capas externas en 24 h, es aceptable volver a almohadillarlo, pero después es preciso retirar todas las capas del apósito que estén húmedas para valorar si es preciso volver a poner un apósito nuevo. Una retirada cuidadosa de todas las capas hasta alcanzar la más humedecida evita que los apósitos sean voluminosos y aprieten sobre la herida. Si el alginato está húmedo, habrá alcanzado la máxima capacidad de absorción y no puede ya controlar el exudado. Los apósitos húmedos pueden lesionar la piel circundante y ser una fuente de bacterias, con el consiguiente aumento del riesgo de infección (Wounds UK, 2013b) En cuanto se seque el alginato o la hidrofibra, se puede poner un apósito secundario de película semipermeable para hidratarlo y quitar el apósito primario del tejido epitelial recién formado
Alginato/hidrofibra con una película de poliuretano como apósito secundario	Solo es adecuado para sitios donantes con ICEP muy pequeños. Si hay demasiado exudado para poder manejarlo así, se debe volver a vendar con otra alternativa	Retire esta opción cuando el alginato esté seco y el exudado sea más manejable
Espuma	Cámbielo según marque el exudado (Terrill et al., 2007)	Algunos tipos de apósitos con espuma pueden absorber el líquido y limitar la adhesión al lecho de la herida, por lo que pueden ser un apósito útil (Beldon, 2003)
Cintas adhesivas	Aplicación de una sola lámina y revestimiento posterior con gasa y más cinta adhesiva encima; se puede cambiar cada vez que el exudado empiece a salir por las capas externas. Cuando esté seco, se puede dejar en el sitio y los pacientes pueden ducharse (Hormbrey et al., 2003)	Reaplique solo una nueva gasa cuando la cinta esté húmeda Corte los márgenes cuando empiecen a elevarse Si se acumula líquido por debajo de la cinta adhesiva o aparecen signos de infección, retire la cinta y utilice una alternativa tras valorar la situación
Películas semipermeables	No se deben usar como apósito postoperatorio inicial porque hay demasiado exudado	Pueden usarse solo como apósitos secundarios con alginatos o vendas de hidrofibra si el exudado no es demasiado intenso Son útiles para hidratar el alginato/hidrofibra seco que luego se puede separar de forma espontánea del tejido epitelial recién formado
Hidrocoloide	No se debe usar como apósito postoperatorio inicial porque hay demasiado exudado	Es útil para las regiones denudadas superficiales en la cicatrización de un lecho donante de un ICEP
Gasa de parafina	La parafina se seca y la gasa se adhiere al lecho donante y produce traumatismo al retirarla (McGregor y McGregor, 2000; Beldon, 2003). **Siempre debe evitarse en sitios donantes**	Solo se debe emplear como sistema de administración de medicación si se emplean esteroides tópicos para tratar una granulación excesiva

o traumatismo más grave pueden dar lugar a una sobregranulación, que debe ser tratada de forma urgente con un esteroide tópico (Holden, 2015). La falta de cicatrización o la erosión recidivante del lecho donante puede indicar una alta carga biológica, que se debe tratar. Yo recomiendo derivar a los pacientes con retraso en la cicatrización del lecho donante para valoración por un especialista.

Los lechos donantes recién cicatrizados son frágiles y pueden necesitar un período de protección prolongado. Se recomienda evitar los apósitos de tela, que rozan y lesionan la piel. En algunos casos se necesita un tiempo más prolongado con un apósito protector. La enfermera debe valorar este aspecto durante la evaluación. La formación del paciente para el manejo del lecho donante cicatrizado es igual que la que se daría para cualquier herida en maduración, dado que necesita hidratación, masaje y protección frente a los traumatismos y el sol.

Colgajos

Un colgajo es una masa de tejido con irrigación, que se transfiere desde un lecho donante a otro lecho receptor (Levine, 2014). Por tanto, aunque los colgajos y los injertos cutáneos son procedimientos basados ambos en la transferencia de tejido, la diferencia inherente es que el colgajo tiene su propio riego, algo que no ocurre en el injerto cutáneo (Del Rosario y Barkley, 2017). Básicamente, el colgajo puede describirse como una lengüeta de tejido, que contiene tejidos de distintos tipos con su propia circulación independiente. Esta circulación puede proceder de su propio aporte vascular, que se mantiene intacto durante la transferencia de tejido u obtenerse tras una separación completa y posterior reinserción con sutura quirúrgica de los vasos del lecho receptor. Aunque existen unos principios para las reconstrucciones con colgajos y similitudes en la anatomía, no existen dos colgajos iguales y son siempre específicos para cada paciente y para el cirujano que aborda la reconstrucción. Básicamente existe un lecho primario sobre el cual se aplica el colgajo y un lecho donante del cual procede el mismo. La única excepción a esta regla es cuando un dedo se reimplanta tras la amputación traumática. La cirugía con colgajos se emplea en todas las especialidades quirúrgicas, para una amplia gama de reconstrucciones, entre las que se incluyen:

- Para defectos primarios tras la extirpación de un tumor de cualquier región del cuerpo o un defecto producido por un traumatismo, que necesite tejido vascularizado.
- Para un defecto con vascularización inadecuada para permitir un injerto cutáneo, como hueso expuesto o zonas sometidas a radioterapia (Levine, 2014).
- Para áreas de desgaste, como la reparación de un defecto asociado a una úlcera por presión (Black y Black, 2012).
- En áreas en las que se necesita otro tejido, como la reparación intraoral (Wax, 2013), o inervación.
- Reimplantación de partes anatómicas arrancadas como consecuencia de una amputación traumática (Spiers, 2018).

Existen distintos sistemas de clasificación de los colgajos (Levine, 2014), pero los términos empleados pueden ser confusos, dado que los elementos de un colgajo pueden solaparse y caber en más de una categoría. Para comprender la cirugía y las implicaciones de los cuidados de enfermería de un colgajo, yo recomiendo que la enfermera se plantee el colgajo en función del tipo de tejido transferido, la proximidad entre los lechos donante y receptor, la esfera de la transferencia y la irrigación, según se resume en la tabla 24.6.

El acceso a Internet y los dispositivos de búsqueda facilitan un acceso rápido a las explicaciones e ilustraciones mediante imágenes de aquellos términos empleados, que no resulten conocidos para la enfermera. Comprender la cirugía permitirá a la enfermera conocer las estructuras implicadas y la importancia

Tabla 24.6 Categorías de colgajos

Categoría	Clasificación del colgajo	Consideraciones de enfermería
Tipo de tejido	Cutáneo: piel y fascia superficial Fasciocutáneo: piel y fascia profunda (fig. 24.4) Miocutáneo: piel y músculo Osteomiocutáneo: piel, músculo y hueso Músculo empleado (p. ej., dorsal ancho, deltopectoral, gastrocnemio) Músculo y otros tejidos (p. ej., miocutáneo del recto y transverso abdominal [TRAM]): indica el músculo que se coge y el tejido cutáneo suprayacente	La viabilidad de cualquier colgajo con una parte cutánea se puede valorar con el relleno capilar y debería ser parecido al del lecho donante Se puede elegir una combinación de tejido para rellenar los defectos grandes que superan el volumen obtenido con un tipo de tejido o cuando se necesitan múltiples tipos de tejido para conseguir el resultado deseado (Levine, 2014)
Proximidad	Local: cuando el lecho donante se encuentra al lado del receptor Alejado: cuando el lecho donante está a cierta distancia del receptor	La colocación se verá afectada por la localización del colgajo y el lecho donante asociado

Tabla 24.6 **Categorías de colgajos *(cont.)***

Categoría	Clasificación del colgajo	Consideraciones de enfermería
Esfera de transferencia	Rotación: el tejido se gira localmente sobre su eje o pivota y en general tiene un diseño semicircular Transposición: el tejido se mueve a la zona adyacente y suele ser cuadrado o rectangular Isla: la piel se transfiere por debajo de la piel todavía unida a un vaso Avance: no se mueve sobre un pivote, sino directamente hacia delante Colgajo libre: el tejido se separa por completo de la circulación venosa y arterial y los vasos se reanastomosan cuando se colocan en el lecho receptor Pedículo: el tejido sigue unido a su aporte de sangre a través de un pedículo y tiene un arco de rotación limitado (Levine, 2014)	Es fundamental evitar la torsión y presión sobre el pedículo Es fundamental conocer la localización de la anastomosis para evitar presionar la zona y monitorizarla
Irrigación	Patrón aleatorio: circulación no especificada que da riego al tejido transferido; la relación entre la longitud y la anchura del colgajo es clave para la supervivencia Patrón axial: se basa en la identificación de un aporte vascular anatómico, que se coloca longitudinal en el colgajo Colgajos perforantes: el nombre del vaso del cual depende la supervivencia del injerto (p. ej., perforante epigástrica inferior profunda [PEIP], arteria epigástrica inferior superficial [AEIS], perforante de la arteria toracodorsal [PAT], perforante de la arteria glútea superior o inferior [PAGS/PAGI]) Libre y pediculado, como se indica arriba	Los colgajos aleatorios están limitados en relación con el tamaño del defecto Conocer la irrigación y las anastomosis es esencial para un cuidado seguro

Tabla 24.7 **Consideraciones para la planificación del colgajo**

Defecto por reconstruir (lecho receptor)	Lecho donante
• Área y localización • Calidad del tejido circundante • Razones para la cirugía, incluido el resultado deseado • Método que se va a adoptar para juntar el donante y el receptor	• Compatibilidad del tejido • Tamaño del tejido necesario para cerrar el defecto, incluidos volumen y grosor • Riego asociado al lecho donante para satisfacer las necesidades del defecto • Morbilidades asociadas al lecho donante (Hsieh, 2015)

de los cuidados de enfermería, con especial énfasis en la monitorización inicial del colgajo si fuera precisa. Además, permite dar explicación a los pacientes sobre la presencia de incisiones inesperadas por la necesidad de procedimientos adicionales, como injertos venosos para estabilizar la circulación.

El cirujano deberá planificar el tipo de colgajo teniendo en consideración el defecto que tiene que reconstruir y las características del lecho donante en el que se va a obtener el colgajo (tabla 24.7). El éxito de cualquier procedimiento técnico dependerá de una cuidadosa planificación antes de la cirugía (Salgado et al., 2010).

Los métodos de imagen preoperatorios son variables, pero se recomienda confirmar la viabilidad de los vasos antes de la cirugía a la hora de elegir los lechos donantes adecuados en los que obtener el tejido (Thimmappa et al., 2019). El retraso del colgajo alude a una situación en la cual se emplean procedimientos para aumentar el éxito de una irrigación viable en el momento de la transferencia. Consiste en elevar el colgajo,

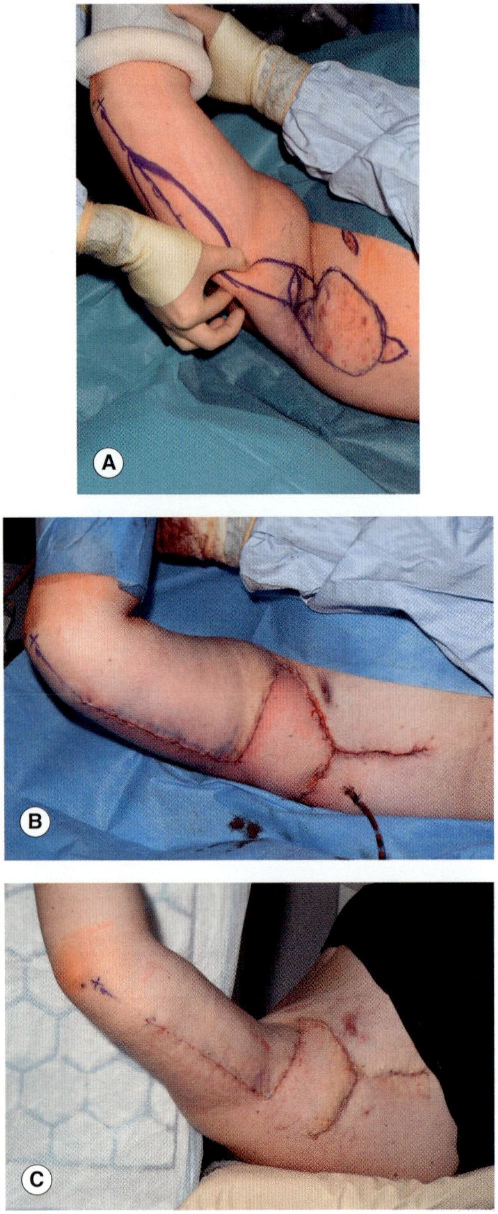

Figura 24.4 Colgajo con pedículo fasciocutáneo local. (A) Planificación de un colgajo en la parte posterior del brazo. (B) Imagen en la intervención. (C) Una semana después.

pero no transferirlo en ese momento o bien en emplear técnicas, como la expansión de tejido antes de la transferencia (Levine, 2014). Otros factores que influyen son si se trata de una cirugía programada o de urgencias, la situación del paciente y sus comorbilidades. Algunos factores, como el tabaco, la diabetes y la malnutrición, deben ser tratados para optimizar el estado del paciente si es posible (Salgado et al., 2010; Hsieh, 2015).

Es clave comentar las intervenciones con el paciente antes de la cirugía para garantizar el consentimiento informado y deben incluir:

- Lecho donante o posibles lechos donantes, dado que la extensión de la resección o la extirpación de detritos puede ser desconocida y se debe tener flexibilidad para adaptarse a los descubrimientos intraoperatorios (Butler y Adelman, 2014).
- Posibilidad de fracaso parcial o completo del colgajo con el régimen de monitorización asociado tras la cirugía, incluidos los planes de un período en cuidados intensivos.
- Cuidados postoperatorios, como líquidos intravenosos, drenajes, sonda urinaria permanente, limitación de la movilidad y posible uso de tratamiento con sanguijuelas.
- Posibles complicaciones de cualquier tipo de cirugía, como sangrado, hematoma, infección y dolor.
- Tiempo de recuperación estimado y repercusión sobre las actividades diarias.
- Posibles intervenciones quirúrgicas posteriores que se esperan, como la resección de una paleta de piel empleada para la monitorización o la división de un pedículo, como en los colgajos de la frente.
- Cicatrices específicas que cabe esperar en los lechos reconstruido y donante (fig. 24.5).

Cuidados de enfermería

Muchos colgajos pequeños locales se tratan de forma ambulatoria con poca participación del equipo de enfermería hasta la primera revisión postoperatoria en consulta. Sin embargo, cuando es precisa la monitorización, los cuidados expertos y especializados de enfermería resultarán clave para la detección precoz de los problemas clínicos (McGregor y McGregor, 2000; Nahabedian y Nahabedian, 2016; Del Rosario y Barkley, 2017; Wax, 2013). Entre los ejemplos de colgajos más complejos que exigen observación se incluyen colgajos locales, como el pezón pediculado en la reducción de mama o el colgajo fasciocutáneo en la pierna, además de colgajos con pedículo lejano, como el colgajo de la frente o los sofisticados colgajos microvasculares libres, que pueden realizarse en cualquier región del cuerpo. En condiciones ideales, el cuidado tras la cirugía de los colgajos microvasculares complejos debería realizarse en unidades especializadas por parte de enfermeras expertas y formadas (Broyles et al., 2016), porque no se debe subestimar la complejidad y capacidad que exige una evaluación correcta (Khan et al., 2010). Los cuidados de enfermería se deben basar en una evaluación sistemática del paciente que permita identificar problemas reales y potenciales. La enfermera puede emplear diversos modelos de enfermería, según su propia experiencia y la práctica en el área clínica en la que se esté tratando al paciente. Yo he resumido los posibles problemas siguiendo el esquema de las actividades de la vida (AV) (Roper et al., 2000) (cuadro 24.1). Sin embargo, el principal interés en el postoperatorio inmediato es facilitar la recuperación segura y

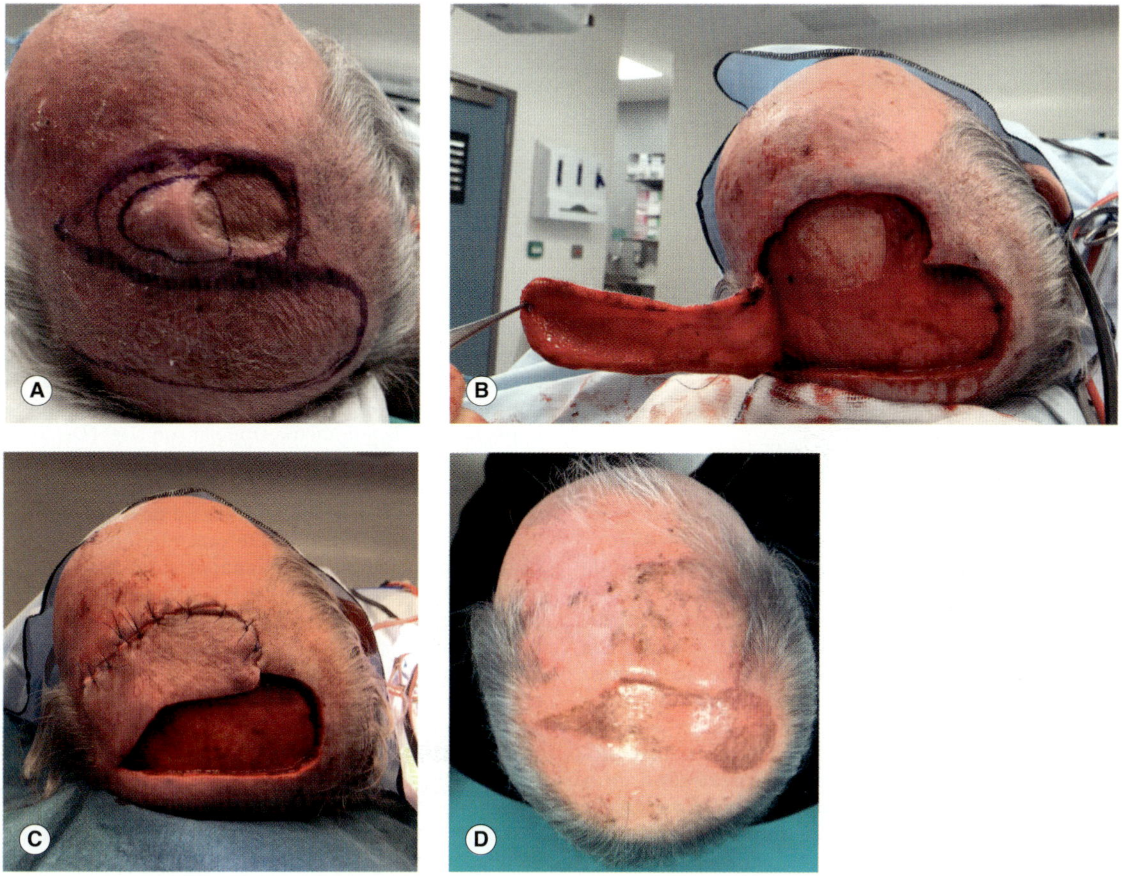

Figura 24.5 Cicatrización: colgajo, injerto cutáneo de espesor parcial empleado en el lecho donante del colgajo y lecho donante del injerto cutáneo de espesor parcial. (A) Defecto para reconstrucción. (B) Elevación del colgajo para cubrir el hueso. (C) Colocación del colgajo y lecho donante del colgajo necesario para un injerto cutáneo de espesor parcial. (D) Colgajo y lecho donante del colgajo cicatrizados.

mantener una circulación sostenible para garantizar un buen resultado del colgajo.

Mantenimiento de un entorno seguro (AV 1)

Incluye la recuperación segura del paciente tras la cirugía, como se ha comentado en el capítulo 2. Un aspecto específico de la cirugía del colgajo es la importancia del apoyo sistémico para mantener un flujo de sangre adecuado a través de la anastomosis, algo que depende de un buen equilibrio hídrico, de la prevención y el manejo de los trastornos en la presión arterial y del mantenimiento de un entorno cálido para prevenir la hipotermia, que puede condicionar una reducción del riego (Chao y Lamp, 2014). Un buen control del dolor, según se comenta en el capítulo 4, resulta esencial para prevenir la actividad del sistema nervioso simpático, que puede reducir el flujo al colgajo (Del Rosario y Barkley, 2017). Una postura cómoda puede reducir también el dolor, pero se debe equilibrar con la postura necesaria para la irrigación y drenaje del colgajo. Son importantes las instrucciones que dé el cirujano sobre la importancia de la postura en la anastomosis o el pedículo, dado que algunos colgajos, como los de la cabeza y el cuello, dependen mucho de la postura en el postoperatorio inicial (Wax, 2013).

La exploración regular del colgajo permite detectar cualquier cambio sutil de la vascularización que pueda indicar un compromiso del mismo, para notificarlo y poder actuar (Nahabedian y Nahabedian, 2016). De este modo se incrementa la posibilidad de salvar el colgajo a un 75% en los casos con problemas (Hsieh, 2015). La duración de esta monitorización intensa es específica de la localización del colgajo y de las indicaciones del cirujano, pero en general es como mínimo una vez por hora durante las primeras 24 h (Salgado et al., 2010; Chao y Lamp, 2014). Esta necesidad

Cuadro 24.1 Actividades de la vida (AV)

1. Mantenimiento de un entorno seguro.
2. Comunicación.
3. Respiración.
4. Comida y bebida.
5. Eliminación.
6. Aseo y vestimenta.
7. Control de la temperatura.
8. Movilización.
9. Trabajo y ocio.
10. Sueño.

Tomado de Roper et al. (2000).

de intervención intensiva por parte de enfermería, junto con los prolongados tiempos quirúrgicos para la reconstrucción compleja, explica por qué algunos pacientes deben ser ingresados en unidades de cuidados intensivos durante 24-48 h.

Una recuperación segura depende de la comprensión de las anotaciones quirúrgicas y la explicación de los detalles sobre la anastomosis y la posición del pedículo, si existe. Es fundamental una explicación completa del paciente y la intervención, aclarando los detalles que puedan plantear dudas. Los parámetros de monitorización necesarios ayudan a las enfermeras a decidir cuándo se debe solicitar una revisión médica (Salgado et al., 2010). Además, conocer los problemas intraoperatorios con los vasos del pedículo o de la anastomosis microvascular puede alertar a la enfermera sobre el alto riesgo de problemas circulatorios postoperatorios (Wax, 2013).

Los problemas agudos con el riego del colgajo pueden obligar a regresar al quirófano para explorarlos y rectificarlos (Del Rosario y Barkley, 2017), de forma que preparar al paciente para un retorno seguro puede ser parte de la asistencia de enfermería postoperatoria. Otro elemento esencial de la misma es una documentación precisa (NMC, 2018), y el uso de hojas evolutivas y protocolos locales permite orientarse en la monitorización de los colgajos (Khan et al., 2010). En la figura 24.6 se muestra un ejemplo de la hoja evolutiva con explicaciones descriptivas que se emplea actualmente en un hospital docente de Londres. Se recomienda que en las primeras 24-72 h todas las enfermeras que asuman la responsabilidad de observar el colgajo hagan la primera evaluación en compañía de un médico que haya monitorizado previamente el colgajo (Chao y Lamp, 2014). De este modo se garantiza la precisión del informe basal y la constancia de los posteriores.

Complicaciones vasculares

Para detectar el flujo de sangre se debe emplear un equipo que lo detecte a través del colgajo y también se debe valorar el color, el relleno capilar, la temperatura y la textura del propio colgajo. Los colgajos que están enterrados sin ninguna parte visible no se pueden monitorizar, pero es preciso conocer la irrigación para evitar una colocación inadecuada o una presión excesiva sobre el pedículo vascular o la anastomosis (Salgado et al., 2010). Si es posible, en los colgajos enterrados se puede facilitar la monitorización exponiendo una pequeña pala de la porción cutánea del mismo; por ejemplo, en un injerto miocutáneo del recto transverso abdominal (TRAM) o de perforante de la epigástrica inferior profunda (DIEP) en la mastectomía con conservación de la piel. En los colgajos accesibles con una porción visible que se puede monitorizar o en los dedos reimplantados, el flujo de sangre se suele evaluar con un dispositivo Doppler externo manual con una sutura insertada en la piel o el músculo donde se debería detectar la señal de la perforante (Salgado et al., 2010; Butler y Adelman, 2014; Wax, 2013). Es importante marcar el sitio de valoración para evitar confusiones derivadas de la detección de señales de los vasos adyacentes (Salgado et al., 2010). Los avances tecnológicos han permitido introducir métodos implantables y la flujometría Doppler con láser (Del Rosario y Barkley, 2017). Se ha demostrado que los colgajos que sufren problemas vasculares durante la cirugía tienen más riesgo de sufrirlos con posterioridad en la región de la cabeza y el cuello. En consecuencia, existe la recomendación de emplear un sistema Doppler implantable intraoperatorio para detectar los problemas vasculares, que tiene la ventaja adicional de que se puede mantener el flujo de sangre postoperatorio en los primeros días tras la cirugía (Wax, 2013). Sin embargo, independientemente de la tecnología de monitorización empleada en el postoperatorio, se debe mantener la exploración clínica del colgajo, que sigue siendo la prueba de referencia para valorar su viabilidad (Butler y Adelman, 2014; Chao y Lamp, 2014; Hsieh, 2015).

El nuevo crecimiento para drenaje venoso en el colgajo se desarrolla de forma gradual en varios días y puede resultar menos fácil conseguirlo que la anastomosis arterial (Spear, 2016). Ambos pueden verse afectados por los trombos con necesidad de administrar tratamiento antitrombótico. Se discute la necesidad de emplear profilaxis o tratamiento activo antitrombótico (Salgado et al., 2010; Hsieh, 2015) y la falta de evidencias robustas ha generado regímenes variados en función de la experiencia del cirujano y de aspectos específicos del paciente (Del Rosario y Barkley, 2017). Incluso cuando no se forman trombos, la circulación venosa eficiente aparece de forma gradual. Por eso, el compromiso venoso es el problema circulatorio más frecuente cuando el flujo de salida no se corresponde con el aflujo arterial, con la consiguiente congestión venosa (Wax, 2013). Los factores que pueden contribuir a la congestión incluyen el plegamiento del pedículo del colgajo; la posición de la parte del cuerpo a la que se ha transferido el colgajo; unos apósitos o prendas de soporte constrictivas, como los sujetadores que se emplean tras la reconstrucción mamaria; vendajes o férulas rígidos; puntos tensos o drenajes de vacío que no funcionan. Por eso, lo primero que se debe hacer es evaluar estas posibles causas y aliviar la obstrucción (Chao y Lamp, 2014). La necesidad de inspección y alivio de estas posibles causas puede llegar a dejar expuestos y sin vendar los colgajos, lo que supone un reto para la capacidad de las enfermeras de controlar las infecciones si se produce exudación alrededor del colgajo y

Nombre de la intervención:	**Por favor, escriba o pegue la etiqueta:** **Nombre:** **Apellido:** **Fecha de nacimiento:** **Número de historia clínica:**
Nombre del equipo médico y teléfonos de contacto:	
Instrucciones quirúrgicas:	
Indique la fuente de luz empleada:	

Fecha														
Hora														
Iniciales del evaluador														
Color: rojo carne (RC), rosa (R), crema (C), blanco (B), azul (A), malva (M), negro (N)														
Temperatura	Helado													
	Frío													
	Templado													
	Caliente													
Relleno capilar (no para colgajos cutáneos)	Sin blanqueamiento													
	> 3 s													
	3 s													
	< 3 s													
	Sin relleno/tinción fija													
Textura	Blando													
	Esponjoso													
	Firme													
	Duro													
Doppler	Audible													
	Tenue													
	Sin sonidos													
Comentarios														

Figura 24.6 Hoja de monitorización del colgajo. *(Continúa)*

Explicación de la observación: primer conjunto de observaciones que debe anotar el cirujano con la enfermera	
Nombre de la intervención	Asegúrese de entender el tipo de tejido transferido, la irrigación, el lugar de transferencia Asegúrese de comprender dónde está la anastomosis/pedículo
Equipo médico y teléfonos de contacto	Consiga los nombres y teléfonos de contacto de todos los miembros del equipo quirúrgico para poder notificar de forma inmediata los problemas detectados con el colgajo, aumentando así las probabilidades de salvarlo y que sobreviva Anote en la historia el nombre y el teléfono de la persona con la que se debe contactar; figurará en las notas
Instrucciones postoperatorias	Lea TODAS las instrucciones Sea consciente de: ○ La colocación especial que puede afectar al riego ○ La posición de la anastomosis o el pedículo para evitar amenazas ○ El registro de las observaciones que le indique directamente el cirujano o cada media hora durante 4 h, cada hora durante 48 h; reducirlas según indique el cirujano en función del estado del colgajo ○ Usar la misma fuente de luz para inspeccionar el colgajo ○ Transmitir las instrucciones a las distintas enfermeras para confirmar la situación basal ○ El colgajo suele sufrir cambios en el tiempo, de forma que debe referir los cambios sutiles
Color	La perfusión se monitoriza a través del color del colgajo. Refiera los cambios de color al equipo en cuanto los note. Es fundamental un diagnóstico precoz del fallo del colgajo Los colgajos musculares con una cubierta de piel de espesor parcial deberían ser de color rojo brillante y recordar a la carne o tener el color rojo carne (RC) de la misma si están sanos Los colgajos con cubierta cutánea pueden tener colores variables, pero siempre se deben comparar con el color de la piel del área donante Los colgajos intraorales aparecen un poco pálidos en comparación con la mucosa oral normal El color basal del cirujano será la guía para comparar los cambios Un colgajo pálido sugiere insuficiencia arterial, y uno blanco (B) indica oclusión arterial Los diversos tonos de azul (A) o malva (M) indican obstrucción venosa. Esta es la causa más frecuente de fracaso del colgajo El color negro (N) del colgajo indica necrosis
Temperatura	Mantenga cálidos a los pacientes para facilitar la vasodilatación y un riego óptimo del colgajo Evite corrientes de aire alrededor del colgajo y una exposición prolongada Caliente los líquidos para lavarlo El colgajo debería tener una temperatura parecida a la de los tejidos normales circundantes. Haga la prueba poniendo un dedo enguantado sobre el colgajo y otro sobre el tejido circundante Los colgajos fríos sugieren falta de riego, que puede ser arterial y/o venoso Un colgajo frío sugiere un deterioro de la vascularización del mismo y se debería actuar con rapidez Un colgajo caliente sugiere que está perfundido
Relleno capilar	Esto indica perfusión, pero solo se puede valorar en los colgajos con un componente cutáneo 3–5 s para relleno se puede considerar normal Menos de 3 s indica congestión venosa Más de 3 s indica un flujo arterial lento La ausencia de relleno indica una oclusión arterial
Textura	El colgajo debe estar blando al tacto Un colgajo esponjoso con reducción de la turgencia del tejido puede indicar insuficiencia arterial Un colgajo firme puede indicar congestión venosa y puede deberse a edema dentro del mismo y/o angulación del pedículo/anastomosis Una textura firme/dura es signo de fracaso inminente del colgajo, que necesita atención inmediata
Doppler	Salvo que se diga lo contrario, se debe emplear una sonda Doppler para valorar el colgajo Se puede marcar la posición de la anastomosis con un punto o un bolígrafo Si no se escucha señal Doppler arterial, avise de inmediato al equipo

Figura 24.6 *(Cont.)*

de prevenir la sobreexposición mediante el enfriamiento del mismo. Además, será preciso abordar los problemas vinculados con la alteración de la imagen corporal y la repercusión que tiene el aspecto del colgajo expuesto sobre el paciente.

Color del colgajo. El color debería ser comparable al del lecho donante. Por tanto, cualquier colgajo con componente cutáneo debe parecerse a la zona de la cual procede (Hsieh, 2015). Los cambios de color varían en función del problema vascular de base. Los colgajos que son más pálidos que el lecho donante sugieren un menor aflujo arterial (Wax, 2013). Los cambios de color relacionados con el flujo de salida venoso dependen del grado de congestión y pueden adoptar tonos que van desde el rosa a diversos grados de azul/púrpura (Hsieh, 2015). Puede resultar más complicado valorar la piel más oscura. Salgado et al. (2010) recomiendan hacer una fotografía del colgajo para poder realizar comparaciones futuras. Los colgajos musculares deberían verse como un tejido vascularizado rojo. Los cambios de color pueden ser muy sutiles y menos específicos según el tipo de problema vascular, aunque los tonos rojos oscuros a malva indican que el colgajo está fracasando (Storch y Rice, 2005). Los ICEP pueden colocarse en una malla y emplearse para cubrir un colgajo muscular. En ausencia de infección, la falta de «prendimiento» de un ICEP puede indicar que la irrigación del colgajo muscular está fallando (Hsieh, 2015).

Temperatura. La teoría de que un colgajo templado está perfundido es el motivo por el cual se valora la temperatura (Hsieh, 2015). Un colgajo que está frío cuando se valora con el dedo enguantado en relación con la temperatura corporal sugiere problemas de riego arterial (Wax, 2013). Sin embargo, se debe reconocer la naturaleza subjetiva de esta técnica de evaluación. Además, los colgajos intraorales son difíciles de valorar, dado que su temperatura viene condicionada también por el efecto de enfriamiento de cualquier secreción que rodee al colgajo (Wax, 2013). Cuando se monitoriza la temperatura, se deben realizar comparaciones con el tejido circundante y tener en cuenta las repercusiones de la exposición prolongada sobre el colgajo, dado que esta puede ser la causa del enfriamiento del mismo en lugar de un fracaso circulatorio.

Relleno capilar. Los colgajos con una porción cutánea se pueden evaluar aplicando presión con el dedo enguantado para producir blanqueamiento y valorar la velocidad de recuperación del color al aliviar la presión. Los tiempos de relleno capilar normales pueden variar, aunque los tiempos registrados pueden oscilar entre 2 y 5 s (Hsieh, 2015; Wax, 2013). Se pueden plantear dificultades para observarlo en función de la posición del colgajo y la variación de la iluminación. El relleno capilar que dura más tiempo o se empieza a prolongar en el tiempo puede sugerir una reducción del aflujo arterial, mientras que la ausencia de relleno indica que claramente existe un problema arterial. Por otro lado, un relleno capilar más rápido implica congestión venosa. Wax (2013) recomienda a los cirujanos realizar una prueba de «pinchazo» para valorar la velocidad y el tipo de sangrado que se produce en los colgajos cuando existe preocupación por el tiempo de relleno capilar. Se puede valorar usando una aguja para pinchar en el colgajo; si el pinchazo realizado es adecuado, una hemorragia rápida indicará un buen aflujo arterial, mientras que la ausencia de sangrado indica oclusión arterial (Hsieh, 2015). Un color rojo oscuro sugiere una obstrucción del flujo de salida venosa (Hsieh, 2015).

Textura o turgencia. Palpar con suavidad el colgajo con el dedo enguantado informará a la persona responsable de la exploración de la turgencia del mismo (rigidez). Cuanto más grueso y edematoso esté el colgajo, más líquido contendrá, lo que puede implicar problemas de salida venosa. Sin embargo, este hallazgo no se debería interpretar de forma aislada sin considerar otras observaciones (Wax, 2013), dado que otras causas pueden ser la posición y la falta de funcionamiento de los drenajes de vacío. Un colgajo que está esponjoso o colapsado de forma visible con una reducción de la firmeza o presencia de arrugas en la piel puede indicar una reducción del flujo arterial (Chao y Lamp, 2014; Spiers, 2018).

Hay que destacar que la diligencia de la enfermera a la hora de evaluar y notificar cualquier preocupación que se le plantee al cirujano permite a este valorar la necesidad de volver al quirófano para explorar el colgajo. Butler y Adelman (2014) sugieren al cirujano mantener un umbral bajo para hacerlo ante un colgajo que esté desarrollando signos clínicos de fracaso. Los colgajos con insuficiencia arterial siempre deben ser sometidos a una exploración quirúrgica si se considera posible salvarlos. Sin embargo, cuando el colgajo cutáneo o un dedo reimplantado empiezan a tener signos de congestión venosa, existe la opción de emplear sanguijuelas para facilitar la descongestión hasta que el drenaje venoso que se está desarrollando sea más robusto y eficiente.

Uso de sanguijuelas en la cirugía reconstructiva

Las sanguijuelas medicinales, *Hirudo medicinalis,* son una ayuda esencial para poder salvar un colgajo con congestión venosa con un componente cutáneo y los dedos reimplantados (Spear, 2016; Spiers, 2018). El tratamiento genera un punto de salida para la sangre que se está acumulando en el colgajo hasta que se consiga establecer una circulación venosa competente (Welshhans y Hom, 2016; Spear, 2016; Biopharm, 2019). Las sanguijuelas nunca se deben emplear en el colgajo con compromiso arterial (Del Rosario y Barkley, 2017), pero si esta se debe a la congestión venosa, al aliviarla se podría resolver la presión sobre la anastomosis arterial. Se debe tranquilizar al paciente de que la mordedura es indolora por el anestésico local liberado por la sanguijuela en el lugar de la mordedura. Tras anclarse, las sanguijuelas liberan potentes anticoagulantes, incluida la hirudina, que permiten la sangre fluir (Welshhans y Hom, 2016). Se estima que una sanguijuela puede extraer de forma directa 5–20 ml, pero el sangrado mantenido en el sitio se mantendrá durante horas (fig. 24.7). Este es el aspecto terapéutico más importante de su uso (Spear, 2016).

La decisión sobre cuándo comenzar o detener el tratamiento es en gran medida empírica, en función de la evaluación física del colgajo (Spear, 2016). Aunque se ha demostrado que su uso es fundamental para salvar un colgajo con congestión venosa, existe un mayor riesgo de infección por las bacterias *Aeromonas hydrophila* presentes en el intestino de la sanguijuela (Biopharm, 2019). Por eso es preciso

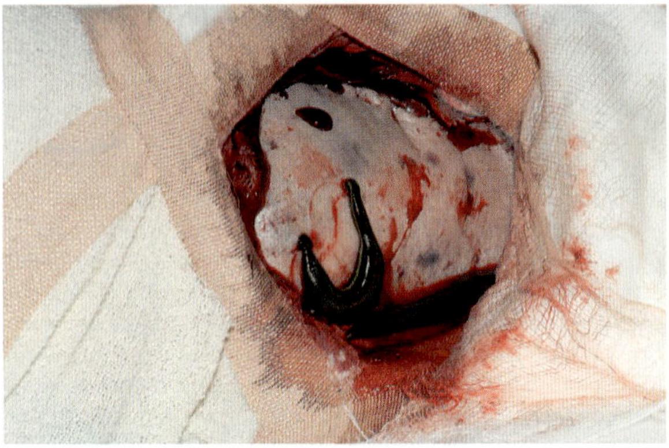

Figura 24.7 Sanguijuela chupando y puntos de sangrado persistente en áreas de congestión venosa.

iniciar tratamiento antibiótico antes y durante todo su uso. Es preciso monitorizar la pérdida de sangre y medir la hemoglobina durante todo el período de tratamiento (Sig et al., 2017). Además, las sanguijuelas suponen un reto psicológico para el paciente y los profesionales (Spiers, 2018; Welshhans y Hom, 2016). Es fundamental explicar de forma clara los beneficios, cómo se realiza el tratamiento y un abordaje profesional. Tras obtener el consentimiento, la aplicación puede suponer un reto (Spear, 2016), de forma que debe ser realizada por alguien familiarizado con el proceso. Las enfermeras están en una posición ideal para aplicar este tratamiento, pero pueden encontrar dificultades para ver, manejar y destruir las sanguijuelas tras usarlas (Reynolds y OBoyle, 2016). El autor reconoce la dificultad que se plantea, pero animaría a las enfermeras a evitar mostrar estas emociones delante de los pacientes, los cuales ya sobrellevan una carga psicológica ante su situación. Se pueden obtener instrucciones sobre la aplicación en la página web de Biopharm (Biopharm, 2019) y las enfermeras deberían consultar los procedimientos locales establecidos en las áreas que emplean este tratamiento.

Colgajos no salvables

En los colgajos que no se pueden salvar o en los que solo se ha producido una pérdida parcial, los abordajes de tratamiento posterior pueden variar. Se ha recomendado la retirada inmediata de los colgajos no salvables (Butler y Adelman, 2014), aunque el tratamiento de estos casos será variable en función de los pacientes y cirujanos. Por lo tanto, se adoptarán los principios de cuidado de las heridas y de desbridamiento. La naturaleza dinámica de la cicatrización de las heridas implica que cuando se ha conseguido éxito circulatorio, la atención se desplazará de la monitorización del colgajo a la cicatrización total de todos los tejidos asociados.

Comunicación (AV 2)

Se debe emplear una comunicación excelente en la preparación preoperatoria del paciente, en la lectura y comprensión de los comentarios quirúrgicos, en el apoyo postoperatorio para adaptarse a la alteración de la imagen corporal y en la formación mantenida del paciente durante toda la evolución. El soporte psicológico y los comentarios sobre la alteración de la imagen corporal resultan fundamentales. Esto puede verse comprometido todavía más en las reconstrucciones con colgajo de la cabeza y el cuello, dado que la comunicación verbal puede estar reducida o faltar por completo. La decisión de no mirar la reconstrucción se ve dificultada por la necesidad de realizar observaciones intensivas y repetidas. La planificación temporal de los comentarios y la educación del paciente dependerán de los motivos y el cronograma de la cirugía. Sin embargo, la educación del paciente sobre las intervenciones de reconstrucción se debe introducir en la primera oportunidad posible y reforzarla durante todo el período de recuperación (Lucas y King, 2010; Del Rosario y Barkley, 2017). La implicación en los cuidados empodera al paciente y facilita la concordancia. Conforme cambien los objetivos de los cuidados, es clave explicárselos al paciente para evitar la frustración con el proceso de recuperación (Lucas y King, 2010).

Las adaptaciones al cambio de la imagen corporal se comentan en detalle en el capítulo 7 y se pueden ver facilitadas por agencias de apoyo externas, entre las cuales se incluyen:

- **Let's Face It:** una organización sin ánimo de lucro que ha generado una red de apoyo internacional para las personas y familias afectadas por el cáncer facial y la desfiguración que genera: www.lets-face-it.org.uk.
- **Changing Faces:** una organización sin ánimo de lucro que da consejo, apoyo y servicios psicosociales a niños, personas jóvenes y adultos: www.changingfaces.org.uk.
- **Saving Faces:** organización sin ánimo de lucro de la fundación Facial Surgery Research Foundation, dedicada de forma exclusiva a la reducción de las lesiones y enfermedades faciales en todo el mundo: www.savingfaces.co.uk.
- **British Association of Skin Camouflage** (BSAC): una asociación independiente que aplica productos de camuflaje especializados para reducir los efectos psicológicos, físicos y sociales derivados de las alteraciones de la imagen corporal: www.skin-camouflage.net. Se ha demostrado que la utilización de productos por las personas que tratan de ocultar las cicatrices o las marcas cutáneas aporta ventajas para la autoestima (Kornhaber et al., 2018), pero también tiene desventajas porque puede emplearse mucho tiempo y en ocasiones se puede notar (Pasterfield et al., 2019), de forma que es importante valorar la selección y derivación de los pacientes.

Respiración (AV 3)

La menor movilidad forzosa en estadios precoces tiene implicaciones para la respiración y el riesgo de infección torácica. No es raro que los pacientes sometidos a una reconstrucción de la cabeza y el cuello necesiten una traqueostomía (Salgado et al., 2010), y es importante colocar bien las suturas para evitar la construcción por el colgajo. El tabaco influye de forma negativa en el aparato cardiovascular, la angiogenia y la perfusión capilar de la piel (Rau et al., 2017), por lo que se debe recomendar la abstinencia durante toda la vida.

Comida y bebida (AV 4)

Es fundamental una buena nutrición para la recuperación y cicatrización de las heridas, según se indica en el capítulo 6. Sin embargo, se puede tardar en recuperar una ingesta de líquidos y alimentos normal si se espera que sea preciso regresar al quirófano en las primeras 24 h. Se deberán administrar líquidos intravenosos hasta que la ingesta oral sea segura y adecuada. Los colgajos de la cabeza y el cuello pueden obligar a una alimentación por sonda nasogástrica o enteral. Las recomendaciones previas de evitar los alimentos y bebidas con cafeína se han puesto en duda posteriormente y son necesarios estudios más a fondo sobre su influencia en la perfusión del colgajo (Zelken y Berli, 2015).

Eliminación (AV 5)

La prolongada intervención y la necesidad de mantener el equilibrio hídrico tras la cirugía obligan a usar una sonda urinaria permanente para monitorizar la diuresis. Esta monitorización indicará posibles problemas con el equilibrio hídrico, y conocer los parámetros aceptados permitirá a la enfermera avisar de los valores que sean marginales o bajos. Esto se puede tratar aumentando el aporte de líquidos para mantener una buena perfusión sistémica y la circulación del colgajo (Chao y Lamp, 2014). Cuando ya no se necesite una monitorización estrecha, se podrá retirar la sonda, aunque en las reconstrucciones genitourinarias es preciso mantener la sonda más tiempo. La influencia de los opioides y la menor movilidad sobre la función intestinal debe ser valorada y tratada (Chao y Lamp, 2014). Los problemas relacionados con la eliminación pueden agravarse todavía más en los pacientes sometidos a una reconstrucción perianal en los que la necesidad de evitar la presión sobre el colgajo impide al paciente sentarse en la cuña o el baño para poder realizar la defecación.

Aseo y vestimenta (AV 6)

Las limitaciones causadas por los drenajes, los goteos intravenosos, las sondas, la inmovilización forzosa y la postura específica se deben tener en consideración para poder satisfacer los cuidados de higiene general.

Control de la temperatura (AV 7)

Durante los primeros días posteriores a la cirugía es una práctica común mantener un entorno cálido para mantener la vasodilatación periférica, la perfusión y la circulación por el colgajo (Chao y Lamp, 2014). Esto se puede conseguir con sistemas de control de la temperatura por convección (Madrid et al., 2016), como las mantas eléctricas (p. ej., 3M Bair Hugger). En general, esta medida solo se necesita durante las primeras 24–48 h y puede resultar muy incómoda al paciente. Otras acciones incluyen evitar las corrientes sobre el colgajo y reducir el tiempo de exposición del mismo.

Movilización (AV 8)

La limitación de la movilidad y la postura son específicos del colgajo y también dependen de otros trastornos, como las lesiones óseas, pero cabe esperar que el paciente tenga que estar en reposo en cama de forma forzosa durante 24 h (Salgado et al., 2010). Independientemente del tipo de colgajo, la necesidad de asegurar un alivio de la presión es clave para prevenir la oclusión arterial (Chao y Lamp, 2014). Además, a la hora de planificar la asistencia se debe tener en consideración la repercusión del movimiento y la postura sobre el lecho donante del colgajo.

- En los traumatismos de la extremidad inferior, el paciente tiene que mantener elevada la extremidad durante las 24 h del día hasta que el colgajo esté lo bastante estable como para empezar a «dejarla colgar». Este proceso de dejar colgar el miembro permite valorar la influencia de la gravedad en la circulación de la extremidad. Cuando la circulación vascular esté más establecida, será posible prolongar la duración de este período, proceso que vendrá controlado por el equipo quirúrgico y es específico para cada paciente. Inicialmente puede durar solo 5 min y es importante valorar qué influencia tiene en el colgajo a nivel de color y de cualquier otro cambio que sugiera un posible compromiso vascular del mismo. También será preciso valorar la movilidad ante cualquier lesión ósea y seguir las indicaciones del equipo ortopédico sobre la carga de peso o la necesidad de férulas.
- En los colgajos de la cabeza y el cuello, el paciente debe colocarse erguido para reducir el edema y es fundamental monitorizar de forma estrecha la vía respiratoria. El reposo en cama puede ser necesario durante períodos de tiempo cortos, aunque es preciso recordar la limitación para inclinarse y mover la cabeza.
- En el caso de la mama, tras el período inicial de reposo en cama y cuando el colgajo esté estable, se deberá fomentar la movilidad. Sin embargo, si el lecho donante se encuentra en el abdomen, se deberá tener cuidado de no sobredistenderlo ni aplicar presión sobre la cicatriz abdominal. Es posible aliviarla flexionando las piernas en la cama con apoyo sobre almohadas o rodar hacia el lado y sentarse de forma gradual para salir de la cama.
- La reconstrucción de la región sacra exige un alivio completo de la presión, para el cual se debe colocar al paciente de lado o en prono. La recuperación de la capacidad de sentarse se consigue de forma gradual prolongando el tiempo y valorando la repercusión sobre la zona. Estos progresos varían en cada caso y en algunos duran varias semanas.
- La reconstrucción de las manos, incluida la reimplantación de los dedos, necesita elevación, pero dentro de los límites marcados por el cirujano. Aunque la elevación reduce el edema, la realidad es que un exceso de elevación

puede comprometer la circulación arterial y por eso es importante seguir las recomendaciones quirúrgicas o preguntar en cada caso cuando no estén claras.

Trabajo y ocio (AV 9)

Retomar las actividades normales dependerá de la recuperación del paciente, la progresión de las heridas, las limitaciones para la carga de peso por otras lesiones (Chao y Lamp, 2014), la naturaleza del trabajo y la forma de desplazarse al mismo del paciente. Por ejemplo, un paciente con un colgajo pediculado en la frente que trabaja con un ordenador en casa puede volver a trabajar antes que alguien que tiene que viajar para llegar al trabajo. En general, las actividades se alteran durante un mínimo de 3 meses con una recuperación gradual en función de la naturaleza de la cirugía. La reconstrucción de la extremidad inferior con un colgajo puede generar edema a largo plazo. El tratamiento a largo plazo puede pasar por compresión, cuando el cirujano esté seguro de que esto no va a comprometer el colgajo.

Sueño (AV 10)

Aunque es fundamental para recuperarse en las primeras 24 h tras la cirugía, las molestias repetidas para monitorizar el colgajo pueden ser origen de falta de sueño (Storch y Rice, 2005). Esto influirá también en la capacidad de descanso y de recuperación de la cirugía del paciente. Por tanto, siempre que sea posible, se debería planificar la realización de las intervenciones de enfermería de forma colectiva.

Lechos donantes del colgajo

La naturaleza del lecho donante y los cuidados de enfermería del mismo dependerán del tipo de colgajo generado. Puede cerrarse de forma directa, como sucede en los colgajos de músculo dorsal ancho o gastrocnemio. Sin embargo, el cierre directo no es posible cuando se necesita un injerto de tipo ICEP, como sucede en los colgajos fasciocutáneos pediculados locales en la pierna (fig. 24.8).

El tipo y el origen del tejido empleado en el colgajo puede tener consecuencias funcionales, como el músculo obtenido del abdomen, en el que se puede necesitar una malla para dar soporte al abdomen y evitar una herniación en el mismo. Además, las complicaciones pueden guardar relación con la naturaleza y la localización del lecho donante o el grado de tensión al que se encuentra sometido. Las alteraciones en la resistencia y la influencia del ejercicio pueden ser consecuencia de la extirpación de músculo. Por ejemplo, el uso del dorsal ancho reduce la potencia muscular de la espalda y afecta a las actividades que dependen de la función de dicho músculo. Entre los posibles problemas destacan sangrado, formación de seroma, retraso de la cicatrización y más cicatrices.

La hemorragia debe ser parte de la monitorización postoperatoria e incluye de forma específica la vigilancia del edema en el lecho donante que pueda sugerir la formación de hematoma y comprobar el contenido drenado en los drenajes por

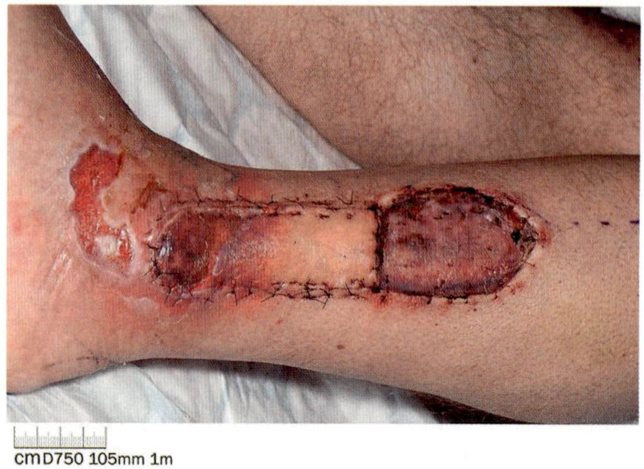

Figura 24.8 Colgajo fasciocutáneo local rotado con un pedículo vascular y un lecho donante de colgajo con un injerto de piel.

vacío. La formación de seroma es una colección de líquido seroso en el espacio muerto generado por el movimiento del tejido empleado para la reconstrucción del colgajo. El tratamiento recomendado depende de la bibliografía consultada, dada la escasa evidencia a favor de cada uno de ellos sobre los demás (Massey et al., 2018). Las opciones de tratamiento de los seromas pequeños incluyen usar prendas de soporte ajustadas, como medias de compresión; aplicar presión sobre la zona; o esperar a la resolución espontánea conforme se genere nuevo tejido cicatricial y se oblitere el espacio en el que se acumula el líquido. Sin embargo, en los seromas grandes puede ser necesaria una aspiración seriada con posibilidad de inyectar agentes esclerosantes para prevenir una reacumulación (Daoud et al., 2018). En algunos casos los seromas crónicos obligan a una cirugía para su resolución (Sadeghi y Malata, 2013). Puede retrasarse la cicatrización de la herida cuando se aplica presión sobre los márgenes de la herida por la aparición de un seroma como consecuencia de una infección o porque al extirpar tejido del colgajo la sutura queda tensa. Estas heridas se deberían manejar siguiendo los principios descritos en el capítulo 5 para manejo de las heridas. La cicatriz adicional puede alterar la sensibilidad e influir todavía más en la dificultad con el cambio de la imagen personal que afrontan los pacientes sometidos a esta intervención.

Conclusión

La cirugía plástica se basa en técnicas que reparan y reconstruyen cualquier región del cuerpo y cada vez las usan cirujanos de más ámbitos de la cirugía. En los injertos cutáneos y la cirugía con colgajos existen al menos dos heridas, un lecho receptor y otro donante. La complejidad de la reconstrucción varía de forma considerable y la asistencia de enfermería depende de que la enfermera comprenda la cirugía realizada, siga las instrucciones quirúrgicas y aplique el tratamiento a la situación específica del paciente. Las heridas se deberían manejar comprendiendo la fisiología asociada a las mismas y aplicando los principios de evaluación y manejo de las heridas. Todas las reconstrucciones generan una herida y una cicatriz secundaria, de forma que ayudar a los pacientes con una alteración de la imagen corporal subyace a todos los aspectos de esta especialidad quirúrgica. La derivación a agencias de apoyo puede ayudar en esta función, aunque la importancia del manejo por enfermería de estos pacientes durante los primeros días de exposición a una imagen corporal alterada no se debe subestimar.

RESUMEN DE PUNTOS CLAVE

- Los injertos cutáneos son más vulnerables en los primeros 5–10 días y la inspección exige un abordaje cuidadoso.
- Los sitios donantes de un injerto cutáneo de espesor parcial tienen que exudar, y para controlar el dolor y el tiempo de cicatrización se debería derivar al paciente al especialista.
- Las enfermeras deben comprender la terminología y la cirugía asociada cuando tratan los colgajos.

(Continúa)

(cont.)

- Los colgajos complejos deben ser monitorizados de forma intensa y la observación visual sigue siendo la prueba de referencia.
- La influencia de la cirugía sobre la imagen corporal sigue siendo una consideración clave para la enfermería durante toda la evolución del paciente sometido a cualquier intervención de cirugía plástica.

PUNTOS DE APRENDIZAJE PARA LA REFLEXIÓN

Tras haber leído este capítulo, piense en lo que sabe ahora y en lo que aún necesita averiguar. Estas preguntas pueden ser de ayuda:

- ¿Cuál es el papel de la cirugía plástica en las quemaduras?
- Describa el papel y la función de la enfermera en los cuidados postoperatorios de los pacientes sometidos a cirugía reconstructiva de la cabeza y el cuello.
- Enumere y comente cuatro trastornos congénitos tratados mediante cirugía reconstructiva.

Bibliografía

Asbery, J. (2017). The development of plastic and reconstructive surgery nursing (Part 1). *The Dissector, 45*(2), 12–14.

Asbery, J. (2018). The development of plastic and reconstructive surgery nursing (Part 2). *The Dissector, 46*(1), 32–34.

Beldon, P. (2003). Skin grafts 2: management of donor site wounds in the community. *British Journal of Community Nursing, 8*(9), S12. S6, S8, S10.

Beldon, P. (2007). What you need to know about skin grafts and donor site wounds. *Wound Essentials, 2*, 149–155.

Biopharm. (2019). *Biopharm leeches*. [Online] Available at: <www.biopharm-leeches.com/applying1.html>.

Black, J. M., & Black, S. B. (2012). Reconstructive surgery. In R. A. Bryant, & D. P. Nix (Eds.), *Acute and chronic wounds current management concepts*. St Louis: Elsevier Mosby.

Broyles, J. M., Smith, M., Coon, D., & Bonawitz, S. C. (2016). Assessment of nursing deficiencies in the post-operative care of microsurgical patients. *Journal of Reconstructive Microsurgery, 32*(8), 615–624.

Butler, C. E., & Adelman, D. M. (2014). Principles of microsurgery. In C. H. Thorne (Ed.), *Grabb and Smith's plastic surgery*. London: Lippincott Wiiliams and Wilkins.

Chao, A., & Lamp, S. (2014). Current approaches to free flap monitoring. *Plastic Surgical Nursing, 34*(2), 52–56.

Daoud, F. A., Thayer, A., Daswani, G. S., Maraqa, T., Perinjelil, ., & Mercer, L. (2018). Management of chronic abdominal wall seroma with Doxycycline sclerotherapy using a negative pressure wound therapy system. *International Journal of Surgical Case Reports, 51*, 25–28.

Del Rosario, C., & Barkley, T. W. (2017). Postoperative graft and flap care: what clinical nurses need to know. *Medsurg Nursing, 26*(3), 180–192.

Higgins, L., Wasiak, J., Spinks, A., & Cleland, H. (2012). Split thickness skin graft donor site management: a randomized controlled trial comparing polyurethane with calcium alginate dressings. *International Wound Journal, 9*(2), 126–131.

Holden, J. (2015). Top tips for skin graft and donor site management. *Wound Essentials, 10*(2), 7–13.

Hormbrey, E., Pandya, A., & Giele, H. (2003). Adhesive retention dressings are more comfortable than alginate dressings on split-skin-graft donor sites. *The British Association of Plastic Surgeons, 56*(5), 498–503.

Hsieh, S.T. (2015). *Free tissue transfer flaps*. [Online] Available at: <emedicine.medscape.com/article/1284841-overview>.

Janis, J. E., Kwon, R. K., & Attinger, C. E. (2011). The new reconstructive ladder; modifications to a traditional model. *Plastic and Reconstructive Surgery, 127*, 205S–212S.

Keilani, C., Duhoux, D., Lakhel, A., Giraud, O., Brachet, M., Duhamel, P., et al. (2017). Grafting both acute wound site and adjacent donor site with the same graft: an easy and safe procedure to improve healing and minimize pain in the elderly and bedridden patients. *Annals of Burns and Fire Disasters, 30*(1), 52–56.

Khan, M., Mohan, A., Ahmed, W., & Rayatt, S. (2010). Nursing monitoring and management of free and pedicled flaps outcomes of teaching sessions on flap care. *Plastic Surgical Nursing, 30*(4), 213–216.

Kornhaber, R., Visentin, D., Thapa, D. K., West, S., McKittrick, A., Haik, J., et al. (2018). Cosmetic camouflage improves quality of life among patients with skin disfigurement: a systematic review. *Body Image, 27*, 98–108.

Levine, P. L. (2014). Muscle flaps and their blood supply. In C. H. Thorne (Ed.), *Grabb and Smith's plastic surgery*. London: Lippincott Williams and Wilkins.

Lucas, V. S., & King, A. W. (2010). Wound care for the plastic surgery nurse. *Plastic Surgical Nursing, 30*(3), 158–169.

Madrid, E., Urrútia, G., Roqué, I., Figuls, M., Pardo-Hernandez, H., Campos, J., et al. (2016). Active body surface warming systems for preventing complications caused by inadvertent perioperative hypothermia in adults. *Cochrane Database of Systematic Reviews, 4*. CD009016 Available at: <www.cochrane.org/CD009016/ANAESTH_body-warming-people-undergoing-surgery-avoid-complications-and-increase-comfort-after-surgery>.

Massey, L. H., Pathak, A., Bhargava, A., Smart, N. J., & Daniels, I. R. (2018). The use of adjuncts to reduce seroma in open incisional hernia repair: a systematic review. *Hernia, 22*, 273–283.

Mazzola, R. F., & Mazzola, I. C. (2018). History of reconstructive and aesthetic surgery. In G. C. Gurtner, & P. C. Neligan (Eds.), *Plastic surgery*. St Louis: Elsevier.

McGregor, I. A., & McGregor, A. D. (2000). *Fundamental techniques of plastic surgery* (10th ed.). Edinburgh: Churchill Livingstone.

Nahabedian, M. Y., & Nahabedian, A. G. (2016). Autologous microvascular breast reconstruction: Postoperative strategies to improve outcomes. *Nursing, 46*(12), 26–34.

Nursing and Midwifery Council (NMC). (2018). *The Code: Professional standards of practice and behaviour for nurses, midwives and nursing associates*. Available at: <www.nmc.org.uk/standards/code/read-the-code-online>.

Pasterfield, M., Thompson, A. R., & Clarke, S. A. (2019). A qualitative examination of the experience of skin camouflage by people living with visible skin conditions. *The British Journal of Dermatology, 180*(6), 1531–1532.

Rau, A. S., Viktorja, R., Schmidt, E. P., Taraseviciene-Stewart, L., & Deleyiannis, F. W. (2017). Electronic cigarettes are as tonic to skin flap survival as tobacco cigarettes. *Annals of Plastic Surgery, 79*(1), 86–91.

Reynolds, A., & OBoyle, C. (2016). Nurses' experiences of leech therapy in plastic and reconstructive surgery. *British Journal of Nursing, 25*(13), 629–733.

Roper, N., Logan, W. W., & Tierney, A. J. (2000). *The Roper-Logan-Tierny model for nursing based on activities of living*. Edinburgh: Churchill Livingstone.

Sadeghi, A., & Malata, C. (2013). Case report persistent seromas in abdominal free flap donor sites after postmastectomy breast reconstruction surgery: case reports and literature review. *Eplasty, 13*. e24 Available at: <www.ncbi.nlm.nih.gov/pmc/articles/PMC3676264>.

Salgado, C. J., Chim, H., Schoenoff, S., & Mardini, S. (2010). Postoperative care and monitoring of the reconstructed head and neck patient. *Seminars in Plastic Surgery, 24*(3), 281–287.

Scherer-Pietramaggiori, S. S., Pietramaggiori, G., & Orgil, D. P. (2018). Skin graft. In G. C. Gurtner, & P. C. Neligan (Eds.), *Plastic surgery*. St Louis: Elsevier.

Sig, A. K., Guney, M., Guclu, A. U., & Ozmen, E. (2017). Medicinal leech therapy – an overall perspective. *Integrative Medicine Research, 6*(4), 337–343. Available at: <www.sciencedirect.com/science/article/pii/S221342201730104X>.

Spear, M. (2016). Medicinal leech therapy: friend or foe. *Plastic Surgical Nursing, 36*(3), 121–125.

Spiers, E. (2018). Managing vascular compromise of hand and digit replantation following traumatic amputation. *British Journal of Nursing, 27*(20), S50–S56.

Storch, J. E., & Rice, J. (2005). *Reconstructive plastic surgical nursing*. Oxford: Blackwell Publishing.

Terrill, P. J., Goh, R. C. W., & Bailey, M. J. (2007). Split thickness skin graft donor sites: a comparative study of two absorbent dressings. *Journal of Wound Care, 16*(10), 433–438.

Thimmappa, N. D., Vasile, J. V., Ahn, C. Y., Levine, J. L., & Prince, M. R. (2019). MRA of the skin: mapping for advanced breast reconstructive surgery. *Clinical Radiology, 74*(1), 13–28.

Thorne, C. H. (2014). Techniques and principles in plastic surgery. In C. H. Thorne (Ed.), *Grabb and Smith's plastic surgery*. London: Lippincott Wiiliams and Wilkins.

Voineskos, S. H., Ayeni, O. A., McKnight, L., & Thoma, A. (2009). Systematic review of skin graft donor site dressings. *Plastic and Reconstructive Surgery, 124*(1), 298–306.

Wax, M.,K. (2013). The role of the implantable Doppler probe in free flap surgery. *Laryngoscope, 124*, S1–S12.

Welshhans, J. L., & Hom, D. B. (2016). Are leeches effective in local/regional skin flap salvage? *Laryngoscope, 126*, 1271–1272.

Wounds UK. (2013a). *Best practice statement: The use of topical antimicrobial agents in wound management* [Online]. Available at: <www.wounds-uk.com/resources/details/best-practice-statement-use-topical-antimicrobial-agents-wound-management>.

Wounds UK. (2013b). *Best practice statement: Effective exudate management* [Online]. Available at: <www.wounds-uk.com/resources/details/best-practice-statement-effective-exudate-management>.

Wounds UK. (2016). *Best practice statement: holistic management of venous leg ulceration* [Online]. Available at: <www.wounds-uk.com/resources/details/best-practice-statement-holistic-management-of-venous-leg-ulceration>.

Yin, Y., Zhang, R., Li, S., Guo, J., Hou, Z., & Zhang, Y. (2018). Negative-pressure therapy versus conventional therapy on split-thickness skin graft: A systematic review and meta-analysis. *International Journal of Surgery, 50*, 43–48.

Zelken, J. A., & Berli, J. U. (2015). Coffee, tea, and chocolate after microsurgery why not? *Annals of Plastic Surgery, 74*(2), 139.

Índice alfabético

B

D

F

I

J

K

L

N

O

P

Q

R

U

V